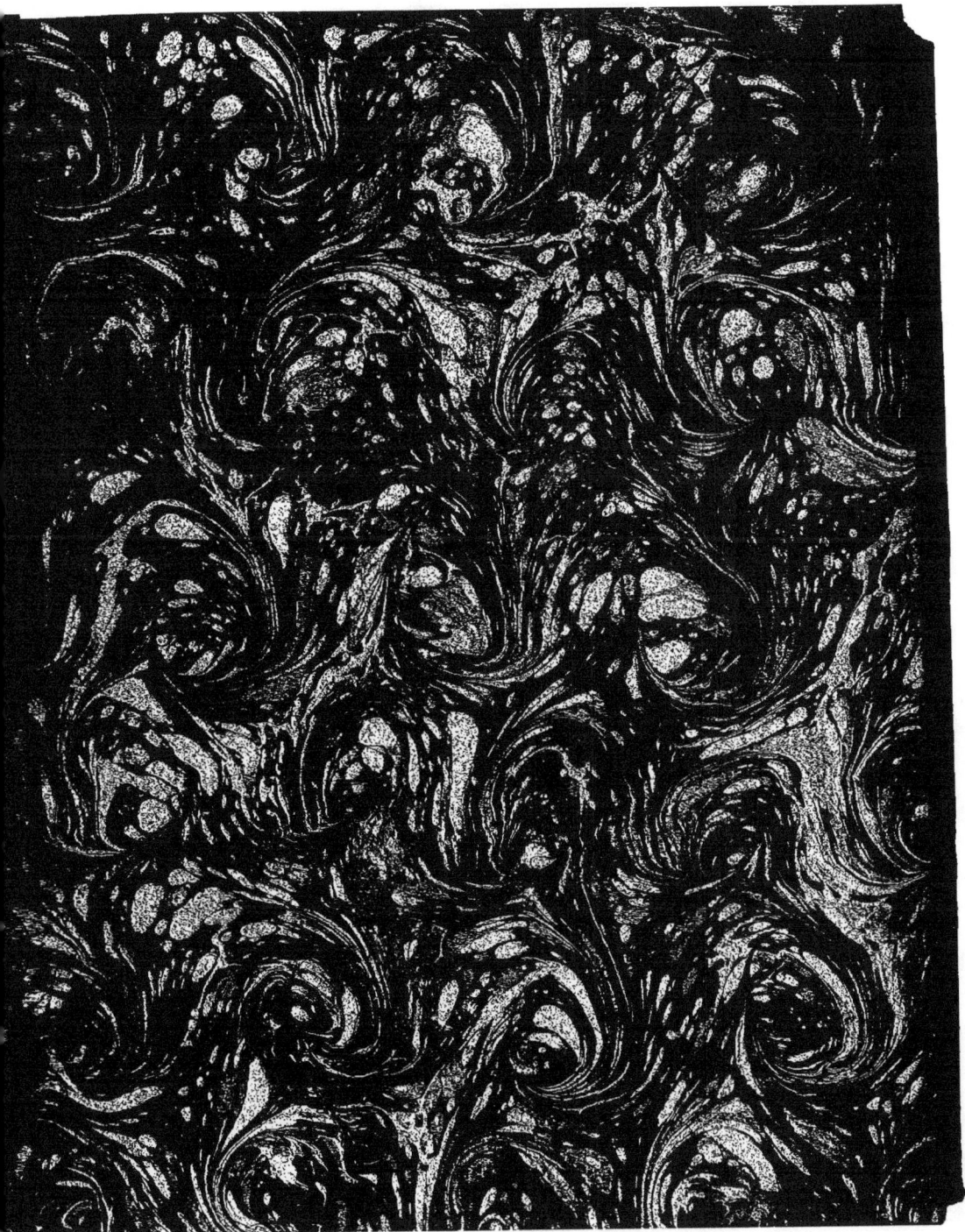

Ta⁹ 117

T 1516.

L'ANATOMIE
DU
CORPS HUMAIN,

Composée en Latin

Par Isbrand de DIEMERBROECK, Professeur de
Medecine & d'Anatomie en l'Université d'Utrecht;

ÉTABLIE SUR LES NOUVELLES DE'COUVERTES
des Anatomistes modernes, & enrichie de plusieurs Observations Anatomiques, de quantité de figures, & de diverses
Dissertations Physiques & Medicales, qui servent à faire connoître parfaitement les principes & les causes des actions & des
usages des parties; & toute l'Oeconomie animale.

TRADUCTION NOUVELLE,

Par Mr. J. PROST, *Doct. Med. de Lyon.*

TOME PREMIER.

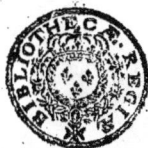
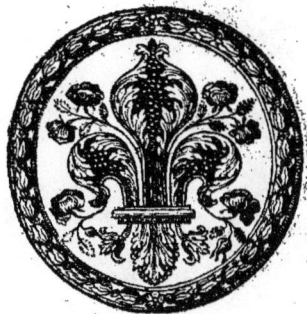

A LYON,

Chez ANISSON & POSUEL.

M. DC. XCV.

AVEC PRIVILEGE DU ROY.

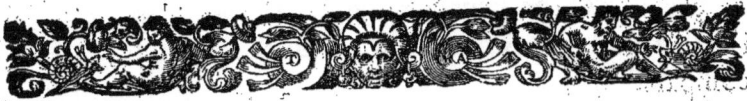

PREFACE.

DANS le deſſein que j'ai d'enrichir la Chirurgie Françoiſe de ce qu'il y a d'excelent parmi les Anatomiſtes étrangers, j'ai choiſi l'Anatomie de Diemerbroeck Profeſſeur de Medecine en l'Univerſité d'Utrecht ; comme étant tres accomplie, & tres capable de donner une entiére connoiſſance de l'Oeconomie animale ; ſans quoi ceux qui ſont chargés de la gueriſon des malades ne ſçauroient réüſſir dans l'exercice de leur profeſſion. Et j'ai été d'autant plus facilement déterminé à faire ce choix, que cette Anatomie a eu pour elle les ſuffrages de tous les Sçavans, & qu'il s'en eſt fait pluſieurs éditions, ſoit pendant la vie de ſon autheur, ſoit aprés ſa mort.

Il y a donc tout lieu d'eſperer qu'aprés avoir été tres bien reçûë en ſa langue originale, elle aura en la nôtre un ſort pareil, & qu'elle apportera beaucoup de profit à ceux qui s'y attacheront. Car comme il eſt abſolument néceſſaire aux Medecins & aux Chirurgiens de bien connoître le Corps humain, & que cette connoiſſance ne conſiſte pas ſeulement à avoir en ſa memoire le nombre & la ſituation des parties, mais encore à ſçavoir parfaitement leurs uſages & leurs fonctions, & à en pénétrer les cauſes, il eſt certain que n'y aiant pas eu juſqu'à preſent d'Anatomie où ces fonctions & ces uſages aient été traités plus à fond, on ne peut trouver nulle part une occaſion plus favorable d'en être parfaitement inſtruit ; Diemerbroeck aiant ſi bien réüſſi en

ce chef, qu'on ne peut rien ajoûter à ce qu'il en a dit, &
il n'est aucun des Anciens sur ce sujet qui puisse lui être
comparé.

En éfet, quoique Dulaurens, Riolan, & plusieurs autres
qui l'ont précedé, aient donné des Anatomies travaillées
sur un plan presque semblable à celui-ci, que même elles
aient eu l'applaudissement du public pendant une longue
suite d'années ; neanmoins comme ces Autheurs n'ont vécu
que dans l'obscurité de l'Anatomie ; laquelle on peut dire
n'avoir commencé d'être connuë qu'après leur mort, par
les découvertes qu'on y a faites ; ils n'ont pû donner dans
leurs écrits touchant ces fonctions & ces usages, que des
raisonnemens vains, & établis sur des principes pour la plûpart
érronés ; aussi leurs ouvrages sont-ils à present peu reçûs.

Les Anatomistes qui sont venus après ceux-ci, ont écrit
à la verité moins obscurément, & ce qu'ils ont dit, a été
plus ou moins clair, selon que dans les tems où ils ont vécu,
il s'étoit fait plus ou moins de ces découvertes, ou qu'ils en
faisoient eux-mêmes ; neanmoins comme la plûpart d'entr'-
eux n'ont travaillé que sur quelques unes des parties du
corps humain seulement, & qu'ils n'ont point donné d'A-
natomies entiéres, ou s'ils en ont donné, ils ne se sont attachés qu'à la nuë description des parties, sans s'enfoncer
dans les Dissertations nécessaires pour bien examiner les causes & les principes de ces usages & de ces fonctions, on ne
peut pas tirer de leurs ouvrages tous les éclaircissemens dont
on a besoin pour connoître parfaitement tous ces principes.

Ainsi Harvée, Asellius, Pecquet, Vanhorne, Glisson,
Thom. Bartholin, Olaüs Rud-Bec, de Graëf, Varthon,
De-le-boë, Malpighi, & plusieurs autres dont les noms vi-
vront dans tous les siécles, nous ont bien donné des traités

PREFACE.

que l'on peut appeller tres excellens, parce que c'est par eux que nous connoissons la circulation du sang, la veritable route du chyle, la production & le cours de la lymphe, de la bile, du suc pancréatique, la production de la semence dans l'homme, les ovaires & les œufs dans les femmes, le veritable usage des glandes, & quantité d'autres choses qui auparavant étoient inconnuës, & qui maintenant nous apprennent tant le mouvement des esprits & des humeurs, que les causes des fermentations, des digestions, des séparations, des percolations, des secretions, &c.

Mais on ne peut s'empêcher de convenir que comme ces traités, tout excellens qu'ils sont, n'ont pour objet chacun en particulier que quelques-uns des chefs, ou quelque partie de l'Anatomie seulement, il n'en est aucun, qui seul & séparé des autres puisse présenter à l'esprit une idée assés générale de l'œconomie totale du corps humain pour en donner une notion entiére; & ainsi à moins de les rassembler tous, & de réünir comme en un corps les connoissances qu'ils contiennent, un Anatomiste ne sçauroit par leur moyen être parfaitement informé de tout ce qu'il doit sçavoir.

Cependant, outre qu'il n'est pas toûjours facile de rassembler tous ces traités, qui étant imprimés en differens endroits, ne peuvent être recouvrés qu'avec peine, & souvent point du tout; il faut encore avoüer que chacun n'est pas capable, les aians tous entre ses mains, de faire l'assemblage des connoissances qu'ils contiennent, & d'en former le corps dont nous parlons. Ce ne peut être là que l'ouvrage des habiles, & même des plus consommés en Medecine & en Anatomie; & si le sçavant Diemerbroeck ne s'étoit pas donné la peine de reduire ainsi en un corps toutes les découvertes de ces Grands Hommes, en y ajoûtant les siennes propres avec

á iij

ſes reflexions , & les diſſertations néceſſaires pour faire
connoître le rapport qu'elles ont entr'elles, & l'application
qu'on en peut faire à l'œconomie animale, on pourroit dire
que les lumiéres que ces beaux traités enferment, ſeroient
preſque inutiles, & comme des treſors encore enfouïs, du
moins pour la plûpart des Chirurgiens , qui ne ſont pas
imbus des principes des ſciences.

Auſſi devons nous confeſſer que nous ne lui ſommes guere moins redevables de nous avoir donné ſon Anatomie en
l'état qu'elle eſt, que nous le ſommes à ces premiers inventeurs d'avoir tiré nos eſprits des tenebres où ils étoient.

On ne doit pas doûter de ce que j'avance aprés le cours
que cette Anatomie a eu en ſa langue originale. Il s'en fit
dabord pendant la vie de l'Autheur deux éditions en Holande, & on l'imprima enſuite en cette ville-ci. Aprés ſa mort
on l'a donnée encore deux fois au public à Geneve avec des
additions poſthumes, ajoûtées à la fin de l'ouvrage, & enfin
on l'a réimprimée de nouveau en dernier lieu en Holande
avec ces mêmes additions, & de plus amples, inſerées dans
le corps de l'ouvrage, chacune en leur propre lieu, & en la
maniére que l'Autheur les avoit lui-même placées, & écrites
de ſa main pendant ſa vie. Car comme aprés les premiéres
éditions, il ſe faiſoit de jour en jour de nouvelles découvertes
en Anatomie, qui donnoient occaſion à de nouvelles maniéres de raiſonner, il ne put pas ſe diſpenſer de changer en
pluſieurs endroits ſes premiéres opinions, & d'ajoûter beaucoup de choſes; ce qui augmenta tellement l'ouvrage, qu'on
auroit bien pû l'appeller un ouvrage nouveau; & c'eſt ſur cette derniére édition que nous avons fait nôtre Traduction.

Bien que nôtre Autheur ait principalement compoſé ſon
Anatomie ſur les recherches des Modernes, ce n'a pas nean-

moins été en rejettant abfolument les Anciens, & en les privant de la gloire qu'ils ont meritée. Car fans parler d'Hipocrate, de Galien, & des autres plus anciens, qu'il a confiderés comme les Peres de l'Anatomie ; il a rendu tout l'honneur qui étoit dû aux Vefals, aux Euftachius, aux Bauhins, aux Dulaurens, aux Riolans, & autres femblables, qu'il a regardés comme les premiers qui ont préparé les chemins, & qui ont ouvert à la pofterité l'entrée dans l'interieur, & dans les fecrets du corps humain.

Cependant comme il a vû que beaucoup de chofes avoient été cachées aux Anciens, que l'adreffe des Modernes a découvertes, il s'eft plus attaché à ceux-ci ; mais neanmoins non pas de telle forte qu'il ait été en tout de leur opinion. Souvent même il a abandonné les uns & les autres, & ne s'eft tenu qu'à fa propre penfée, lorfqu'il l'a crûe plus conforme à la verité ; & fouvent auffi ne trouvant point de vraifemblance ni dans les opinions des Anciens, ni dans celles des Modernes, ni dans ce que fon efprit lui fuggeroit fur de certains fujets ; il a avoüé de bonne foy qu'il en ignoroit la nature, & il a fait remarquer en même tems combien il refte encore aux hommes de chofes à connoître dans la conftruction du corps humain, & dans les caufes des fonctions & des ufages de fes parties.

Ce font ces limites fi peu étenduës de nos connoiffances (en une matiére neanmoins fi importante pour la confervation de nôtre fanté) qui l'ont fait tres fouvent fe recrier fur la foibleffe humaine, & prendre de là occafion de repréfenter à ceux qui fe deftinent à l'Anatomie, la néceffité qu'il y a d'être affidus aux diffections, de mettre foi-même la main à l'œuvre, & de travailler fans rélâche fur les cadavres humains, & fur les animaux vivans, pour tâcher par là de di-

PREFACE.

minuer en quelque façon nôtre malheureuse ignorance, & de découvrir quelque chose de ce qui nous est encore inconnu.

On ne sçauroit à la verité se proposer un but ni plus noble, ni plus capable de combler d'honneur; sur tout si l'on est assés heureux que de faire quelque découverte utile; & l'on s'y portera avec ardeur & courage, si l'on considére que puisque nos derniers inventeurs ont pendant peu d'années fait plus de progrés en ces recherches, que nos Anciens n'y en avoient fait pendant une longue suite de siécles, nous avons lieu d'esperer un bonheur égal, & peut-être d'aller plus loin qu'eux; principalement aiant maintenant le chemin frayé par leurs propres découvertes, & aiant de plus les méthodes de dissection qu'ils ont eux-mêmes tenuës, & les instrumens dont ils se sont servis; tels que sont les microscopes, les pompes, les siphons, les soufflets, & tant d'autres qu'ils n'ont pas connus; ou du moins qu'ils n'ont pas employés; & par le moyen desquels on peut voir dans le corps humain les objets les plus petits, suivre les vaisseaux les plus délicats, & pénétrer dans les cavités les plus cachées.

On doit lire avec attention les differentes autorités & les opinions des autres Ecrivains que nôtre Autheur a raportées en cét ouvrage, puisqu'elles en font un des principaux ornemens; & comme ces autorités sont en trés grand nombre, qu'elles sont tirées de sçavans Docteurs, & qu'elles sont citées trés à propos, on en peut recevoir des avantages trés considerables.

En premier lieu on a la satisfaction de voir dabord & comme en un clin-d'œil tout ce que les plus Grands Hommes de l'antiquité, & les plus fameux d'entre les Modernes ont pensé, tant sur tous les points Anatomiques qui regardent la construction du corps animé, & les fonctions & les usages

de

de ſes parties, que ſur l'eſſence de l'Ame qui anime ce corps ;
ſur la nature, la maniére, & les principes des operations de
cette même Ame, conſiderée comme raiſonnable, comme ſen-
ſitive, comme végétante, & enfin comme agiſſante par les
parties organiques de ce corps ; ſur la nature & la production
des eſprits qui ſont les inſtrumens de cette ame, conſiderés ou
comme animaux, ou comme vitaux ; ſur la matiére dont ils
ſont engendrés, leur mouvement & leur paſſage par les pores
du corps, & généralement tous leurs éfets ; ſur la génération
& la nourriture du fœtus ; ſur la matiére & les éfets des differens ſucs qui ſe forment dans ce corps ; & enfin ſur pluſieurs
autres matiéres philoſophiques & medicales qui ont raport au
ſujet qu'il traite, & qui en découvrent & expliquent les principes, la production, la conſtruction, les éfets, &c.

Mais le plus conſiderable de ces avantages eſt, que par l'examen que ce ſçavant homme fait de ces opinions, & par le jugement qu'il en porte, on peut connoître quelle de toutes en eſt la
veritable, & quelle la fauſſe. Car par ce moyen ceux qui commencent leurs études, & qui dans ce commencement prennent
facilement l'impreſſion de la premiére opinion qu'on leur enſeigne, ne ſe rempliront que de la verité ; ceux qui auront été pré-
vénus de quelque erreur, s'en déferont ; & lorſqu'enfin on tombera ſur des matiéres obſcures que les hommes n'ont pas encore pénétrées, on ſe précautionnera contre les idées trompeu-
ſes qui peuvent ſurprendre, & l'on choiſira le parti le plus juſte.

En éfet on ne ſçauroit croire combien cette difficulté de
prendre le bon parti dans les ſciences, fait de faux-ſçavans, &
pouſſe l'eſprit humain en de differentes erreurs ; car comme nous
venons au monde vuides de toute connoiſſance, & que nous
ne ſçavons dans la ſuite de nôtre vie que ce que nous aprenons,
il eſt certain que ſi nous ne ſommes ſoûtenus dans nos études

Omnis
diſciplinæ
memoriæ
conſtat.
Qintil.
lib. 11.

é

par un Maître éclairé, il ne nous eſt rien de moins évitable que de tomber dans l'erreur : En Medecine ſur tout & en Anato-mie qui en eſt la principale partie ; où ceux qui ont entrepris de les cultiver, ont introduit de ſi differentes opinions ſur un ſeul & même ſujet, qu'on a de la peine à diſcerner la verité par-mi tant de ſentimens divers.

Les differens ſyſtèmes que l'on a pareillement introduits dans la Phyſique, ſur laquelle la Medecine eſt fondée, ne ſont pas au Medecin en général, & à l'Anatomiſte en particulier, une moindre occaſion de ſe tromper. Comme il ne ſuffit pas au Medecin, pour pouvoir préſcrire de veritables formules de gue-riſon, & à l'Anatomiſte pour ſçavoir parfaitement l'œconomie animale, de connoître le corps humain, ſimplement en tant qu'il eſt humain & organique ; c'eſt à dire entant qu'il eſt capa-ble de faire des actions organiques vitales & animales : mais qu'il faut encore qu'il le connoiſſe comme corps naturel & phy-ſique ; c'eſt à dire en tant qu'il eſt compoſé de principes ou éle-mens naturels & phyſiques : & cela parce que c'eſt par ces prin-cipes que ce corps, ſelon qu'il participe plus ou moins en ſa con-ſtitution, des uns ou des autres, fait de ſoi telles ou telles actions organiques, & reçoit vitalement en ſoi l'action des autres mixtes naturels, qui du déhors agiſſent ſur lui & en lui ou comme ali-mens, ou remedes ; (d'où s'enſuivent les fermentations, coc-tions, &c.) ou comme objets des ſens ; (d'où s'enſuivent les perceptions de l'ame, &c.) il eſt hors de doute que ſi on ne con-noit pas les principes phyſiques dont ce corps eſt compoſé, toutes les explications que l'on donnera en Anatomie des cau-ſes des actions & des fonctions des parties de ce corps, & en-fin de toute l'œconomie animale, ne ſeront (quelque aparen-ce qu'elles aient de verité) qu'erreur, & que chimère.

Or il eſt conſtant que dans les commencemens des études

PREFACE.

il n'eſt point d'obſtacle plus capable d'empêcher d'arriver à la connoiſſance des principes naturels des corps, que la quantité des ſyſtèmes que les differentes Sectes des Philoſophes qui ont paru, ont imaginés & proposés en Phyſique. Car comme ces ſyſtèmes ſont opposés & contraires les uns aux autres, que chaque Sectateur ſoûtient le ſien avec opiniâtreté, (bien que la verité qui eſt ſimple de ſoi, & unique, ne puiſſe pas être de pluſieurs partis,) & que dans ces commencemens on n'eſt pas encore capable de diſcerner le veritable ſyſtème d'avec le faux; on embraſſe facilement le premier qui eſt offert, & on le croît être le ſeul veritable, bien que ſouvent, au fond, il ne le ſoit pas ; d'où il s'enſuit que paſſant de la Phyſique à la Medecine, on y porte, pour ainſi dire, les eaux impures d'une ſource infectée, & on y tombe dans l'erreur parceque l'on s'eſt imbu d'une fauſſe Phyſique, ſur laquelle on s'eſt fondé.

On veut bien pour faire connoître la certitude de ce qu'on avance, donner ici le precis de quelques-uns de ces ſyſtèmes; & entre tous on a choiſi ceux des Platoniciens, des Péripatéticiens, des Epicuriens, & des Cartéſiens.

LES PLATONICIENS qui des choſes créées remontent comme par degrés juſques à Dieu, dans lequel ils veulent que ces choſes ſoient contenuës comme les lignes le ſont dans le centre du Cercle, admettent trois principes : DIEU, d'où vient l'unité; L'ESPRIT, d'où vient l'ordre & la beauté, & L'AME qui met dans les choſes le mouvement & la vie.

Ils établiſſent enſuite, de ces principes 1. Que le MONDE INTELLECTUEL, qu'ils veulent être plein d'idées, & qu'ils mettent immediatement au deſſous de Dieu, vient de l'unité; en la même maniére que la lumiére vient du ſoleil. 2. Que le MONDE RATIONNEL, lequel ils diſent être plein de Notions, & qu'ils mettent au deſſous de l'Intellectuel, dérive de ce mê

PREFACE.

me Monde Intellectuel ; en la même maniére que la fplendeur qui eft dans l'air, dérive de la lumiére qui eft dans le foleil. 3. Que le MONDE SEMINAL, ou la NATURE, qu'ils difent être plein de femences, émane du Monde Rationnel ; en la même maniére que la fplendeur qui eft dans l'air, laquelle felon eux n'eft autre chofe que la chaleur refléchie, & de laquelle procedent, non feulement la variété des couleurs, mais encore la chaleur & la force des corps, vient de la lumiére. 4. Enfin que le MONDE SENSITIF, ou la MATIE'RE, vient du Monde Seminal ; en la même maniére que la génération vient de la chaleur vitale.

Ainfi ils établiffent que l'ESPRIT, l'AME, la NATURE, & la MATIE'RE font comme quatre cercles, qui roulent autour de Dieu comme autour du centre ou pole de toutes chofes ; & que Dieu, ou un rayon divin, pénétrant ces cercles comme autant de verres, peint dans l'ESPRIT fes idées ; dans l'AME fes raifons ; dans la NATURE fes femences ; dans la MATIE'RE fes formes fenfibles.

Ce qui fait que toutes les parties de l'Univers, tout ainfi que les anneaux d'une même chaine, font comme unies & liées enfemble par un accord de la nature, & qu'ainfi l'UNITE' eft en quelque façon dans le tout, c'eft à dire dans toutes les chofes ; & TOUTES LES CHOSES dans l'unité.

LES PERIPATE'TICIENS, ou Sectateurs d'Ariftote, qui établiffent que la génération eft le changement ou le paffage du Non-être-dans la matiére à l'Etre-dans cette même matiére, reconnoiffent pareillement trois principes des chofes. Car bien qu'ils conviennent qu'une chofe ne fe fait pas abfolument de rien, ils veulent neanmoins qu'elle fe faffe de ce qui n'eft pas elle-même ; Et ainfi le Non-être-de cette chofe doit précéder immediatement & néceffairement fa génération, dont il est comme le terme d'où elle procede, *à quo* ; & c'est ce Non-être qu'ils prennent pour le premier des principes naturels, & ils le nomment PRIVATION. Ils regardent ensuite l'Etre nouveau de cette même chose, comme le second terme de cette génération, c'est à dire comme celui auquel elle tend, *ad quem* ; ainsi ils le reconnoissent comme le second des premiers principes, & ils le nomment FORME ; laquelle s'acquiert & se pert. Voilà donc déja deux principes qui sont en quelque façon contraires & opposés entr'eux. Mais comme un contraire ne peut pas passer en un autre contraire ; que l'amour p. ex. ne peut engendrer la haine, ils admettent un troisiéme principe, qui est comme le fondement & le sujet qui reçoit ces principes contraires, & ils nomment ce troisiéme principe MATIE'RE PREMIERE, dans laquelle se font toutes les générations, & qui est alternativement occupée par la Privation & par la Forme.

LES EPICURIENS n'établissent que deux principes des choses, sçavoir le PLEIN ou les ATÔMES, & le VUÏDE. Ils examinent exactement les formes & le mouvement de ces atômes qu'ils veulent être des Corpuscules indivisibles, solides & infinis ; & ils établissent que c'est de leur assemblage, de leurs entrelassemens, liaisons, & accrochemens faits par hazard, que toutes les choses que l'on voit dans le monde sont composées ; En la même maniére, disent-ils, que de la combinaison des 24 lettres, differemment disposées & arrangées entr'elles, il s'en forme un nombre innombrable de mots. Enfin ils ajoûtent que la figure, la grandeur & le mouvement dont ces atômes sont naturellement doüés, suffisent pour expliquer tous les changemens, & les générations des mixtes. Gassendi dans ce siécle a relevé & fait refleurir cette Philosophie, auparavant presqu'entiérement aneantie.

PREFACE

LES CARTE'SIENS, ou Sectateurs de Descartes, admettent trois principes, qu'ils nomment Elemens. Car bien qu'ils conviennent que la matiére dont tous les corps du monde sont composés, est unique, & absolument la même : neanmoins aprés qu'ils ont supposé, comme non absurde, que dans la creation du monde Dieu créa cette matiére, divisée en parties à peu prés égales, & de figure cubique, afin qu'il n'y eut entr'elles aucun vuide ; & qu'à même tems il imprima en elles, ainsi divisées, un mouvement, par lequel, tant chacune en particulier fut mûë autour de son centre, que plusieurs ensemble autour d'un centre commun, ils établissent que c'est de ce dernier mouvement que les differens Tourbillons dont ce grand Univers & composé, furent formés, & que c'est du premier que les trois Elemens qui concourent à la production des Mixtes, ont resulté. En éfet, disent-ils, les parties cubiques ne purent point se mouvoir ainsi autour de leur propre centre sans se froter, & se choquer les unes les autres ; & de ce frottement il s'en ensuivit nécessairement que tout ce qu'il y avoit en leur surface d'angulaire & d'inégal, se froissa, se brisa, & se sépara ; en sorte que de cubiques qu'elles étoient auparavant, ce qui en resta aprés ce retranchement, devint spherique ; & de ce qui en fut retranché, il s'en forma plusieurs autres parties de figures & grandeurs inégales, dont les unes resterent cannelées, rameuses, ou de toute autre figure irreguliére, & les autres devinrent extrêmement subtiles, & purement comme la poussiére, & la raclure ou limaille des précédentes. C'est de cette triple division qu'ils veulent que soit procedée la matiére des premiers principes naturels ; Car ils appellent cette poussiére subtile MATIERE DU PREMIER ELEMENT, laquelle de soi n'a point de figure, mais, qui, à raison de sa petitesse se meut d'uen vitesse extrême, penètre dans les pores de tout le corps,

PREFACE.

quelque folides qu'ils foient, & remplit tous les efpaces qui auroient refté vuïdes aprés la divifion, & le retranchement des angles. En fecond lieu ils appellent les parties fpheriques, globules, ou corpufcules ronds defquels ce retranchement a été fait, MATIE'RE DU SECOND ELEMENT, laquelle fait la lumiére. Et enfin ils nomment les parties rameufes, angulaires, ou de figure irreguliére, lefquelles font moins propres pour le mouvement, & plus capables de repos, MATIERE DU TROISIE'ME ELEMENT, qui fait les corps les plus durs & les plus folides; & c'eft de ces trois Elemens qu'ils prétendent que l'Univers, eft compofé.

En voila fuffifamment pour faire paroître le peu de conformité qu'il y a entre les fyftèmes de Phyfique, & combien on eft en danger d'embraffer le moins veritable, & de s'éloigner de la connoiffance du mouvement de la nature, fi dans les commencemens on fe hazarde d'en faire le choix fans être conduit par un guide clair-voyant ; mais on évitera facilement ce danger fi l'on s'attache à l'Autheur que je propofe. Car comme il eft auffi bon Philofophe qu'il eft fçavant Medecin, toutes les differentes hypothéfes de Phyfique lui font parfaitement connuës; principalement celles des deux fameufes Sectes qui partagent aujourd'hui l'Empire de la Phyfique ; fçavoir celle des Peripatéticiens, ou des Anciens qui fuivent les preceptes d'Ariftote, & celle des Cartéfiens, ou des Modernes qui foûtiennent ceux de Defcartes. Comme c'eft fous les drapeaux de l'un ou de l'autre de ces chefs que tout ce qu'il y a aujourd'hui de Phyficiens & de Medecins, fe rangent aveuglément, felon qu'ils ont ou plus de vénération pour l'antiquité, ou qu'ils font plus attirés par les graces de la nouveauté ; nôtre Autheur, pareillement n'a pas voulu s'en écarter, mais il a fi judicieufement examiné leurs principes, que lorfqu'il a fait choix de

PREFACE.

quelques-uns pour fervir de fondement aux points anatomi-ques qu'il traite , on peut dire qu'ils font les plus conformes à la verité , & les plus capables de faire connoître la nature & les caufes des operations qui fe font en nous.

On ne s'eft pas attaché en cette Traduction à fuivre avec ri-gueur touchant les termes anatomiques , & les noms des par-ties, tous les changemens que de certains Modernes ont vou-lu y introduire. On a eu en vûë de rendre cette Anatomie utile au commun des Chirurgiens François, tant de la Cam-pagne que des Villes, qui n'ont pas l'ufage de ces mots nou-veaux , & qui fouvent ne les connoiffent pas. Ainfi on a dit, fans crainte d'être condamné, *Cuticule* au lieu de *Sur-peau*, &c.

Dans cette même vûë on a évité toute élevation de ftile , & on s'eft étudié feulement à fe rendre clair & intelligible, au-tant que la nature des matiéres medicales, la barbarie des ter-mes anatomiques, la quantité des parenthéfes dont l'original eft parfemé, & les difficultés qui ont coûtume d'accompagner cette forte de travail, ont pu le permettre.

—————*Opere in longo fas eft obrepere fomnum.*

Horat. de art. Poët.

TABLE

TABLE

DES LIVRES, CHAPITRES, ET NOTES
Marginales contenuës en ce Premier Tome.

TABLE.

TABLE.

TABLE.

TABLE.

Si

TABLE.

õ

TABLE.

TABLE.

TABLE.

TABLE.

TABLE.

TABLE.

Fin de la Table du premier Tome.

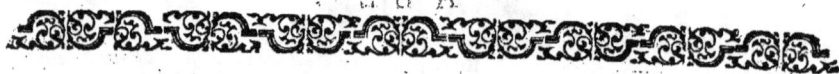

EXTRAIT DU PRIVILEGE
du Roy.

LOUIS par la grace de Dieu, &c. A nos Amés & Feaux Confeillers les Gens tenans nôtre Cour de Parlément, &c. SALUT, Nôtre Amié JACQUES ANISSON Libraire à Lyon, Nous a fait remontrer qu'il lui a été mis entre les mains un Livre intitulé *Traduction en François des Oeuvres de Diemerbroeck*, qu'il défireroit faire imprimer pour le donner au public ; ce qu'il ne peut faire fans Nos lettres fur ce néceffaires, qu'il Nous a tres humblement fait fupplier de lui accorder ; A ces caufes defirant favorablement traiter l'Expofant, Nous lui avons permis & permettons par ces prefentes de faire imprimer en tel volume, marge, & caractere qu'il trouvera bon ; vendre & debiter par tout nôtre Royaume, Pays, Terres, & Seigneuries de nôtre obeiffance, ledit Livre, durant le tems de dix années confecutives, à commencer du jour qu'il fera achevé d'imprimer ; pendant lequel tems faifons défences, &c. A Paris ce 4. Decembre 1692. Et de Nôtre Regne le cinquante.

PAR LE ROY *Signé*,
DE LA RIVIE'RE.

Regiftré fur le livre de la Communauté des Libraires
& Imprimeurs de Paris le 15. Decembre 1692.
Signé, AUBOIN.

Achevé d'imprimer pour la premiére fois le 8. Septembre 1695.

ANATOMIE

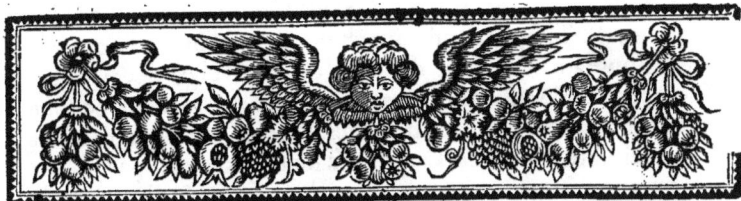

L'ANATOMIE
DU
CORPS HUMAIN.
LIVRE PREMIER.
DU VENTRE INFERIEUR.

AVANT-PROPOS.

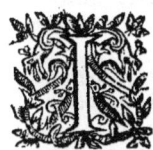

J'ENTREPRENS d'écrire l'Anatomie ; je ne fçai fi je dois la nommer l'art & l'occupation des Medecins ou des Philofophes ; Car, quoique dans fon commencement elle ait été introduite en faveur des premiers, les derniers neanmoins s'y appliquent aujourd'hui avec tant de foin & d'exactitude, qu'il eft difficile de decider, fi c'eft à la Medecine ou à la Philofophie qu'elle eft le plus attachée, & qu'elle a plus d'obligation. En effet nous voyons que les uns & les autres la cultivent avec tant d'ardeur, qu'il femble que d'elle feule dépende la perfection de leurs Sciences, & que fans elle ils ne marcheroient qu'en aveugles dans le chemin des

A

veritнеобходés qu'ils recherchent : mais ce ne font pas les feuls Medecins & les Philofophes qui s'attachent aujourd'hui à connoître le Corps humain ; le defir d'y faire de nouvelles découvertes s'eft emparé des Sçavans de profeffion, & de ceux qui ne font attachés à aucune étude particuliere: ceux même qui n'ont aucune teinture de belles Lettres, fe font mis de la partie, & ils combattent tous comme à l'envi, à qui fe furpaffera dans le deffein de perfectionner de plus en plus l'Anatomie. Ainfi cet Art qui dans fon origine n'avoit été cultivée qu'en faveur de la feule Medecine, femble être aujourd'hui devenu un exercice commun, & comme le guide feur & fidelle de toutes les connoiffances les plus folides. C'eft pour contribuer à fa perfection, que j'ai deffein fous fa conduite de parcourir d'une maniere courte, & methodique toutes les parties du Corps humain, après avoir premierement examiné ce que c'eft que l'Anatomie, & quel eft fon fujet.

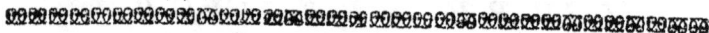

CHAPITRE I.

De l'Anatomie, & du Corps humain, de fa divifion, & de fes parties en general.

Definition de l'Anatomie. L'ANATOMIE EST L'ART QUI ENSEIGNE LA MANIERE DE FAIRE METHODIQUEMENT LA DISSECTION DES PARTIES DU CORPS HUMAIN, AFIN QUE CE QUI EST EN ELLES CONNOISSABLE PAR LES SENS, PAROISSE A DECOUVERT AUX YEUX.

Son fujet. Le fujet principal de l'Anatomie eft le corps humain, foit parce qu'il eft tres-parfait, foit parce qu'il n'eft rien de plus important à l'homme que la connoiffance de foi-même, dont la plus confiderable partie confifte à bien connoître fon propre corps. Ajoûtez que la pratique Anatomique eft tres-neceffaire aux Medecins, & que c'eft en leur confideration principalement, qu'on l'a introduite, puifque leur étude regarde uniquement la guerifon des maladies des hommes, & nullement celle des animaux, qui eft indigne de la nobleffe de leurs fpeculations, & dont le foin doit être abandonné aux Maréchaux, & aux autres gens du commun. C'eft auffi par cette raifon qu'on doit preferer la diffection methodique du corps humain à celle de quelque animal que ce foit ; puifque par ce moyen les Medecins peuvent beaucoup plus facilement arriver à la parfaite connoiffance du fujet de leur Art. Cependant, dautant qu'il n'eft pas toûjours facile d'avoir des corps humains, que les loix divines & humaines ne permettent pas d'en diffequer de vivans, & que neanmoins on ne peut acquerir l'exacte connoiffance de la fituation des parties, de leur union, de leur forme, de leurs ufages, &c. que par de frequentes diffections & des vûës reiterées : on a coûtume, à défaut de corps humains, de diffequer grande quantité de ceux des animaux, quelquefois vivans, mais le plus fouvent morts ; & de ceux-là principalement, dont les parties interieures ont de la conformité par leur fituation, par leur forme, & par leurs ufages, avec celles du corps de l'homme, afin que de leur connoiffance on parvienne plus facilement à bien difcerner & à bien connoître les parties du corps humain, lors que dans la fuite on aura occafion d'en faire la demonftration.

On confidere le corps humain, ou *en general* ou *en particulier.* *Le corps humain divverfement confideré.*

Si on le confidere *en general* ; c'eft à dire, dans fon total, on remarque en lui beaucoup de diverfité, foit eu égard à fa forme exterieure, foit à fa grandeur, foit à fa couleur. *En general Diverfité de fa forme exterieure.*

Chacun fçait quelle eft fa *forme exterieure* dans les parties du monde que l'on connoît, & on la voit chaque jour : Mais ceux qui ont été dans les Indes, tant les Orientales que les Occidentales, ou qui ont parcouru d'autres païs étrangers & éloignés, en décrivent plufieurs autres, qui nous font inconnuës & inufitées ; car il y en a qui rapportent qu'ils ont trouvé des hommes fans têtes, & dont les yeux étoient placés dans la region des mammelles ; d'autres qu'ils en ont vû avec des têtes quarrées ; d'autres, d'entierement velus ; d'autres, de farouches qui avoient les épaules au deffus de la tête, tels que l'on dit qu'il y en a dans la Guajana ; d'autres, avec des queuës ; & d'autres enfin en plufieurs autres differentes formes.

La diverfité de fa grandeur confifte en ce que les uns font gros, les autres minces, les uns petits & courts, les autres plus longs. La France fuperieure produit des hommes petits & déliés, & on y en trouve peu de grands. Dans les Regions Septentrionales au contraire, ils font tous de grande taille, & forts ; en quoi les Allemans leur reffemblent beaucoup. Les Anglois & ceux des Païs-Bas font de taille mediocre, neanmoins il s'en trouve parmi eux de tres-grands, quoique cela arrive rarement. Il y a environ dix ans que je vis à Utrech une jeune fille de dix-fept ans, fi grande que les plus grands hommes ne pouvoient atteindre du bout des doits au fommet de fa tête. Dans le Bourg de Leckerkerck auprés de Schoonhen il y avoit, il y a quelques années, un pêcheur, qu'on nommoit communement *le Grand Payfan,* homme tres-robufte, & que j'ai vû tres-fouvent, fous les *La difference de fa grandeur.*

bras duquel, lors qu'il les avoit étendus, le plus grand parmi ceux de taille ordinaire, paſſoit ſans aucun empêchement, & ſans les toucher. J'ai auſſi vû en l'année 1665. dans les Foires d'Utrech un homme tres-vigoureux, tres-grand, & qui avoit aſſez d'eſprit, (ce qui d'ailleurs eſt rare dans de tels grands corps ;) Il étoit long d'environ huit pieds & demi, & tous ſes membres étoient bien proportionnés. Il étoit marié à une femme de petite taille, qu'il auroit pû en voyageant porter dans une beſace ſans en être incommodé. Il étoit né à Schoonhen, de parents de grandeur ordinaire. On y faiſoit voir à même tems une jeune Païſane de dix-huit ans, dont la grandeur étoit preſque égale à celle de cet homme, duquel on vient de parler ; mais dont l'eſprit étoit plus groſſier. Ces exemples de grandeurs extraordinaires que nous avons vûs & que nous rapportons, (auſſi bien que quatre autres ſemblables décrits par Platerus *en ſes obſervat. liv. 3.*) quoi qu'ils ſoient tres-rares, ne ſont neanmoins preſque d'aucune conſideration, ſi on les compare avec ceux dont il eſt fait mention en pluſieurs Hiſtoriens anciens. On dit que le corps d'Oreſte, qui, par le commandement de l'Oracle, fut tiré de terre, étoit de ſept coudées, leſquelles au témoignage d'Aule-Gelle, faiſoient enſemble ſelon la maniere de meſurer des Anciens Romains douze pieds & un quart. Guillaume Schouten *dans ſon Itineraire*, dit avoir vû des hommes de dix à onze coudées, dans le Port que l'on appelle *Deſire*, qui eſt auprés du Détroit de Magellan. Fazellus *dans ſa Decad. 1. liv. 1. chap. 6.* fait mention de pluſieurs Cadavres humains trouvés en divers lieux, dont les uns avoient dix-ſept coudées de long, d'autres dix-huit, d'autres vingt, & quelques-uns vingt-deux ; & dont les dents machelieres étoient en chacun, du poids de cinq onces. Pline écrit qu'en l'Iſle de Crete il ſe fit par un tremblement de terre en une montagne une tres-grande ouverture, dans laquelle on trouva un corps de quarante ſept coudées, que quelques-uns ont crû être celui d'Orion, & d'autres celui d'Oëtius ; Et enfin, Camerarius *en ſes Meditat. hiſt. cent. 1. chap. 82.* rapporte pluſieurs ſemblables hiſtoires de Geans.

Nains.   Au contraire, on trouve quelquefois des hommes de tres-petite taille, comme de trois ou de quatre pieds, tels que ſont ceux qu'on appelle *Nains*. Nous en avons vûs nous-mêmes ci-devant, trois & quatre ; & Platerus *en ſes Obſerv. liv. 3. au commencement*, dit auſſi en avoir vû trois. Ariſtote écrit, que les environs des lieux par où le Nil coûle en Egypte, ſont habités par les Pigmées, qui ſont des hommes ſi petits, qu'ils ne paſſent pas la hauteur d'une aune. On n'a pû neanmoins juſques à preſent découvrir ces peuples, bien qu'aujourd'hui nos Gens de mer parcourent la terre de toutes parts ; (peut-être qu'avec leurs vaiſſeaux, qui ſont grands, ils ne peuvent penetrer juſques à leur païs,) ainfi il y auroit lieu de doûter de la verité de cette hiftoire, fi Ariftote à qui l'on doit ajoûter beaucoup de foi, n'en étoit l'auteur. Spigelius neanmoins la lui refufe entiérement, & il prend cette hiftoire des Pigmées pour une pure fable. Il fe fonde 1. fur l'autorité du Docte Strabon, *en fa Geograph. liv.* 1. Et 2. fur l'experience de François Alvarez Portugais, qui a parcouru lui-même tous ces lieux, aux environs defquels Ariftote dit que font les Pigmées ; fçavoir, tous les endroits par où le Nil coule en Egypte, & qui declare n'avoir ni vû, ni trouvé nulle part cette Nation de fi petite taille ; il dit neanmoins que les peuples de ces païs-là font de ftature mediocre.

La diverfité de fa couleur eft grande felon la diverfité des Païs. Car, en Europe dans la Chrêtienté les hommes font blancs ; en Ethiopie & dans le Brafil ils font noirs ; ils font jaunes en differents endroits des Indes ; en certains prefque rouges, & en d'autres ils tirent prefque fur le blanc.

Si l'on confidere le Corps humain *en particulier*, c'eft à dire, en chacune de fes parties, on remarque en lui une figure agreable & bien proportionnée de toutes fes parties, une fubftance qui leur eft propre, une union tres-convenante, une ftructure admirable, & dans leurs fonctions & leurs ufages une grande diverfité, laquelle neanmoins ne trouble point les convenances, l'accord & l'harmonie qui eft entre elles.

Or toute partie du corps, quelle qu'elle foit, EST UNE SUB-STANCE CORPORELLE UNIE EN CONTINUITE' A UN TOUT, RENFER-ME'E DANS LA CIRCONSCRIPTION OU LIMITES QUI LUI SONT PROPRES, ACHEVANT AVEC LES AUTRES PARTIES LE TOUT, ET DESTINE'E A DE CERTAINES FONCTIONS, ET A DE CERTAINS USAGES.

Cette definition eft tres-parfaite.

Car, *en premier lieu*, toute partie du Corps humain doit être une fubftance corporelle, unie au tout en continuité, (*on appelle continu ce dont les tres-petites particules font en repos, & bien unies enfemble*) & non pas en contiguité : Car les corps contigus font des corps neceffairement differens entre eux, & que l'on peut feparer les uns des autres fans les alterer, chacun d'eux demeurant en fon entier. En effet, comme on ne peut pas dire que le vin contenu dans un vafe, foit une partie du vafe qui le contient, ni le vafe une partie du vin qui y eft contenu, parce qu'il n'y a pas entre eux de la continuité ; de même, on ne peut pas dire que le fang qui eft dans les arteres, foit une partie ou de l'artere, ou du corps humain, puifqu'il ne leur eft pas joint en continuité.

En fecond lieu, Une partie doit, avec d'autres, achever & parfaire un tout ; car ce qui eft au delà de fon achevement & de fa perfection, ne doit point être cenfé au nombre de fes parties ; mais doit

La diverfité de la couleur du corps humain.

Confideration du corps en particulier.

Definition de la partie.

A iij.

être consideré comme plusieurs corps differens qui subsistent par eux-
mêmes , & qui souvent sont joints à ce tout pour en recevoir leur
nourriture. Ainsi l'enfant , ou la mole , lors qu'ils sont dans la matrice , ne sont pas des parties du corps de la femme , mais ils subsistent par eux-mêmes , & neanmoins ils sont unis à la matrice par
le moyen du Placenta , & des vaisseaux umbilicaux , afin qu'ils en
reçoivent leur nourriture ; & la femme les aiant mis dehors au tems
de l'enfantement , demeure en son entier : de même aussi les Sarco-
ma & autres choses semblables , ne sont pas mises au nombre des
parties du corps humain ; parce qu'elles ne concourent pas à l'achevement d'un tout , ni qu'elles ne sont pas destinées à des fonctions,
& à des usages necessaires ; mais qu'elles sont attachées au tout pour
en être nourries.

En troisiéme lieu, Une partie doit être disposée & destinée à quelque fonction & usage.

Ce que c'est que fonction. Or par ce mot FONCTION , ou ACTION , on entend UN CERTAIN
MOUVEMENT TENDANT A UN EFFET PRODUIT PAR QUELQUE ORGANE,
POUR SES PROPRES AVANTAGES ET CONVENANCES.

Ces fonctions sont , ou *particulieres* , c'est à dire , de la partie même,
ou *publiques* , c'est à dire , de tout l'animal. Le Ventricule , par exemple , par l'action de digestion qui lui est particuliere , convertit en
une substance semblable à soi , le sang que les arteres poussent jusques à lui , & c'est ainsi qu'il se nourrit ; mais il a outre cela une
autre action ou fonction *publique* , qui est la chilification , par laquelle
il pourvoit à tout l'animal.

Ce que c'est que l'usage. L'USAGE EST UNE DISPOSITION OU APTITUDE QU'A UNE PARTIE
DE SERVIR A QUELQUE FIN ; & qui est telle que non seulement elle
sert à l'utilité de la partie d'où elle émane ; mais encore à l'avan-
tage de quelqu'autre , ou du tout dont elle dépend. On le distingue de l'action en deux manieres. *Premierement* , en ce que l'action
ne convient qu'aux parties qui agissent , & l'usage convient tres-
souvent à celles qui n'agissent pas ; mais neanmoins qui sont disposées de telle sorte , qu'elles apportent de la commodité ou du secours
à des parties agissantes , afin qu'elles agissent mieux. Ainsi, l'Epi-
derme n'a point d'action , mais son usage est de moderer le sens
vif de la peau , de la couvrir , aussi bien que les extremités des vaisseaux qui y aboutissent , & de la garantir des injures exterieures.
La graisse de même n'agit pas , mais elle conserve la chaleur dans
les parties , les humecte & leur procure un mouvement plus facile.
Les cheveux pareillement n'agissent pas , mais leur usage est de couvrir la tête , de l'orner , & de la défendre contre le froid du dehors.
En second lieu , l'action convient à tout l'organe qui opere , & l'usage
à chacune des parties de cet organe. Par exemple , l'action du mus-

cle eſt d'attirer, & l'uſage de ſa membrane eſt de réünir, & contenir
ſes fibres enſemble & de diſtinguer en particulier un muſcle d'avec un
autre. L'uſage de l'artere d'un muſcle eſt de lui apporter le ſang ;
celui des nerfs de lui communiquer l'eſprit animal, & celui des chairs
de ſoûtenir & de fortifier ſes fibres. Souvent neanmoins les Anatomiſtes confondent l'uſage avec l'action, c'eſt à dire, la fonction, &
on les prend également l'une pour l'autre : & de même l'action d'u-
ne partie eſt ſouvent qualifiée du nom d'uſage, par la raiſon qu'elle
tend toûjours à quelque fin ; & l'uſage auſſi eſt ſouvent nommé action,
par la raiſon qu'il n'exclud pas l'action ; en telle ſorte neanmoins
que l'uſage eſt beaucoup plus étendu que l'action.

Hipocrate a diviſé les parties qui conſtituent un tout, en *celles qui* Ce qui con-
contiennent, en *celles qui ſont contenuës*, & en *ce qui produit l'impetuoſité ou* ſtitué un
mouvement. Galien appelle ces trois ſortes de parties, *Solides*, *Humeurs*, tout.
& *Eſprits*: cette diviſion neanmoins ne comprend pas les trois eſpeces de
parties dont le corps eſt compoſé ; mais ſeulement les trois, ſans leſquelles l'homme ne peut vivre, & ſubſiſter en un tout, c'eſt à dire,
en vie ; car les parties contenantes ou ſolides ſont les ſeules qu'on
peut veritablement appeller parties du corps, leſquelles neanmoins
ne peuvent reſter vivantes ſi elles ne ſont continuellement nourries par les humeurs. Ce n'eſt pas que les humeurs ſoient auſſi des Si les hu-
parties, mais c'eſt qu'elles en ſont la matiere prochaine, qui par meurs & les
coction doit être changée en leur ſubſtance, & on ne peut pas les eſprits ſont
appeller parties, que ce changement n'ait été fait, & lorſqu'il eſt des parties
arrivé, on ne peut plus les nommer humeurs. Car, par exemple, les du corps.
os ne ſont pas ſang, ni le ſang os, quoi que ceux-ci ſoient engendrés du ſang. Il faut concevoir la même choſe des eſprits, qui étant
produits de la partie la plus ſubtile & la plus chaude du ſang, ſervent beaucoup à la nourriture du corps : C'eſt pourquoi, quoique
l'homme ne puiſſe vivre ſans ces trois ſubſtances, il ne s'enſuit pas
neanmoins qu'elles ſoient neceſſairement, & qu'elles puiſſent être dites
parties du corps humain. La vigne eſt compoſée de parties ſolides,
ligneuſes, & du ſuc dont elle eſt nourrie ; on ne peut pas dire neanmoins que ce ſuc ſoit une de ſes parties, puiſqu'il en découle avec
abondance lors qu'on la taille hors de tems, la vigne cependant re-
ſtant en ſon entier ; d'où il eſt évident, & un aveugle le jugeroit
ainſi ; que ce ſuc n'eſt pas une partie de la vigne, mais une ſubſtance ſeulement, qui par coction doit être changée en elle. Ainſi
dans l'homme, lorſque par les hemorroïdes, par les mois, ou par
quelqu'autre hemorragie que ce ſoit, il s'écoule du ſang de quelqu'une de ſes parties, ou quand les urines s'évacuent, ou enfin que les
ſueurs ſont pouſſées au dehors, il n'eſt perſonne de bon ſens qui
oſe dire, qu'il ſe diſſipe ou qu'il s'évacuë pour lors aucune des parties

du corps humain, quoique l'homme ne puiſſe ſubſiſter vivant ſans ſang & ſans ſeroſités. Au contraire, ſi en touſſant on rejette quelque particule des Poumons, ou que quelque petite portion des reins ſorte avec les urines, comme il arrive quelquefois quand ces viſceres ſont ulcerés, il eſt certain qu'il ſe ſepare pour lors de veritables parties du corps.

Que les actions procedent des parties ſolides. Outre cela, les parties du corps ſont celles d'où les actions procedent immediatement ; or les actions ne viennent pas des humeurs, ni des eſprits, mais des parties ſolides ; car les humeurs & les eſprits ne meuvent pas le cœur, le cerveau, & les autres parties : ce ſont au contraire ces viſceres qui engendrent ces humeurs & ces eſprits, & qui les font mouvoir. En effet, ſi le cœur, le cerveau, & les autres viſceres ceſſent d'agir & demeurent en repos ; ni il ne ſe produit plus d'humeurs & d'eſprits, ni les humeurs & les eſprits deja produits n'ont plus de mouvement. (On en voit un exemple dans la ſyncope profonde) & quoi qu'il y ait dans le corps beaucoup d'humeurs, que même elles ſoient tres-chaudes, & tres-propres à être mûës, comme il arrive en ceux qui meurent de cette eſpece de fiévre ardente qu'on nomme *Cauſus* ; neanmoins, du moment que le cœur ceſſe de ſe mouvoir, les humeurs & les eſprits ceſſent auſſi d'être agités dans les arteres & dans les veines ; & il leur eſt impoſſible d'imprimer aucun mouvement, ni au cœur, ni à aucune autre partie. Ce qui eſt une preuve évidente, que tant les humeurs, que les eſprits, ſont d'eux incapables de produire aucune action ; mais ſeulement de ſouffrir celle qui leur eſt imprimée d'ailleurs. Nous verrons dans la ſuite que le cœur eſt le principe de leur mouvement, & que c'eſt en lui & en d'autres parties, qu'ils ſont engendrés. Ce qui ſera tres-amplement expliqué au *liv.2, chap.* 11. & au *liv.* 3. *chap.*10. & 11. & en divers autres endroits.

Les parties ſolides ne peuvent agir ſans les humeurs. Maintenant, bien-que les parties ſolides ne puiſſent agir ſans les humeurs, & ſans les eſprits ; & que ce ſoit par leur moyen ſeul, que les actions de ces parties ſont ou plus promtes ou plus lentes ; plus fortes ou plus foibles ; enfin, plus ou moins parfaites ; & cela entant que par le plus ou le moins de ces humeurs & de ces eſprits, par leur chaleur, par leur froidure, ou par leurs autres qualités, il ſe produit dans les parties, tel ou tel temperament, ou tel ou tel autre changement : on ne doit pas neanmoins conclure de là, que, ni les humeurs, ni les eſprits ſoient des parties du corps, puiſque ce n'eſt pas d'eux que les actions procedent. A la verité, les actions ne ſe font pas ſans eux ; mais au fond, ils ne font que diſpoſer les parties à pouvoir agir. La reſpiration, par exemple, ne peut pas ſe faire ſans l'air ; l'air neanmoins n'eſt pas une des parties du corps, car ce n'eſt pas de lui que procede l'action de reſpirer ; mais

des

des mufcles du thorax qui le pouffent ; quoi que cependant cet air cedant durant cette impulfion au mouvement de ces mufcles , & paffant & repaffant par la trachée-artere du dedans au dehors , & du dehors au dedans , il donne aux poûmons une certaine difpofition ou aptitude à refpirer , qui eft telle que fans elle il feroit impoffible que la refpiration fe fît. Il faut ajoûter à cela , qu'il peut arriver qu'à raifon de la chaleur ou du froid qu'il communique , la refpiration en foit plus ou moins frequente , plus longue ou plus courte , felon que par ces differens changemens , la chaleur des parties eft ou augmentée ou diminuée , d'où vient qu'on eft contraint par neceffité de refpirer plus promtement ou plus lentement. Ainfi le cœur & les autres parties folides ne font point mûës par les humeurs , & par les efprits ; c'eft le cœur, au contraire, & ces autres parties qui agiffent fur les humeurs & les efprits, qui les agittent , les attenuent , & les cuifent , jufques au point qu'ayant converti en une fubftance femblable à foi les particules de ces hûmeurs qui ont quelque difpofition à cette converfion, ils fe les appofent , fe les uniffent, fe les affimilent , & en font enfin des parties du corps, ce qu'elles n'étoient pas auparavant cette appofition , & cette affimilation. En effet , une partie du corps n'eft pas nourrie par une autre partie de fon tout ; l'os n'eft pas nourri par la chair, ni la veine par le nerf , &c. ni ce qui nourrit , ne peut pas en aucune maniere que ce foit , être dit la partie nourrie ; car autrement il n'y auroit aucune difference entre les parties nourries & leur aliment ; neanmoins , fi les parties n'étoient pas continuellement fomentées par cet aliment , & fi lui-même ne fe mettoit pas en la place de leurs particules à mefure qu'elles fe diffipent , elles fe diminueroient , leur vertu & leur fubftance manqueroient dans peu , & par là , enfin , leur action periroit.

En forte que quoique l'homme ait befoin de fang & d'efprits (D'où vient qu'au *Levit. chap.*17. *v.* 11. le Texte Sacré dit que *l'Ame de la chair*, c'eft à dire la vie , *eft dans fon fang* ,) entant qu'ils font le plus proche & plus immediat foûtien des parties de fon corps , & que fans eux ni fes parties ne peuvent agir , ni lui-même ne peut pas vivre ; neanmoins il ne s'enfuit pas de là , que le fang & les efprits foient des parties de fon corps : car on pourroit dire la même chofe de l'air , fans lequel l'homme ne peut pas non plus vivre. En effet , fi vous ôtez à l'homme l'ufage de l'air exterieur en l'étranglant par un licol , ou en l'enfonçant dans l'eau , ou par quelle autre maniere que ce foit , d'abord vous le privez de vie , tout comme fi vous lui ôtiez tout fon fang, & tous fes efprits ; Cependant qui ofera dire , à moins d'être privé de fens , que l'air exterieur eft une partie de nôtre corps , puifque fi cela fans quoi la vie ne peut pas fubfifter , devoit être nommé partie , il feroit d'une neceffité abfoluë de dire que l'air n'eft pas

B

moins une partie de nôtre corps, que le fang & les efprits.

Outre cela il faut encore remarquer, que lorfque les humeurs & les efprits contractent quelque vice, tous les Medecins generalement ont coûtume de les mettre entre les caufes des maux, & nullement entre les parties malades. De plus, s'ils étoient des parties, ils devroient être des parties fimilaires : jufqu'à prefent neanmoins il n'eft aucun Anatomi-fte, du moins qui foit venu en ma connoiffance, qui les ait placés parmi les fimilaires. De plus encore, la plûpart des parties organi-ques font compofées de parties fimilaires ; cependant il n'eft encore perfonne qui ait mis le fang & les efprits au nombre des parties fi-milaires qui compofent les organes : Car, chaque organe eft compo-sé de ce qui lui eft propre, & de ce qui eft folide & ftable, non pas de ce qui eft fluïde, commun à tous, & qui fe confume & fe ren-gendre continuellement.

Le corps humain donc peut bien refter entier, eu égard à fes par-ties, quoi qu'il foit fans fang, fans efprits & fans air ; mais il ne fçauroit agir ni vivre fans eux. Tout de même auffi fans l'ame rai-fonnable on ne peut pas dire que l'homme foit vivant, parfait, & entierement homme ; neanmoins, qui ne fçait qu'on ne peut pas mettre l'ame entre les parties du corps qui doit perir, puifqu'elle eft incorruptible, fubfiftante par foi, & feparable du refte du corps ; car comme elle eft incorruptible, elle ne peut venir du corps qui eft corruptible ; au contraire, fon origine eft divine & celefte, & elle eft divinement infufe en un corps corruptible, pour y agir tout autant de tems que les organes corruptibles demeureront entiers, & feront capables d'action. Ajoûtez à cela, que lorfque l'Anatomifte recherche les parties du corps humain, il les confidere feulement comme telles ; c'eft à dire, fimplement comme parties, & non pas comme vivantes, ou comme étant d'un animal raifonnable ; ni il ne prend point les caufes de la vie, & des actions qui ne font pas unies au corps par conti-nuité, pour des parties, ni il ne peut point les prendre pour telles.

Et ainfi, il paroît tres-évidemment par tout ce qu'on a dit, que l'efprit, le fang, & les autres humeurs, ne font pas des parties de nôtre corps, & qu'elles ne doivent point veritablement être appellées tel-les. Toutes ces raifons neanmoins ne fatisfont pas encore le Docte J. C. Scaliger, qui dans fon *liv. de la Subtilit. Exercit.* 280. *fect.2.* femble par un feul argument, renverfer les fondemens de nôtre opinion : *Si*, dit il, *l'efprit* (& il conclud la même chofe à l'égard du fang & des humeurs) *eft l'inftrument de l'ame, & fi l'ame eft le principe du mouvement, & le corps la chofe mûë, il faut neceffairement que l'inftrument foit entre la chofe mûë & le principe qui meut. Si donc les efprits ne font pas animez, il y aura entre ce qui anime & ce qui eft animé, ce qui informe & ce qui eft informé, quelque chofe qui ne fera ni animé, ni informé. Cependant, le corps eft mû parce qu'il eft* animé ; *& ce n'est pas par un principe exterieur, mais par un principe qui lui est interieur, qu'il est ainsi mû.* D'où il paroît évidemment, que non seulement les *esprits eux-mêmes sont interieurs ; mais encore qu'ils ont en eux un principe inte-rieur de mouvement, & par une consequence infaillible, il s'ensuivra qu'ils sont une des parties du membre.* Mais quoique cet argument du subtil Scaliger, paroisse au premier abord, specieux ; neanmoins, si on le considere avec attention, on trouvera qu'il est sans force, & qu'il ne prouve rien de solide contre nôtre opinion. Car, l'esprit n'est pas plus l'in-strument qui meut le corps, que l'air celui qui meut la vûë, ou l'ouïe. Ainsi, comme l'air n'est pas l'instrument, mais le milieu seulement, sans quoi les objets des sens ne peuvent pas mouvoir les instrumens de ces sens ; de même, les esprits ne sont pas l'instrument de l'ame, mais seulement un milieu necessaire, par le moyen duquel, l'ame en agissant meut le corps organique, ou instrumentaire, & perçoit, & juge à même tems de cette motion, ou mouvement imprimé en cet organe. Et ainsi, ce n'est pas une absurdité (comme Scaliger le croit ;) mais au contraire, il est tres-necessaire qu'entre l'ame qui anime, & le corps organique ou instrumentaire qui est animé, il y ait quelque chose d'inanimé, qui ne soit partie, ni de l'un ni de l'autre, & par le moyen duquel les actions du corps instrumentaire qui est animé, puissent être faites par l'ame qui l'anime. *Mais*, dit Scaliger, *le corps est mû parcequ'il est animé, & cela, non par un principe exterieur, mais par un interieur.* Nous en convenons, mais nous ne convenons pas que ce principe interieur soit les esprits, puisqu'il est tres-constant que ce principe est l'ame elle-même, laquelle fait ses operations par le moyen des esprits ; en sorte que l'on ne peut du tout point prou-ver par là, que les esprits vivent, & qu'ils soient une des parties du corps ; mais seulement, qu'ils sont le milieu, par lequel l'ame meut le corps. Cependant, comme Scaliger prévoyoit qu'on pouvoit lui faire une forte objection ; sçavoir, *Comment est-ce que les esprits peuvent être une partie de quelque partie corporelle, puisqu'ils sont fluïdes, qu'ils ne de-meurent jamais en repos, & que continuellement ils se meuvent indifferemment par toutes les parties du corps?* Afin d'éviter ce trait, il dit que les esprits sont une partie de cette partie du corps dans laquelle ils sont actuel-lement ; que lors qu'ils en sortent, ils deviennent la partie de cette autre partie, dans laquelle ils passent, & ainsi de même dans les autres parties. Mais ces raisonnemens, & la conclusion qu'il en tire, sont certainement bien froids, & semblent peu dignes d'un si grand homme ; puisqu'il est constant par la définition de ce qu'on appelle partie, qu'aucune partie de nôtre corps ne sauroit être une substance fluïde & passagere ; mais qu'elle doit être telle, qu'elle soit unie au reste du corps, & toûjours dans le repos,

Divifion des parties du corps humain.

On divife les parties du corps en deux manieres ; 1. ou *à raifon de leur fubftance* ; 2. ou *à raifon de leurs fonctions.*

A raifon de leur fubftance, on les divife en *fimilaires*, & en *diffimilaires.*

Des parties fimilaires.

LES PARTIES SIMILAIRES SONT CELLES QUI SE DIVISENT EN PARTIES ENTRE-ELLES SEMBLABLES ; en forte que toutes leurs particules font de même nature & fubftance. Ainfi, chaque partie d'un os eft os, d'une fibre eft fibre. Spigelius les appelle CONSEMBLABLES, *confimiles*, & les Grecs, ὁμοιομερῆς.

On en compte communement dix, *l'os, le cartilage, le ligament, la membrane, la fibre, le nerf, l'artere, la veine, la chair, & la peau*: d'autres ajoûtent à ces dix, *la cuticule, le tendon, & la graiffe*: d'autres, *les deux humeurs des yeux, la vitrée, & le criftallin*: d'autres, *la moëlle du cerveau, & celle de l'épine*; & d'autres enfin, *les poils & les ongles.*

De ces parties, les unes font fimplement fimilaires, comme *l'os, le cartilage & la fibre*, dans lefquelles il n'eft pas facile de diftinguer à l'œil, la difference de leurs particules. (Je dis facile de diftinguer à l'œil ; car, fi on a égard aux divers petits atomes ou ●●●●●s, dont elles font compofées, lefquels l'efprit feul peut conté●●ler, & non pas l'œil ; il n'en eft aucune qui puiffe être veritablement & fimplement appellée fimilaire.) D'autres font fimilaires, feulement eu égard aux fens, dans lefquelles l'œil peut manifeftement obferver la difference qu'il y a entre leurs particules ; comme, *la veine, l'artere, les nerfs.* Car la veine eft compofée de fibres tres-déliées ; & d'une membrane : l'artere de fibres, & de deux membranes differentes : le nerf d'une meninge, de fibrilles & de moëlle. On appelle neanmoins ces parties-là fimilaires, mais c'eft dans un fens étendu, & feulement par la raifon, qu'elles font par tout compofées de la même maniere : ce qui fait qu'elles font entre elles femblables, n'ayant pas, par exemple, à la tête une fubftance differente de celle qu'elles ont aux pieds, & aux autres parties.

Nous traiterons dans la fuite, en leurs propres lieux, de chaque partie fimilaire en particulier.

Or les premiers traits, ou premiers délineamens des parties fimilaires, ou folides, font, lors de la premiere formation du fœtus, formés du corps même de la femence ; & le fang enfuite, & le fuc lactée contenu dans l'amnios, furvenant, & fe joignant à eux, ils en font nourris, augmentés & amplifiés.

On a crû jufques à prefent, que dans cette premiere formation des parties, le fang de la mere y concouroit, conjointement avec la femence ; non feulement comme principe materiel, mais encore, comme principe actif ; (Cette opinion eft à prefent rejettée par les plus habiles Philofophes, & avec juftice ;) & que des parties, les unes recevoient plus de femence, les autres plus de fang, d'autres une égale quantité de l'un & de l'autre. Et c'eft delà qu'à procedé cette ancienne divifion des parties ; par laquelle, à raifon du principe, dont elles participoient le plus, les unes étoient appellées *Spermatiques*, parce qu'on croyoit que dans leur production, elles recevoient plus de femence que de fang ; telles font les huit premieres fimilaires : les autres *fanguines* ; parce qu'il a femblé que le fang predominoit dans leur premiere formation, telle eft la chair ; les autres *moyennes*, parce qu'on s'eft imaginé qu'elles étoient formées d'autant de parties de fang que de femence ; telle eft la peau. Mais cette difference qu'on remarque dans les parties, ne procede pas de la premiere formation, elle vient de la nutrition, à raifon de laquelle, les unes reçoivent pour l'augmentation de leur fubftance plus, les autres moins de fang. De plus, naturellement les unes croiffent plus & plûtôt, les autres moins & plus lentement.

Des parties fpermatiques des fanguines & des moyennes,

Les parties qu'on appelle *Spermatiques*, ne peuvent abfolument plus être rengendrées quand une fois elles ont été coupées ; ni réünies, que par le moyen d'un corps heterogene lors qu'elles ont été rompuës ou feparées. Ainfi, l'os coupé ne fe rétablit plus ; mais s'il n'eft que rompu, fes parties fe réüniffent par la furvenuë d'un calus. Les parties fanguines fe rengendrent, ainfi qu'on le voit dans la chair qui a été coupée, ou fimplement feparée par une bleffure. Les parties moyennes tiennent le milieu.

A l'égard, neanmoins, des parties appellées fpermatiques rompuës, ou brifées, il y en a qui doutent fi generalement en tous les corps elles fe réüniffent par l'entremife d'un milieu heterogene, & dans les enfans, en qui ces parties (& mêmes les os) font tres-mols, ils croyent qu'elles fe peuvent réjoindre par un milieu homogene : Mais comme, même dans les enfans, les bleffures de la peau, & les fractures des os ne fe réüniffent jamais, qu'il ne refte à la peau une cicatrice, & à l'os un calus : il y a de la vrai-femblance que les parties fpermatiques, en quel âge que ce foit, ne fe reprennent point fans un milieu, ou corps heterogene ; quoique ce corps, à raifon de la grande humidité des parties, ne foit pas fi connoiffable dans les enfans, que dans les adultes.

Des parties diffimilaires,

LES PARTIES DISSIMILAIRES, SONT CELLES QUI SE DIVISENT EN PARTIES DISSEMBLABLES ENTRE-ELLES PAR LEUR NATURE, ET PAR LEUR SUBSTANCE, ET NON PAS EN DESEMBLABLES ; Ainfi, la main ne fe divife pas en d'autres mains, mais en os, chair, nerfs, arteres, &c.

Eu égard aux fonctions, les parties du corps fe divifent en deux manieres 1. En *organiques*, & en *non organiques*. 2. En *principales*, & en *non principales*, ou qui fervent à d'autres.

B iij

Des parties organiques. LES PARTIES ORGANIQUES, SONT CELLES, QUI SONT DESTINE'ES POUR FAIRE DES ACTIONS, ET QUI EN VUE DE CETTE FIN ONT RECEU UNE CONFORMATION OU FIGURE TELLE, DETERMINE'E, ET SENSIBLE.

Or afin qu'elles foient capables des fonctions, aufquelles elles font deftinées, il faut qu'il y ait entre-elles *de la continuité*, que *leur fituation & leur nombre foient proportionnés*, & que *leur figure & leur grandeur foient juftes*.

Elles ne font pas feulement diffimilaires, comme on l'a crû autrefois, mais elles font auffi fimilaires. Car, par exemple, le nerf, quoiqu'il foit une partie fimilaire, neanmoins, comme fon office eft de porter & de diftribuer les efprits animaux, il n'eft pas moins une partie organique que les mufcles, ou la main. Il en eft de même de l'os, de l'artere, & de la veine. En forte qu'on ne doit avoir aucun égard à la diftinction de Gafpar Bauhin, & de quelques autres, qui voulant ôter les parties fimilaires du nombre des organiques, admettent de la difference entre les inftruments & les parties inftrumentaires ; quoique pourtant, il n'y en ait point.

Des parties non organiques. LES PARTIES NON ORGANIQUES, SONT CELLES QUI ONT SIMPLEMENT UN USAGE, MAIS QUI NE FONT AUCUNE ACTION : comme les cartilages, la graiffe, les poils.

Des parties principales. LES PARTIES qu'on nomme PRINCIPALES, font celles QUI FONT UNE ACTION TRES CONSIDERABLE, ET TRES NOBLE.

De ces parties-ci dépendent, & font excitées les actions de plufieurs autres parties. Or, on en compte trois ; fçavoir, deux à raifon de l'individu, & une à raifon de l'efpece. La 1. eft le COEUR, qui eft la fource de la chaleur naturelle, le premier mobile de nôtre corps ; & de qui toutes les actions vitales, c'eft à dire, les naturelles, procedent. La 2. eft le CERVEAU, qui eft l'organe immediat du fentiment & du mouvement, & dans l'homme de la penfée. La 3. LES PARTIES GENITALES, defquelles dépend la confervation de l'efpece.

Les parties qui fervent aux autres. LES PARTIES qu'on nomme SERVANTES, *Miniftræ*, SONT TOUTES LES AUTRES QUI SERVENT AUX PARTIES PRINCIPALES ; comme l'eftomac, le foye, la rate, le poûmon, les reins, la main.

Celles-ci font, ou neceffaires à la vie, fans lefquelles l'homme ne fçauroit vivre ; comme le poûmon, l'eftomac, les inteftins, le foye, *Les Nobles.* & autres femblables ; d'où vient qu'on les appelles PARTIES NOBLES ; Ou non neceffaires à la vie, mais feulement à quelques ufages ou actions, qui rendent la vie plus commode ; & c'eft de là qu'on les *Les Non nobles.* appelle NON NOBLES : telles font le bras, le pied, le doit, la main, &c. & defquelles nous pouvons être privés fans perdre la vie. Il faut mettre au rang de ces parties Non nobles, celles dont l'ufage eft peu confiderable, & à peine connû ; comme la graiffe, les cheveux, & autres femblables.

Enfin, pour faire plus commedément la démonftration de toutes ces parties, & les décrire avec ordre, nous diviferons le corps humain, (fuivant en cela les Anatomiftes Modernes,) en trois ; fçavoir, en fes trois ventres, & en fes extremités.

LES VENTRES, SONT DE GRANDES CAVITÉS, DANS LESQUELLES SONT ENFERMÉS UN OU PLUSIEURS VISCERES NOBLES. *Les Ventres*

Il ne faut pas ici prendre les mots de *ventres* & de *cavités*, dans un fens rigoureux, & fimplement pour les cavités mêmes ; car, afin de ne multiplier pas trop les membres de cette premiere divifion, nous donnerons une fignification étenduë à ces mots ; en comprenant fous eux, tant les parties contenantes qui forment ces cavités, que celles qu'elles contiennent : nous y comprendrons même le col, la verge, les tefticules du mâle, avec le fcroton, & toutes les autres parties qui leur font unies, ou attachées, & qu'on ne peut pas mettre au nombre des extremités du corps. Dans la fuite, lors que nous traiterons de chacun de ces ventres en particulier, nous les fous-diviferons avec plus d'étenduë, en parties contenantes, en contenuës, & en celles qui leur font jointes.

Ces trois ventres font, *le fuperieur, le moyen,* & *l'inferieur.* *Le ventre fuperieur.*

Le premier, ou le *fuperieur,* eft LA TESTE, dans laquelle font contenus le cerveau, les yeux, les oreilles, & quelques autres parties. Il a falu neceffairement, que la tête ait été placée dans un lieu élevé ; en partie, afin que comme c'eft en elle que refident les facultés les plus confiderables, elle fût éloignée des lieux où fe font les coctions des alimens, & qu'il n'arrivât aucun trouble dans les fonctions animales, par les odeurs, ou par les exhalaifons groffiéres qui s'en élevent : en partie, pour la commodité des fens de la vüe, de l'ouïe, & de l'odorat, dont les objets peuvent plus facilement agir fur leurs organes, d'un lieu haut que d'un lieu bas, & par ce moyen être perçûs & diftingués par l'ame.

Le fecond Ventre, ou *le moyen,* eft le Thorax, qui eft le domicile du *Le ventre moyen.* cœur, du poûmon, de la trachée-artere, & de l'efophage. L'Autheur de la nature l'a placé dans le milieu, afin que comme les Palais des Rois font fitués dans le milieu de leurs Royaumes ; de même auffi, le cœur qui eft le plus noble de tous les Vifceres, & la fource de la vie, fût placé dans ce palais fitué au milieu du royaume microcofmique, qu'il y fiégeât comme dans un trône, & qu'il pût plus commodément faire couler dans toutes les parties du petit monde, des ruiffeaux de nectar vivifique, & de chaleur.

Le *troifiéme* Ventre, que l'on appelle communément le BAS VENTRE, ou L'INFERIEUR, eft entouré de l'abdomen. Il eft le fiége du foye, de l'eftomac, des inteftins, & de plufieurs autres parties qui fervent à la coction des alimens, à la feparation & fecretion des excremens,

& à la generation des enfans. Il a falu neceſſairement qu'il fût placé dans un lieu bas, afin que les troubles des coctions qui s'y font, & tant d'impuretez qui en reſultent, ne nuiſiſſent pas aux fonctions des viſceres nobles, qui ſont placés dans les parties ſuperieures.

Les Extre-
mités. LES EXTREMITE'S, SONT LES MEMBRES QUI SONT AUTOUR, ET UNIS AUX VENTRES, ET QUI SONT DISTINGUE'S PAR DES ARTICLES.

Ils ont été donné à l'homme, pour lui faciliter les uſages de la vie, & ils ſont doubles; *les bras*, & *les jambes.*

LES BRAS dans l'homme ſont diviſés en trois, *l'épaule*, *le coude* & *la main*; & les JAMBES en trois auſſi, *la cuiſſe*, *la jambe* proprement dite, & *le pied.*

Diviſion
de tout cet
Ouvrage. Selon cette diviſion-là, nous diſtinguerons cette Anatomie en dix livres, dont les quatre premiers contiendront l'explication & l'hiſtoire de ce qui doit être conſideré en chaque ventre en particulier, & dans les membres ou extremités; & les ſix autres, enſeigneront les choſes qui ſont communes à tout le corps; comme, les hiſtoires des muſcles, des membranes, des fibres, des arteres, des veines, des nerfs, des os, des cartilages, & des ligaments.

CHAPITRE II.

Du Ventre inferieur en general.

LES Anatomiſtes ont coûtume de commencer la diſſection, & la démonſtration des parties du corps humain, par celle du ventre inferieur, par la raiſon, que les parties qu'il contient étant humides, elles ſont tres ſujetes à corruption, & qu'il s'y fait un amas de pluſieurs excremens, dont il eſt comme l'égoût. Ainſi, enlevant d'abord les entrailles, dont la pourriture infecteroit bien-tôt le reſte du cadavre, ils évitent les effets de cette ſubite putrefaction, laquelle pourroit empêcher de faire commodément la démonſtration des autres parties.

Ariſtote *liv.* 1. *de l'Hiſt. des anim.* 13. appelle ce ventre proprement γαϛέρα. Le commun des Anatomiſtes le nomment ſimplement VENTRE, abuſant de ce mot, & reſtreignant ſa ſignification en un ſens tres-étroit. Ce que Celſe voulant éviter, il l'a nommé, pour le diſtinguer des ventres ſuperieurs, BAS VENTRE.

Sa deſcri-
ption. Or, le ventre inferieur, eſt toute cette capacité qui eſt terminée, en haut par le cartilage xiphoïde, & par le diaphragme; de chaque côté, par les côtes inferieures; & par derriere & en bas, par les vertebres des lombes, par les os de la hanche, par le ſacrum, & par le pubis.

La

La partie anterieure de ce ventre, qui eſt contiguë aux cartilages inferieurs des côtes, ſoûs leſquelles elle eſt compriſes, a été appellée par les Anciens, HYPOCONDRES ; & il y en a deux, le droit & le gauche.

Nous nommons avec Veſlingius, afin d'être plus clair, EPIGASTRE, la region qui eſt au milieu des hypocondres, laquelle eſt immediatement ſous le veñtricule, & qui comprend les inteſtins qui lui ſont proche, (Riolan aprés Ruffus Epheſien aime mieux l'appeller RE- GION STOMACALE ;) quoique anciennement chez les Grecs on ait nommé la partie anterieute de l'abdomen ἐπιγάϛριον ; & chez les Arabes *Myrach.* Il y a en la partie ſuperieure de l'Epigaſtre, une certaine ca- vité, que les Grecs appellent ϛαχὴ, καρδία, προκάρδιον ; & les Latins, *Scrobiculus cordis,* la *Foſſete du cœur.* *L'Epigaſtre.*

LA REGION UMBILICALE eſt au milieu, s'étendant également au deſſus & au deſſous du nombril l'eſpace de trois doits. Les Grecs appellent les côtés de cette region λαγῶνες ; & les Latins, *Ilia, Iles,* parce que c'eſt là principalement où l'inteſtin ileon eſt ſitué. *La region umbilicale.*

L'eſpace qui eſt au deſſous de cette region, & qui s'étend juſques à la partie inferieure du pubis, eſt nommé HYPOGASTRE, ou BAS VEN- TRE ; dont les parties laterales, dans l'endroit de la courbure de la cuiſſe vers le pubis, ſont appellées AISNES. *L'Hypoga- ſtre.* *Les aînes.*

Le PUBIS que les Grecs appellent ἐπίσειον, eſt cette partie qui eſt immediatement au deſſus des parties honteuſes, & qui eſt couverte de poils dans les adultes. Les côtés du pubis ſont appellés par les Grecs βεβῶνες, & par les Latins *Inguina, Aines.* *Le Pubis.* *Bubons.* *Les Aines.*

La partie inferieure qui eſt entre le commencement du Penis & l'Anus, eſt appellée PERINE'. *Le Periné.*

Le derriere de l'Abdomen forme par ſa partie ſuperieure les LOM- BES, que les Grecs appellent ἰϛφύες ; & par ſa partie inferieure, les FESSES, que les Grecs nomment γλετὸς, & γλετία. Or la fente ou raye qui partage les feſſes, eſt appellée par Hérophile διχάλα, en laquelle s'ouvre le trou de l'inteſtin droit, que l'on nomme vulgairement PO- DEX & ANUS, à raiſon de ſes rides, ſemblables à celles des vieilles. *Les lombes.* *Les feſſes.* *Le Podex ou Anus.*

Ce ventre eſt compoſé de parties contenantes, ou exterieures ; & de contenuës, ou interieures.

Les Contenantes, que l'on appelle proprement ABDOMEN, comme qui diroit *Ventre environnant, Circumventer,* ſont, ou communes, ou propres. *L'abdomen.*

Les Contenuës ſervent, ou à la nutrition, ou à la ſeparation & ſecretion des excremens, ou à la generation.

Les Phyſionomiſtes aſſûrent que de la figure & de la grandeur du ventre on peut former des conjectures certaines touchant la nature & les mœurs de l'homme. Ainſi Ariſtote, en ſa *Phyſiogn.* dit que la *peti- teſſe du ventre* eſt une des principales marques de ſageſſe dans l'homme. *Signes phy- ſionomiques.*

C

Selon d'autres, le *ventre plat* & *creux* dénote un homme avare ; le *rond* & *long*, un homme fobre; le *long*, un homme lent & gourmand ; le *ventre qui fe porte vers le haut*, un homme endormi, pareffeux & ftupide. Le *nombril qui fort beaucoup en dehors*, témoigne grand penchant aux plaifirs de l'amour.

CHAPITRE III.

Des Parties contenantes communes.

Et en premier lieu:

De l'Epiderme, ou cuticule ; & de la Peau.

ON appelle Parties contenantes communes, celles qui, outre qu'elles enferment le ventre inferieur, envelopent encore tout le corps, à l'exception neanmoins du penis ou membre viril, du fcrotum, des paupieres, & de quelques autres parties qui n'ont point de graiffe.

Les parties contenantes communes. Or, ces parties font LA CUTICULE, *LA PEAV,* LA GRAISSE, LE PANNICULE CHARNEUX, & LA MEMBRANE COMMUNE DES MUSCLES.

La Cuticule. La CUTICULE que le Grecs nomment επιδέρμις, (comme qui diroit *une chofe pofée fur la peau*,) eft une pellicule tres-mince, compacte & infenfible, étenduë fur la peau, à laquelle elle eft fi fort adherente qu'il eft impoffible de la démontrer feule, à moins que de l'en feparer par la force du feu, en la faifant élever en petites veffies.

Aquapendens a quelquefois obfervé dans l'ufage des medicamens veficatoires, qu'elle eft double, étant divifée en deux pellicules tres-déliées, dont l'exterieure eft un peu plus folide, & l'interieure beaucoup plus mince, & fi fortement attachée à la peau, qu'on ne fçauroit l'en feparer, même avec le raifoir. Or il croit que la raifon pour laquelle elle eft ainfi double, eft que comme elle eft expofée aux injures de l'air, fi l'une de ces pellicules vient à perir, il en refte une feconde, qui fupplée en quelque maniere aux ufages de la premiere.

Son origine. L'opinion commune eft, qu'elle eft formée des humidités qui s'élevent de la peau qui eft au deffous d'elle, lefquelles font épaiffies par la fechereffe de l'air qui l'environne : mais on fe trompe, puifqu'elle a fon principe, de la femence, auffi-bien que la peau & les autres parties folides.

Ses ufages. Son ufage eft de couvrir la peau & les orifices des veines qui y aboutiffent, démouffer ou moderer la fubtilité de fon fentiment,

& d'empêcher la trop grande diffipation de fes humidités.

Julius Cafferius Placentinus, & plufieurs autres Anatomiftes, croyent qu'on ne la doit pas mettre au nombre des parties du corps,
fondés fur les raifons fuivantes.

Si elle eft
une des par-
ties du corps.

1. Parce que dans la premiere formation des parties, elle n'a pas
été produite de la femence, mais feulement après, des excremens qu'ils
nomment de la premiere coction, condenfés & épaiflis par le froid,
en la maniere de la petite peau ou croûte qui fe forme fur la boüillie:
ce qu'ils difent être évident de ce que lors qu'elle a été enlevée ou
déchirée, elle fe rengendre facilement ; ce qui n'a pas coûtume d'arriver aux autres parties fpermatiques.

2. Parce qu'elle eft privée de fentiment, & qu'elle ne fe confume
pas dans les maladies, comme les autres parties.

3. Parce qu'elle n'a pas vie.

4. Parce qu'elle ne fait aucune action.

Mais ces raifons ne font d'aucun poids, & impliquent une infigne contradiction ; car, du confentement de tous les Anatomiftes, même de ceux qui propofent ces raifons, la cuticule eft la
premiere & la plus exterieure des parties contenantes : en quoi ils
fe feroient tous groffiérement trompés, fi elle n'étoit pas une veritable partie du corps humain. Mais examinons la force des raifons
propofées.

A la premiere je dis, que les premiers delineamens de la cuticule
ont été formés de la femence, à même tems que la peau. Cela eft évident dans tous les avortons converts de peau, fur lefquels on la trouve aufli toûjours : Or elle n'a pû y être engendrée par le froid exterieur, puifque il n'y en a pas dans la matrice, qui eft fermée de
toutes parts ; ni par la fechereffe d'aucun corps qui environne & qui
touche le fœtus, puifqu'il nage dans un fuc lactée affez humide.
Elle y a donc été produite d'une portion de la femence ; & cela paroit
dans les enfans des Ethiopiens, au moment qu'ils fortent de la matrice ; car, foit qu'ils fortent par accouchement naturel, ou par avortement, ils apportent neanmoins toûjours avec eux la noirceur exterieure de leur corps, laquelle n'occupe que la feule cuticule, & ne
penetre point jufques à la peau. (C'eft ce que Riolan a obfervé en fon
Anthropogr. liv. 1. chap. 4. en diffequant un Ethiopien, dont la feule cuticule étoit noire, la peau étant plus blanche que de la neige.) Il eft
donc conftant que fi les Ethiopiens font ainfi noirs dés leur premiere formation dans la matrice, que la cuticule à qui feule cette noirceur eft naturelle, a été aufli formée de la femence conjointement
avec les autres parties, au commencement même de la formation
du corps, & non pas de quelques excremens, ou exhalaifons vifqueufes ; puifqu'il ne peut rien y avoir de femblable dans ce corp-

mencement. Quant à l'autre raison que l'on oppose ; sçavoir, qu'elle se rengendre après qu'elle a été ou enlevée, ou déchirée, ou usée,
cela lui est commun avec les dents qui s'usent chaque jour par la
mastication, & recroissent ensuite. Même dans le changement qui s'en
fait, (de quoi voyez au *liv. 9. suivant chap. 10.*) la plus grande partie de
celles d'en haut tombent, & reviennent incontinent après. Cela lui
est encore commun avec les parties sanguines, qui ne sont pas pour
cela rejettées du nombre des parties du corps, dans lesquelles ce
qui s'est perdu de leur substance, se rétablit immediatement ensuite :
car elles reçoivent une si grande abondance de suc ou d'aliment sanguin, que ce remplacement ou renouvellement peut se faire tres-facilement. De même aussi, des extremités ou orifices des vaisseaux qui
aboutissent à la peau, lesquels cette cuticule couvre & bouche, il
en exhale continuellement une vapeur visqueuse en maniere de rosée, laquelle s'arrêtant à la cuticule, lui sert de nourriture, &
répare ce qui s'en est perdu ou usé. Enfin si, ainsi qu'ils ont coûtume d'ajoûter, elle se forme comme la petite peau, ou petite croûte qui croit sur la boüillie, cela prouve suffisamment qu'elle est une
partie du corps, produite d'un même principe qu'elles : car cette petite croûte dans le lait n'en est pas un excrement condensé, ni une
substance étrangere qui lui ait été ajoûtée, mais la partie du lait
la plus épaisse, qui par consequent est lait.

A *la seconde* je réponds, que quoique la cuticule soit sans sentiment, & qu'elle ne se consume pas manifestement dans les maladies,
elle n'en est pas moins pour cela une partie du corps que les os, qui
n'ont pas non plus de sentiment, ni qui ne semblent pas se con-
sumer.

A *la troisiéme* je réponds, qu'il n'est pas veritable qu'elle ne vive
pas, puisqu'elle croit avec le reste du corps ; (car les parties non vivantes, & les mortes ne croissent pas,) qu'elle se nourrit des sucs ali-
mentaires ainsi que les autres parties, & si bien ces sucs ne paroissent pas manifestement aux yeux, il n'importe, puisque le même
arrive dans les sucs qui nourrissent les os, le perioste, les dents, &
beaucoup d'autres parties. Outre cela elle est sujette à des maux qui
lui sont particuliers, & qui lui sont causés par des méchantes humeurs, & par la corruption du sang, comme l'on voit dans la lepre,
dans les exanthemes, & en plusieurs taches qui lui surviennent. Elles
est à la verité en quelques-uns plus déliée & plus molle, & en
d'autres, plus épaisse & plus dure ; mais cela ne fait pas qu'elle ne
soit moins vivante ; ni plus ni moins que la peau, à qui le même arrive. Enfin, qui sera si dépourvû de bon sens, que de croire que tout
nôtre corps qui est vivant, soit de toutes parts couvert & entouré
par un corps mort, qui même naisse avec lui ?

A la quatriéme je réponds, que quoiqu'elle n'agiſſe pas, elle a neanmoins un uſage tres-neceſſaire, & qu'on ne doit pas inferer de là, qu'elle en ſoit moins une partie du corps que le cartilage, la graiſſe, les membranes, les chairs, & pluſieurs autres parties, qui ont à la verité un uſage, mais qui n'ont point d'action.

Il faut donc conclure, que la cuticule eſt une veritable partie du corps humain. 1. Parce qu'avec les autres parties elle finit, & acheve un tout ; car l'homme ſans la cuticule n'eſt pas un homme entier & parfait. 2. Parce qu'elle eſt unie au corps en continuité. 3. Parce qu'elle eſt deſtinée pour un uſage neceſſaire, ainſi qu'on a dit.

La PEAU, que les Grecs appellent δέρμα & δέρας, comme qui di- *La peau.* roit δέρμα, *un lien qui tient les parties du corps unies & liées enſemble* ; & que dans les brûtes on appelle auſſi *peau* & *cuir*, eſt un voile membraneux & épais, étendu exterieurement & generalement ſur tout le corps, afin que ce corps pût diſtinguer & juger du degré des qualités tactiles,& auſſi afin de ſe défendre en quelque façon contre l'impetuoſité de la rencontre fortuite des corps étrangers, qui du dehors peuvent l'offenſer.

Elle a une ſubſtance qui lui eſt propre, & dont la nature tient le *Sa ſubſtance.* milieu entre le nerf, la membrane, & la chair. Elle n'eſt pas abſolument ſans ſang, ni elle n'a pas un ſentiment auſſi vif que le nerf. Elle n'eſt pas ſi mince que la membrane, ni auſſi abondante en ſang que la chair ; mais elle eſt comme une membrane preſque ſanguine, preſque nerveuſe, & preſque charneuſe ; laquelle, à raiſon de ce qu'elle approche de la nature de la chair, eſt plus épaiſſe que les autres membranes ; & à raiſon, qu'elle participe de celle de nerf, a un ſentiment beaucoup plus aigu & plus vif.

Ariſtote ſemble lui attribuer une ſubſtance abſolument charneuſe ; car, *au Probl.29. ſect.10.* & *au liv.2. de la generat. des anim. chap. 6.* il dit que la peau eſt engendrée de la chair, à meſure qu'elle ſe deſſeche. Auquel ſens Columbus dit auſſi, *en ſon liv. de ſpirit.* que la peau eſt un deſſechement de la chair. En quoi Galien *au 3. de la Meth.* & Fernel. *au liv. 5. de ſa Pathalog. ch.4.* qui diſent que la peau eſt la portion la plus deſſechée de la chair qui eſt au deſſous d'elle, ſemblent être de même ſentiment ; mais comme la ſubſtance de la peau eſt tres-differente de la chair qui eſt au deſſous, & qu'elle en eſt preſque par tout ſeparée par la graiſſe & par le pannicule charneux qui ſont entre deux ; il eſt ſuffiſamment évident qu'elle n'en eſt pas une portion deſſechée. Je dis *preſque* ; car, au fond, elle eſt ſi fort adherente aux muſcles qui ſont au deſſous, qu'elle ſuit entierement leur mouvement, & ſemble s'unir avec eux ; quoique dans la verité, elle ſoit une partie ſubſiſtante par ſoi-même, & qu'elle ne prenne pas ſon origine de la chair de ces muſcles, mais ſeulement qu'elle lui ſoit fortement attachée. C'eſt pourquoi il faut conclure, que la peau ne doit ſon origine-

C. iij

à aucune autre partie ; que dans la premiere formation elle n'a pas été moins immediatement formée de la semence même, que les autres parties ; & enfin, qu'elle a une substance qui lui est propre.

Sa substance.   Lindanus dit qu'elle est composée de deux substances ; l'une nerveuse qui est l'exterieure, & l'autre charneuse qui est l'interieure ; car il compare la peau à l'écorce d'une orange, dont la partie exterieure qui est de couleur d'or, est plus mince, plus dure, plus dense, & plus poreuse ; & l'interieure qui est blanche, est plus épaisse, plus molle, plus relachée, & plus spongieuse ; & il croit qu'il en est de même à l'égard de la peau. C'est aussi là la pensée de Massa, qui neanmoins s'est trompé, en ce qu'il a crû qu'elle étoit composée de deux pellicules, & qu'on peut les separer l'une de l'autre par le tranchant du rasoir.

Ses differences.   La peau, eu égard à sa substance, differe en grosseur, petitesse, épaisseur, délicatesse, & dureté, selon la varieté des temperamens, de l'âge, du sexe, des pais, & des parties.

Si elle est l'instrument du toucher.   Spigelius propose ici une question ; sçavoir, *Si la peau est l'instrument du toucher.* Aristote & Avicenne semblent le nier, & Galien avec ses Sectateurs le soûtenir. Pour resoudre ce doute, nous dirons en peu de mots : Qu'à proprement parler, la membrane est l'instrument du toucher, & qu'ainsi la peau, entant qu'elle est de nature membraneuse, a du sentiment ; mais comme aux particules qu'elle a en soi doüées de sentiment, il s'en mêle aussi d'autres plus grossiéres qui n'en ont du tout point, il arrive de là que son sentiment est en quelque façon temperé, c'est à dire, ni trop grossier, ni trop vif.

Son temperament.   Son temperament, eu égard aux premieres qualités, est temperé, & son sentiment mediocre. Car, comme son usage est de servir au toucher, afin qu'elle pût ressentir plûtôt, plus sûrement, & avec moins d'incommodité les injures exterieures auparavant que les parties interieures en fussent blessées, elle a dû necessairement avoir un temperament qui tînt le milieu entre les qualités tactiles, & à la faveur duquel elle discernât exactement, & sentît toutes les extremités, ou surface des corps. Et comme c'est principalement par les mains qu'on a coûtume d'examiner, de rechercher, & d'observer l'état des qualités tactiles ; par cette raison aussi la peau interieure des mains est tres-temperée, & d'un sentiment mediocre ; pourveu neanmoins qu'elle ne soit pas endurcie par le travail, & ne devienne pas calleuse.

Sa figure.   Sa figure est plane ; car elle n'en a point d'autre qui lui soit particuliere ; & si on lui en voit quelqu'autre, quelle qu'elle soit, elle la prend des parties qui sont au dessous d'elle ; ainsi, selon la configuration qu'elle en reçoit, elle paroît ou égale, ou inégale, ou s'avançant en dehors & convexe, ou retirée en soi, applatie, & concave.

Elle a en plufieurs endroits differentes lignes ou lineamens , com-　*Ses lignes*
me auffi des interfections ou rides ; à la vûë ou confideration defquel-　*rides ou in-*
les les Chyromanciens pronoftiquent & promettent de grandes mer-　*terfections.*
veilles.

Elle n'eft en aucun endroit mouvante de foi ; mais là où elle fe　*Son mou-*
meut, c'eft, ou par les parties qu'elle revêt, ou par les mufcles qui　*vement.*
lui font unis & adherans.

Elle eft nourrie du fang qui lui eft apporté par une infinité d'arte-　*Sa nutritiõ*
rioles , & elle a auffi un nombre innombrable de veines, dont plufieurs　*& fes vaif-*
fe déchargent manifeftement dans les jugulaires, dans les axillaires,　*feaux.*
dans les épigaftriques, dans les lombaires, & dans les faphenes ; mais
elle en a auffi une infinité , qui par les autres grandes veines envoyent invifiblement leur fang au cœur.

Elle reçoit des efprits animaux par les nerfs , dont une infinité de
petits rameaux tres-déliés , & de tres-petites fibres, qui s'élevent des
parties qui font au deffous d'elle, viennent s'y terminer ; ce qui fait
qu'elle a un fentiment tres-exquis.

Elle eft continuë par tout , à l'exception des endroits où il faut
qu'elle foit percée pour donner paffage à ce qui doit neceffairement
entrer dans le corps , ou en fortir ; comme à la bouche , aux yeux , au
fondement , à la matrice , aux pores , &c.

Elle eft garnie de poils en plufieurs endroits , comme à la tête ; &　*Les poils.*
dans les adultes au pubis, au menton , fur les levres , fous les aiffel-
les ; & outre cela en plufieurs fujets , fur tout dans les hommes , à la
poitrine , aux coudes , aux cuiffes , & aux jambes. La quantité neanmoins , la couleur, la longueur, l'épaiffeur, la fineffe , &c. de ces
poils eft tres-differentes , felon la differente conftitution des temperamens.

La couleur de la peau eft diverfe. 1. *Selon la diverfité des païs* : ainfi ,　*La couleur*
en certains païs elle tire fur le roux , comme dans les Scytes ; en d'au-　*de la peau.*
tres fur le jaune, comme dans les Perfans , au témoignage d'Hypo-
crate ; aux autres elle eft noire , comme dans les Ethiopiens , dans ceux
qui habitent le Brafil , & dans les Negres ; en d'autres elle tient le
milieu entre le jaune & le noir , comme dans ceux qui habitent la
Mauritanie ; en d'autres enfin elle eft blanche, comme dans les Eu-
ropeans , & dans les Afiatiques. 2. *Selon la diverfité des temperamens & des hu-*
meurs dont on abonde ; ainfi elle eft blanche dans les pituiteux , tirant
fur le jaune dans les bilieux , brune & tirant fur le noir dans les me-
lancholiques , vive & éclatante dans les fanguins. 3. *Selon la diverfité*
des corps qui font au deffous d'elle ; ainfi , fi elle eft adherente à la chair,
comme aux joües , elle eft de couleur plus rouge ; fi à beaucoup de
graiffe , elle blanchit ; fi à quelque partie feche & ridée , elle eft jaune ;
fi à desgrandes veines, elle eft livide. 4. *Selon la diverfité du foleil , plus*

ou moins chaud ; ainſi elle eſt beaucoup plus brune , & plus aprochante du noir, en ceux qui ſont continuellement expoſés au ſoleil, qu'en ceux qui vivent à l'ombre.

Son uſage.   On diſpute ſi l'on doit attribuer à la peau une action ou un uſage. Galien *en ſon liv. des cauſ. des malad. chap.*6. lui denie toute action, & il dit qu'elle eſt formée par la nature, principalement pour un uſage. Au contraire, Julius Caſſerius Placentinus *au liv. de l'org. du touch. ſect* 12. outre l'uſage, lui attribuë une certaine action publique ; ſçavoir, entant qu'elle fait, la fonction du toucher , & qu'elle connoît & juge des qualités. Ariſtote eſt de même opinion que Galien. Il y a pluſieurs raiſons qui ſont pour Julius Caſſerius, leſquelles il rapporte & examine lui-même par un long diſcours *au liv. cité, dépuis le chap.* 1. *juſques au* 9. Outre cela au même endroit , il raiſonne tres-ſubtilement de l'organe du toucher , *dépuis le chap.*10. *juſques au* 19.

CHAPITRE IV.

De la Graiſſe , du Pannicule charneux , & de la membrane des muſcles.

La graiſſe   **L**A Graisse que les Grecs appellent πιμελὴ, eſt une ſubſtance onctueuſe condenſée par le froid ſur la membrane délicate qui revêt le pannicule charneux , auquel elle eſt étroitement adherente. Elle eſt produite de la partie huileuſe & ſulphurée du ſang ; & s'étendant au deſſous de la peau , elle empêche également , & au froid de penetter dans l'interieur, & d'y nuire ; & à la chaleur naturelle de s'agiter avec excés , & de ſe diſſiper : Enfin elle humecte les parties du dedans , les lubrifie , & rend leur mouvement plus facile.

Lors que je dis qu'elle eſt *condenſée par le froid* , j'entends par ce mot *froid* , non pas un froid abſolu, privé de toute chaleur , mais une moindre chaleur. André Dulaurent explique cela amplement *en ſon Anat. liv.*6. *chap.* 6. où il démontre clairement par pluſieurs raiſons & par pluſieurs ſimilitudes , comment une moindre chaleur peut faire figer & condenſer. Valleſius auſſi *en ſes Controverſ. Med. & Philoſ.liv.*1.*ch.*10. examine & reſout tres-doctement les raiſons qu'on a coûtume d'apporter pour ou contre ſur cette matiere.

Sa Matiere.   La matiere de la graiſſe eſt donc, ainſi qu'on vient de dire , le ſang ; (c'eſt ce qui fait que les animaux qui naturellement n'ont point de ſang, n'ont pareillement point de graiſſe,) non pas indiferemment de toute ſorte de ſang ; mais de celui-là ſeulement qui eſt

huileux

huileux & sulphureux, bien cuit, & qui par coction a été fait de la partie aërienne & la plus pure de l'aliment. D'où vient que ceux dont le sang n'est pas huileux, & qui au contraïre est brûlé, bilieux, melancolique, mal cuit, sereux, salé, ou par quelque cause que ce soit, acre (tel qu'est celui des scorbutiques, & des hypocondriaques) ceux-là, dis-je, ne deviennent pas gras ; par la raison que les particules acres excitant dans le sang une fermentation trop violente & trop acre ; ou, il ne s'y engendre pas assez grande quantité de parties huileuses sulphurées ; ou celles qui s'y engendrent, se consument avant qu'elles puissent être separées de la masse du sang, & apposées aux membranes. Il paroît aussi de là pourquoi les enfans prennent à la verité bien de l'embonpoint, & sont tendrement & mollement replets, mais neanmoins ne deviennent pas gras, parce que le sang est en eux tres-sereux, & que ces particules les plus solides & les plus huileuses passent toutes en l'aliment, & en l'accroissement des parties solides. D'où vient qu'Aristote *liv. 3. de l'hist. des anim. chap. 13.* dit tres à propos : *que ceux qui sont avancés en âge, engraissent plûtôt que ceux qui sont encore dans la jeunesse, mais principalement lors qu'après avoir aquis toute leur longueur & toute leur largeur, ils commencent à augmenter en profondeur.*

La cause efficiente principale de la graisse est la chaleur, non pas excessive, laquelle dissipe trop, ni aussi petite, qui ne cuit pas bien, & ne resout pas suffisamment les vapeurs, mais moderée. Sa cause moins principale, ou secondaire, est la condensation qui se fait des vapeurs qui ont été excitées par cette chaleur sur les membranes qui de leur nature sont un peu froides. Et on ne doit pas être étonné que cette condensation se fasse lorsque ces vapeurs heurtent contre des membranes qui ne sont pas absolument froides, (quoique eu égard aux autres parties plus chaudes on les appelle parties froides,) mais qui sont moderément chaudes, ainsi qu'on l'a dit ci-devant ; puisque nous voyons que le plomb fondu quand on l'a retire du feu, se fige & se reprend d'abord, quoi qu'on le repose en un lieu assez chaud, pourveu neanmoins que ce lieu soit moins chaud que le feu même.

La cause efficiente de la graisse.

Or ce n'est pas contre les membranes seulement que ces vapeurs huileuses sulphurées heurtent, ni toûjours sur leur seule surface qu'elle se condensent ; car, si ces membranes sont poreuses, ces vapeurs s'insinuent de toutes parts dans leurs pores, les penetrent toutes en s'unissant à elles, & deviennent leurs propres parties : & c'est ainsi que la graisse se disperse generalement par toutes les membranes qui sont de cette nature-là, telle qu'est la membrane qui est immediatement sous la peau ; Que si les membranes sont plus fermes, plus compactes & sans pores il ne croit alors de la graisse que sur leur surface, comme nous voyons qu'il arrive quelquefois dans les intestins.

D

dans le cœur , & en quelques autres parties qui sont revêtuës d'une
membrane solide.

Les glandes
Adipeuses.　Le Docte Malpighius *en ses Exercit. sur l'oment. la graisse* , &c. recherche & examine quel peut être le principe , par le moyen duquel
se fait cette separation des particules huileuses & graisseuses d'avec
la masse du sang , puisque la chaleur seule , (qui peut bien exciter &
faire élever du sang toutes sortes de vapeurs indifferemment , mais qui
ne peut pas dans le particulier en separer les huileuses d'avec les
autres ,) ne semble pas pouvoir produire cet effet. Et ainsi il juge
que cette separation se fait par le moyen de certaines glandes destinées à
cette fonction , & que de ces glandes les particules huileuses sont répanduës dans de certains conduits particuliers qu'il nomme *conduits adipeux,*
Les conduits　(touchant quoi , voyez ce qu'il en est dit *au chap. 6. suivant* ,) d'où
adipeux.　ensuite elles sont versées çà & là sur les membranes , & il aporte plusieurs raisons tres-probables pour établir & prouver sa nouvelle spe-
culation. Cette nouvelle idée de ce grand homme , ne doit pas à
la verité être méprisée , ni temerairement rejettée ; mais il faut qu'un
chacun l'examine avec attention , puisque les raisons suivantes ne la
rendent pas peu douteuse. 1. Que ces petites glandes ne se presentent nulle part à la vûë , & qu'on ne sçauroit en aucun endroit les
démontrer. 2. Qu'à l'égard de ces conduits adipeux , & leurs cavités,
il n'y a pas moins d'incertitude. 3. Que la matiere graisseuse , c'est
à dire , huileuse , est un peu visqueuse ; ce qui fait qu'elle ne sçauroit être separée du sang par ces glandes invisibles , ni passer par les
cavités imaginaires de ces conduits pareillement invisibles , puisqu'à
peine les esprits animaux (qui sont liquides & nullement visqueux)
peuvent-ils passer au travers des pores invisibles des nerfs : en sorte
qu'au moindre obstacle qui se rencontre ils sont arrêtés , sur tout s'il
se presente le moins du monde d'humeur visqueuse ; ainsi qu'on le
voit dans la paralysie. 4. Qu'en plusieurs sujets il sort de tout le
corps une sueur comme grasse , quoique il n'y ait pas apparence de
croire que généralement par tout dans la peau du corps il y ait de
telles glandes.

Son tempe-　L'on voit donc suffisamment par ce que l'on vient de dire , ce qu'il
rament.　faut établir à l'égard du temperament de la graisse ; sçavoir , qu'elle
est moderément chaude , quoique elle se condense au froid , & qu'elle soit moins chaude que le sang. Ce temperament paroît , 1. de sa
matiere qui est un sang bien cuit , aërien & sulphureux. 2. de sa
cause efficiente , qui est la chaleur. 3. de sa forme , qui est d'être
huileuse. 4. de sa fin , qui est d'aider à la coction des parties , & de
défendre par sa chaleur , du froid du déhors. 5. de ce qu'elle prend
facilement feu. Voici comme Galien *liv. 4. de l'us. des parties chap. 9.* parle
sur ce sujet. *On connoît même par les sens que la graisse est chaude , puisqu'on*

en uſe en place d'huile. Cela eſt encore évident, de ce qu'elle ſe change facilement en flâme, comme ſi elle étoit de nature tres-approchante de la flâme ; car rien de froid ne ſe peut proprement enflâmer.

Picolomini écrit que la graiſſe a une membrane qui lui eſt propre, laquelle eſt ſolide & compacte, mais tres-mince (nous avons auſſi établi la même choſe ci-devant,) & cela afin que dans les corps vivants les vapeurs du ſang huileux le plus ſubtil ne s'écoulaſ-ſent pas par les pores de la peau, ainſi qu'il arriveroit ſans doute ſi elles n'étoient pas retenuës & condenſées par une membrane ſolide, compacte & froide. Malpighius appelle cette membrane *adipeuſe*, ou *graiſſeuſe*, mais Riolan dans *ſon Antropograph.* ne croit pas que pour cet éfet là il ſoit neceſſaire d'une membrane particuliere, puiſque cette condenſation ſe peut ſuffiſamment faire entre la peau & la membrane charneuſe, en la maniere peut-être qu'extérieurement autour des in-teſtins, & de la membrane des reins il croît de la graiſſe ; & il le prouve par la raiſon ; que ſouvent dans les perſonnes graſſes, ſur tout dans les femmes, la membrane charneuſe eſt couverte, tant par deſ-ſus que par deſſous, de beaucoup de graiſſe, en ſorte qu'elle eſt entre deux graiſſes. D'autres prouvent encore cette opinion par l'experience qui ſuit ; ſçavoir, que ſi l'on fait fondre de cette graiſſe au feu, il ne reſte après la fuſion aucune membrane qu'on puiſſe dire lui être propre, mais ſeulement la membrane charneuſe. Et ainſi Riolan pouſſé par ces raiſons, croit qu'il ne faut pas décrire la graiſſe ni dans le nom-bre des parties, ni comme une partie particuliere du corps, puiſqu'il ſemble qu'elle n'en faſſe qu'une ſeule, avec la membrane charneuſe. Nean-moins, dans la ſuite aiant en *ſon Enchirid. Anat. liv.* ii. *chap.* 7. abandonné cette premiere opinion il attribuë une membrane particuliere à la graiſ-ſe. Et c'eſt auſſi là nôtre ſentiment, ainſi que nous venons de dire, puiſque ſi l'on froiſſe de cette graiſſe qui eſt au deſſous de la peau, entre ſes mains, on connoît évidemment que ſa plus grande reſiſtan-ce vient d'une membrane déliée ; & que ſi bien il arrive quelquefois que la membrane charneuſe ſoit couverte de graiſſe, cela neanmoins ne prouve pas que cette graiſſe dont nous parlons, qui eſt étenduë ſous la peau, & qui entoure tout le corps, n'ait pas ſa membrane par-ticuliere.

Mais, dira-quelqu'un, cette membrane auroit dû dans la premiere délineation du fœtus, avoir été formée de la ſemence avec les parties ſolides du corps : cependant, comme ni dans les avortons, ni dans les fœtus nouvellement nez à leur terme naturel, on ne trouve point de graiſſe ſous la peau, il y a lieu de conclure de là que cette mem-brane ſur laquelle on dit que ſe forme la graiſſe, n'exiſte pas. Je ré-ponds, que cette membrane exiſte dans tous les fœtus, dés le com-mencement de leur formation ; quoiqu'à raiſon de ſon extrême dé-

D ij

licateſſe, & de ſon étroite union avec le pannicule charneux, & auſſi
à raiſon du défaut de graiſſe, dont dans ces commencemens il ne
s'y en attache point encore, elle ne tombe pas ſi manifeſtement ſous
la vûë. Il me ſouvient d'avoir un jour trouvé dans un fœtus déja
aſſez grand, & aſſez charnû, lequel mourut dans l'enfantement, des
commencemens de graiſſe adherens en maniere d'écume à cette membrane : ce que je fis remarquer comme un cas extraordinaire & rare, aux Ecoliers en Medecine qui étoient preſens. P. Laurenbergius ſemble en cela être de mon ſentiment : Car, *au liv. 1. de ſon
Anat. chap.* 8. il démontre que la graiſſe (il devroit dire plûtôt la membrane à laquelle la graiſſe doit s'attacher dans la ſuite) ſe forme dans
la matrice, & qu'on n'a jamais vû de fœtus naître ſans graiſſe (c'eſt
à dire, ſans cette membrane) qui entoure le corps & l'omentum.

La membra-
ne adipeuſe. Comme la graiſſe qui entoure le corps, ſe forme ſur la membrane
qui lui eſt propre ; la même choſe arrive auſſi à la graiſſe dès autres
parties. Car par tout où l'on en voit, comme dans les entre-deux
des muſcles, dans le cœur, dans les reins & dans les autres parties,
là auſſi on trouve differentes membranes tres-délicates, qui pendent
aux fins ou extremitez des vaiſſeaux en forme de petites bourſes, cellules, ou lobules creux, & qui ſont adherentes à une certaine autre
membrane plus épaiſſe, étenduë par deſſous, & qui en eſt comme le
fondement ou baſe. C'eſt dans ces cellules que ſe condenſent & ſe
ramaſſent les petites boules, ou globules de matiere graiſſeuſe ou huileuſe, à meſure qu'elle ſe ſepare du ſang ; & c'eſt ainſi que de
pluſieurs de ces petites bourſes, remplies de cette matiere adipeuſe, jointes & appliquées les unes aux autres, ſe forment les
grands morceaux ou grumeaux de graiſſe. Malpighius a obſervé par
le moyen de ſes Microſcopes que ces bourſes ſont figurées en diverſes
manieres, que les unes ſont plates, les autres ovales, les autres de
toute autre figure, & qu'elles ſont liées les unes aux autres, en partie
par les membranes mêmes dont elles ſont formées, en partie par des petits laſſis de vaiſſeaux. Or il eſt à remarquer qu'il n'y a pas de ces petites
bourſes membraneuſes attachées à toutes les membranes épaiſſes, ce qui
fait qu'il n'y a pas de la graiſſe generalement ſur toutes les membranes, comme on le voit dans le poûmon, dans la veſcie, ſur les meninges, dans le foye, dans la rate, &c. car, n'y ayant pas ſur les
membranes qui revêtent ces parties, de ces petites bourſes membraneuſes, elles ſont privées de graiſſe. On pourroit en quelque maniere à l'égard des os, douter ſi leurs cavités qui dans les grands os
ſont grandes ; & petites & ſpongieuſes dans les petits, ſont la fonction
de ces bourſes membraneuſes, ou ſi dans ces cavités il n'y a pas de
ces petites bourſes, dans leſquelles cette moëlle graſſe ſe ramaſſe.
Cette derniere penſée ſemble probable, parce que cette graiſſe medul-

laire paroît en quelque façon tissuë & mêlée de fibrilles, & de petites membranes.

Il y en a qui poussent plus loing cette question touchant la membrane de la graisse. Car ils ne demandent pas seulement, si cette graisse qui entoure le corps, ou seule, ou avec la membrane à laquelle elle est adherente, constituë une des parties du corps; mais si en quelque maniere que ce soit, elle doit être comptée entre les parties. Ceux qui tiennent la négative, disent 1. qu'elle n'est pas une partie spermatique produite de la semence, puisque dans la premiere délineation des parties elle ne paroît en aucun endroit. 2. Qu'elle ne joüit pas de la vie commune aux autres parties, parce que tantôt elle croît, tantôt elle décroît insensiblement. 3. Que dans les longues diétes elle se convertit en la nourriture des autres parties; quoique neanmoins une partie ne puisse pas servir d'aliment à une autre. 4. Qu'elle ne fait aucune action. 5. Qu'elle n'est pas renfermée dans des bornes ou circonscription déterminée, & qui lui soit propre. Mais comme l'affirmative me paroît plus veritable, je l'embrasse preferablement; ainsi je réponds *à la Premiere* : Qu'il n'y a que les premiers délineamens seuls des parties spermatiques qui soient produits de la semence, lesquels dans le commencement sont le plus souvent, ou si déliés qu'il n'est pas possible de les voir; ou entierement cachés, ainsi qu'il paroît à l'égard des dents & de plusieurs autres parties, qui ne peuvent être apperçuës que long-tems aprés leur formation, sçavoir lors que par les alimens elles ont pris leur accroissement, & c'est ainsi qu'il arrive dans la graisse. *A la seconde* je dis que tout ainsi que les muscles diminuent insensiblement par les maladies, & qu'il recroissent au retour de la santé, & que neanmoins on ne peut pas conclure de là, qu'ils ne joüissent pas de la vie commune aux autres parties : de même l'accroissement ou décroissement de la graisse ne prouve pas qu'elle ne joüisse pas de la vie commune. *A la troisiéme* : Qu'il n'est pas veritable que dans les longues abstinences la graisse passe en la nourriture des autres parties, & qu'elle se change en leur substance; Au contraire, il est tres-certain, que soit dans les maladies, soit autrement, elle se diminuë tout ainsi que les autres parties, étant privée pour-lors de l'aliment qui lui est convenable. *A la quatriéme* : Que Galien *au liv. de placit. chap. 8.* attribuë à la graisse une fonction; entendant par ce mot *fonction*, l'usage; ainsi qu'en plusieurs autres endroits il confond l'action avec l'usage, quoique veritablement l'usage & la fonction soient differents, ainsi qu'on a dit *au chap.* 1. Mais je réponds que quoique la cuticule, plusieurs membranes, les poils, & certaines autres parties ne fassent aucune action, que seulement elles ayent un usage, elles ne sont pas neanmoins réjettées du nombre des parties, & par la même raison on n'en doit pas exclure la graisse.

A la cinquiéme : Qu'elle a ſes bornes ou la circonſcription qui lui eſt propre , quoique elle ne ſoit pas déterminée juſques à tel ou tel point,
en la maniere de la chair, laquelle n'a pas non plus de circonſcription
ou limites de ſa figure déterminées. Outre cela , il faut ſçavoir que la
figure n'eſt pas de l'eſſence d'une partie.

Sa couleur.   La couleur de la graiſſe dans l'homme & auſſi dans les brutes , varie un peu, ſelon la diverſité des âges : Car, dans la jeuneſſe elle tire
ſur le jaune, ou plûtôt ſur la couleur de roſes ; dans les vieillards
elle eſt plus blancheâtre ; dans les décrepits elle eſt entiérement blanche : quoiqu'à la verité ces regles ne ſoient pas ſi certaines en quelque âge que ce ſoit, qu'on n'y remarque quelque exception, ou plûtôt quelque variation ou jeu de la nature. Laurenbergius réjette avec
aſſez de raiſon cette difference de couleurs ſur les qualités du ſang.
D'autres aiment mieux la tirer des cauſes exterieures ; mais ceux-ci
auront du rapport avec Laurenbergius, ſi nous diſons que les qualités du ſang ſont changées par les cauſes exterieures, & qu'ainſi les
couleurs de la graiſſe changent, ſelon la diverſité de ces cauſes.

La graiſſe eſt ou interieure, laquelle ſe forme dans les parties interieures ; ou exterieure, qui eſt immediatement couchée ſous la peau.
C'eſt de celle-ci principalement que nous parlons, laquelle eſt generalement répanduë tout à l'entour du corps, à l'exception des lé-
vres, de la partie ſuperieure de l'oreille, des paupiéres, du ſcroton,
& de la verge, auſquels endroits elle ſeroit à charge & incommode.

Sa quantité.   Sa quantité neanmoins varie en differentes manieres. 1. *A raiſon de
l'âge* : Elle eſt plus abondante dans la fleur de l'âge que dans l'enfance, & dans la vieilleſſe. 2. *A raiſon du ſexe* : Elle eſt en plus grande quantité dans les femmes que dans les hommes. 3. *A raiſon du
temperament, du païs, & du tems de l'année* : Elle eſt en beaucoup moindre quantité dans les perſonnes chaudes & ſeches que dans celles de
temperament froid & humide. 4. *A raiſon du mouvement & du répos* :
Elle eſt beaucoup plus abondante dans ceux qui ſont ſedentaires, &
qui vivent ſans affaires & dans le répos, qu'en ceux qui ſont occu-
pez à des travaux penibles, & à de grands & ſerieux exercices. 5. *A raiſon de la nourriture* : Elle eſt beaucoup plus abondante en ceux qui
font bonne chere, & qui uſent de bons alimens & en quantité, qu'en
ceux qui vivent frugalement & avec épargne. 6. *A raiſon des parties mêmes* : Elle eſt en abondance dans les parties où elle doit être tres-utile,
& avoir un grand uſage ; comme dans l'abdomen, aux mamelles,
aux feſſes : & en plus petite quantité en celles dans leſquelles
elle doit avoir un moindre uſage, comme aux mains, & aux pieds ;
& il n'y en a point du tout en celles où elle ſeroit abſolument
inutile & à charge ; comme en ces parties dont on a parlé ci-deſſus.
7. *A raiſon de la ſanté* : Elle eſt bien plus en abondance dans les per-

ſonnes ſaines que dans celles qui actuellement ſe portent mal, ou qui ſont mal ſaines.

La graiſſe eſt donc generalement répanduë à l'entour de tout le corps au deſſous de la peau, à l'exception neanmoins des parties qu'on a nommées ci-deſſus ; mais on ne l'y trouve pas toûjours en égale quantité en tous les ſujets. A peine dans l'ordinaire va-t'elle à la largeur d'un demi doigt. Elle eſt quelque-peu plus épaiſſe dans les perſonnes groſſes & graſſes que dans les maigres. En 1656. en un homme qui ne paroiſſoit pas fort gras, j'en trouvai de l'épaiſſeur d'un poûce. En 1665. en une fille de vingt-trois à vingt-quatre ans, morte ſubitement, qui neanmoins n'avoit pas un fort gros ventre, mais qui paroiſſoit charnuë & un peu graſſe, j'en trouvai une ſi grande quantité que je n'ai jamais vû le ſemblable ; car elle en avoit plus de trois travers de doigt d'épaiſſeur ; ce qui fut pour-lors conſideré par ceux qui étoient preſens, comme une choſe extraordinaire & rare.

Le Suif que les Latins nomment *Adeps*, & les Grecs τὸ ϛέαρ : croît à l'entour des parties interieures. Ce n'eſt à proprement parler que de la graiſſe, ſi l'on prend ce mot en un ſens étendu ; mais neanmoins ſi on le prend ſpecifiquement, il en eſt different, en ce qu'il eſt plus mol & plus humide, qu'il ſe fond plus facilement, & qu'étant fondu il s'épaiſſit & ſe fige plus lentement, au lieu que la graiſſe proprement dite eſt plus dure, plus ſeche, ſe fond plus difficilement, & étant fonduë ſe réprend d'abord. Il faut ſçavoir neanmoins que pluſieurs Medecins ſe ſervent également de ces deux termes, appellant indifferemment toute ſubſtance huileuſe de quelqu'animal que ce ſoit, πιμελὼ, ϛέαρ, *graiſſe*, *ſuif*, ſelon qu'il leur plaît : de quoi Galien a averti, ayant lui-même auſſi mépriſé cette proprieté & diſtinction de mots : Voici comme il parle *au liv.* 11. *ſimpl. c. de ping. Appellés*, dit-il, *ſi vous voulez, toute ſubſtance huileuſe & graſſe dans les animaux, Suif ; mais auſſi ſi l'on veut, on peut l'appeller graiſſe.*

LE PANNICULE CHARNEUX que l'on nomme auſſi MEMBRANE CHARNEUSE, MEMBRANE COMMUNE, ET MUSCLE MEMBRANEUX, & les Grecs υμένα σαρκῶδη, eſt une membrane ſolide, garnie de fibres charneuſes, principalement autour du front, du col, & des oreilles. Elle eſt étenduë ſur tout le corps, pour le couvrir & pour le défendre ; & elle a un ſentiment tres-vif, d'où vient qu'étant irritée par des humeurs acres, tout le corps reſſent de certaines ſecouſſes, que l'on appelle friſſon.

Il eſt pour l'ordinaire unique, neanmoins on dit qu'il s'en eſt trouvé dans des perſonnes groſſes & charnuës tantôt deux, tantôt trois, & tantôt quatre.

Dans l'homme, il eſt ſitué immediatement ſous la graiſſe, & il s'étend auſſi aux parties qui en ſont privées, telles que ſont les paupiéres, les lèvres, le ſcroton, & la verge. En pluſieurs animaux, il

Le Suif.

Adeps.

Du Pannicule charneux.

Sa ſituation.

eft couché immediatement fous la peau, à laquelle il eft fortement attaché, & il a fous lui la graiffe. C'eft par fon moyen que plufieurs brutes ont la peau mouvante, en forte que par ce mouvement elles chaffent
les mouches, & tout ce qui peut leur nuire, comme on voit dans
les chevaux, dans les bœufs, dans les cerfs, & dans les elephans.

Il eft tres-fortement uni & adherent au dos, auquel endroit il eft
auffi tres-épais ; & c'eft pour cette raifon-là qu'on dit ordinairement,
qu'il tire fon origine du dos.

F Sa conne-
xion.   Au col, au front, & à la partie de la tête qui eft couverte de poil,
à peine peut-on le feparer d'avec les mufcles qui font au deffous de
lui, & il eft fi fortement attaché au mufcle large, qu'il femble le
compofer.

Sa couleur.   Dans les fœtus il eft de couleur tant-foit-peu rouge ; dans les adultes il tire fur le blanc. Cette couleur neanmoins varie un peu, à
raifon de la graiffe qu'il foûtient, de fes vaiffeaux, & de fes fibres
charneufes ; en forte que tantôt il eft plus pâle, & tantôt il tient le
milieu.

Il eft interieurement enduit d'une certaine humeur un peu vifqueufe
pour la lubrification & l'adouciffement des mufcles, & pour rendre le
mouvement plus facile.

¹ Opinion ab-
furde de Za-
fius.   N. Zafius Medecin de Roterdam dans fon petit traité de Rore animal.
compofé en langage <i>Flaman</i>, attribuë à cette membrane un ufage nouveau
abfolument inouï. Il dit qu'elle attire à foi de toutes parts la ferofité : Qu'elle en eft le veritable fiége & comme le lieu de referve,
d'où elle decoûle à toutes les parties fpermatiques, lefquelles elle netoye de toutes impuretez. Il dit encor qu'elle eft la fource de toutes les
fueurs, & que dans les bleffures des jointures elle fournit conjointement
avec les autres membranes, cette abondance incroyable d'eaux glaireufes
qu'on nomme communément <i>articulaires</i>, ajoûtant plufieurs autres rêveries qu'il a imaginées touchant cette membrane, fur les fondemens &
inftitutions de fon maître Loüis de Bils, homme fans étude & fans lettres,
& lefquelles il tâche de perfuader aux autres ; mais fes éforts font vains.
Car, qui pourra croire que cette membrane ait cette force ou vertu d'attraction dont il parle, & qu'il y ait en elle aucun endroit ou refervoir,
dans lequel la ferofité ou rofée fe ramaffe, non pas en grande abondance,
ainfi qu'il dit, mais feulement en quelque quantité que ce foit apparente, pour de là être envoyée aux parties fpermatiques, ou pouffée
déhors par les fueurs. Qui croira qu'une membrane, qui d'ailleurs
eft mince & peu épaiffe, ait affez de pores en foi pour recevoir une
fi grande abondance d'humeurs ; & jamais en aucune diffection foit
de vivans, foit de morts, a-t'on vû cette membrane enflée & remplie
de cette ferofité, ou comme il aime mieux la nommer, de cet humeur rofée.

La

La membrane commune des muſcles, que quelques-uns appellent *propre*, eſt une membrane déliée qui revêt tous & un chacun des muſcles, & les diſtingue tant entre eux, que des autres parties qui leur ſont proche.

Riolan dans ſes *Animadverſ. contre Bauh.* reprend Bauhin de ce que quoiqu'il mette cette membrane au nombre des parties contenantes communes, il la nomme neanmoins membrane propre des muſcles ; mais il eſt facile d'expliquer favorablement cette penſée de Bauhin, en diſant qu'il a compté cette membrane parmi les teguments contenants communs, entant à la verité qu'elle eſt propre à chaque muſcle en particulier, mais neanmoins entant auſſi qu'elle leur eſt commune à tous ; c'eſt à dire, entant qu'elle entoure chaque muſcle en particulier, & qu'en outre elle les enveloppe auſſi tous en général, les couvre & les contient enſemble.

La membrane commune des muſcles.

CHAPITRE V.

Des Parties contenantes propres.

LEs parties contenantes propres au ventre inferieur ſont les os, les muſcles de l'abdomen, & le peritoine.

Les os qui ſont en petit nombre, mais de grandeur conſiderable ; ſont, les cinq vertebres des lombes, l'os ſacrum avec l'os coccix qui lui eſt joint, l'os ilion, l'os des cuiſſes, & celui du pubis, deſquels il ſera amplement traité *au liv. 9. chap. 12.*

Les muſcles de l'abdomen ſont au nombre de dix, quelquefois ſeulement de huit, & rarement n'en trouve-t'on que neuf. Ils ſont manifeſtement diſtingués entre eux par leurs membranes propres, par leur ſituation, & par le cours de leurs fibres, & ils ſont des deux côtés en égale oppoſition les uns aux autres.

Les muſcles de l'abdomen.

La premiere paire de ces muſcles, qui eſt *l'exterieure*, forme les muſcles *Obliques deſcendants*, dont les fibres deſcendent obliquement, ou en biaiſant.

Les obliques aſcendans.

Ils naiſſent de la partie inferieure des ſixiéme, ſeptiéme, huitiéme, nenfviéme, & dixiéme côtes, un peu au deſſus de l'endroit où elles degénèrent en cartilages ; de pluſieurs principes découpés qui s'entrelacent par digitation avec le grand dentelé ; & des apophiſes tranſverſes des vertebres des lombes. Ils s'attachent tous enſemble à la marge de l'os Ilion, & vont par un large tendon aboutir à la ligne blanche, au milieu de l'abdomen. Ce tendon s'unit ſi fortement avec le tendon du muſcle aſcendant le plus proche, qu'ils ſont comme indi-

E

viſibles entre eux , & on ne peut les ſeparer ſans les déchirer. Or ce tendon membraneux commence à la ligne blanche , que, Spigeliùs. appelle *la ligne ſemilunaire.* Les productions du peritoine dans les hommes ; (ce qui arrive auſſi dans les deux paires de muſcles qui ſont au deſſous , ſçavoir l'aſcendant, & le tranſverſal ,) & les ligamens vermiformes dans les femmes , traverſent des deux côtés ces tendons ; & lorſque ce paſſage étant ou trop dilaté , ou rompu , l'omentum , ou quelque inteſtin tombe dans l'aîne ou dans le ſcrotum, il ſe forme une hernie.

Ils reçoivent leurs nerfs , leurs arteres , & leurs veines , de la partie ſuperieure des rameaux des nerfs , des arteres , & des veines qui ſont entre les côtes.

La ligne blanche. Or la LIGNE que les Anatomiſtes appellent BLANCHE , eſt une partie blancheâtre qui s'étend par le milieu de l'abdomen & par le nombril , depuis le cartilage Xiphoïde juſques à l'os pubis.

Elle a la fermeté de tendon , & elle eſt compoſée du concours des extremités des tendons des muſcles de l'abdomen ; ſçavoir , des deſcendans, des aſcendans, des tranſverſaux & des pyramidaux.

Elle eſt plus large au deſſus du nombril qu'au deſſous ; ſouvent aux femmes groſſes elle paroît un peu livide , & l'on a vû quelquefois qu'elle a gardé cette couleur juſques au troiſiéme mois d'aprés l'accouchement.

Riolan dans ſes *Animadverſ. contre Bauhin* , croit que la ligne blanche eſt une membrane particuliere qui va par le nombril depuis le cartilage Xiphoïde juſques à la jointure des os pubis , & qui reçoit de tous côtés les tendons des muſcles dont on a parlé : Et dans *ſes animadverſ. ſur Bartholin* , il dit que cette ligne blanche eſt imaginaire. Peut-être qu'à raiſon de ſon grand âge il ne pouvoit plus la voir.

Les muſcles obliques aſcendans. La ſeconde paire des muſcles de l'abdomen eſt compoſée des muſcles obliques aſcendans, dont les fibres qui vont en remontant , ſe croiſent en ſautoir avec celles des muſcles de la premiere paire , qui vont en deſcendant , ſous leſquelles elles ſont immediatement couchées.

Ils naiſſent par un principe membraneux , des apophiſes tranſverſes des vertebres des lombes , où ils reçoivent leurs nerfs , & de l'épine de l'os ſacrum ; & par un principe charneux de la marge exterieure de l'os des iles. De là remontant de bas en haut ils vont ſe joindre en haut par leur extremité charneuſe aux cartilages de la huitiéme , de la neuviéme , & de la onziéme côte , & par un tendon large & nerveux qui traverſe les muſcles droits, ſe terminer à la ligne blanche. Ils reçoivent leur nourriture par les rameaux des arteres qui prennent leur origine de l'artere muſcule , laquelle prend ſa naiſſance joignant les lombes , & ils envoyent leurs veines à la veine muſcule.

Les Anatomistes disent ordinairement que ces muscles reçoivent, c'est à dire, embrassent par un double tendon les muscles droits : mais cela ne paroît pas vrai-semblable ; car , si bien on voit qu'en leur partie d'en haut ils s'appuyent par leurs tendons sur les muscles droits, & qu'ils s'attachent si fortement à leurs intersections tendineuses , qu'on ne peut que tres-difficilement les en separer , neanmoins en la partie d'en-bas des muscles droits , qui est l'interieure, on ne voit aucun vestige de ces tendons, ni on ne sçauroit les y démontrer : & c'est pour cela que Vesal & Riolan ne les reconnoissent pas , & les rejettent ; & Riolan blâme avec justice Dulaurent de les avoir décrits.

La troisiéme paire est composée des *muscles droits* , qui sont ainsi nommés , à raison de la rectitude de leurs fibres.

Les muscles droits.

Ils naissent par un principe charneux , des deux côtés du cartilage Xiphoïde , du sternum, & des cartilages de quatre côtes , (auquel endroit ils reçoivent des nerfs intercostaux trois & quatre nerfs ;) ils descendent ainsi en droite ligne , & s'étant comme réünis auprés du nombril , & ensuite comme separés en plusieurs muscles par deux, trois , & quelquefois quatre intervalles membraneux , dont quelques-uns sont en travers , & quelques autres un peu obliques ; ils vont enfin se terminer par un fort & épais tendon , aux os du pubis. Quelques Anatomistes ont établi les principes de ces muscles aux os du pubis , & leur fins aux cartilages des côtes : d'autres ont crû qu'ils étoient composez de plusieurs autres muscles , dont ils ont fixé les commencemens, partie aux cartilages des côtes , & partie aux os du pubis ; & les fins, c'est à dire, leurs tendons , à leurs intersections ; d'où ils concluent que chacune des portions qui sont comprises entre deux intersections tendineuses, sont autant de muscles. En sorte que ce n'est pas absolument sans fondement que Spigelius se range à leur opinion, poussé principalement par cette raison , que ces muscles ne reçoivent pas seulement en leur partie superieure, des nerfs, des rameaux intercostaux, mais encore en celle d'en bas, de la premiere paire des lombes. Car c'est une regle constante que tout muscle est mû vers son principe. Or là où est l'intersection du nerf, là , au témoignage de Galien,est le principe du muscle. (On en verra plus bas la raison *au liv.5. chap. 1.*) Puis donc que plusieurs nerfs s'inserent ici en differentes parties de ces muscles, non-seulement en leurs parties d'en-haut & d'en-bas, mais encore en celles qui sont entre chaque intersection, il est constant qu'il y a là plusieurs principes de muscles ; ce qui étant impossible en un seul muscle , il faut necessairement conclure que chaque muscle droit n'est pas un seul muscle, mais qu'il est composé de plusieurs. Outre cela, si on considere leur principale action , qui est de comprimer fortement le ventre, pour pousser au déhors les excremens & le fœtus : cette action de comprimer & de pousser au déhors ne

demande pas que l'os sternum soit attiré en bas, ou les os du pubis
en haut; mais qu'ils demeurent en leurs places, & que toutes les
parties de ces muscles en général, & chacunes en particulier se gonflent en même tems; & ainsi que les parties d'en haut de chaque muscle attirent à soi en haut vers les intersections qui leur sont les plus
proches les autres parties qui leur sont les plus voisines; que les
inferieures, attirent en bas vers les intersections qui leur sont proche les
parties qui leur sont pareillement les plus voisines; & que les moyennes
qui sont entre chaque intersection, attirent celles qui de côté & d'autre
sont situées près d'elle.

Or comme ces attractions se font par des parties distinctes, & à
des lieux divers, (ce qui ne peut se faire en un seul muscle;) il s'en
suit que chaque muscle droit n'est pas composé d'un seul muscle seulement; mais de plusieurs.

Leurs vais-
seaux. Comme ces muscles reçoivent des arteres tres-considerables des Epigastriques ascendantes, & des mammaires descendantes, de même
aussi ils envoyent des veines assez grosses aux veines epigastriques, &
aux mammaires.

Si il y a
anastomose
entre ces
vaisseaux. L'opinion commune est que ces arteres & ces veines se joignent en
leurs extremitez par anastomose; en sorte que les extremitez des
epigastriques s'entrouvrent dans les extremitez des mammaires, &
c'est sur cela qu'ils ont fondé la sympathie qui est entre la matrice
& les mammelles. Mais je n'ai jamais pû découvrir aucune de ces
anastomoses, & il ne m'est point encore arrivé de sujet où ces extremitez ne fussent éloignées les unes des autres, de la largeur d'un pouce, ou du petit doigt. D'où je conclus, qu'il est certain que cette
sympathie ne vient pas de là. Vesal aussi dans *son Exam. des observ. de*
Fallope, dit qu'il a observé que ces vaisseaux ne se joignent jamais de si
prés qu'il y puisse avoir de la communication entre ces parties. Il en
est de même de Bartholin, qui écrit dans *ses Doutes anat. sur les lact. du Tho-*
rax ch. 1. qu'il a cherché ces anastomoses dans une jeune femme qui avoit
été de bonne santé, & qui fut tuée six semaines aprés son accouchement;
mais que non-seulement il n'en a point trouvé, mais au contraire,
que les rameaux ascendants & les descendants étoient éloignez entre
eux de plus d'un travers de doigt. Riolan neanmoins dans *son Anthro-*
pograph. liv. 2. *chap.* 8. soûtient avec chaleur ces anastomoses, & dit qu'il
les a démontrées plus de cent fois à ses Ecoliers. Mais je n'ajoûte
point tant de foi à ses paroles qu'à mes propres yeux. Il peut être
que pour lors étant-tres-avancé en âge, il voyoit peu, ainsi il a crû
voir quelque chose là où veritablement il n'y avoit rien. Touchant
ces anastomoses voyez *au liv.* 6. *ch.* 3. *& au liv.* 7. *ch.* 7.

Les muscles
pyramidaux. La quatriéme paire est composée des *muscles piramidaux,* placés au lieu
le plus bas de l'abdomen, & s'appuyants sur les droits. Ils sont ainsi

nommés, à raison de leur figure pyramidale ; & à raison de leur usage ils sont appellés *succenturiels*, parce qu'on croit qu'ils viennent au secours des muscles droits, en leur action.

Ils sont tres-petits en leurs commencemens, qu'ils prennent par un principe charneux, aux os du pubis, où ils reçoivent aussi des nerfs. De cette base où ils ont plus de largeur, ils s'elevent en s'étrecissant le long des muscles droits, quatre travers de doigt ou environ au delà des extremitez des muscles droits, neanmoins avec un peu d'inégalité de longueur entre eux, le gauche étant un peu plus court & plus étroit que le droit, & ils inserent la pointe de leur tendon dans la ligne blanche, quelquefois ils la poussent jusques au nombril.

Vesal, Andernacus & Colombus décrivent, mais mal à propos, ces muscles pour le commencement des muscles droits, puisqu'ils sont distingués entre eux par une membrane, & qu'on les separe facilement sans offencer les droits ; que de plus, le cours oblique de leurs fibres est tres-different des Droits ; & enfin l'insertion particuliere de chacun d'eux dans la ligne blanche, prouve qu'ils sont des muscles distincts.

Fallope & Riolan leur attribuent l'action de comprimer la vessie, & de pousser l'urine déhors.

Quelquefois pourtant ces muscles manquent tous deux, quelquefois l'un d'eux seulement, plus souvent le gauche que le droit ; & alors l'extremité des muscles droits est plus large & plus charneuse, & elle fait leur fonction. Nous avons souvent fait voir l'un & l'autre en nos dissections publiques & privées, c'est à dire, que tantôt ils y sont, & que tantôt ils n'y sont pas.

La cinquiéme paire est composée des *muscles transversaux*, qui sont fortement attachés au peritoine, qui est immediatement sous eux. Leurs fibres sont transversales.   *Les muscles transversaux*

Ils prennent leur origine du ligament qui vient des apophises transverses des vertebres des lombes ; de l'os Ilion, & du bord cartilagineux des six côtes inferieures. Ils reçoivent leurs arteres, leurs veines, & leurs nerfs, comme les obliques ascendans, & ils se terminent à la ligne blanche par un large tendon. Le peritoine est si étroitement joint à ces muscles, qu'il est impossible de le separer d'eux sans le mettre en piéces.

L'opinion commune des Anatomistes, est que tous les muscles dont nous venons de parler, compriment le ventre inferieur, que par cette compression ils poussent les alimens dans les vaisseaux, & dans les visceres ; qu'ils chassent déhors le fœtus lors qu'il est parvenu à son terme ; que dans les fortes respirations, & dans les violentes toux, ils aident aux autres muscles ; qu'enfin ils tiennent réünis les visceres renfermés dans l'abdomen, qu'ils les défendent contre les injures du déhors, & qu'ils les   *L'action de tous les muscles de l'abdomen.*

échauffent par leur chaleur. Mais je crois qu'il eſt neceſſaire d'aprofondir davantage les uſages de ces muſcles, & de parler de l'action de chacun d'eux en particulier. En éfet, ſi tous en général ſervent à comprimer le ventre, quels ſont ceux qui ſervent à l'élevation des parties contenantes ? car leur élevation & leur abaiſſement ſe fait alternativement, & l'un & l'autre eſt également neceſſaire pour pouſſer & faire avancer les alimens & les autres humeurs dans les parties contenuës ; & je m'étonne que perſonne n'ait encore juſques à preſent fait reflexion à cela. Il faut donc établir une grande diſtinction entre les actions de ces muſcles. La premiere paire des obliques éleve l'abdomen : Car quand les muſcles s'enflent en leur principe, c'eſt à dire, en leur partie charneuſe, alors ils tirent & élevent en déhors les tendons avec la ligne blanche. Ce gonflement concourt pour l'ordinaire avec celui des muſcles qui dilatent le thorax : & c'eſt delà qu'il arrive que dans l'inſpiration l'abdomen s'éleve auſſi, comme chacun peut experimenter en ſoi-même. Outre cela, cette élevation peut encore ſe faire hors le tems de l'inſpiration ; ſçavoir, lors que les eſprits animaux ſont ſpecialement déterminés d'entrer en grande quantité dans ces muſcles obliques, & qu'il s'en porte peu dans ceux qui dilatent le thorax. La naiſſance même de ces muſcles, la longueur de leurs tendons, & leur ſituation oblique, qui eſt peu commode pour le mouvement de pouſſer déhors, prouvent ſur toutes choſes cette action que nous leur attribuons. Pour les autres trois paires, il eſt évident qu'elles ſervent à comprimer. En éfet, les muſcles droits avec les pyramidaux, lors qu'ils s'enflent, ne peuvent pas ne pas abaiſſer forment le ventre ; & les tranſverſaux de même, dautant qu'ils prennent leur origine des lombes, ne peuvent pas non plus, lors qu'en ſe gonflant ils tirent la ligne blanche en arriére, ne pas preſſer auſſi, & ſerrer le ventre.

Spigelius liv.4. de ſon Anat. chap.10. donne encore un autre uſage aux muſcles de l'abdomen, qui eſt de faire mouvoir le tronc du corps vers les côtés, circulairement, & obliquement, & de le fléchir vers le devant, deſquels uſages il faudroit attribuer le premier aux muſcles obliques, & le dernier aux droits.

Outre ces muſcles dont on vient de parler, on pourroit encore mettre au nombre des muſcles du ventre inferieur, ceux qui ſont dans la region des lombes, & de l'os ſacrum ; mais comme leur principal uſage eſt de ſervir à l'action d'autres parties, on n'a pas coûtume de les comprendre parmi les muſcles de ce ventre-ci.

Le Peritoine. LE PERITOINE eſt la partie interieure contenante de l'abdomen. Les Arabes le nomment *Ziphach* ; parce qu'il eſt étendu à l'entour de tous les viſceres de ce ventre, leſquels il ne contient pas & ne réünit pas ſeulement enſemble, mais encore il les revêt d'une tunique commune.

Vefal & Bauhin , fuivant l'opinion de Galien *au 4. de l'ufag. des part. 9.* lui attribuent veritablement l'ufage de comprimer les inteftins, pour pouffer déhors les excremens ; mais comme cette action eft volontaire , elle ne peut être faite que par des mufcles qui foient inftruments du mouvement volontaire , lefquels en comprimant le peritoine font qu'il pouffe ; mais ce n'eft pas par lui-même , c'eft feulement par accident.

Or le peritoine eft une membrane déliée & molle , entre-tiffuë de fibres fpermatiques. Sa face interieure eft unie , tres-polie , & comme enduite d'humeur , & l'exterieure eft fibreufe , & un peu rude.

On dit , mais improprement , qu'il prend fon origine de la premiere & de la troifiéme des vertebres des lombes , parce qu'il a en cet endroit-là plus d'épaiffeur qu'ailleurs , & qu'il y eft plus fortement attaché. Je dis , *improprement*, parce que les parties fpermatiques ne naiffent pas les unes des autres , & qu'elles viennent immediatement de la femence. Fallope croit qu'il la prend à l'origine même du mefentere. Lindanus fuivant la penfée de Riolan la tire de la membrane qui entoure exterieurement les vaiffeaux & les vifceres ; mais comme celle-ci vient plûtôt elle même du peritoine , qui enveloppe toutes les parties du ventre inferieur , on ne peut pas dire qu'il en prenne fon origine.

Il eft double par toute fon étenduë , ce qui paroît principalement dans fa partie pofterieure , aux environs de l'épine , des reins , & de la veffie , où il eft tres-épais ; quoique neanmoins j'aie auffi quelquefois fait voir en public fa duplicature en fa partie de devant , en feparant fa membrane fuperieure d'avec l'inferieure.

Silvius remarque que dans les hommes il eft plus épais & plus folide en fa partie fuperieure , & dans les femmes , en fa partie inferieure. Bauhin croît que dans les hommes , principalement en ceux qui font addonnez au vin , il a été fait à raifon du ventricule , & dans les femmes , à raifon de la matrice & du fœtus qui doit y être conçû. Mais Spigelius affûre , que , foit dans les hommes , foit dans les femmes , il eft toûjours tres-épais en fa partie d'en bas , & jamais en celle d'en haut. Ce qu'il croit avoir été ainfi fagement inftitué par la nature , par la raifon , qu'il a grande difpofition à fe rompre en cet endroit là , dautant que foit que l'on foit affis , foit que l'on fe tienne debout , foit que l'on marche , les vifceres fe portent toûjours vers le bas ; & afin qu'il pût en foûtenir le poids fans danger , il a falu neceffairement qu'il fut en cet endroit là , plus épais & plus folide qu'ailleurs.

Il reçoit fes nerfs qui font tres-petits, des vertebres du thorax, & des lombes : & fes arteres & fes veines , des diaphragmatiques , des mammaires , & des epigaftriques.

Ses vaiffeaux & fes nerfs.

Il eſt percé pour donner paſſage à l'eſophage, aux vaiſſeaux qui vont de haut en bas, ou de bas en haut, ou qui ſe portent au fœtus ; comme auſſi aux ligamens vermiformes de la matrice. Outre cela, ſa membrane exterieure forme dans les hommes deux productions, ou allongemens, en maniere de fourreaux, ou canaux aſſez larges, qui deſcendent vers le ſcroton, pour la défenſe des teſticules, & des vaiſſeaux ſpermatiques deſcendans, préparans & éjaculatoires.

Il eſt appellé par quelques-uns membrane *vaginale*, parce qu'il enferme les teſticules comme en un fourreau. Mais dans les femmes en qui les teſticules ne pendent pas au déhors, il entoure dans l'un & l'autre des côtés les ligamens ronds de la matrice vers leur fin, & ſortant avec eux hors de l'abdomen, il s'étend par deſſus les os du pubis juſques au clitoris. Sa membrane interieure s'attache fortement aux vaiſſeaux ſpermatiques, ou aux ligamens dont on vient de parler, à meſure qu'ils paſſent, & que conjointement avec la membrane vaginale exterieure, ils ſe portent hors de la cavité de l'abdomen : Or lors qu'en cet endroit-là elle ſe dilate ou ſe rompt, il ſe forme l'hernie, & l'inteſtin ou la coëffe deſcendent aux hommes dans le ſcrotum, & aux femmes dans les aines. Que ſi une ſemblable rupture ou dilatation du peritoine arrive au nombril, il ſe fait une hernie umbilicale.

CHAPITRE VI.

Des parties contenuës dans le Ventre inferieur.

Et en premier lieu :

De l'Omentum.

DEs Parties qui ſont contenuës dans l'abdomen, les unes ſont les coctions publiques, les autres ſervent à la diſtribution des aliments & du ſang, les autres à la ſeparation des excrements, & les autres enfin à la génération.

Des parties qui ſervent aux coctions. — Celles qui ſont les coctions publiques, ſont, l'eſtomac, les inteſtins greſles, le pancreas, le foye, la rate & l'omentum qui leur ſert.

De celles qui ſervent à la diſtribution. — Celles qui ſervent à la diſtribution des aliments, & du ſang, ſont, les arteres, les veines, les vaiſſeaux lactées, & les lymphatiques.

De celles qui ſont la — Celles qui ſont la ſeparation des excrements, ſont, l'inteſtin gros, la veſſie du fiel, le pore biliaire, les reins, & la veſſie de l'urine.

Celles

Celles qui font deſtinées pour la génération , ſont les vaiſſeaux *ſeparation*
ſpermatiques , les teſticules , les paraſtates , les proſtates , les veſicules *des excre-*
ſeminaires , le membre viril , & la matrice avec ſon col. Or quoi *ments.*
que la verge & les teſticules dans les hommes ſoient hors de l'abdomen , neanmoins les Anatomiſtes ont coûtume de les mettre au nombre des parties contenuës , parceque les vaiſſeaux ſpermatiques vont
des parties interieures au déhors vers les teſticules ; & les déferents ,
des teſticules vers les parties interieures ; & que de plus , la ſemence
qui eſt ramaſſée dans les proſtates & les veſicules ſiminaires qui ſont
dans l'interieur , ſort par la verge.

On traitera dans la ſuite de toutes ces parties dans leur ordre.

Immediatement aprés qu'on a ouvert le peritoine , on trouve les
vaiſſeaux umbilicaux , deſquels on parlera plus bas *au chap.32.*

Ces parties étant enlevées, il ſe preſente immediatement aprés, L'OMEN- *De l'omentū.*
TUM , comme qui diroit *Operimentum* , *une couverture* , parce qu'il couvre les
inteſtins. Il eſt appellé par les Grecs ἐπίπλοον παρὰ τὸ ἐπιπλέειν , *ſurnager*,
comme s'il ſurnageoit les inteſtins. Ils le nomment auſſi γαίγαμον ,
χαὶ σαγήνη , ſcine eſpece de filets. Les Latins l'appellent RETE & RE-
TICULUM , à raiſon du cours vague & confus des vaiſſeaux , qui repreſente en quelque façon les filets des pêcheurs. Les Arabes le nomment *Zirbus.* Tous les animaux ſanguins ont un omentum ; mais les
uns l'ont plus gras , les autres plus membraneux.

Or l'omentum eſt un membrane tres-déliée , redoublée en forme *Sa deſcri-*
de gibbeciere , prenant ſa naiſſance de l'endroit du peritoine , qui *ption.*
couvre exterieurement le ventricule & le colon. Riolan fait venir
ſon origine du meſentere. Cette opinion ne diffère pas de la precedente , car le meſentere reçoit ſes membranes du peritoine , dont il eſt comme une production.

Il eſt donc compoſé d'une membrane déliée , entre-tiſſuë de plu- *Sa ſubſtan-*
ſieurs éminences ou canelures , en maniere de petites fibres , ou fibril- *ce & ſa con-*
les filamenteuſes tres-délicates. Il eſt attaché ſur le devant par ſa *nexion.*
membrane , ou *feüille exterieure* , au fond du ventricule , à la partie concave de la rate , & quelquefois auſſi au lobe rond du foye ; & ſur le
derriere à l'inteſtin colon , & ainſi il eſt replié en forme de ſac. De
plus il a des vaiſſeaux & une graiſſe molle , laquelle eſt principalement répanduë à l'entour de ces vaiſſeaux , & tres-abondante dans les
perſonnes groſſes & graſſes.

Il a grande quantité de veines entre-lacées en forme de rets ; (ce *Ses vaiſ-*
qui lui eſt particulier pardeſſus toutes les autres membranes ,) leſ- *ſeaux.*
quelles il envoye vers les veines , qui du ventricule & de la rate tendent
au foye pour s'unir à la veine porte. Ces veines ſont accompagnées
de pluſieurs arteres avec leſquelles elles s'entre-lacent , qui viennent
du rameau céliaque , du meſenterique , & auſſi de quelques nerfs

F

qui dérivent du plexus des nerfs intercostaux de la sixiéme paire,
Or les rameaux de ces vaisseaux sanguins s'anastomosent çà & là
les uns avec les autres en leurs extremitez, laissant entre eux des
espaces visibles qui sont remplis par des réjettons plus petits, qui sortent des côtés des plus considerables rameaux. De ces frequentes
unions & entre-lacemens, il s'en forme un rets manifeste tres-agreable à voir, par les differentes figures que forment les vuides ou espaces qui restent entre deux. Plusieurs aussi des plus petits rameaux se
portent à la graisse, & ils ne rampent pas seulement legérement exterieurement sur ses lobules; mais encore ils les penetrent interieurement, & s'attachent aux petites boules, ou globules de matiére graisseuse; quelquefois aussi ils sont couverts & cachez sous une petite
membrane qui s'étend par dessus, ce qui fait qu'ils échapent à la vûë.
Malpighius décrit exactement en *ses Exercit. sur l'oment. la graisse*, &c.
quelle est la constitution de l'omentum dans le bœuf, dans la brebis,
dans le cerf, dans le chien, & dans quelques autres animaux.

Veslingius écrit que ces vaisseaux sont entre-mêlés de tres-petites
glandes, tantôt de plus tantôt de moins. Riolan dans *ses Animadv. sur Vesling.*
& sur Bartholin, dit qu'il n'a jamais vû ces glandes : mais il semble
qu'à raison de son grand âge il a oublié l'opinion qu'il a tenuë en
son Antropographie, laquelle est bien plus veritable; où il dit qu'il
en a vû quelques-unes, mais peu. Et à la verité elles sont en petit nombre, & seulement en la partie inferieure & enfoncée, qui est
sous le pylore, & sous la rate. Ainsi de même Vvharton *dans son*
Adenographie ne fait mention que de quelques-unes seulement. Car
au chap. 12. il dit qu'il y en a toûjours trouvé deux, jamais plus; sçavoir, Une assez grande, peu éloignée de l'endroit où l'omentum se
joint au pylore; laquelle, ainsi qu'il dit avoir observé, reçoit les vaisseaux lactées, qui depuis le fond du ventricule parcourent toute la
longueur de l'omentum, & de là tendent par un cours oblique vers l'extremité droite du pancreas, où en partie ils semblent s'insinuër; & en
partie ils passent outre, & vont directement au reservoir commun du
chile, où ils se déchargent. (Mais il se trompe, car il ne vient aucun
vaisseau lactée du fond du ventricule; Il semble au contraire, autant
que j'ai pû le remarquer déja deux & trois fois, que ces petits
vaisseaux, ne sont pas des lactées qui viennent se rendre à la glande; mais plûtôt des limphatiques qui sortent de la glande elle même.) L'autre glande qui est plus petite, est située auprés de la rate.
De celle-ci il dit en avoir trouvé deux, trois, & quelquefois beaucoup
davantage. Que si dans un état de maladie on en trouve par hazard,
grande quantité, il les appelle *fortuites*, non naturelles, *adventitia* :
car on ne les rencontre pas dans les sujets sains.
　　　　Le Docte Malpighius, outre les vaisseaux dont on vient de parler,

remarque encore dans l'omentum de certains corpufcules extrêmement petits, qui en maniere de petits filets tres-minces, rampent entre
les vaiffeaux. Il les appelle *Corps adipeux*, & il croit que ce font des
petits vaiffeaux particuliers, qui portent la matiére graiffeufe deftinée pour la génération de la graiffe, quoi qu'il n'ait pû découvrir leur
origine, à caufe de leur extrême délicateffe. Il foupçonne neanmoins
que cette matiére graiffeufe eft feparée de la maffe du fang par le
moyen de certaines glandes adipeufes invifibles, d'où elle paffe dans
ces petits vaiffeaux, lefquels la répandent enfuite dans les membranes, pour y être condenfée en graiffe. Car tout ainfi qu'il y a des
glandes particuliéres deftinées pour feparer les humeurs acides, les falines, les ameres, &c. d'avec le fang ; (ainfi qu'il paroîtra plus amplement dans la fuite aux hiftoires du pancreas, du foye, de la rate, &c.) De même auffi il croit qu'il faut neceffairement qu'il y ait
des glandes particuliéres (aufquelles il donne le nom de glandes adipeufes) qui foient deftinées pour feparer les particules huileufes &
graiffeufes d'avec la maffe du fang ; lefquelles auffi doivent neceffairement être emportées après leur feparation par des vaiffeaux particuliers adipeux ; en la même maniére que le fang, l'efprit animal, le
chyle, la limphe, la bile, &c. font charriés par des vaiffeaux qui
leur font particuliers. Et au refte il rapporte là-deffus plufieurs in-
genieufes conjectures tres-probables. Mais j'ai marqué *au chap. 4. precedent*, où j'ai auffi fait mention de ces glandes, les raifons qui me rendent & ces glandes & ces vaiffeaux abfolument douteux.

    L'omentum eft fitué fur les inteftins, lefquels il couvre. Il s'infi-
nuë dans leurs détours ou circonvolutions, & par une grande portion il s'étend & s'introduit entre le ventricule & la rate.   *La fituation de l'o-
mentum.*

    En plufieurs il ne defcend pas plus bas que le nombril ; en d'autres
il paffe outre, & vient jufques à la veffie : quelquefois dans les *Sa grandeur.*
femmes groffes il caufe, au témoignage d'Hipocrate, la fterilité, en
comprimant l'orifice de la matrice ; & dans les hommes, il y fait
l'hernie qu'on nomme Epiplocelle fi par la dilatation ou rupture du
peritoine il tombe dans le fcrotum. On a coûtume de le trouver vers
la rate plus réplié qu'aux autres endroits. Quelquefois dans les femmes, après l'enfantement, il demeure ramaffé environ vers le milieu
du ventre, & il y caufe de tres-grandes douleurs qui retournent
fouvent.

    Il eft dans les adultes du poids environ de demi-livre, même le *Son poids.*
plus fouvent à peine va-t'il jufques-là. On l'a vû neanmoins quelquefois aller jufques à plufieurs livres. Et dans certaines maladies on
obferve qu'il s'augmente exceffivement. Vvharton rapporte avoir remarqué dans une jeune fille cachectique, l'omentum tout charneux,
ou plûtôt glanduleux, & de l'épaiffeur d'un demi pouce. Quelque-

fois auffi dans les perfonnes faines graffes & d'un gros ventre il a une tres-grande abondance de graiffe , & acquiert un tres-grand poids. Ainfi, Vefal *en fon liv.* 5. *chap.* 4. dit avoir vû un omentum du poids de quatre à cinq livres, qui par fa pefanteur attira en-bas l'eftomac , & fut ainfi caufe de la mort.

Son ufage.   Il échauffe par fa chaleur le ventricule & les inteftins, & ainfi il fait que les coctions fe font mieux. Il foûtient le rameau fplenique , & les autres vaiffeaux qui vont au ventricule, à l'inteftin colon, & au duodenum. A quoi on peut ajoûter , que tres-fouvent il fe fait en lui le ramas des impuretés du foye, mais fur tout de celles de la rate. Cela paroît par plufieurs paffages d'Hipocrate *au l.7. des Aphor.*55. *au liv.*4.*des malad.*& *au* 1. *des malad. des fem.* & auffi par les Obfervations de Riolan, de Rouffet, & de plufieurs autres Medecins.

CHAPITRE VII.

Du Ventricule, de la Faim, & du Chyle.

L'Omentum étant levé, le VENTRICULE, ainfi nommé, comme qui diroit *Petit ventre*, fe prefente d'abord à la vûë. Les Grecs l'appellent ἡ χοιλία, ou χοιλίη, & auffi γαϛήρ.

Il eft une des parties organiques du bas ventre, fituée immediatement fous le diaphragme. C'eft en lui que l'aliment pris par la bouche, ou déja preparé par la maftication, & conduit en-bas par l'efophage, eft reçû & cuit ; enforte que fa portion la plus alimentaire étant diffoute eft convertie en chyle, c'eft à dire, en un fuc blancheâtre, femblable à de la crême.

Ses Membranes.   Il eft compofé de trois membranes ; l'exterieure qui eft épaiffe & commune, vient du peritoine ; la moyenne eft charneufe, & l'interieure qui eft ridée, eft enduite d'une croûte mucilagineufe qui la défend contre les pointes des fucs des aliments trop acres.

Leurs fibres.   La varieté des fibres de fes membranes eft tres-manifefte, fur tout dans celle du milieu, & dans l'interieure, où il y en a de rondes, d'obliques, & de droites : c'eft delà que vient la force de l'eftomac, & qu'il peut facilement retenir & pouffer déhors les aliments.

La tunique interieure.   On dit vulgairement, que la tunique interieure que nous avons dit être ridée, eft commune à la bouche, & à l'efophage ; mais on fe trompe. En effet, elle eft d'une nature & ftructure bien differente ; car à raifon de fon temperament & de fa conformation, elle a en foi la qualité admirable de faire fermenter, que les tuniques de la bouche & de l'efophage n'ont pas ; ce qui vient d'un ſuc fermentatif qu'elle engendre & qu'elle enferme en ſoi. Si ce ſuc eſt bien diſposé, les digeſtions ſe font avec ſuccés ; & au contraire, peu favorablement s'il ſe trouve mêlangé de bile, ou de quelque autre humeur corrompuë. On parlera donc plus juſtement, ſi au lieu de dire que cette tunique eſt commune à la bouche, & à l'éſophage, on dit ſeulement qu'elle leur eſt continuë ; car il y a grande difference entre l'un & l'autre. En effet, ce dernier ne déſigne autre choſe qu'une union forte & inſeparable de ſubſtance ; & le premier dénote en outre une certaine égalité de qualités & d'uſages. Par exemple, la grande artere eſt veritablement continuë au cœur, mais elle ne lui eſt pas commune, par la raiſon qu'elle n'a pas les mêmes qualités, ou les mêmes actions que lui.

Le temperament du ventricule eſt moderément chaud (moins neanmoins que celui du cœur, du foye, & de pluſieurs autres parties.) Cette mediocre chaleur eſt un peu augmentée, & doucement fomentée par les parties qui ſont à l'entour, afin que par ce moyen la coction du chyle ſe faſſe mieux, laquelle d'ailleurs eſt conſiderablement troublée & alterée ſi ces parties excedent ou en chaleur ou en froid.

Le nombre.

Il n'y a dans l'homme qu'un ventricule, car il arrive rarement qu'on en rencontre deux, & je n'ai lû que trois Obſervations ſur ce ſujet ; dont l'une qui eſt d'un ventricule trouvé double ou fendu, eſt tirée de Jaſolinus, & rapportée par Schenkius *en ſon Anat.* L'autre qui eſt auſſi d'un ventricule double, eſt rapportée par le même, & eſt tirée des Obſervations de Salmuth. La troiſiéme eſt écrite par Riolan, *dans ſon Anthropog. liv.2. en ces termes : J'ai vû une fois en l'année 1624. en une femme que je diſſequai publiquement, un ventricule double continü l'un à l'autre, mais extrêmement diſtingué par un orifice étroit. Ce ventricule étoit oblong, étroit, reſſerré en ſon milieu, & égal en capacité à l'inteſtin colon : l'ayant ouvert, je trouvai que cet endroit étroit ſemblable au pylore, s'étendoit en une ample cavité, qui ſe terminoit elle-même en un orifice épais, qui étoit le veritable pylore ; d'où naiſſoit le premier inteſtin.* Voila les ſeuls exemples qu'il me ſouvient d'avoir lû, touchant la pluralité des ventricules dans l'homme. Mais il y en a deux dans les animaux qui ruminent, & en pluſieurs autres qui devoient ſe préparer des alimens durs & cruds : & auſſi dans les oiſeaux qui nourriſſent leurs petits de l'aliment qu'ils réjettent de leurs ventricules, après l'y avoir digeré. Pour lors le premier de ces ventricules eſt appellé *Jabot*, & par les Latins *Ingluvies.* Il eſt membraneux & mince. L'autre eſt beaucoup plus épais & plus charneux. Dans le premier, la matiére de l'aliment ſemble recevoir une préparation à la coction : Dans le ſecond, d'y être parfaitement digeré & cuit. On dit qu'on en trouve trois en certains animaux ; & au témoignage de Riolan quatre dans les animaux ruminants qui n'ont des dents qu'en une des machoires.

Sa figure. Sa figure eſt oblongue, convexe du côté gauche, & plus déliée du côté droit.

Sa ſituation. Il eſt ſitué & appuyé ſur l'épine, immediatement ſur la premiere vertebre des lombes. Il panche par ſa partie gauche, qui eſt la plus ronde & la plus grande, vers le côté gauche, cedant la place au foye : & par ſa partie droite qui eſt la moins convexe, la plus petite, & la plus mince, & qui eſt couverte du lobe gauche du foye, & ſoûtenuë par le pancreas, il communique avec le duodenum.

Sa grandeur. Sa grandeur varie ſelon les differences de l'âge, & de la grandeur du corps, à qui il doit être proportionné, quoique ce ne ſoit pas toûjours là une regle certaine ; car ſouvent j'ai diſſequé des hommes de grande taille, dans leſquels je trouvois le ventricule petit, & d'autres au contraire de petite taille, dont le ventricule étoit grand. Ceux qui mangent beaucoup & avec avidité, & qui auſſi boivent beaucoup, ont le plus ſouvent de grands eſtomacs : tel que fut celui que J. Theod. Schenckius *en ſon Anat. liv. 1. ſeĉt. 2. chap.* 14. rapporte avoir vû en un homme gros mangeur, lequel contenoit dix meſures de vin. Celui-là auſſi fut extrêmement grand, dont Spigelius dit *en ſon Anat. liv.* 1. *ſeĉt. 2. chap.* 14. qu'il pouvoit contenir quatorze livres de liqueur. Celui en qui on trouva ce ventricule avoit la bouche tres-grande. D'où vient que Bauhin *en ſon Anat. liv. 1. chap.* 46. croit qu'on peut juger de la grandeur du ventricule par celle de la bouche, & que ceux qui l'ont grande, ont le ventricule grand & mangent beaucoup. Spigelius porte auſſi le même jugement. Cette regle neanmoins n'eſt pas non plus ſans exception : car il me ſouvient d'avoir autre-fois aſſiſté à la diſſeĉtion faite à Leiden dans le theâtre public par Falcolburgius celebre Anatomiſte, du corps d'un homme de tres-grande taille, qui pendant qu'il vivoit avoit coûtume de boire beaucoup, & de manger exceſſivement, & qui avoit toûjours joüi d'une parfaite ſanté juſques à ſa mort qu'il finit malgré lui par la corde : en qui nous trouvâmes un ſi petit ventricule, qu'à peine étoit-il de la moitié de la grandeur ordinaire du ventricule de l'homme ; mais auſſi il avoit trois fois plus d'épaiſſeur.

De ſon fond. On le diviſe en ſon fond ou cavité, qui eſt ſa partie la plus baſſe & la plus grande, laquelle panche ſur le côté gauche, & dans laquelle ſe fait la premiere coĉtion ; & en deux orifices, le droit & le gauche.

L'eſtomac ou orifice ſuperieur. L'orifice gauche qu'on appelle vulgairement le *ſuperieur*, & plus ſpecialement, & par ſon nom propre, ESTOMAC, eſt continû à l'éſophage & au diaphragme : il eſt ſitué environ vers la onziéme vertebre du Thorax, vis à vis du cartilage Xiphoïde. C'eſt lui qui introduit dans la capacité du ventricule les alimens, aprés qu'ils ont été machés & avalés. Cét orifice qui eſt plus grand, plus gros, & plus ample que le droit, eſt comme tiſſu de pluſieurs fibres orbiculaires, un peu charneuſes ; (Ces fibres rendent la contraction du ventricule plus ferme, & empêchent que dans les differentes ſituations penchantes & couchées du corps, l'aliment ne retourne à la bouche,) & de pluſieurs nerfs qui viennent de la ſixiéme paire ; & l'on croit vulgairement qu'il eſt le ſiége de l'appetit naturel. Non pas que l'action de l'appetit, ou de déſirer, qui eſt une action de l'ame, laquelle ne ſe fait que dans le cerveau, ſe faſſe en lui ; mais c'eſt que de tems en tems on tems il ſubſiſte en lui une cauſe qui eſt de telle nature, que l'inquiétude qu'elle produit étant perçûë dans le cerveau, elle excite cet acte d'appetit ou de déſir.

L'orifice droit que dans l'ordinaire on appelle *l'inferieur*, & dans un ſens plus propre, *Pylore*, ou le *portier*, eſt plus étroit que le précedent, & quelque peu recourbé ſur le côté gauche, vers l'épine. Il a des fibres tranſverſes, & il eſt entouré d'un cercle fort & épais, en maniére de muſcle orbiculaire, par le moyen duquel il retient un peu les alimens, & empêche qu'ils ne s'écoulent trop-tôt, & avant qu'être digerés. Il eſt continu à l'inteſtin duodenum ; il envoye les alimens aprés que la digeſtion eſt faite, aux inteſtins. Le paſſage neanmoins de ces alimens ne ſe fait pas en deſcendant, & comme par un chemin penchant ; car cét orifice a ſa ſituation auſſi élevée que le ſuperieur, mais en remontant ; & c'eſt ainſi qu'ils ſont pouſſez dans les inteſtins.

Le ventricule reçoit des nerfs, des arteres, & des veines.

Il reçoit des nerfs de la ſixiéme paire. Car l'un & l'autre tronc de la paire vague deſcendant le long des côtés de l'éſophage, plus bas que les rameaux pneumoniques, ſe diviſe de chaque côté en deux rameaux ; l'un exterieur, & l'autre interieur. Les nerfs exterieurs ſe réüniſſent d'abord, & ne font plus qu'un ſeul nerf ; qui étant arrivé au ventricule, rampe par pluſieurs réjettons par toute la face interieure de l'orifice ſuperieur, & par la partie ſuperieure du ventricule. Les rameaux interieurs ſe réüniſſent de même, & ne font plus auſſi qu'un ſeul nerf, qui deſcendant tout auprés de l'éſophage & de la partie exterieure de l'orifice ſuperieur, juſques au fond du ventricule, l'entoure de toutes parts, & le fournit interieurement de pluſieurs fibres. C'eſt par ces nerfs que les eſprits animaux coulent en abondance dans le ventricule, & lui communiquent un ſentiment tres-vif, qui l'eſt beaucoup plus dans la partie d'en-haut qu'en celle d'en-bas, à cauſe de la grande quantité des petits nerfs qui s'inſerent dans l'orifice ſuperieur. C'eſt pour cette raiſon que l'on croit que la faim a ſon origine en cet endroit-là. Ce ſont auſſi ces nerfs de la paire vague, qui communiquent aux fibres du ventricule la force de ſe reſſerrer à chaque-fois qu'il pouſſe au déhors ce qu'il a en ſoi : & c'eſt auſſi d'eux que vient la ſimpathie qui eſt entre le ventricule, & le cerveau.

Le Pylore.

Ses vaiſ-ſeaux.

Les nerfs.

Les arteres. Il reçoit de la cœliaque ſes arteres, qui lui apportent le ſang alimentaire dont il eſt nourri.

Les veines. Il a pluſieurs petites ramifications de veines tres-déliées, cachées entre ſes tuniques, dont pluſieurs rampant çà & là, &, ſe réüniſſant enſuite, forment quatre groſſes veines, qui vont à la veine porte. Ces veines ſont la GASTRIQUE, qui eſt plus groſſe que les autres ; la GASTROEPIPLOIDE GAUCHE & DROITE, & le RAMEAU PYLORIQUE ; & outre cela il a encore une autre veine inſigne, appellée le VAISSEAU VEINEUX COURT, (Cette veine ſort du ventricule, tantôt par un, tantôt par deux, tantôt par trois rameaux, & quelquefois par davantage,) qui va s'inſerer dans le rameau ſplenique. C'eſt par ces veines que le ſang qui reſte après la nourriture du ventricule, eſt porté au foye.

Que rien n'eſt porté par le vaiſſeau court de la rate au ventricule. Les Medecins avoient crû ci-devant, que par le vaiſſeau court veineux, il remontoit de la rate au ventricule un certain ſuc acide, ou même du ſang qui ſervoit à la nourriture du ventricule, & qui excitoit en lui le deſir de l'aliment, c'eſt à dire, la faim. Mais la fauſſeté de cette doctrine paroît à l'œil dans la diſſection des animaux vivants, où l'on voit clairement qu'il n'eſt rien porté de la rate au ventricule ; mais au contraire, qu'il découle inceſſamment du ſang, du ventricule au rameau ſplenique : car ſi on lie le vaiſſeau veineux court, on voit d'abord que ce vaiſſeau ſe remplit & s'enfle entre le ventricule & la ligature ; & qu'il ſe vuide & ſe deſenfle entre la ligature & le rameau ſplenique. Ce qui eſt une preuve certaine que le ſang coule de la manière qu'on a dit, qu'il ne va preſque jamais juſqu'à la rate, & qu'il n'y entre même pas ; car l'entrée du vaiſſeau court dans le rameau ſpenique eſt tres-ouverte, & aſſez éloignée de la rate. Ainſi le ſang ſe répand dans le rameau ſplenique, qui le porte directement à la veine porte. Voyez ſur ce ſujet *le chap. 16. ſuivant* où il eſt amplement traité.

De l'eſpace triãgulaire. Il faut remarquer en paſſant l'erreur de pluſieurs Anatomiſtes, même tres-habiles, dans l'explication qu'ils donnent de *l'Aphor.* d'Hipocrate 54. *livre 7.* où il eſt dit, que : *Ceux en qui il ſe ramaſſe de la pituite entre le ventricule & le diaphragme, laquelle y cauſe de la douleur, & qui ne peut avoir iſſuë par aucun des deux ventres,* &c. Car ils concluent de là, qu'il ſe forme entre le côté gauche du ventricule & le diaphragme une grande cavité triangulaire, bornée par des membranes produites, tant par le ventricule, que par le diaphragme & par l'omentum. Ce qui neanmoins eſt tres-contraire à la verité. En effet, il n'y a là aucun concours de membranes produites de ces parties, ni il ne s'y forme point de telle cavité. Il arrive quelquefois qu'entre le diaphragme & la partie de derriere du ventricule il s'inſinuë une portion de l'omentum, qui y cauſe par-fois une tumeur ſemblable aux

enflûres

enflûres de la rate; & c'eſt-là ſans doute ce qui a trompé les Autheurs de cette opinion, peu verſez en Anatomie.

Quoique le ventricule ne ſoit pas une partie principale, mais ſeulement qui ſert aux autres, il eſt neanmoins une partie tres-noble, dautant qu'il tient le premier lieu dans la préparation des alimens. (D'où vient que le Poëte Quintus Serenus l'a appellé le *Roy du Corps.*

> *Qui ſtomachum Regem totius corporis eſſe*
> *Contendunt, vera niti ratione videntur.*
> *Hujus enim validus firmat tenor omnia membra,*
> *Et contrè, ejuſdem franguntur cuncta dolore.*

Ceux qui ſoûtiennent que le ventricule eſt le Roi de tout le corps, ſemblent être fondez ſur la veritable raiſon : car de ſa bonne conſtitution dépend la vigueur généralement de toutes les parties, qui perdent, au contraire, leurs forces, du moment qu'il ſouffre.

C'eſt pourquoi il faut conſiderer comme tres-dangereuſes, les maladies aiguës qui lui ſurviennent ; & toutes ſes bleſſures ſont, avec raiſon, déclarées mortelles par Hipocrate 6. *Aphor.* 17. parce que cette partie étant membraneuſe, elles ne s'y gueriſſent que tres-difficilement ; même ſi elles arrivent aux environs de l'orifice ſuperieur, elles tuent le malade par des convulſions & des ſanglots continuels, cauſés par l'abondance des nerfs qui s'inſerent en cet endroit-là. Que ſi elles arrivent dans ſa partie d'en-bas, les alimens s'écoulent par la bleſſure dans la capacité de l'abdomen, où ils corrompent dans peu, en s'y corrompant eux-mêmes, les autres viſceres. Cependant, quoique l'uſage & la raiſon confirment cette doctrine d'Hipocrate, neanmoins on a remarqué que cette regle a quelquefois reçû, quoique tres-rarement, des exceptions ; & l'on a obſervé qu'il y a eu de tems en tems des bleſſures du ventricule gueries. *Fallope des pl. de teſt. ch.* 12. *Cornax en ſon Epiſt.* Jul. Alexandrinus *en ſes annot. ſur le ch. 4. du liv. 6. de la therap. de Gal.* rapportent des hiſtoires de ſemblables gueriſons, qu'ils diſent avoir vûës, & Jo. Schenkius en décrit pluſieurs qu'il a tirées d'autres Autheurs. Je dirai ici ce que j'ai vû moi-même. En 1641. un jeune Païſan fut bleſſé au côté gauche du ventricule, de la pointe d'un couteau. On vit d'abord pendant huit jours couler par la bleſſure, qui étoit mediocrement large, tous les alimens, tant les ſolides que les liquides, ſur tout ſi on preſſoit un peu avec la main le fond du ventricule. Cet écoulement s'arrêta enſuite pendant ſept jours, & puis il recommença, & dura ſeulement pendant trois autres en beaucoup moins grande quantité que la première fois. Enſuite lui aiant ordonné de ſe tenir nuit & jour couché ſur le côté droit, il n'en coula plus ; & enfin toutes ſortes d'accidens aiant ceſſé, le malade

Les bleſſures du ventricule ſont mortelles.

Obſervation rare.

fut parfaitement gueri dans six ou sept semaines, sans qu'il lui restât quoi que ce soit de facheux, ni d'incommode de cette blessure, ni aucun trouble des fonctions de son estomac. Mais ce que l'on écrit de deux hommes qui avaloient des couteaux, est encore plus surprenant. L'histoire du premier est décrite par Bernard de Suaube, en son traité *de Inspect. vulner.* par Crollius *Præf. Basilic.* par Sennert. en sa *Pract. liv.* I. *part.* I. *Sect.* I. *chap.* 15. & par plusieurs autres. Cet homme étoit un Païsan de Boheme, qui en l'année 1601 avala à Prague un couteau de la longueur de neuf pouces, lequel après avoir demeuré sept semaines dans son estomac, en sortit par l'ouverture qu'il se fit lui-même, & ensuite le malade fut parfaitement gueri. L'autre cas est décrit par deux Medecins; George Lothus, & Roger Hempsing, en un traité particulier qu'ils en ont fait en Allemand. Ils disent donc avoir vû un jeune homme âgé de 22. ans, qui en l'année 1635. à Royaumont en Prusse au mois de May, avala par accident un couteau long de plus de deux paumes en travers, le manche descendant le premier; & que six semaines après, ce couteau aiant été tiré par un Chirurgien, le malade guerit ensuite entiérement dans un mois. J'ai encore le traité que ces deux Medecins ont écrit sur ce sujet, lequel me fut envoyé de Prusse, & je le conserve en ma Bibliotheque. Ce couteau fut dans la suite donné par Daniel Beckerus Medecin de Dantzic à D. Othon Heurnius Professeur en Anatomie, & en Medecine, dans l'Accademie de Leiden, où on le garde encore aujourd'hui dans le Theatre Anatomique; parmi une infinité d'autres choses curieuses, & rares.

Les Calculs du ventricule. C'est une chose assez ordinaire & assez connuë; qu'il s'engendre des calculs dans les reins & dans la vessie, & qu'on en a quelquefois trouvé dans les poûmons, dans le foye, & en differentes autres parties; mais il est presque inouï qu'il s'en soit formé dans le ventricule. Bauschius neanmoins *en ses Journaux de Medec. & de Physic. Tom.* 2. *obs.* 181. en rapporte quatre exemples. Le *Premier* est de Jac. Dobrezenski, qui dit qu'une certaine femme, après avoir soufert de longues douleurs de ventricule, réjetta par vomissement deux calculs de la grosseur d'une amande, & qu'ensuite elle fut entiérement délivrée de ses douleurs. Le *second* est de Laurent Scholtzius, qui écrit qu'un certain homme aiant été long-tems tourmenté de semblables douleurs de ventricule, vomit aussi une pierre assez longue, & tres-dure, après quoi ses douleurs cesserent. Le *troisiéme* est rapporté par le même d'une femme, en qui, après avoir été travaillée pendant quarante-ans de douleurs & d'enflûre de ventricule, d'envies de vomir, & de perte d'appetit; on trouva après sa mort en son ventricule si grande abondance de pierres, qu'elles remplissoient le creux de la main; & lesquelles aiant été long-tems gardées, devinrent enfin friables, & se resolurent en sel, de couleur tirant sur le jaune. Il ajoûte le *quatriéme*, qui eft du Comte George d'Opperdorff, dans le ventricule duquel il dit qu'on trouva auffi des petites pierres.

L'action du ventricule eft de faire le chyle, c'eft à dire, de tirer des alimens par une coction particuliére un fuc femblable à du lait, que l'on appelle chyle.

L'action du ventricule.

Or le Chyle est un suc laitteux semblable a de la creme de ptisane, tiré des alimens que l'on a pris, par la préparation et par la coction qui s'en fait dans le ventricule.

Le Chyle,

Cette coction fe fait par maniére de fermentation, par laquelle les alimens font rendus liquides; & c'eft ainfi que le chyle en eft tiré.

La maniére de fa coction.

Or il y a deux fortes de fermentations; *l'une* par laquelle les particules du mixte s'agitent d'elles-mêmes, s'échaufent & fe rarefient; & enfin à raifon de la diffolution des fels qui leur fervoient de lien, font tellement feparées les unes des autres, qu'elles en deviennent plus fpiritueufes. Elles fe remêlent enfuite tres-fortement pour la plûpart; & quoi qu'elles foient fpiritueufes, elles reftent neanmoins ainfi mêlées, en la maniére qu'on le voit dans les parties fpiritueufes du vin, lors que par la fermentation elles ont été agitées; car elles demeurent aprés que la fermentation eft finie, mêlées avec les parties aqueufes. La *feconde* efpece de fermentation que plufieurs appellent, non fans raifon, fimplement *Effervefcence*, fe fait lorfque le plus grand nombre des particules acides de fel s'échaufant & boüillonnant avec quelque matiére aqueufe & tartareufe, fe concentrent par coagulation, en forte qu'elles fe feparent tellement des autres particules du mixte, qu'il ne fe fait plus entre elles d'union, ni de mélange. Or c'eft par la premiere maniére de fermentation que fe fait le chyle. Quelquefois neanmoins lorfque dans la fuite nous voudrons exprimer une fermentation violente & forte, nous nous fervirons du mot d'effervefcence.

La fermentation.

Premiére digreffion.

Cette fermentation fe fait lorfque par la chaleur du ventricule, accompagnée d'un fuc acre, les particules falines des alimens fe diffolvent, fe fondent, fe fpiritualifent, & à même tems rongent & agitent les particules fulphureufes, & rompant ainfi par une efpece de combat les liens étroits qui les tenoient en union, & devenant un peu plus acides, & plus acres; elles fe répandent conjointement avec les particules fulphureufes, avec lefquelles elles font en agitation, & s'élancent çà & là dans toute la maffe la plus groffiére de l'aliment; où ne pouvant fe faire un paffage pour fortir, à raifon que les parties les plus épaiffes de cette maffe ne font pas encore entierement dés-unies; elles s'agittent de nouveau, & la penetrant de toutes parts par leur continuel mouvement, elles divifent fes plus petites particules entre elles, les écartent les unes des autres, & les difpofent enfin à une plus entiére feparation, & à prendre une autre forme de mixte, telle qu'eft la boüillie, ou le lait. Les parties qui ne peuvent

Comment fe fait la fermentation.

pas fe. diffoudre fuffifamment par cette fermentation , ni être changées en forme de lait , font les excremens ; dont la feparation d'avec
le fuc lactée fe fait dans les inteftins , ainfi qu'on le dira *au chap.17.*
fuivant.

Cette coction ou fermentation , (qui ne fe fait pas par un mouvement violent de bas en haut , & de haut en bas , & par une agitation tumultueufe dans la cavité du ventricule , ainfi qu'il arrive
dans l'eau qui bout fur le feu ;) eft fi forte , que les alimens mêmes
les plus durs , & qui au feu de la cuifine pourroient à peine fe ramollir en cuifant un jour entier , non-feulement fe ramolliffent en peu
d'heures , mais même. fe diffolvent fi parfaitement , que leurs particules aiant perdu leur union intime , & étant feparées les unes des
autres , & mêlées avec la liqueur qui fe trouve dans le ventricule , ou
qui y eft introduite de déhors , y acquiérent une confiftence femblable à de la bouillie , & à peu prés comme à la crême de ptifane.

Quelle eft
la caufe de
la chylifica-
tion. Mais fi on demande d'où vient qu'en cette coction l'aliment fe
change plûtôt en chyle qu'en bile , en fang , ou en quelque autre humeur ? On répond que cela vient de la proprieté de la fubftance du
ventricule , c'eft à dire , de fon temperament particulier , de fa conformation , du ferment fpecifique qui eft produit en lui , & enfin ,
de la maniére dont la fermentation s'y fait ; tout de même que par
une autre proprieté differente il fe produit dans le foye , & dans la
rate le ferment qui eft particulier à ces parties , & dans le cœur
le fang. Or ce changement de l'aliment en chyle ne fe fait pas
feulement par les particules du ferment qui fe mêlent avec l'aliment , ni fimplement par une chaleur moderée , ainfi que plufieurs
l'ont crû. Car , quoi qu'il foit vrai que les particules du ferment concourent à la diffolution des alimens , & la chaleur à avancer leur coction ou fermentation , & à reduire la puiffance du ventricule en acte ;
neanmoins que de cette difpofition , ou coction , il s'en faffe plûtôt
du chyle qu'une autre humeur ; cela dépend purement de la proprieté
de la fubftance du ventricule , laquelle fait que la chaleur opere differemment en lui que dans le cœur , ou dans quelqu'autre partie que
ce foit , & que le ferment y eft autrement difpofé. Car , tout ainfi
que le feu ordinaire de la cuifine ramollit autrement la chair qui eft
boüillie dans de l'eau ; autrement celle qui rôtit à la broche ; autrement celle qui cuit dans le four ; autrement cèlle qui eft préparée
dans le vin aigre , ou dans de la faumure ; & cela à caufe de la diverfité des fubftances par lefquelles & dans lefquelles fe ramolliffement
fe fait ; quoique pourtant il n'y ait en toutes ces differentes coctions
qu'une feule & même chaleur : de-même , à raifon de la difpofition particuliére de nôtre ventricule , la chaleur de nôtre corps ramollit &

diffout en lui les alimens differemment que dans les autres parties, & y difpofe le ferment de telle maniére, que ces alimens quoique cruds & nouvellement introduits dans le ventricule, y font diffouts & cuits autrement que les mêmes alimens déja rendus liquides par cette première coction, ne font recuits dans les autres parties du corps. Enforte qu'à raifon de cette proprieté, il eft impoffible que dans un ventricule fain & en état de bien agir, il s'y faffe un autre fuc qu'un chyle blancheâtre.

L'opinion de Paracelfe eft; que l'Archée avec fes efprits méchaniques eft le principe de la chylification dans le ventricule. Or par ce mot *Archée* il entend la chaleur naturelle. Riolan femble le fuivre en cela dans fes *Not. fur les Ep. de Vvallæus.* Il admet neanmoins une proprieté cachée, mais fous d'autres termes; car entre autres chofes il dit : *J'en attribuë la caufe à la difference de la chaleur naturelle, qui varie felon l'état de la fubftance, c'eft à dire, dit-il, à la proprieté de la chaleur innée.* Non que la chaleur naturelle de foi differe dans la fubftance, mais c'eft que comme elle ne peut exifter que dans quelque fubftance, elle agit diverfement dans chaque partie, felon les differences de cette fubftance.

On voit donc delà combien ce que quelques-uns difent, eft de peu de conféquence : *Que le ventricule ne fait pas le chyle, mais qu'il en eft feulement l'inftrument, c'eft à dire, le lieu où il eft fait; & qu'il n'y concourt pas davantage que le pot dans lequel on fait cuire la chair, concourt à faire le boüillon.* Mais qui eft celui qui eft fi aveuglé, qu'il ne voie pas que lorfque l'on attribuë au ventricule la vertu de faire le chyle, on n'entend pas par là les feules & nuës membranes, mais le ventricule lui-même vivant & fain, c'eft à dire, qui a en foi fa chaleur propre, & le ferment qui lui eft convenant & particulier, & qui a été produit en lui par la proprieté de fa fubftance. Ce qui ne fe trouve pas dans le pot où la chair cuit.

Le chyle eft de couleur de lait, ou tirant fur le blanc, à caufe des particules fulphurées qui ont été diffoutes conjointement avec les falines, & mêlées avec le ferment acide du ventricule : Car toute liqueur qui eft imprégnée d'un foulfre & d'un fel volatil, ou feulement d'un fel parfaitement diffout, devient blanche comme du lait à l'inftant qu'on y verfe quelque humeur acide : On en voit l'exemple dans les preparations du lait de foulfre, & dans les extraits des refines des vegetaux. De plus, l'efprit de corne de cerf, ou de fuye, mêlé avec une liqueur acide, ou fimplement avec de l'eau, fe change dabord en lait. *De la couleur blancheâtre du chyle.*

Plempius & Vvalæus croyent que le chyle n'eft pas toûjours blanc, mais qu'il eft rouge lorfqu'il eft fait d'alimens rouges; verd, s'il eft fait de verds, &c. Ils fe trompent en cela; car fi le chyle n'étoit pas *S'il peut être rouge.*

de foi toûjours blancheâtre, on ne le trouveroit pas toûjours tel dans les veines lactées mesenteriques, & dans les thorachiques. On le trouve bien à la verité, tantôt plus tantôt moins fereux & liquide dans le canal thorachique, felon qu'il s'y mêle plus ou moins de fuc limphatique, qui de toutes parts découle abondamment dans ce conduit, & au travers duquel il en paffe continuellement peu à peu, même lors qu'il n'y a pas du chyle ; mais pour la couleur du chyle, il est conftant qu'il y paroît toûjours blanc, & jamais on ne l'y a vû autrement ; comme on l'y verroit fans doute quelquefois s'il étoit rouge, verd, ou de quelqu'autre couleur. C'eft pourquoi, quoique fa couleur blancheâtre foit quelquefois tellement obfcurcie dans le ventricule, & dans les inteftins, à caufe du mêlange de plufieurs particules groffiéres des alimens qui font rouges, verds, ou d'autre couleur, qu'elle ne paroiffe pas aux yeux, il ne s'enfuit pourtant pas delà qu'il ne foit blanc. Car tout de même que dans les herbes vertes, la couleur blancheâtre, ou plûtôt tranfparente, des particules fpiritueufes & aqueufes qui font en elles, n'eft pas vifible aux yeux, mais au contraire, qu'elle fe prefente à la vûë comme verte : il ne s'enfuit pas neanmoins que ces parties fpiritueufes foient en elles de cette couleur-là. En effet, fi on en fait la feparation par diftilation, elles reprennent d'abord leur tranfparence. Il en eft de même du chyle, car d'abord qu'il eft feparé des parties groffiéres qui fe trouvent teintes de ces couleurs differentes, & qu'il a été mêlé avec le ferment fubacide du pancreas, il eft toûjours blanc.

Mais dautant que la chylification ne fe fait pas fi les alimens ne ont introduits dans le ventricule, & que mal-aifément y font-ils introduits fans faim ; que même ceux qui y font introduits fans faim ne s'y digerent qu'avec peine, il femble qu'il ne fera pas hors de propos, avant que de pouffer plus loin l'hiftoire de la chilification, de rechercher quelles font les caufes de la faim, afin que par cette voye nous puiffions arriver peu à peu à la parfaite connoiffance de la chylification.

Ce que c'eſt que la faim. Il n'eft perfonne qui n'ait quelquefois appris par fa propre experience ce que c'eft que la faim, qui n'eft autre chofe qu'un defir d'aliment.

Mais quelle eft la caufe qui excite en nous ce defir ? Il y a fur cela varieté de fentimens parmi les Philofophes.

Si elle vient du ſucement des parties. On a crû anciennement que la faim venoit de ce que les parties étant vuides, & aiant befoin d'aliment, elles l'attiroient & fuçoient des veines ; les veines du foye ; & le foye du ventricule, auquel ils attribuent la faculté de fentir, & que ce fucement ou attraction caufoit en nous cette inquietude, ou envie que l'on appelle faim.

Cette opinion eft aujourd'hui rejettée avec juftice, foit parce que fi elle étoit veritable les pletoriques n'auroient jamais faim, soit parce qu'on n'admet pas cette sorte d'attraction, dautant qu'il n'est pas possible que le foye attire des parties vuides quoi que ce soit, par les veines, à raison de leurs valvules qui l'empêchent.

D'autres aiant remarqué que les acides excitent la faim, ont crû qu'elle est causée par des sucs acides, qu'ils croyent être portez de *Ou du suc acide de la rate.* la rate au ventricule par le vaisseau veneux court. Mais cette opinion a été entiérement détruite par les recherches exactes & curieuses des Anatomistes de ce tems, qui font voir dans les animaux vivans, que véritablement il descend bien du sang par ce vaisseau court, du ventricule vers la rate, & qu'il est versé dans le rameau splenique, mais qu'il n'en rémonte point de la rate au ventricule.

Plusieurs établissent avec Regius, que la faim naît du rongement qui *Ou par des sucs apportés par des arteres dans les tuniques du ventricule.* se fait dans le ventricule lors qu'il est vuide, par de certains sucs chauds & acres qui sont continuellement apportez dans sa capacité, ou dans ses tuniques, par les arteres ; & qui après que le chyle a entiérement été poussé hors du ventricule, ne trouvant rien sur quoi ils puissent agir, le picottent lui-même, par quoi le nerf de la sixiéme paire étant mû d'une certaine maniére, il existe dans l'imagination, comme un remede à ce rongement, le desir de prendre de l'aliment ; mais ce qui combat & détruit cette opinion, c'est que le sang arteriel n'a rien d'acre en soi, à raison des particules sulphurées qui y prédominent ; mais qu'au contraire, il est tres-doux, ensorte qu'il ne fait ni ne peut faire aucune erosion, ou picottement douloureux dans les tuniques du ventricule, ou d'aucune autre partie quelque délicates qu'elles soient dans leur sentiment ; telles que peuvent être la tunique *conjointe* dans l'œil, le *gland* de la verge, &c. Outre cela il arriveroit que l'on sentiroit dautant plus de faim, qu'il seroit plus poussé de sang arteriel dans le ventricule quand il est vuide : on voit neanmoins le contraire dans les fiévres ardentes. Ajoûtez que ceux qui ont jeuné pendant deux jours, n'ont plus de faim, quoique pourtant le ventricule soit pour-lors tres-vuide, & qu'il se porte continuellement du sang en ses tuniques. Que s'il est vrai que la faim soit causée par ce rongement, on demande ; pourquoi dans les cas dont nous venons de parler, on ne sent point ces rongemens ? Etant il y a quelques années sur mer en compagnie, de quarante voyageurs revenans de France, il arriva que le vent nous manqua entiérement, ensorte que nous fumes contraints de rester en chemin, & de souffrir beaucoup d'incommoditez, tous nos vivres étant consumez, & n'aiant point d'eau douce, ni aucune autre boisson : enfin il nous falut demeurer jusques au troisiéme jour sans manger, car nous n'avions pas même un morceau de pain, ni une seule goute d'eau. Cependant après que nous eûmes jeuné pendant un jour & demi, ou un peu plus,

nous ne sentimes plus de faim ; en sorte que le troisiéme jour ne
nous fut fâcheux que par la seule foiblesse du corps, & le sang arteriel ne causa dans nos ventricules vuides aucun rongement. C'est
donc en vain que Loüis de la Forge dans *ses Annotations sur le traitté de*
l'Homme de Des-Cartes invente un chemin à cette liqueur ou ferment arteriel, des arteres au ventricule. Voici comment il parle : *On pourroit deman-*
der pourquoi cette liqueur (qui fait fermenter) est portée par les arteres plû-
tôt au ventricule qu'autre part. A quoi je réponds, que les arteres le portent éga-
lement à toutes les parties, mais que les pores de toutes les membranes ne sont
pas si disposez à les laisser passer, que ceux du ventricule. Mais ce feint détour
ne doit être d'aucune consideration ; & cela est évident dans les membranes du cerveau, & des autres parties, dont les pores sont tellement disposés que le sang arteriel y est porté en beaucoup plus grande abondance que dans le ventricule ; & neanmoins on n'y sent aucun rongement, ni picottement. Quelques-uns pour mieux soûtenir
cette opinion, disent que le sang le plus acre est porté au ventricule,
ou qu'il y coule plûtôt que dans les autres parties. Mais cette raison
n'a aucune verité en soi, d'autant qu'un seul & même sang en qualité est porté du cœur également à toutes les parties du corps, & il
n'y a rien en lui qui en separe les parties douces d'avec les acres, &
qui les pousse en une partie plûtôt qu'en une autre.

La veri-
table cause
de la faim.

Enfin les autres, à l'opinion desquels nous nous rangeons, croyent que
la faim est causée par des particules acres fermentatives, lesquelles sont
engendrées par le suc salival que l'on a avalé ; ou par quelques autres
sucs sub-salins, & sub-acides, qui ayant été introduits dans le ventricule, s'attachent à ses tuniques, où ils reçoivent encore quelque
espece acidité, soit de la substance même de ces tuniques, soit de ce
qui y est resté après que le chyle en est sorti ; & qui s'arrêtant dans
sa membrane interieure ridée, sur tout aux environs de l'orifice superieur, y cause un picottement fâcheux, qui étant porté au cerveau
par les nerfs de la sixiéme paire, y excite l'imagination, ou desir de
prendre de l'aliment, pour adoucir ce rongement incommode.

L'acrimonie de ces particules fermentatives leur vient du ventricule
même, sçavoir, lorsque les pointes des particules sulphurées sont émoussées
dans les sucs qui s'attachent à sa tunique interieure, & que les salines sont
réduites en fusion par la chaleur du ventricule ; car c'est ainsi qu'elles contractent cette acidité qui leur est specifique. A quoi peut encore beaucoup concourir la salive que l'on avale, laquelle descend dans
le ventricule ; (car elle a en soi une qualité fermentative, ainsi que
nous l'expliquerons *au liv.* 3. *chap.* 24.) & aussi le suc pancreatique subacide, si après qu'il est sorti du pancreas, & qu'il est entré dans le duodenum, il s'en éleve quelque portion qui se porte vers le ventricule ; ou
que de cet intestin il y envoye des vapeurs ou exhalaisons acides.

On

On objecte que si la faim se fait par la cause que l'on vient de raporter, il s'ensuivra que lorsque le ventricule est plein, & que la coction & la fermentation des alimens s'y fait, l'on aura tres-grande faim, parce que dans cette coction il s'élevera beaucoup de ces particules acides, & fermentatives, qui rongeront & picotteront beaucoup plus le ventricule que le petit nombre des particules dont on a parlé, ne sçauroient faire lors qu'il est vuide. Mais on répond; qu'à la verité il y aura bien plus de parties fermentées, c'est à dire, dissoutes, mais non pas plus de fermentatives, c'est à dire, dissolvantes. Nous en avons l'exemple dans le pain, qui quoiqu'il soit fermenté, n'a neanmoins en soi aucune partie qui soit capable de faire fermenter une autre masse de farine; dont la raison est que ses parties ne sont plus acides, & que les particules sulphureuses y prédominent, ainsi qu'il paroît par la douceur de son goût; & il est impossible que des particules dissoutes deviennent acides, ou fermentatives, tant que les sulphureuses y prédomineront; (car le soulfre est doux.) On a une preuve évidente de cela dans les fiévres, où pour cette raison-là on donne des acides en abondance, afin de vaincre par leur moyen la force des soulfres, & rétablir l'acidité fermentative convenante; car cette qualité s'introduit du moment que les particules salines prennent le dessus sur les sulphureuses. Ainsi, pendant que le ventricule est plein d'alimens, & qu'il en fait la coction, il y a peu de particules acides, acres, & rongeantes; & s'il y en a quelques-unes, leur vertu est tellement diminuée par l'abondance des liqueurs que l'on y mêle par la boisson, qu'elles sont incapables d'y causer aucun rongement, ou picottement fâcheux; & c'est par cette raison que la faim ne peut point pour lors être si grande; & qu'au contraire elle cesse entiérement. Mais quand le chyle, & avec lui les particules sulphureuses dissoutes & mêlées avec les salines, se sont écoulées dans les intestins, pour lors ce qui en reste d'adherant aux tuniques du ventricule, ou qui y est apporté avec le suc salivaire, étant libre de cette trop grande abondance de particules sulphureuses, s'enaigrit par la chaleur du ventricule, & ainsi il recommence à le picoter, & cause une nouvelle faim, qui cesse de nouveau lorsque par d'autres alimens & d'autres boissons cette acidité est temperée, & son acrimonie adoucie, & émoussée. Mais si ces sucs fermentatifs ne sont pas seulement moderés dans le ventricule, mais encore qu'il s'en produise en trop grande quantité, & de trop acres dans les autres endroits du corps, par le vice de la rate, du pancreas, & des autres parties; que, ou de la tête, ou des parties inferieures, il en vienne en si grande abondance dans le ventricule, que leur acrimonie ne puisse pas être suffisamment brisée, ni adoucie par les alimens, & par la boisson, alors la faim devient excessive, & surpasse la naturelle; & c'est ce qu'on appelle FAIM CANINE, dans laquelle

H

les malades vomiſſent de tems en tems les alimens qu'ils ont pris ,
conjointement avec des humeurs acides tres-acres , & d'une acidité
égale (ainſi qu'ils le témoignent eux-mêmes,) à celle du citron : Et
comme cette acrimonie rongeante reſte dans le ventricule , à cauſe
que l'humeur qui la produit eſt extrêmement tenace , les malades
retournent auſſi d'abord à leur premiére faim , & ſouhaittent toûjours
de manger. Que ſi au contraire , ces particules fermentatives ſont viſqueuſes , groſſiéres , & d'un mouvement lent , alors elles ont. beſoin
d'un plus long tems pour ſe développer, & cauſer la faim ; ce qui
arrive principalement quand il y a peu de ces eſprits acides dans tout
le corps , & par conſequent dans la ſalive , & dans cet humeur glaireuſe qui s'attache à la tunique interieure du ventricule. Il arrive
auſſi quelquefois qu'on perd ſubitement l'appetit , ou qu'il diminuë
ce. qui ſe fait quand une trop grande abondance de bile amere remonte dans le ventricule, & que là ſe mêlant avec ce qui eſt reſté des
alimens aprés que le chyle en eſt ſorti , & avec la ſalive qui y découle, elle corrompt l'un & l'autre. C'eſt ce que l'on voit tres-ſouvent arriver dans les perſonnes bilieuſes , dans la jauniſſe , dans diverſes fiévres , &c. Les cauſes éloignées de la diminution de la faim ſont
differentes , comme l'excez dans le répos , & dans le ſommeil , &c.
trop de ſoins , un flux de ventre , &c. Le grand répos & le ſommeil
trop longs produiſent cet effet , en ce que par défaut de mouvement
ſuffiſant du corps, les humeurs auſſi ne ſont pas ſuffiſamment mûës , ni
les acides autant ſeparés des humeurs viſqueuſes qu'il ſeroit neceſſaire ; d'où vient qu'ils ne peuvent pas être ſuffiſamment reduits en acte.
Dans les trop grands ſoucis on ne ſent pas la f aim , parce que la
penſée eſt portée ailleurs. Dans le flux de ventre il paroît évidemment
que le ferment eſt vitié.

Du ferment.　Or ces particules fermentatives qui excitent la faim , ainſi qu'il
paroît par tout ce qu'on a dit ci-devant , ſont acides , ou ſubaci-
des , & les mêmes que celles qui cauſent la coction dans le ventricule , & qui y fermentent & diſſolvent les alimens. C'eſt auſſi
par cette même raiſon que les acides pris modérément excitent la
faim , & font que la coction ſe fait mieux dans le ventricule. Nous
en avons un exemple, (ſans parler de ce que nous experimentons
chaque jour en nous-mêmes,) dans nos mariniers qui vont aux Indes, leſquels ſont long tems ſur mer pour y arriver. Car comme ils
ſont obligez pendant tout ce long tems d'uſer ſur les vaiſſeaux d'alimens groſſiers & durs, leur appetit & les coctions deviennent foibles
& languiſſent , & ils contractent une cachexie ſcorbutique. Mais , du
moment qu'il leur arrive de prendre terre en des Iſles , ou en autres
lieux, où il y ait abondance de limons, & autres fruits aigres , d'a-
bord l'acidité de ces fruits reveillant en eux l'appetit , y rétablit les

coctions , & ils recouvrent ainſi bien-tôt leur première ſanté.
C'eſt auſſi en cette vûë que tres-ſouvent les Capitaines des vaiſſeaux , pour empêcher que dans ces voyages de long cours les
gens de marine ne periſſent par ces dégoûts qui les jettent dans la langueur , ont coûtume de porter avec eux en leurs navires des pots pleins
de ſuc de citron, afin d'en donner pendant le chemin aux languiſſans ,
& c'eſt ainſi qu'ils les remettent.

Il eſt donc conſtant que ces particules fermentatives qui excitent
la faim, ſont acides, & que d'abord qu'elles manquent dans le ventricule, la faim languit , la chylification ne ſe fait pas, & les alimens ſont réjettés par vomiſſement, cruds , ſans être digerés , & tels
qu'on les a pris. Que ſi ces acides s'y réproduiſent de nouveau , l'appetit revient , & les coctions ſe rétabliſſent. Ce qui a fait dire à
Hipocrate *au 6. de ſes Aphor.* 1. que , *Dans les longs flux de ventre , s'il
ſurvient un rapport acide qui n'étoit pas ſurvenu auparavant , c'eſt un bon
ſigne.*

Or on a expliqué ci-devant comment ces particules fermentatives
acquiérent cette acidité ; & on a fait voir que c'étoit par une chaleur
convenante qui reduit les parties ſalines en fuſion. Je dis *convenante* ,

*Si la cha-
leur eſt la
cauſe de la
chylification.*

parce que tout de même que la pâte dans laquelle on a introduit du
levain, ſe fermente tres-bien en un lieu de chaleur moderée, difficilement en un lieu froid, & point du tout dans un four ardent ; de
même cette acidité n'eſt excitée que par une chaleur douce & moderée du ventricule, aprés quoi elle s'éxalte davantage. Que s'il y a trop
peu de chaleur il ne s'en produit point, ou s'il y en a trop, elle
ſe diſſipe , & les ſucs qui doivent eux-mêmes devenir ce ferment,
ſe conſument. De là vient que dans les pituiteux affectés d'intemperie
froide du ventricule, l'appetit eſt toûjours languiſſant, & la coction
foible ; & que dans les bilieux affectés d'intemperie chaude de ventricule, elle ceſſe entiérement. Et il ne s'enſuit pas de là, que plus
la chaleur du ventricule eſt grande, plus auſſi l'appetit eſt grand, &
que la coction s'en doit mieux faire : car on voit le contraire dans
les fiévres ardentes , & dans l'inflammation du ventricule même. On
le voit encore dans le lion, qui quoiqu'entre les animaux il ſoit
eſtimé être tres-chaud , neanmoins il ne digere ni le fer, ni l'or,
ni l'airain, ni autres choſes ſemblables ; qui ſe digerent pourtant
dans le ventricule de l'Autruche, dont la chaleur eſt beaucoup moins
forte, mais dont le ferment eſt plus acre ; ainſi que Langius *liv.* 1.
Epiſt. 12. le rapporte, qui dit avoir vû dans la Cour du Grand Duc
de Toſcane , un Autruche qui avaloit de ces métaux , & qui les
digeroit.

Ce n'eſt donc pas la chaleur , mais le ferment (qui dans les uns
eſt plus acre, & dans d'autres plus doux,) qui eſt la cauſe prochaine

de la faim, & de la coction du ventricule ; & la chaleur, si elle est
moderée, est la cause qui dispose & prepare la matiére, dont le ferment doit être produit, qui l'exalte, & qui le reduit en acte.

Quelle est la chaleur qui fait le chyle.

Or comme la faculté que le ventricule a de produire ce ferment,
& par son moyen de faire le chyle, n'est reduite en acte, ainsi qu'on
vient de dire, que par une chaleur convenante, c'est à dire, moderée ; plusieurs doutent quelle est cette chaleur, ou plûtôt de quelle
partie elle est, si elle est des membranes du ventricule, ou des parties des
environs, ou de quelque humeur, ou enfin des esprits ? A la verité
la chaleur n'est aucunement differente par soi, quoi qu'elle soit en
differents sujets ; car qu'elle soit plus grande dans le fer ardent, &
moindre dans les étoupes allumées, on ne doit pas conclure de là
qu'il y ait dans ces deux sujets difference de chaleur ; mais seulement
difference de quantité, laquelle provient du sujet dans lequel elle
est : Car toute chaleur est excitée par le mouvement & par l'agitation des plus petites particules, & de la matiére subtile. Or la diversité des operations vient de la diversité des choses mêmes dans
lesquelles & par lesquelles la chaleur agit ; car la même chaleur ramollit la cire, & endurcit la boüe ; rôtit la chair à la broche, ou
dans le four ; la fait boüillir dans le chauderon ; pourrit dans le fumier de cheval ; échauffe & fait éclore les œufs dans un poële sans
la poulle : de même pour produire l'acte de chylification il est necessaire qu'une chaleur moderée, (qui neanmoins n'est point differente d'une autre,) soit entretenuë avec proportion dans le ventricule, c'est à dire, dans ses membranes, dans ses humeurs, & dans
ses esprits ; & qu'elle soit aussi fomentée par la chaleur des parties
d'alentour. Car la chaleur étant en cette disposition, il ne se peut
pas que le ventricule n'agisse avec succés sur la matiére qui a disposition à être reduite en chyle, & qu'enfin il ne la dissolve, & n'en
tire le chyle.

*La manié-
re dont se
fait la chyli-
lification.*

Or la préparation des alimens pour être reduits en chyle, se fait
aussi avec quelqu'ordre. Aprés qu'ils ont été machez & brisez dans la
bouche, ils se mêlent avec la salive, laquelle non seulement les ramollit, mais encore leur imprime une certaine qualité fermentative.
(de laquelle voyez *au liv.3.chap.6.& 24.*) Les liqueurs que l'on y ajoûte
en boisson, comme la biére, le vin, &c. augmentent encore cette
qualité ; car elles contiennent aussi elles-mêmes le plus souvent des
particules acres, & des esprits fermentatifs. Le ventricule embrasse
étroitement ces alimens, se resserrant à l'entour d'eux par le moyen de
ses fibres ; & faisant par ce mouvement que les sucs specifiques fermentatifs, tant ceux qui sont produits dans sa tunique interieure,
que ceux qui ont été introduits avec la salive, se mêlent parfaitement
avec eux. Pour-lors il se fait par le moyen de la chaleur convenante

un exact mêlange & une parfaite fusion de tout : car les particules fermentatives s'insinuant dans les pores des alimens, penetrent leurs particules, les agitent, les fondent, ainsi qu'on a déja dit ; dissolvent, & separent les plus pures d'avec les plus grossiéres, & les rendent plus fluïdes, afin qu'elles puissent prendre une autre figure de mixte, & s'unir entre-elles en forme de crême de lait ; laquelle ensuite, conjointement avec toute la masse grossiére où elle est encore enveloppée, coule par la contraction du ventricule dans les intestins, où par l'action de la bile (ainsi qu'on l'expliquera plus amplement *au chap.* 16.) & du suc pancreatique avec lesquels elle se mêle, elle doit, par une autre maniére de fermentation, être entiérement separée du reste de la masse ; & de là enfin être poussée dans les veines lactées.

On ne peut pas exactement désigner le tems auquel la chylification se fait. Car on voit en cela une grande varieté, qui vient de la difference du temperament du ventricule, de l'âge, du sexe, de la disposition des parties qui sont autour, & des alimens mêmes.

Du tems auquel la chylification se fait.

Or, qu'il y ait des alimens qui se digerent plûtôt, & d'autres plus tard, cela vient principalement des alimens mêmes, qui different entre eux en substance, en dureté, en solidité, en épaisseur, en délicatesse, en chaleur, en froid, &c. à raison de quoi les uns se dissolvent plus facilement, les autres plus difficilement ; mais que les mêmes alimens se cuisent plus promptement dans les uns, & plus lentement dans les autres ; De plus, que certains ventricules supportent, & digerent plus facilement les poissons cruds, les chairs dures & à moitié cuites, les fruits qui ne sont pas murs, & plusieurs autres choses semblables : Enfin, que d'autres ne digerent qu'à peine les alimens tendres & bien cuits ; cela vient de la diversité de la disposition du ventricule, du ferment, & du degré de chaleur.

Ce que je dis des alimens, doit aussi être entendu de la boisson ; dautant qu'à raison des differences dont on vient de parler, elle se digere dans les uns bien, dans les autres mal ; dans les uns promtement, & dans les autres lentement. Par exemple, si l'on boit du vin, ou quelque autre liqueur semblable, en trop grande quantité ; alors ou cette liqueur, à raison de l'abondance de ses particules acres, de sa tenuité, & des esprits qu'elle contient, est promtement digerée ; ou à raison de la trop grande quantité qu'on en a pris, elle devient pesante & indigeste au ventricule, & on est contraint de la réjetter sans avoir été digerée ; Les signes de cette indigestion sont des rots cruds, le vomissement, des rongemens d'intestins, & les urines crües.

La coction de la boisson dans le ventricule.

Si l'on boit de l'eau simple, qui n'a en soi aucunes particules acres ; cette eau dans les ventricules chauds, ou dans lesquels il y a trop grande abondance de sucs acres & chauds, a coûtume de temperer la trop grande fermentation, & de l'empêcher en quelque maniére ; mais dans les ventricules froids, ou qui font pleins de fucs froids, & d'alimens, elle a coûtume d'y empêcher la digeftion, entant que par fon humidité froide elle émouffe les particules acres fermentatives qui font dans le ventricule, & dans les alimens que l'on a pris ; c'eft à dire, que par fa trop grande aquofité elle fepare & éloigne trop les unes des autres, les petites particules des principes actifs, enforte qu'elles ne peuvent pas fuffifamment agir entre-elles, & reciproquement les unes fur les autres, ce qui rend pour lors ce mouvement plus petit ; & ce défaut de leur mouvement augmente le froid dans le ventricule, & fait que les parties fermentatives ne peuvent y être ni fuffifamment attenuées, ni élevées à un degré fuffifant d'effervefcence ; d'où vient qu'elles ne peuvent pas agir avec affez de convenance fur les particules qui doivent être fermentées.

Il faut encore remarquer que les chofes graffes prifes en abondance diminuent la faim, & rendent la coction qui fait le chyle, plus difficile, par la raifon qu'elles émouffent l'acrimonie des particules fermentatives ; ou plûtôt parce qu'elles enveloppent & embarraffent tellement les petites parties ou particules des alimens, que les fermentatives ne peuvent agir fur elles avec affez de forces. Cette force des alimens gras paroît auffi dans les chofes exterieures ; car le vinaigre, même le plus fort, ne peut ronger les vafes d'argent ou d'étaim que l'on a bien graiffés, quoi qu'il ne perde rien de fa force ; l'eau de vitriol pareillement, & l'eau-forte ne fçauroient non-plus ronger la peau fi on l'a enduite de quelque graiffe. Ainfi la matiére acre fermentative ne peut agir que tres-difficilement fur les alimens qui font entre-mêlés de beaucoup de graiffe, laquelle excite bien plûtôt le vomiffement qu'elle ne fe peut bien digerer. Voyez dans la fuite *le ch.17. & le ch.12. du liv.2.* où l'on traite du ferment.

Obferva-
tion de L.
de Bils. Loüis de Bils, Anatomifte qui forme des paradoxes fur tout, a, au rapport de N. Zafius, obfervé en la differtion de plufieurs chiens, le tems de la chylification en la maniére fuivante. Il dit donc, que fi le chien n'a été nourri que de lait, la chylification pour-lors fe fait environ dans deux heures ; fi l'on ajoûte à ce lait du pain blanc, elle ne s'acheve que dans trois, ou un peu moins. Que fi ce lait a été reduit en boüillie avec de la farine de froment, il faut du moins quatre heures avant que le chyle paffe dans les veines lactées, & qu'on puiffe l'y voir. Mais fi ce chien n'a été nourri qu'avec du pain tres-délicat, fait feulement avec de la pure fleur de froment, à peine pour-lors la chylification peut-elle être finie en fix-heures.

Mais ces obfervations de Bils font tres-incertaines, parce que les ventricules des chiens ne font pas tous difposés de la même maniére, & également bien, qu'ils ne digerent pas tous en tems égal les alimens , & qu'on verra souvent en un ventricule, que la digestion y aura été faite en une heure, laquelle à peine pourra être finie en un autre en trois. Outre cela , si ces observations ne peuvent pas être commodément expliquées de toute la coction en général qui se fait de tout ce qui a été introduit en un même tems , & tout ensemble dans le ventricule, elles se trouveront contraires à la raison & à l'experience , qui enseignent, que, soit dans les hommes, soit dans les chiens, tout ce qui a été mis dans le ventricule, ne s'y digère pas toûjours tout ensemble , & à même tems ; mais que des particules qui ont de la disposition à se convertir en chyle , les plus tendres sont changées les premiéres , & les grossiéres ensuite, & ainsi il est impossible de désigner avec certitude , le veritable tems de la chylification. Car quoique peut-être le lait introduit dans le ventricule, conjointement avec le pain dont il a été parlé , ait besoin de trois heures avant que toutes les particules propres à être changées en chyle soient totalement converties ; neanmoins il n'est pas necessaire que les trois heures soient entiérement finies avant que le chyle sorte du ventricule ; car les plus délicates particules du lait sont de beaucoup plûtôt transformées en chyle , que l'on voit dans les veines lactées une heure , ou une heure & demie aprés , & quelquefois plûtôt ; pendant que le pain & les plus grossiéres particules du lait restent dans le ventricule jusques à trois. C'est donc se tromper grossiérement que de dire que la chylification dont il est ici parlé , ne finit qu'aprés la fin de la troisiéme heure, puisque même sa plus grande partie étoit achevée dans la première.

Le tems de la chylification , & les empêchemens qui peuvent y survenir, sont élégamment proposés par Bernard Svalve dans le traitté qu'il intitule *Querel. & opprob. ventric.* où il introduit le ventricule , parlant en cette maniére. *Tout ce que je reçois, ne resiste pas également à mes travaux, l'un est vaincu plûtôt que l'autre. A peine employai-je une petite heure an laitage , & deux aux herbages ; la délicatesse de la chair de poisson ne demande pas même tout ce tems-là ; à trois en quatre heures puis-je reduire en forme de crême le pain pesant & serré ; & plus les chairs sur lesquelles je dois agir, ont de la dureté , plus mon action doit être forte & lente. La chair de mouton & celle de bœuf ne peuvent être digerées qu'en six ou sept heures ; Je ne puis neanmoins désigner le tems de chacune. L'aliment acide m'est tres-agreable. J'en reçois un soûtien de vie plus solide , j'en agis avec beaucoup plus de vigueur , & ma substance en est plus ferme ; tres-souvent neanmoins je suis affoibli & dépoüillé de forces ; car je ne parle pas des accidens imprevûs qui troublent mon action, tantôt celui-là , & tantôt celui-ci me rendent languissant. C'est-là mon mal-heur , & le sujet de mes larmes ; que je ne puis me défendre contre les attaques du déhors , & que je sois exposé à tant d'irregularités qui me troublent dans mon emploi, & le rendent presque sans effet. Cette source de mes malheurs est si feconde , que souvent dans mes coctions je ne puis arriver à ma veritable fin.*

Le tems & les empêchemens de la chylification

L'ordre de la chylifica-tion. Cela à la verité eft parfaitement bien décrit par Svvalve, & tres-fuccinctement, puifqu'il eft conftant que lors qu'en un feul répas on prend plufieurs differents alimens, tous ces alimens ne dépofent pas de foi à même tems, & auffi-tôt les uns que les autres, leur fuc laitteux; mais felon que le fuc acide fermentatif qui agit fur eux, a plus ou moins de force, & auffi felon leur diverfité eu égard à leur fub-ftance, à leur quantité, à leur dureté, à leur propre vifcofité, à leur legéreté, à leur folidité, &c. leurs particules les plus fpiritueufes, ou les plus délicates fe diffolvent, & paffent en chyle, dans les uns plûtôt, dans les autres plus tard; & celles qui font le plûtôt digerées s'écoulent les premiéres par le pylore, les autres reftant dans le ventricule jufques à une plus entiére diffolution. Cela eft évident par l'éfet qui fuit le répas: Car les forces font rétablies incontinent après qu'on a mangé, quoi que l'on fente bien que les alimens reftent encore long-tems après dans le ventricule; ce qui vient des particules des alimens les plus fubtiles, qui fe diffolvent, fe cuifent, & s'écoulent promtement du ventricule. Que fi elles avoient dû y demeurer, jufques à la parfaite coction des parties les plus dures, elles fe feroient trop cuites pendant ce long fejour, & par confequent corrompuës, ou du moins notablement vitiées. Cela paroît encore dans la diffection des chiens que l'on ouvre peu de tems après qu'ils ont mangé; car on trouve le plus fouvent dans leurs inteftins, & dans leurs veines lactées un chyle tres-délié, ainfi que nous avons plufieurs-fois démontré une heure après que l'animal avoit mangé, fur tout fi on lui avoit donné des alimens liquides, quoique neanmoins la plus grande partie de ces alimens, non encore changée, fut reftée dans le ventricule.

De l'ordre des alimens. On voit de là l'erreur de plufieurs Medecins qui difent que les alimens qui ont été les premies introduits dans le ventricule, en fortent les premiers; & les derniers pris les derniers; à raifon dequoi ils ont prefcrit l'ordre qu'ils prétendent qu'on doit garder en les prenant; fçavoir, les plus faciles à digerer les premiers, & les plus durs les derniers; de peur que fi on change cet ordre, il ne s'engendre des crudités. C'eft là l'opinion de Galien *au 3. des caufes des fymptomes, chap.* 1. de Fernel *au 5. de fa Patholog. chap. 3.* de Mercurial *au 3. de fa Practiq. ch. 12.* de Sennert *en fa Practiq. liv. 3. part. 1. fect. 3. chap.* 9. & de plufieurs autres. Mais il eft certain que généralement tous les alimens qui entrent dans le ventricule s'y confondent, s'y mêlent, & s'y agitent, & cela par la fermentation, par laquelle les particules déliées & fpiritueufes s'étendent, & fe dégagent des parties groffiéres qui font en diffolution; & ainfi les parties fubtiles & les groffiéres étant enfemble agitées, il fe fait par ce mouvement un mélange de toutes, & ce qui dans cette maffe eft fuffifamment digeré, s'écoule à mefure, & continuelle-ment

ment par le pylore, & ce qui ne l'eſt pas encore aſſés, demeure plus
long-tems dans le véntricule pour y être cuit davantage.

Il faut ici maintenant reſoudre trois Problemes qui ſe preſentent. *Trois Pro-blêmes.*
Le *Premier* ; Si la faim eſt excitée par les pàrticules acides fermentatives, qui cauſent dans le ventricule un picottement incommode
(comme on a dit,) quelle eſt la cauſe pour-lors du PICA, ou dé-
pravation de la faim ? Le *ſecond* ; Sçavoir, ſi dans la diſpepſie, ou *Première digreſſion.*
en quelqu'autre méchante coction que ce ſoit, il peut s'engendrer de
la bile dans le ventricule, telle que celle que l'on réjette par haut
& par bas dans le COLERA MORBUS. Le *troiſiéme* ; ſi tout le chyle,
à meſure qu'il eſt cuit, s'écoule du ventricule dans les inteſtins.

Quant au *premier* ; La cauſe de la dépravation de la faim, que les *La cauſe du Pica, ou dépravation de la faim.*
Latins appellent PICA ou MALACIA, ne nous ſemble pas encore juſ-
ques à preſent avoir été bien décrite par qui que ce ſoit, quoique
pourtant cette maladie ſoit ſurprenante ; car ſa violence eſt ſi grande,
ſur tout dans les filles & dans les femmes, qui en ſont plus ſouvent
tourmentées que les hommes, (qui auſſi en ſont quelquefois attaqués,) que ſouvent elles ſouhaitent avec une ardeur extrème
& étonnante de manger, & même mangent en abondance, tantôt
de la farine, tantôt de la croye, tantôt de la terre, des charbons,
de la chaux, de la poix fonduë, de la chair cruë, des fruits qu'on
n'a point coûtume de manger, des poiſſons en vie, quelque partie
charnuë d'un homme vivant, des pierres, & pluſieurs autres choſes
abſurdes tres-éloignées de la nature de l'homme ; dequoi les Medecins ont écrit pluſieurs exemples ; outre ceux qui ſe preſentent chaque jour à nos yeux. Sennert rapporte avoir connu une femme, laquelle mangeoit chaque jour environ deux livres d'une meule de moulin, & qu'ainſi dans la ſuite du tems elle la mangea preſque toute.
On attribuë ordinairement la cauſe d'une ſi grande & ſi étonnante maladie à des humeurs corrompuës, contenuës dans le ventricule, leſquelles ſelon la diverſité de leur nature excitent ces deſirs, ou faims
particuliéres ; dans les uns pour telle choſe, en d'autres pour telle
autre, ſoit que cette choſe ſoit bonne, ou qu'elle ſoit abſurde ;
dans d'autres pour des choſes méchantes, mais entre-elles ſemblables;
en d'autres pour des diſſemblables, entant qu'à raiſon de la diverſité
du vice de l'humeur, les fibrilles des nerfs du ventricule ſont diverſe-
ment muës, & picottées : laquelle maniére ou eſpece de mouvement
étant communiquée au cerveau, il s'y fait d'abord un certain autre
mouvement qui excite cet appetit ſpecifique pour telle ou telle choſe. François de le Boë Sylvius *dans ſa Pratique liv.4.ch.2.* & auſſi *in dictat.*
col. priv. tenu l'an 1660. dit, (quoiqu'il promette une plus ample &
plus claire explication de ce point,) que la cauſe du malacia eſt le
défaut ou vice du ferment du ventricule, c'eſt à dire, qui eſt corrompu

I

ou par des alimens gâtés , ou par des medicamens , ou par des ve-
nins , ou par differentes maladies , fur tout des maladies de femmes,
lefquelles infectent la maffe du fang, d'où s'enfuit l'alteration ou infection de la falive ; & enfin celle du ferment du ventricule , ou du
ventricule lui-même. Mais fi cette fpecieufe raifon a lieu , qu'on explique , s'il eft poffible , par fon moyen ; pourquoi cet appetit ainfi déterminé à de chofes étrangeres , & abfurdes , arrive auffi en ceux en qui il n'y
a aucune humeur vicieufe dans le ventricule , (quoique je ne veüille
pas nier qu'il ne puiffe auffi y en avoir ,) ainfi que j'ai remarqué
quelquefois en pratique qu'il eft arrivé : Pourquoi dans un homme
qui n'a aucun vice dans le ferment, ni dans le ventricule , fouvent
en confiderant avec attention un tableau s'excite-t'il en lui quelquefois un defir ou faim ardente de manger du poiffon crud, des fruits
ou autres chofes inufitées , & abfurdes ; en la maniére que par la
vûë du tableau d'une Venus nuë , il s'excite des fentimens d'amour :
Quelle peut être la nature ou qualité fi merveilleufe de cette humeur,
qu'elle foit capable de mouvoir de telle forte les fibrilles des nerfs ,
& du cerveau , qu'à raifon de ce mouvement , il fe puiffe exciter l'appetit ou defir de manger d'une meule de moulin , du charbon, des
pipes à tabac, ou autres chofes fi abfurdes, qu'il n'eft perfonne qui
ne voye qu'on ne fçauroit les defirer , ou comme un aliment neceffaire , ou comme un remede contre les picottements & les rongemens in-
quietans du ventricule. Ces defirs defordonnés ont donc une autre caufe;
fçavoir , l'erreur de la feule imagination , & le jugement erroné qui eft
formé fur cette erreur , laquelle eft caufée par la méchante difpofition
du cerveau, & par le mouvement irregulier des efprits,& non pas par aucun vice des humeurs qui fe trouvent dans le ventricule.Car ces méchantes humeurs peuvent bien , felon qu'elles picotent avec plus ou moins
de force le ventricule , diminuër ou abolir la faim , ou l'augmenter
jufques à l'excés ; mais elle ne peuvent pas la déterminer à fouhait-
ter certaines chofes particuliéres , tres-fouvent abfurdes. En effet, la
faim eft un inftinct naturel , par lequel nous fommes fimplement in-
citez en général à prendre des alimens comme pour remede aux rongemens du ventricule qui nous inquiétent ; mais elle ne nous porte
pas fpecialement à tels ou tels alimens , ou à telles ou telles chofes
abfurdes. Or qu'il y ait des perfonnes , qui , quoi qu'elles foient en parfaite fanté , font neanmoins fameliques , & defirent avec ardeur , tantôt du poiffon , tantôt de la chair , tantôt du fruit , tantôt des viandes rôties , tantôt des boüillies , &c. cela ne vient pas , ni d'un picottement ou rongement particulier , & de telle efpece , ni de l'appetit naturel du ventricule ; mais de l'appetit animal , par lequel elles
jugent que ces alimens font ou doux , ou falés , ou acides, ou agreables,
ou enfin plus convenables à leur fanté ; & c'eft auffi de là d'où vient

que quelquefois on fouhaite avec plus d'ardeur du vin d'abfinthe, des harengs cruds, & plufieurs autres chofes de foi defagreables au goût, que d'autres beaucoup plus agréables & meilleures. Or comme le choix ou le rebut d'une chofe, ou d'un aliment dépend du jugement, & que ce jugement fe fait dans le cerveau, & non pas dans le ventricule : il eft évident que ce n'eft pas dans le ventricule qu'il faut aller chercher la caufe du defir, ou appetit d'une telle chofe déterminée, mais dans le cerveau ; lequel s'il eft mal difposé, (comme s'il eft affecté & bleffé par de méchantes humeurs, ou vapeurs qui s'élevent de quelques matiéres croupiffantes aux environs de la matrice, de la rate, du pancreas, ou d'autres parties,) forme facilement des idées ou imaginations abfurdes, d'où il s'enfuit un jugement erroné ; (Cela eft évident dans les mélancholiques, qui par fois extravaguent à l'égard d'une feule chofe, à laquelle ils ont fouvent pensé, jugeant neanmoins, & raifonnant bien de toute autre ;) & ainfi c'eft par le vice ou l'erreur du jugement qu'on defire fouvent des chofes méchantes, & abfurdes, comme fi elles étoient falutaires & tres-bonnes, ou du moins comme tres-agreables ; telles que font la craye, le charbon, & les autres dont on a fait mention ci-deffus, aufquelles ceux qui font attaqués du pica avoient auparavant tres-fouvent pensé. Car on voit dans les femmes enceintes, combien la pensée forte & frequente d'une même chofe a de force, pour exciter un tel appetit dépravé. En effet, elles ont plufieurs-fois des defirs ou appetits fi ardents, que fi elles ne peuvent joüir des chofes qu'elles fouhaittent, elles en impriment fouvent la marque fur leurs fœtus ; & on ne peut pas dire que cette impreffion vienne des méchantes humeurs du ventricule, mais au contraire du cerveau, entant que, tant la pensée frequente de ces chofes, que le jugement que l'on forme de leur bonté, fe font en lui, & que leurs idées font portées de lui au fœtus par les efprits animaux, & y font imprimées. Outre cela, ceux qui font attaqués de ce mal, ne fouhaittent pas toûjours une feule & même chofe, mais tantôt celle-ci, & tantôt celle-là, entant qu'ils ont plus pensé à l'une qu'à l'autre : Ce que dans la verité on ne fçauroit imputer à une humeur corrompuë qui foit dans le ventricule, puifque l'appetit de tant de chofes differentes devroit proceder d'autant de differentes humeurs. Il faut ajoûter à cela que les malades ont coûtume d'être affectés du pica lors qu'ils ont faim, & qu'alors ils fouhaitent fur le champ avidement ces fortes de chofes aufquelles ils avoient auparavant tres-fouvent pensé, foit qu'elles foient bonnes, foit qu'elles foient abfurdes ; & ils ne les jugent pas méchantes ou nuifibles comme elles font, mais au contraire, bonnes & tres-agreables au goût. J'ay neanmoins tres-fouvent prévenu ces fortes d'appetits dépravés par adreffe, en ordonnant aux do-

meftiqués de ne jamais parler devant les malades de ces chofes qu'ils
fouhaittent fi ardemment, & d'en ôter même les repréfentations ou
peintures de devant leurs yeux , & que cependant on leur offrît fouvent pendant le jour, & fans affeétation, de bons alimens , afin que
par ce moyen on empêchât qu'ils n'euffent jamais faim. J'en ai re-
mis par cette méthode plufieurs , fur lefquels on n'avoit rien pû obtenir, ni par les remedes , ni par les raifons. Il faut encore ici ré-
Objeélion. pondre à une *Objeélion* qu'on peut faire fur ce fujet : qui eft ; que fi
le Pica ne venoit pas du vice du ventricule , les malades feroient incommodés par l'ufage de ces chofes abfurdes , & même ils ne pourroient pas les digerer ; Cependant il eft conftant que plufieurs n'en
fouffrent aucune incommodité ; fans doute, parce que il y a des méchans fucs dans leurs ventricules, lefquels ont affez de force pour
diffoudre les chofes abfurdes , & les digerer , & par confequent il
femble que le ventricule les ait defiré comme un remede fpecifique à
leurs rongemens. Mais il eft facile de détruire la force de cette ob-
jeétion, fi l'on confidere qu'ils n'eft pas abfolument veritable que ces
malades ne reçoivent aucune incommodité pour avoir mangé de ces chofes abfurdes ; & fi cela eft arrivé quelquefois, c'eft feulement à tres-
peu de perfonnes , & feulement la première , la feconde, & la troifiéme
fois ; mais dans la fuite ils en ont été affez notablement incommodés, en aiant contraété des obftruétions , l'hydropifie, le pfora , ou
quelqu'autre fâcheufe habitude cacheétique. Quant à ce que dans le
commencement il n'en font pas manifeftement incommodés, il y en
a deux raifons.

La *Premiere* eft ; que dans cette aétion de manger avidement ,
les efprits animaux coulent avec abondance au ventricule par les
nerfs de la fixiéme paire, (en la maniére que dans une forte penfée d'amour, ils fe portent en quantité aux parties genitales) & qu'il
s'y porte auffi beaucoup de fang arteriel. Or nous expliquerons amplement *au liv.* 3. *ch.* 11. combien ces efprits agiffent avec force , & effi-
cacement dans la nutrition, & comment ils concourent aux coétions
du ventricule s'ils y influent en plus grande quantité qu'à l'ordinaire.
Cela paroît dans ceux qui font addonnés à leur ventre , qui en font
fi efclaves qu'ils employent les jours & les nuits à le contenter , &
qui ne penfent prefque à autre chofe qu'aux moyens de le remplir ;
En effet, ces fortes de gens, par la raifon , que les efprits font déterminés de fe porter avec abondance à leurs ventricules , digerent
bien plus facilement & plus heureufement que ceux qui font continuellement dans l'étude ; car en ceux-ci les efprits fe portent ailleurs;
auffi font-ils fouvent travaillés d'indigeftions , & à peine peuvent-ils
digerer les alimens les plus legers.

La *Seconde raifon* eft , que ces fortes de malades font le plus fouvent un peu mélancoliques, ou du moins tellement conſtitués qu'il s'engendre dans leurs ventricules, dans la rate & dans le pancreas des ſucs acides fermentatifs en beaucoup plus grande quantité, & plus acres qu'à l'ordinaire ; d'où vient auſſi que lors qu'ils commencent d'avoir faim, ils l'ont plus acre, & ils digerent beaucoup plus facilement ce qu'ils mangent, que les autres, & qu'eux mêmes en un autre tems. Ainſi j'ai connu une femme groſſe, qui aiant une envie extrême de manger des ceriſes, en mangea en une ſeule fois cinq & ſix livres ; une autre qui mangea trente gâteaux, ou tourtes ; une autre ſix harengs ſalés cruds ; & elles digererent tout cela parfaitement, quoique d'ailleurs elles ne mangeaſſent pas beaucoup, & qu'elles n'en euſſent pû ni manger ni digerer la quatriéme partie, pas même la ſixiéme. C'eſt auſſi par cette raiſon qu'elles peuvent pour quelquefois digerer, ou des alimens pris en grande quantité, ou des choſes abſurdes, comme du bled, des poiſſons cruds, des charbons, de la croye, & autres choſes qui ſont de dure digeſtion, ou du moins que ces choſes s'écoulent de leurs ventricules, ſans leur avoir nui : Mais ſi elles en continuent long tems l'uſage, ce ſuc acre enfin venant à manquer, le ventricule, & les autres viſceres en ſont en telle ſouffrance que leurs coctions en ſont troublées & diminuées, & il ſe produit en eux quantité de méchantes humeurs, qui cauſent une dangereuſe cacochimie, ſource de pluſieurs maladies. Je crois que par toutes ces raiſons, il eſt évident que cet appetit deſordonné de choſes abſurdes, n'eſt pas immediatement produit par des ſucs, ou de certaines humeurs corrompuës, engendrées dans le ventricule, & qui y reſtent : mais par quelque vice du cerveau, & de là par une erreur de l'imagination.

A l'égard du ſecond probleme, Regius, & pluſieurs autres Medecins en tiennent l'affirmative, & l'enſeignent, quoi qu'il ſoit tres-éloigné de la verité. Car dans l'état de maladie les humeurs peuvent bien ſe corrompre dans le ventricule en pluſieurs manieres, ou il peut bien s'y en ramaſſer d'ailleurs quantité déja corrompuës, mais il ne peut jamais s'y engendrer de la bile ; & ſi bien on en réjette en abondance par haut & par bas dans le cholera morbus ; celle-là neanmoins n'a pas été produite dans le ventricule, mais dans le foye, & s'eſt enſuite ramaſſée & conſervée dans la veſicule du fiel, dans le pore biliaire, & dans les autres lieux voiſins ; où enfin devenant plus acre en ſe fermentant, & boüillonnant avec grande impetuoſité, elle ſe jette dans l'inteſtin duodenum ; de là, partie en s'élevant dans le ventricule, elle y excite de violens vomiſſemens, & partie en ſe précipitant en bas dans tous les inteſtins, elle y cauſe de grands troubles. Cela paroît aſſez de cela ſeul que ſouvent le cholera morbus attaque ſur le champ, ſans qu'aucun ſigne d'indiſpoſition du ventricule, ou

Si dans le Pica il s'engendre de la bile dans l'eſtomac.

qu'il fe foit engendré en lui, ou ramaffé d'ailleurs, de la bile, ait précedé : que fouvent il furvient au milieu du fommeil aprés avoir bien foupé, & fans qu'on fente en foi aucune incommodité capable de troubler l'appetit, ou les coctions ; que quelquefois il furprend en plein jour, fubitement, & fans qu'on en ait eu aucun preffentiment ; ce qui fans doute n'arriveroit pas ainfi, fi cette fi grande abondance de bile qui caufe ce terrible mal, s'engendroit dans le ventricule, ou fi elle y avoit été ramaffée d'ailleurs. Et il femble même contre la raifon, de croire que la nature eût deftiné & fait plufieurs organes differents pour un feul & même office ; fçavoir, pour produire de la bile. Car la nature fe fert toûjours de milieux de même efpece pour arriver à une même fin. Ainfi le ventricule feul fait le chyle ; le feul foye la bile ; le feul cœur le fang, &c. Le détour qu'on prend lors qu'on dit que cette bile qu'on veut être engendrée dans le ventricule, n'eft pas naturelle, n'a pas lieu ici. Car je réponds, que celle qu'on réjette en abondance dans le cholera morbus, laquelle on prétend être engendrée dans le ventricule ; & auffi celle qui eft vuidée dans les diarrhées de plufieurs enfans, font des biles acres, le plus fouvent éruginéufes, & vertes, & dans les corps de femblables malades que j'ai ouverts aprés leur mort, j'en ai toûjours trouvé de telle, & en grande quantité dans la veffie du fiel ; & tres-peu ou point du tout dans le ventricule. Ce qui eft un figne certain que lors qu'elle s'échauffe, & qu'elle s'éleve, elle fe jette avec violence dans les inteftins, & dans le ventricule ; mais qu'elle ne s'y engendre pas. Et dans les enfans morts de ces fortes de diarrhées bilieufes, j'ai fouvent trouvé que la veffie du fiel pleine d'une bile verte étoit enflée de la groffeur d'un gros œuf de poule ; en forte qu'il eft tres-certain que dans la partie où la bile natürelle s'engendre, c'eft à dire, dans le foye, il s'y en produit auffi de la non naturelle. On dira peut-être qu'il eft impoffible qu'il s'engendre dans le foye une fi grande quantité de bile verte, & en fi peu de tems, ou qu'il puiffe d'aucun endroit s'y en faire un amas d'auffi grande quantité qu'il s'en réjette dans le cholera morbus par le haut, & par le bas ; Car quelquefois dans l'efpace de vingt-quatre heures on en réjette plufieurs livres, & on en remplit plufieurs pots : Il faut donc qu'en ces cas cette bile fe produife dans le ventricule. Mais je réponds que celle qui fe ramaffe dans la veffie du fiel, jufques à la remplir entiérement, eft fouvent verte, & tres-acre ; & lors qu'en fermentant elle fe jette avec impetuofité dans les inteftins, & dans le ventricule, elle picote & fatigue avec douleur ces parties, & fait en la maniére des medicamens purgatifs, précipiter de toutes parts les ferofités, & autres differentes humeurs dans les inteftins, où elles font toutes teintes en couleur verte par la petite quantité de bile verte qui s'y eft répanduë, auffi bien que dans le ventricule, & c'est en cette couleur qu'on les réjette : Et comme la quantité de ces humeurs est quelquefois excessive , les ignorans jugent par cette couleur verte que ce n'est là que de la pure bile, quoique ce soit d'autres humeurs , teintes par le mélange de cette bile. Or que cette bile verte puisse faire par son mélange une si grande teinture , je le sçai par experience : car avec une demi-cuillerée de cette liqueur que je tirai de la vessie , je teignis en presence de plusieurs personnes une livre d'eau en couleur verte.

Ceux qui tiennent l'affirmative du troisiéme Problême , à l'opinion desquels Regius se range, enseignent que le chyle qui se fait dans le ventricule , ne va pas tout aux intestins , mais qu'une partie est portée par le vaisseau court , & par les veines gastriques qui lui sont voisines , à la rate. Pour le prouver ils apportent deux raisons. *Si une partie du chyle se porte à la rate.*

La *première* : Que dans la matrice le fœtus est dans ses commencemens nourri du suc laitteux dans lequel il nage , lequel suc est porté par la veine umbilicale qui lui est adherente , & qui ne s'est pas encore étenduë jusques au Placenta , vers le foye , & le cœur du fœtus. Que si cela arrive dans le fœtus , on ne doit pas être surpris que dans l'homme une partie du chyle passe à la rate par les veines gastriques.

La *seconde* raison est que , lors qu'on a pris des alimens , il en suit un si prompt rétablissement des forces , qu'il ne seroit pas possible que ce rétablissement se fît si-tôt , s'il faloit que tout le chyle prît le long chemin des veines lactées pour parvenir au cœur ; & si une partie ne passoit pas par le vaisseau court veneux, qui est la voye la plus courte pour arriver à la rate , & de là plus promtement au cœur.

Mais je réponds à la *première raison* , que le fœtus dans ses commencemens ne se nourrit pas du suc laitteux , mais du reste de la liqueur seminale , qui est répanduë tout autour de lui, laquelle entre par ses pores ; (ce qui sera expliqué plus amplement *au chap. 29. suivant*) & quelque peu après est aussi reçuë par la bouche : La veine même umbilicale , lorsqu'enfin elle s'est unie , & comme enracinée dans le placenta , ne peut rien plus ni recevoir , ni porter de ce suc laitteux : & ainsi c'est mal à propos qu'on la compare aux veines gastriques. Outre cela , quand même en ces commencemens il seroit porté par la veine umbilicale quelque peu de ce suc alimentaire au foye du fœtus , je dis neanmoins qu'il ne s'en suit pas de là que dans l'homme né le chyle passe du ventricule par les veines gastriques, ou des intestins par les mesaraiques; dautant que cette comparaison cloche entiérement , & que plusieurs parties ont un usage dans le fœtus , qu'elles n'ont pas dans les hommes nez, dequoi on voit la preuve dans les vaisseaux umbilicaux , dans le trou ovale, dans le cœur, dans la jonction de l'artere pulmonaire avec l'aorte , &c. Que de plus , il y a des parties dans le fœtus qui n'ont pas encore les usages qu'elles acquiérent aprés la naissance , telles que sont le poûmon , le foye , la rate , les parties génitales , le nez , les oreilles. De l'usage donc qu'a une partie dans le fœtus, on n'en peut pas conclure l'usage d'une autre dans l'homme né ; non-plus que de l'usage de la veine umbilicale celui des veines gastriques , & des mesaraïques.

A l'égard de la *seconde raison* : il est vrai que la preuve que l'on tire du promt rétablissement des forces, qui suit d'abord aprés qu'on a pris ou des alimens ou de la boisson, semble être tres-plausible ; on croit que ce rétablissement vient de ce que la partie la plus subtile de l'aliment, allant par une voye tres-courte, du ventricule à la rate, en arrive beaucoup plûtôt au cœur, & le refait bien plus promtement que si elle alloit premierement aux intestins, de là par plusieurs vaisseaux lactées à la veine souclaviére, & enfin par la cave au cœur. Et (afin de donner plus de jour à cette preuve) j'ai quelquefois oüi citer par le D. Regius l'exemple rapporté par Fernel, d'une certaine malade dont le pylore étoit bouché entiérement, laquelle prenoît chaque jour des alimens, mais qui les réjettoit par vomissement peu de tems aprés les avoir pris, & laquelle neanmoins vêquit long tems ; ce qui n'auroit pû se faire si quelque peu de chyle n'avoit été porté du ventricule à la rate, & qu'elle n'eût été nourrie par ce moyen. Mais quoique ces preuves soient proposées avec pompe, il est neanmoins certain qu'il ne passe aucune portion du chyle, du ventricule aux autres parties, par aucune autre voye que par le pylore, & qu'il n'en vient non-plus quoique ce soit à la rate. 1. Parce que le chyle n'entre en aucun autre vaisseau que dans les lactées. Ce qui sera plus amplement démontré *aux ch.*10. & 11. *suivans,*& *au liv.* 7. *chap.*2. 2. Parce qu'il n'y a aucun vaisseau lactée qui aille au ventricule, ou qui en vienne ; (Deusingius neanmoins *en ses Instit. Anat.* a bien osé en décrire, quoique l'experience oculaire & la raison enseignent le contraire ; mais je ne crois pas qu'aucun de ses Sectateurs ose à l'avenir en faire la démonstration ;) car si le chyle alloit du ventricule à la rate, ce ne pourroit être que par le vaisseau court vêneux, & par les autres veines qui y portent le sang ; cependant il n'en est aucune qui reçoive le chyle, ou qui puisse le recevoir ; ainsi qu'il est évident par les raisons raportées touchant les veines mesaraïques *au liv.* 7. *chap.*2. & 3. 3. Parce que le chyle n'est point separé d'avec la masse grossiére & épaisse, ni n'entre point dans les vaisseaux lactées, qu'auparavant il n'ait été mêlé avec la bile, & avec le suc pancreatique, qui par une fermentation ou effervescence particuliére, le separent de cette matiére épaisse & grossiére qui l'envelope, & à même tems l'attenuent, (ainsi qu'on dira *au chap.* 17.) Or la bile se épand dans les intestins, & non dans le ventricule ; & si par quelque

hazard

hazard elle y eſt portée, cela eſt contre le mouvement ordinaire de la nature, & la chylification en eſt troublée. Or que la ſéparation du chyle d'avec la matière épaiſſe ne ſe faſſe que par le mélange de la bile, ſans quoi il ne ſçauroit être ſuffiſamment atténué par la fermentation pour pouvoir entrer dans les veines lactées ; cela eſt évident dans les Icteriques, en qui la jauniſſe, ſurvenuë, ou par l'obſtruction du pore choledoque, ou par quelle autre cauſe que ce ſoit, a empêché l'écoulement de la bile dans le duodenum ; car ils ont le ventre pareſſeux, & ils ne ſe déchargent que tres-rarement de leurs excremens, par la raiſon que la bile ne tombe pas dans les inteſtins ; & lors qu'il leur arrive de s'en décharger, ils vuident à même tems & en quantité des matiéres blanches chileuſes, qui par défaut de bile n'ont pû être fermentées, ni diſtribuées. Quant au promt rétabliſſement des forces, qui ſuit d'abord après qu'on a pris de l'aliment, il ne vient pas à cauſe du court chemin que fait le chyle, du ventricule à la rate, & de là par le foye & la veine cave au cœur ; (car dans la verité ce chemin n'eſt pas plus court que celui par lequel il eſt porté du ventricule aux inteſtins, & de là par les vaiſſeaux lactées & par la ſouclaviéro au cœur ;) mais de ce que les plus ſubtiles vapeurs de l'aliment pénetrent d'abord juſques au cœur par les pores du ventricule ; (En effet, tout le corps ſelon Hipocrate eſt poreux εὔποοr,) & auſſi de ce qu'elles fomentent d'une maniére douce & agreable les nerfs de la ſixiéme paire, qui ſont communs au ventricule, & au cœur ; & cela eſt évident, en ce que non-ſeulement les alimens, mais encore les parfums, & autres choſes odoriferantes, & les épithêmes cordiaux rappellent d'abord de défaillance ceux qui y ſont tombés, ou qui y ſont ſujets, quoique pourtant ni les odeurs ne parviennent point juſques à la rate, ni les choſes qui exhalent ces odeurs, juſques au cœur ; mais ſeulement des vapeurs ſpiritueuſes tres-ſubtiles, qui pénetrent par les pores juſques à lui. Outre cela, il n'eſt rien de plus admirable que la promtitude avec laquelle les particules les plus délicates des alimens leſquelles n'ont pas beſoin d'une longue coction, arrivent par les vaiſſeaux lactées à la ſouclaviere, & au cœur. Ayant donné à des chiens vuides de tout aliment par une longue faim, des alimens liquides, & de facile digeſtion, & les ayant ouverts demie heure ou trois quarts d'heure après, je trouvai en ce peu de tems dans toutes les veines lactées, un chyle aqueux qui y avoit été apporté en abondance du ventricule & des inteſtins, quoique les alimens ſemblaſſent encore être tous dans le ventricule. L'hiſtoire rapportée par Fernel n'eſt pas fidelle ; car Fernel n'a parlé en aucun endroit de ſon livre, que je ſçache, de cette obſtruction du pylore. Il rapporte bien au liv. 6. de ſa Pathol. ch.1. l'hiſtoire d'une femme enceinte, à laquelle

K

il étoit survenu à l'orifice superieur une dureté ou tubercule, ensorte que nul aliment ne pouvoit penetrer jusques dans le ventricule ; car du moment qu'ils touchoient cet orifice, ils s'en retournoient vers le haut, & il lui fut impossible quelque éfort qu'elle fit, d'y en faire entrer aucun, ni aucune boisson pendant l'espace de deux mois. Mais quel rapport a cette histoire avec la preuve de l'opinion dont on a parlé ? Elle enseigne que les alimens n'ont pû arriver jusques au ventricule, donc il n'a pû s'y faire aucun chyle, ni par consequent en passer de là à la rate. On pourroit bien plûtôt citer & objecter l'histoire que Philippe Salmuth raporte *dans sa Cent.*1. *Obs.* 20. d'un certain homme qui par des vomissemens continuels dont il étoit affligé, étoit contraint de réjetter les alimens incontinent aprés qu'il les avoit pris ; par la raison que le pylore lui étant devenu scirreux, (ainsi qu'on trouva aprés sa mort,) le passage dans le ventricule étoit entiérement bouché : De plus, une histoire presque semblable rapportée par Benivenius *dans sa* 36. *Observ.* comme aussi celle de Riviere *Cent.*1. *Obs.*60. une autre écrite par Jo. Theod. Schenckius *Exerc. liv.*1. *Sect.*2. *ch.*33. & une autre que Jean Vander Méer, Medecin de Delpht), rapporte d'une femme de la même ville, qui dans une maladie qu'elle eût pendant environ six mois, réjettoit par vomissement les alimens quelques heures aprés les avoir pris ; au commencement bien digerés, & ensuite très-puants ; à qui cependant les dejections par le bas diminuoient peu à peu, ensorte que pendant les premiéres semaines elle faisoit deux & trois selles par semaine, ensuite une seule dans une semaine, & enfin à peine en fit elle une dans quatre, & encore de tres-peu de matiére ; de là vint que ses forces diminuerent chaque jour, & qu'elle tomba en une extrême maigreur, jusques enfin que la mort mit fin à sa maladie : Son corps aiant été ouvert, on y trouva le pylore devenu cartilagineux, & si étroit qu'on ne pouvoit faire passer au travers qu'une grosse éguille. Mais comme de toutes ces histoires il paroît clairement que dans ces malades le pylore ne se ferma pas tout à coup, ni même entiérement, du moins pour long tems ; mais qu'il s'étressit insensiblement, & qu'ainsi le passage du chyle se diminuant peu à peu, ils perdirent leurs forces, & leur corps s'amaigrit aussi peu à peu, par défaut de suffisante nourriture : De plus, comme il paroît aussi par ces peu frequentes dejections, & de ce que dans le pylore il y avoit encore assez d'ouverture pour y faire passer une grosse éguille, que dans ces malades le pylore n'y fût jamais entiérement fermé ; ou enfin que s'il le fut, ils n'ont pas vécu long tems aprés l'entiére constriction, mais qu'ils sont morts incontinent aprés, on n'en peut tirer aucune conclusion qui serve à prouver qu'il passe du chyle du ventricule à la rate. Car si cela étoit, & que le chyle par cette voye pût aller plus promtement au cœur, les forces de ces ma-

lades feroient demeurées entiéres plus long tems , & ils ne feroient ni
fi-tôt amaigris , ni fi-tôt morts , bien que le pylore fe fut en eux entiérement refferré.

Bernard Svvalve faifant reflexion à ces difficultés *au liv. de querel.*
& opprob. ventric. pag. 63. & 64. n'ofe pas affûrer que ce rétabliffement
fi promt des forces fe faffe parce que le chyle vient au cœur par une
voye plus courte que par les inteftins ; mais il dit que dans un cas
de neceffité les orifices des veines gaftriques s'ouvrent quelque peu
dans les tuniques du ventricule , & qu'il s'infinuë promtement par
là , non pas du veritable chyle qui eft trop épais , mais ce qui fe
trouve de plus fluide dans les alimens que l'on a pris , qui eft in-
ceffamment porté au cœur , & mêlé avec le fang. Mais Svvalve par
cette raifon femble impofer une cruelle neceffité aux veines gaftriques,
& les contraindre , malgré elles , d'obeïr à fes fpeculations. Il femble
même qu'il veüille qu'elles ne s'ouvrent que certaines fois feulement,
& comme par traitté , lors qu'il le fouhaitera , & comme fous la condition , que ce ne fera que dans la neceffité ; que lors qu'elles fou-
vriront , elles ne verferont point leur fang dans la cavité du ventricule,
(ce qui neanmoins pourroit arriver fouvent , & ainfi caufer des vomiffemens de fang.) Comme auffi , qu'elles ne fe chargeront point
de chyle ; mais feulement qu'elles fuceront le fuc le plus fluide , &
qu'elles le porteront promtement au cœur.

L'ufage du chyle eft , que de lui il s'en engendre le fang. Mais de *De l'ufage*
du chyle.
fçavoir s'il y a quelques parties qui fe nourriffent immediatement du
chyle avant qu'il fe change en fang ; c'eft dequoi on difpute beau- *Seconde di-*
greffion ; fça-
coup. Voici en propres termes ce que Galien écrit du ventricule *au* *voir, s'il y a*
liv. 3. des facultés naturelles chap. 6. Au refte, dit-il *, fa fin eft* (il parle *quelques par-*
de la coction du ventricule) *de prendre pour foi quelque portion de ce qui* *ties qui fe*
lui eft le plus convenant en qualité. Il attire donc à foi fous la forme de vapeur, *nourriffent*
& peu à peu , ce qu'il y a de meilleur dans les alimens , le reçoit dans fes tu- *de chyle ?*
niques , & le leur unit. Lors qu'il en a pris abondamment , il rejette comme une
chofe onereufe tout ce qui eft au de-là de fa nourriture. Il affirme encore
cela *au chap. 12. & 13. du même livre.* Valefius en fes *Controverfes Medicales*
& Philofoph. liv. 1. chap. 14. confirme par plufieurs raifons cette opinion
de Galien. *L'état de la fubftance du ventricule ,* dit-il *, & les raifons fuivan-*
tes démontrent que le ventricule fe nourrit de chyle. Si le ventricule ne fe nour-
riffoit pas de chyle , il ne prepareroit pas non plus , & ne feroit pas l'aliment
des autres parties. Car par quelle raifon produiroit-il le chyle ? Eft-ce pour
l'envoyer au foye : Il a donc le foin de nourrir le foye. Il agit donc par connoif-
fance , & non fimplement par un mouvement de nature ; car tout ce qui opere
par nature , opere pour foi , & n'eft point chargé du foin d'autrui. Outre cela ;
ou le ventricule retient quelque portion du chyle , & renvoye le refte au foye , ou
il n'en retient rien. S'il n'en retient rien , il aura d'abord faim ; & il en

fera de même, si ce qu'il retient ne lui sert pas de nourriture, puisqu'il semble qu'il n'y a que l'aliment seul qui puisse garantir de la faim. Il est donc constant que le sang seul n'est pas suffisant pour nourrir les parties. Emilius Parisanus *l. 5. subtilit. exercit. 3. c.2.* est de l'opinion de Galien, aussi bien que Hénr. Régius *Med. l. 1. c. 2.* & Peramatus, & Montaltus ne different pas beaucoup d'eux. Aristote est contraire à Galien. Il enseigne par plusieurs raisons *au liv. 3. des part. des anim. ch. 3.* que le sang est le dernier aliment, & que c'est de lui, & non pas du chyle que toutes les parties sont immediatement nourries. Plempius *au liv. 2. des fondem. de Medec. chap.8.* quoiqu'il estime (par des raisons pourtant foibles,) qu'on peut défendre l'une & l'autre opinion : soûtient neanmoins avec Aristote que le ventricule & toutes les parties du corps sont nourries immediatement du chyle, & il établit cette opinion par plusieurs raisons. C'est encore là la pensée de Bernard Svvalve *in querel. & opprob. ventric.* & moi-même j'approuve fort le sentiment d'Aristote; sçavoir, *Que le sang est le dernier aliment.* Voici neanmoins ce que je voudrois ajoûter, que le chyle fournit au ventricule, & aux veines lactées, une certaine humidité necessaire qui les humecte, sans laquelle ces parties peuvent à peine demeurer en état de santé, quoi qu'elles soient nourries de sang. En la même maniere que plusieurs herbes qui sont exposées aux ardeurs du soleil, quoi qu'elles reçoivent suffisamment de nourriture de la terre, languissent neanmoins, & meurent si on ne les arrose d'eau; qui par son humidité leur donne vigueur, entant que leurs particules trop dessechées & trop resserrées par l'ardeur du soleil, se relâchent de nouveau, & donnent par ce moyen une plus facile entrée à leur nourriture : De même si les tuniques du ventricule & des vaisseaux lactées n'étoient pas humectées par le chyle, elles se dessecheroient trop, & leurs pores étant trop serrés, elles en recevroient moins facilement le sang qui leur vient pour leur nourriture, & par cette raison elles s'affoibliroient, & enfin ne pourroient plus subsister. C'est ainsi que dans les longues diétes les veines lactées par la même raison deviennent si seches, qu'on ne les trouve jamais plus ensuite; ensorte que la distribution du chyle ne se faisant plus, les malades maigrissent, & meurent. Or quand cette humidité qui tient le ventricule humide, lui manque, alors un resserrement inquiétant de ses tuniques cause la soif; & le picottement ou rongement causé par les sucs fermentans qui y restent attachés, excite la faim que les alimens humides, & le chyle qui en est fait, appaisent veritablement; non pas entant qu'ils nourrissent, mais entant qu'ils humectent, parce que par cette voye ils relâchent les parties resserrées par le dessechement, & temperent, & adoucissent l'acrimonie des sucs picotants. Et il est évident que la seule humidité, ou humectation, cause cet effet, de ce que tout ce qui humecte, comme la biére, l'eau, la ptifane, & les autres chofes femblables, liquides, étant prifes en abondance diminuent d'abord la faim en humectant, & l'appaifent pour un tems.

Mais que dira-t'on du fœtus pendant qu'il eft dans la matrice, dont le ventricule femble n'être nourri que du feul fuc lactée de l'amnios, puifque les vaiffeaux umbilicaux ne lui apportent point encore de fang ? Je réponds que le fœtus eft premiérement nourri des particules groffiéres de la femence qui font reftées fuperfluës après la formation du fœtus, lefqu'elles, en partie ont été en premier lieu changées en fang dans la petite bulle ou point que l'on voit mouvoir, & en partie appofées par juxtapofition, & par quelque efpece de coction; & non du chyle, ou du fuc laiteux de l'amnios. Mais les particules de la femence qui étoient reftées, étant confumées, le fœtus fe nourrit pour lors du fang qui fe fait de cette même liqueur laiteufe de l'amnios, duquel neanmoins il ne fçauroit être nourri, s'il étoit deftitué de l'humectation qu'il reçoit en toutes fes parties par cette même liqueur. Voyez ce qu'on dira ci-aprés fur ce fujet *au chap. 29. de ce même livre.*

Si l'on objecte qu'il peut être vrai que le ventricule qui a des arteres & des veines vifibles, eft nourri de fang, mais qu'il n'y a pas apparence qu'il en foit de même des vaiffeaux lactées, puifqu'ils n'ont aucune artere qui leur apporte le fang. Je réponds qu'il y a des parties en nôtre corps, dans lefquelles nos yeux ne peuvent voir aucune artere, à caufe de leur petiteffe, bien qu'elles en foient parfemées d'une infinité, & ainfi on ne peut remarquer par quelles routes le fang leur eft apporté; quoique neanmoins elles en foient nourries, & nullement du chyle. Telles font la tunique cornée, les ureteres; la membrane du timpan, plufieurs os, & ligamens, divers cartilages, &c. au nombre defquelles on peut auffi mettre les vaiffeaux lactées, & les limphatiques; car quoi qu'il ne paroiffe pas par où le fang leur eft apporté, on ne peut pas neanmoins conclurre de là qu'il n'y en aille point du tout, puifque dans plufieurs autres parties le chemin par où le fang y arrive, eft inconnu, & cependant il eft conftant par leur nourriture qu'il leur en vient.

CHAPITRE VIII.

Des Inteſtins.

L Es INTESTINS ſont continus à l'orifice droit du ventricule, c'eſt à
dire au pylore. Les Grecs les appellent ἔντερα, παρὰ τὸ ἐντὸς ἔιναι,
parce qu'ils ſont placés dans l'interieur du corps ; & c'eſt pour cela
que les Latins les appellent *Interanea.*

Ce que ſont   Or les inteſtins ſont des corps longs, membraneux, concaves,
les inteſtins. ronds, repliés en diverſes circonvolutions, étendus dépuis le ventricule juſques à l'anus, & deſtinés pour conduire le chyle, & pour
contenir & tranſporter les excremens.

Si les inte-   Je dis *pour conduire le chyle,* &c. car on demande ſi les inteſtins ne
ſtins ſont le ſont pas auſſi deſtinés pour le produire ? Il ſemble que ce ſoit là l'o-
chyle.   pinion de Galien, dautant qu'*au liv. 4. de l'uſ. des part.* il parle ainſi :
*Quoique les inteſtins ne ſoient pas faits pour cuire le chyle, mais ſeulement pour
le contenir, & pour le diſtribuër ; neanmoins comme la nature ne demeure jamais oiſive, & ſans agir, le chyle reçoit dans les inteſtins, à meſure qu'il y paſſe,
ſa derniére & parfaite coction.* Aretæus & Aëtius, & entre les nouveaux Spigelius, ſuivent cette opinion de Galien, & la reſſemblance de conſtruction qui eſt entre le ventricule & les inteſtins, eu égard à leur ſubſtance, leur temperament, leur couleur, & la tiſſûre de leurs tuniques
ſemble la favoriſer. Plempius emporté par ces authorités tient *en ſon liv.2.
des Fond. de Med. ch.* 8. l'affirmative de cette propoſition, & dit que la
même coction qui ſe fait dans le ventricule, peut auſſi ſe faire dans les
inteſtins, (ce qui eſt encore confirmé par Regius) & il conclud de là que
les lavemens compoſés d'alimens liquides, donnés par l'anus, peuvent
nourrir, entant que dans les gros inteſtins il s'en fait du chyle, qui
de là paſſe dans les veines lactées, & ſe diſtribuë enſuite par tout le
corps ; mais la negative nous paroit plus vraiſemblable, parce que
dans les fortes & entiéres indigeſtions, cauſées par l'intemperie froide & humide du ventricule, comme dans la lienterie, les alimens s'é-
coulent par les ſelles ſans être changés, ni cuits en aucune maniére;
ce qui neanmoins n'arriveroit pas, ſi les inteſtins avoient en quelle
façon que ce ſoit la faculté de faire du chyle ; car parcourant un ſi
long chemin, & tant de contours, ils ſe changeroient du moins quelque peu, & prendroient quelque diſpoſition à être chyle. Outre cela,
la bile avec le ſuc pancreatique coulent inceſſamment dans les inteſtins, où à la verité elle fait fermenter les alimens déja digerés, &
cuits ; mais par cette efferveſcence qui lui eſt particuliére, & par ſon

amertume, elle empêche plûtôt la coction chylifique, qu'elle ne la fait ; ainſi qu'on voit lors qu'elle demeure en trop grande quantité dans le ventricule. De plus , qui pourroit croire que la matiére des lavemens étant mêlée dans les gros inteſtins avec les excremens , pût ſe chan‑ ger en chyle, & en cet état, nourrir ? la ſeule infection du lieu , & la corruption des excremens , ainſi mélangés , enſeignent plus que ſuffi‑ ſamment qu'il ne ſe peut faire là aucun changement en chyle. Et s'il arrive qu'ils rappellent en quelque façon les forces , cela vient peut‑ être de ce qu'il s'en éleve quelques ſubtiles & douces vapeurs , qui penetrent par les pores ou par les vaiſſeaux juſques aux parties nobles d'en‑haut , & les fortifient quelque peu ; en la maniére que les odeurs du vin , du pain chaud , du miel , de l'eau de vie , de la chair rôtie, étant reçûës pas le nez , rétabliſſent les forces abatuës, quoi qu'elles ne ſe changent pas en chyle.

Si les cly‑ ſteres nour‑ riſſent.

La longueur des inteſtins ſurpaſſe , ou eſt égale à ſix fois la longueur de l'homme à qui ils ſont , un peu plus ou un peu moins ; d'autres qui y joignent le ventricule & l'éſophage diſent ſept fois , ou un peu moins. Hipocrate dit qu'ils ont douze à treize coudées de lon‑ gueur ; Veſal quatorze aunes & demie Italiques , & nous quatorze de celles de nôtre païs , ou environ. Nous avons neanmoins trou‑ vé une fois en 1668. au mois de Novembre en un ſujet qu'on diſſe‑ quoit en public , ſeize aunes & demie de longueur. C'eſt à raiſon de çette longueur , & afin qu'elle pût être contenuë en un petit eſpace, qu'ils font pluſieurs circonvolutions & réplis dans l'abdomen où ils ſont placés , unis , & tenans tous au meſentére , par le moyen duquel ils ſont attachés au dos, & ils ſont ſoûtenus par l'os ilion dans ſes cavités.

Leur lan‑ gueur.

Il a été ſur toutes choſes neceſſaire que les inteſtins ayent autant de longueur & de circonvolutions qu'ils en ont, afin que les ali‑ mens digerés & ſortis du ventricule , faiſant en eux un plus long ſéjour , s'y fermentaſſent , ou boüillonnaſſent plus commodément par le mélange de la bile & du ſuc pancreatique qu'ils y rencontrent : & qu'ainſi les parties les plus ſubtiles du chyle fuſſent à meſure qu'el‑ les ſe ſeparent des groſſiéres, introduites plus facilement, & mieux pouſ‑ ſées dans les orifices étroits des veines lactées , en partie par le mou‑ vement periſtaltique propre des inteſtins ; en partie , & ſur tout par l'impulſion des muſcles de l'abdomen , lors qu'ils agiſſent dans la re‑ ſpiration. Et c'eſt en vûë de cette ſeparation qui ſe fait principale‑ ment dans les inteſtins grêles , que la nature leur fait faire tant de contours , les pliant & repliant en pluſieurs ſpires , comme en autant de retenuës , au lieu qu'elle ne fait faire au gros inteſtin aucun dé‑ tour ; & qu'elle les recourbe ſimplement en forme d'arc , par une li‑ gne circulaire & oblique. Outre cela elle leur a auſſi donné des

La raiſon de cette lon. gueur.

valvules (ainſi qu'on dira bien-tôt) leſquelles empêchent que le paſſage de ce qui s'écoule, ne ſoit trop rapide. Car ſi le chyle couloit
par des inteſtins de courte étenduë, il auroit outrepaſſé les veines
lactées, avant, ou qu'il eût été ſuffiſamment fermenté, ou qu'il eût
pû y entrer ; & ainſi le corps ne recevant pas tout l'aliment qui lui
eſt neceſſaire, l'homme auroit été contraint pour ſe ſuſtenter de manger
trop ſouvent, & de réparer ce défaut preſque par un continuel répas.
On voit des exemples de cela dans Cabrolius, & dans Riolan, c'eſt
à dire, de pluſieurs hommes avides, & goûlus ; dans leſquels aprés
leur mort ou trouva un inteſtin merveilleuſement court, & tortillé en
forme de la lettre majuſcule *s* des Latins. Ajoûtez à cela que ſi les
inteſtins avoient été de petite étenduë, les excremens ſe ſeroient auſſi
plus promtement écoulés, & ainſi l'homme auroit été aſſujetti à des
dejections tres-frequentes, & preſque continuelles.

Leur circuit.   Les inteſtins ſont ſitués en rond, aiant pluſieurs contours, afin de
contenir davantage, & de faciliter la deſcente des matiéres auſquelles
ils donnent paſſage.

Leur ſub-   Leur ſubſtance, auſſi-bien que celle du ventricule eſt membraneuſe,
ſtance.   & ils ont comme lui trois tuniques. L'exterieure qui eſt la commune, parſemée de graiſſe, vient des membranes du meſentére, qui
prennent leur naiſſance du peritoine : *Celle du milieu* qui eſt charnuë,
eſt tiſſuë de pluſieurs petites fibres, ſur tout de tranſverſes, & de
droites ; & *l'interieure* qui eſt nerveuſe, eſt dans les inteſtins grêles, ridée, afin de retenir quelque peu le chyle, & retarder ſon
mouvement, & couverte d'une eſpece de croute ſpongieuſe, preſque charneuſe, (que quelques-uns appellent la *tapiſſerie, peritoma* ;
d'autres, la *couverture de ſoye, velamentum bombycinum* ; d'autres, *mouſſe
veluë, muſcus villoſus,*) mais fort déliée ; (par laquelle Fallope croit
que le chyle ſe filtre comme par une éponge, avant que d'entrer dans
les veines lactées ;) Elle eſt enduite d'une viſcoſité glaireuſe qui la tient
humide, & gliſſante, laquelle eſt produite des excremens de la troiſiéme coction, pour défendre ſes fibres des atteintes des humeurs acres:
Dans les gros inteſtins elle ſe répand dans toutes leurs cellules.
Riolan dans *le liv.2. de ſon Antropogr. ch.12.* dit, mais ſans aucun fondement, que la tunique charneuſe, laquelle dans le ventricule eſt
celle du milieu, eſt dans les inteſtins l'interieure ; laquelle il dit être
veritablement plus épaiſſe, mais neanmoins plus nerveuſe ; & ne pas
differer beaucoup de l'interieure du ventricule.

Si les inte-   Mais comme les inteſtins ont des fibres de toute eſpece ; on de-
ſtins ont une mande s'ils ont auſſi une vertu attractrice, par laquelle ils attirent le
faculté at chyle du ventricule ? Pluſieurs défendent l'affirmative, pouſſez pas
tractrice, & l'authorité d'Avicenne, & auſſi par pluſieurs raiſons : mais mal, puiſ-
une vertu re- qu'il n'y a point en eux de telle vertu attractrice, ainſi que l'enſeigne
tentrice.

&

& le prouve Galien *au liv.4. & 5. de l'uſ. des part. & au 3. des facult. nat.*
On forme auſſi une ſemblable queſtion touchant leur vertu qu'on appelle retentrice. Andr. Dulaurens examine tres-élegamment, & tres-
amplement, l'une & l'autre queſtion *au liv. 6. de ſon Anat. chap. 15.
queſt.*10. & 11.

Ils reçoivent leurs nerfs de la ſixiéme paire, & leurs arteres de la me- *Leurs nerfs*
ſenterique, tant de la ſuperieure, que de l'inferieure ; Ils en reçoivent *& arteres.*
auſſi quelques-unes du rameau inteſtinal de la cœliaque.

Ils ont un nombre innombrable de racines de venules répanduës *Leurs vei-*
entre leurs tuniques, leſquelles ſe réüniſſant çà & là, aux environs *nes.*
des endroits où les inteſtins s'attachent au meſentère, forment pluſieurs veines, que l'on nomme *meſeraïques*, à raiſon du meſentère dans
lequel elles entrent, & par lequel elles montent ; & étant arrivées
à ſa partie d'en-haut, un peu auparavant qu'elles entrent dans la
veine pore, elles s'y raſſemblent en deux gros rameaux, & forment
ainſi la veine meſenterique droite & gauche.

Il s'entre-mêle encore à ces vaiſſeaux des veines lactées meſenteri- *Les veines*
ques, qui ont leurs orifices ouverts du côté des inteſtins pour en rece- *lactées.*
voir le chyle, & le porter au grand reſervoir.

On dit communément, à l'égard du temperament des inteſtins, *Leur tem-*
qu'ils ſont froids, & ſecs ; c'eſt à dire, (en parlant reſpectivement, *perament.*
& en les comparant aux autres parties) qu'ils ſont moins chauds,
& moins humides que pluſieurs autres parties.

Il paroît aſſés évidemment par ce que l'on a dit, que l'uſage des *Leur uſage.*
inteſtins n'eſt pas ſeulement de recevoir les alimens aprés qu'ils ont
été digerés dans le ventricule ; mais encore que la ſeparation de ce
qu'il y a d'utile en ces alimens d'avec l'inutile ſe faſſe en eux, & que
l'utile ſoit pouſſé d'eux dans les veines lactées, & l'inutile dans le
podex.

Or ces deux actions, l'une de pouſſer dans les lactées, & l'autre *Leur mou-*
vers l'anus, ſe font principalement par l'action de compreſſion des *vement.*
muſcles de l'abdomen, laquelle eſt beaucoup aidée par le mouvement
propre des inteſtins, quoique petit, lequel vient de la contraction
des fibres qu'ils ont dans les tuniques qui leur ſont propres, & lequel eſt tres-viſible dans les connils, & dans les chats diſſequés vivants. Or il eſt certain que ce mouvement de fibres eſt en quelque
façon fait par les fibres obliques, mais principalement par les tranſverſes, par leſquelles ce qui eſt contenu dans les inteſtins d'en-haut,
eſt pouſſé vers ceux d'en-bas.

Que ſi ce mouvement ſe change, ce qui neanmoins arrive rare- *Leur mou-*
ment, & que les fibres troublées dans leur action répouſſent par *vement peri-*
leur contraction ce qui eſt contenu dans les inteſtins, en commençant *ſtaltique.*
par ceux d'en-bas vers ceux d'en-haut ; alors les excremens ſont con-

traints de remonter des gros inteſtins dans le ventricule, d'où ils ſont neceſſairement réjettés par vomiſſement. Ainſi, il me ſouvient d'avoir traitté à Nimegue un jeune homme malade, qui outre pluſieurs vilains excremens vomit encore un ſuppoſitoire qu'on lui avoit mis à l'anus. Et ici à Utrech en 1658. au mois d'Avril, aiant ordonné un lavement à Mr. Vvede l'un de nos Magiſtrats, dangereuſement malade, il le réjetta par la bouche demie heure après l'avoir reçû : de ce mouvement renverſé, & contre nature, je jugeai des approches de ſa mort, & j'en fis le pronoſtique ; & en effet elle arriva peu d'heures enſuite.

Diviſion des inteſtins. Quoique dépuis le pylore juſques à l'anus, il n'y ait qu'un ſeul inteſtin, neanmoins à raiſon de ſa ſubſtance, plus ou moins épaiſſe, & auſſi de ſa grandeur, de ſa figure, & de la diverſité de ſes uſages; les Anatomiſtes l'ont diſtingué en inteſtin délié ou grêle, & en inteſtin gros.

L'inteſtin Grêle. L'inteſtin grêle qui prend ſa dénomination de la tenuité de ſa ſubſtance, occupe la region umbilicale, & l'hypogaſtre, & en conſideration de ſa figure, de ſa longueur, & de l'abondance des vaiſſeaux lactées dont il eſt parſemé, il a été diviſé par les Anciens en trois parties, qu'ils conſiderent comme trois inteſtins differens, qui ſont le *duodenum*, le *jejanum*, & l'*ileon*.

Le Duodenum. Le premier qui eſt continu au pylore, eſt appellé par Galien ἔκφυσις, mais par les anciens Grecs & par Hierophile δωδεναδάκ]υλον; ce qui fait que parmi les Latins on le nomme communément *duodenum*, à cauſe de ſa longueur qu'on dit être de douze doigts, quoi qu'à peine il en ait quatre, ſi l'on ſuit le ſentiment des Anatomiſtes d'aujourd'hui. Neanmoins ſi l'on prend ſa longueur dépuis le pylore juſques à la courbure du jejunum, auquel endroit il ſe couche tranſverſalement ſous le pancreas, & s'éleve enſuite en haut, on la trouvera de douze doigts.

Sa ſubſtance. Cét inteſtin eſt continu au pylore en ſon côté droit. Il n'a aucun repli, ni circonvolution ; & quoiqu'il ſoit le plus étroit des inteſtins, il eſt neanmoins plus épais en ſubſtance que tous les autres grêles. A quatre ou cinq travers de doigt de largeur dépuis le pylore, (& quelquefois, quoique rarement, environ le milieu du jejunum, ainſi que Plempius dit l'avoir vû ;) dans l'endroit ridé de ſa courbure où l'on remarque une petite eminence, ou eſpece de mammelon, il eſt percé tantôt d'un ſeul trou, commun au conduit cholidoque & à celui de Virſungus, tantôt de deux differents propres à chacun de ces conduits. Si ces trous ſont doubles, le ſuperieur donne entrée dans le conduit cholidoque, & l'inferieur, dans celui de Virſungus : que ſi il n'y a qu'un ſeul trou pour l'entrée des deux, (ce qui eſt tres-ordinaire dans l'homme, & tres-rare dans les chiens,) & qu'y in-

troduiſant une ſonde, on la pouſſe vers la partie ſuperieure, on pe-
nètrera dans le conduit cholidoque, ou biliaire ; & ſi on la fait deſcendre vers la partie inferieure, elle entrera dans le pancreatique. Ces
conduits neanmoins ne ſe portent pas directement & en ligne droite
dans la cavité de cet inteſtin, mais par voye oblique.

Veſlingius rapporte, & on l'apprend chaque jour par les diſſections
Anatomiques, qu'on trouve quelquefois cet inteſtin d'une inſigne largeur, enſorte que pour-lors il reſſemble à un ſecond & petit ventricule, uni & ajoûté au grand. Cette largeur extraordinaire lui vient
des ſucs fermentatifs trop acres & vitieux qui tombent en lui,
& qui y excitent des fermentations trop violentes, qui non-ſeulement lui cauſent cette exceſſive diſtenſion ; mais encore font qu'on en
reſſent de fâcheux rongemens, de grandes douleurs, des déchire-
mens, & des inquietudes preſque inſuportables.

Il prend ſon origine, ainſi qu'on a dit, au pylore, & d'abord ſe *Sa ſituation.*
portant en-bas vers le derriére, au deſſous du ventricule ; il ſe reflechit vers le rein droit, & s'étant uni au plus large bord du pancreas,
il va s'attacher aux vertebres des lombes, & au rein gauche par des
ligamens membraneux, d'où deſcendant juſques à l'endroit où commencent les amphractuoſités, il y finit ſous le Colon.

Le ſecond des inteſtins eſt appellé par les Grecs νῆςον, & par les *Le Iejunum.*
Latins Jɛjunum, par la raiſon que le plus ſouvent on le trouve vuide ; ſoit à cauſe de la grande quantité des veines lactées qui entrent
dans ſes membranes, ſoit à cauſe de la promte efferveſcence du chyle, qui
y eſt excitée par la bile, & par le ſuc pancreatique qui s'y écoulent immediatement par les conduits qui leur ſont propres : c'eſt à dire, par la
ſeparation du chyle d'avec les excremens, & ſon entrée dans les inteſtins.

La longueur de cet inteſtin eſt de douze à treize paumes, & ſa *Sa ſituation*
largeur, d'un doigt ou environ. Il fait pluſieurs détours, & circon- *& ſa gran-*
volutions, & il eſt ſitué dans la region umbilicale ſous le pancreas, *deur.*
auprés de l'épine, principalement vers le côté gauche, aiant ſon commencement à la première circonvolution des inteſtins, & ſa fin, la où
il ceſſe d'être livide, & vuide.

Theod. Kerckringius *obſervat.* 39. obſerve en cét inteſtin quelques *Ses valvu-*
valvules qu'il appelle *Conniventes*, leſquelles ne ferment pas ſi bien l'in- *les.*
teſtin qu'elles en rempliſſent entierement la cavité, mais qui n'en oc-
cupent qu'environ la moitié ; en telle ſorte que chacune en particulier, de large qu'elle eſt en l'une de ſes parties, devient peu à peu
plus étroite, & eſt enſuite reçuë un peu plus bas par une autre, qui
eſt pareillement plus large à l'endroit où elle reçoit la partie étroite de la precedente ; ainſi toutes en général donnent à l'inteſtin une
telle diſpoſition, que ce qui deſcend d'en haut, peut bien tomber
en bas inſenſiblement, mais non pas ſe precipiter, comme par une

feule & unique chûte. Le même Kerckringius a auffi le premier de tous,
(car la gloire de les avoir le premier découvertes lui eft veritablement dûë,
aucun, que je fçache, n'aiant avant lui fait mention de ces valvules).
obfervé & découvert de femblables valvules dans l'inteftin colon,
nous les aiant fait remarquer dans un gros inteftin qu'il avoit enflé,
& fait deffécher ainfi enflé ; car par cette methode on peut les démontrer tres-bien & tres évidemment.

L'Ileon.　Le troifiéme qui commence à la fin du precedent eft l'ILEON, par
les Grecs ἰλεὸν, ἀπὸ τῶ ἰιλῶίς αj, & par les Latins *Volvulus*, à raifon de
la multitude de fes circonvolutions & de fes détours.

Sa fituation
& fa gran-
deur.　Il eft fitué au deffous du nombril fous les iles, & fous l'hypogaftre,
à droit & à gauche. Il furpaffe de beaucoup en longueur les deux pre-
cedens, étant long de vingt-une à vingt-deux paumes.

Son principe eft proprement là où l'inteftin commence d'être plus
étroit, & un peu plus rouge ; & fa fin là où eft la valvule de Bauhin,
au commencement du colon.

Les gros in-
teftins.　Ce qui fuit eft appellé le GROS INTESTIN, ainfi dit à raifon de fa
fubftance, qui eft plus épaiffe & plus charneufe. On le divife en
trois parties, qui font le *Cœcum*, le *Colon*, & le *Rectum.*

Le Cœcum.　Le premier eft celui que les Grecs apellent τυφλὸν, & les Latins COECUM;
ainfi nommé, ou parce que fon ufage n'eft pas encore bien connu,
ou parce qu'il n'a point d'ouverture en l'un de fes bouts ; d'où vient
auffi qu'on l'appelle μονοκωλὸν. Or le cœcum eft une petite appendice
en forme de ver affez long, adherente au principe du colon, de longueur environ de quatre travers de doigts, & aiant une petite cavité,
vuide le plus fouvent dans les adultes, mais pleine d'excremens dans
les fœtus. Spigelius y a trouvé quelquefois un ver rond. Dans les
animaux à quatre pieds il contient quelquefois certains excremens.

Sa connexion　Il n'eft pas attaché au mefentère, mais au rein droit, par le moyen
du peritoine.

Son ufage.　Son ufage a été inconnu jufques à prefent, quoique les uns lui
en aient attribué un, les autres un autre, aimant mieux fe fonder
fur des conjectures vaines que d'avoüer de bonne foi en cela leur
ignorance.

Il y a eu des Anciens qui ont appellé cœcum, non pas cette appendice dont nous venons de parler, mais le premier cercle du colon,
qui eft fitué à l'entrée de l'inteftin grêle.

Le Colon　Le fecond des gros inteftins eft l'INTESTIN COLON, χῶλον, χοῖλον,
creux, parce qu'il n'y a aucun inteftin qui le foit plus que lui, ou comme quelques-uns veulent de χωλύω, *retarder*, à caufe que les excremens s'arrêtent dans fes célules. Cet inteftin eft beaucoup plus ample
& plus large que tous les autres : fa longueur eft de huit à neuf
paumes.

Il commence aux environs de l'os ilion droit, ſe joignant au rein *Sa ſituation* qui lui eſt le plus proche, de là il ſe porte vers le haut, & s'étant récourbé ſous le foye il s'avance tranſverſalement ſous le ventricule, (auquel il s'attache par le moyen de l'omentum) & va ſe joindre à la rate ſur le côté gauche, & au rein gauche par le moyen de quelques membranes tres-déliées. Enfin s'étant encore récourbé aux environs de l'os ilion gauche, il donne commencement à l'inteſtin droit. Le plus ſouvent prés du foye, il eſt teint de couleur de jaune clair, à cauſe de la bile qui ſe filtre à travers de ſa veſicule ; & c'eſt de là que pluſieurs croyent que vient l'irritation de la faculté qu'il a de pouſſer déhors les excremens, laquelle ils nomment Excretrice.

Il occupe la partie ſuprieure du ventre. 1. Afin que les excremens ſe ramaſſant en lui peu à peu, leur propre poids les faſſe plus facilement rouler, & ſe précipiter en bas pour être mis déhors. 2. Afin qu'il aide en quelque façon à la coction du ventricule, par la chaleur des excremens. En effet, les Chymiſtes croyent qu'il n'y a point de digeſtion plus naturelle que celle qui ſe fait par la chaleur du fumier. 3. Afin qu'il n'apuye pas ſur le milieu du meſentère, & qu'ainſi les veines lactées, les limphatiques, les artéres, & les veines meſeraïques ne ſoient pas comprimées par le poids des excremens.

Il a dans ſa partie ſuperieure un ligament qui lui eſt propre, le- *Son liga-* quel eſt de la largeur d'un demi-doigt, & étendu ſelon toute ſa *ment.* longueur, dépuis le cœcum juſques à l'inteſtin droit. C'eſt par ce ligament que les cellules ou cercles membraneux ſont maintenuës en leur ordre.

Il eſt attaché tant aux parties qui lui ſont ſuperieures qu'aux inferieures, *Sa conne-* par le moyen du peritoine. Veſlingius lui attribuë deux ligamens parti- *xion.* culiers ſuſpenſoires, leſquels neanmoins on ne découvre en aucun endroit. A l'égard de ſon extremité qui par deſſous le rein gauche s'étend juſques au commencement du rein droit, elle n'eſt attachée à aucune partie ; mais elle eſt libre de tout lien, & elle a beaucoup de graiſſe.

Il a, à l'entrée de l'inteſtin grêle une valvule orbiculaire qui re- *La Valvu-* garde vers le haut, pour empêcher aux excremens & aux vents de *le de Bau-* remonter. On appelle communément cette valvule la VALVULE DE *hin.* BAUHIN, par la raiſon, qu'il en eſt le premier inventeur ; quoique pluſieurs en attribuent la premiére découverte à Varolius, & à Salomon Albert ; & que Riolan faſſe là deſſus une longue diſpute ?

Les Anatomiſtes ne conviennent pas touchant la deſcription de cette valvule. 1. Les uns diſent que c'eſt une membrane qui eſt attachée par un de ſes côtés à l'inteſtin, & dont il eſt fermé comme d'un rideau. 2. Les autres diſent que ce ſont deux membranes oppoſées qui tombant l'une ſur l'autre, ferment l'inteſtin grêle. 3. D'autres qu'elle n'eſt pas une veritable valvules, mais un cercle charneux qui environne l'inteſtin grêle, à l'endroit où il entre dans le gros, & qui le perce tout ainſi qu'un muſcle ſphincter. 4. Nous avons crû juſques à preſent, (ainſi que nous avons dit en nôtre avant-propos,) que cette valvule n'eſt autre choſe qu'une membrane lâche, circulaire, & comme une eſpece d'appendice flotante de l'ileon qui entre dans le colon ; laquelle obeït & s'ouvre lorſqu'il remonte quelque choſe de l'ileon dans le colon ; mais ſi la quantité des vents ou des excremens qui ſont dans le colon, les fait comme déborder & tendre vers l'ileon, alors elle s'affaiſſe & ſe replie, & ainſi en bouchant le chemin elle leur empêche le paſſage vers les inteſtins grêles, en la maniére de ces longs tuyaux faits de cuir lâche, mis en panchant ſur les côtés des navires, par leſquels l'eau qui tombe d'en haut dans les navires s'écoule facilement ; mais dans leſquels celle qui du déhors eſt pouſſée par les flots, & vient hurter contre ces tuyaux, ne ſçauroit entrer, parce qu'ils ſe replient d'abord & s'affaiſſent. Afin de nous mieux éclaircir, & nous rendre plus certains ſur cette opinion, nous voulumes bien il y a quelque tems en rechercher la verité par une experience. Nous liames donc aux deux extremités par un petit cordon un inteſtin colon arraché avec une partie de l'ileon du corps d'un ſujet, & y aiant introduit un petit tuyau, nous l'enflames tres-fortement, & & retinmes au dedans le vent par une ligature, & nous le fimes, ainſi enflé, ſecher à l'air juſques à ce qu'il ſe fut endurci. Alors on pût facilement voir non-ſeulement les valvules *conniventes* de l'inteſtin colon, découvertes par Kerckringius, (ainſi qu'on a dit un peu ci-devant ;) mais auſſi nous y remarquâmes que la Valvule de Bauhin dont il eſt ici queſtion, eſt une membrane étenduë de travers à l'entrée de l'inteſtin grêle dans le colon, s'avançant un peu vers ſon interieur, & étant percée en ſon milieu dépuis l'un des côtés juſques à l'autre, par un trou droit fait comme par la pointe d'un couteau : & ainſi nous obſervâmes que les côtés ou levres de chacune de ces ouvertures, s'affaiſſant, l'entrée de l'inteſtin ileon dans le colon en étoit ſi bien défenduë, que de celui-ci il n'en pouvoit rien remonter en celui-là ; & à même tems nous connûmes par cette experience, que des quatre opinions que nous avons propoſées, la ſeconde eſt la plus vrai-ſemblable ; & que la première, la troiſiéme, & auſſi la quatriéme qui étoit la nôtre, s'éloignent de la verité ; à l'exception que la troiſiéme établit auſſi tres-veritablement, & tres à propos, (car cela eſt évident par l'experience,) que l'ileon eſt entouré d'un cercle charneux, lequel eſt ſitué à l'entrée de cet inteſtin dans le colon.

Son uſage.   C'eſt dans le colon que les excremens les plus groſſiers s'amaſſent, & ſont détenus juſques au tems de l'excretion. Car il auroit été & honteux & incommode à l'homme, s'ils avoient coulé continuel-

ſement. C'eſt pour cette fin que la nature lui a donné une ample capacité, pluſieurs cellules & pluſieurs valvules conniventes, comme
autant d'obſtacles pour en rétarder l'écoulement. Mais dautant qu'il
fait preſque tout le tour de l'abdomen, & que tantôt il monte, tantôt il deſcend : il arrive de là que les excremens coulent beaucoup
plus lentement, & que dans le tems que le ventre ſe décharge par
les ſelles, ils ne ſe preſentent pas tous à la fois, mais à deux & trois
repriſes.

Le troiſiéme & dernier des inteſtins gros eſt le RECTUM, qui deſ- *Le Rectum.*
cendant en droite ligne dans la cavité panchante des hanches, va
aboutir & finir à l'anus. Il eſt appellé par les Grecs εὐθυσμίνον, par la
raiſon qu'en tout ſon cours il n'a aucune protuberance ni ſpire, ils
le nomment auſſi ἄρχον, ou parce qu'il eſt le commencement ou *prin-*
cipe de tous les inteſtins ἄρχή, ou parce qu'il leur *commande* ἄρχων, en ce
qu'il nous contraint, comme par une eſpece de commandement de nous
décharger du fardeau qui nous preſſe.

Il cede beaucoup en groſſeur & en longueur au colon. En effet, ſa *Sa gran-*
longueur n'eſt que d'une paume & demie, & ſa largeur d'environ trois *deur.*
doigts ; mais il eſt le plus épais & le plus charneux de tous les autres
inteſtins, & il a en ſa partie exterieure des appendices de graiſſe.

Il eſt attaché à l'os ſacrum & au coccix par le moyen du peritoi- *Sa conne-*
ne, & dans les hommes à la racine de la verge, & dans les femmes *xion.*
à la matrice, par le moyen d'une ſubſtance muſculeuſe, c'eſt de la
que vient la grande ſimpathie qui eſt entre ces parties là.

La fin du rectum eſt appellée ANUS ou PODEX, qui a trois muſ- *L'Anus.*
cles ; dont le premier eſt nommé *ſphincter*, qui étant attaché à l'os
ſacrum par ſa partie inferieure, embraſſe l'anus en rond, & le ſerre
afin de retenir les excremens. Quelques-uns à ce muſcle en ajoûtent
un autre de même uſage, mais plus mince, inſeparablement uni au
premier, & comme attaché à la peau, à l'extremité du podex. Mais
la plus part des Anatomiſtes le confondent avec le precedent, & des
deux n'en font qu'un. Les autres deux muſcles que l'on appelle les
Releveurs de l'anus, qui naiſſant des ligamens des os de la cuiſſe & du
ſacrum (Riolan aime mieux le faire venir des os mêmes ; mais c'eſt
mal à propros qu'il les diviſe en quatre muſcles, dautant que cette
diviſion ne ſe peut faire ſans les déchirer, ainſi que D. de Marchetis
l'a tres-bien remarqué *en ſon Anat. chap.* 3.) deſcendent ſeparés l'un de
l'autre juſques au ſphincter, avec lequel ils mêlent leurs inſertions,
afin de tirer en haut l'anus pendant la ſortie des excremens. Lors
que ces muſcles, par quelque cauſe que ce ſoit ſont trop rélachés,
il ſe fait deſcente de l'anus, ou plûtôt chûte de l'inteſtin.

Or LES VEINES HEMORROIDALES qui ſont doubles, s'inſerent à l'a- *Les veines*
nus par leurs racines. Les interieures qui remontent le plus ſouvent *Hemorroï-*
dales.

à la mesenterique gauche, rarement à la droite, & quelquefois au rameau splenique, portent le sang à la veine porte : mais les exterieures entrent dans le rameau hypogastrique.

Les arteres. Les veines sont accompagnées d'arteres, qui viennent en partie du rameau mesenterique inferieur, en partie de l'artere hypogastrique.

Les nerfs. A ces veines & à ces arteres se joignent trois ou quatre petits nerfs, derivés de l'extremité de la moële de l'épine, lesquels communiquent à cette partie un sentiment vif, & fournissent des esprits aux muscles pour leur contraction.

CHAPITRE IX.

Du Mesentère.

LE Mesentère est nommé par les Grecs μεσέντερον, à raison de sa situation, parce que c'est une partie placée au milieu des intestins, ἐν μέσῳ τῶν ἐντέρων.

Sa situation & son usage. Or le mesentère est une partie membraneuse située au milieu du ventre inferieur, destinée non-seulement pour porter en sûreté les vaisseaux aux intestins, & pour les en rapporter ; mais encore pour tenir tous les intestins liés ensemble, afin que leurs differens plis ne se confondent & ne s'embarrassent pas ; ce qui ne sçauroit être sans peril pour la santé & pour la vie.

Sa division. Quoique le mesentère soit unique il est neanmoins divisé par quelques-uns en deux parties, le MESEREUM, ou MESENTERE, & le MESOCOLON, entant que les intestins grêles sont attachez à celui-là, & les gros à celui-ci.

Ses membranes. Il est composé d'une double & forte membrane, continuë au peritoine, laquelle a par tout de la graisse. Outre ces membranes Vvarton, *en son Adenographie chap.* 7. dit en avoir trouvé & démontré une troisiéme moyenne & propre, plus épaisse que celles dont on vient de parler ; laquelle soûtient & appuye les vaisseaux & les glandes.

Sa grandeur & sa figure. Il a environ quatre travers de doigt de largeur, depuis son centre jusques à sa circonference. Sa figure est presque circulaire, & sa circonference se replie en une infinité de plis, afin de ramasser tous les intestins, reduire leur longueur en un plus petit espace, & les contenir dans l'ordre & dans la situation qui leur convient. Il est ample en son milieu, un peu long dans ses côtés, sur tout au gauche, où il descend à l'intestin droit. Son épaisseur est excessive dans les personnes grasses, étant beaucoup augmentée par l'abondance de la graisse. Il est plus délié & mince dans les autres.

Il prend fon origine environ vers la première ou fuperieure , & la
troifiéme des vertebres des lombes , aufquelles il eft fortement attaché.
Fallope croit que fa première origine vient du *plexus* de nerfs fitué à
l'endroit où il commence ; duquel plexus il fera parlé *au chap.* 18. *fuivant*
& *au liv.*3. *chap.*8.

Il a plufieurs glandes molles & tres-petites , parfemées par fes membranes , dont le nombre fe trouve toûjours inégal , & variant , non-feulement dans les animaux d'efpece differente , mais encore dans divers
individus d'une même efpece. On a pourtant remarqué que dans l'homme ces glandes font plus grandes , à proportion que leur nombre eft
plus petit ; la grandeur en ce cas recompenfant le défaut du nombre.
Celle du milieu eft ordinairement plus grande que les autres , & toutes enfemble elles concourent, ainfi qu'il eft évident , à attenuër de
plus en plus le chyle, & à le rendre plus coulant. Car, ainfi qu'on le dira
plus amplement *au chap.* 11. *fuivant* , il y a une infinité de veines laêtées
qui les penetrent , & qui en paffant au travers , répandent en elles du
chyle, lequel par la communication qu'il a avec le fuc qu'elles contiennent , y contraête quelque peu de fubacidité ; ce qui le perfectionne toûjours d'autant plus. Enfin prefque tous ces vaiffeaux laêtées
vont de chacune de ces petites glandes fe rendre à la grande qui eft au
milieu , & de là par un chemin droit & court fe porter au grand refervoir , dans lequel ils déchargent le chyle. Fallope & Afellius appellent cette grande glande *Pancreas* , mais mal. Aujourd'hui plufieurs la
nomment *Pancreas du mefentère* , different neanmoins du veritable pancreas qui eft fitué fous le ventricule.

On voit évidemment , foit par l'experience , foit par l'infpeêtion
oculaire des parties, que la chofe fe paffe ainfi : car s'il arrive que
ces glandes fouffrent obftruêtion , ou que le fuc , qui , ainfi que nous
avons déja dit *au chap. précedent* , & que nous dirons *au liv.* 1. *fuiv. ch.* 2.
s'y engendre , & qui doit neceffairement fe mêler avec le chyle, ait
acquis par quelle caufe que ce foit une acidité trop acre ; alors le
chyle qui s'y rencontre fe coagule en forme de fromage, & y en furvenant toûjours de nouveau , fon abondance fait que ces glandes
s'enflent de telle forte que le paffage fe ferme entiérement au nouveau
chyle qui fe prefente : d'où vient que ceux à qui cela arrive , fouffrent
de grandes douleurs de ventre , & tombent en un flux céliaque , (par
la raifon que la diftribution du chyle eft troublée) & enfin le paffage des alimens étant entiérement bouché ils maigriffent , & fe confument infenfiblement jufques à ce qu'ils meurent. J'ai rapporté ci-devant trois exemples fur ce fait.

Le *premier* eft d'un foldat Ecoffois qui dans les Indes Occidentales,
& fur tout dans un long voyage de mer , avoit ufé pendant long tems
de méchans alimens. Etant ici de rétour malade & languiffant , tra-

vaillé d'un flux céliaque avec tranchées de ventre, neanmoins toûjours avec un peu d'appetit, il fut apporté au mois d'Aouſt de l'année 1617. en nôtre Hôpital, où enfin il mourut, aprés y avoir demeuré trois & quatre mois entiérement deſſeché par la maigreur, & qu'on eut employé en vain toutes ſortes de remedes pour guerir ce flux céliaque. Son corps aiant été ouvert en faveur des Ecoliers en Medecine, on vit d'abord ſa rate fort groſſe, tres-dure & noire, comme auſſi le pancreas enflé, dur & de couleur de cendres ; on y vit auſſi une infinité des petites glandes du meſentère, (leſquelles on ne peut qu'à peine voir dans les corps ſains,) enflées d'une maniére extraordinaire, & tant ſoit peu dures ; enſorte, que pluſieurs étoient de la groſſeur d'une féve, pluſieurs de celle d'une aveline, & quelques-unes de celle d'une noix muſcade. Ces glandes aiant été ouvertes, on n'y trouva autre choſe qu'une eſpece de crême blanche, endurcie en ſubſtance caſeuſe.

II.   Le *ſecond* exemple, étoit d'une jeune fille, pauvre, âgée d'onze ans, laquelle mourut auſſi d'un ſemblable flux de ventre, avec douleurs & extrême maigreur de tout ſon corps. J'ouvris ſon corps en préſence de pluſieurs Docteurs & Ecoliers en Medecine; au mois de Decembre 1656. à la priére de ſes parens qui croyant qu'elle avoit été enſorcelée, ou qu'elle fut morte par art magique, s'étoient mis en tête à cauſe des ſifflemens & des murmures qu'on avoit auparavant entendus dans ſon abdomen, qu'il y avoit des ſerpents, des crapaux & autres ſemblables vilains animaux enfermés dans ſon ventre. J'y trouvai comme dans le ſujet précedent une infinité de glandes du meſentère beaucoup enflées & peu dures, dont les unes avoient la grandeur d'une aveline, les autres étoient un peu plus groſſes : leur couleur exterieure en quelques-unes étoit tirant ſur le blanc, en d'autres mélangée comme le marbre de blanc & de noir ; mais dans l'interieur, elles contenoient un chyle laiteux tres-blanc, épaiſſi & caillé en forme & en dureté de fromage. La rate & le pancreas étoient un peu plus grands qu'à l'ordinaire.

III.   Le *troiſiéme* exemple étoit d'un jeune enfant de qualité, Danois, nommé Nicolas Rets, âgé de ſept à huit ans, qui aprés avoir ſouffert pendant pluſieurs mois un ſemblable flux, & d'égales tranchées, mourut enfin dans la maigreur au mois de Juin de l'an 1662. Ayant été prié par de mes amis, & par ceux qui l'avoient eu en charge, de rechercher par l'ouverture du corps la cauſe de ſa mort, pour la mander à ſes parents ; je l'ouvris en préſence de pluſieurs perſonnes, & je fis voir que le foye, la rate, le cœur, les poûmons, les reins, le ventricule, & les inteſtins étoient en bon état, le pancreas ſeul étant un peu enflé & mal coloré ; mais je trouvai dans le meſentère la veritable cauſe de ſa mort : car une infinité de ſes glandes étoient

extraordinairement enflées & endurcies, la plûpart étant de la groſſeur d'une aveline, d'autres un peu plus, & pluſieurs de celle d'une
fève : toutes étoient de couleur blanche, & contenoient une crême de
même couleur, figée en dureté de fromage ſec, laquelle aiant bouché
le paſſage du veritable chyle, avoit cauſé cette maigreur, & enſuite
la mort.

Il eſt évident par ces exemples, que ſouvent le flux céliaque & la
maigreur ſont cauſés par l'obſtruction de ces glandes, & que ce n'eſt
pas là l'uſage que les Anatomiſtes leur attribuent communément,
c'eſt à dire, de ſervir ſimplement d'appui & de ſoûtien aux veines
& aux arteres portées par le meſentère. Car leur veritable fonction eſt
de produire en ſoi (ainſi qu'il ſe produit en toutes les autres glandes,) tant ſoit peu d'une certaine liqueur fermentative legérement ſubacide, laquelle doit ſe mêler avec le chyle laitteux ; & c'eſt en cela qu'elles
ſervent aux veines lactées, (& nullement aux ſanguiferes. (D'où vient
que ſouvent, ou à cauſe de leur obſtruction, ou de quelqu'autre méchante qualité, telle que celle qu'elles contractent quelquefois par
le vice du ferment qui ſe mêle au chyle dans le duodenum ; il ſe fait
un amas de méchantes humeurs qui ſe conſervent entre les membranes du meſentère, & qui ſont la cauſe des fiévres lentes, & de pluſieurs autres maladies opiniâtres & longues.

Riolan a eu une opinion ridicule touchant ces glandes ; car il dit
au liv. 2. de ſon *Antropograph. chap.* 15. que, à raiſon de ces glandes, la
racine & le fondement des écroüelles eſt dans le meſentère, ;& qu'il
n'en paroîtroit jamais au déhors, ſi le meſentère n'en étoit plein. Il
ajoûte que c'eſt là le ſentiment de Guidon, & de Julius Pollux, avec
leſquels il a mieux aimé errer, que de s'en tenir à la pratique de
Medecine, qui enſeigne que les écroüelles n'ont aucune affinité avec
ces glandes, leſquelles ne ſont deſtinées à aucun autre uſage qu'à celui de préparer le chyle de plus en plus ; & même il n'eſt pas poſſible
que la cauſe & l'origine des écroüelles qui paroiſſent au déhors, ſoit
en cette partie là, puiſque l'on voit chaque jour par experience, que
ceux qui en ſont atteints, ont le reſte du corps ſain, & qu'ils ne ſe
plaignent d'aucune incommodité du bas ventre ; quoique neanmoins
les maladies du meſentère aient coûtume d'en cauſer de tres-fâcheu-
ſes. On apprend encore le contraire par leur gueriſon, laquelle le
plus ſouvent ſe fait par des topiques, qui ne ſçauroient être d'aucune
utilité, ſi la ſource du mal étoit dans le menſetère. Enfin, cela eſt
encore évident après la mort des écroüelleux, par l'ouverture de leurs
corps, en qui l'on trouve ſouvent le menſetère en aſſez bon état.

Opinion de Riolan touchant ces glandes.

Le meſentère reçoit ſes nerfs du plexus de la ſixiéme paire des
nerfs interieurs, & de ceux qui ſortent de la moëlle des lombes ; d'où
vient qu'il a en ſa partie membraneuſe un ſentiment aſſez vif, quoique

Ses nerfs.

dans sa partie grasse & glanduleuse, il l'ait assez obtus ; & c'est ce qui fait que les apostêmes y demeurent souvent long tems cachées, avant que le malade & les Medecins les puissent connoître.

Ses arteres. Ses arteres viennent des rameaux mesenteriques dela grande artere droit & gauche, c'est à dire, du superieur & de l'inferieur.

Ses veines. Ses veines qu'il a en quantité entre ses deux membranes, & que l'on appelle *meseraïques*, prennent leur origine des tuniques des intestins par des petites racines, qui par leurs frequentes rencontres & entrelacemens, s'entr'ouvrent les unes dans les autres, & se reünissent enfin en deux gros rameaux, communs à la veine porte ; sçavoir, le mesenterique droit, & le mesenterique gauche. Ces veines déchargent ce qui est resté du sang qui avoit été poussé par les arteres dans le mesentère & dans les intestins pour leur nourriture, dans la veine porte ; pour de là être porté dans le foye. On traitera plus amplement de l'usage de la porte & des veines meseraïques *au liv.7. chap. 2.*

Outre ces arteres & ces veines, il a encore une infinité de veines lactées, & quantité de vaisseaux limphatiques, desquels nous traiterons *au chap. 11. & 13.*

CHAPITRE X.

Du Pancreas.

La difinition du Pancreas. LE PANCREAS, comme qui diroit *tout charneux*, & que les Grecs appellent χαλλίκρεας, & les Latins LACTES, à cause de sa couleur interieure, qui est blanche, & ressemblante au lait, est un corps glanduleux, mol, & informe, situé vers les premiéres vertebres des lombes, sous la partie posterieure & inferieure du ventricule, enveloppé d'une membrane déliée qui vient du peritoine, & à laquelle il est comme suspendu.

Sa situation.

Sa figure. Sa figure est oblongue & plate.

Sa connexion. Il s'approche des bords du foye par sa partie la plus large, & il est, ainsi qu'on vient de dire, couché sous le ventricule, environ vers la premiére vertebre des lombes, & enfermant le conduit biliaire & le tronc de la porte, il se joint à l'intestin duodenum : De là il s'étend vers la rate en se diminuant insensiblement, à laquelle neanmoins il ne s'attache pas.

Sa substance. Sa substance est toute glanduleuse, & comme composée de plusieurs petits nœuds ou globules (ce qui a fait dire à Fr. de le Boë Sylvius, que le pancreas est une glande conglomerée, composée de plusieurs plus petites glandes réünies enfemble , & revétüës d'une membrane propre) attachés les uns aux autres par les vaiffeaux qui font entre deux , & renfermés dans une membrane qui vient du peritoine. Ces globules confiderés chacun en particulier femblent avoir quelque dureté, mais pris enfemble ils paroiffent mols à caufe de leur connexion qui eft lâche.

Sa couleur eft pâle aiant à peine une legere teinture de fang ; enforte *Sa couleur?* que ni dans fa fubftance , ni dans fa couleur , il ne reffemble point aux autres parties charneufes ; d'où vient qu'il y a lieu de s'étonner que les anciens l'aient appellé πάνκρεας , *tout charneux* , puifqu'il auroit été plus à propros de le nommer παυlαδενα'δ'ης , *tout glanduleux.*

Sa grandeur n'eft pas égale en tous les fujets. Sa longueur eft quelque- *Sa grandeur.* fois , mais tres-rarement , feulement de trois ou de quatre travers de doigt : dans l'ordinaire elle eft de fix , de fept , de huit , ou davan- tage ; fa plus grande largeur eft prefque de deux & demi , & fon épaiffeur d'un ou environ.

Son poids eft different felon les differences de l'âge , & de la gran- *Son poids.* deur du corps. Vvarton a obfervé que dans les perfonnes de bon âge il eft pour l'ordinaire du poids de quatre ou de cinq onces ; & Regn. de Graëf a remarqué que dans les chevaux il eft du poids de onze onces. Neanmoins dans les perfonnes mal conftituées fa grandeur fur- paffe de beaucoup l'ordinaire , & fouvent il contracte une tres-gran- de corruption , (On en voit des exemples dans Riolan *en fon Antrop. liv.2.chap.*16. dans Hildanus *Cent.* 1. *Obferv.* 71. dans R. de Graëf *au liv. du fuc pancreat.* dans Horftius , Tulpius , Blafius , & en plufieurs autres ,) même auffi quelquefois il s'y engendre des pierres. Ainfi R. de Graëf *au liv.* qu'on vient de citer , écrit qu'on en trouva à Paris fept ou huit dans le corps d'un homme de qualité ; & il ajoûte *au même endroit* un autre exemple tiré de Riolan , d'un pancreas devenu tout cartila- gineux.

Il a des nerfs qui font tres-déliés , lefquels viennent de la fixié- *Ses nerfs.* me paire , & principalement du plexus fuperieur de l'abdomen.

Il reçoit des arteres du rameau gauche de l'artere céliaque , qui *Ses arteres.* eft appuyée fur le dos , & quelquefois de l'artere fplenique.

Il envoye des veines au rameau fplenique , tout auprés de la porte; *Ses veines.* & outre cela il donne naiffance au tronc de cette veine , qu'il embraffe en quelque façon.

Il a auffi plufieurs petits vaiffeaux limphatiques. *Ses vaif-*
Il a en fon milieu un canal mediocrement gros , qui le parcourt *feaux lim-* felon toute fa longueur ; on l'appelle LE CANAL DE VVIRTZUNGUS , du *phatiques.* nom de fon inventeur. Il eft compofé d'une membrane tres-forte , mais *Le conduit* tres-déliée. *de Vvirtzun-*
gus.
Ce canal qui eft unique , & qui s'étend , ainfi qu'on a dit , par le

milieu de ce vifcere, reçoit en grand nombre des petits vaiſſeaux tres-
courts & tres-déliés, qui de toutes les parties de ce vifcere viennent
aboutir & s'ouvrir en lui, entre lefquels il y en a un plus gros que
les autres, qu'il reçoit en ſa partie inferieure, un peu avant que d'entrer
dans l'inteſtin. On trouve quelquefois deux de ces conduits, mais
pour lors ils ne ſont pas d'égale longueur ; l'un eſt placé au lieu accoûtumé, l'autre eſt un peu plus bas ; le plus ſouvent à l'entrée dans
l'inteſtin, ils ſe joignent enſemble, & ne font qu'un orifice : quelquefois auſſi l'un d'eux entre dans le conduit cholidoque, tout auprés du duodenum ; l'autre perce l'inteſtin un peu plus bas. Frederic
Ruyſch *Obſ. Anat.* 12. dit qu'il a tres-ſouvent trouvé dans des cadavres
humains deux conduits pancreatiques, dont aucun n'avoit communication avec le conduit cholidoque ; & il ajoûte qu'il ne lui eſt
gueres arrivé de trouver ce canal ſeul, & unique dans les chiens.
En effet, la nature varie en ce conduit, ſelon la diverſité des animaux, & même quelquefois dans le même animal. Car quelques-uns
n'en ont qu'un ; d'autres en ont deux, & d'autres trois, qui ſe réüniſſent avant leur ſortie du pancreas ; quelquefois ils entrent ſeparé-
ment dans l'inteſtin. Dans quelques-uns leur inſertion ſe fait dans le
conduit biliaire, dans d'autres, partie dans le conduit biliaire, partie dans l'inteſtin ; en quelques autres, ce qui neanmoins eſt tres-rare,
dans le ventricule ; & cela arrive principalement en certains poiſſons.

Quoi qu'il ſoit facile de trouver ce conduit dans l'homme, il ne
l'eſt pas neanmoins tant dans les chiens, par la raiſon que leur pancreas n'eſt pas ſi ſerré & ſi réüni que celui de l'homme, étant au
contraire délié, étendu en long, & quelquefois comme diviſé en
pluſieurs parties. Si neanmoins on introduit une ſonde dans l'orifice
par lequel il s'ouvre dans le duodenum, on le trouve dabord.

La ſortie de ce canal. Ce canal s'ouvre dans le duodenum, par un orifice mediocrement
ample, quelquefois à quatre, & quelquefois à cinq travers de doigt
de largeur du pylore, un peu plus ou un peu moins, immediatement
dans la ride remarquable de la courbure du duodenum (où l'on voit
le plus ſouvent une petite éminence, ou mammelon, qui indique la fin
du conduit,) tout joignant la ſortie du pore biliaire dans l'homme ;
(dans les chiens le plus ſouvent deux travers de doigt, ou environ, plus
bas,) & ſouvent à l'endroit même de la ſortie du pore (ce qui auſſi
eſt tres-ordinaire dans les brebis.) Quelques-uns diſent que ce conduit
a une valvule qui regarde en déhors, laquelle empêche que quoi que
ce ſoit de ce qui vient de l'inteſtin, ne puiſſe entrer en lui : Neanmoins
dautant que l'on peut tres-facilement & ſans aucun obſtacle introduire dans ce conduit la ſonde du côté de l'inteſtin, & que nous n'avons
jamais vû manifeſtement cette valvule, nous croyons que l'inſertion
oblique de ce canal dans l'inteſtin ſuffit ſeule pour exclure l'entrée à

toutes les humeurs qui en viendroient, en la même maniére que nous dirons *au ch.* 15. qu'il arrive au pore cholidoque ; mais de l'autre côté où il s'étend vers la rate, il se diminuë insensiblement, & enfin il se perd entiérement avant qu'il soit arrivé à l'extremité du pancreas, ensorte que ni il ne touche à la rate, ni il n'entre en elle ; ce que neanmoins quelques-uns ont tâché de persuader.

Stenon *au liv. des muscles & des glandes* a élegamment décrit, de quelle maniére il a trouvé ce canal dans les oiseaux, en ces termes.   *Le même canal dans les oiseaux.*

L'observation, dit-il, *faite sur les oiseaux, & que je vai rapporter, sert beaucoup pour l'évidence du canal de Vuirtzungus. Car, quelque espece d'oiseaux que j'aye pû rencontrer, j'ai toûjours vû le conduit pancreatique double, & venant à la rencontre du conduit biliaire, lequel aussi est pareillement double ; (l'un venant de la vessie du fiel sans toucher au foye, & l'autre du foye même.) L'insertion de ces quatre vaisseaux varie en quatre maniéres. Car ou tous ensemble se réünissent à un seul orifice pour entrer dans l'intestin ; ou chaque pancreatique joint à son biliaire ne fait qu'une entrée commune entr'eux, ensorte que l'intestin pour lors n'est percé que de deux trous ; ou enfin chaque conduit aiant sa sortie, il arrive de là qu'il y a quatre differentes entrées dans l'intestin. Je vis il y a quelque tems dans une poule d'Afrique, que le conduit hepatique étoit unique au sortir du foye ; mais qu'étant ensuite devenu double, il entroit par deux orifices dans l'intestin ; lequel par consequent recevoit la bile par trois petits canaux.*

Il part de tous les petits nœuds dont dans l'homme le pancreas est composé, des petits filets en forme de rejettons, ou petits ruisseaux, qui vont porter dans ce canal, & par son moyen dans le foye, le suc pancreatique qui a été cuit & preparé dans ces petits nœuds. On ne trouve neanmoins jamais aucune goute de ce suc dans ce canal, parce que le chemin étant panchant, il coule promtement dans l'intestin duodenum, & jamais il ne s'arrête dans ce conduit ; tout ainsi que dans les uretères on ne trouve jamais de l'urine, à cause du panchant rapide du conduit.

Je m'étonne que Lindanus *dans sa Physiol. Med. ch.*16. *art.* 16. *vers.*244. ait dit que ce conduit est une artere, avoüant neanmoins qu'il est incertain de quelle autre artere il prend son origine, ou de l'aorte, ou de la céliaque, avant qu'elle ait produit la splenique. Car il est constant qu'il n'a point de ressemblance avec les arteres, soit en sa substance, soit en ses usages ; qu'il n'a de continuité avec aucune, qu'il est sans battement, & qu'il ne contient point de sang ; mais un suc qui lui est particulier, lequel ne se décharge pas dans les veines comme les arteres, mais dans la cavité d'un intestin. Outre cela, ce que Lindanus ajoûte, que de ce conduit (qu'il nomme artere) il en nait plusieurs rejettons, qui se portent dans la substance de ce viscere, n'est pas non plus veritable ; puisqu'au contraire, c'est plûtôt des nœuds qui le composent que partent ces rejettons, qui viennent aboutir au   *Si ce conduit est une artere ?*

conduit, ainfi qu'on a dit. Ceux qui foûtiennent que ce conduit eft
une veine, femblent moins fe tromper, puifque par la nature & par
la ftructure de fa fubftance, il reffemble en quelque maniére à la veine; quoique neanmoins il n'en foit pas veritablement une, & qu'il
ne porte point de fang; mais un vaiffeau membraneux d'une autre
efpece, deftiné pour porter un fuc particulier.

L'office du   On a été jufques à prefent dans une grande incertitude tou-
pancreas. chant le veritable ufage de ce vifcere. (Que perfonne ne trouve mauvais que, par une licence Philofophique, permife à chacun,
je donne ici à ce noble corps glanduleux le nom de *Vifcere.*) Quelques-uns ont crû qu'il n'a point d'autre ufage que celui de fervir d'a-
pui aux divifions des vaiffeaux qui fe diftribuent dans l'abdomen, &
de couffinet au ventricule fous lequel il eft étendu; d'autres qu'il confume la partie du fang la plus crûë & la moins dépurée; d'autres
qu'il aide au cœur en fon action de faire le fang; d'autres qu'il attire
à foi la mélancolie de la rate; d'autres, qu'il fournit au ventricule
le fuc qui caufe la fermentation, ou qu'il fait quelquefois l'office de la
rate, lorfque par quelque indifpofition elle ne peut elle-même le faire;
d'autres qu'il reçoit le chyle, & qu'il le rend plus parfait par une
nouvelle coction, laquelle en fepare les excremens bilieux : & enfin,
plufieurs autres chofes femblables qu'ils ont imaginées, A quoi aiant
fait plus de reflexion, & aiant reconnu que toutes ces opinions ne
font que fimples conjectures abfolument incertaines, & qui ne font
établies fur aucun fondement folide, ni fur aucune experience affûrée :
j'ai commencé de m'appliquer avec plus de foin qu'on n'a fait jufques
à prefent, à la recherche & à l'examen de cette partie fi fort negligée
ci-devant; & après plufieurs experiences Anatomiques, (dont quelques-unes ont bien réüffi, d'autres tres-mal, par la raifon que le plus
fouvent pendant l'operation il tomboit par le conduit cholidoque
dans l'inteftin duodenum que j'avois lié en haut & en bas, & à
même tems coupé felon fa longueur, (outre le fuc qui vient du
pancreas,) grande quantité de bile, laquelle empêchoit qu'on ne
pût diftinguer, ni le fuc pancreatique lui-même, ni fon goût)
j'ai enfin reconnu par beaucoup de diffections faites en divers animaux, ou encore vivans, ou immediatement après avoir été étranglés, qu'il s'écouloit dans l'inteftin duodenum, quelquefois en affez
grande quantité, un certain fuc manifefte, en quelque maniére tranfparent, & comme faliveux, un peu âpre, & legérement fubacide
au goût. (Needham lui dénie, neanmoins contre l'experience, toute
acidité,) & quelquefois comme fubfalin; (fouvent dans les chiens
malades je l'ai trouvé d'odeur puante & de méchant goût,) & je
n'ai jamais remarqué qu'il aille en ce vifcere aucun chyle, ni qu'au-
Digreffion. cun des vaiffeaux deftinés à le porter y aboutiffe. D'où j'ai jugé que
quoi

quoique plufieurs Anatomiftes aient décrit des vaiffeaux chiliferes qui tendoient vers ce vifcere, & qu'ils en ayent fait graver les figures dans leurs Tables Anatomiques : que même Jo. Theod. Schenckius ait crû que les vaiffeaux chiliferes tiroient de ce vifcere leur premiére origine, & qu'ils fe portoient vers le mefentère ; que Veflingius & Baccius aient dit que lorfque ce vifcere eft bleffé, il en tombe du chyle en grande abondance ; & que Dominique de Marchetis fe foit imaginé avoir vû plufieurs vaiffeaux qui de ce vifcere fe portoient tant vers le foye que vers les inteftins : j'ai jugé, dis-je, qu'ils fe font laiffé tromper par la prévention, & qu'il n'y alloit ni vaiffeau portant chyle, ni chyle même ; mais au contraire, qu'il fe préparoit & cuifoit en lui un fuc particulier, produit de la partie fereufe & fubfaline du fang arteriel qui y eft apporté & de quelques efprits animaux four- *L'ufage du* nis par de tres-petits nerfs ; & que ce fuc tombant dans l'inteftin duode- *fuc pancrea-* num conjointement & à même tems que la bile ; l'un & l'autre fe mêlent *tique.* aux alimens qui aprés leur digeftion dans le ventricule découlent en cet inteftin par le pylore, & excitent en eux une effervefcence particu- liére, qui en fepare la partie utile d'avec l'inutile, qui les attenuë, & qui les mettant davantage en fufion les rend plus coulans. (Cette operation de ces fucs eft évidente par la difference que l'on remarque entre la fubftance des alimens cuits dans le ventricule & qui y font encore contenus, & celle de ceux qui fe font déja écoulés dans les inteftins ; car ceux-là font vifqueux & épais, & retiennent encore les differen- tes couleurs des alimens ; ceux-ci au contraire font beaucoup flui- des, moins vifqueux, & plus blancheâtres) & plus capables d'être pouffez par le mouvement periftaltique des inteftins dans leur tunique interieure vifqueufe, & de là dans les veines laétées ; les autres parties du chyle plus groffiéres defcendant cependant peu à peu dans les gros inteftins, où elles font refervées jufques au tems qu'elles font mifes dé- hors par les felles. Or cette effervefcence eft excitée par les fels vola- tiles, & par l'huile fulphureufe de la bile, joints & concourans avec l'acidité du fuc pancreatique, en la maniére que nous voyons en Chi- mie, qu'il fe fait de telles effervefcences par le concours de femblables principes.

Cela bien confideré, je me fuis confirmé dans la penséc que le pancreas n'eft pas un vifcere, ni fi peu utile, ni de fi petite confide- ration que plufieurs le décrivent, & que le fuc qui y eft préparé n'eft pas, ni en fi petite quantité qu'à peine un puiffe le voir, ni abfolu- ment d'aucune utilité, mais fimplement un pur excrement, comme d'autres l'ont crû jufqu'à prefent. Je crois donc que ce fuc eft en affez grande quantité, & qu'à raifon de l'acidité qui lui eft particuliére & fpe- cifique, il eft tres-neceffaire pour exciter dans les inteftins, conjointe- ment avec la bile qui s'y écoule, & avec laquelle il fe mêle, une

N

nouvelle effervefcence dans les alimens qui y tombent du ventricule aprés y avoir été digerés, & pour feparer en eux l'utile de l'inutile. Ainfi l'on peut dire que la bonne fanté dépend en partie du bon état du pancreas, & que lorfqu'il eft mal difpofé il n'eft pas moins la caufe de plufieurs maladies que la rate, le foye, le menfentère, & plufieurs autres parties, aux vices defquelles on a coûtume de les attribuër; & il eft facile de voir prefentement que fi ce fuc peche, c'eft à dire, s'il eft ou trop acre, ou en trop grande abondance, & fur tout fi la bile qui concourt avec lui, eft pareillement & trop acre & trop abondante, il fe fait dans les inteftins une effervefcence exceffive & vicieufe, qui caufe des vomiffemens aigres, des rongemens, des vents, des tenfions, des diarrhées, des diffenteries, des coliques, & autres femblables maux; quoique neanmoins ces maux puiffent auffi être caufés par le vice de la bile feule. Que fi ce fuc eft en trop petite quantité, trop doux & point falé, alors il ne fe fait qu'une tres petite effervefcence, ce qui caufe des obftructions, des maigreurs, des conftipations de ventre, &c. Quelquefois auffi fi étant trop falé, & trop aigre il remonte dans le ventricule, il y caufe la faim canine, des vomiffemens, des rots aigres, &c. s'il defcend dans les inteftins, il y caufe des tranchées, des ulcerations, des flux de ventre, &c. Que fi avec le fang, il monte à la tête, il caufe des convulfions épileptiques, des délires mélancoliques, des affections femblables aux paffions hyfteriques, &c. (Higmorus & Aubertus rapportent que dans une femme epileptique, & comme tourmentée dépuis long tems d'affection hifterique, dont enfin elle mourut, on ne trouva aucune autre caufe de fa mort que la mauvaife conftitution du pancreas.) Que fi ce fuc fe porte vers l'eftomac, ou vers le cœur, il y caufe des palpitations de cœur, des lipothymies. (Le même Higmorus qui le rapporte du même Aubertus, dit, qu'un Marchand de Lyon ne pouvoit dormir, ou s'il s'endormoit, il tomboit dabord en défaillance; & enfin en étant mort, on ne trouva point d'autre caufe de fa mort que l'entiére putrefaction du pancreas, caufé par un abcés, les autres parties étant faines) grande inégalité & foibleffe de pouls, &c. Ainfi felon les differens degrés d'alteration de ce fuc, il fe produit dans le corps humain differentes affections, telles qu'on les voit dans les malades hypocondriaques, dont la plus grande partie doit avec juftice être attribuée aux vices de ce fuc. Or ce fuc devient vicieux, principalement ou par un regime de vie mal reglé, par l'ufage trop frequent de viandes falées, d'acides, de deffechées & endurcies à la fumée, d'acres, & d'autres femblables; ou par un trouble dans les coctions qui fe font dans les autres vifceres, principalement dans la rate; Car toutes ces caufes introduifent dans le ferment du fang une difpofition vicieufe, (de laquelle voyez *au chap.*17.) qui fait que plufieurs particules du fang ne fe fpiritualifent pas fuffifamment dans le cœur, & deviennent fubacides, fubfalines, & tres-difposées à fe coaguler ; enforte qu'étant en cét état portées par les artères à ce vifcere, elles ne peuvent s'y attenuër affez, ni être changées en un ferment capable de faire fermenter dans les inteftins les alimens qui aprés leur digeftion dans le ventricule, y font tombés.

Deux ans aprés que j'eus publié cette opinion-ci, on me prefenta la Thefe du fçavant Mr. R. de Graëf, qui fut autrefois mon difciple, laquelle il foûtint en public dans l'Univerfité de Leiden fur le pancreas & fur fon fuc ; Mr. Franc. de le Boë Sylvius, Profeffeur en cette Univerfité y prefidant. Cette Thefe confirmoit d'autant plus mon opinion ; car aprés plufieurs experiences qu'il avoit inutilement tentées ; enfin il inventa la fubtile maniére de ramaffer & recevoir ce fuc, du pancreas même d'un chien en vie ; & peu de tems aprés, fçavoir, au mois de Mars 1665. il en fit la démonftration en ma prefence & de plufieurs autres. Voici comment il proceda. Il prit un chien qui n'avoit mangé dépuis long tems, le lia en telle forte qu'il ne pût mordre, & lui fit une incifion à la trachée artère, afin qu'il pût refpirer par l'ouverture. Il ouvrit enfuite tres-promtement l'abdomen, & lia l'inteftin, premiérement fous le pylore, & puis plus bas, au deffous de la fortie du conduit pancreatique. Il fit enfuite une ouverture à l'inteftin entre ces deux ligatures, dans fa partie exterieure libre & opposée au mefentère, & avec une éponge il le netoya de la pituite, de la bile, & de tout ce qui pût s'y rencontrer. Cela fait, il introduifit dans l'entrée du conduit pancreatique, qui eft deux travers de doigt au deffous du biliaire dans les chiens, l'un des boûts d'un tuyau de plume d'oye fauvage, délié & affez long ; & à l'autre boût de ce tuyau il y adapta fortement une fiole de verre, dont l'orifice étoit tres-étroit : Enfuite il fit une couture avec un fil double à l'inteftin & au conduit, autour du tuyau & de la fiole, enforte que l'un & l'autre qui étoient pendans au déhors de l'abdomen, ne pouvoient ni en fortir, ni s'en écarter. Il remit enfuite dans l'abdomen les inteftins qui pendoient au déhors, & après avoir recoufu l'ouverture de l'abdomen avec un fil tres-fort, il conferva le chien en vie le plus long tems qu'il peut ; ce qui alla jufques à huit ou dix heures. Par cette méthode il ramaffa une quantité affez confiderable; (quelquefoïs il en ramaffe demi-once, quelquefois fix drachmes, ou l'once entiére) de ce fuc tranfparant, qui pendant l'efpace de fept à huit heures tomba du conduit dans la fiole par le tuyau ; & nous reconnumes moi & plufieurs autres qu'il a le même goût que j'avois trouvé dans les experiences que j'avois faires, & defquelles nous avons parlé ; c'eft à dire, qu'il eft un peu âpre, & tant foit peu fubacide, & fubfalin. Mr. de Graëf décrit plus au long dans fa difpute tout l'appareil de cette operation ; même il le dépeint dans les figures qu'il en a fait graver ; & il ajoûte que dans certains chiens, qui peut-être étoient mal conftitués, il avoit trouvé ce fuc fi alteré & fi vicieux, qu'en certains il étoit puant, en d'autres propre à exciter le vomiffement, en d'autres d'un goût extrêmement âpre & fi ftiptique qu'il caufoit à ceux qui le goûtoit, ou une violente oppreffion, ou des rots, ou l'haleine puante, ou enfin à quelques-uns la fiévre. Le même Mr. de Graëf rapporte *dans le livre qu'il a publié en François en 1666. du fuc pancr.* qu'il recüeillit à Angers le fuc pancreatique d'un homme mort de mort fubite, lequel il ouvrit encore tout chaud, & qu'il trouva en ce fuc une acidité fi agreable, qu'il n'en avoit jamais goûté de femblable dans les chiens. Il décrit auffi au même endroit, & plus amplement *en fon liv. du fuc pancreat. publié l'an* 1671, *chap.* 7. 8. 9. 11. les qualités de ce fuc ; comment, étant mêlé avec la bile il excite l'effervefcence dans les alimens ; comment il fait blanchir le chyle ; & enfin, quels maux il eft capable de caufer lorfqu'il devient vicieux. Il raifonne de cela tres-amplement, & il feroit trop long de rapporter ici tout ce qu'il en dit. Veritablement cette découverte eft tres-ingenieufe, & l'on doit beaucoup à fon docte inventeur, qui par fon addreffe merveilleufe donne un grand jour pour mieux connoître la caufe de plufieurs maladies.

Mais cependant il faut ici remarquer, qu'en cette occafion Mr. de Graëf eft tombé dans le défaut de tous les autres nouveaux inventeurs, qui ont un amour fi aveugle pour leurs productions, que quoiqu'ils viennent feulement de les enfanter, & par confequent qu'elles foient encore foibles, & à peine arrivées à une jufte maturité, ils n'y reconnoiffent neanmoins aucun défaut ; au contraire, par un orgueil exceffif, il les élevent au deffus de toute autre découverte, quoique plus adulte, c'eft à dire, mieux établie, & plus confirmée par le tems, & par diverfes experiences. Mr. de Graëf a donc ici quelque peu failli, en ce qu'aiant fuivi Mr. François de le Boë Sylvius, (que Bernard Svvalve *dans fon liv. du Panc.* fuit auffi en tout) il s'éforce de tirer de ce fuc (qu'on a trouvé veritablement être la caufe de plufieurs maux,) les caufes générales & l'origine de prefque toutes les maladies. Car il croit que c'eft de cette feule & unique caufe que font produites les diarrhées, les diffenteries, les douleurs de colique, les épilepfies, les fyncopes, les fuffocations hyfteriques, les flux des mois, les fiévres, & enfin je ne fçai combien d'autres maux, qu'il veut ne venir que de cette feule caufe ; comme fi d'autres humeurs engendrées par le défaut des autres parties n'en produifoient jamais de femblables ; & comme fi l'ouverture des corps morts n'avoit pas fait voir mille fois, que dans ces maux fouvent le pancreas eft en tres bon état, & abfolument fans vice, pendant que les défauts qu'on remarque en d'autres parties, donnent évidemment à connoître qu'ils en font les feules caufes. Car enfin, nous avons démontré plufieurs fois en public que le pancreas étant en fon entier, les diarrhées, les diffenteries, & les coliques provenoient du défaut du foye & de la bile ; & les Epilepfies de celui du cerveau & des meninges, ou d'un ulcere fordide des oreilles ; comme auffi que plufieurs fiévres font causées par d'autres humeurs engendrées par l'intemperie, la méchante coction, l'inflammation, la corruption, l'exulceration, &c. de quelqu'autre viscere ou partie, ainfi qu'il eft évident dans la pleurefie, la peripneumonie, l'efquinancie, la phréntefie, &c. De plus, que les fymptomes hysteriques extraordinaires & mortels étoient excités par le vice des testicules enflés beaucoup au delà du naturel, & contenant un fuc virulent, jaune, ou livide, d'où s'élevoient des vapeurs pareillement venimeufes, qui fe portoient vers les parties fuperieures ; & que ces mêmes fymptomes avoient fouvent été apaisés & entiérement gueris en plufieurs par la feule excretion de la femence vicieufe, fans qu'on eut appliqué aucun remede au pancreas. Le 16. Novembre 1667. je *Obfervation* diffequai publiquement en nôtre Hôpital le corps d'une fille de 24. ans qui y avoit été détenuë dans le lit trois ans entiers, tantôt par des flux exceffifs de fes mois, qui lui duroient tres-long tems ; tantôt par de tres-douloureufes coliques ; tantôt par des diarrhées, par des pertes d'appetit, par des coctions foibles, lentes, & imparfaites ; & enfin étant tombée en hydropifie, de cette efpece qu'on nomme Anafarcha, & n'aiant pû y refifter, elle en mourut, aiant été auparavant attaquée fur la fin de fa vie d'une longue toux, accompagnée d'un crachement purulent. On s'etoit perfuadé, ceux-là principalement qui avoient étudié à Leiden fous Sylvius, que le feul pancreas étoit la caufe de tant de maux ; mais on vit le contraire ; car nous le trouvâmes tres-fain, & nullement endommagé ; le foye au contraire, étoit grièvement affecté, de couleur livide, & nullement rouge ; & quantité de petits ulcères rongeoient le poûmon. Ce qu'aiant vû, tous les Etudiants en Medecine abandonnerent l'opinion de Sylvius, & de Graëf, qui font venir tous ces femblables maux du feul vice du pancreas.

Vvarton s'eft imaginé une opinion nouvelle fur l'ufage du pancreas, *L'opinion* mais elle n'eft appuyée fur aucun fondement ; car il croit que les *de Vvarton* nerfs, & fur tout ceux du plexus qui eft fitué fous le pancreas, fe *touchant le* déchargent en lui de leurs fucs excrementeux, & il juge par le goût *Pancreas.* agreable de la fubftance du pancreas, que ces fucs ne font point amers ou acres, mais doux & infipides. Il parle neanmoins autrement ailleurs en plufieurs endroits *de fon Adenographie*, de l'ufage des autres glandes ; car il dit qu'elles préparent & font un fuc alimentaire pour la nourriture des nerfs. Mais qui pourra croire que dans les efprits

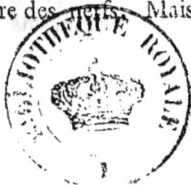

animaux qui font fi purs, il y ait furabondance d'excremens groffiers, & que ces excremens viennent de toutes parts s'écouler par les pores invifibles des nerfs dans le feul pancreas afin que là ils fe feparent des efprits animaux ? Qui ne voit pas que les fucs qui fe forment dans les glandes, font trops groffiers pour pouvoir entrer dans la fubftance compacte des nerfs, & qu'ils y cauferoient dabord des obftructions, & la paralyfie ? Mais on peut voir fur cela *le chap. 1. du liv.* 8. où ce fujet eft amplement traité.

L'erreur de Fernel.   On voit évidemment par ce que l'on vient de dire, combien l'opinion des Anciens & de plufieurs Nouveaux touchant l'ufage du pancreas eft éloignée de la verité, & entre autres celle de Fernel, qui enfeigne conjointement avec eux, que le pancreas eft comme l'égoût du bas ventre, où fe ramaffent quantité d'humidités fuperfluës, qui de là s'écoulent dans les inteftins. Mais comme ce vifcère eft révêtu d'une membrane épaiffe, & chacune de fes glandes d'une autre tres-déliée, & qu'à l'exception de quelques arterioles, de quelques venules, & de quelques nerfs tres-petits, il n'y entre aucun autre vaiffeau ; on ne voit pas qu'il y ait aucune voye par où les humidités fuperfluës & excrementeufes des autres parties puiffent s'y infinuer, fur tout puifqu'il n'y a point de raifon, pourquoi elles y feroient portées plûtôt que dans les reins, dans les inteftins, & dans les autres lieux deftinés aux évacuations.

Mais puifque par tout ce qui a precedé, il paroit fuffifamment quelle eft la conftitution & l'ufage du pancreas & du fuc pancreatique, nous examinerons ici enfin deux chofes pour finir ce fujet. La premiere ; comment eft-ce que ce fuc particulier & fpecial s'engendre dans le pancreas. La feconde ; Quelle eft & combien eft grande l'effervefcence qu'il excite dans les inteftins.

La généra-tion du fuc pancreatique.   A l'égard de la *premiére*, les Philofophes d'aujourd'hui enfeignent que le fang contient en foi toutes fortes d'humeurs ; d'acides, d'amères, de falées, de douces, d'infipides, de groffiéres, de fubtiles, &c. & que chacune des parties du corps admet en foi celles de toutes ces differentes humeurs, qui, à raifon d'une certaine difpofition de leur grandeur, & de leurs figures, ont beaucoup d'analogie avec leurs petits pores, & qu'elles rejettent celles qui n'ont pas cette analogie ; qu'ainfi, c'eft à raifon de cette conftitution fpecifique, que dans le foye fe fait facilement & parfaitement la feparation des humeurs bilieufes, dans les reins celle des fereufes, & dans le pancreas celle du fuc pancreatique. Mais quoique l'on convienne que dans la nutrition des parties il y ait des particules du fang, qui à caufe de la difpofition particuliére & fpecifique des pores de chacune de ces parties, s'attachent mieux & plus fortement à telles, d'autres à d'autres, & fe changent plus facilement en leur fubftance ; neanmoins il n'en eft pas de même dans la génération des humeurs defquelles l'aliment univerfel, fçavoir le fang, doit enfin refulter. Car quoique la matiére dont toutes fortes d'humeurs peuvent être engendrées, foit contenuë dans le fang, felon qu'il fe fermente, qu'il fe mêle, & qu'il fe cuit differemment en tels ou tels vifcères, & en telles ou telles parties, (abfolument en la même maniére que dans la terre eft contenuë la matiére, de laquelle felon la diverfité de fon mélange & de fes coctions, il fe produit mille fortes d'herbes, d'arbres, d'arbriffeaux, & d'autres chofes de differente efpece; que même par les mains des ouvriers il s'en forme mille ouvrages divers; par celui-ci une ftatuë, par celui-là des tuiles, & par d'autres une infinité d'autres ouvrages, quoique toutes ces chofes ne foient pas dans la terre, ou qu'on ne puiffe pas dire qu'elles y aient jamais été,) neanmoins il n'y a pas veritablement & réellement en lui un fuc pancreatique, un fplenetique, un bilieux, &c. (Tout de même que dans le bled, ou dans le pain, le chyle, la bile, ou le fang n'y font pas veritablement contenus,) mais il eft lui même une matiére heterogéne. (On peut voir la maniére dont il eft engendré *au liv.* 15. *fuiv. chap.* 12.) qui contient de telles particules differentes entr'elles, lefquelles étant mêlées & cuites d'une maniére particuliére, en tels ou tels vifcères à cela fpecifiquement deftinés, deviennent telles ou telles humeurs; douces, amères, acides, &c. & cela non à raifon d'aucune analogie, qui foit entr'elles & les pores; mais felon la nature fpecifique des parties qui font ou qui fervent à leur coction, c'eft à dire, felon leur temperament & leur figure. Ainfi le fang qui eft doux de foi, entrant par l'artère fplonique dans la rate, y eft dépoüillé de prefque toute fa douceur, & y contracte une qualité falino-fubacide; non pas à la verité à raifon des pores de la rate, mais à raifon de la conftitution ou temperament naturel fubacide de la rate même, qu'elle imprime au fang & à toutes les humeurs qui tombent ou fe mêlent en lui. Un vin doux, s'il eft verfé dans un vaiffeau de vinaigre, y devient aigre, non pas à raifon des pores du vaiffeau ou du vin lui-même qui aient de l'analogie avec les particules du vinaigre, ou que cette acidité ait déja auparavant été & comme préexifté dans le vin, & qu'il n'y ait que ces feules particules acides qui fe foient mêlées au vinaigre & non les douces; mais par la raifon que l'acidité du vinaigre contenu dans le vaiffeau a été capable fur le champ de figer les efprits doux fulphureux du vin, & d'éteindre entiérement toute leur douceur, en exaltant par deffus eux les falins & les acides. De même auffi la bile eft engendrée dans le foye, non pas qu'elle ait veritablement préexifté dans le fang, & qu'à raifon d'aucune analogie qu'il y ait entre les pores du foye & les particules bilieufes du fang, elle en ait été fimplement tirée ou feparée, mais parce que le sang qui vient en abondance des veines meseraïques, & qui de soi est doux, est tellement alteré par le mélange du suc splenique qui est apporté par le rameau splenique à la veine porte, qu'étant cuit ou fermenté dans le foye d'une maniére nouvelle, (laquelle provient de son temperament particulier, de sa conformation, & du ferment qui y est produit,) plusieurs de ses particules deviennent bile, ce quelles n'étoient pas auparavant ce mélange & cette coction. (Voyez sur ce la *le ch.* 11. & 15. *suivant de la générat. de la bile.*) La chose se passe de la même maniére dans le pancreas, dans lequel quelque portion du sang qui y est apporté par des petites artéres tres-déliées, se change en suc pancreatique, (l'autre portion rétournant par les veines à son principe, qui est le cœur;) non pas à raison d'aucune analogie qui se rencontre entre les pores du pancreas & ce suc; mais à cause du nouveau changement que le sang y reçoit, lequel y est causé par la proprieté ou nature de la partie, & par le nouveau mélange, & la nouvelle coction qui s'y fait.

L'Effervescence de la bile mêlée avec le suc pancreatique. Touchant la *seconde*, nous avons dit ci-dessus que le suc pancreatique étant mêlé avec la bile cause dans l'intestin duodenum une nouvelle effervescence. Cela paroît évidemment lors qu'on dissèque des chiens encore vivans, dans lesquels on trouve ordinairement en cet intestin une humeur écumeuse boüillonnante, & dont le boüillonnement est excité par l'acidité du suc pancreatique uni & mêlé à la bile qui abonde en sel volatile & en fixe; car la Chimie enseigne amplement que les esprits acides mêlés avec les sels lixivieux boüillonnent toûjours, pourveu neanmoins qu'on n'y ajoûte rien qui empêche cette operation. Or que dans la bile, outre les particules sulphureuses, il y ait encore un sel lixivieux; cela est évident de ce que l'on en peut tirer l'un & l'autre par operation chimique. A l'égard du suc pancreatique, il est constant par son goût subacide, qu'il a en soi (ainsi qu'on a dit ci-dessus,) tant soit peu d'acidité, & aussi de ce que si on en jette dans du lait doux, il le fait d'abord cailler, en la même maniére que le vinaigre & les autres acides le font. Enfin, pour prouver encore plus cette effervescence qui est excitée par le mélange de la bile avec le suc pancreatique, nous rapporterons ici l'experience de Mr. Schuylius, dont il donne la description *en son trait. de Vet. Medicina. Ayant ouvert*, dit-il, *l'abdomen d'un chien vivant, je liai le duodenum assez prés du pylore, & en aiant fait autant un peu au dessous de l'insertion du conduit pancreatique, je recousis l'abdomen, & je laissai aller le chien en cet état. Trois heures aprés (le chien étant encore, ainsi qu'il sembloit, vigoureux, car il avoit perdu quelques goutes de sang,) aiant réouvert l'abdomen, je trouvai l'espace compris entre les ligatures, extrémement distendu, en sorte qu'il resistoit entiérement à la compression des doigts, & paroissoit être prêt à se rompre, & je trouvai une égale & semblable distention*

dans

dans la veſſie du fiel. Il y avoit auſſi une chaleur exceſſive & comme brulante, en cet eſpace lié, duquel au moment qu'avec une lancette j'y fis une petite ouverture, il ▬ ſortit conjointement avec l'humeur qui y étoit contenuë des vents avec bruit & petillement, & auſſi des vapeurs & des exhalaiſons, dont la puanteur qui étoit tres-forte, frapa d'abord le nez de tous les aſſiſtans; & lors qu'on eut ouvert un peu davantage l'inteſtin, aucun de ceux de nos Ecoliers qui étoient le plus prés ne pût la ſouffrir: ce qui eſt une preuve convaincante qu'il ne s'étoit pas ſeulement écoulé en cet endroit une grande abondance de bile & de ſuc pancreatique; mais encore qu'il s'étoit excité en ces deux humeurs une efferveſcence, non pas ſimplement moderée ou douce, telle qu'elle arrive dans les ſains, mais tres-violente; car cette partie de l'inteſtin n'étoit pas ſeulement pleine, mais auſſi elle étoit extrémement diſtenduë, & il n'y avoit aucune apparence que cette partie du duodenum eût pû ſe diſtendre de telle ſorte, ni les humeurs, les vents, les vapeurs, & les exhalaiſons ſe diſſiper avec tant de force, ſans l'efferveſcence ou agitation des particules entr'elles contraires de ces humeurs. Quelques jours enſuite, je fis encore une fois la même experience, en preſence pareillement de pluſieurs Ecoliers, & deux heures aprés ou environ, cette portion de l'inteſtin s'enfla extrémement; mais elle s'echauffa moins: & aiant ouvert cet endroit enflé de l'inteſtin, que j'avois liée auparavant, il en ſortit avec bruit des bulles écumantes, par leſquelles cet eſpace avoit été diſtendu; en ſorte qu'il n'y a aucun lieu de douter davantage de la verité de cette efferveſcence.

CHAPITRE XI.

Des vaiſſeaux lactées du Meſentère.

Voyez la Table premiére.

GAſpard Aſellius Anatomiſte de Pavie, a été le premier qui en nôtre ſiécle a fait la découverte des vaiſſeaux lactées, leſquels des inteſtins portent le chyle par le meſentère, & il en fit la démonſtration en l'année 1622. Je dis *en nôtre ſiécle*, parceque Hippocrate & d'autres Anciens les ont connus aſſez parfaitement. Galien auſſi les a vûs & remarqués, mais il les a pris pour des artères; & c'eſt enſuite de cette erreur qu'il a enſeigné que les artères qui aboutiſſent aux inteſtins, y prennent par leurs orifices quelque peu d'aliment, ainſi qu'il paroit *en ſon liv. 4. de l'offic. des part. ch. 17. & au liv. 3. des facult. ch. 13. & au liv. ſi le ſang eſt cont. dans les art. ch. 5.*

Leur nom-

Aſellius leur a impoſé le nom de Veines lactées. Mais comme ils ne portent point de ſang, & que leur ſubſtance eſt fort differente de celle des veines; (car ils ſont tranſparents & beaucoup plus délicats,) nous les appellerons pour les mieux diſtinguer Vaisseaux lacte´es.

O

Leur defcri-   Or ce font des vaiffeaux tres-déliés & tranfparens, compofés d'une
ption.   fimple tunique , difperfés par le menfetère en nombre infini , & deftinés pour porter le chyle.

Leur origine.   Ils naiffent & s'élevent des inteftins , (le plus grand nombre , du
jejunum , & des autres inteftins grêles , entre les tuniques defquels
ils s'ouvrent par plufieurs petits filets , ou racines tres-déliées ,
vers leurs capacités interieures , leurs orifices étant cachez dans un certain mucilage fpongieux , contre lequel le chyle qui eft pouffé par le
mouvement & la preffion des inteftins , eft premiérement appliqué , & enfuite reçû dans les bouches ouvertes de ces vaiffeaux ,)
de là par un cours oblique ils remontent par le mefentère ; s'entrelaçant
les uns les autres , & fe confondant en plufieurs maniéres , & paffant
entre & au travers de plufieurs autres glandes qui font dans le mefentère , & qui principalement font placées aux divifions de ces vaiffeaux , ils s'avancent vers la grand glande qui eft au milieu ,
dans laquelle ils entrent pour la plûpart , les autres paffant fur
fa furface ; & tous de là vont incontinant fe rendre au grand refervoir du chyle où ils finiffent. Ils n'entrent nulle part dans le foye ,
quoique quelques Anatomiftes avec Valleus & Gaffendus , tâchent de
le perfuader. Il n'en eft auffi aucun qui s'ouvre dans la veine porte ,
dans la cave , ou dans la mefenterique , quoique Lindanus qui a fuivi en cela Valleus , l'enfeigne *au liv. 2. de fa Phifiologie chap. 5.* ni ils ne
font en aucun endroit continus aux mefenteriques , comme s'ils prenoient d'elles leur origine , ainfi que Deufingius fe l'eft imaginé. On
n'en a auffi jamais vû aucun fortir du ventricule.

En quelle   Vvarton *dans fon Adenographie* remarque que ces vaiffeaux à leur entrée
maniére ils en ces glandes ou un peu devant , fe ramifient de nouveau ; c'eft à di-
paffent au re , fe divifent & fe foudivifent en plufieurs petits rameaux , lefquels
travers des enfuite fe perdent dans la fubftance des glandes ; & qu'après s'y être
glandes. de cette forte évanouïs , il répouffe de nouveau du corps même
des glandes , des filamens , qui en fe réüniffant forment comme auparavant un tronc , lequel fe porte vers le principe du mefentère , &
qui en chemin s'affocie tous les rameaux de même genre qui fe trouvent à fa rencontre , ce qui le groffit. Ainfi il eft hors de doute que
même les vaiffeaux qui font entrés dans la grande glande en réffor-
tent de nouveau , répouffent de nouvelles racines , & vont enfuite
fe rendre au refervoir du chyle.

Leurs val-   Ils ont plufieurs valvules qui permettent au chyle d'y entrer en
vules. venant des inteftins , mais qui en empêchent le retour. Or , bien qu'il
ne foit pas facile de faire la démonftration à l'œil , de ces valvules , à caufe de leur extrême délicateffe (quoique Frederic Ruifch , ci-devant
Medecin de la Haye , & maintenant celebre Praticien & tres-excel-
lent Anatomifte à Amfterdam , les ait démontrées en public , & en ait

fait graver les planches ;) leur existence neanmoins est assés évidente, en ce que si l'on presse ces vaisseaux lactées en poussant vers la grande glande, ils se vuident dabord ; si au contraire, la pression se fait de la grande glande vers les intestins, le chyle s'arrête, & ne peut y être repoussé. De là vient que si l'on ouvre des chiens ou autres animaux encore vivans ? ou qu'on les étrangle trois heures aprés qu'on les a bien fait manger, ou les aiant bien nourris auparavant, ces vaisseaux paroissent pour lors en assés grande quantité dans le mesentère : mais si l'Anatomiste pour faire sa démonstration, remuë & agite les intestins, qu'il les tourne & retourne de tous côtés avec le mesentère ausquels ils sont attachés, le suc lactée pour lors par tous ces mouvemens est poussé hors des vaisseaux, & s'écoule dans le reservoir du chyle, en-sorte que ces vaisseaux semblent comme s'évanouïr dans le mesentère entre les mains de l'Anatomiste, & échaper à la vûe, quoique cela n'arrive que parce qu'étant vuides, leur délicatesse & leur transparance fait que, ainsi qu'on a déja dit, on ne peut les voir.

Leur usage.

L'usage des vaisseaux lactées est de porter, non pas le sang, mais le chyle, des intestins à la grande glande du mesentère, & de là au reservoir. Cela est évidemment prouvé par la couleur blancheâtre du suc qu'ils contiennent, lequel dans un animal ouvert trois ou quatre heures aprés qu'il a bien mangé, est semblable à de la crême de lait, qui disparoit aprés que la distribution du chyle est finie, sans que jamais le sang entre dans ces vaisseaux, & prenne la place de ce suc. Ainsi le chyle étant entiérement évacué, ces vaisseaux qui sont transparens & tres-déliés, deviennent presque invisibles, parce qu'ils n'ont plus cette couleur de lait que le chyle leur communiquoit, & c'est là ce qui a fait qu'ils ont été inconnus pendant tant de siécles. J'ai dit *presque invisibles*, parce que si on les regarde de bien prés, on les voit souvent sous l'apparence de petites fibrilles ; ce qui a trompé Galien & plusieurs autres, qui ont pris ces fibrilles pour des nerfs ou pour des artères.

La preuve.

Or il est manifeste que par ces vaisseaux, le chyle est porté des intestins au reservoir. Car si dans un chien qu'on a bien fait manger, & qu'on a ouvert vivant, trois ou quatre heures aprés, on lie promtement ces vaisseaux au milieu du mesentère, on voit qu'ils se gonflent entre la ligature & l'intestin, & qu'ils se desenflent au delà de la ligature. Cela paroît encore par la situation des valvules dont on vient de parler.

Quelle est la cause qui fait que le chyle entre dâs les vaisseaux lactées.

Il y a deux causes de l'entrée & du chemin que le chyle fait dans les vaisseaux lactées. La premiére qui est la plus foible, est la contraction onduleuse qui est causée dans les intestins par leurs propres fibres, laquelle est tres-apparente dans les connils, & dans les chats ouverts vivans. La seconde qui est beaucoup plus forte, & qui aide puisfamment à la précedente, eft l'impulfion des mufcles de l'abdomen, mûs vers le haut & vers le bas au tems de la refpiration. Par cette impulfion les parties chyleufes les plus fubtiles & les plus fpiritueu-fes des alimens digerés dans le ventricule, & de nouveau fermen-tés dans l'inteftin par leur mélange avec la bile & le fuc pancreati-que, font feparées de la maffe groffiére, épaiffe & cruë de ces mê-mes alimens, & font pouffées des inteftins dans les orifices entrou-verts des vaiffeaux lactées ; & y font comme appliquées. Lefquels orifices neanmoins à raifon de leur petiteffe extrème n'admettent point les parties groffiéres, qui étant ainfi feparées des chyleufes plus délicates, & pouffées dans les gros inteftins, font enfin rejettées par les felles comme d'inutiles excremens.

Il paroît par ce que l'on vient de dire que ces vaiffeaux ne portent pas continuellement du chyle, (car on les trouve tres-fouvent vuides,) mais par intervales, lors feulement qu'il s'en fait dans le ventricule, & qu'il en defcend dans les inteftins.

Si le chyle eft fuccé ou attiré ? Deufingius *dans fon livre du mouvement du chyle* croit que la feule pulfion ne fuffit pas ici, quoi qu'il l'admette comme neceffaire ; mais il lui donne pour aide l'attraction, & il tâche de prouver par les raifons fuivantes qu'elle y concourt neceffairement. *Si l'on ne doit ad-mettre aucune attraction,* dit-il, *& que l'on rapporte tout ce mouvement à la feule pulfion, en quelle maniére concevra-t'on que l'aliment entre de la mere dans les veines umbilicales du fœtus ; ou par quelle caufe croira-t'on qu'il y eft pouffé ? ou comment dans l'œuf la mattére deftinée pour la nourriture du poulet, arrive-t'elle au cœur ? finon par attraction, à caufe du mouvement de rarefaction, & de la continuelle & reciproque diftenfion & contraction du cœur.* Mais ces rai-fons n'ont pas tant de force qu'elles puiffent ou défendre ou établir cette opinion. Pour répondre donc à l'une & à l'autre ; je dis qu'il n'entre aucun aliment immediatement de la mere dans les veines um-bilicales : mais que tant le fang que le fuc lactée font par la pulfion de la mere pouffés de la matrice feulement dans l'arriére-faix, (ainfi qu'on l'expliquera amplement *au chap.* 30. de ce livre) & que de là par la pulfion qui du cœur du fœtus eft faite vers le même arriére-faix par le moyen des artéres umbilicales, le fang de la mere qui y a été dépofé, y aiant été attenué & cuit par ce fang arteriel du fœ-tus, eft pouffé dans la veine umbilicale, & à même tems le chyle dans les vaiffeaux lactées qui tendent à la capacité de l'amnios. Si quelqu'un demande comment la liqueur feminale entre dans le fœtus auparavant que le nombril ait acquis une fuffifante grandeur ; & que ce mouvement du cœur fe faffe par fes artéres ? je réponds que cette entrée fe fait par écoulement ou chûte douce. Or il y a grande dif-ference entre écoulement & attraction. Car cela feul peut être attiré qui eft dur, pefant, fec, & toute autre chofe qui de foi ne peut fuivre, mais seulement lorsqu'elle est attachée au mobile qui la tire : & cela seul peut être dit couler ou tomber doucement, qui est mol, fluïde, & qui dans un endroit vuide panchant ne peut s'y contenir ni y subsister par soi dans le lieu qu'il occupe, mais coule de son propre mouvement sans être attiré. Comme lorsque, par exemple, l'eau qui est la plus proche de la meule à eau, est élancée vers le haut par cette meule, on ne peut pas dire que l'autre eau qui suit celle qui a été élancée, soit attirée par la meule qui en est assez éloignée, & qui ne lui est point jointe ; mais seulement que ne pouvant se soûtenir d'elle-même dans un lieu panchant vuide, elle tombe de son propre mouvement. De même aussi se fait l'écoulement ou chûte douce de l'humeur seminale dans le fœtus ; car comme le cœur change continuellement en sang la matiére qui lui est presentée, & qu'il pousse ou chasse d'auprés de soi ce sang, les particules de cette liqueur seminale qui sont proche des pores qui viennent d'être vuidés, y tombent ou s'y écoulent incontinant, & les remplissent de nouveau : ensorte que dans le fœtus non plus il ne se fait aucune attraction. Il faut dire la même chose du poulet qui est enfermé dans l'œuf, dans lequel la matiére alimentaire entre, en partie par écoulement, & en partie par la pulsion du cœur du poulet.

CHAPITRE XII.

Du canal Thorachique & du Reservoir du Chyle.

Voyez la Table I. & II.

LE CANAL THORACHIQUE est un vaisseau qui s'étend le long de l'épine du dos, dépuis la region des lombes jusques à la veine souclaviére, par lequel le chyle qui des lactées mesenteriques y est entré, est porté conjointement avec la lymphe dans la veine souclaviére. Mais parce qu'il ne passe pas continuellement du chyle par ce canal ; (car il n'y en a pas toûjours de prêt à être transporté,) & qu'il y passe continuellement de la lymphe, quelques-uns ont crû, non sans raison, que ce vaisseau devoit plûtôt être appellé GRAND CONDUIT LYMPHATIQUE, parce que dans le tems qu'il se vuide de chyle, on le voit encore se remplir de lymphe.

Description.

Le grand conduit limphatique.

On attribuë sa première découverte à Jean Pecquet Medecin de Dieppe, & à Jean Vanhorne fameux Anatomiste de Leiden, lesquels le trouverent tous deux environ aux années 1650. & 1652. à l'insçû l'un de l'autre, & qui de nôtre tems en ont fait la démonstration en public, & en ont composé des livres.

Ses inventeurs.

Mais quoiqu'on leur doive beaucoup de ce que par leurs exactes

O iij

recherches ils ont de nouveau fait revivre la connoiſſance de ce conduit, que la negligence & l'ignorance des Anatomiſtes avoit laiſſée
enſevelie pendant prés d'un ſiécle dans les tenebres, qu'ils l'ont renduë plus parfaite, qu'ils l'ont trouvée ſans guide, & qu'enfin ils l'ont
renduë publique ; neanmoins ils ne doivent pas s'attribuer toute la
gloire d'en avoir été les premiers inventeurs ; Car il y a environ cent
ans qu'il fut obſervé & remarqué pour la premiére fois dans des chevaux par Barthelemi Euſtathius celebre Anatomiſte, qui dans ſon livre de *Vena ſine pari*, *Antigram.* 13. en parle en ces termes. *Dans ces animaux*, (il entend des chevaux) *du grand tronc gauche jugal, à l'endroit où
eſt le ſiége de derriére de la veine jugulaire interieure* (il entend la ſouclaviére, là où par en haut la jugulaire entre en elle,) *il ſort un gros
vaiſſeau, qui outre qu'à ſon commencement il a une petite ouverture en forme de demi-lune,* (il deſigne par là clairement la valvule,) *il eſt encore
de couleur blanche, & plein d'une humeur aqueuſe. Quelque peu aprés ſon principe il ſe diviſe en deux parties, qui bien-tôt enſuite ſe raſſemblent de nouveau en
une ſeule, laquelle ne produiſant aucun rameau, & aiant penetré le diaphragme
tout joignant le côté gauche des vertebres, ſe porte en bas juſqu'au milieu des lombes ; auquel endroit étant devenuë plus large, & aiant embraſſé la grande artère,
elle ſe termine par une fin obſcure qui ne m'eſt pas encore bien connuë.* Il paroît par là que Euſtathius a été le premier qui a découvert ce conduit, mais qu'il n'a pas connu ſon uſage ; car il décrit ſon commencement dépuis la ſouclaviére, qui eſt l'endroit où il finit ; & ſa fin
aux lombes, où eſt ſon commencement. Ainſi nous devons à Euſtathius ſa premiére découverte, mais imparfaite, & à Jean Van Horne
& à Jean Pecquet ſa parfaite connoiſſance, & ſa démonſtration.

Quoique ce canal dépuis les lombes juſques à la ſouclaviére, ſoit
unique & continu, neanmoins parce qu'en ſon principe il a une
large capacité en forme de petit ſac qui reçoit en premier lieu le
chyle à meſure qu'il tombe des lactées meſenteriques, on le diviſe
tres à propos en ce qu'on appelle *Reſervoir du chyle*, & en ce *Conduit chylifere*
dont il s'agit ici.

**Le grand
Reſervoir du
chyle.**
Le RESERVOIR DU CHYLE n'eſt autre choſe que l'origine & le commencement de ce canal, lequel il ſurpaſſe de beaucoup en largeur &
en capacité. Il eſt preſque comme une cellule ſituée aux lombes, dans
laquelle le chyle tombe immediatement au ſortir des lactées meſenteriques, & s'y ramaſſe comme dans un reſervoir commun ; d'où vient
que c'eſt tres à propos que Pecquet lui a le premier donné le nom de
RESERVOIR DU CHYLE ; Jean Van Horne neanmoins a mieux aimé
l'appeller SAC LACTE'E ; Bartholin le nomme GLANDE LACTE'E LOM-
BAIRE, mais mal, puiſque elle n'a aucune reſſemblance avec la ſubſtance des glandes. Charleton le déſigne, en conſideration de ſon
inventeur, par le nom de *Reſervoir Pecquetien.* Neanmoins comme il ne

reçoit pas moins la lymphe qui vient des glandes situées dans les parties des environs que le chyle ; (car si dans des animaux vivans on le presse avec le pouce & qu'on en fasse sortir le chyle, dabord il se remplit de lymphe) on devroit aussi-tôt l'appeller RESERVOIR DE LA LYMPHE que reservoir du chyle, & cela avec d'autant plus de raison que le chyle n'y tombe que par intervales ; & au contraire, il y coule de la lymphe continuellement. *Le Reservoir de la lymphe.*

Ce reservoir est situé sous la céliaque & sous les émulgentes, aux environs des vertèbres des lombes, presque dans le milieu entre les muscles Psoas, les reins, & les glandes renales, lesquelles il touche aussi bien que les reins, ou immediatement, (ensorte pourtant qu'on peut l'en separer par le couteau,) ou par l'entremise de certains petits rameaux. Il n'est pas neanmoins en tous exactement placé sur le milieu des lombes ; car dans les brutes il panche le plus souvent vers le côté gauche prés de la veine cave descendante & du rein gauche ; rarement se tourne-t'il vers le droit, & rarement aussi le trouve-t'on placé directement au milieu des muscles lombaires. *Sa situation.*

Dans les animaux, il est le plus souvent unique, & n'a qu'une cavité ; nous l'avons neanmoins quelquefois vû double ; un en chaque côté, quelquefois seul, aiant une membrane entre deux, qui le divise comme en deux cellules. On dit même qu'on en a trouvé trois ; deux en un côté, & un en l'autre ; mais ce cas ne m'est pas encore arrivé. Bartholin dit en avoir vû trois dans un homme, deux, sçavoir les plus gros, placés l'un sur l'autre, mais joints ensemble par des petits rameaux lactées reciproques, entre la cave descendante & l'aorte, dans cet angle que les émulgentes forment avec la cave : le troisiéme leur étoit superieur, & plus voisin du diaphragme, enfoncé dans son principe nerveux au dessous de son appendice. *Son nombre.*

La figure de ce reservoir est le plus souvent ronde & plate, tres-souvent aussi elle est ovale. *Sa figure.*

Sa grandeur varie beaucoup. Souvent il remplit tout l'espace qui est entre les muscles lombaires, s'étendant jusques aux reins & à leurs glandes, & quelquefois il est beaucoup plus petit. Dans les animaux on l'y voit assés grand, s'étendant un peu vers le bas. *Sa grandeur.*

Sa cavité interieure, après qu'on en a ôté le chyle, peut quelquefois admettre deux des phalanges des doigts anterieurs, quelquefois une seulement ; & quelquefois à peine y peut-on introduire l'extremité ou pointe du doigt. Cette cavité est moindre dans l'homme que dans les animaux ; mais aussi la substance de sa vesicule est beaucoup plus solide ; car dans les animaux elle est déliée, tres-molle, & polie ; mais dans les hommes elle est tres-épaisse. *Sa capacité.*

Il entre dans ce reservoir une infinité de rameaux de lactées mesenteriques qui viennent de la grande glande du mesentère, lesquels y *Son usage.*

verfent le chyle comme dans un refervoir commun. Outre cela plufieurs vafes limphatiques s'y déchargent continuellement.

Le canal Thorachique.   De la partie fuperieure de ce refervoir, immediatement fous le
diaphragme, il s'éleve un rameau affés ample que l'on appelle LE
GRAND CANAL THORACHIQUE CHILIFERE, OU GRAND CONDUIT LYM-
PHATIQUE, lequel auffi bien que le refervoir eft compofé d'une petite
membrane déliée & tranfparente. Il eft appuyé environ fur l'épine du
milieu fous la grande artère, étant couvert de la plevre, & fe recourbant un peu vers le côté droit de l'artère, où dans fa partie inferieure, aprés qu'on a éloigné & retiré fur le côté gauche les inteftins
avec le mefentère & le diaphragme que l'on coupe pour ce deffein,
il paroît mieux & tombe plus fous la vûë. De là paffant outre, &
s'avançant vers le haut, il s'éloigne un peu de la grande artère, fe détournant vers le côté gauche, aux environs de la cinquiéme & fixiéme vertèbre du dos ; & ainfi par deffous les artères & les veines in-
tercoftales, la plevre, & le thimus, il monte jufques à la veine fouclaviére gauche, en laquelle il s'ouvre en fa partie inferieure, un peu
fur le côté, vis à vis de l'endroit où d'en haut la veine jugulaire
gauche entre en elle. Ce n'eft pas neanmoins par une grande ouverture qu'il y entre, mais feulement par fix ou fept trous tres petits,
qui dans la cavité interieure de la fouclaviére font tous enfemble couverts d'une feule valvule affés large, laquelle regarde de l'humerus
dans la veine cave, & qui laiffe librement entrer le chyle & la lymphe du canal dans la fouclaviére, mais qui empêche le rétour tant de
de l'un & de l'autre dans ce canal, que du fang dans la fouclaviére.

Deux con-duits.   Il s'éleve quelquefois du refervoir deux ramaux affez confiderables,
lefquels neanmoins j'ai vûs réünis au milieu du chemin fous la gran-
de artère, enforte qu'à la partie d'en haut il n'y avoit qu'un feul
conduit.

Quelquefois, quoique tres-rarement on trouve dans le corps humain deux & trois refervoirs du chyle, & pour lors de chacun d'eux
il en fort autant de canaux ou conduits, lefquels enfuite fe réüniffent au milieu du chemin, & ainfi ne faifant plus qu'un feul conduits
ils vont fe rendre à la fouclaviére gauche.

Leur in-fertion   L'infertion de ce conduit fe fait ordinairement à la fouclaviére gauche feulement, tant dans les hommes que dans les animaux ; rare-
ment fe fait-elle dans les deux fouclaviéres, & il eft arrivé fi peu
fouvent aux Anatomiftes de l'y voir, que je juge qu'à peine fur cent
animaux la trouve-t'on en un feul. Ainfi Bartholin rapporte que dans
fix hommes & dans plufieurs animaux qu'il a diffequés, il a toûjours
trouvé qu'elle fe faifoit dans la fouclaviére gauche, & qu'il ne la vûë
fe faire auffi dans la fouclaviére droite qu'en un feul chien. Pecquet

a

a remarqué qu'il s'éleve quelquefois deux de ces rameaux, qui dans le milieu de leur route se joignent ensemble çà & là par plusieurs petits rameaux paralelles, & se réünissant en un seul vers la troisiéme vertèbre des côtes, & immediatement après se divisant de nouveau, vont entrer l'un dans la souclaviére droite, l'autre dans la gauche.

Ce conduit a interieurement plusieurs valvules qui empêchent que le chyle & la lymphe ne reflüent à mesure qu'ils montent : Ces valvules sont manifestes, en ce que si avec le doigt on pousse vers le haut le chyle qui est contenu dans ce conduit, on le fait facilement monter ; mais on ne sçauroit en aucune maniére le pousser vers le bas,& l'obliger à descendre. Cela paroît encore en ce que si l'on perce ce conduit en quelque endroit, le chyle qui d'en bas se porte vers le haut, s'écoule veritablement ; mais celui qui est en haut au dessus de l'ouverture, demeure entre les valvules, & ne descend point dans l'incision que l'on a faite. Outre cela, si l'on introduit du vent dans ce conduit par quelque tuyau, ou que l'on y injecte quelque liqueur par un syphon, ils montent l'un & l'autre avec facilité, mais on ne peut les répousser en bas.

Les valvules du canal Thorachique

On ne trouve pas toûjours facilement ce conduit ; car comme il est composé d'une membrane tres-déliée, & qu'il est caché sous la plevre, il ne se présente pas trop manifestement à la vûë s'il est vuide de chyle, comme il arrive long tems après le repas, ou après une longue diéte ; mais lorsqu'il en est plein, on le voit dabord facilement & parfaitement. Ainsi dans les chiens que l'on ouvre vivans, ou que l'on étrangle trois ou quatre heures après les avoir fait bien manger, on le rencontre incontinant, aussi bien que l'insertion ou entrée des vaisseaux lactées mesenteriques, qui de la grande glande du mesentère vont dans le reservoir du chyle. Bartholin écrit qu'il trouva ce conduit assez facilement en deux hommes qui avoient été étranglés peu de tems après avoir beaucoup mangé. Mais on ne le rencontre que difficilement en ceux qui sont morts de maladie, parce qu'alors il est sans chyle, dautant qu'à peine quand on est malade, peut-on manger, sur tout quand la mort s'approche, & qu'à peine aussi en cét etat le ventricule fait-il aucun chyle, des alimens qu'il reçoit. Je le trouvai neanmoins en 1654. en deux femmes qui étoient mortes par violence de maladie, & je le démontrai à nos Ecoliers en Medecine. La premiére fois ce fut au mois d'Avril, dans le cadavre d'une femme amaigrie par une assez longue maladie, & qui pendant sa vie avoit été sujette à de grandes soifs. Je trouvai donc en elle deux jours après sa mort ce conduit enflé & plein de serum ou lymphe, ainsi que je fis remarquer à ceux qui étoient presens. La seconde fois ce fut au mois de Mày, en une femme morte d'une pleuresie du côté gauche,

La maniére de trouver ce conduit.

laquelle auffi, preffée de femblables foifs, avoit beaucoup bu, ce qui fit qu'elle avoit & le refervoir & ce conduit enflés, & pleins d'une humeur fereufe. Dans l'une & dans l'autre je trouvai la fituation des conduits telle qu'on la rencontre dans les chiens, & auffi leur infertion dans la fouclaviére gauche. Dans la premiére le refervoir du chyle étoit plus petit, & dans la feconde plus grand, en forte qu'on pouvoit facilement y introduire le pouce. J'ai dans la fuite recherché & démontré ce conduit en plufieurs autres corps humains, où j'ay remarqué de la diverfité eu égard au refervoir : tantôt il n'y en a qu'un feul, tantôt quoiqu'il foit feul il eft neanmoins diftingué, c'eft à dire, divifé par une membrane tres-déliée qu'il a en fon milieu ; tantôt il paroît être double, à raifon de deux ventres qu'il a quelquefois, tantôt il ne s'en éleve qu'un feul conduit, & quelquefois, quoique rarement, deux, lefquels enfuite fe réüniffent en un feul ; je n'ai neanmoins jamais trouvé dans l'homme que l'infertion fe faffe à la fouclaviére droite, mais toûjours à la gauche.

Il refte à fçavoir, fi le conduit chylifere envoye des rameaux à la matrice, & aux mammelles ; mais nous l'examinerons lorfque nous traiterons de la matrice & des mammelles.

On vient de mettre au jour, maintenant même que j'écris ceci, un petit livre compofé en Flaman par Loüis de Bils, qui fe vante d'avoir trouvé un cours des vaiffeaux lactées beaucoup plus long que celui qu'on avoit connu auparavant ; car il dit, & il le défigne par la figure qu'il en donne, que le conduit Thorachique chylifere lorfqu'il eft arrivé à la divifion des vaiffeaux jugulaires, fait un certain cercle tortueux ; (quelques-uns dans la fuite ont mieux aimé l'appeller *Labyrinte*, & d'autres *Spire*,) duquel il part deux rameaux qui vont directement aux glandes des mammelles, & d'autres aux glandes du côl. J'ai quelquefois cherché ce cercle & fa continuation avec le canal Thorachique, jamais neanmoins je n'ai pû conduire ou fuivre ce canal plus loin que jufques à la veine fouclaviére. Cependant apprenant par le rapport d'autrui que Nicolas Stenon & plufieurs autres qui s'étoient addonnés à chercher ce cercle, fouvent n'avoient pû le trouver ; mais que neanmoins ils l'avoient quelquefois rencontré, j'ai changé la maniére ordinaire d'ouvrir les chiens ; fçavoir, en commençant par le haut de la gorge ou de l'éfophage, & fuivant jufques à l'os fternum ; & après plufieurs recherches tres-exactes, je l'ai enfin quelquefois trouvé tres-apparent, fur tout fi on l'enfloit de vent; car par ce moyen il fe prefentoit plus commodément à la vûë. Quelquefois je n'ai rencontré autre chofe qu'un affemblage ou concours de plufieurs petits vaiffeaux limphatiques qui venoient des glandes jugulaires, des parotides, & des autres glandes qui font par là proche, & qui de là fe portent à plufieurs veines dans lefquelles elles fe déchargeoient. J'ai auſſi aſſés évidemment reconnu que ce concours de vaiſſeaux lymphatiques n'eſt pas continu au canal ou conduit chyli-fere thorachique, dont il ne reçoit point de chyle, qu'il ne porte pas parconſequent aux glandes des environs, ainſi que de Bils le dit mal à propos : mais au contraire, que cette lymphe eſt apportée de ces mêmes glandes à ce cercle lymphatique ou concours variant de vaiſſeaux ; (Je dis *variant*, parce qu'il n'eſt pas toûjours diſpoſé de la même façon en tous les ſujets,) & de là elle va par pluſieurs pe-tits rameaux ſe décharger en differentes veines, en la maniére que les glandes des aiſſelles & des aînes verſent par pluſieurs petits vaiſ-ſeaux lymphatiques la plus grande partie de leur lymphe dans les vaiſſeaux lactées. Mais quoique quelquefois nous ayons trouvé ce cer-cle, & quelquefois non ; il ſemble neanmoins qu'il y ait des Anato-miſtes qui ne l'ont jamais pû rencontrer : Car il n'y a pas long tems qu'il nous eſt tombé entre les mains le livre de Jacob Henri Pau-li Profeſſeur Royal dans l'Univerſité de Copenhague, qu'il intitule l'ANATOMIE de l'ANATOMIE de BILS, par lequel ce ſçavant homme rejette comme pure fable ce labirinthe de de Bils, par cette ſeule raiſon qu'il n'a pû le trouver, mais ſeulement ce concours de vaiſſeaux lym-phatiques dont nous venons de parler. Voici ſes propres termes tirés *du chap.6. de ſon Anatomie.*

Le nouveau conduit chylifere, dit-il, *que Jean Van Horne a publié des pre-miers,* (il entend le canal thorachique,) *étant ſorti du thorax ne monte pas plus haut que la gorge ; Il eſt queſtion maintenant de l'examiner. Le Reſer-voir tortueux de de Bils avec tous ſes plis & replis, ſes circuits, ſes anfractuoſités, ſes tuyaux, ſes rameaux, ſes rejettons, n'eſt autre choſe que des branches des lym-phatiques jugulaires qui des glandes ſuperieures ſe portent de chaque côté aux glan-des des aiſſelles, dans leſquelles la nature ſelon la diverſité des ſujets ſe joüe, & varie d'une maniére admirable, tout ainſi qu'elle fait dans les veines des pieds & des mains, leſquelles en differens tems m'ont paru tantôt d'une façon & tantôt d'une autre. Elles gardent neanmoins le plus ſouvent cet ordre ; que de cette glande aſſés longue de la machoire qui eſt entre la parotide conglobée, & la glan-de thyroïde de Vvarthon, environ vers la region du larinx, il en naît un canal uni-que qui de ſoi produit trois & quelquefois quatre petits rameaux, leſquels tres-ſouvent ſe réüniſſent & concourent avec un autre rameau qui vient d'une autre glande, laquelle le plus ſouvent, mais non pas toûjours, eſt ſituée auprés de l'artère carotide & de la veine jugulaire interieure. Ce canal enſuite abandonnant l'éſophage ſous lequel il eſt couché, ſe joint à la jugulaire exterieure, & continuant ſous elle ſon cours, tantôt il paſſe au travers, tantôt il s'éloigne de deux autres vaiſſeaux lym-phatiques, qui au milieu du col ſortent des glandes cervicales, s'embraſſent & ſe joignent ou ſe reſſerrent étroittement l'un l'autre, & font en cét état pluſieurs ra-mifications, mais ils ne forment point de cercle parfait, à moins qu'on ne ſe l'imagine ainſi. Voila ce que c'eſt que ce fameux labirinthe, ou plûtôt cette fameuſe erreur.*

P ij

Or aprés que toutes ces productions de vaisseaux ont atteint, & même outre-passé le rejetton de la jugulaire exterieure, (auprés duquel il y a aussi de tems en tems une petite glande) qui va aux muscles mastoïdéens, elles vont se jetter dans le reservoir commun, qui ressemble à une bouteille, aiant le ventre ample & comme enflé, ensorte que de Bils a jugé à propos de les nommer reservoir, & non sans quelque raison. Enfin ce reservoir a encore deux appendices; dont l'une prés de la trachée artère à l'endroit où les carotides naissent du tronc, entre dans la veine axillaire, & l'autre un peu plus loin dans la jugulaire exterieure. A quoi il survient aussi un autre vaisseau lymphatique que l'on a crû jusques à present proceder des extremités du corps, mais qui vient des glandes qui sont sous les aisselles. Ensorte qu'il se fait là un assemblage ou concours de plusieurs insertions de vaisseaux, sçavoir par en bas du conduit thorachique, (mais erreur; car il ne monte point plus haut que la veine souclavière,) sur les côtés des vaisseaux axillaires, & par en haut des lymphatiques jugulaires, & même de ceux qui viennent du thymus. Souvent même ces vaisseaux se communiquent & entrent les uns dans les autres.

Cet autheur ajoûte à cette description une figure nouvelle, par laquelle il represente & dépeint clairement ce qu'il y décrit, & *au chap.* 7. il donne la méthode pour trouver les vaisseaux lymphatiques jugulaires.

Mais quoiqu'il se mocque assés ingenieusement de ce cercle de de Bils, il ne semble pas neanmoins croyable que ce dernier ait pû surprendre par ses dissections l'esprit de tant de graves & doctes personnages, & les pousser jusques à ce point d'aveuglement ou d'inconsideration, que de porter témoignage par un écrit public qu'ils ont vû ce cercle lorsqu'il le leur a démontré, si veritablement il n'y en a point. Auroient-ils pû être si aveuglés ? Outre cela nous qui écrivons ceci, nous declarons l'avoir vû, & plusieurs autres avec nous, quoique nous ne l'ayons pas toûjours pû trouver. Ainsi il y a lieu de croire qu'il y a là souvent un jeu de nature; qu'en certains chiens on rencontre un cercle parfait, & en d'autres on ne trouve qu'un concours confus & sans ordre, des vaisseaux lymphatiques aux environs de la gorge. Pour conclusion j'assûre encore que ce cercle n'est pas une production du conduit chylifere thorachique, (ainsi que de Bils dit, & a gravé mal à propos en sa figure,) & que ni il n'en reçoit du chyle, ni il n'en porte point en soi; mais qu'il est un reservoir dans lequel la lymphe qui y est apportée des glandes des environs & autres endroits, pour delà être conduite aux veines voisines & autres parties, se ramasse.

Maintenant si ce chyle & la lymphe sont une seule & même liqueur, ou si ce sont des sucs differents ? C'est ce qu'on verra *au chap.* 13. *suivant.*

L'usage du grand canal thorachique chylifere ou lymphatique est de porter continuellement la lymphe, & par intervale le chyle qui

L'usage du grand canal thorachique.

des veines lactées mefenteriques eft pouffé dans le grand refervoir, & de là enfuite, aprés qu'il y a été attenué par le mélange du fuc lymphatique, dans la veine fouclaviére, afin d'y préparer le fang à l'effervefcence qui doit fe faire dans le cœur. Là donc étant mêlé au fang veineux, & de là porté avec lui par la veine cave au cœur, il y eft changé en fang par le fang même.

On voit manifeftement à l'œil par les differtions que l'on fait des animaux vivants, & la fituation des valvules dont nous avons parlé, le confirment auffi, que le chyle & la lymphe montent en haut par ce canal ; car fi on y fait une ligature, dabord il fe gonfle entre le refervoir & la ligature ; & au contraire, il defenfle auddeffus de la ligature ; & la même chofe arrive dans les chiens qu'on vient d'étrangler, fi aprés qu'on a lié ce canal, on preffe doucement avec la main tant les inteftins que le mefentère, enforte que par cette preffion le chyle foit pouffé des vaiffeaux meferaïques chyliferes dans le refervoir, & du refervoir dans le conduit thorachique.

Que le chyle monte par le canal.

Or que ce chyle conjointement avec la lymphe entre dans la veine fouclaviére, & que de là il foit porté dans le cœur par la veine cave ; cela, outre qu'il eft vifible à l'œil par tout ce que nous avons dit des trous de ce canal, l'eft auffi de ce que fi par le moyen d'un fyphon on injecte en ce canal du lait en affés grande quantité ; ce lait eft dabord porté dans la fouclaviére, de là dans la cave, & enfuite dans le ventricule droit du cœur, conjointement avec le fang qui fe trouve dans la cave ; & fi l'on fait une incifion à ce ventricule, on le voit couler par l'ouverture.

La caufe qui pouffe ainfi le chyle & la lymphe, du refervoir dans le canal thorachique, & de là dans la veine fouclaviére, eft la même que celle qui le fait entrer des inteftins dans les lactées mefenteriques, (de laquelle nous avons parlé *au ch. precedent* ;) fçavoir, le mouvement des mufcles de l'abdomen, mûs dans la refpiration par haut & par bas, par lequel le chyle eft doucement & infenfiblement pouffé dans tous les vaiffeaux lactées. Ce qui eft conftant & manifefte en ce que fi on ouvre l'abdomen d'un animal en vie, & que dabord & fubitement on en coupe les mufcles, enforte que tout mouvement ceffe en eux, & qu'alors on preffe doucement les parties interieures du bas ventre, on voit que par cette preffion le fuc lactée eft pouffé généralement dans tous les vaiffeaux lactées, & que quoique cette preffion n'agiffe pas fur le canal thorachique, elle contraint neanmoins le chyle d'y entrer au fortir du refervoir, & d'avancer ou monter en haut, en la maniére abfolument qu'une onde en pouffe une autre.

Quelle eft la caufe de cette impulfion,

Il nait de là une queftion, & on demande fi généralement tout le chyle va par ce canal à la fouclaviére ? & auffi s'il n'en paffe pas une bonne partie dans les veines meferaïques, par lefquelles il monte au

Si tout le chyle monte à la fouclaviére ?

foye ? Mon fentiment eft qu'il paffe tout dans la fouclaviére, fi l'on en excepte celui qui quelquefois dans le milieu du chemin , mais neanmoins tres-rarement , va par un cours extraordinaire , du conduit ou fuc chylifere à la veffie, (dequoi voyez *le ch.* 18. *fuiv.*) ou par un cours ordinaire , dans les femmes enceintes, à la matrice, (dequoi voyez *le ch.* 30.) & dans les nourrices, aux mammelles (voyez *le liv.*2. *ch.*2.) Mais Regius enfeigne une autre opinion : Il dit qu'une partie du chyle eft portée du ventricule à la rate par les veines gaftriques , & une autre au foye par les meferaïques. Nous avons refuté la premiére propofition *au ch.* 7. *precedent* , & nous refuterons la feconde *au liv.*7.*ch.*2. Deufingius foûtient auffi fortement que le chyle n'eft pas généralement tout porté par le canal thorachique à la fouclaviére ; & il défend fon opinion *dans fon Exercit. de la chylific.* & *du mouvem. du chyle* par les raifons fuivantes.

I. *il n'y a* , dit-il , *aucune proportion convenable de nature entre le nombre innombrable des lactées qui font répanduës par le mefentère* & *les conduits tho-rachiques* , (qui le plus fouvent eft unique) *lefquels portent le chyle aux veines axillaires.*

I I. *Comment eft-ce que le conduit thorachique pourra fans en être incommodé donner paffage à une fi grande quantité de chyle apporté dans le refervoir par les vaiffeaux lactées ?*

I I I. *Une portion de chyle fi petite que celle qui eft portée aux veines axillai-res* & *à la cave par les conduits thorachiques , ne peut pas être fuffifante pour reparer la diffipation continuelle du fang agité* & *boüillonnant par tout le corps ; non plus qu'à remplacer ce qui s'en détruit continuellement par le froiffement des parties.*

I V. *Puifqu'il fe fait beaucoup de chyle , & qu'il n'en peut paffer qu'une tres-petite quantité par l'efpace étroit du canal , où s'arrêtera le refte qui n'aura pû d'un repas à l'autre paffer par ce canal fi petit ?*

V. *Vers quelle partie du corps cette fi grande abondance de chyle qui dans le tems de la groffeffe de la femme* & *de l'alaittement de l'enfant va à la matrice* & *aux mammelles , fe porte-t'elle aprés la délivrance* & *l'alaittement , puifqu'il eft vrai-femblable qu'elle ne peut pas paffer par ces conduits thorachiques.*

V I. *Si dans un animal vivant on lie preftement* & *fubitement le canal thora-chique , on voit que le mouvement de la liqueur lactée n'en eft pas pour cela empê-ché dans le mefentère , quoique pourtant les veines lactées s'évanoüiffent infenfi-blement.*

Enfin , il ajoûte à tout cela l'experience de de Bils , par laquelle il croit qu'un chacun peut fe confirmer en cette opinion par fes pro-pres yeux.

Ce font là les principales raifons par lefquelles Deufingius tâ-che de foûtenir fon opinion : il en faut maintenant examiner le poids , & voir fi elles ont autant de force qu'il dit , afin que nous

puiſſions connoître ſi la verité eſt du parti de cette ingenieuſe découverte.

Je réponds au *premier* & au *ſecond* qu'il n'y a pas moins de proportion
entre les petits vaiſſeaux lactées meſenteriques & un ou deux canaux
thorachiques, qu'entre un nombre innombrable de veines qui viennent de la tête, des pieds, des bras, & généralement de chacune des
parties du corps & la veine cave qui eſt unique, dans laquelle elles
ſe déchargent toutes : Je dis même qu'il y en a beaucoup plus ; car
ſi on fait reflexion à une ſi exceſſive quantité de veines, il ſemble-
ra que toutes enſemble doivent porter dix fois plus de ſang dans
la cave qu'elle n'eſt capable de recevoir, ou diſperſer commodément.
Cependant puiſqu'on voit que cela ſe fait facilement & ſans trouble,
pourquoi s'étonnera-t'on que la même choſe arrive dans les vaiſſeaux
lactées ? Outre cela il faut ſçavoir que le cours du chyle n'eſt pas ſi
continu que celui du ſang, car il ſe paſſe ſouvent un long-tems entre
les deux repas, pendant lequel il ne ſe fait aucun chyle & il n'en
coule pas, ainſi qu'on le voit dans les animaux que l'on ouvre vivans
long tems aprés qu'ils ont mangé, dans leſquels on trouve ces vaiſſeaux ſans chyle : Et ceux qui mettent trop peu d'intervale entre leurs
repas, ou qui ſe rempliſſent de trop d'alimens, & qui pour ces raiſons là
font le chyle trop tôt & en trop grande abondance, enſorte qu'il ne
peut paſſer avec aſſés de rapidité par ces voyes : ceux-là, dis-je, en
ſont incommodés en leur ſanté, ou parce qu'ils ne digerent pas ſuffiſamment les alimens qu'ils ont pris, ou parce que le chyle trop abondant ne peut paſſer aſſés promtement par les vaiſſeaux lactées, & le
trop long ſejour qu'il fait dans le chemin, fait qu'il s'épaiſſit, qu'il
s'enaigrit, qu'il ſe coagule, ou enfin qu'il ſe corrompt en quelqu'autre manière, & ainſi il cauſe des obſtructions, & empêche au nouveau
chyle de paſſer. Enfin, on voit combien en peu de tems il paſſe du
ſerum par les uretères qui ſont tres-etroits. Que ſi cela ſe fait ſans incommodité, pourquoi n'arrivera-t'il pas le même dans les vaiſſeaux lactées & dans le canal thorachique ?

Je réponds au *troiſiéme* & au *quatriéme*, que la portion du chyle qui
paſſe par les canaux thorachiques, n'eſt pas en petite quantité, mais
au contraire tres abondante, ainſi qu'il eſt manifeſte à l'œil ; car ſi on
ouvre ſubitement un chien vivant, quatre ou cinq heures aprés qu'on
l'a bien fait manger, & qu'on coupe le vaiſſeau lactée au milieu du thorax, & que pour lors tantôt on preſſe doucement avec les mains les inteſtins & le meſentère, & tantôt on les lâche alternativement, (en
la manière de la compreſſion alternative qui ſe fait dans les animaux
vivans & ſains lors de la reſpiration par les muſcles de l'abdomen,)
alors on verra combien le chyle paſſe avec abondance par ce canal,
car en peu de tems il en tombera grande quantité dans la capacité

du thorax , & on ne trouvera pas qu'il y en vienne la moindre goute par aucun'autre endroit. Outre cela , felon l'obfervation de Valleus , il fe confume dans un homme plethorique & fain environ une livre de fang par jour. Eft-ce que dans l'efpace d'un jour il ne pourroit pas paffer par ces vaiffeaux lactées une livre de chyle pour remplacer ce fang confumé ? Nous en avons fait fortir nous-même dans l'efpace d'un demi-quart d'heure par la méthode que nous difons , environ deux onces ; combien donc en pourra-t'il paffer pendant un jour entier ? fans doute qu'il en pafferoit beaucoup plus qu'il n'en a été confumé s'il en venoit continuellement des inteftins : & c'eft du plus d'abondance qu'il en paffe par ce canal que vient l'accroiffement du corps , & que fe fait la plethore. Il faut ici rapporter l'experience de Louver cité par Gualt. Needham *au liv.* 1. *de la* Formation du fœtus *ch.*1. Il faifoit un trou dans le thorax d'un chien vivant , au côté droit , enfuite avec le doigt il déchiroit le refervoir auprés du diaphragme , ou bien il en ouvroit le côté gauche , & il rompoit le conduit thorachique au deffous des fouclaviéres ; enfuite coufant la plaie exterieure il gardoit le chien en vie , & lui donnoit bien à manger ; mais quelque abondante nourriture qu'il lui fournît , le chien mouroit de faim dans trois jours , & le cadavre en étant ouvert , on trouvoit tout le chyle répandu dans ce côté du thorax où la bleffûre avoit été faite , & ouvrant les veines on n'y voyoit qu'un fang épais , privé de toute ferofité , & fans aucun mêlange de chyle.

Je réponds au *cinquiéme* , que la plus grande partie du chyle qui dans l'ordinaire a coûtume de couler par le conduit thorachique , eft pendant tout le tems de la groffeffe & de l'alaittement porté à la matrice & aux mammelles , d'où il arrive , que comme par le défaut ou manquement de ce chyle qui eft porté autre part , le corps de la femme n'eft pas fuffifamment nourri ; les femmes (fi neanmoins elles fe portent bien d'ailleurs ,) ont pour lors par un mouvement de la nature beaucoup plus de faim qu'en autre tems ; afin que par le boire & le manger ce défaut puiffe être fuppleé , & qu'à même tems il foit fourni au befoin de la nature qui exige autre part de l'aliment pour la nourriture de l'enfant. Que fi par quelque vice du ventricule ou de quelqu'autre partie , il arrive que la femme groffe n'ait pas fuffifamment d'appetit , & qu'elle prenne peu d'aliment ou en moindre quantité qu'à l'ordinaire , alors le chyle fe portant ailleurs pour la nourriture du fœtus , elles tombent dans une extrême foibleffe , & dans un total amaigriffement , ainfi qu'on voit chaque jour.

Je réponds au *fixiéme* , qu'il eft vrai que le canal thorachique étant bouché , & l'animal mourant , l'on voit difparoître peu à peu les lactées mefenteriques ; foit parce que les parties voifines fous lefquelles elles font , les compriment ; foit parce qu'elles tombent & s'affaiffent fur

elles

elles-mêmes. Cela neanmoins ne vient pas de ce que le chyle entre, ainsi qu'il prétend, dans les veines meseraïques ; mais parce qu'il passe dans le sac chylifere, & dans le canal thorachique, qui pour lors sont gonflés de chyle, & plus distendus qu'à l'ordinaire ; & lors qu'il ne peut plus y en entrer, on voit qu'il s'arrête dans les mesenteriques aux environs de la grande glande du mesentère, où on peut l'observer pendant un jour entier, & quelquefois plus ; ce qui n'arriveroit pas s'il entroit dans les veines meseraïques.

Pour ce qui est de l'experience de Loüis de Bils qui a trompé plusieurs Docteurs, en les attirant à son opinion, nous dirons *au liv. 7. chap. 2.* ce qu'on en doit penser, & plusieurs autres choses sur ce sujet.

Svvammerdam *en son liv. qu'il intitule Miracul. nat. pag. 29.* où il promet de rétablir le foye dans sa fonction de faire le sang, est dans la pensée que tout le chyle généralement va au foye par les veines meseraïques, & que tout ce que l'on voit dans les lactées, n'est rien autre qu'une lymphe blancheâtre : ce qu'il prouve par la raison : que quelquefois, à ce qu'il dit, il a trouvé dans les meseraïques un sang comme canelé, & entre-mêlé de lignes blanches, & quelquefois seulement marqué de points ; même que par fois il n'y a rencontré autre chose que du chyle pur & simple : Enfin, il ajoûte ces paroles : *Nous avons vû dans la veine porte, même sans y avoir fait aucune ligature, du chyle, d'où tres-souvent nous l'avons tiré ; nous avons aussi vû plusieurs des meseraïques pleines de chyle.* Maintenant si quelqu'un veut bien croire tout cela, & s'en prévenir, j'y consens, & ne l'empêche pas. Pour moi j'ai beaucoup plus de confiance sur ce point aux yeux d'Asellius, de Pecquet, de Deusingius, de Vvarthon, de plusieurs autres, & par dessus tous aux miens propres, qu'à ces sortes de discours, (à moins que Svvammerdam ne juge que les yeux de tous ces Anatomistes & les miens propres ne soient troublés, & qu'il n'y ait que les siens seuls qui soient clair-voyans.) Il ne suffit pas pour établir & prouver de semblables assertions de les coucher par écrit, il faut les démontrer, pour en persuader ceux qui sont en quelque maniére versés en Anatomie, qui ont des mains voyantes, & qui ne croyent que ce qu'ils voyent. Mais puisque Svvammerdam promet *en ce même endroit*, qu'il donnera de cela une plus ample explication *en ses Curiosités Anatomiques* qui doivent bien tôt paroître, (c'est ainsi qu'il appelle le livre qu'il doit donner au premier jour,) nous attendrons cette ample & curieuse explication avec une curieuse patience ; & nous demeurerons cependant en nôtre opinion dont nous avons parlé. Nous verrons plus bas *au liv. 7. ch. 2.* d'où vient que le sang pêut être quelquefois de méchante couleur dans les veines meseraïques. Svvammerdam pour mieux confirmer son opinion, ajoûte la

Si le chyle môte au foye par les veines meseraïques.

Q

raiſon ſuivante, qu'il tire de ce que perſonne n'a encore pû juſques à preſent démontrer que le chyle ſe porte des inteſtins aux lactées du premier genre : mais il me ſera facile d'établir par la même maniére de raiſonner, que le chyle ne ſe porte pas non plus aux meſeraïques, parce que pareillement on n'a encore pû démontrer que des inteſtins il y en entre. (J. Van Horne écrit bien *en ſon Epiſt. à Rolfinc.* qu'il le peut démontrer, mais on n'a point encore oüi dire qu'il l'ait fait en preſence de qui que ce ſoit. S'il y a quelqu'un qui ſe vante d'en venir à bout, je le prie de vouloir me ſoufrir preſent, & je jugerai pour lors ſi l'on doit ajoûter foi à ces ſortes de diſcours.) Perſonne non plus n'a exactement pû juſques à preſent démontrer à l'œil comment la ſemence paſſe des teſticules aux veſicules ſeminaires par les vaiſſeaux deferens. Eſt-ce que parce que dans les corps morts on ne peut faire voir cela à l'œil, on en doit conclurre que dans les vivans la ſemence n'eſt pas portée par ces vaiſſeaux. La ſemence étant manifeſte & viſible dans les paraſtates & dans les veſicules ſeminaires, cela prouve ſuffiſamment par une ſuite neceſſaire de raiſonnement, & ſans qu'il ſoit beſoin d'une plus évidente démonſtration, qu'elle doit être portée des teſticules & des paraſtates par ces vaiſſeaux, puiſqu'il ne ſe fait de la ſemence en aucun autre endroit que dans les teſticules, (ainſi que nous l'enſeignons plus bas *au chap.* 22.) & qu'il n'y a abſolument point d'autre conduit qui aille aux veſicules ſeminaires. De même auſſi comme le chyle aprés avoir été cuit dans le ventricule, ne s'écoule en aucun autre endroit que dans les inteſtins, & que là il y paroît viſiblement de couleur blanche, (ce qui eſt encore évident par les dejections chyleuſes dans le flux céliaque,) & que pareillement on ne le voit pas moins blanc dans les vaiſſeaux lactées meſenteriques, dans le reſervoir du chyle, & dans le conduit thorachique ; que même dans les longues diétes, où il n'y a point de chyle dans les inteſtins, on ne trouve point ni dans ces vaiſſeaux lactées, ni en aucun autre, de liqueur ſi blanche ; Qui eſt celui, qui, s'il eſt en ſon bon ſens, ne verra pas par les lumiéres ſeules de la raiſon, & qui doutera en quelle maniére que ce ſoit, que le chyle n'entre pas des inteſtins dans les vaiſſeaux lactées meſenteriques, & que de là il eſt pouſſé dans les autres vaiſſeaux lactées, quoique l'on n'ait encore juſqu'à preſent pû démontrer à l'œil leur premiére entrée ? Et la cauſe de ce défaut de démonſtration vient de ce que dans les viſcères & dans les autres parties entiéres & vivantes, les humeurs & les eſprits y reçoivent une impulſion qui les fait toûjours avancer ; laquelle impulſion eſt telle que l'art ne ſçauroit la démontrer à l'œil parfaitement en tout dans les morts & dans les parties déchirées ou coupées. Cependant nous avons décrit *au chap. précedent* comment le chyle entre des inteſtins dans les petits vaiſſeaux lactées. Enfin, à l'égard de ce que Svvammerdam écrit, que ce qui est porté par les vaisseaux lactées, n'est rien autre qu'une lymphe blancheâtre ; il peut le persuader à ceux qui ne connoissent pas la difference qu'il y a entre le chyle & la lymphe, & qui ne scavent pas distinguer ces liqueurs ou sucs les uns des autres. Quant à nous, nous disons & nous démontrons que l'une & l'autre de ces liqueurs est portée par ces petits vaisseaux lactées, & nous enseignons en ce même *chapitre un peu ci-devant*, comme aussi *au chap.* 17. *suivant*, pourquoi ce suc lactée doit être mêlé & délayé par la liqueur lymphatique.

Outre ce passage du chyle dont nous venons de parler, que plusieurs soûtiennent se faire par les veines meseraïques, & de là entrer dans le foye, Riolan *au liv.* 2. *de son Enchirid. chap.* 18. Vesling. *dans son Epitr. à Maurice Hoffman.* Vvalæus *dans son Epîtr. à Bartholin,* & Maurocordatus *au liv. du mouvement & de l'usag. des poûmons chap.* 13. écrivent avoir remarqué que la distribution du chyle se fait encore à d'autres parties, & qu'ils ont observé qu'il va des vaisseaux lactées au foye même, au pancreas, au tronc de la cave prés des émulgentes, à la veine porte, à la mesenterique, & enfin à plusieurs autres. Mais ces grands hommes ont été trompés par les vaisseaux lymphatiques qu'ils ont pris pour des vaisseaux chyliferes, comme il paroît clairement en lisant leurs propres textes aux lieux cités, & aussi par ce que nous dirons de l'origine des lymphatiques & de leur cours *au chap. suivant.*

EXPLICATION DE LA TABLE I.

Cette table reprefente le fac chylifere , les conduits chyliferes thorachiques, & les petits vaiffeaux lymphatiques du foye, fuivant qu'ils ont été gravés & décrits par leurs premiers inventeurs.

FIGURE I.

Où l'on voit tous ces vaiffeaux en la manière qu'on les trouve dans les chiens.

A. ⎫ E ventricule.
B. ⎪ Le pylore.
C C. ⎬ L'inteftin duodenum.
DDD. Le jejunum.
EEE. L'ileon.
F. Le cœcum.
GG. Le colon.
H. Le commencement de l'inteftin droit.
IIIII. Les cinq lobes du foye.
K. La Veſicule du fiel.
L L. Les reins.
MM. Les veines émulgentes.
NN. La veine cave.
O. La veine porte.
R. La veſſie du chyle.
SS. Le meſentère.
TT. Une portion du meſentère rompuë afin d'y pouvoir commodément faire la ligature des vaiſſeaux lymphatiques du foye.
aa. Le pancreas glanduleux.
bb. Le pancreas charneux attaché au duodenum, & couché ſous le ventricule.
cccc. Les veines lactées qui ſont en-

tre les inteſtins & le pancreas glanduleux.
ddd. Les veines lactées qui ſortent du pancreas glanduleux.
aa eee. La ſortie des vaiſſeaux lymphatiques hors du foye.
fff. Leur cours vers la glande m, & de cette glande dans le ſac ou veſſie du chyle.
gg. Les deux rameaux du conduit cholidoque.
H. L'inſertion de ce conduit dans le duodenum.
iiiii. Les veines meſeraïques.
m. La glande ſituée ſous la porte, laquelle reçoit les vaiſſeaux lymphatiques du foye.
nn. L'un de ces conduits rampant par le veſſie du fiel.
oooo. Les ramifications de la veine porte, & ſon entrée dans le foye.
tt. Les veines de la veſicule du fiel.
xxxx. Le ſiége des valvules dans ces conduits.

FIGURE II.

pppp. Le ſiége de ces mêmes valvules.

FIGURE III.

T. Bifurcation du conduit chylifere tho-

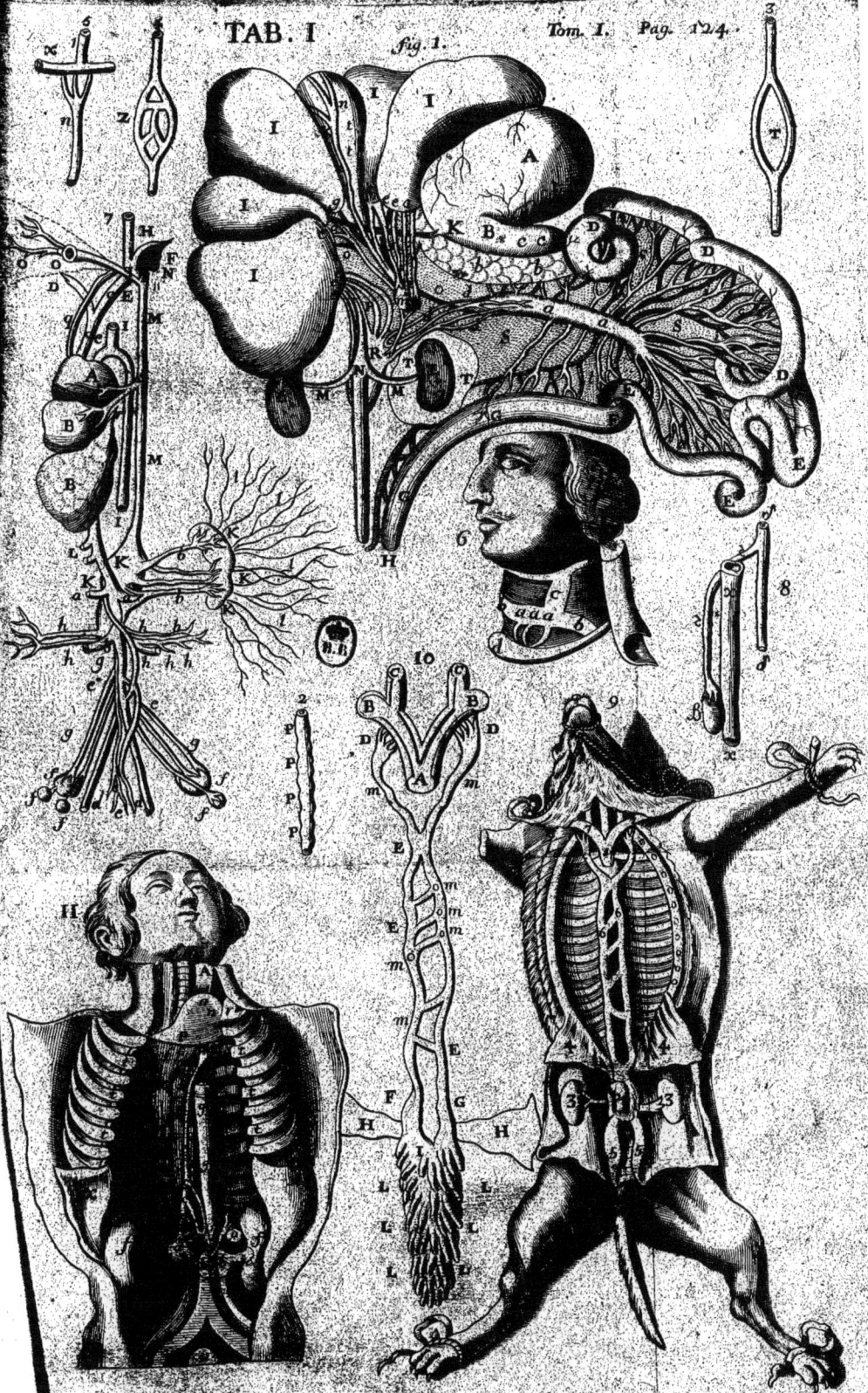

TAB. I. *Fig. 1.* Tom. I. Pag. 124.

rachique, ainsi qu'on la trouve fre-
quemment.

FIGURE IV.

z. *Differente ramification & moins ordi-*
naire du conduit chylifere.

FIGURE V.

x. *La veine axillaire avec la jugulaire*
gauche i.
n. *La triple insertion du conduit chyli-*
fere, qui est moins ordinaire, car plus
frequemment elle est simple.

FIGURE VI.

A A A. *La même insertion dans une tê-*
te humaine.
B B. *La veine axillaire entiére.*
C. *La veine jugulaire exterieure.*
d. *La Clavicule.*

FIGURE VII.

A. *Le Cœur détourné sur le côté.*
B B. *Les Poûmons pareillement détournés.*
C C. *La veine Cave.*
D. *La veine Axillaire droite.*
E. *La veine Axillaire gauche.*
F. *Une portion de cette veine ouverte,*
afin que l'insertion du conduit chylifere
paroisse.
G. *Le Sternum representé seulement par*
des points.
H. *La veine jugulaire gauche.*
I I. *L'Artère Aorte.*
K K. *Le Sac du Chyle.*
L. *Les petits rameaux de la veine cave*
hepatique.
a a. *Les veines Emulgentes.*
b b. *Les veines Lombaires.*

d d. *Les veines Crurales.*
e e e e. *Vaisseaux lymphatiques se por-*
tans en haut au sac chylifere par dessous
l'intestin droit.
f f f f f. *Les Glandes situées auprés des*
veines crurales, desquelles ces vaisseaux
lymphatiques sortent.
g g g. *Les mêmes vaisseaux lymphatiques*
s'élevans des glandes.
h h h. *Lymphatiques qui d'entre les mus-*
cles de l'abdomen vont au sac du chyle.
i i i. *Veines lactées qui rampent entre le*
pancreas glanduleux, & le reservoir
du chyle.
k k k. *Le Pancreas glanduleux.*
l l. *Veines lactées mesenteriques entre le*
pancreas glanduleux & le reservoir du
chyle.
M M. *Le Canal chylifere thorachique.*
N. *Son insertion dans la veine Axillaire.*
o o. *Les glandes du Sternum.*
p p. *Le vaisseau lymphatique de ces glan-*
des qui va se décharger dans le canal
thorachique.
Q. *Rameau de ce vaisseau qui se porte*
vers les côtes.
R R. *Les Glandes du cœur.*
S. *Vaisseau lymphatique de ces glandes,*
lequel s'insere dans le canal thorachique
au dessous du cœur.

FIGURE VIII.

X X. *L'Esophage.*
β. *La glande qui lui est attachée.*
γ γ. *Vaisseau lymphatique qui prend*
naissance de cette glande, & qui s'in-
sere au canal thorachique.
δ δ. *Le canal thorachique.*

FIGURE IX.

Le même canal Thorachique dans le chien, selon qu'il a été premiérement découvert & gravé par Pecquet.

1. *Le tronc de la veine cave Afcendante.*
2. *Le Reſervoir du chyle.*
3. *Les Reins.*
44. *Le Diaphragme coupé.*
55. *Les muſcles Lombaires ſous.*
66. *Divers concours des conduits chyliferes.*

FIGURE X.

Le même canal Thorachique avec le Reſervoir du chyle, arraché d'un chien.

A. *Le tronc de la veine Cave Afcendante ouvert en long par le haut.*
BB. *Concours des veines jugulaires & des axillaires, où l'on marque par des points les entrées du chyle entre l'axillaire.*
CC. *Les Valvules des jugulaires regardant vers le bas.*
DD. *La diſtribution des vaiſſeaux lactées vers ces entrées, ſelon qu'elles ont été gravées par Pecquet.*
EEE. *Divers concours de vaiſſeaux lactées.*
F. *Petite bulle, ou la partie ſuperieure du reſervoir du chyle, laquelle eſt viſible dans le thorax ſur le derriére, tout auprés du diaphragme, pourveu qu'il ſoit en ſon entier.*

G. *Petit creux ou enfoncement qui paroît ſur le côté droit vers le diaphragme.*
HH. *Portion reſtante du diaphragme.*
I. *Le Reſervoir du chyle.*
LLL. *Veines lactées meſeraiques qui entrent dans le reſervoir du chyle, ici coupées.*
MMM. *Differentes valvules du canal thorachique.*
OOO. *Deſigne celles qui empêchent que le chyle qui monte, ne retourne.*

FIGURE XI.

Le conduit chylifere ſelon qu'il eſt gravé par Bartholin qui en eſt l'inventeur.

A. *Le Sac chylifere ſuperieur qui ne ſe trouve que rarement.*
bb. *Deux ſacs chyliferes joints enſemble par des vaiſſeaux lactées, que l'on ne rencontre que rarement, car le plus ſouvent on n'en trouve qu'un.*
ccc. *Rameaux lactées qui s'élevent des reſervoirs.*
D. *Le Rameau thorachique ſeul.*
E. *L'Artere émulgente droite.*
FF. *Les Reins.*
GG. *Le tronc deſcendant de la grande artere, coupé au deſſous du cœur.*
H. *L'Epine du dos.*
K. *L'Eſophage détourné ſur le côté.*
LL. *Les glandes du thimus.*
M. *Le conduit Thorachique tendant à la ſouclaviére.*
N. *L'inſertion du canal Thorachique dans la Souclaviére.*
O. *Valvule.*
P. *La face interieure de la veine axillaire épanduë & coupée ſelon ſa longueur.*

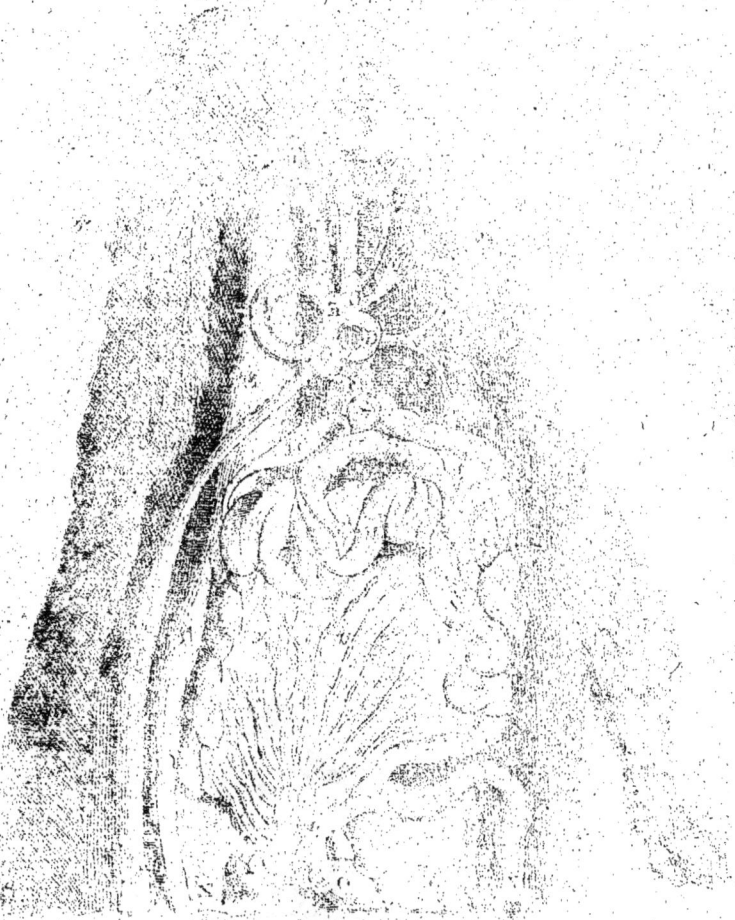

TAB. II.   Tom. I. Pag. 127.

Figure 1.

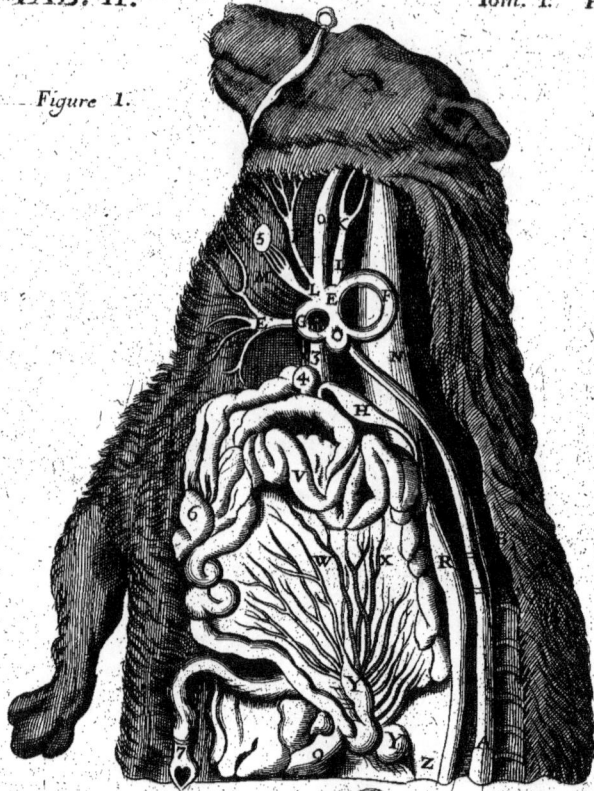

Figure II.

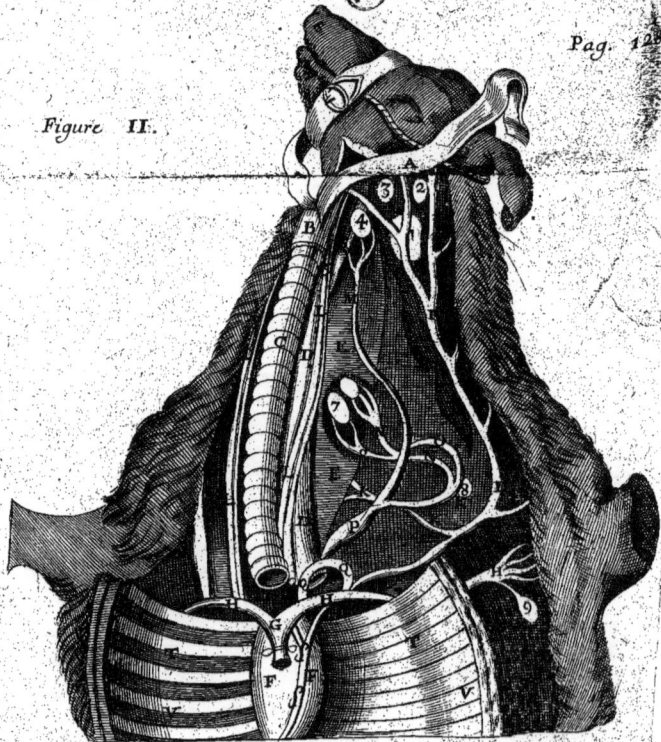

R. *La veine jugulaire exterieure.*

T T T. *Les Côtes de l'un & de l'autre côté.*

V. *La Vessie en sa situation.*

X X. *Le Diaphragme coupé des deux côtés.*

EXPLICATION DE LA TABLE II.

Cette table represente les vaisseaux lymphatiques situés dans le col, selon que d'une maniere ils sont gravés par Louïs de Bils, & de l'autre par Jacques Henri Pauli.

FIGURE I.

Les conduits Lymphathiques du col gravés par Louïs de Bils, & appellés par lui Conduits Roriferes.

A. LE Conduit Rorifere s'élevant au haut de la Cisterne.

B. Division ou fissure de ce conduit aux environs des 5. & 6. vertebres du Thorax.

E. Reservoir tortueux que ce conduit fait sur les rejettons de la veine jugulaire.

F. Circonvolutions que ce conduit fait à l'entour du reservoir tortueux.

3. Portion de la cave au dessous de ce reservoir.

4. La glande du thorax.

G. Rameau du conduit rorifere tendant aux glandes du thorax.

H. Rameau qui se porte dans les glandes thorachiques au dessous des circonvolutions de ce conduit.

I. Rameau du conduit rorifere, qui monte à la glande du col la plus élevée.

K. Rejetton du rameau I. se portant vers le haut.

L. Rameau du même rejetton montant à la plus basse glande du col.

M. Division du rameau L.

5. La glande du col la plus basse.

N. L'Esophage.

O. La veine jugulaire.

P. Rejetton de la veine jugulaire.

R. Tronc de la grande artère.

V. Les intestins, & leur circonvolutions.

X. Les veines roriferes, selon nous, laétées.

Y Y Y. La grande glande du mesentère, ou le Pancreas d'Asellius, avec les glandes qui lui sont adjacentes.

Z. Petits tuyaux qui tendent des glandes du mesentère vers la cisterne.

6. L'Intestin duodenum coupé.

7. L'Intestin Droit coupé.

9. La partie concave du foye avec ses lobes.

FIGURE II.

Les Conduit lymphatique du col décrit par Jacques Henri Pauli.

A A. *Les muscles sternohyoïdéens hors de leur place.*

B. *Le Cartilage scutiforme.*

C. *Le tuyau de la trachée artere.*

D D. *L'Esophage étendu sous la trachée artere.*

E E. *Les Muscles du col coupés transversalement.*

G. *La veine cave ascendante.*

H H H. *Les veines axillaires.*

I I. *Les Jugulaires exterieures hors de leur situation.*

K K. *Rejetton de la jugulaire exterieure tendant au col.*

L L. *Jugulaires interieures.*

m. *Canal unique de lymphatiques Jugulaires venant de la glande oblongue, & en partie étendu sur l'esophage, hors de sa situation.*

N N O O. *Deux lymphatiques venant des glandes cervicales.*

P. *Reservoir commun ressemblant à une phiole.*

q q. *Deux appendices, dont l'une entre dans la veine axillaire, l'autre dans la jugulaire.*

s s. *Le conduit thorachique de Pecquet & de Van-Horne s'élevant du sac chylifere.*

T T. *Les Côtes superieures.*

V V. *Les Côtes inferieures.*

1. *La Parotide conglobée inferieure.*

2. *Petite glande située exterieurement sur la gorge.*

3. *Glande maxillaire ronde.*

4. *Glande maxillaire oblongue.*

5. *Petite glande qui quelquefois manque.*

6. *Glande charneuse thyroïdeénne de Vvarthon.*

7. *Glandes Cervicales réunies en forme de grappe de raisin.*

8. *Glande du col placée quelquefois sur la jugulaire exterieure, mais rarement.*

9. *Glande située sous les axillaires.*

CHAPITRE XIII.

Des Vaisseaux lymphatiques, & de la Lymphe.

LEs VAISSEAUX LYMPHATIQUES sont des petits vaisseaux déliés & transparents qui portent la lymphe, c'est à dire, une liqueur claire & transparente, aux vaisseaux chyliferes & aux veines.

Leurs inventeurs.   Thomas, Bartholin & Olaus Rudbeck en ont été les premiers inventeurs, & ils ont disputé entre eux avec chaleur la gloire de cette découverte, chacun s'en attribuant l'honneur. Ils tomberent tous deux par hazard en la connoissance de ces vaisseaux aux années 1650. & 1651. en recherchant dans des cadavres autres choses, l'un & l'autre n'aiant peut-être aucune connoissance de la découverte que son concurrent avoit faite ; & ainsi mal à propos prétendent-t'ils s'en attribuer en particulier la gloire, qui de droit leur est duë à tous deux, & qui

leur

leur eſt égale. Gliſſon neanmoins & Charleton écrivent qu'avant que
Bartholin en eut publié la découverte, Jolivius Anglois en avoit fait
la démonſtration. Mais Bartholin aſſûre de bonne foi *dans ſon Spicile-*
gium, qu'avant qu'il les eut trouvés, il n'avoit connu Jolivius ni de
nom ni de reputation, & qu'il ne ſçavoit pas même s'il étoit né.

Bartholin a appellé ces Vaiſſeaux Vaiſſeaux lymphatiques, Vais- *Leurs noms*
seaux aqueux, Vaisseaux cristallins; & la liqueur qu'ils contiennent, Lymphe, à raiſon de ſa pureté & de ſa tranſparence criſtalline. Olaus Rudbeck a mieux aimé les nommer Conduits aqueux du
foye et des glandes.

Ils ſont compoſés d'une petite pellicule tres-déliée & tranſparente, *Leur ſub-*
laquelle diſparoît entiérement, ſi étant rompuë en quelque endroit, *ſtance.*
cette eau s'en écoule; par la raiſon qu'alors leurs tuniques s'appliquent
aux vaiſſeaux & aux membranes qui ſont au deſſous, d'avec leſquelles on ne peut les diſtinguer, à cauſe de leur délicateſſe & de leur
tranſparence.

Leur nombre eſt innombrable, & ainſi il eſt impoſſible de le fixer. *Leur nom-*
bre.
Ils ſont de couleur tranſparente & cryſtalline, leur figure eſt ob- *Leur cou-*
longue, cave, en forme de tuyau, comme les veines, mais ils ont *leur & leur*
quantité de nœuds, & peu de capacité interieure. *figure.*

Ils ont pluſieurs valvules qui permettent à la lymphe d'aller en *Leurs val-*
avant, & d'entrer dans les vaiſſeaux chyliferes & dans pluſieurs vei- *vules.*
nes, mais qui lui empêchent le retour en arriére. Louïs de Bils a toûjours nié opiniatrément ces valvules, juſques enfin qu'elles lui furent
démontrées à la Haye par Frederic Ruyſch Docteur Medecin & ſçavant Anatomiſte, qui aiant reconnu qu'elles ſont doubles, formées en
croiſſant de lune, placées ſur les côtés des vaiſſeaux, à l'oppoſite les unes
des autres, mais en beaucoup plus grand nombre & bien plus déliées que
dans les veines, en fit graver les figures, & en compoſa un livre qu'il
donna au public. On peut auſſi les obſerver ſans faire ouverture aux
vaiſſeaux en pouſſant avec le doigt en arriére la lymphe qui y eſt contenuë, car on la voit dabord retenuë par tout par ces valvules.

De Bils qui auparavant appelloit ces vaiſſeaux *Conduits roriferes*, & *Erreur de*
qui avoit ſoûtenu qu'ils n'avoient point de valvules, ſe voyant con- *de Bils.*
vaincu du contraire par Mr. Ruyſch, inventa un détour qu'il publia
à Roterdam en 1668. pour la défence de ſon honneur. Voici quel il eſt.
Il diſtingue entre le ſuc lymphatique & la roſée. A l'égard du ſuc
lymphatique, il avoüe qu'il eſt porté par les vaiſſeaux de ce nom aux
veines & aux petits vaiſſeaux lactées, ce qu'il dit qu'il avoit déja découvert il y avoit pluſieurs années; (mais, il paroît *en la pag.* 11. de la
Réponſe de Bartholin à Nicol. Zaſius ſur les Experiences de de Bils,
imprimée en 1661. combien il y a en cela peu de verité.) A l'égard de
la roſée, il dit qu'elle eſt portée d'un court continu & abondant des

R

parties interieures du corps aux exterieures, par des petits canaux particuliers tissus de tres-petites fibres, qui n'ont aucune valvule, & qui font situés en maniére de mousse entre les tuniques des veines, des artères, & des vaisseaux lymphatiques.

Merveilleuse échapatoire, par laquelle il tâche par de certains canaux imaginaires, de faire trouver quelque verité en ce qu'il a avancé! Je dis *imaginaires*, parce qu'il n'est personne pour peu qu'il soit versé en Anatomie, qui ne voie clairement qu'il n'y a point de tels tuyaux dans la nature, car les tuniques tant des veines que des artères font si unies entr'elles, & si adherentes les unes aux autres, qu'il est impossible de les separer, & il n'est point d'œil quelque pénétrant qu'il soit, qui puisse observer entr'elles aucun tuyau, ni aucune autre espece de conduit, bien éloigné de pouvoir les démontrer. Même cette adherence & union si étroite a fait douter à plusieurs Anatomistes tres-éclairés, si les veines font composées d'une seule & simple tunique, ou de deux. On peut dire la même chose des vaisseaux lymphatiques: En effet, ils semblent n'être absolument composés que d'une seule tunique.

Leur situation. Il est impossible d'assigner une situation certaine aux vaisseaux lymphatiques, puisqu'on en trouve en diverses parties du corps, & que dans le tronc elles accompagnent plusieurs veines, sur tout les plus grandes, ausquelles elles semblent être attachées par plusieurs petites fibrilles. On en voit aussi plusieurs tres-apparentes dans le ventre moyen, & une infinité dans l'inferieur, lesquelles n'accompagnent pas les grandes veines. On en trouve de même plusieurs dans les bras aux côtés de la veine brachiale, aussi-bien que dans les cuisses où plusieurs font adherentes aux veines iliaques & aux crurales. Quelques autheurs ont écrit qu'il y en a dans les muscles; mais quoique j'en aye vû aux environs des muscles, neanmoins je n'en ai jamais pû observer dans les muscles mêmes.

Leur origine. Leur origine avoit été ci-devant fort obscure, mais l'adresse singuliére des Anatomistes de ce tems a dissipé en partie ces ténébres. Nicolas Stenon Anatomiste tres-éclairé & tres-éxact, a tant travaillé à rechercher par tout leur origine, qu'enfin *dans son liv. des musc. & des glandes*, il a decidé comme une chose certaine & visible à l'œil, que tous les vaisseaux lymphatiques ont communication avec les glandes, sur tout avec les conglobées, lesquelles pour cette fin ont en leur milieu une espece de cavité, dans laquelle cette liqueur se ramasse de toutes les parties de la glande même, pour de là être portée plus loin par les vaisseaux lymphatiques. Malpighius aussi *dans son liv. du Foye*, écrit que généralèment en toutes parties quelles qu'elles soient, les vaisseaux lymphatiques y naissent par tout des glandes conglobées; (on trouve de ces glandes dans le corps en mille endroits,) & il en est de même des vaisseaux qui sortent du foye ; car il dit avoir souvent trouvé de ces glandes tres-appatentes dans la cavité & dans l'enveloppe du foye d'un veau, à l'endroit où les vaisseaux sanguins & le pore biliaire entrent dans ce viscère. Frederic Ruysch. *en sa 5. Observat. Anat.* rapporte que dans un foye humain au dessous de la vessie du fiel, il avoit trouvé comme une chaine de ses glandes, lesquelles n'avoit point de sang, mais qui étoient dures.

Il sort du foye un grand nombre de ces petits vaisseaux ; ce qui est manifeste à l'œil, même sans faire de ligature ; mais qui l'est beaucoup plus si dans cette partie du mesentère qui est entre le foye & le ventricule, & qui joint ces viscères aux intestins, on fait une ligature, dans laquelle la veine porte & le conduit biliaire soient compris : Car dabord, (pourveu neanmoins que cette experience se fasse en un animal vivant,) il se fait entre le foye & le ventricule un gonflement de ces petits vaisseaux, lequel si on presse doucement le foye avec la main s'augmente beaucoup. Or ces petits vaisseaux naissent particulièrement de la partie cave du foye, où ces glandes dont on vient de parler, sont principalement situées, & quelques-uns d'entr'eux montent à la vessie du fiel. De sçavoir maintenant s'il en va dans la substance du foye, & comment il la parcourent, c'est ce qui ne paroît point aux yeux, & qu'on n'a encore pû découvrir ni par aucun instrument ni par quelque exacte méthode dont on se soit servi. Glisson *en son Anat. du foye*, faisant par derriére la recherche de ces vaisseaux, trouva qu'il en va dans la capsule de la porte, (qui est une membrane qui vient du peritoine, & qui envelope la porte à mesure qu'elle entre dans le foye,) dans laquelle ils se cachent & disparoissent, & il n'a jamais pû découvrir s'ils pénétrent plus avant ; d'où vient qu'il a crû comme vrai-semblable qu'ils suivent la distribution de la capsule & du pore biliaire qu'elle enferme, & qu'ils ne se portent nulle part dans la substance du foye. Le plus vrai-semblable selon moi est, qu'à mesure que ces vaisseaux sortent des glandes conglobées qui sont situées dans la partie cave du foye, ils se jettent au dehors, & qu'ainsi ni ils ne peuvent gueres suivre la distribution de la capsule & du pore biliaire, ni s'étendre dans la substance du foye.

Du foye.

Pecquet *en son liv. des lactées thorach. édition seconde*, décrit la maniére dont il reconnut que les vaisseaux lymphatiques sortent du foye. *Aiant ouvert*, dit-il, *le ventre inferieur d'un chien vivant, je cherchai les conduits lymphatiques. Ils se presenterent dabord à mes yeux & à ceux de plusieurs curieux que j'avois appellé pour assister à cette recherche, & nous les vimes appuyés & soûtenus sur le tronc de la veine porte en manière de lierre. Alors aiant donné d'éternelles loüanges à la memoire de Bartholin, je liai de plusieurs liens, separément d'avec la porte, plusieurs de ces vaisseaux qui se portoient en forme de*

petits canaux ; les uns vers le duodenum , les autres vers le centre du mesentère.
Tous s'enflèrent entre le foye & la ligature , & se desenflèrent en toute autre en-
droit ; en sorte qu'il fut impossible de les y voir : Mais aiant lâché la ligature , il
sembla que la lymphe qui sortoit du foye, s'insinuât par quantité de conduits
tres-visibles dans la substance du pancreas. Cette observation de Pecquet est
tres-juste (quoique pour lors il ne connût pas encore que ces vaisseaux
tirent leur veritable origine des glandes conglobées du foye ;) car les
vaisseaux lymphatiques étant sortis du foye, se portent vers le mesentère par cet endroit de sa duplicature qui joint le foye & les intestins
au dos, & là la plûpart rampent sur les côtés de la veine porte &
du conduit cholidoque, tant par dessus que par dessous ; & plusieurs
étant arrivés au dessous de la veine cave tout auprés du pancreas charneux, là où il est attaché au ventricule & au duodenum, passent par
dessus une certaine glande qui est située sous la veine porte, & qui en
plusieurs sujets lui est adherente (cette glande est le plus souvent unique, quelquefois double, quelquefois triple, & il arrive rarement qu'elle
manque,) & de là conjointement avec plusieurs autres qui n'approchent point de cette glande, ils vont s'insinuer dans le reservoir du chyle.

De la rate.   Frederic Ruysch, sçavant & subtil Anatomiste a remarqué dépuis peu,
que de la rate il en sort aussi, non-seulement de sa surface exterieure, mais encore de sa partie interieure, plusieurs vaisseaux lymphatiques qui accompagnent la veine splenique & les nerfs, & il donne
en son liv. des Valvules lymphatiques la méthode pour les trouver. Il remarque encore que la quantité de ces vaisseaux n'est pas égale dans
tous les animaux d'une même espece ; & enfin qu'il y en a moins
dans la rate de l'homme qu'en celle des veaux.

Du poû-
mon & des
glandes.   Le même Ruysch dit qu'il a vû des vaisseaux lymphatiques dans
les poûmons. Bartholin dit aussi y en avoir observé, & Olaus Rudbeck en a fait graver les figures.

Outre cela, de toutes les autres parties du corps il s'éleve encore plusieurs de ces petits vaisseaux lymphatiques, qui prennent
naissance des glandes, conglobées dont la proprieté specifique est de
communiquer aux particules salines aprés qu'elles ont été separées d'a-
vec le serum une legere acidité ; car la lymphe en contient en soi tant
soit peu.

Leur infer-
tion en diffe-
rentes par-
ties.   Les vaisseaux qui partent des glandes du col se déchargent pour
la plûpart dans le labirinthe, qui est le concours de plusieurs vaisseaux
lymphatiques situés entre les veines jugulaires, duquel nous avons
parlé *au chap. précedent.* Mais pour ceux qui viennent des glandes axillaires, ils se portent vers le bas ; une partie descendant le long de la
veine cave va se décharger dans le sac du chyle, l'autre au milieu
du chemin entre dans le conduit chylifere thorachique, dans lequel
aussi se décharge un autre rameau qui vient de la glande de l'ésophage.

Les vaiſſeaux qui ſortent des glandes des aines & des lombes ſe portent vers le haut, & entrant dans la partie inferieure du reſervoir du chyle, ils y verſent leur lymphe, aiant à leur entrée des valvules qui empêchent que le ſuc lactée ne retombe du reſervoir en eux. Or que pluſieurs vaiſſeaux lymphatiques ſe déchargent dans le reſervoir, cela eſt manifeſte de ce que ſi aiant ouvert un animal vivant, on preſſe ce reſervoir avec le pouce, & qu'on le vuide entiérement de chyle, incontinent il s'enfle, ſe rempliſſant de nouveau de la lymphe qui y aborde.

Leur inſertion dans les veines.

Mais ce n'eſt pas ſeulement dans les vaiſſeaux chyliferes que les lymphatiques ſe déchargent, ils s'ouvrent encore en pluſieurs veines; & Nicolas Stenon a remarqué qu'il en va aux veines jugulaires, & à d'autres veines, dans leſquelles ils verſent leur lymphe. Frederic Ruyſch a écrit qu'il a connu évidemment, tant par la ligature que par la ſtructure des valvules, que tous les conduits lymphatiques qu'on rencontre dans le poûmon, verſent leur lymphe dans les veines ſouclavieres, dans les axillaires & dans les jugulaires. On n'a pû encore aſſés clairement diſcerner où ſe portent ceux qui viennent des extremités du corps. Il y en a qui diſent qu'ils ont vû tres-ſouvent dans ces parties là des glandes conglobées, deſquelles on ne ſçauroit douter que ces vaiſſeaux ne prennent leur origine; & à l'egard de leur inſertion, il eſt pareillement hors de doute qu'ils ſe déchargent dans les vaiſſeaux chyliferes & en diverſes autres veines.

Erreur de de Bils.

Louis de Bils *en ſa diſſert. Epiſt. imprimée en* 1659. pour avoir ignoré les valvules des lymphatiques attribué à la lymphe, par une erreur tres-groſſiére & tres-éloignée de la verité, un mouvement entiérement contraire à celui que nous venons de décrire; il ſemble même qu'il n'admette aucune diſtinction entre la lymphe & le chyle. Ses admirateurs aiment mieux errer avec lui que de ſuivre la veritable opinion: entre leſquels Nicolas Zaſius qui eſt un des plus conſiderables, *en ſon petit liv. Flaman de la roſée des animaux*, & pluſieurs autres qui ont aſſiſté aux démonſtrations de de Bils, croient avoir obſervé que la lymphe eſt ſemblable & entiérement la même liqueur que le ſuc chyleux qui eſt contenu dans les vaiſſeaux lactées, & que du ſac & des autres vaiſſeaux chyliferes elle eſt portée au foye, aux glandes des aines, aux axillaires, à celle de la gorge & à pluſieurs autres; qu'enſuite de ces glandes elle ſe porte à toutes les parties ſpermatiques pour les humecter & les nourrir; & qu'il n'en va point du tout ni des glandes, ni du foye aux vaiſſeaux chyliferes. Ils ajoûtent que la lymphe ne paroît claire & tranſparente que parce qu'elle ſe filtre par les glandes.

Si la lymphe eſt la même choſe que le chyle.

Mais l'experience oculaire & le raiſonnement enſeignent le contraire.

R iij

L'EXPERIENCE OCULAIRE. Car sans parler ici de mes recherches particuliéres ; ni Bartholin, ni Jean Van-Horne, ni Pecquet, ni Barbette, ni Nicolas *Stenon*, ni enfin plusieurs autres Anatomistes tres-éclairés, n'ont jamais pû connoître que cette liqueur eut un autre cours que du foye, des glandes axillaires, des lombaires, de celles des aines, (& il en est sans doute de même de celles qui sont situées en des lieux plus éloignés,) à plusieurs veines, mais sur tout au reservoir du chyle, & aux autres vaisseaux chyliferes, vers lesquels on peut facilement la faire avancer en la poussant avec le doigt, & nullement vers les glandes, ou vers le foye ; & cela à cause des valvules qui l'empêchent. Que si en un animal vivant on fait une ligature à ces vaisseaux, (ainsi que tres-souvent moi & mes écoliers l'avons experimenté dans des chiens,) ils s'enflent entre la glande & la ligature, (nous avons dit ci-devant que le même arrive dans le foye,) & ils se desenflent du côté des vaisseaux chyliferes. Le détour dont se sert Regius *au liv.* 4. *de sa Phisic. chap.* 7. *de l'édit. de* 1661. ne doit être ici d'aucune consideration ; sçavoir, que la cause qui fait que ces vaisseaux lymphatiques s'enflent au delà de la ligature, est que cette ligature empêche que le suc qui avoit coûtume d'être poussé dans ces vaisseaux, n'y est plus poussé : d'où vient que lorsqu'ils s'affaissent, par leur affaissement ils poussent en arriére vers la ligature le suc qu'ils contiennent. Mais pourquoi, je vous prie, ne le poussent-ils pas en avant, puisque par la raison qu'on a ditte, ce mouvement se peut faire beaucoup plus facilement en avant qu'en arriére ? & si ce mouvement se doit faire en arriére, pourquoi ne se fait-il pas ainsi dans les veines, dans les vaisseaux lactées mesenteriques, & dans les thorachiques, lorsqu'on y fait des ligatures ? pourquoi ces vaisseaux-ci dans lesquels le suc qu'ils contiennent, ne peut plus être poussé en avant à cause de la ligature, ne repoussent-ils pas aussi par leur affaissement ce même suc en arriére de la ligature, mais au contraire, se vuident-ils entiérement au delà de la ligature ? Est-ce qu'ils n'ont pas le même droit & la même puissance que les vaisseaux lymphatiques ? d'où vient, que même lorsqu'on ne fait point de ligature, on ne peut pas en poussant avec le doigt faire avancer le chyle, du sac chylifere vers le foye, vers les glandes des aines, & vers les axillaires, mais qu'on le pousse facilement vers les vaisseaux chyliferes ? pourquoi les valvules s'opposent-elles plûtôt à ce mouvement là de la lymphe qu'à celui-ci ? Certainement tout cela fait bien voir que la lymphe ne vient pas du sac & des vaisseaux chyliferes, mais au contraire, qu'elle y va, & qu'elle est poussée vers eux. La chose est si évidente dans le foye, ou tant soit peu au dessous, par la ligature dont on vient de parler, qu'on ne sçauroit absolument en douter, à moins de ne pas croire ce que l'on voit, bien que neanmoins il ne se filtre aucun chyle par le foye;

que même il n'y en vienne du tout point, quoique veüillent dire
contre, Regius, de Bils, & les autres opiniâtres défenseurs, tant de
l'ancienne doctrine que de la démonstration erronée de de Bils, ainsi
que je le prouverai plus amplement plus bas *au chap-2. du liv.7.* Que
si cela se passe ainsi dans le foye, pourquoi la même chose paroîtra-
t'elle extraordinaire dans les glandes dont nous venons de parler, où
lors qu'on y fait une ligature, on voit qu'elle arrive ? pourquoi les
glandes axillaires & celles des aînes feront-elles la lymphe, du suc lactée, & ne l'attireront pas plûtôt des vaisseaux sanguins, en la même maniére que nous voyons dans les ventricules du cerveau, que
les petites glandes qui sont inherentes au plexus choroïde, (auquel
il ne va ni chyle ni suc lactée,) tirent des vaisseaux ausquels elles
sont unies, une liqueur sereuse & lymphatique, & la déposent dans
les cavités de ces ventricules ? Si neanmoins quelqu'un des sectateurs
ou admirateurs de de Bils veut ou peut quelque jour me faire voir
que ce que je viens de dire, soit autrement que je l'ai décrit, je ne
serai point si entêté, ni si opiniâtre, que je veüille refuser d'ajoûter
foi à mes propres yeux, si veritablement on me le fait voir ; jusque
là cependant je croirai ce que j'ai vû jusques à present, & ce que
j'ai décrit.

LA RAISON s'oppose aussi à cette opinion ; car le suc lactée du reservoir chylifere ne peut pas en passant simplement du reservoir aux
glandes, par exemple, des aînes, se changer dabord en cette lymphe
transparente, ni quitter sa couleur de lait en un moment. Cela, disent-ils, se fait parce que ce suc se filtre par les glandes qu'il rencontre en son chemin. A quoi on répond, que dans l'endroit où l'insertion des vaisseaux limphatiques se fait dans le reservoir du chyle, il
n'y a aucune de ces glandes. A la verité on en voit deux un peu
plus bas, mais les vaisseaux lymphatiques qui passent aux environs,
ne les touchent absolument point, ainsi on ne peut pas dire que la
transparence & la fluidité de la lymphe qu'ils contiennent, vienne de
cette filtration. Il y en a d'autres qui, plus curieux & plus amateurs
de la nouveauté que de la verité, afin de fortifier en quelque façon
cette nouvelle opinion, disent avec Regius que le suc lactée tombant
avec impetuosité dans le reservoir, devient écumeux & blanc, qu'ensuite cette écume se dissipant par le répos, il devient aqueux, &
qu'ainsi il coule en couleur d'eau dans les glandes ; en la maniére
que la biére qui tire sur le rouge, étant versée avec impetuosité dans
un vase, forme sur sa surface, une écume blancheâtre, laquelle ensuite par le repos se resout en une liqueur semblable à de l'eau. On
voit évidemment que cette comparaison cloche de toutes parts. En
effet le mouvement du chyle ne se fait pas avec tant d'impetuosité
qu'il en puisse devenir & blancheâtre & écumeux ; car ce mouvement

qui eft naturel, fe fait fi doucement & fi tranquillement que l'homme n'en reffent jamais aucune violence, ni même dans les diffections des animaux vivants on ne l'y peut remarquer à la vûë. Outre cela, fi ce fuc quitte fa couleur blancheâtre (qu'ils appellent *fpumofité*) dabord en defcendant du fac chylifere aux lombes & aux glandes des aînes, dont l'efpace ou chemin eft tres-court, pourquoi la retient-il dans un chemin quatre fois plus long en montant aux veines fouclaviéres ? d'où vient qu'il a déja cette couleur blanche dans les inteftins, & dans les vaiffeaux lactées mefenteriques, auparavant que par cette feinte impetuofité il foit tombé dans le fac chylifere ? pourquoi demeurant long-tems en repos dans les vaiffeaux lactées, ou dans une cuiller, fi on l'y ramaffe, ne change-t'il pas à raifon de ce long fejour de plufieurs heures, fa couleur; mais au contraire, la conferve-t'il ?

Ainfi, foit que nous confiderions l'experience oculaire, ou la raifon, il n'y a aucune apparence que les vaiffeaux lymphatiques prennent leur origine d'aucun autre endroit que des glandes conglobées, & des autres parties que nous avons defignées : d'où il eft évident que la lymphe eft une liqueur entierement differente du chyle.

Quelle li-
queur c'eft
que la lym-
phe.

Après avoir décrit ces conduits ou petits vaiffeaux, il eft à propos d'examiner en peu de mots quelle liqueur c'eft que la lymphe qu'ils contiennent. Les opinions des Docteurs fur cette matiére font tres-differentes ; & chacun propofe la fienne comme tres-veritable, ou du moins comme tres-vraifemblable.

Si c'eft de
l'eau ?

Bartholin *dans fon traité des Vaiff. lymphat. des anim. chap.* 6. dit que la lymphe eft une eau pure & fimple, femblable à l'élementaire ; laquelle refte après que la nutrition eft finie. Martin Bocdan (qui *dans fon Apol.* 2. *memb.* 11. *art.* 3. eft de l'opinion de Bartholin fon Maître,) dit que dans l'homme cette liqueur eft répanduë entre la membrane adipeufe & les mufcles ; que dans le refte des animaux elle eft retenuë fous le cuir, & que comme elle ne s'exhale pas toute par les pores de la peau, ces vaiffeaux ont été conftruits pour fervir à fon évacuation. Mais & l'un & l'autre attribuë à la lymphe une origine, une fubftance & un ufage trop bas, puifque la chaleur des parties feroit affés capable de diffiper par les pores une eau auffi fimple qu'ils la décrivent, fans qu'il fût neceffaire qu'elle fut rapportée au dedans par tant de vaiffeaux. Que s'ils difent qu'il eft neceffaire que la chofe fe faffe ainfi, pour humecter les parties : on répond qu'elles le font fuffifamment par la boiffon & par l'humidité des alimens que l'on prend. Outre cela l'eau fimple ne s'épaiffit pas en gelée, ainfi qu'il a coûtume d'arriver à la lymphe quand on la ramaffe dans une cuiller.

Si c'eft une
vapeur du
fang.

Gliffon *dans fon Anat. du foye* croit que la lymphe eft une liqueur formée des vapeurs qui s'élevent du fang, lefquelles s'étant épaiffies en la maniére de la rofée, & aiant été pouffées & introduites dans les

vaiffeaux

Vaisseaux lymphatiques reflue avec le vehicule de l'aliment qui est apporté par les nerfs. Mais cette opinion est détruite par les raisons suivantes. 1. Parce que ces vapeurs peuvent bien facilement s'épaissir en rosée ou en eau, mais jamais en gelée, comme fait la lymphe. 2. Que cette hypothese du suc nourricier porté par les nerfs, est fausse, & nous la refutons suffisamment *au chap. 16. de ce même livre*, *au chap. 11. du liv. 3. & au chap. 1. du 8. liv.* 3. Qu'il se fait une suffisante dissipation des vapeurs du sang, soit invisiblement par les pores, & visiblement par les sueurs, soit par l'expiration des poûmons, soit par les urines, s'étant condensées, soit par les selles, soit par les larmes, &c. Ainsi aiant tant de manieres de s'évacuër, rien ne peut les obliger de rentrer dans ces vaisseaux.

Backius paroît ne se pas trop éloigner de l'opinion de Glisson, lors qu'il dit que ces vapeurs du sang passent des veines dans les vaisseaux lymphatiques; car il établit que ces vaisseaux sont des veritables veines, & qu'ils tirent leur origine du tronc veneux. Mais comme leur substance est très-differente de celle des veines, & que cette origine qu'il leur attribuë ne paroît nulle part, qu'on ne peut pas même en faire voir la moindre ombre en quel endroit que ce soit des environs du tronc veneux, c'est à dire, de la veine cave; que même aussi dans autres parties du corps ils n'ont pas leur origine des autres veines; mais qu'au contraire, des glandes conglobées, qui sont toûjours leur origine, ils s'inserent quelquefois dans les veines, il faut conclure que cette opinion est tres-éloignée de la verité.

George Segerus *dans sa dissert. anat. art. 2.* dit que la lymphe est les esprits animaux mêmes, ou du moins qu'elle est faite de ces esprits, lesquels étant distribués dans tous les membres par le moyen des nerfs, en partie il s'y consument & s'y dissipent, & en partie ils s'y épaississent en cette liqueur. François de le Boë Sylvius *dans sa disput. Med. 4. thes. 31. & plus amplement dans sa disput. 8. thes. 40. 41.* est de la même opinion que Segerus. Mais il est visible que cette pensée de Segerus est plus ingenieuse que veritable, en ce que les esprits animaux sont des vapeurs si subtiles, qu'il n'en est point de semblable en tout le corps; (car ils penetrent avec une promtitude inconcevable les pores étroits & invisibles des nerfs;) ainsi il y a apparence qu'étant arrivés dans la substance des parties, sur tout des plus chaudes, ils y agissent dabord, & y font très-promtement leur fonction; & qu'à raison de leur extrême tenuité & volatilité, ils y sont dissipés par la chaleur de ces parties, beaucoup plûtôt qu'aucune autre exhalaison; ainsi ils sont bien moins propres à se condenser en liqueur que les autres vapeurs extravasées, (Il paroît par cette espece de lassitude qui survient ordinairement après les grands exercices, & par le subit relâchement des muscles dans la convulsion; combien ces esprits se

Si les vaisseaux lymphatiques sont des veines.

Si la lymphe est l'esprit animal.

S

diffipent promtement,) à moins peut-être que cela n'arrive en quelques parties froides, comme dans les testicules : desquelles nous traiterons *au chap.* 28. Outre cela, si les esprits qui s'écoulent dans des parties plus chaudes que le cerveau, s'y condensoient en une telle liqueur, il est hors de doute qu'ils se condenseroient bien plus promtement & bien plus facilement dans le cerveau même, & dans la moëlle de l'épine, à cause du froid plus considerable de l'une & de l'autre de ces parties, c'est à dire, à raison de la chaleur, qui est de beaucoup moindre en elles que dans les autres parties. (Car chacun sçait, & cela est visible chaque jour en Chymie, que toutes exhalaisons ou vapeurs subtiles se condensent en liqueur, lorsqu'elles heurtent contre l'alembic, ou contre quelqu'autre corps froid.) Cependant on ne les trouve condensés nulle part ; & en effet, une liqueur ainsi condensée ne sçauroit penetrer par les nerfs. Que si les esprits ne se condensent pas dans le cerveau, cela se fera bien moins dans les parties qui sont plus chaudes ; par la raison que leur chaleur est capable de dissiper dans tres-peu de tems, de telles vapeurs ou exhalaisons si subtiles. Enfin, il découle du foye & de ses glandes tres-grande abondance de lymphe : neanmoins il va si peu de nerfs ou de si déliés dans le foye, que quelques Anatomistes ont douté s'il y en entre quelqu'un. De même dans les ventricules du cerveau, il se separe du plexus choroïde, par le moyen des petites glandes dont il est parsemé, tres-grande quantité d'une lymphe un peu épaissie, laquelle de là doit s'écouler par les processus papillaires, quoique neanmoins il n'entre aucun nerf dans ce plexus. Par toutes ces raisons on voit clairement que la lymphe ne se fait pas des esprits animaux condensés.

Si elle est composée des esprits animaux & des acides.

Bernard Svvalve *dans son liv. du pancr. pag.76.* croit que la lymphe est composée des restes des esprits animaux, qui dépoüillés de leur volatilité & mélés avec un peu d'esprit acide fourni par les glandes, entrent ainsi tous ensemble dans les vaisseaux lymphatiques. *La plus grande partie*, dit-il, *de la lymphe vient de l'esprit animal, & la moindre de l'esprit l'acide* : Mais ce que nous venons de dire détruit entierement cette opinion ; comme aussi que la lymphe étant tres-abondante, & en mouvement continuel dans grand nombre de petits vaisseaux creux, il ne sçauroit passer par les pores invisibles des nerfs une quantité d'esprits assés grande pour faire tant de lymphe. De plus, il sort du foye par plusieurs petits vaisseaux grande quantité de lymphe, auquel neanmoins il ne peut y être porté, ainsi qu'on a deja dit, que peu d'esprits animaux, à raison du petit nombre & de la délicatesse des nerfs qui y entrent. J'ajoûte encore que l'esprit acide des glandes fait coaguler, ainsi il nuiroit beaucoup à la fluidité de la lymphe. Outre cela Svvalve lui-même *dans le même livre pag.*88. soûtient fortement qu'il ne peut rien passer ni être porté par les nerfs, pas même la liqueur la plus simple ; donc à plus forte raison il n'y sçauroit passer assés d'esprits pour en composer tant de lymphe.

N. Zasius *au livre ci-dessus cité*, dit que la lymphe, à laquelle il donne le nom de rosée, est le propre suc alimentaire, dont les nerfs, les membranes, les tendons, même les tuniques des artères & des veines, & toutes les parties spermatiques sont nourries & croissent. Mais, entre toutes les opinions que nous venons de raporter, il n'en est point qui ait moins de vrai-semblance que celle-ci, qui est absolument détruite par tout ce que nous disons *au liv. 2. chap. 12.* où nous prouvons amplement que généralement toutes les parties sont nourries de sang, & nullement des autres humeurs. Mais de Bils, de qui Zasius a tiré ses fondemens, voyant qu'il ne pouvoit défendre son opinion, a inventé un détour. Il distingue entre la rosée & la lymphe ; & il dit que c'est la rosée & non la lymphe qui sert aux usages rapportés par Zasius ; & il leur attribuë à chacune des conduits differents, par lesquels il veut qu'elles s'écoulent dans les parties : Nous avons parlé de ces conduits un peu ci-devant, & nous avons démontré la vanité & l'inutilité de ce détour. *Si la lymphe nourrit.*

Puis donc que des personnages si doctes, & si appliqués aux recherches & à l'augmentation des connoissances de la Medecine, semblent à peine avoir connu la génération de la lymphe, & la necessité de ses usages, je ne ferai point de difficulté de dire ma pensée sur cette matière.

Or je crois que la lymphe est une liqueur fermentative separée dans les glandes conglobées d'avec la partie sereuse du sang ; non pas neanmoins une liqueur simple, mais chargée de beaucoup de sel en fusion, volatile, & empreinte de quelques particules de soulfre, laquelle à raison de sa fluidité s'introduit dans ces petits vaisseaux, qui la portent aux vaisseaux chyliferes, & à plusieurs veines. A ceux-la, afin qu'en se mêlant avec le chyle elle le rende plus fluïde, & propre à se dilater facilement dans le cœur. A celles-ci, afin qu'étant introduite dans le sang veneux déja devenu moins coulant, elle le dispose à être subitement rarefié dans le cœur. Car par l'une & par l'autre de ces raisons son mêlange est tres-necessaire. En effet, de soi le chyle est doux & un peu gras, ce qui paroît par un suc sulphureux non encore assés volatilisé, qui y prédomine ; d'où vient que s'il entre seul dans le cœur, il est incapable de s'y promtement dilater à cause de la viscosité & de l'épaisseur des particules qui le composent. (car tout ainsi que le soulfre mineral qui de soi ne s'enflâme que lentement, & seulement par degrés, à raison de la viscidité de ses parties, s'enflâme tres-promtement quand on en approche le feu si on le mélange avec du salpêtre qui en incise & divise les parties : de même *Quelle liqueur c'est.*

les particules fulphureufes du chyle ne fe dilateroient que lentement dans le cœur, & ne fe fpiritualiferoient pas, s'il ne s'y en joignoit en quantité requife d'autres fubfalines & déliées.) Il eft donc neceffaire que la lymphe qui eft une liqueur fimple, fubfaline, un peu acre, & tant foit peu fermentative, fe mêle au chyle à mefure qu'il fait chemin, pour en attenuër la vifcidité, & le préparer à la fermentation, (à quoi auffi le fuc pancreatique concourt en quelque façon, lui étant mêlé dans le duodenum ; on pourroit même le nommer une efpece de lymphe plus acre, plus forte, & doüée d'une vertu fermentative plus grande,) afin qu'étant porté conjointement avec elle au cœur, il puiffe plus facilement fe rarefier, & fe changer en fang fpiritueux. En la même maniére que dans la poudre à canon le foulfre mineral qui y eft mêlé avec le fel nitre & les charbons, fe dilate fur le champ quand on y applique le feu. Or le fang veneux fe trouvant après la nutrition des parties & le long chemin qu'il a fait, privé de la plus grande partie de fes efprits, a auffi befoin de quelque mélange de la lymphe pour plus facilement fe rarefier dans le cœur ; neanmoins, comme il eft moins épais & plus délié que le chyle, & qu'il eft encore fourni de beaucoup d'efprits, il n'en a pas befoin de tant, & c'eft là la caufe pourquoi il s'infere & s'ouvre peu de vaiffeaux lymphatiques dans les veines, & beaucoup dans les vaiffeaux lactées.

*Si la lym-
phe eft le fe-
rum.* Mais puifque la lymphe eft feparée de la partie fereufe du fang, on demande fi elle eft elle-même le ferum, ou un fuc qui en foit different ? On répond qu'elle n'eft pas le ferum, mais une liqueur particuliére tres-fimple, tirée de la partie fereufe du fang. Car, outre les parties aqueufes qui font dans le ferum, il y a encore grande abondance de particules falines, & quelque peu de fulphureufes : (Celleslà paroiffent par la faveur falée que l'on goute dans les larmes, dans les fueurs, & dans les urines ; & celles-ci, de ce que l'urine vieille échauffée prend feu fi on en approche la flâme ;) & outre cela dans ces deux fortes de particules, il y en a encore d'autres dont les unes font plus vifqueufes, plus cruës, & plus fixes, telles qu'on les voit tres-fouvent dans les urines, les autres plus tenuës & plus fpiritueufes, qui étant feparées des groffiéres par les glandes conglobées, entrent facilement, à raifon de leur extrême fluidité, conjointement avec la partie aqueufe du ferum la plus fubtile où elles font contenuës, dans les orifices étroits des vaiffeaux lymphatiques qui viennent de ces mêmes glandes, (les particules les plus cruës & les plus fixes ne pouvant y être reçüës à caufe de leur groffiereté,) & par eux elles font portées aux vaiffeaux chyliferes & à differentes veines, ainfi qu'on a déja dit.

La diffe- La difference qu'il y a entre la lymphe & le ferum paroît en ce

que ſi l'on ramaſſe de la lymphe dans une cuiller , & qu'on la mette ſur le feu , (ainſi que Rolfincius le preſcrit ,) pour en faire évaporer les plus petites particules , ou même qu'on la laiſſe refroidir
d'elle-même ſans la faire évaporer au feu , elle s'épaiſſit en forme de
gelée ; ce qui n'arrive pas au ſerum , qui ne ſe coagule jamais , ſoit
qu'on l'approche du feu , ou qu'on ne l'en approche pas ; car le ſel
de la lymphe , (qui ſemble avoir en ſoi tant ſoit peu d'acidité ,)
étant reduit en extrême fuſion & tenuité dans des particules aqueu-
ſes tres-ſubtiles , & étant empreint de quelques particules ſulphureuſes , eſt tres-fluïde tant qu'il demeure en chaleur ; & quand il eſt
condenſé par le froid , il ne ſe fige pas en criſtaux durs & ſalins ;
mais à raiſon de la viſcidité graſſe des particules ſulphureuſes auſquelles il eſt mêlé , & qui ramollit ſa dureté , il ſe change conjointement avec ces particules en gelée , laquelle encore elle-même ſe ré-
fout en liqueur par la chaleur du feu : lors qu'au contraire , les particules crües du ſerum , quand elles ont été condenſées par le froid ,
ne ſe reſolvent par la chaleur du feu . (ainſi qu'il paroît dans l'urine) qu'en certains filamens cruds & tenaces , & pluſieurs même
d'entr'elles retiennent la forme de pierre & de tartre , & ne parviennent jamais à cette tenuité & fluïdité dont on a parlé.

Il y a grande incertitude parmi la plûpart des autheurs touchant les
parties d'où cette lymphe , qui doit ſe ſeparer dans les glandes , & enſuite paſſer dans les vaiſſeaux lymphatiques , procede. Gliſſon croit
qu'elle vient des nerfs , & Bartholin des artères. La *première opinion* eſt
abſurde , parce que les pores inviſibles des nerfs ne peuvent pas admettre , ni donner paſſage à une liqueur ſi abondante & ſi viſible , ſans
cauſer par la preſence continuelle de l'humide la paralyſie des parties , & le relâchement extrême des nerfs. La *ſeconde* paroît plus vrai-
ſemblable à cauſe de l'abondance de la lymphe , (qui ne peut être
tirée d'aucun vaiſſeau en plus grande quantité que des artères ;) car
il n'eſt point de glande qui ne reçoive en ſoi l'extremité de quelque
petite artère , & ainſi il y a de l'apparance , que du ſang arteriel qui
eſt pouſſé dans les glandes , il ſe fait dans ces mêmes glandes , à raiſon de leur ſtructure ſpecifique , la ſeparation de la lymphe , preſqu'en
la même maniére que dans les reins le ſerum ſe ſepare du ſang , &
que des petites arterioles du plexus choroïde , il ſe fait par le moyen
des glandes qui y ſont en quantité , la ſeparation de cette liqueur
ſereuſe tranſparente , qui eſt depoſée dans les cavités des ventricules
du cerveau , pour delà être évacuée par les productions papillaires ; mais
dans le foye qui reçoit tres-peu d'artères , qui envoye neanmoins beaucoup de vaiſſeaux lymphatiques , & qui produit par ſes glandes grande
abondance de lymphe , il eſt certain que tant de lymphe ne peut pas
y venir de ſi peu d'artères , qui pour la plûpart ſont dans ſa membrane

exterieure, mais qu'elle vient plûtôt du fang qui y eft apporté par la veine porte, qui fait là la fonction d'artère ; & que la feparation en eft faite par les glandes de cette même veine, lefquelles font dans la cavité de ce vifcère.

Quelle eft la caufe qui pouffe la lymphe. Il paroît affés par ce que nous avons dit *au chap.* 11. & 12. de la caufe qui fait mouvoir & avancer le chyle, quelle eft celle qui exprime la lymphe des glandes conglobées du foye, de la rate, & des autres parties, & qui pareillement la pouffe en avant dans les vaiffeaux lymphatiques après qu'elle y eft entrée, car elle eft la même ; fçavoir le mouvement & la preffion, en partie du bas ventre par les mufcles de l'abdomen, agités & mûs vers le haut & vers le bas, & en partie du thorax dans la refpiration. A l'égard de la lymphe qui vient des membranes ou extremités du corps, elle eft pouffée par le mouvement des mufcles de ces parties-là, en la même manière que nous voyons que par le mouvement de la machoire, la falive qui eft une liqueur prefque lymphatique, mais un peu plus épaiffe, coule en abondance dans la bouche, & que dans le repos & dans le fommeil il y en coule peu, ou point du tout. En effet, par cette preffion des parties les glandes & les vaiffeaux lymphatiques qui fe trouvent en elles, font enfemble comprimés, tant par les mufcles que par l'affaiffement des vifcères qui font fur elles, & pour lors la liqueur qu'elles contiennent, en eft exprimée & pouffée en avant.

Si le mouvement de la lymphe eft prompt ou lét. Charleton *dans fon Oeconom. de l'animal* dit que le mouvement de la lymphe dans fes vaiffeaux eft tres-lent ; mais Bartholin le refute, & prouve le contraire *en fon fpicileg.* Pour moi j'eftime qu'elle fe meut tantôt promtement, & tantôt lentement, felon la preffion ou mouvement grand ou petit des parties où les glandes conglobées & les vaiffeaux lymphatiques font placés, ainfi qu'il arrive aux vaiffeaux falivaux fitués fous la langue, lefquels procedent des glandes conglomerées.

Là caufe de l'afcite. Il faut remarquer touchant les vaiffeaux lymphatiques qui font dans le ventre inferieur, que fi par quelque caufe que ce foit ils fe rompent, (car ils font tres-minces) il tombe pour lors dans la capacité de l'abdomen une lymphe fereufe, par le ramas de laquelle fe forme peu à peu l'hydropifie afcite, quoiqu'auffi elle puiffe être excitée par d'autres caufes.

Obfervation. En 1658. nous fimes en nôtre hôpital la diffection du corps d'une jeune fille de 24. ans, qui pendant feize ans avoit été affligée d'un afcite, qui avoit crû infenfiblement, & dont enfin elle étoit morte. Nous ne pûmes reconnoître de lefion manifefte en aucun de fes vifcères, & il n'y eut que quelques vaiffeaux lymphatiques rompus, aufquels on pût attribuër la caufe d'une fi longue maladie. En effet, cette fille avoit été dans fa jeuneffe cruellement traitée de fes parens,

qui lui avoient tres-souvent donné de grands coups & de pied &
de poing, par lesquels sans doute quelques vaisseaux lymphatiques
avoient été rompus il y avoit long tems. L'abondance des humeurs
qui étoient ramassées dans l'abdomen, ne nous confirmoit pas peu
dans ce soupçon, car elles paroissoient dans le cadavre déja froid, en
quelque façon congelées, en la même maniére que la lymphe a coûtume de l'être par le froid, quoiqu'elles ne fussent pas parvenuës à
une consistance de gelée aussi solide que celle qu'aquiert la lymphe
ramassée dans une cuiller au sortir de ses vaisseaux. Que si cette
malheureuse avoit prolongé ses jours pendant tant d'années, cela venoit de la bonne habitude & de l'integrité de ses visceres, & aussi de
ce que la chaleur naturelle, ordinairement vigoureuse dans un jeune
corps, dissipoit chaque jour beaucoup de la serosité qui tomboit insensiblement dans la cavité de l'abdomen.

Il arrive aussi quelquefois que ces vaisseaux étant rompus, la li- *Seconde*
queur lymphatique ne tombe pas dans la cavité de l'abdomen, mais *Observation*
qu'elle s'écoule entre les membranes qui sont aux environs; & alors
il se forme des vesicules que l'on nomme hydatides, dont souvent
on trouve grande quantité dans le foye, quelquefois interieurement,
mais le plus souvent exterieurement : on en voit aussi dans le mesentère, & quelquefois dans les autres parties de l'abdomen. En 1647.
Guillaume Stratenus, pour lors Professeur de Medecine & d'Anatomie en nôtre Université, & maintenant premier Medecin du Prince
d'Orange, nous fit voir dans la partie cave du foye d'un voleur qui
avoit été pendu, plusieurs de ces vessies, dont les unes étoient de la
grosseur d'un œuf de pigeon, d'autres presque d'un œuf de poule, &
plusieurs beaucoup moindres. Nous avons aussi quelquefois dans
nôtre Hôpital fait remarquer à nos Ecoliers en Medecine de ces vessies dans le mesentère; & nous y avons aussi trouvé des foyes sur
lesquels en la partie exterieure on en voyoit quantité pleines d'une
eau claire, & dont plusieurs aiant été long-tems auparavant rompuës, il en avoit distillé dans la cavité de l'abdomen une liqueur sereuse qui avoit ainsi causé l'ascite. D'où j'ai conclu dans la suite qu'il
ne se forme jamais d'ascite sans quelque solution de continuité des
parties interieures de l'abdomen, & qu'il faloit rejetter l'opinion de
ceux qui enseignent que cette affection est causée par les vapeurs qui
s'exhalent des vaisseaux des parties interieures, lesquelles se condensent en eau dans l'abdomen; puisqu'en quel corps vivant que ce soit
cette sorte d'exhalaison ou exhalation ne s'interromt jamais, & il y
en a neanmoins tres-peu qui deviennent ascites. Volckerus Coïter *en
ses Observ. anat. chirurg. mêlées pag.*117. dit qu'il a trouvé dans le cadavre
d'un homme phtisique & hydropique tous les visceres du ventre inferieur consumés, entiérement dessechés, & sans qu'il y eut aucune goute

d'eau dans la capacité du ventre ; mais que par tout il y avoit des veſicules de differente grandeur, pleines d'une eau tranſparente, leſquelles étoient adherentes au meſentère, au peritoine, aux inteſtins, à la rate, au foye, & enfin à tous les viſcères. Cordeus décrit auſſi un ſemblable cas *dans ſon comm. 5. d'Hipocrate liv. des maladies des femmes.*

Il y peut avoir pluſieurs cauſes de la rupture de ces vaiſſeaux, mais outre les violentes qui viennent du déhors, la plus frequente eſt ou leur eroſion cauſée par des humeurs acres, ou leur obſtruction & compreſſion, & c'eſt ce qui fait que l'aſcite arrive tres-ſouvent aux grands mangeurs & grand buveurs ; car ſe farciſſant chaque jour de trop de viandes & de trop de boiſſon, il ſe fait en eux, à raiſon des crudités qui s'engendrent de là, un amas de quantité d'humeurs acres ; ou bien ils contractent une foibleſſe de viſcères, ou des obſtructions, qui font que ces vaiſſeaux en ſouffrent eroſion, ou ſont tellement comprimés & retrécis, qu'ils ne peuvent plus ni porter la liqueur lymphatique, ni s'en décharger à la maniére accoûtumée ; d'où vient que les vaiſſeaux étant rompus, ou elle s'épanche, ou elle fait des veſicules entre les membranes, ou enfin les membranes qui envelopent, étant entiérement déchirées, elle tombe dans la cavité de l'abdomen.

CHAPITRE XIV.

Du Foye.

LE Foye que les Grecs nomment ἧπαρ, & les Latins *kecur*, eſt un viſcère tres-noble, ſitué dans l'hipocondre droit, au deſſous du diaphragme, d'une grandeur tres-conſiderable, rond, poli en ſa partie convexe, & concave en ſa partie inferieure, par laquelle il embraſſe le côté droit du ventricule.

Ses lobes. Dans les chiens & dans pluſieurs autres animaux il eſt diviſé en pluſieurs lobes ; mais dans l'homme il eſt continu, aiant en ſa partie inferieure ou concave une petite eminence ou lobule. Il arrive rarement qu'il ſoit diviſé en trois lobes, ce que neanmoins Jaques Sylvius dit avoir vû ainſi qu'il le décrit *en ſon Iſagoge.*

Sa grandeur. Le foye n'eſt pas égal en grandeur en tous les animaux ; mais eu égard à la proportion du corps, il eſt plus grand dans l'homme que dans les autres. Sa grandeur ordinaire & naturelle eſt telle qu'elle deſcend trois ou quatre doigts au deſſous des fauſſes côtes, & qu'elle s'étend un peu au delà du cartilage xiphoïde. André Dulaurent écrit que l'on croit que les timides, & les gourmands, addonnés à leurs ventres, ont le foye plus grand ; il y a neanmoins de la vrai-ſemblance

que

que cette regle a beaucoup d'exceptions. Dans la conſtitution non naturelle il eſt tres-different de la grandeur ordinaire, ſoit dans l'excés, ſoit dans le défaut. Je diſſequai en 1660. un ſujet, dans lequel le foye étoit d'une grandeur ſi exceſſive qu'elle cauſa de l'étonnement à tous ceux qui étoient preſens. En effet, du côté d'en bas il ſe portoit juſques vers l'aîne droite, & dans le côté gauche il s'étendoit juſques à la rate. Mais quoique dabord à le voir & à le toucher au déhors, il ſemblât être de bonne couleur, & de ſubſtance ferme & ſolide, nous trouvâmes neanmoins en ſon milieu un grand ſinus caché, duquel nous tirâmes, au grand étonnement d'un chacun, onze livres d'un pus tres-blanc, bien cuit & non puant. Spigelius *en ſon Anat. liv.*8. *chap.*12. Riolan *en ſon Antropograph. liv.*2. *chap.* 21. Bartholin *en ſes Obſervat. cent.* 1. *hiſt.* 85. & pluſieurs autres décrivent d'autres foyes monſtrueux en grandeur. Il arrive plus rarement que le foye peche en défaut de grandeur ; on en voit neanmoins un exemple dans Riolan, qui dit *au liv. ci-devant cité*, qu'à Paris on trouva dans un cadavre un foye qui n'étoit que de la grandeur d'un rein ; & il remarque auſſi au même endroit, aprés Avicenne, que la petiteſſe du foye eſt toûjours nuiſible, non la grandeur.

Voyez ci-aprés *au liv.*4. *chap.*11. comment de la grandeur des doigts on peut juger de celle du foye.

Sa ſubſtance eſt molle & rouge, en maniére de ſang figé, dont   *Sa ſubſtance.* neanmoins la fermeté paroit dans un foye cuit. Elle a en ſoi grande quantité de glandes ; d'où naiſſent des petits vaiſſeaux lymphatiques, deſquels on a ſuffiſamment parlé *au chap. précedent.*

Malpighius qui a obſervé avec grande exactitude par le moyen des microſcopes la ſubſtance & l'interieur du foye, a remarqué *en ſon liv. du foye chap.*2. pluſieurs choſes inconnuës juſques à preſent. 1. Que la ſubſtance du foye dans l'homme eſt compoſée de pluſieurs lobules, & ces lobules de pluſieurs petits grains glanduleux qui repreſentent une grappe de raiſin, & qui ſont revétus d'une membrane propre qui les entoure, & affermis par des nœuds membraneux continus entr'eux qui les traverſent & les lient ; en ſorte neanmoins qu'il reſte des petits eſpaces ou fentes entre les côtés de ces lobules. 2. Que toute la maſſe du foye eſt compoſée de ces grains glanduleux, & de divers rameaux de vaiſſeaux ; & qu'ainſi, afin qu'ils puiſſent enſemble & à même tems faire leur commune fonction, il eſt neceſſaire qu'il y ait commerce entre ces vaiſſeaux & ces petites glandes. 3. Que de petits rameaux de la porte, de la cave, & du pore biliaire ſe diſtribuent en nombre égal dans tous ces lobules, même les plus petits ; que les rameaux de la veine porte y font la fonction d'artères, & qu'il y a une ſi grande union entre la porte & le pore biliaire, que les petits rameaux de l'un & de l'autre ſont par tout étroitement contenus

T

dans une même envelope. 4. Que les rejettons des vaisseaux dont nous venons de parler ne sont pas joints entr'eux par des anastomoses ; mais que les grains glanduleux qui constituent la principale substance du foye, servent de milieu entre les vaisseaux qui apportent & ceux qui emportent ; en sorte que c'est par leur moyen que les vaisseaux qui apportent, versent la liqueur dont ils sont chargés dans les vaisseaux qui la doivent emporter. De toutes ces observations il conclut enfin, que le foye est une glande conglomerée dans laquelle se fait la filtration de la bile, & il tâche de confirmer cette doctrine par diverses raisons ; & comme il est ordinaire à toute glande conglomerée d'avoir outre ses artères, ses veines & ses nerfs, un vaisseau excretoire propre (ainsi qu'il paroît dans les parotides, dans le pancreas, &c.) dispersé par toute sa substance, & qui reçoive & transporte l'humeur pour laquelle il est destiné, il dit que dans le foye le pore biliaire & la vessie du fiel sont le vaisseau destiné à cét usage. Certainement ces nouvelles observations de l'illustre Malpighius dissipent de grandes tenebres, dans lesquelles on avoit été jusques à present touchant le foye, & elles apportent un grand jour pour avancer de plus en plus à le bien connoître. Car quoique ci-devant on n'eut pas douté que la bile ne s'engendrât dans le foye, neanmoins on ignoroit comment sa separation d'avec le sang se faisoit, maintenant il paroît évidemment par les observations de ce sçavant homme qu'elle se fait par les petites glandes, & par les petits grains glanduleux qui sont parsemés par toute la substance du foye.

Si l'on doit lui donner le nom de vis. cère.

Mais quoi qu'il semble que Malpighius à raison de ces nouvelles & merveilleuses découvertes dédaigne de donner à l'avenir au foye le nom de viscère, & qu'il veüille plûtôt l'appeller glande conglomerée; nous le prions neanmoins qu'il nous soit encore permis de le nommer ainsi, de crainte que par un changement trop subit de nom nous ne fassions naître quelque obscurité, sur tout en ceux qui ne sont pas accoûtumés à cette nouvelle dénomination, ausquels elle est inouïe, & à qui par cette raison-là ces sortes de nouveautés ont coûtume d'être odieuses. Ou si Malpighius ne veut pas nous accorder cette liberté ; ce que nous ne croyons pas de son honnêteté, alors, ainsi que nous esperons, il ne trouvera pas mauvais que par une liberté philosophique nous la prenions de nous-même ; comme étant nôtre coûtume de donner tres-souvent le nom de viscère aux glandes qui sont distinguées des autres par leur grandeur, & par l'excellence de leur usage, telle qu'est le pancreas.

L'infortu- na du foye.

Mais cependant on ne peut s'empêcher de plaindre l'infortune du foye ; à qui on a donné autrefois le titre glorieux de Partie Noble; que Galien avoit placé dans le trône élevé de la sanguification ; & qui par un consentement universel de toute la Medecine avoit été maintenu en cét honneur dépuis plusieurs siécles : cependant il s'est vû de nos jours chassé & renversé de ce trône , dépoüillé & privé de toute preéminence , & même mort , enseveli , & chargé par Bartholin d'une épitaphe ironique ; presentement enfin , contre l'attente de tous , il se voit en la maniére d'un ver à soye , changé en vil papillon ; il se voit, dis-je , miserablement ressuscité , & revivre en glande conglomerée d'usage servile & bas.

La couleur rouge dont on le voit teint , si l'on a égard à la tissure des parties qui le composent , ne lui est pas propre , mais étrangere , le sang qu'il reçoit en tres-grande abondance de la veine porte , la lui communiquant , ainsi qu'on verra par l'experience de Glisson qu'on rapportera dans la suite. Sa veritable couleur est d'être pâle , tirant légerement sur le jaune , telle qu'elle se montre dans un foye cuit ; cette couleur neanmoins semble lui venir de la bile , qui dans le passage la lui communique ; & c'est pour cette raison que Malpighius lui attribuë la couleur blanche. *Sa couleur*

Son temperament est chaud & humide , à raison de la quantité de sang dont il est rempli , & il échaufe le ventricule par sa chaleur. *Son temperament.*

Il est enveloppé d'une membrane déliée , laquelle prend son origine du peritoine , qui aprés avoir entouré le diaphragme , revient sur le foye , & l'environne de toutes parts. *La membrane qui l'enveloppe.* *Ses ligamens.*

Il est tenu suspendu & étroitement attaché , par en haut selon toute sa surface au diaphragme par un ligament membraneux , fort & large qui vient du peritoine , par lequel aussi il tient au cartilage xiphoïde. Ce ligament ne s'applique pas seulement à la membrane exterieure du foye , mais il la compose elle même ; & afin de soûtenir facilement le poids d'un si grand viscère sans danger qu'il ne se rompe , il descend jusques dans son interieur , & s'attache à la capsule commune , ou envelope du rameau de la veine porte , à l'endroit où la veine umbilicale lui est continuë. Il y a encore auprés de ce ligament large un autre ligament particulier , rond & fort , venant aussi du peritoine , par lequel le foye est attaché au diaphragme par sa partie gauche & posterieure. Neanmoins on a remarqué plusieurs fois que dans les hommes ce ligament manque ; & le plus souvent on ne le trouve pas dans les animaux ; d'où vient que quelques Zootomistes qui ne dissequent que des animaux , & qui n'ont disséqué que tres-rarement des cadavres humains , ont jugé par cette dissection des animaux , que tres-souvent aussi ce ligament n'est pas dans les hommes. Il est attaché en bas à l'abdomen par le ligament umbilical , c'est à dire , par la veine umbilicale , qui aiant été coupée aprés la naissance , se change en ligament , par lequel ce grand viscère est contenu en son lieu , & empêché de monter trop haut avec le diaphragme.

Enfin , il est encore attaché aux parties qui lui sont voisines , comme à la veine cave, à la porte, à l'omentum, &c. mais ces liaifons ne le tiennent pas fufpendu.

Tous ces ligamens, quoiqu'ils affermiffent le foye en fon lieu, ne le lient pas neanmoins fi fortement, qu'il ne puiffe fuffifamment fe mouvoir vers le haut & vers le bas, dans la refpiration & dans les agitations du corps, à droit & à gauche, & enfin en plufieurs autres maniéres felon la neceffité.

Ses nerfs. Ils reçoit quatre petits nerfs tres-déliés : deux de la fixiéme paire, le troifiéme du rameau ftomachique, & le quatriéme de l'intercoftal ; lefquels communiquent à fa tunique feulement un fentiment obtus, & peu vif ; car à peine ces nerfs femblent-ils entrer dans fa fubftance interieure, & la penetrer. Galien neanmoins *au 4. de l'uf. des part.ch.* 23. & *au 3. des l. affect. ch.*3. & 4. a obfervé deux nerfs confiderables qui accompagnent la porte, & entrent dans le parenchime. Il n'a pas eu befoin ni de davantage de nerfs interieurs, ni de plus grands, dautant qu'à peine a-t'il dû avoir du fentiment ; & que faifant lui-même le ferment, il a bien pû fe paffer de la qualité fermentative des efprits animaux.

Ses artères. Il a de tres-petits artères qui viennent du rameau céliaque droit ; lefquelles s'inferent en lui tout joignant la veine porte. (Dominique de Marchetis écrit *en fon Anath. ch.* 4. qu'il a auffi une fois obfervé que l'artère mefenterique fuperieure fourniffoit au foye un gros rameau.) Elles font en petit nombre felon Veflingius, & en nombre infini felon Vvaleus. Galien enfeigne que ç'eft principalement dans fa partie cave qu'elles fe difperfent. Rolfincius écrit qu'il les a vûës auffi en tres-grand nombre fur la partie convexe. Gliffon a remarqué en excarnant un foye qu'aucun des rameaux de ces petites artères ne pénétrent vers l'interieur du foye, mais qu'elles fe confument toutes dans fa membrane exterieure. La raifon confirme abfolument la penfée de Gliffon ; car la fubftance du foye ne femble prefque pas avoir befoin d'artères, puifqu'il lui vient du fang en affés grande abondance par la veine porte, qui fait ici la fonction d'artère, (ce que Malpighius a auffi obfervé par fes microfcopes, ainfi qu'on a déja dit,) lequel, à raifon de la proprieté de fa fubftance, lui eft beaucoup plus convenable pour fa nourriture propre, & pour faire le ferment bilieux, que le fang arteriel. La veine porte non-plus avec fes rejettons, ni les racines de la cave n'ont pas befoin d'artères, puifqu'elles fe nourriffent du fang qu'elles contiennent, & qu'il ne paroît pas qu'il s'infere nulle part aucun rameau d'artères dans les tuniques de quelle autre veine que ce foit, pour fa nutrition. Puis donc qu'il n'y a que tres-peu des parties du foye qui fe nourriffent de fang, il femble que c'eft tres-à propos que Veflingius a remarqué qu'il n'entre en lui que peu d'artères ; & c'eft auffi avec jufte raifon que Lindanus a écrit qu'on les voit plûtôt s'arrêter dans la membrane qui envelope le foye, que pénétrer dans sa substance.

Il a deux veines : La veine cave, située en sa partie superieure, *Ses veines.* dans laquelle quantité de petites racines dispersées de toutes parts dans la substance du foye, déchargent leur sang ; & dans sa partie inferieure, les petits rameaux de la veine porte (Je ne parle point de la veine umbilicale, laquelle est un rejetton de la veine porte) viennent à la rencontre de ces petites racines, & parcourent pareillement tout ce parenchyme.

A ces vaisseaux se joint le pore biliaire, qui se distribuë dans le foye, *Les vais-* par une infinité de petits rameaux qui reçoivent la bile après que la *seaux biliai-* separation en est faite d'avec le ferment du sang ; & à ces rameaux il *res.* s'entremêle encore d'autres racines tres-déliées ; lesquelles ensuite se réünissant ensemble, vont par un seul conduit porter la bile dans la vessie du fiel.

Outre les vaisseaux dont on vient de parler, Asellius dit qu'il a enco- *Les vais-* re remarqué dans le foye un rameau de vaisseaux lactées ; mais il a *seaux lym-* sans doute été trompé par la sortie des vaisseaux lymphatiques (en *phatiques.* ce tems-là absolument inconnus) hors du foye ; car il n'y va aucun vaisseau lactée ou chylifere, ainsi que nous l'avons mille fois démontré dans les dissections que nous avons faites des animaux, tant vivans que morts. Mais il en sort plusieurs vaisseaux lymphatiques qui portent une liqueur pure & transparente : Ce que Charleton dit aussi *en son liv. de l'œconom. animal.* lui avoir paru absolument hors de tout doute par une infinité d'experiences ; d'où il conclut sans craindre de se tromper qu'il ne va point de chyle au foye. Il ne faut donc pas écouter ni Gassendus, ni Jacob Beckius, qui croyent que le chyle est porté au foye par le conduit cholidoque ; car ils sont suffisamment refutés tant par les valvules de ce conduit qui s'y opposent, & par son entrée étroite & oblique dans l'intestin duodenum, que par le cours de la bile & du suc pancreatique vers cet intestin ; lequel, ainsi qu'il est manifeste à l'œil, est contraire à celui que devroit tenir le chyle pour entrer. On a traité amplement *au ch. précédent*, des vaisseaux qui sortent du foye.

La maniére dont les vaisseaux du foye s'entremêlent ensemble dans *Le mélange* la substance, c'est à dire, dans ses lobules, est merveilleuse, comme *de ces vais-* il paroît clairement quand on excarne un foye, pourveu neanmoins *seaux.* qu'on le fasse lentement & avec prudence, pour ne point trop déchirer ses vaisseaux. Glisson *en son Anat. du foye, ch.* 21. a donné trois maniéres de cette excarnation. C'étoit une opinion généralement reçûë ci-devant par les Anatomistes, que les racines de la veine cave se portent principalement par la partie superieure du foye, & celles de la veine porte par la partie d'en bas. Mais on a reconnu par les soins

éxacts de Gliſſon & de Malpighius que les petits rameaux de l'un
& de l'autre de ces vaiſſeaux, comme auſſi ceux des vaiſſeaux du fiel,
ſe diſperſent également par tout le parenchime, qu'ils ſe mêlent enſemble, & qu'ainſi mêlés ils parviennent à chacune des parties du
foye : neanmoins les rameaux des vaiſſeaux du fiel ſont de beaucoup
plus petits que ceux de la cave & de la porte, parce que ceux-là
doivent porter les humeurs bilieuſes qui ſont en moindre quantité,
& plus ſubtiles, & ceux-ci le ſang, qui eſt un peu plus épais. Il
étoit auſſi neceſſaire que ces vaiſſeaux ſe diſperſaſſent par toutes les
parties de ce viſcère, puiſque toutes enſemble ne tendent qu'à une
ſeule & même fonction. Le foye neanmoins eſt plus dur en ſa partie
cave, tant parce que c'eſt là l'entrée & la ſortie des plus gros vaiſſeaux,
que parceque les glandes conglobées ſont principalement ſituées en
cet endroit là.

Or les Anatomiſtes ſont entr'eux de ſentimens tres differens, touchant la manière dont ces petits rameaux ſe mêlent les uns aux autres. (Je ne parle pas ici des vaiſſeaux lymphatiques, parce qu'ils ne
viennent pas de plus loin que des glandes conglobées, & qu'ils ne
ſe portent point au delà du reſte de la ſubſtance du foye qu'ils parcourent toute.) Ceux qui ſuivent l'opinion de Galien, diſent que les
petits rameaux de la porte ſe joignent aux racines de la veine cave,
par pluſieurs anaſtomoſes ; en ſorte que tantôt leurs extremités ou
fins entrent les unes dans les autres, & tantôt les extremités des uns
s'inſerent dans les côtés des autres rameaux ; & ils ajoûtent que les
petits vaiſſeaux biliaires qui ſont parſemés entre ces rameaux, s'uniſſent & s'inſerent en eux par de frequentes anaſtomoſes. Juſques à preſent le plus grand nombre a ſuivi cette opinion. A ceux-ci s'oppo-
ſent Fallope, Corteſius, Riolan, & pluſieurs autres, qui revoquent
entiérement en doute ces anaſtomoſes, & qui diſent qu'il n'y en a
point du tout, ou que s'il y en a, elles ſont tres obſcures. Bartholin
écrit aprés Harvée, que les racines de la porte qui rampent par la
partie convexe du foye, ont des tuniques troüées d'une infinité de petits points en forme de crible ; ce qui n'eſt pas de même dans les rameaux de la cave, qui ſe diviſe ſimplement en pluſieurs branches, &
que les divarications de l'un & de l'autre de ces vaiſſeaux, ſe portent à la partie convexe de ce viſcère ſans s'anaſtomoſer. Bauhin aver-
tit de remarquer une inſigne anaſtomoſe qui reſſemble preſque à un
canal, & qui eſt comme un conduit commun continué des petits rameaux de la porte aux racines de la cave, & dont la capacité peut
admettre une ſonde de mediocre groſſeur. D'autres nient qu'il y ait
aucun des rameaux de la veine porte qui s'ouvre dans ce canal,
parce qu'on n'y a jamais pû remarquer aucune ouverture. Gliſſon *en
ſon Anat. du foye ch.* 33. dit que ce canal eſt une production ou continua-

tion de la veine umbilicale , & que c'est par son moyen que dans l'embrion le sang umbilical est directement porté à la veine cave , que dans les hommes il se ferme entierement aprés la naissance , aprés laquelle il fait conjointement avec la veine umbilicale la fonction de ligament , & qu'il n'y a aucun des autres vaisseaux qui s'ouvre en lui.

En sorte que de toutes ces opinions douteuses & contraires entre elles qu'on vient de rapporter , à peine peut-on connoître comment le sang passe des petits rameaux de la porte dans les racines de la cave, & dans celles des petits vaisseaux biliaires.

Dans cette obscurité on reçoit beaucoup de lumiére , non-seulement de Malpighius par les observations qu'il a faites par le moyen du microscope , ainsi qu'on a déja dit ; mais encore de Glisson qui a examiné le foye avec grand soin , & qui écrit qu'aprés de frequentes excarnations de ce viscère , il a reconnu par experience que veritablement les rameaux de la veine porte & ceux de la cave s'appuient bien çà & là les uns sur les autres , & s'unissent fortement ensemble ; mais que ni ils ne s'ouvrent point les uns dans les autres , ni aucun d'entr'eux ne s'insere dans les côtés des autres rameaux , & que les humeurs sanguines sont simplement déposées dans la substance du foye par les extremités de la veine porte , (Malpighius a remarqué que cela se fait par le moyen des grains glanduleux dont sa substance est en partie & principalement composée ,) que de là elles entrent dans les fins entr'ouvertes & beantes des racines , tant de la veine cave que des petits vaisseaux biliaires , que toutes ces fins se terminent dans la substance du foye , & qu'enfin il est autant englouti de sang ou d'humeurs par les extremités entr'ouvertes de ces racines de la cave , qu'il en est répandu dans toute la substance par les petits rameaux de la porte ; supposé neanmoins le bon état & la juste proportion de ce viscère. Veritablement je crois qu'on doit ajoûter beaucoup de foy à l'experience de ce sçavant homme , & s'y confier ; car son livre témoigne assés qu'il a mis de tres-grands soins & beaucoup de travail à la recherche des misteres du foye ; c'est pourquoi , je veux bien raporter ici son experience , par laquélle il prouve que dans le foye il n'y a aucune anastomose de vaisseaux ; voici comment il la décrit *en son Anat. du foye , ch. 33.*

Pour plus grande confirmation , dit-il , de cette opinion , j'apporterai une experience memorable , qui donnera beaucoup de lumiéres , non-seulement à l'égard de ce passage du sang , de la porte dans la cave , mais encore à plusieurs autres circonstances qui regardent la circulation du sang. Faisant il y a quelque tems en particulier dans le Theatre Anatomique de Londres la dissection d'un cadavre , à laquelle assisterent seulement quelques-uns de mes Collegues ; nous prîmes envie d'experimenter avec quelle facilité l'eau introduite par force dans la veine porte passeroit au travers de la substance du foye. Nous adaptâmes donc une vessie de.

Experience memorable de Glisson.

bœuf fort grande à un siphon, (en la manière qu'on a coûtume de faire parmi nous pour donner les layemens,) & l'aïant remplie d'eau chaude, colorée par un peu de lait, nous introduisîmes le bout du tuyau dans la porte tout auprés du foye, & nous le liames avec un fil, afin que nous pussions découvrir s'il s'en échaperoit quelque humeur. Mais quoi? aiant pressé fortement la vessie, l'eau se faisant incontinent passage, entre dans la cave, & de là étant portée dans le ventricule droit du cœur, elle va par la veine arterieuse dans les poûmons, & les aiant traversés, elle tombe dans le ventricule gauche; de là elle est portée dans l'aorte, & enfin nous vîmes dans les reins mêmes des vestiges clairs en forme de lait de cette humeur. Laissant donc là la partie de cette histoire qui ne touche point le fait present, la liqueur en cette manière introduite dans le foye, lavoit peu à peu & poussoit le sang non-seulement hors des grands vaisseaux, mais encore hors des chevelus, & de tout le parenchime : car on vit la couleur de sang s'évanoüir insensiblement ; & le sang même aiant été dabord tout chassé, le foye devint comme tirant sur le blanc & brun ; & cette couleur, selon toute apparence est plus approchante de la naturelle du foye que ce rouge qu'il empruntoit du sang à mesure qu'il passoit. Aiant fait cét essai en la manière que nous venons de dire, nous fîmes une profonde incision dans le parenchime du foye, afin que l'on pût voir si les mêmes changemens étoient arrivés dans son interieur, & nous le trouvâmes si parfaitement netoyé de tout sang, qu'il sembloit qu'à peine l'eut-on pû faire si exactement par quelqu'autre voye : En effet, le parenchime étoit par tout de la couleur que nous avons dite. Maintenant, si la liqueur inserée avoit pénétré dans le foye par le moyen des anastomoses, comment auroit-il pû se faire que le sang en eut été entiérement ôté, & que son parenchime aiant perdu la couleur de sang, en prît d'abord une autre de son propre mouvement ; car enfin, ni l'eau qui n'a point de couleur, n'a pû lui en communiquer aucune, ni le lait la couleur claire ou brune que nous venons de dire, quoiqu'au present cas il ait bien pû par son moyen plus approcher de la blancheur. Mais afin qu'il ne restât pas quelque sujet de contester là dessus, je fis encore plusieurs fois cette même experience avec de l'eau seule, & la couleur nous parut enfoncée, noirâtre, & pâle ; & comme nous la voyions semblable dans toutes les parties du parenchime, nous jugeâmes que l'eau les avoit toutes également lavées, ce qui sans doute n'auroit pû en aucune manière se faire, si cette eau s'étoit glissée immediatement dans la veine cave, en se faisant passage par les anastomoses. Or je ne crois pas que personne puisse douter que le sang ne se porte naturellement par le même chemin que cette eau. C'est pourquoi, j'estime qu'on doit conclure, que ce n'est pas par ces feintes anastomoses qu'il se communique, mais qu'il parcourt le parenchime même du foye.

Cette experience si recommandable jointe aux observations du sçaçant Malpighius éclaircit si fort une matiére qui a été inconnuë jusques à present, qu'il n'est personne maintenant à qui il reste encore le moindre doute sur la manière dont le sang passe de la veine porte dans la veine cave, & sur la couleur naturelle & propre au foye, (laquelle aussi dans un foye cuit est pâle & jaune, tirant sur l'obscur & noir.)

Outre

Outre cela , il paroît manifeſtement par cette experience , que dans les autres parties la circulation du ſang ne ſe fait pas par la voye des anaſtomoſes des artères avec les veines , mais par les pores de la ſubſtance des parties mêmes. De quoi nous traiterons plus amplement *au liv.2. ch.8.*

Tout ainſi que le tronc de la veine porte , à meſure qu'il entre dans le foye par ſa partie concave , envoye dans ſa ſubſtance mille & mille ramifications ; de même il ſe diſperſe parmi ces ramifications mille & mille racines de la veine cave ; leſquelles s'aſſemblent peu à peu vers la partie ſuperieure & interieure du foye , & y devenant plus grandes ſe reduiſent en plus petit nombre , juſques enfin qu'elles ſe réüniſſent en un ſeul tronc continu à la veine cave ; laquelle au ſentiment de Riolan a une valvule qui empêche que le ſang venant de la cave n'entre dans le foye. Voyez touchant cette valvule *le chap.* 10. *du liv.7.* Mais avant leur réünion en un ſeul tronc , l'on voit (ſelon la premiére obſervation de Stephanus & de Coringius) dans les plus grands rameaux de ces racines concourantes , de certains cercles membraneux interieurs , en forme de valvules , tantôt plus épais , & tantôt plus minces , qui regardent , ainſi que Bartholin l'a remarqué , vers le plus gros tronc. Ces cercles empêchent que le ſang qui avance vers la cave , ne refluë. On verra *dans le ch.32. ſuiv.* comment ſe fait le mouvement & le progrès du ſang dans le foye du fœtus.

Il y a differentes opinions touchant l'action ou office du foye , dont la plus ancienne & la plus reçûë qui eſt celle de Galien , eſt que l'hematoſe ſe fait dans le foye , & qu'il eſt le veritable & le ſeul viſcère qui faſſe le ſang. *L'action ou office du foye.*

Mais cette opinion a été entierement abolie dépuis qu'on a découvert la circulation du ſang , qui nous a apris que le ſang ſe fait ſeulement dans le cœur , ainſi qu'Hipocrate l'a clairement donné à connoître *au l. 4. des maladies* , en ces termes ; *Le cœur eſt la ſource du ſang , & le lieu de la bile eſt dans le foye.* Outre cela , la raiſon s'oppoſe à cette opinion. *Premiérement* , parce qu'il ne va aucun vaiſſeau lactée au foye, & ainſi de tout le chyle , qui ſeul doit être changé en ſang , il n'y en eſt porté aucune portion. Or qu'il n'y en aille point , que même il n'en monte & n'en paſſe pas par les veines meſeraïques ; nous l'établirons ci-aprés *au liv.7. ch.2. Secondement* , parce que dans les premiers traits de l'embrion on voit le cœur & le ſang avant qu'il y paroiſſe aucun lineament du foye , (ce qui eſt manifeſte dans les œufs qu'on fait couver ſous la poule ;) cependant ſi le foye étoit la cauſe efficiente du ſang , il auroit dû neceſſairement être formé avant le ſang , puiſque le ſang eſt ſon effet ; étant impoſſible qu'un effet ſoit produit par une cauſe qui n'eſt produite qu'aprés lui. *Troiſiémement* , parce qu'au commencement de la formation les viſcères ſont déja tout formés , & les

V

vaisseaux pleins de sang, que le foye est encore de couleur blancheâtre tirant sur le jaune ; ce qui est une marque qu'il ne produit pas
le sang, qui de soi est rouge ; car il devroit être necessairement dés son
commencement & avant même toutes les autres parties, teint en cette
couleur rouge par le sang qu'il produiroit & qu'il contiendroit : il
est cependant dans ces commencemens de couleur blanche, & aprés
il devient un peu jaunâtre, qui est la couleur qu'il conserve toûjours
ensuite, (ainsi que nous l'avons enseigné par l'experience de Glisson ;)
quoique par l'abondance du sang qu'il reçoit, il s'embrunisse un peu
& tire sur le noir.

Si le foye
fait le sang
le plus gros-
sier ?
　　　Bartholin crût dabord que la partie la plus pure du chyle portée
par les petits vaisseaux lactées, étoit attirée par le foye, (Deusingius, ardent défenseur de cette opinion, dit *dans son trait. de la san-*
guificat. que le chyle vient au foye par les veines meseraïques, même
dans ses Instit. Anat. il avouë qu'il y en va du pancreas, qui entre dans
sa partie concave ; & Regius croit aussi la première de ces proposition,) & que de ce chyle il s'en engendroit un sang grossier &
crud, qui recevoit ensuite sa perfection dans le cœur : mais dans la suite
il a abandonné cette opinion avec juste raison : en effet, on ne peut en
aucune maniére la défendre. 1. Parcequ'ainsi qu'on l'a dit *au chap.* 11.
il ne va aucun vaisseau lactée au foye. 2. Parce qu'il ne passe point
de chyle par les veines meseraïques ; ce que nous ferons amplement
voir *au liv.7. ch. 2. & 3.* Parce que s'il étoit vrai que le cœur fît le sang
du sang crud qui a été formé dans le foye, & non pas du chyle
même, il seroit necessaire que tous les vaisseaux lactées allassent au
foye, & qu'ils y portassent tout leur chyle pour y être changé en ce
sang crud, & il n'y en auroit aucun qui tendît aux souclaviéres ;
même la plus grande partie du chyle monteroit au foye par les veines
meseraïques. Cependant l'experience oculaire prouve le contraire de la
première de ces deux propositions, & la raison détruit la derniére,
ainsi qu'on verra *au ch. 2. du liv.7.*

Si le foye
est un couloir
ou filtre.
　　　Glisson croit que le parenchime du foye est une espece de couloir
ou filtre particulier, au travers duquel le sang & les humeurs passent
& se filtrent, & que c'est par ce passage ou filtration que se fait l'alteration que ces humeurs reçoivent dans le foye ; mais quoique cette
filtration ou simple passage puisse bien separer les petites parties d'a-
vec les grossiéres, neanmoins elle ne peut causer en elles aucun changement considerable. Outre cela, dans les filtrations ordinaires il n'y
a que les petites parties les plus déliées qui passent, les plus grossiéres
restant dans le couloir ; mais dans le foye non-seulement tout le sang
passe au travers de son parenchime, & il n'y reste en aucun endroit
rien de grossier ; mais même une partie de ce sang y perd en passant
sa qualité & sa douceur de sang, & se change en bile amere & jaune.

Que si Glisson dit, que cette bile est grossiére, & par ainsi qu'elle ne passe pas avec le reste du sang, mais qu'elle s'évacuë par les pores biliaires ; Je réponds qu'il peut être que dans la vessie du fiel, la bile y contracte souvent par son long sejour, & par la dissipation de ses particules les plus subtiles causée par la chaleur, quelque épaisseur ; mais je soûtiens que tant qu'elle est détenuë dans le foye mêlée avec le sang, elle est beaucoup plus subtile & plus déliée que le sang même, (ce qu'il est facile de prouver par les racines du pore biliaire, & de la vessie du fiel, qui sont beaucoup plus petites, plus minces, & plus étroites que les racines de la veine cave inserée dans le foye ;) car si elle étoit plus épaisse elle ne pourroit pas être absorbée & évacuée par des vaisseaux beaucoup plus étroits que ne sont ceux du sang, & laisser des particules plus subtiles pour être reprises par les racines de la veine cave, qui sont beaucoup plus grosses & plus larges. Outre cela, la bile passe au travers des tuniques de la vessie, & teint en couleur jaune les viscères qui lui sont proche ; ce qui n'est pas de même du sang qui ne transpire point par aucune des tuniques des veines, quoi qu'elles soient beaucoup plus minces & plus molles que celles de la vesicule ; cela sans doute vient de ce qu'il est plus épais & plus grossier.

Le veritable office du foye est donc d'humecter le sang d'une rosée sulphureuse, & de faire conjointement avec la rate, le ferment, & du sang & du chyle, (touchant quoi voyez *le ch.* 17. *suiv.*) d'où vient qu'il n'est point d'homme, ni presque aucun animal, tant des terrestres que des aquatiques, à qui la nature n'ait donné un foye, parce que sans ce ferment le sang ne peut pas se spiritualiser. *Sa veritable action ou office.*

Il paroît par ce que l'on vient de dire, que le foye, qui autrefois étoit conté parmi les parties principales, puisque Galien lui avoit attribué la fonction de faire le sang, bien que de nos jours il ait été dépoüillé de cette prérogative, & rélégué parmi les parties qui servent aux autres ; tient neanmoins la principale place entre les Parties Nobles, de l'usage desquelles nous ne pouvons nous passer ; que ses fonctions sont tres-importantes, & que ses maladies sont toûjours tres-dangereuses, principalement ses blessures qui avec justice sont estimées par Hipocrate *au liv.* 1. *des malad.* & 2. *Prorrhet.* & 6. *aphor.* 18. & aussi par Celse *liv.*2. *ch.*6. entre les plus mortelles, par cette seule raison, que la grande hemorragie qu'elles causent, a plûtôt tué le malade, qu'il n'est possible de l'arrêter dans l'interieur par des medicamens : & que si par hazard on l'arrête, l'ulcère qui reste aprés la plaie, se guerit si rarement & si difficilement, que de trois mille blessés en cette partie-là, à peine en échape-t'il un ou deux ; & si quelqu'un en échape, on doit presque le considerer comme un miracle. Il me souvient pourtant d'en avoir lû cinq guerisons. La *premiére* est rapportée par *Le foye est une partie noble.*

Des playes du foye gueries.

Gemma *liv.* 1. *Cofmocrit.* *ch.6.* d'un certain Efpagnol gueri d'une tres-grande bleffure au foye. La *feconde* par Bertinus *liv.* 13. *ch.7.* qu'il dit avoir vûë, dans un homme de qualité qui non-feulement fut bleffé au foye, mais en qui outre cela il fut emporté par la bleffure quelque portion du foye, lequel neanmoins guerit contre toute efperance. La *troifiéme* eft raportée par Cabrolius *Obferv.* 18. d'un malade qu'il a gueri lui-même, dans lequel la plaïe pénétroit tres-avant dans l'interieur du foye. La *quatriéme* eft de Roch de Tarragone, raportée auffi par le même Cabrolius. La *cinquiéme* par Hildan. *cent.* 2. *Obfervat.* 34. d'un Suiffe, à qui on enleva un morceau du foye où il avoit été bleffé, qui neanmoins en guerit après de tres-cruels fimptômes qui lui furvinrent. Mais ce font là des miracles de la Nature, tels qu'Averroës a dit autrefois qu'il en arrivoit dans les guerifons. Pour moi, j'ai vû plufieurs plaïes du foye, tant dans les camps qu'ailleurs, mais je n'en ai jamais vû échaper aucun.

Des vers & des calculs dans le foye.

On rencontre rarement des corps étrangers dans le foye; je trouve neanmoins chez les Ecrivains qui ont ramaffé des obfervations, quelques remarques touchant les vers & les calculs. Car Jer. Montanus *dans fon parafceve morbor.* dit avoir vû un foye rempli de vers ; Vierus & Bauhin en ont auffi remarqué de femblables. Borellus *cent.* 2. *Obferv.* 33. a vû un vers velu dans le foye d'un chien. Pour les calculs, il eft conftant par l'experience de plufieurs, qu'on en a trouvé quelquefois dans la veffie du fiel ; mais il eft tres-rare qu'il s'en engendre dans le foye même : on en voit neanmoins un exemple tiré de J. Georg. Greifelius, & raporté dans le Journal de Medecine & de Philofoph. d'Allemagne, d'une Dame à laquelle il étoit furvenu une veffie au lobe inferieur du foye de la longueur d'une paume, laquelle contenoit une humeur gluante d'un noir clair, & dans fon milieu une pierre de la groffeur d'un petit œuf de poule, brillante comme fi elle avoit été pleine de nitre, mais infipide, de nulle odeur, & environ du poids d'une once & dix-huit grains. Ce même Ecrivain rapporte un autre exemple qu'il a tiré de Jacq. de Negrepont, d'un foye d'une grandeur extraordinaire, du poids d'environ douze livres, lequel étoit dur, jaune, & parfemé çà & là de pierres pareillement jaunes ; dans la veffie duquel, outre grande quantité de fable jaune, il y avoit deux pierres rondes, jaunes, raboteufes, de la groffeur prefque d'une bâle de moufquet ; outre lefquelles encore il y en avoit une autre de moindre groffeur qui bouchoit le conduit épatique qui va à la veffie du fiel : Mais quoi qu'on ne trouve que tres rarement des calculs dans les foyes humains, neanmoins nous en avons vû quelquefois dans les foyes des bœufs & des brebis malades, dont les uns étoient rouges, d'autres tirant fur le jaune, mais plufieurs blancheâtres comme le tartre du vin.

Il faut auffi ajoûter à cette hiftoire, celle de la jonction d'un foye au poûmon, & de la difpofition ou état furprenant de ces deux vifcères, & des parties qui leur étoient voifines, laquelle m'a été communiquée par Monfieur Vvaffenaer Medecin d'Utrech très-habile, qu'il dit avoir vûë lui-même dans le fils de D. Corneille de Mirop Seigneur de Vvilgenlangenraeck, jeune enfant qui avoit été afthmatique dés fa naiffance, & tourmenté d'une toux frequente & violente à la moindre occafion, lequel enfin mourut âgé de fept ans de fièvre lente ; & dont le corps fut ouvert le 2. Fevrier 1665. en prefence de Mr. de Goyer & du même Mr. Vvaffenaer, Docteurs en Medecine, de deux ou trois Chirurgiens, des Tuteurs en la puiffance de qui il avoit été, & de plufieurs de fes parens. On y trouva ce qui fuit, ainfi que Mr. Vvaffenaër l'a décrit, dont voici les propres termes.

L'abdomen, dit-il, & le thorax aiant été ouverts, on n'y trouva point de diaphragme, par lequel le thorax a coûtume d'être feparé du ventre inferieur, in non plus de mediaflin dans le thorax ; on n'y trouva qu'un feul lobe de poûmon, qui du côté droit étoit continu au foye, & paroiffoit lui être prefque femblable en couleur & en fubftance : Il n'y avoit rien de fongueux en ce lobe, qui traverfant le milieu du foye s'avançoit fous fa partie cave en forme d'appendice. Il s'élevoit du milieu du foye de certains conduits qui alloient aboutir à la trachée artère en manière de bronchies. Il ne parut point de plevre manifefte au tour des côtes ; car le foye & la partie droite de ce lobe de poûmon étoient fi étroitement attachez aux côtes de toutes parts, qu'ils n'en pouvoient être feparés l'un & l'autre que par le fcalpel. Le pericarde dans lequel il y avoit très-peu de liqueur, envelopoit feulement la moitié du cœur, qui aux environs de fa bafe conjointement avec la partie gauche & fuperieure du poûmon, étoit auffi étroitement uni à l'épine du dos, que le foye & la partie droite du lobe de poûmon l'étoient avec les côtes. Il y avoit dans la partie convexe & inferieure du foye un ulcère caché, rempli de pus bien cuit. Le ventricule étoit deux fois plus grand, qu'il n'auroit dû être felon le corps & l'âge de l'enfant.

On trouve ainfi quelquefois des chofes merveilleufes touchant la formation, la fituation, & la connexion des vifcères entr'eux. Tel eft le cas non-moins furprenant que monftrueux, que Schenkius rapporte *en fes Obf. liv.* 3. tant de fon propre témoignage pour l'avoir vû, que de celui de plufieurs autres Medecins & Chirurgiens. Sçavoir, que dans la diffection que l'on fit en 1564. du corps de Mathias Ortelius Marchand d'Anvers, on n'y trouva pas le moindre veftige de foye, ni de rate ; mais que toutes la fubftance des inteftins étoit charneufe, & beaucoup plus folide que n'eft la chair des mufcles, en forte qu'elle étoit prefque égale en folidité à la chair du cœur. Pour la veine cave, elle prenoit fon origine des inteftins mêmes ; ce qu'il croit avoir été la caufe que le malade pendant fa vie avoit très-fouvent été attaqué d'inflammation & d'abcés dans les inteftins. Malpighius *au liv. du*

Surprenante conftitution du foye.

Cas rare.

foye croit, & fa conjecture n'eft pas vaine, que dans cét Ortelius la fubftance glanduleufe du foye avoit été contre l'ordre naturel , étenduë tout le long des inteftins.

CHAPITRE XV.

Des Vaiſſeaux Biliaires, & de la Bile.

DAns la partie droite & concave du foye il y a pour l'évacuation de la bile deux conduits , fçavoir , LA VESSIE BILIAIRE OU DU FIEL , & LE PORE BILIAIRE. Par celui-ci , la bile la plus grofîiére & la plus douce s'écoule dans les inteftins : & la plus fubtile va fe rendre en celle-là , & y reftant quelque peu , elle contracte par le fejour qu'elle y fait , à caufe de la proprieté fpecifique de cette partie, ou bien plûtôt du refidu de la liqueur qui y refte, plus d'acrimonie , & une qualité plus fermentative.

Le Follicu-
le du fiel. Or la VESSIE BILIAIRE que l'on appelle auffi le FOLLICULE DU FIEL, & que les Grecs nomment χύςις χολήδόχος, eft une veffie oblongue , en forme de poire , fituée dans la partie concave du foye.

Sa fituation Elle eft attachée par fa moitié fuperieure au finus interieur du foye, hors duquel elle pend par fon autre moitié , par laquelle elle touche au côté droit du ventricule & à l'inteftin colon, qui fouvent l'un & l'autre font imbus & teints par la bile qui fe filtre par fes tuniques.

Sa grandeur. Sa grandeur eft moindre dans les uns , & plus grande en d'autres, fur tout dans les bilieux ; le plus fouvent neanmoins fa longueur eft de deux travers de doigt , & fa largeur d'un travers de doigt , ou du pouce.

Ses mem-
branes. Elle a deux membranes. L'une exterieure & non fibreufe, qui prend fon origine du peritoine , & rêvèt cette partie de la veffie qui pend hors du foye auquel elle l'attache , & elle eft la même que la membrane exterieure du foye. L'autre qui lui eft interieure & propre , eft plus épaiffe , & eft révétuë par dedans d'une certaine efpece de croûte ou mucofité onctueufe qui la défend contre l'acrimonie de l'humeur qu'elle contient. Plufieurs difent avec Dulaurent que cette membrane-ci eft compofée de toutes fortes de fibres ; de droites , par lefquelles elle attire la bile ; d'obliques , par lefquelles elle la retient; & de tranfverfales , par lefquelles elle la pouffe déhors. Neanmoins ces fibres paroiffent à d'autres autheurs purement imaginaires ; puifqu'on ne peut en aucune maniére les démontrer. C'eft pourquoi Fallope les rejette , & avec lui Riolan *dans fes Animadv. contre Dulaurent.* Gliffon auffi *dans fon Anat. du foye ch.*17. refute & rejette l'ufage que Dulaurent leur attribuë. Mais il femble qu'on peut affés défendre fon

parti, ſi l'on dit, que quoique ces fibres ne ſe puiſſent pas manifeſtement démontrer, on peut neanmoins aſſés les comprendre par la raiſon, puiſque cette partie là n'a pas moins beſoin pour ſon ſoûtien &
ſa fermeté, de fibres, que les veines, les artères, la veſſie de l'urine,
& pluſieurs autres, qui lorſqu'elles ſont diſtenduës, ſe reſſerrent & ſe
retirent de nouveau en elles-mêmes par le moyen de leurs fibres, retournant ainſi à leur premier état ; car il ſe fait dans la veſſie du fiel,
ſoit par le trop d'abondance de bile, ſoit par ſon gonflement, c'eſt à
dire ſon efferveſcence, une pareille diſtenſion, laquelle doit être neceſſairement ſuivie de contraction, qui ne ſe peut faire que par des
fibres, quoi qu'elles ſoient inviſibles ou difficiles à obſerver, & cela
non-ſeulement pour exprimer & pouſſer la bile au déhors ; (ce que
Gliſſon accorde auſſi) mais encore pour ramener le follicule en ſon
premier état. Ajoûtez que tous les Anatomiſtes admettent des fibres
dans les veines, dont neanmoins aucun ne fera facilement la démonſtration, quoiqu'il paroiſſe aſſés évidemment par les varices, qu'il
y en a.

Elle a ſes vaiſſeaux doubles ; les uns qui s'ouvrent en ſa cavité, deſ- *Ses vaiſ-*
quels nous allons parler ; les autres qui ſe répandent par ſes tuniques *ſeaux.*
ou membranes. Or ceux-là ſont de quatre ſortes. 1. Des arterioles
tres-déliées qui viennent du rameau droit ſuperieur de la céliaque.
2. Des veines capillaires en grand nombre, qui reportent le ſang reſté après ſa nourriture, & qui ſe raſſemblent en deux petits rameaux,
par leſquels ce ſang eſt verſé dans la veine porte. 3. Un nerf tres-
délié, à peine viſible, qui vient du rameau de la ſixiéme conjugai-
ſon, qui ſe diſperſe par la tunique du foye. 4. Quelque vaiſſeaux
lymphatiques en petit nombre, qui prennent leur origine du foye, &
qui ſe répandent par ſa partie ſuperieure. Les artères & le nerf entrent aux environs de ſon col. Les veines ſortent par la même voie,
& tendent vers la veine porte. Dans l'homme les petits vaiſſeaux
lymphatiques entrent auſſi par le même endroit, & rampans par le fond
du follicule, ils ſe joignent en ſa partie inferieure aux autres lymphatiques qui viennent du foye ; mais dans les animaux où la veſſie pend
hors du foye, ils entrent par ſon col, & aiant circulé autour de ſon
fond, ils en reſſortent par la même voye, & ſe portent vers les autres lymphatiques qui partent du foye.

On la diviſe en ſon fond & en ſon col. *Sa diviſion*

Son fond eſt ample, rond, en forme de poire, & pendant. Il eſt de la *Son fond.*
couleur de la bile qu'il contient, tantôt jaune, tantôt tirant ſur le
verd, tantôt ſur le noir. ou ſur quelqu'autre couleur.

On trouve quelquefois dans ſon fond des calculs, mais tres-le- *Calculs.*
gers, & qui étant jettés dans l'eau, la ſurnagent. J'en ai obſervé de
differentes couleurs, tantôt de jaunes, tantôt de verds tirant ſur le

noir, tantôt de mêlangés comme le marbre. Ils femblent s'engendrer
en cét endroit-là de cette bile douce qui n'a point d'acrimonie, laquelle par confequent ne boüillonnant point, ne fort point du follicule, mais s'y durcit en pierre peu à peu par la chaleur du fóye. J'ai
diffequé autrefois une femme icterique, laquelle pendant quelques
années avoit été attaquée d'une jauniffe verdâtre tirant fur le noir,
en laquelle je trouvai dans le follicule une pierre noirâtre mediocrement grande. Fernel *en fa* Pathol. *liv. 6. ch.5.* écrit d'un certain vieillard
qui avoit dans le follicule une pierre fi grande, & qui en rempliffoit
fi fort toute la capacité, qu'on eut dit qu'il n'avoit point du tout de
veficue. On voit une infinité d'autres exemples de calculs, trouvés dans
la veffie du fiel, décrits çà & là chez les Medecins.

Son col.   Son col eft tres-étroit, & vers fa partie d'en haut il fe refferre en
petit canal qui aboutit au canal commun qui va aux inteftins.

Bauhin, Veflingius, & Bartholin difent aprés Dulaurent, qu'elle
a en fon col des valvules, tantôt doubles, tantôt triples, qui empêchent que la bile qui s'écoule aux inteftins, ne refluë dans le follicule.
Mais je ne les ai jamais pû découvrir; mais feulement que fa fortie
eft tres-étroite, & comme entre-coupée de plufieurs rides, qui font
que la chûte ou évacuation de la bile ne fe fait pas avec trop de facilité, & precipitamment, mais avec lenteur. Riolan auffi & Gliffon
n'ont pû trouver ces valvules. Or il femble que le col de la veffie biliaire ait été ainfi formé étroit, afin que la bile y étant entrée, n'en
fortît pas dabord, mais s'y arrêtât un peu; pour acquerir, foit par
la nature & la proprieté du lieu, foit par fon mêlange avec le refidu
de la bile acre qui y eft refté, plus d'acrimonie, & la qualité fermentative. Du moment qu'elle eft imbuë de cette qualité, il s'excite en elle
une legére éfervefcence qui caufe diftention dans la veffie, & cette diftention fait auffi dilater & entr'ouvrir les rides de fon col : & alors la
portion de la bile la plus attenuée & la plus rarefiée, & qui à raifon
de cette effervefcence ne peut être contenuë dans la veffie, tombe
dans les inteftins. Sur quoi voyez *le ch. 17.* où ce fujet eft traité plus
amplement.

Le chemin
de la bile
pour aller à
la veffie du
fiel.   Or la bile eft portée au follicule par plufieurs petites racines tres-
déliées, difpersées dans le foye entre les rameaux de la veine porte
& ceux de la veine cave, (ainfi qu'on a dit *au ch. précédent,*) lefquelles fe réüniffent toutes en un feul conduit, par lequel elles verfent la
bile dans la veffie du fiel. Or ces petites veines font fi délicates que le
plus fouvent elles échapent à la vûë; & on ne peut trouver que le
tronc feul dans lequel elle fe réüniffent. Gliffon a donné *dans fon Anat.*
du foye ch. 13. la méthode pour le chercher & le trouver. Nous avons
quelquefois vû dans des foyes de bœufs ce tronc tres-manifefte avec
quelques racines, & tel qu'on auroit pû introduire au dedans une fonde
affés

aſſés groſſes, & qui à ſon entrée dans la veſſie du fiel, avoit une valvule tantôt petite, & tantôt grande & large, pour empêcher entiérement le retour de la bile au foye. Dans les chiens qui ont le foye divisé en pluſieurs lobes, nous en avons trouvé & démontré deux & trois. Si l'on demande comment donc dans la jauniſſe ſe fait ſon reflus? Je réponds que celle qui s'engendre pour lors, ne refluë pas; mais que celle qui par défaut de ferment convenable & de fermentation ne peut ſe ſeparer du ſang; ne va pas à la veſicule du fiel; mais demeurant mêlée avec le ſang, elle eſt portée avec lui à la veine cave, au cœur, & par tout le corps.

L'uſage de la veſſie du fiel eſt de recevoir la bile, dont dans les hommes ſains elle eſt ſeulement mediocrement remplie; en ſorte qu'elle pourroit encore en contenir environ une demi-cuiller; & dans les mal-ſains, quelquefois elle en eſt entiérement pleine, & fort gonflée, quelquefois elle n'en a du tout point; mais cela arrive rarement. *Son uſage.*

L'autre vaiſſeau biliaire qu'on appelle PORE BILIAIRE, eſt un conduit ou canal aſſés long, deux fois plus large que le col de la veſſie du fiel. Il vient du foye non loin de la veine porte, & recevant immediatement du foye la bile, il la porte dans le conduit commun, où elle eſt non-ſeulement un peu plus épaiſſe, mais encore plus douce que celle qui eſt dans le follicule, parce que coulant par ce large canal ſans s'y arrêter elle n'y acquiert, ni par un long ſejour, ni par la nature du lieu plus d'acrimonie qu'elle en avoit; ce qui n'arrive pas dans l'autre bile qui ſe ramaſſe dans le follicule, laquelle s'y arrêtant devient plus acre. *Le pore biliaire.*

Quelques-uns ont attribué à ce pore deux valvules, qui empêchent que la bile ne retourne dans le foye; l'une ſituée à ſa ſortie hors du foye, l'autre à ſon entrée dans le conduit commun: d'autres nient ces valvules, parce qu'il n'eſt point d'Anatomiſte qui puiſſe les trouver. La raiſon neanmoins ſemble perſuader que ſi veritablement il n'y en a pas deux, il y en a du moins une; puiſque dans le tronc qui dépoſe la bile dans la veſicule, il y en a une tres-manifeſte pour en empêcher le retour. Pour nous, nous ſuſpendrons pendant quelque tems nôtre jugement là-deſſus, juſques à ce que la verité paroiſſe clairement, & qu'elle ſoit confirmée par des démonſtrations ſenſibles aux yeux. *Ses valvules*

On pourroit ici demander ſi dans le foye il s'engendre deux biles differentes, dont l'une qui ſoit plus acre, entre dans la veſicule du fiel; & l'autre plus douce, s'écoule par le pore cholidoque? Je réponds que non, & qu'il n'y a qu'une ſeule & même bile; dont neanmoins les parties les plus groſſières s'écoulent facilement par le pore biliaire à cauſe du large paſſage, & ſont moins acres à raiſon de leur *S'il y a deux ſortes de biles?*

X

groffiéreté ; & les plus fubtiles font par le moyen des racines étroites de la veſicule du fiel, diſperſées par toute la ſubſtance du foye, & conduites dans la veſicule même ; afin que là, ſoit par la nature du lieu, ſoit par ſon mêlange avec le ſuc acre bilieux qui y eſt reſté, elles deviennent beaucoup plus acres, & acquiérent toûjours plus la force de faire fermenter.

Or que la bile qui s'écoule par le pore biliaire, diffère en quelque façon en qualités de celle qui eſt retenuë dans la veſicule, Malpighius en a fait l'experience *en ſon liv. de la rate ch. 6.* Car il a reconnu que celle qui s'écoule par le pore, eſt beaucoup plus détrempée que l'autre, qu'elle eſt moins amère, qu'elle eſt d'une autre couleur, & qu'étant échaufée par le feu, elle exhâle une odeur tres-forte ; ce que l'autre ne fait pas. On objectera peut-être encore, que dans la veſicule on trouve auſſi tres-ſouvent de la bile groſſiére, tenace, preſque inſipide, & nullement acre. Je réponds que dans le tems qu'elle y entre, elle n'eſt point ainſi feculente & épaiſſe ; (car rien d'épais & de viſqueux ne peut entrer ni paſſer par les petites & étroites racines des conduits biliaires) mais ſi par l'obſtruction du follicule, ou par quelqu'autre cauſe que ce ſoit, elle y eſt retenuë plus long tems qu'il ne faut, pour lors ſes parties les plus ſubtiles étant diſſipées par la chaleur du foye, elle devient plus épaiſſe & plus viſqueuſe qu'elle ne doit être naturellement ; même quelquefois elle ſe deſſeche en dureté de pierre, ce qui arrive le plus ſouvent de ce que n'aiant pas en ſoi aſſés de diſpoſition & de force pour fermenter, elle ne ſe dilate ou rarefie pas ſuffiſamment pour être pouſſée déhors à tems. Je dis de même, que la bile n'eſt jamais blancheâtre ou inſipide dans la veſicule, que par le vice ou manquement de la liqueur ſubſaline ou ſubacide qui vient de la rate, à raiſon de quoi le foye engendre de la bile défectueuſe ; ainſi qu'il peut facilement arriver dans une conſtitution maladive, en laquelle tout autre humeur en quelque partie du corps que ce ſoit, peut de même facilement s'éloigner de l'état naturel.

Le chemin de la bile dans le pore biliaire. Or le pore biliaire reçoit la bile par une infinité de petites racines qu'il a, diſperſées par toute la ſubſtance du foye, & qui accompagnent les rameaux de la veine porte par toutes les parties de ce viſcère, (à l'exception ſeulement de quelques-unes en petit nombre, auſquelles les racines de la veſſie du fiel s'étendent,) même elles n'ont avec ces rameaux qu'une même tunique commune qui vient de la membrane qui entoure le foye, dans laquelle (ainſi que l'artère & la veine ſpermatique) elles ſont enfermées, & par ſon moyen ſi étroitement unies enſemble, que tres-difficilement les peut-on ſeparer ſans les déchirer, & même dabord à la première vûë elles ſemblent n'être qu'un ſeul vaiſſeau ; ſi neanmoins on l'expoſe au grand jour, on voit par la différence des couleurs qu'il y en a deux ; mais cela ne paroît que dans un foye excarné.

Franç. Sylvius de le Boë croit que ce ne font pas les petits rameaux de la veine porte qui font envelopés d'une tunique commune avec les racines du pore biliaire, mais les rameaux de l'artère hepatique; & il dit *dans sa Disp. Med. 6. thef. 52.* l'avoir vû dans la démonstration que lui en fit Jean Van-Horne, qui est l'inventeur de cette opinion. Mais sans doute dans cette démonstration, les rameaux biliaires, qui à raison de la liqueur qu'ils contiennent, ne font pas si rouges que les veines, ont été pris par Jean Van-Horne pour des artères. Sylvius ajoûte que l'artère hepatique, dont la plus grande partie est contenuë dans l'envelope commune, s'insere dans les petits rameaux du conduit hepatique biliaire, mais je le croirai quand je l'aurai vû. J'ai bien reconnu que dans cette envelope commune les rameaux de la porte font étroitement unis avec les biliaires; mais ils ne le font point du tout avec ceux de l'artère; & ainsi qu'il y ait aucune artère qui par anastomose s'insere dans les vaisseaux biliaires; c'est ce qu'il faut me démontrer à l'œil avant que je le croie.

Les racines donc du pore biliaire reçoivent la bile; de la propre *Que les ra-* substance du foye, dans laquelle plusieurs rameaux de la veine por- *cines du pore* te, & quelques-uns de l'artère hepatique, en petit nombre, déposent *biliaire pren-* le sang dont ils font chargés. Là ce sang est dabord altéré, & y rece- *nent la bile,* vant une nouvelle manière de coction par le mélange, tant de par- *de la propre* ticules sulphureuses, que de subsalines, il devient amer en plusieurs *substance du* de ses particules, & se change en bile; & ces particules bilieuses font *foye.* par le moyen des grains glanduleux, dont selon la découverte de Malpighius le foye est principalement composé, separées d'avec les autres parties du sang, qui par cette coction ont été moins alterées, & font ensuite reçuës, & absorbées par les racines du pore & de la vesicule biliaire.

Plusieurs se font imaginés que de la même manière qu'on vient de dire des artères, il y a aussi entre les extremités des petits rameaux de la veine porte & celles des racines biliaires, des anastomoses; mais nous avons prouvé le contraire *au ch. précédent*; & même Glisson *en son Anat. du foye, ch. 32.* démontre clairement, soit par des experiences, soit par le raisonnement, qu'il n'y en doit pas avoir; car tout le changement qui se fait du sang en bile, & sa separation & sa transfusion, des veines dans les vaisseaux biliaires, se fait par le moyen des grains glanduleux.

Or la bile, tant celle qui vient du foye par le pore biliaire, que *Le conduit* celle qui vient du follicule du fiel, se ramasse en un seul conduit que *cholidoque* l'on appelle communément le CONDUIT CHOLIDOQUE, qui est composé des racines du pore biliaire, & de celles du follicule, réünies.

Ce conduit le plus souvent est unique. Quelquefois en son extremité il reçoit le conduit pancreatique (ce qui est tres-frequent dans

X ij

l'homme , mais tres rare dans les chiens) environ à l'endroit où l'inteftin duodenum finit & le jejunum commence ; & s'étant inferé
obliquement de la longueur d'un travers de doigt entre les deux tuniques de l'inteftin, le plus fouvent étant unique , & quelquefois',
quoique rarement, double vers fa fin , il s'ouvre dans la cavité de l'inteftin , & y verfe l'une & l'autre bile , tant celle qui vient immediatement du foye , que celle qui vient de la veficule du fiel. D'autres
Anatomiftes aiment mieux dire, (& ceci n'eft point tout à fait contraire à la raifon ,) que tout ce conduit n'eft que le pore biliaire même , étendu dépuis le foye jufques aux inteftins , dans lequel fur le
côté le col de la veffie biliaire s'infere.

Ses valvules   Vefal & Sylvius difent qu'il y a à l'orifice de ce conduit des petites
membranes lâches & comme flotantes, qui empêchent que la bile ne
retourne des inteftins dans le foye ; Mais fi on examine la chofe avec
foin, on ne trouvera là aucune valvule membraneufe ; on verra feulement que la membrane interieure de l'inteftin , qui dans cet endroit-là
eft lâche & peu tenduë , étant abbaiffée par les alimens lorfqu'ils y
paffent après la digeftion, bouche tellement ce paffage qu'aucune liqueur ne peut rentrer des inteftins dans ce conduit ; & cependant ,
du moment que la bile en defcendant par ce conduit s'y prefente &
cherche à fortir , elle s'ouvre dabord, & lui donne un libre paffage.

Gliffon attribuë à cette partie du conduit qui entre obliquement
dans l'inteftin , & qui le perce, des fibres annulaires, lefquelles il croit
s'ouvrir en forme de fphincter lorfque la bile y abordant en abondance hurte contre ; & fe refferrer incontinant après qu'elle eft paffée,
jufqu'à ce qu'il fe foit fait un nouveau ramas de bile. Il dit encore
que ces fibres empêchent qu'aucune humeur ne puiffe remonter des
inteftins au foye , & à la veficule du fiel. Peut-être que Gliffon a pris
cette caruncule , qui eft à l'endroit où le pore cholidoque entre dans
les inteftins , pour un petit fphincter.

Or dautant que ce conduit eft tres-large, & fon paffage oblique
dans les inteftins tres-étroit, en forte qu'il femble qu'à peine peut-
il y paffer la dixiéme partie de la bile que le conduit qui eft de la
largeur environ d'une plume doye , y apporte, Gliffon croit que ces
conduits cholidoques dont on a parlé, ne font pas feulement la fonction de canaux pour porter la bile , mais encore qu'ils tiennent lieu
de refervoirs & de follicules pour la contenir & la garder quelque-
tems. Mais comme dans les diffections des cadavres on ne trouve que
tres-rarement de la bile dans ces conduits , il eft bien plus vrai-femblable qu'il ne defcend du foye & du follicule du fiel qu'une tres-
petite quantité de bile ; (car il en faut peu pour , conjointement avec
le fuc pancreatique . faire la fermentation & l'effervefcence du chyle ,)
qui à raifon de cette petite quantité , peut facilement pénétrer dans

l'inteſtin par ce paſſage oblique & étroit. Si neanmoins il arrive que contre l'ordre naturel, ce paſſage ſe bouche; pour lors la bile eſt retenuë dans les conduits cholidoques, comme dans un reſervoir ou follicule; Mais cela n'arrive point dans l'état naturel, dautant qu'il ſuffit alors de peu de bile, ſur tout ſi elle a quelque peu d'acrimonie, pour irriter les inteſtins aux dejections, pour la diſtention de ces conduits mêmes, & enfin pour l'élargiſſement des voyes.

Diſpoſition ſurprenante des vaiſſeaux biliaires.

Il faut ici remarquer en paſſant la diſpoſition ſurprenante des vaiſſeaux biliaires que nous vîmes au mois de Decembre de l'année 1668. en diſſequant le corps d'une femme d'environ 30. ans, laquelle aiant été détenuë pendant long tems d'une hydropiſie aſſés légére en partie anaſarque, & en partie aſcite, en étoit enfin morte. On trouva dans ce ſujet, que le foye n'étoit pas rouge, mais un peu tirant ſur le jaune; dans les autres viſcères à peine y voyoit-on quelque aparence de cette couleur jaune. L'humeur ſereuſe rempliſſoit par ſon exceſſive quantité la cavité de l'abdomen. La veſſie du fiel étoit entiérement blanche dedans & dehors, auſſi-bien que ſon conduit, qui alloit aboutir au conduit cholidoque commun, lequel étoit ſi large qu'il pouvoit preſque admettre le petit doigt. Il n'y avoit point de bile, ni dans la veſſie, ni dans ſon conduit; mais un certain ſuc blanc, un peu gluant, & en petite quantité. Neanmoins dans le conduit commun cholidoque, qui eſt le pore biliaire même étendu juſqu'aux inteſtins, & qui entre dans le duodenum, il y avoit un peu de bile jaune qui s'écouloit auſſi dans le duodenum, ainſi qu'aprés l'avoir ouvert on le reconnut par la couleur jaune dont il étoit teint interieurement. On peut tirer de là un grand argument contre ceux qui diſent: que du foye il ne tombe abſolument point de bile dans les inteſtins par le pore biliaire; mais qu'une partie de celle qui vient du follicule, ſe répand dans le duodenum, & que le reſte monte par le pore cholidoque, & entre dans le foye; car il paroît par le cas qu'on vient de rapporter, que la choſe ne ſe paſſe pas ainſi; En éfet comme il n'y avoit point de bile, ni dans la veſicule, ni dans ſon conduit, & que cependant il en étoit porté dans le duodenum, il eſt certain qu'elle ne pouvoit y venir d'aucune autre partie que du foye même par le pore biliaire, & par le conduit commun cholidoque, dans leſquels auſſi on en trouva.

D'une veſſie du fiel toute blanche.

Si la bile s'écoule continuellement

On demande, ſi la bile deſcend continuellement & d'un flus égal dans les inteſtins? Je crois qu'il faut ici diſtinguer entre la bile qui vient du foye par le pore, & celle qui vient de la veſſie du fiel. L'experience oculaire enſeigne dans les diſſections des animaux, que la bile coule continuellement en petite quantité dans les inteſtins, & qu'elle s'y mêle au ſuc pancreatique qui y découle pareillement en petite quantité; mais je croirois que c'eſt ſeulement cette bile douce

qui defcend du foye par le pore, non pas celle qui eft plus acre &
plus fermentative qui vient de la veffie, dautant que le col de la
veffie eft fi étroit (ainfi qu'on a déja dit,) qu'il ne femble pas
qu'elle puiffe en fortir que lors que par fon effervefcence elle dilate
& la veficule, & fon col, fe faifant ainfi chemin. Je crois donc que
cette fortie ou écoulement ne fe fait que par intervalles, lors feulement & principalement que le follicule qui touche le ventricule
en fon côté droit, en eft tant foit peu comprimé quand il eft plein
d'alimens, & que la bile à raifon de la coction & de la fermentation qui fe fait en ce vifcère qui eft proche, s'échaufe & boüillonne.
Car il n'eft pas neceffaire que le ferment acre bilieux fe porte continuellement & toûjours en égale abondance dans les inteftins, mais
feulement lorfqu'il y tombe de nouveau chyle pour y être feparé des
excremens, ou qu'il y en doit bien-tôt tomber. Gliffon au contraire,
dans fon Anat. du foye, ch. 20. *propof.* 11. croit que le paffage de la bile ne
fe fait pas par écoulement, mais qu'elle eft retenuë tant que le ventricule eft plein, ou que le chyle fe porte de ce vifcère vers les
parties baffes. Ainfi il conclut, fuivant en cela l'opinion de Galien
& des Anciens, qu'elle demeure pendant quelque tems dans les vaiffeaux biliaires, & qu'enfuite elle eft fubitement & avec violence pre-
cipitée en abondance dans les inteftins, où faifant la fonction de cly-
ftere, elle en pouffe déhors les excremens. Spigelius avoit eu cette
même penfée long tems avant Gliffon, & l'avoit propofée *au liv.* 8.
de fon Anat. ch. 18. Mais felon ces deux opinions, il s'enfuivroit que la bile
tomberoit dans les inteftins, lors même qu'elle n'y feroit pas neceffaire. Il y a donc en cela erreur, qui vient de ce que Galien & fes
Sectateurs ont crû que la bile ne fervoit qu'à l'excretion des excremens, & qu'ils n'ont pas fçû qu'elle étoit tres-neceffaire pour la fermentation & l'effervefcence du chyle. Voyez fur cette neceffité *le
ch.* 17. *fuiv.*

*Conduit
extraordi-
naire.* Outre le conduit commun cholidoque dont on a parlé, je fis au
mois d'Avril de l'année 1655. en nôtre theatre Anatomique la démonftration en public d'un certain autre conduit extraordinaire, plus délié que l'autre ordinaire, (lequel neanmoins en ce fujet étoit fitué à
la maniére accoûtumée) rempli d'une bile jaune, n'aiant aucune communication avec le pore biliaire ou avec le conduit commun dont
on a parlé ; mais prenant fa naiffance feparément, un peu au deffus
du col de la veffie du fiel, là où elle commence à s'étreffir & fe refferrer en col, & fe portant auffi feparément au duodenum, dans lequel il s'inferoit environ vers fa fin, & prefque à un travers de doigt
d'éloignement de l'infertion de l'autre conduit commun. Nous vîmes
encore l'année d'aprés en un autre fujet, un cas rare ; fçavoir, un
autre conduit different du conduit cholidoque ordinaire, qui du milieu

de la veffie du fiel fe portoit directement à la partie de l'inteftin colon qui la joint. Ainfi quelquefois on a vû le conduit allant de la
veficule au pilore, & quelquefois au fonds du ventricule, mais ce
font là des jeux de la nature qui arrivent tres-rarement.

On voit affés clairement par tout ce qu'on vient de dire, que la *Digreffion.*
bile fe fait dans le foye, & que de là elle coule dans les inteftins par
les vaiffeaux biliaires ; il refte maintenant à dire quelque chofe de fa
génération, & de fon ufage.

Or la bile eft un fuc fermentatif tiré du fang veneux & du fuc fple- *Ce que c'eft*
nique, & préparé par une coction particuliére dans le foye. *que la bile.*

En effet, elle s'engendre tant des particules fulphureufes ou fub- *Sa généra-*
huileufes du fang veneux, que des particules fubfalines ou fubacides *tion.*
de la liqueur qui vient de la rate, lefquelles toutes enfemble coulent par la veine porte dans le foye, où elles fe mêlent, fe cuifent,
& fe préparent d'une maniére particuliére & fpecifique. Car quoique
tout fuc fulphureux foit de foi un peu doux, neanmoins s'il cuit pendant un long-tems avec un ferment fubfalin, il devient amer & change de couleur. Or que ce foit là la matiére dont la bile eft compofée;
cela eft évident en Chymie, par le moyen de laquelle on peut de
la bile qui eft contenuë dans le follicule, pourveu qu'elle foit bien
difpofée, & comme elle doit l'être naturellement, tirer du fel fixe &
de l'eau, à la verité en petite quantité ; mais beaucoup de fel volatile,
& beaucoup d'huile.

Cette bile ainfi préparée dans le foye, demeurant par quelques- *Le mouve-*
unes de fes plus fubtiles parties mêlée au fang, eft portée à la vei- *ment de la*
ne cave, où elle communique au fang qui y paffe pour aller au cœur, *bile.*
la qualité fermentative qui le rend propre à y être fubitement dilaté
& rarefié dans ce vifcère.

Quant à l'autre portion extrêmement amère & plus fermentative,
en partie elle s'écoule dans les inteftins par le pore biliaire, (celle-
ci eft la plus douce) & en partie elle eft pouffée dans le follicule du
fiel ; où à raifon de la propriété du lieu & du fuc qui y refide, elle
devient plus acre, & acquiert une qualité fermentative plus forte.

C'eft pour n'avoir pas connu ce mouvement de la bile, que quelques *S'il s'engë-*
fameux Medecins ; comme Galien, Loüis Mercatus, Helmont, Kremp- *dre auffi de*
fius, Hoffman & d'autres, ont douté fi veritablement, il ne s'en en- *la bile dans*
gendroit pas auffi quelque peu hors du foye & des vaiffeaux biliai- *les autres*
res, comme dans le ventricule, dans le cœur, dans la tête, dans les *parties.*
reins, &c. car cela femble être conftant par les vomiffemens bilieux
dans le cholera morbus, par cette écume jaune qui quelquefois furnage le fang tiré par la faignée, par l'amertume de cét excrement qui
fe ramaffe dans la cavité de l'oreille, & par la couleur bilieufe des
urines. Mais ils fe font trompés, & ce qui a caufé leur erreur, c'eft

qu'ils n'ont pris la bile que pour un fimple excrement, qu'ils ont crû qu'elle étoit toute envoyée par les vaiffeaux biliaires dans les inteftins, par lefquels feuls l'évacuation s'en faifoit, & qu'ils n'ont pas fçû qu'aiant été dans le cholera pouffée du follicule dans les inteftins, la plus grande partie en remonte dans le ventricule, d'où elle eft ainfi rejettée par vomiffement; (ainfi que nous l'avons enfeigné *au ch. 7. précédent*,) que de plus, ils ont ignoré qu'il y a auffi une tres-confiderable portion de celle qui vient du foye, qui fe mêle avec le fang pour lui fervir de ferment, & qui étant portée au cœur, circule avec lui par tout le corps; d'où vient que la couleur en paroît quelquefois teinte dans l'écume qui furnage le fang, dans les urines, & dans les excremens qui fe ramaffent dans la cavité de l'oreille, qui en ont auffi le goût, quoique ces excremens ne foient pas engendrés dans ces parties où la feparation s'en fait.

De la pro-prieté de la veffie du fiel. Or cette proprieté de lieu qui concourt à la génération de la bile, dépend en partie de la tunique interieure de la veffie ou follicule du fiel, laquelle eft doüée & imbuë d'une qualité fermentative qui lui eft principalement communiquée par la bile qui refte dans le follicule, & qui s'y fermentant & s'y échaufant par le long fejour qu'elle y fait, y devient plus acre & plus amère, & y fait pareillement fermenter l'autre nouvelle qui y vient du foye, & la rend plus acre : Ainfi par une certaine continuation, la bile plus acre s'échaufant, fort du follicule, & la plus douce y entrant & y demeurant quelque-tems y devient plus acre. L'acrimonie neanmoins qu'elle y acquiert, eft plus ou moins grande, felon qu'il s'eft écoulé de la rate dans le foye, des fucs fub-acides, & fubfalins en plus ou en moins grande quantité; que ces fucs font plus ou moins acres; & que là étant mêlés avec le fuc fulphureux, ils y auront reçû plus ou moins de coction. Car fi le fuc que la rate fournit par le rameau fplenique, eft en trop petite quantité & trop peu acre, la bile fe fait moins acre & moins capable de procurer l'effervefcence fermentative; d'où vient fouvent que contractant de la vifcidité dans les vaiffeaux biliaires du foye, & dans le follicule, (parce qu'à raifon de cette foible effervefcence elle n'eft pas fuffifamment attenuée) elle devient la caufe de la jauniffe, & de plufieurs obftructions. Que fi ce fuc fourni par la rate eft trop acre, alors la bile acquiert dans ces mêmes vaiffeaux biliaires du foye, & dans le follicule, trop d'acrimonie, par laquelle rongeant & irritant trop dans la fermentation ou effervefcence, elle caufe des douleurs aiguës, des cholera, des diffenteries, & plufieurs autres femblables maux, fur tout fi le fuc pancreatique qui tombe dans les inteftins, eft pareillement trop acre.

Opinion nou-velle de Franç. de le Boë Sylvius faifant reflexion à la petiteffe des conduits, qui du foye portent la bile dans la veffie du fiel, & qui le plus
fouvent

ſouvent ſont inviſibles, a propoſé en ſa 6. *Diſp. Med. theſ.* 36. & 37. une opi- *le Boë Syl-*
nion bien differente de la précédente touchant la maniére dont la bile *vius.*
s'engendre. Car il ſoupçonne que la bile ſe forme des particules du
ſang porté par les artères cyſtiques à la veſicule biliaire, qui lui ſont
le plus analogues, leſquelles pénétrant inſenſiblement dans la cavité de la veſicule par les pores de ſa tunique, s'y convertiſſent dabord
en bile, ſemblable à celle qui y eſt contenuë ; en la même maniére
que lorſqu'on verſe un peu de vin dans un tonneau plein de vinaigre, ce vin s'y change incontinent en vinaigre. Regius eſt de la même
opinion *dans ſa Philoſoph. naturelle liv.* 4. *ch.* 12. où il ſemble reconnoître
que les racines biliaires tirent la bile du ſang veneux qui eſt répandu
dans le foye. Mais cette penſée de Sylvius eſt détruite par les ſix raiſons ſuivantes. 1. Que jamais on ne voit dans la cavité de la veſicule aucun indice qu'il y ait été répandu du ſang ; & il n'eſt aucun
Anatomiſte qui y en ait jamais obſervé, quoique dans toute autre
partie du corps que ce ſoit où du ſang il ſe forme quelqu'autre ſuc,
liqueur, ou eſprits, il y paroiſſe toûjours quelque marque de ſang.
2. Qu'il s'engendre auſſi de la bile dans les animaux que l'on dit n'a-
voir point de veſſie du fiel, comme dans les cerfs, les dains, les
chameaux, &c. dans leſquels l'on ne peut pas dire qu'elle ſoit formée dans le follicule, d'un ſang qui y ſoit tombé par les artères : Il
faut donc que ce ſoit dans le foye ; d'où enſuite elle s'écoule par le
pore biliaire. 3. Que dans le foye les petits vaiſſeaux par leſquels la
bile eſt portée au pore & à la veſicule du fiel, ſe bouchent quelquefois, ce qui cauſe la jauniſſe, par l'abondance de bile qui ſe répand par tout le corps : cependant il eſt évident que dans le pore &
dans la veſicule qui ſont vuides, il ne s'y eſt point engendré de bile, quoique les artères cyſtiques aient toûjours apporté de ſang à
la veſſie, à leur accoûtumée. 4. Que la jauniſſe, qui dans les grands
mangeurs & grands buveurs provient de l'intemperie chaude de leur
foye, ne ſçauroit être engendrée en eux du ſang artèriel changé en
bile, puiſque ce ſang étoit auſſi bien porté à la veſicule auparavant, que
pendant la jauniſſe, & qu'il n'y a point de raiſon pour laquelle il
s'y en porteroit plus alors pour y être changé en bile, qu'en autre
tems. 5. Que cette opinion ſemble ſuppoſer que toute la bile s'engendre dans le follicule biliaire, quoique neanmoins il ſoit conſtant par
tout ce que nous avons dit ci-devant, qu'elle ſe forme toute dans le foye
avant qu'elle parvienne au follicule, ainſi qu'il eſt évident, de ce que
ſouvent il s'écoule auſſi par le pore beaucoup de bile dans l'inteſtin,
laquelle n'eſt point entrée dans le follicule ; & ainſi elle n'a pû avoir
été engendrée des particules du ſang artèriel qui tombent dans le follicule. 6. Qu'il ſemble auſſi établir que dans le ſang il y preéxiſte
de la veritable bile, laquelle s'en ſépare dans les artères du follicule,

Y

& d'où elle tombe dans fa cavité, où elle acquiert fa derniére perfection ; mais nous avons déja démontré tres-amplement ci-devant *au ch. 10. en l'art. de la générat. du fuc pancreat.* le peu de fondement de cette opinion. Enfin, on doit ajoûter à tout cela l'hiftoire qu'on a rapportée de la veficule du fiel blanche dedans & déhors, & de la couleur pareillement blanche de la liqueur qu'elle contenoit ; ce qui prouve affés évidemment que la bile ne s'engendre pas dans le follicule, du fang arteriel.

De plus, ce que Sylvius rapporte *dans fon ajoûté à la difpute qu'on a citée*, pour foûtenir fon opinion, ne femble pas être d'un fi grand poids qu'il puiffe l'établir ; car l'infertion de l'artère hepatique dans les rameaux du pore biliaire ne la prouve pas, parce qu'on doute encore de cette infertion, qui eft plus fondée fur l'imagination que fur l'experience ; & ainfi on doit la mettre dans l'ordre de ces chofes douteufes, aufquelles on n'ajoûte foi que lorfqu'on les voit. De même auffi il y a beaucoup d'incertitude, ainfi que Sylvius lui-même même l'avoüe *en fa thef.* 54. dans l'experience faite fur un chien, en introduifant un tuyau dans l'artère hepatique. Outre cela, s'il étoit fi facile de pouffer le foufle dans la cavité de la veficule, le fang y feroit pareillement auffi facilement & en abonbance pouffé par l'impulfion du cœur & des artères cyftiques : Ce ne que neanmoins jamais perfonne n'a obfervé.

Si la bile s'engendre, ou fi ce n'eft qu'une feparation. Malpighius rejette toute cette génération de la bile. Il dit *dans fon liv. du foye, chap. 3.* que la bile n'eft engendrée ni d'aucun fang, ni par aucun mélange ou coction de diverfes humeurs, faite dans le foye, mais feulement que par le moyen des grains glanduleux du foye même, elle eft féparée du fang dans lequel elle prééxifte avant fa féparation, telle qu'elle paroît après ; en forte qu'il n'eft befoin de rien autre pour fa génération que de cette féparation feule, laquelle il croit fe faire en la maniére fuivante. *Et il n'eft pas neceffaire, dit-il, qu'il fe faffe de fucement pour que la bile foit portée aux inteftins ou à la veficule par le pore ; car la forte & continuelle compreffion du foye glanduleux caufée par la refpiration auffi continuelle, & par l'impulfion du fang qui y aborde par les artères & par les rameaux de la veine porte, font la feparation de la bile dans les grains glanduleux, & la contraignent d'en fortir, & d'avancer par les rameaux du pore, ainfi qu'il arrive dans les autres glandes conglomerées, dans les conglobées, dans les parotides, & autres femblables.* Mais en ce point, cet homme fi éclairé s'eft bien éloigné de la verité ; car bien qu'il foit vrai que la matiére qui doit être changée en bile, foit dans le fang qui eft apporté au foye & aux vaiffeaux biliaires, la bile neanmoins elle-même n'y eft pas. En la maniére abfolument que quoique la matiére dont le chyle eft préparé par la coction du ventricule, foit contenuë dans les alimens, le chyle neanmoins lui-même n'y eft pas contenu ; en la maniére auffi que dans le chyle il y a la matiére du sang, non pas le sang-même ; & tout ainsi que ces deux humeurs, le chyle & le sang, se font par des coctions particuliéres dans les vaisseaux destinés à ces coctions, de choses qui n'étoient pas auparavant ce qu'elles deviennent ensuite (en la même maniére qu'en Chymie plusieurs corps se changent en métaux, qui auparavant ne l'étoient pas, & que des choses non colorées, mêlées, & fermentant ensemble, prennent une couleur qu'elles n'avoient pas auparavant : Par exemple, si on mêle le tartre qui est blanc avec l'esprit de vin qui est transparent, il s'excite de ce mêlange une couleur rouge ;) de même la bile qui est jaune & amère, se fait du sang qui est doux, & du suc splenique qui est subacide (dont aucun n'est ni jaune, ni amer, aucun n'est la bile même, aucun ne la contient) mêlés ensemble dans le foye, cuits d'une maniére specifique ; & dont la plus grande partie, (car la plus subtile demeurant confonduë dans le sang est portée dans la cave & au cœur,) est par le moyen des grains glanduleux séparée de la portion restante du sang, qui de soi est incapable d'être changée en bile, & est poussée dans les vaisseaux biliaires ; d'où enfin elle avance peu à peu, & se porte au pore & à la vessie du fiel. On peut donc conclure avec certitude de tout cela, que dans le foye il ne s'y fait pas seulement une simple séparation d'une bile qui préexistoit dans le sang ; mais une nouvelle génération d'une bile qui n'y étoit pas auparavant. Quant aux argumens que Malpighius apporte de la préexistence de l'urine dans le sang, & plusieurs autres qu'il seroit trop long de rapporter ici, ils ne font pas de si grand poids qu'ils puissent prouver cette préexistence de la bile dans le sang, & sa simple séparation d'avec ce sang ; puisqu'il n'y a pas égalité de raison entre la séparation du serum qui est superflu & qui existoit auparavant, & la génération de la bile qui est necessaire, & qui ne préexiste pas.

La couleur naturelle de la bile est jaune, son goût est amer, un peu acre, & sa substance est fluïde. Neanmoins ces trois dispositions souffrent divers changemens dans l'état maladif, selon les differentes causes ; sçavoir selon la constitution bonne ou mauvaise du sang, & aussi selon que le suc splenique qui est porté au foye, est plus ou moins salé, acide, acre, ou austére ; car c'est de là que viennent les differentes qualités que l'on remarque si souvent dans la bile, contraires à sa nature, & que prennent naissance les fiévres, le cholera, les dissenteries, les douleurs de colique, & tous les autres maux que Reg. de Graëf *dans son liv. du suc pancreat. imprimé en François*, dit être causés par le vice du seul suc pancreatique ; ce qui est neanmoins contre l'experience ; car on a souvent reconnu par les dissections des corps de ceux qui étoient morts de ces sortes de maladies, que la cause de ces maux & de ces morts avoit été cachée dans la vesicule du fiel, & dans les

La couleur & le goût de la bile.

Y ij

autres vaiſſeaux biliaires , quoique neanmoins nous ne veüillons pas nier qu'ils ne puiſſent quelquefois venir par le vice du pancreas. C'eſt auſſi de là que reſultent les differens changemens de la couleur de la bile , comme de ce que tantôt elle eſt pâle , tantôt de couleur de ſafran ; tantôt rouge , tantôt verdâtre , & tantôt tirant ſur le noir, Reg. de Graëf neanmoins ne faiſant pas reflexion à l'écoulement du ſuc ſplenique au foye, a conçû une opinion tres-differente touchant ces couleurs non naturelles ; car il croit *dans ſon liv. qu'on a cité* , que cette varieté ſurvient à la bile , non pas dans la veſicule du fiel ou dans les autres vaiſſeaux biliaires , mais dans l'inteſtin duodenum ſeulement , & cela par le mêlange du ſuc acide & acre du pancreas ; (Nous ne voulons pas neanmoins nier que cela ne puiſſe arriver ainſi , puiſque nous ſçavons que la bile change de couleur ſi on la mêle avec des acides) comme ſi dans la veſſie du fiel elle n'avoit jamais d'autre couleur que la couleur jaune, qui lui eſt naturelle. Mais dans les diſſections qui ſe font des corps de ceux qui meurent en nôtre Hôpital , nous avons ſouvent fait voir dans la veſicule du fiel de la bile tres-verte , érugineuſe , & noirâtre , avant qu'elle fut mêlée avec le ſuc pancreatique : même en la fille de Mr. Vych , encore jeune enfant , morte d'un flux de ventre érugineux , laquelle j'ouvris aprés ſa mort en preſence de pluſieurs Medeçins , nous trouvâmes la veſſie du fiel de la grandeur environ d'un œuf de poule , & remplie d'une bile érugineuſe ; ce que nous avons auſſi obſervé en quelques autres enfans morts de ſemblables diarrhées ; comme encore en d'autres morts du cholera morbus. En ſorte que la varieté des couleurs de la bile ne vient pas toûjours du mêlange qui s'en fait avec le ſuc pancreatique dans les inteſtins , mais le plus ſouvent dans la veſicule , & dans les vaiſſeaux biliaires , en la maniére que nous avons ditte. Voyez ſur ce ſujet *le ch. 6. précédent.*

Experience ſur la couleur de la bile. Or que le mêlange qui ſe fait des differentes humeurs qui s'engendrent dans le corps avec la bile , cauſe , à raiſon de leurs differentes qualités , de grands changemens dans ſa couleur ; cela paroît par les experiences que nous fimes il n'y a pas long-tems dans la bile d'un bœuf. Lors qu'on la mêloit avec des acides ; comme avec de l'huile de vitriol ou de tartre , ou avec du vinaigre , elle boüillonnoit un peu , & incontinent aprés s'épaiſſiſſant beaucoup elle devenoit verdâtre : mais ſi avec ces acides on la battoit & agitoit dans la bouteille , elle prenoit une couleur blancheâtre. Que ſi on la mêlangeoit avec de l'eau de canelle ſimple , elle devenoit plus déliée , plus jaune & plus fluide ; ſi on y verſoit de l'eſprit de vin , dabord elle s'en ſéparoit , & tomboit au fond ; ſi on la mêloit avec de l'eau ſimple , tres-peu de bile teignoit grande quantité d'eau en couleur de ſafran.

Nous avons parlé ci-devant du mouvement de la bile , & nous avons dit qu'il en va tant soit peu conjointement avec le sang à la veine cave ; mais que sa plus grande partie tend aux vaisseaux bi-liaires , & qu'ainsi elle est portée aux intestins par le pore biliaire , & par la vessie du fiel. Les autres ont sur ce sujet des sentimens bien differens ; Vesal (suivant l'opinion de Galien 4. *de l'us. des parties* 4.) écrit que la bile est attirée du pore à la vessie du fiel, & que de cel-le-ci elle est poussée aux intestins ; mais cette opinion tombe d'elle même , parce qu'elle ne donne pas à connoître le chemin par où la bile parvient du pore à la vesicule, à laquelle elle ne sçauroit monter par le conduit de la vesicule, & descendre à même tems par le même conduit , de la même vesicule aux intestins. En effet, il n'y a pas dans le corps humain d'attraction d'humeurs, (ainsi que nous l'enseignons amplement ailleurs,) ni naturellement les humeurs ne vont pas & ne reviennent pas par la même voïe. Fallope *au liv. 3. de ses Observ. ch. 7.* croit que la bile ne monte pas du pore à la vessie , si-non lorsque la sortie du conduit commun est bouchée , mais qu'en ce cas cela se fait. Mais cette opinion est détruite par les rides, & par l'espace extrêmement étroit du col de la vessie du fiel , qui empêchent absolument l'entrée à la bile qui monte , (de quoi on a parlé ci-des-sus.) En sorte que la bile étant poussée de la vessie par la pression dans le conduit commun , ne peut en aucune manière être par une pression contraire repoussée du même conduit dans la vessie. Jacob Backius *en sa dissert. du cœur ch. 3. & 6.* est d'une opinion tres-differente. Il établit que la bile est portée droit de la vessie au conduit commun, mais que la fin de ce conduit par laquelle il aboutit dans les intestins, est disposée de telle manière , qu'elle ne permet point à la bile de sortir, mais qu'elle cede facilement au chyle à mesure qu'il descend du ven-tricule , & lui permet de monter au foye , que même elle communique par le même trou au conduit pancreatique de Vvirtzungus , du chyle, & sur tout une portion de la bile. Mais l'experience oculaire détruit en-tiérement cette opinion : car on voit manifestement à l'œil dans les dis-sections des animaux vivants, que tant la bile que le suc pancreati-que passent immediatement de leurs propres lieux dans l'intestin duo-denum , & qu'aucune portion du chyle ne peut par un cours contrai-re entrer par cette voye des intestins en ces parties. Franç. de le Boë Sylvius introduit encore une autre sorte de mouvement de la bile. Il dit que la bile qui est engendrée dans la vesicule , coule au conduit cholidoque commun ; que de là , en partie elle est portée aux intestins, & en partie elle monte par le pore biliaire au foye , où elle se mêle avec le sang qu'elle rend plus fluide , & qu'il ne descend du tout point de bile , du foye dans les intestins , par le pore. Il prétend *dans son Ajousté à sa sixiéme disp. med.* prouver cette opinion par cela , que si l'on

Si par le pore biliaire la bile mon-te au foye.

introduit du vent, il paroît qu'il y a paſſage du pore au foye. Mais
la belle conſequence ; & telle que ſi on diſoit : Le vent introduit dans
l'uretère par un tuyau paſſe dans le rein, & de là dans la veine émulgente & dans la cave, donc la ſeroſité eſt portée de la veſſie dans les
reins par l'uretère ! Veritablement ſe ſeroit contre l'ordre, que la bile
qui eſt engendrée dans le foye, & qui ne vient que d'être dépoſée
dans la veſſie, retournât dans le foye par le pore biliaire. Cette opinion paroît donc par tout ce que nous avons dit ci-devant, évidemment
fauſſe, & elle eſt entiérement détruite par l'experience de Malpighius,
décrite *dans ſon liv. du foye, ch. 7. Je liai*, dit-il, *avec un fil, en un chat
de peu de mois, le col de la veſſie du fiel à l'endroit où elle avance le plus, & je la
vuidai entiérement par une ouverture que je fis en ſon milieu ; incontinant aprés
je fis auſſi une ligature au cholidoque en ſon extremité, à l'endroit où il s'ouvre
dans l'inteſtin ; Enſuite l'animal vivant encore pendant un eſpace de tems tres-
conſiderable & je trouvai le pore biliaire & une partie du cholidoque ou conduit commun, gonflés ; & afin d'ôter toute apparence de ſoupçonner que la veſſie concourût en quoique ce ſoit à la ſéparation de la bile, l'aiant fortement liée
en ſon col, je la coupai & la jettai ; je vis cependant que par l'affluence de la
bile il ſe faiſoit dans le pore le même gonflement. Je voulus enſuite pouſſer avec le
doigt vers le haut la bile qui étoit contenuë en ces conduits gonflés ; mais ſur le champ
elle retourna avec impetuoſité dans cet endroit d'où elle n'avoit été pouſſée qu'a-
vec violence. Il ajoûte peu aprés : il eſt conſtant par pluſieurs experiences reïterées,
que ſi on lie l'extremité du conduit cyſtique, en ſorte qu'il ne reſte pas la moindre partie de la ſubſtance de la veſſie, ni de ſon col au delà de la ligature, mais ſeulement le
ſeul conduit commun, & le pore biliaire qui aillent droit vers les inteſtins, & qu'enſuite on faſſe une ligature auprés du jejunum : il eſt certain dit-on, qu'il s'y ramaſſe
grande quantité de bile, laquelle ſi on fait une inciſion en ſon milieu, ſe vuide au delà
de la ligature, que l'on peut lâcher pluſieurs fois afin que le pore biliaire qui ſe remplit
d'abord, ſe vuide.* On peut ajoûter à cette experience trois ou quatre obſervations de Riolan, décrites *en ſon Antropogr. liv.2. ch. 22.* par leſquelles il eſt plus clair que le jour que jamais la bile qui découle du follicule, ne remonte dans le foye par le pore biliaire ; que ſouvent il
n'en deſcend point du follicule, & que cependant quelquefois il s'en
écoule grande quantité par le pore, du foye dans les inteſtins, où, ſi elle
ſe trouve imbuë de méchantes qualités, elle cauſe la diarrhée, la
diſſenterie, le cholera, des tranchées violentes & pluſieurs autres
maux.

*L'uſage de
la bile.* On a eu juſques à preſent de grands doutes ſur l'uſage de la bile,
& les opinions des Docteurs ont été tres-oppoſées entr'elles ſur ce ſujet. Ariſtote a crû qu'elle eſt ſéparée du ſang comme un veritable excrement nuiſible ; & pluſieurs le ſuivent en cette opinion. C'eſt peut-
être ce qui a fait que Bauhin *en ſon Anat. liv.1. ch. 45.* doute ſi le ramas
de la bile dans la veſſie eſt neceſſaire à la vie, puiſque les anciens ont

rapporté la caufe de la longue vie à la vacuité de la veffie du fiel, fe fondant fur ce que les cerfs qui n'ont point de fiel, vivent tres-long tems. Haly-Abbas & Avicenne difoient qu'elle échaufe le foye, qu'elle le fortifie, & qu'elle l'aide en fa coction. Zirbus écrit qu'elle défend le foye & les autres parties contre la pourriture : & cette opinion quoiqu'elle foit tournée en ridicule par Vefal, ne déplaît pas neanmoins à Riolan. Helmont dit qu'elle eft le baûme du foye & de tout le fang. Gliffon, qu'elle ne préferve pas feulement le foye de pourriture ; mais encore qu'elle prévient fes obftructions, & qu'elle purifie le fang, & empêche qu'il ne fe coagule. Veflingius dit auffi qu'elle défend le chyle contre la corruption. Plufieurs des nouveaux, fuivant en cela l'opinion de Galien, ne lui donnent point d'autre ufage que celui de pouffer hors des inteftins les excremens, lefquels elle rend fluïdes, felon Bartholin. Et par ainfi tous ont douté de l'ufage de ce noble fuc, qui neanmoins fe trouve généralement en tous, fans lequel perfonne ne peut vivre long-tems, duquel, dans les hommes fains, la veficule doit être neceffairement moderément pleine ; duquel enfin Fernel écrit *au liv.6. de fa Pathol. ch. 5.* que plufieurs font morts, dans lefquels il n'a paru aucune autre caufe interieure de leur mort, finon que la veficule étoit entiérement vuide de bile.

Il eft donc manifefte que la bile a un ufage beaucoup plus noble que celui que les Medecins & les Philofophes lui ont attribué jufques à prefent. Et cet ufage eft, qu'elle fert à la fermentation. De quoi nous traiterons plus amplement *au ch. 17.*

CHAPITRE XVI.

De la Rate.

LA Rate appellée par les Grecs σπλω eft une partie organique, ou un vifcère fitué dans l'hipocondre gauche au deffous du diaphragme, entre les côtes & le ventricule.

Ce que Ariftote & Pline rapportent, eft extraordinaire, & tient même au prodige ; fçavoir, que la rate change de place avec le foye, en forte que celui-ci foit dans l'hipocondre gauche, & celle-là dans le droit : neanmoins Cornel. Gemma & Talentonius ont obfervé la même chofe, auffi-bien que Cattierus, qui a donné la defcription d'un cas femblable *dans fon Obferv. 17. communiquée à Pierre Borel.* Bartholin de même en rapporte deux ou trois hiftoires *dans fes Obf. Anat. rar. cent. 2. hift.29.* Il arrive auffi tres rarement que la rate manque entiérement. Ce que neanmoins Hollier *inter rar. num. 5.* rapporte avoir vû en une

Situation extraordinaire de la Rate.

Le manque de rate.

certaine femme ; & on remarque la même chofe dans Ortelius, ainfi qu'on l'a dit *au ch.* 14. *précédent.* André Dulaurent fait auffi mention d'un cadavre diffequé à Paris, trouvé fans rate ; dans lequel le rameau fplenique fe terminoit en un petit corps glanduleux. Kerckringius de même écrit *en fes Obf. Anat.* qu'il a obfervé dans deux fœtus diffequés à Ambfterdam, qu'ils n'avoient du tout point de rate. Ariftote *liv.* 3. *des parties des anim.* affûre que plufieurs animaux n'en ont du tout point. *Tous les animaux fanguins,* dit-il, *ont bien un foye, mais ils n'ont pas tous une rate* : & *au ch.* 24. *du même livre,* il dit, *Il n'y a que les feuls animaux tres-parfaits qui aient une rate.* De même auffi Riolan *dans fon Anthropogr. liv.*2. *ch.*13. dit felon l'opinion d'Ariftote, *Que les animaux qui n'ont point de poûmon, ou qui en ont de tres-petits, n'ont point de rate, ou n'en ont qu'une tres-petite* ; & Entius écrit *dans fon Apolog.* qu'en plufieurs oifeaux on ne trouve point de rate.

Son nombre. Les hommes dans l'ordinaire n'ont qu'une rate, & il arrive tres-rarement qu'ils en aient davantage. Neanmoins Cabrolius *Obferv.* 15. ainfi que Pofthius & Dominiq. de Marchetis en ont trouvé deux. Fallope *dans fes Obferv.* en a vû trois. Quelquefois dans les chiens on en rencontre trois, égales en grandeur ; de chacune defquelles il fe porte un vaiffeau au rameau fplenique. Cela arrive auffi peut-être en d'autres animaux ; car Ariftote *liv.* 4. *de la générat. des anim. ch.* 4. dit que certains animaux ont double rate ; & quelques-uns auffi n'en ont du tout point.

Sa connexion. Elle eft attachée au diaphragme par fa partie convexe ; non pas fortement comme le foye, mais fuperficiellement : elle l'eft auffi au rein droit par de petites fibres membraneufes tres-déliées qui viennent du peritoine, (Au mois de Novembre de l'année 1668. nous la trouvâmes, ainfi que nous le fimes voir publiquement, fi fortement attachée au diaphragme, au rein gauche, & au lobe gauche du foye qui s'étendoit jufqu'à elle, qu'il auroit été impoffible de l'en féparer fans la déchirer : mais cela arrive tres-rarement,) & elle tient par fa partie convexe ou plate, à l'omentum, & aux parties voifines. En cet état, & ainfi attachée, (fi le corps eft bien difposé,) elle ne defcend pas plus bas que la derniére côte ; mais lorfque fes ligamens fe relâchent, on la fent plus bas avec grande incommodité pour la fanté ; & on a vû quelquefois que ces ligamens s'étant rompus, elle eft tombée dans l'hipocondre ; ce que Cabrolius a remarqué en un Gentilhomme, dans lequel la rate nageoit par toute la cavité du ventre ; & Riolan a vû une femme de Paris, dans laquelle la rate étoit tombée fur la matrice ; ce qui avoit trompé les Medecins pendant deux ans, fous l'apparence d'une mole ; jufqu'enfin qu'étant morte, & fon corps aiant été ouvert, on trouva que la caufe & de la tumeur & de fa mort avoit été la chûte de la rate.

Sa

Sa grandeur dans les hommes eſt differente ſelon la diverſité des corps & des conſtitutions. Le plus ſouvent elle eſt de ſix travers de doigt, ſa largeur de trois, & ſon épaiſſeur d'un pouce. *Sa grandeur*

Quelquefois neanmoins dans les corps mal ſains elle devient exceſ- ſivement groſſe, en ſorte que ſa groſſeur paroît en déhors au de là des côtes. Ainſi ceux qui habitent dans des regions humides, & qui boi- vent des eaux de marais, ont coûtume de l'avoir tres-groſſe. Linda- nus rapporte que dans la Friſe, le commun du peuple qui n'y boit dans l'ordinaire que du petit lait acide dont on a ſeparé la partie butireu- ſe, a le plus ſouvent de groſſes rates. En l'année 1657. je diſſequai un corps dans lequel je trouvai la rate dure, quarrée, & égale en groſ- ſeur à la tête d'un homme. Vvepſerus trouva dans le cadavre d'une femme de qualité une rate, dont la longueur étoit de cinq paumes, ſa largeur de quatre, ſon épaiſſeur d'une & demie, & ſon poids de ſix livres ; ainſi elle ſurpaſſoit la grandeur du foye. Aëtius *liv. 7. chap.10. & 16.* écrit que dans les rateleux ſouvent ce viſcère s'étend par ſa lon- gueur juſques à l'aîne, & par ſa largeur juſques au foye : Veſal *dans ſon liv. de la fabrique du corps hum. ch. 9.* & Marcellus Donatus *Hiſt. admir. Med. liv.6. ch. 3.* rapportent qu'ils ont auſſi vû de ſemblables rates. Ca- brolius *en ſon Obſ. 9.* a écrit qu'il en a vû qui peſoient cinq livres. Ces rates neanmoins dont parle Colombus *en ſon Anat. liv. 15.* qui peſoient chacune plus de vingt livres, ont été beaucoup plus grandes que celles-là; Celle dont parle Jo. Schenkius *au liv.3. de ſes Obſ.* qu'il rapporte de Georg. Gamerus, laquelle peſoit vingt-trois livres, n'eſt pas moindre ; mais cette grandeur exceſſive & ſi énorme arrive tres-rarement. Cependant, plus ce viſcère eſt gros au delà du naturel, moins on a de ſanté, & plus on maigrit ; par la raiſon qu'il ne fournit pas une matiére propre pour faire dans le foye un ferment convenable ; en ſorte que le ſang étant privé de ce ferment, ne peut ſe ſubtiliſer & ſe perfec- tionner comme il doit, & il demeure acre, acide, épais, ou en quelqu'autre état qui le rend inutile pour la nourriture des parties ; & c'eſt auſſi de là que le ſcorbut, ou ſtomacace, prend ſon origine, ainſi qu'Hipocrate l'a écrit le premier *au liv.2. proreth.* en ces termes. *Ceux qui ont la rate grande, ont les gencives vitiées & la bouche puante ; mais ceux en qui aiant la rate grande, il ſort du ſang par les gencives, & qui neanmoins n'ont pas la bouche puante, ceux-là ont de fâcheux ulcères & des cicatrices noires aux jambes.*

Spigelius a obſervé que ceux qui ont les veines amples ont la rate groſſe, & qu'ainſi les perſonnes maigres tombent plus facilement dans des enflures de rate que les graſſes.

Il arrive rarement que la rate ſoit plus petite qu'elle ne doit être naturellement : il me ſouvient pourtant d'en avoir lû quelques exem- *Des rates trop petites.*

Z

ples. 1. Vidus Vidius *en fon liv.*10. *de la guerif.des malad.ch.*10. trouva dans le corps d'un homme extrêmement cachectique la rate de la groffeur feulement d'un œuf de pigeon, & dure prefque comme de la pierre. 2. Salmuth. *cent.*2. *Obferv.*21. trouva dans une femme de Leipfic, morte en accouchant, d'ailleurs de tres-bonne fanté pendant qu'elle vivoit, la rate fi petite qu'à peine étoit-elle de la groffeur d'un pouce. 3. Riolan rapporte que la rate de Mr. de Thou l'Hiftorien pefoit à peine une once. 4. Coringius écrit que dans la Princeffe de Luxembourg il ne paroiffoit que les fimples veftiges d'une rate.

Sa figure. Sa figure eft oblongue en forme de la langue d'un bœuf; (d'où vient que quelques-uns l'ont appellée *Vifcus linguofum*, principalement parce que dans le bœuf, dans le chien, & dans plufieurs autres animaux elle ne reprefente pas mal cette figure) elle eft un peu finueufe ou concave en fa face interieure, & convexe en l'exterieure. Dans l'homme neanmoins on la trouve tres-fouvent de differente figure; Car en quelques-uns on l'a vûë de figure triangulaire, en d'autres élevée en boffe, en d'autres quarrée, en d'autres ronde ou pointuë, & en quelques-uns partagée en plufieurs lobes. Hipocrate & Rufus appellent fa partie la plus haute & la plus épaiffe, tête, & la plus déliée, queuë.

Sa couleur. Elle eft de couleur rouge dans le fœtus, tirant du noir au vermeil dans les adultes, & plombée, ou comme livide, dans l'âge avancé. Spigelius neanmoins a vû quelquefois, & il l'a démontré publiquement dans le theatre Anatomique, que quelquefois dans les adultes la rate ne cede point au foye en rougeur; ce que Vefal, Bauhin, & Coringius ont auffi obfervé. Or la caufe de la varieté de fa couleur vient de la varieté des alimens & du changement de temperament & de chaleur. Car l'un & l'autre caufent une grande variation dans les humeurs du corps, & par confequent dans celles qui fe portent à la rate, d'où fuit cette varieté de couleur.

Ses membranes. Elle eft entourée d'une double membrane: l'une exterieure qui vient du peritoine: l'autre déliée qui lui eft propre, qui vient de la membrane exterieure des vaiffeaux qui entrent dans la rate, & qui eft tiffuë de fibres dont l'entrelaffement eft merveilleux. Ces tuniques ou membranes ont des arteres, des veines & des nerfs qui pénétrent auffi dans fa fubftance.

Malpighius *en fon liv. de la rate,* *ch.*1. écrit que fa membrane du milieu a une merveilleufe dureté; (ce que neanmoins nous n'avons pas encore vû. *Plufieurs, dit-il, ont obfervé que cette membrane devient effeufe; & Bofchius l'a vûë fi endurcie auprés des mufcles de l'abdomen, qu'il foupçonnoit qu'il y eut en elle un fchirre. J'y ai fouvent obfervé fur tout dans les brebis, des pierres formées de matiére gypfée, des meliceris, & autres tumeurs, caufées peut-être par les differentes matiéres qui fortent des extremités des vaiffeaux, & qui s'épaiffiffent.*

Il écrit *au ch. fuiv.* qu'une fois en un bœuf il vit cette membrane devenuë cartilagineufe , & que la même chofe a auffi été remarquée par
Spigelius.

Il y a entre l'une & l'autre de ces membranes grande quantité de
vaiffeaux lymphatiques parfemés , en forme de lacis , aiant plufieurs
valvules ; & contenant felon l'obfervation de Malpighius une liqueur
jaünâtre , ou tirant fur le roux ; felon d'autres , tranfparente ; & qui
par plufieurs routes tres-vifibles en tout l'omentum , vont la verfer
dans le refervoir du chyle. Or tous ces vaiffeaux viennent de plufieurs glandes conglobées tres-petites qui font dans la rate.

*Ses vaif-
feaux lym-
phatiques.*

Elle a une infinité de fibres minces & fortes , composées de filamens , entrelaffées entr'elles d'un artifice merveilleux , & qui n'ont
point de éavités ; Gliffon neanmoins leur en attribuë ; mais il a été
trompé ; & fon erreur vient de ce qu'il a crû qu'elles aident aux nerfs
à porter le fuc nourricier. D'autres qui ont été moins habiles obferva-
teurs , ont crû qu'elles étoient un tiffu de plufieurs vaiffeaux fanguins
tres-déliés.

Ses fibres.

Outre les vaiffeaux lymphatiques dont on vient de parler , elle a
encore d'autres vaiffeaux ; fçavoir , des artères , des veines , & des nerfs ,
difperfés par toute fa fubftance.

*Ses autres
vaiffeaux.*

Elle eft arrofée par deux artères , (Malpighius a obfervé que dans
les bœufs & les brebis , ces artères entrent dans le parenchime de la
rate par un feul rameau , & dans les hommes , les chiens , les chevaux , & plufieurs autres animaux , par trois & quatre ,) l'une
qui entre dans fa partie la plus haute , & l'autre dans la plus baffe.
Ces artères viennent fouvent d'un rameau de la céliaque gauche , que
l'on appelle ARTERE SPLENIQUE , quelquefois d'un rameau qui fort du
tronc même de l'aorte , & fe portant en ferpentant le long du côté du pancreas , elles vont fe rendre à la rate , & s'y difperfer en
mille petits rameaux. Si le fang qui eft pouffé par ces artères n'a pas
un paffage affés libre pour entrer dans les racines des veines , & dans
le rameau fplenique , & qu'il arrive de là qu'il s'échauffe trop dans la
rate , on y fent un battement auffi fort que dans les autres artères.
Tulpius *liv.2. Obf.* 28. a remarqué une hiftoire furprenante d'un battement de rate , qu'on entendoit à trente pas d'éloignement.

Ses artères.

Elle envoye de fa partie concave une grande veine que l'on appelle
RAMEAU SPLENIQUE. Ce rameau tient au parenchime par une tres-grande quantité de racines , lefquelles en fe raffemblant peu à peu forment
tantôt trois grands rameaux , tantôt plus. Ces rameaux fe réüniffent
enfuite hors de la rate en un feul , qui eft celui dont il eft ici parlé ,
& qui fe portant tranfverfalement fous le ventricule par la partie
fuperieure de l'omentum , va fe rendre à la veine porte , où il fe décharge.

Ses veines.

Higmorus dit que ce viscère a peu de veines, que même elles n'y entrent pas trop avant, & que les petits vaisseaux sanguins qu'on y remarque en abondance, sont seulement les rejettons des artères dispersées par toute sa substance, & il croit que les Anatomistes se sont trompés en cela, & qu'ils ont pris les fibres pour des veines. Mais un viscère si considerable par sa grandeur ne peut pas, à raison de son office, n'être pas muni de quantité de ces petits vaisseaux sanguins de l'un & de l'autre genre; & quoiqu'ils ne puissent que tres-difficilement, & même à peine, être démontrés, pour n'être pas parfaittement distincts; on peut neanmoins les concevoir par l'entendement; (Coringius dit qu'on les voit tres-bien dans une rate dissoute;) car si les artères qui versent le sang dans ce viscère sont en grand nombre, le nombre des veines qui reprennent ensuite ce sang, & qui le reportent dans le rameau splenique, doit aussi être tres-grand, autrement il se feroit-là un régorgement de sang, d'où il s'ensuivroit tumeur & inflamation de tout le viscère.

Ses valvules   Le même Higmorus a observé que dans les veines dont on vient de parler, il y a à leur sortie de la rate des valvules qui regardent de la rate en déhors, & tellement disposées qu'aucune humeur ne peut tomber du rameau splenique dans la rate, ouï-bien de la rate dans ce rameau. Quoiqu'on ne puisse démontrer ces valvules que difficilement à cause de leur délicatesse; on les voit neanmoins clairement, du moment qu'on enfle le rameau splenique, ou qu'on y introduit de l'eau par un siphon; car elles empêchent que l'eau & le vent ne puisse entrer dans la rate.

Leurs ana-   Bauhin, Bartholin, & plusieurs autres disent que dans l'interieur
stomoses. de ce viscère les petits rameaux des artères s'unissent par anastomose aux fins des veines, qu'ainsi le sang passe de celles-là en celles-ci, & qu'il coule par cette voïe dans le rameau splenique. Il n'y a pas neanmoins en cela de la vrai-semblance, puisqu'il n'est pas possible que dans un tel simple passage ou transfusion du sang par de tres-petits vaisseaux, ce sang puisse acquerir la qualité subacide fermentative qu'il doit avoir naturellement; ainsi il faut necessairement que cette transvasation se fasse par quelque milieu interposé (comme il arrive dans le foye.) Nous parlerons un peu plus bas de ce milieu, lorsque nous expliquerons l'action de la rate : Cependant il faut remarquer qu'il y a une anastomose tres-considerable (rarement y en a-t'il deux,) par laquelle le tronc de l'artère se joint avant son entrée dans la rate, avec le rameau splenique. Cette anastomose semble avoir été placée là, en partie afin que le sang arteriel en se mêlant avec les humeurs qui sont portées de la rate dans le rameau splenique, les rendît plus fluides, & les poussât plus promtement; en partie afin que le sang superflu, qui peut-être, à raison de son trop d'abondance & du resserrement des

voyes, ne peut pas paſſer aſſés promtement par la rate, s'écoule dans le rameau ſplenique par cette anaſtomoſe.

Le VAISSEAU VENEUX COURT entre dans ce rameau ſplenique, un peu aprés, ou plûtôt immediatement aprés, que ce rameau eſt ſorti de la rate, & ſouvent dans les hommes, à l'endroit même de ſa ſortie, (dans les animaux un peu plus loin.) Les racines de ce vaiſſeau qui ſont adherentes au ventricule, concourent toutes, & ſe réüniſſent aux environs de ſon fond, ſouvent en un ſeul, quelquefois en deux ou pluſieurs conduits ; & ainſi il ſe forme tantôt un, tantôt deux, tantôt trois vaiſſeaux courts, qui tous vont aboutir au rameau ſplenique. Dans les chiens & dans pluſieurs autres animaux rarement ne deſcend-t'il qu'un ſeul vaiſſeau court au rameau ſplenique, dans l'ordinaire il y en va pluſieurs.

Le vaiſſeau veneuxcourt ou vas breves.

Il s'éleve quelquefois de la partie interieure de l'anus une certaine veine, laquelle entre dans la partie inferieure du rameau ſplenique, & y verſe le ſang dont elle eſt chargée. Les racines de cette veine tiennent à la partie interieure de l'anus, & ſont appellées VEINES HEMORRHOÏDALES INTERIEURES ; dont neanmoins le tronc s'inſere plus frequemment dans la veine meſenterique gauche.

Les veines Hemorrhoïdales interieures.

Ces vaiſſeaux, ſçavoir, les artères & les veines, ont avant leur entrée dans le rameau ſplenique une double tunique. Ils ſe dépoüillent de l'exterieure lors qu'ils entrent, & la répandent immediatement autour de la rate ; ainſi elle devient la tunique propre de la rate.

Outre ces vaiſſeaux dont ont vient de parler qui portent des humeurs manifeſtes, pluſieurs ont auſſi fait mention de lactées ; mais il eſt tres-certain qu'il n'en va abſolument point à la rate ; car le chyle du moment qu'il y ſeroit arrivé, ſeroit coagulé par l'acidité de la liqueur qu'elle contient. Ainſi, ceux-là ſe trompent beaucoup, qui, ainſi qu'il avoit déja été établi par les anciens, & même dépuis peu par Entius *Apolog. art.* 3. croyent qu'une partie du chyle monte à la rate par le rameau ſplenique ; car le ſang, tant celui qui reſte aprés la nourriture du ventricule, que celui qui a été préparé par une coction particuliére dans la rate, eſt dabord & ſubitement porté par ce rameau à la veine porte, & au foye : Ce qui eſt évident dans les diſſections des animaux vivans, en faiſant une ligature à ce rameau ; car il ſe gonfle dabord entre la ligature & la rate, & tout au contraire, il ſe deſenfle vers la veine porte. Si dans des chiens vivans on fait cette ligature fort proche, avant l'entrée du vaiſſeau court dans le rameau ſplenique, alors l'enflure ſe fait entre la rate & la ligature, & il ſe deſemplit de l'autre côté ; ce qui eſt une marque certaine qu'il ne ſe porte point de chyle, pas même du plus délié, (ce que neanmoins Regius tâche d'établir,) ni par le vaiſſeau court, ni par les autres vaiſſeaux gaſtriques, du ventricule à la rate, pour y être changé en

Qu'il ne vient point de chyle à la rate.

matiére fermentative ; mais que par ce vaiſſeau il ne deſcend que du ſang veneux ſeulement qui coule du ventricule par le rameau ſplenique directement à la veine porte, Outre cela , ſi l'on fait cette ligature au vaiſſeau court veneux même , on en prend une autre inſtruction ; car d'abord il ſe fait un gonflement entre la ligature & le ventricule , & tout au contraire , le vaiſſeau ſe deſenfle entre la ligature & le rameau ſplenique ; par quoi il eſt tres-manifeſte que le ſang , ainſi qu'on vient de dire , deſcend des veines du ventricule , & qu'au contraire , il ne monte par ce vaiſſeau aucun ſuc melancholique ou autre acide , de la rate au ventricule pour y exciter la faim , comme les anciens l'avoient dit. De plus , ſi dans le vaiſſeau court on fait par inciſion une ouverture au deſſus de la ligature , & que l'on reçoive en une cuiller la liqueur qui en découlera , chacun pourra voir de ſes propres yeux que cette liqueur , ſoit qu'on la regarde encore chaude , ou réfroidie , eſt un pur ſang veneux , auquel il n'y a aucun mélange de chyle , & qui ne differe aucunement de tout autre ſang veneux , ni en ſubſtance , ni en couleur. Ce qui détruit entièrement l'opinion de ceux qui établiſſent , qu'une partie du chyle ſe porte à la rate par ces voyes. Nous avons amplement refuté cette opinion *au ch.* 6.

Les nerfs.
de la rate. Outre les vaiſſeaux dont on vient de parler , elle reçoit auſſi deux petits rameaux de nerfs qui viennent du rameau coſtal de la ſixième paire. Ces nerfs ne parcourent pas ſeulement la tunique extérieure de la rate , & ne s'y conſument pas , comme pluſieurs ont cru ci-devant; mais auſſi pénétrant au dédans (Gliſſon remarque ici que ces nerfs , plus ils approchent de la rate , plus ils groſſiſſent ; & que la même choſe leur arrive encore pendant quelque eſpace , après qu'ils y ſont entrés) ils ſe diſtribuent par l'interieur de ce viſcère en pluſieurs ramifications qui accompagnent par tout les vaiſſeaux ſanguins , & ſont envelopés enſemble d'une membrane qui leur eſt commune. Cette membrane eſt formée de la membrane propre de la rate , & ſe recourbant en dedans à meſure que les vaiſſeaux entrent , elle accompagne par tout leurs ramifications en forme de gaîne , & les tient réünis comme en petits paquets.

Si ces nerfs
portent une
liqueur ali-
mentaire. Gliſſon *en ſon Anat. du foye , chap.* 45. dit que les extremités de ces petits nerfs s'uniſſent avec les fibres nerveuſes , & que celles-ci verſent en ceux-là une certaine liqueur alimentaire (Il dit que cette liqueur qui eſt répanduë par tout le parenchime de la rate , en eſt en premier lieu attirée par ces fibres) qui delà eſt portée aux grands nerfs ; & que c'eſt ainſi qu'elle paſſe dans le plexus de nerfs qui eſt auprés des glandes renales ; d'où quand l'occaſion le requiert elle eſt diſtribuée , ou immediatement par les nerfs de la ſixiéme paire , ou par l'entremiſe du cerveau & de la moëlle de l'épine , dans les nerfs généralement

de tout le corps, & par eux dans toutes les parties. Mais en cela ce
ſçavant homme s'écarte entiérement du droit chemin ; car les fibres,
ainſi qu'on l'a dit ci-deſſus, ne ſont point creuſes, ni les nerfs n'ont
pas de cavité ſuffiſante par où aucun des ſucs préparés dans la rate,
pût paſſer; & jamais Anatomiſte, quelque clair-voyant qu'il ait été,
n'a pû voir dans les nerfs aucune liqueur, ni, les aiant coupés, en exprimer la moindre goute. Outre cela, il eſt hors de doute, & tous
les Philoſophes ont généralement reconnu & établi : que par les pores inviſibles des nerfs, les eſprits animaux ſont continuellement
pouſſés du cerveau & de la moëlle allongée dans toutes les parties.
Eſt ce qu'une liqueur alimentaire, beaucoup plus épaiſſe que ces eſprits
pourra par un mouvement, ou cours contraire au leur, remonter par
les mêmes pores inviſibles, dépuis la rate juſques au cerveau, ou à ſa
moëlle ? Eſt-ce qu'en même tems, & dans des pores ſi étroits que ceux
des nerfs, il pourra s'y faire ſans empêchement deux mouvemens ainſi
contraires ; c'eſt à dire, le ſuc alimentaire ſe porter vers le haut, &
l'eſprit animal vers le bas ? Eſt-ce que les nerfs recevront en ſoi de la
rate, un ſuc qui devra enſuite être porté non-ſeulement dans les autres parties, mais même qui devra retourner dans la rate ? Eſt-ce qu'en
toute autre occaſion la moindre liqueur qui tombera dans les nerfs,
ſera capable d'y cauſer la paralyſie, & qu'en celle-ci il y en entrera
une ſi grande abondance venant de la rate, ſans y apporter aucune
incommodité ? Tout cela eſt tres-abſurde, & ainſi cette opinion n'aiant
point de ſolide fondement, tombe neceſſairement ? Voyez encore
quelque choſe ſur ce ſujet *au liv.8. ch.1.*

Mais peut-être qu'on demandera ici, pourquoi la rate, puiſqu'elle eſt
munie de tant de petits rameaux de nerfs, n'a pas un ſentiment
exquis, mais au contraire, groſſier & obtus ; puiſque non-ſeulement les nerfs ſont d'eux-mêmes tres-ſenſibles, mais encor que
les eſprits animaux apportent à toutes les parties membraneuſes un
ſentiment tres-vif ? Je réponds que cela vient de la ſubſtance même
de la rate, qui de ſoi eſt ſubacide, & ſubauſtere, (ainſi qu'on le connoît par le gout dans une rate cuite,) & auſſi du ſuc acide fermentatif
qui s'y engendre, lequel étant répandu autour de ces nerfs, l'un &
l'autre leur cauſent une ſtupefaction continuelle, & émouſſent leur ſentiment, en la même maniére que lors qu'on a mangé ou mâché des choſes aigres, on en a enſuite les dent agacées, & leur ſentiment en eſt
bien moins ſubtil, & ſeulement obſcur.

Pourquoi le ſentiment de la rate c'eſt obtus ?

En voila aſſés touchant les vaiſſeaux de la rate, deſquels Malpighius
au ch.3. de ſon liv. de la rate, décrit la diſpoſition, ſelon qu'il l'a trouvée
par une exacte inſpection dans la rate d'un bœuf.

Aprés les fibres & les vaiſſeaux, il vient enfin à conſiderer la ſubſtance de la rate, laquelle dans l'état ſain eſt ferme, un peu dure,

La ſubſtance de la rate.

& foufre facilement fans en être bleffée, d'être touchée & maniée en tous fens ; mais dans l'état morbifique, elle devient plus mollaffe & fe diffoût facilement. Ainfi dans des fcorbutiques & des hipocondriaques, je l'ai tres-fouvent aprés leur mort trouvée fi molle, qu'au moindre enfoncement ou attouchement du doigt on la déchiroit ou perçoit de part en part, & étant expofée à l'air elle fe fondoit bien-tôt ; quoique dabord en la voyant au déhors il ne femblât pas, ni par fa grandeur, ni par fa couleur qu'il y eut en elle rien d'extraordinaire.

Obfervation. Au mois de Mars de l'année 1651. je fis en public la diffection du cadavre d'un voleur fcorbutique qui avoit été pendu ; dans lequel la fubftance de la rate (d'ailleurs ni grande outre mefure, ni mal colorée) étoit tres-molle ; & qui aiant été expofée à l'air, pour lors affés froid, fut dans deux jours diffoute en une liqueur pleine d'écume, tirant fur le rouge noir, & femblable à de la lie de vin ; & enfin elle fe fondit en telle forte, qu'à l'exception de plufieurs fibres, & de plufieurs petits vaiffeaux, il fembloit qu'il n'y eut prefque rien de folide entre fes membranes. D'où l'on voit l'erreur de plufieurs, qui dans le fcorbut, dans l'affection hipocondriaque, dans la fiévre quarte, & dans les autres maux qui viennent de la rate, accufent toûjours l'obftruction, la dureté, ou l'enflure de ce vifcère, dans lequel neanmoins en ces affections, on ne voit le plus fouvent aucun de ces vices ; (quoiqu'auffi il puiffe y en avoir,) mais feulement une je ne-fçai-quelle difcrafie fpecifique, ou difpofition particuliére de fa fubftance, éloignée de l'état naturel, (à raifon de laquelle elle produit une matiére fermentative trop acre, trop cruë, trop acide, trop foible, trop fixe, ou de quelqu'autre maniére que ce foit, mal difpofée,) laquelle eft la caufe de tous ces maux. Nous ne nions pas neanmoins que dans un état non naturel, ce vifcère ne contracte fouvent une grande & furprenante dureté fchirreufe, femblable à celle du bois, laquelle on fent au déhors même. Georg. Queccius Medecin de Nuremberg, & Jo. Theod. Schenkius ont vû des rates couvertes en une de leur moitié d'une croute ou fubftance cartilagineufe.

Si la fub-ftance de la rate eft femblable à celle du foye. Plufieurs ont publié que la fubftance de la rate eft femblable à celle du foye, qu'elle a la même action, & que le foye étant malade, la rate exerce fa fonction. Mais on voit affés combien ces deux vifcères font diffemblables l'un de l'autre, foit en couleur, foit en faveur car la couleur qui dans un foye crud eft rouge, & toute fanguine ; dans la rate eft livide ou plombée ; dans un foye boüilli elle eft, jaunâtre ; dans une rate pareillement boüillie, elle eft femblable à de la lie de vin clairet : La faveur ou goût d'un foye cuit tire d'un leger amer au doux ; mais le goût d'une rate cuite a en foi je ne fçai quoi de fubacide & de fubauftère.

Si la rate On dit communément que la rate eft un parenchime de fang caillé, qui

qui fert de foûtien aux vaiſſeaux qui la parcourent, & qui ſe diſſout *eſt ſanguine.* facilement pour peu qu'on le froiſſe ; mais Malpighius qui a tres-exactement recherché tous les miſtères de ce viſcère, par le moyen des microſcopes ; a entiérement détruit cette opinion. Il dit *dans ſon liv. de la rate, ch. 4.* que la rate eſt un compoſé ou amas de membranes, formé & diſtingué en petites cellules ou voutes, & qu'elle n'eſt point un corps ſi denſe & ſi épais que pluſieurs juſques à preſent l'ont décrit ; mais rare & peu ſerré. Voici l'adreſſe ſinguliére qui lui procura cette connoiſſance. Il ſoufla dans une rate par l'artère & par le rameau ſplenique, l'enflant par ce moyen exceſſivement, & il l'a fit enſuite ſécher ainſi enflée. En cet état, dit-il, on voit que tout le corps de la rate eſt compoſé de petits ſinus ou cellules membraneuſes en forme de gâteaux de mouches à miel. Il décrit élegamment & amplement *en ſon livre ci deſſus cité,* l'origine & les differentes & merveilleuſes configurations de ces cellules, où l'on renvoye le lecteur.

Les glandes de la rate.

Le même Malpighius eſt le premier qui a obſervé dans la ſubſtance de la rate pluſieurs petites glandes dignes d'être remarquées ; leſquelles *en ſon livre ci-deſſus cité ch.* 15. il décrit ainſi. *On voit,* dit-il, *dans la rate pluſieurs amas ou pelotons de glandes, ou, ſi l'on aime mieux, des véſicules ou petits ſachets, diſperſés par toute ſa ſubſtance, qui reſſemblent parfaitement à une grape de raiſin. Les plus petites de ces glandes ſont de figure ovale, & à peu prés de la grandeur des glandes des reins ; Elles ſont de couleur blanche, ainſi que je l'ai toûjours obſervé, même lors qu'aiant verſé de l'ancre dans les vaiſſeaux ſanguins qui les environnent, & qu'ils en ſont pleins & gonflés, elles ne perdent point cette couleur. Leur ſubſtance ſemble être comme membraneuſe, mais molle, & facilement friable. Leurs cavités échapent à la vûë à cauſe de leur petiteſſe ; on conjecture neanmoins qu'elles en ont, puiſqu'aprés qu'on les a coupées elles ſemblent s'affaiſſer ſur elles-mêmes. Leur nombre eſt preſque infini. Elles ſont admirablement placées dans les cellules qu'on a décrites, deſquelles on dit communément qu'eſt formé le parenchime de la rate, & elles pendent aux rejettons de la capſule, c'eſt à dire, aux fibres qui en naiſſent, & par conſequent aux extremités des artères & des nerfs, même les fins des artères s'étendent autour d'elles en forme de tendrons de vigne, ou de branches de lierre, ainſi qu'on le voit dans une rate encore recente, dont on a rendu les artères noires en verſant de l'ancre au dedans. Le plus ſouvent elles ſont ſuſpenduës en forme de grains de raiſins ; châque grape étant compoſée de ſept ou huit. Elles ne ſont pas également viſibles en chaque animal : on les voit dabord dans le bœuf, dans la brebis, dans la chevre, &c. en déchirant ſimplement la rate, en la raclant légérement avec un couteau, ou en la laiſſant tremper long-tems dans de l'eau commune. Dans l'homme on les voit plus difficilement; neanmoins ſi, à raiſon de quelque diſpoſition maladive, tout le genre glanduleux ſe gonfle, elles deviennent plus viſibles ; car leur groſſeur s'augmente pour lors, ainſi que je l'ai remarqué en une jeune fille morte, en laquelle la rate étoit toute remplie de petits globules tres-apparents, diſperſés en maniére de grains de raiſins.*

A a

Au reste, quant à ce qui regarde l'usage des glandes, & quelle est la séparation des humeurs qui se fait par leur moyen ; on peut voir son opinion amplement décrite à l'endroit que l'on a cité.

En vérité on est tres-redevable aux lumiéres de l'éclairé Malpighius qui par le moyen de ses microscopes a si pleinement dissipé nos ténébres touchant la connoissance de la rate ; en sorte que son usage qui auparavant étoit douteux, nous est à present parfaitement connu.

Choses ra- On a quelquefois observé des choses extraordinaires dans la rate.
res trouvées Vesal *au liv. 19. de la fabr. du corps, chapitr. 9.* dit que dans la rate d'un
dans la rate. homme assés petite, mais extrêmement dure, il a trouvé de la graisse attachée à sa partie convexe, épaissie en forme de pierre blanche tres-dure. Jo. Schenckius *en ses Observ. liv. 3.* rapporte que dans le corps d'un Seigneur de Spolete on avoit trouvé la rate absolument aride & sans suc, privée de toute chair, vuide en forme de bourse, & attachée aux côtes gauches. Turneiserus *en son examen des urines*, dit qu'il trouva dans la rate d'une femme de qualité une pierre de la grosseur d'une châtaigne, molle comme de l'albâtre, du poids de deux onces & cinq drachmes, & composée de plusieurs lames, comme des coques d'œufs roulées ensemble. De même aussi Fallope a remarqué qu'il s'engendroit des pierres dans la rate. En 1667. au mois de Janvier, je fis en présence de plusieurs personnes la dissection d'une femme, dont la rate qui étoit de la grandeur, de la couleur, & de la dureté requise, avoit en sa partie anterieure, par laquelle elle regarde le ventricule, une certaine substance blanche, tres-differente du reste de sa substance, tant soit peu dure & ferme, qui à peine se pouvoit dissoudre en la froissant avec force entre les doigts, de la grandeur d'un œuf d'oye, & qui n'étoit pas crue exterieurement sur ce viscère, ni ne s'en élevoit pas en dehors comme une protuberance ; mais lui étoit entierement continuë, & étoit une de ses parties, quoi qu'elle ne ressemblât en aucune maniére aux autres particules de ce viscère. On ne pouvoit pas non plus dire que ce fut de la graisse ou une glande, car elle en étoit tres-differente en substance.

Le tempe- A l'égard du temperament de la rate ; quelques-uns demandent si
ramente de la elle est une partie chaude ou froide ? Il faut répondre qu'on doit la
rate. nommer une partie froide ; non pas qu'elle soit veritablement froide, mais parce qu'elle est moins chaude que le cœur, que le foye, & que plusieurs autres viscères. Ajoûtez à cela, qu'elle rafraichit le sang arteriel qui coule par sa substance, qu'elle le rend subacide, qu'elle fige & émousse la pointe de ses particules sulphureuses ; & enfin, qu'elle le prive de toute volatilité.

Son action. Les opinions des Docteurs sur l'action & l'office de la rate sont tres-differentes entr'elles.

Erasistratus & Ruffus d'Ephese ne lui attribuent aucune action.

Ariftote *au liv. 3. des part. des anim.* établit qu'elle n'eft neceffaire que par accident, & pas plus que les excremens du ventre & de la veffie. Hipocrate *au liv. de morb.& au liv. de genit.& en plufieurs autres endroits*, appelle la rate *fource d'eau.* C'eft peut-être de là que Vvarthon *en fon Adenograph.ch.4.* dit qu'elle attire du fang une liqueur aqueufe; mais qu'à peine peuton fçavoir pour quelle fin elle l'en tire, à moins que ce ne foit pour la nourriture des nerfs. (Nous avons refuté cette opinion un peu cidevant.) Il rapporte encore au même endroit plufieurs autres chofes de peu de confideration touchant l'ufage de la rate.

Plufieurs, qui fuivent l'opinion de Galien & des autres Anciens, ont crû que fon action étoit de féparer la partie groffiére & mélancolique du chyle d'avec la pure & moins groffiére, de l'attirer par le rameau fplenique, de la récueillir en foi (en la maniére que la veffie du fiel reçoit en foi la bile jaune,) de la cuire tant foit peu, & enfuite de la dépofer de nouveau, en partie dans le ventricule par le vaiffeau veneux court pour y exciter la faim, en partie dans les inteftins par le rameau fplenique, & en partie au podex par la veine hemorrhoidale. Bauhin, Riolan, & Bartholin ont refuté cette opinion par plufieurs raifons qui font prefque toutes les mêmes, defquelles neanmoins on n'auroit pas eu befoin, puifque les trois fuivantes la détruifent entiérement. 1. Qu'il n'y a pas dans la rate de cavité ample dans laquelle cét excrement pût être renfermé. 2. Qu'il n'y a point de chemin par lequel cet excrement pût être de nouveau évacué, puifqu'il ne doit pas ni ne peut pas tantôt entrer, & tantôt fortir par le même rameau fplenique. 3. Que la ligature faite dans un animal vivant au rameau fplenique, au vaiffeau veneux court, & à la veine hemorrhoidale, démontre pleinement le contraire, ainfi que nous l'avons fait voir ci-deffus. Ces trois raifons feules fuffifent pour renverfer entiérement cette méchante opinion.

Si elle fépare la mélanco'ic d'avec le chyle.

Vefal, Platerus, C. Pifo, Bauhin, Spigelius, Jeffenius, & plufieurs autres, ont établi que la rate eft un vifcère qui ne fait pas moins le fang que le foye; & ils l'ont appellé avec Ariftote *le Lieutenant du foye*, croyant que lorfque le foye eft mal difpofé, ce vifcère exerce en fa place la fonction de faire le fang, pouffés à cela par cette raifon principalement : que dans le fœtus la rate eft de couleur rouge, femblable au foye, & que lorfqu'elle eft malade, la fanguification eft bleffée. Or ils ont crû que le fang qui fe fait dans la rate, fert à la nourriture des vifcères contenus dans l'abdomen, tout ainfi que celui qui eft fait dans le foye, fert à la nourriture des autres parties. Ils ont dit que ce fang de la rate fe fait d'un chyle aqueux & groffier que quelques-uns ont crû y être apporté par les vaiffeaux lactées, d'autres y tomber du ventricule par le vaiffeau veneux court, & d'autres qu'elle l'attiroit elle même par le rameau fplenique. Mais cette opinion eft

Si elle fait le fang.

A a ij

détruite en partie par ce que nous avons dit ci-devant ; puifque le fang ne fe fait ni dans le foye, ni dans la rate, mais dans le cœur feulement , & qu'il ne part de la rate aucun vaiffeau, par lequel il fe puiffe commodément écouler du fang pour la nourriture des vifcères fitués dans l'abdomen ; comme auffi qu'il n'y a aucune voye par où le chyle puiffe être porté à la rate ; puifqu'en effet, il n'y va point de vaiffeaux lactées , qu'il ne fe porte rien au ventricule par le vaiffeau veneux court (lequel ne s'infere pas dans la rate , mais dans le vaiffeau fplenique hors de la rate,) & qu'il ne fe fait non plus aucune attraction du chyle par le rameau fplenique vers la rate ; ainfi que nous l'avons prouvé ci-devant. Veflingius aiant prévû cette difficulté du tranfport du chyle, a eu recours à de certains pores invifibles du ventricule , par lefquels il dit que ce chyle aqueux eft porté à la rate ; mais il ne les prouve par aucune raifon. Enfin cette opinion eft entiérement détruite par le mouvement circulaire du fang, par lequel il eft manifefte , que, ni du foye, ni de la rate il ne fe porte par les veines aucun fang aux parties , pour leur nourriture , que même cela n'eft pas poffible, à raifon des valvules qui l'empêchent , mais que tout le fang eft pouffé du cœur aux parties par les artères.

Si la rate prépare le fang pour le cœur.
Æmilius Parifanus *au liv. 6. de la fubtil. exerc. 2. ch.3.* croit fuivant l'opinion d'Ulmus , que de la portion du chyle la plus pure la rate en prépare le fang arteriel pour le ventricule gauche du cœur, & que ce fang eft porté par les artères à l'aorte , & de celle-ci au ventricule gauche du cœur. Entius *en fon Apolog. art.2.* fe mocque de cette opinion avec raifon , & la rejette avec mépris. Galien *de atrab. chap.7.* dit que quelques fectateurs d'Erafiftrate ont crû que tout le chyle eft porté à la rate , & que là il y eft formé en fang groffier pour le foye ; mais ces deux opinions font fi abfurdes, que fi on veut feulement faire attention aux routes du fang & à fon mouvement, elles n'auront pas befoin d'autre refutation.

Si la rate attire à foi la partie acide du fang.
Vvalæus aiant pris garde qu'il ne fe portoit aucune humeur à la rate par le rameau fplenique , & auffi qu'il n'y venoit aucun vaiffeau lactée, a conclu avec raifon que la matiére qui fe cuit dans la rate n'eft autre que le fang arteriel qui lui eft apporté par la céliaque ; mais il s'eft encore trompé en cela, qu'il a crû que la rate n'attire à foi que la partie acide feulement de ce fang, & non les autres ; comme fi la rate avoit de la connoiffance, qu'elle aimât mieux cette portion qui eft acide que l'autre qui eft douce, & qu'elle fût capable de la diftinguer de celle là, & même de l'en féparer. Outre cela , il n'a pas fait reflexion que dans le fang arteriel il n'y a aucunes particules actuellement acides ; mais que les acides s'engendrent dans la rate, des parties les plus falines du fang même ; qu'enfuite étant mêlées avec le fang veneux, elles lui fervent de ferment qui a en foi une tres-

légére acidité, laquelle conjointement avec les particules sulphureuses étant cuite dans le foye d'une façon particuliére, se change en ferment bilieux, qui par l'éservesconce qui se fait dans le cœur, perit de nouveau, & s'évanouït.

Glisson *en son Anat. du foye, ch.* 45. dit que la principale action de la rate est de faire une liqueur alimentaire pour la nourriture des nerfs ; mais nous avons refuté cette opinion ci-devant, en traitant des nerfs de la rate. *Si elle nourrit les nerfs.*

Pour ce qui est de l'opinion de Helmont, qui met le siége de l'ame sensitive dans la rate, elle est absolument indigne qu'on la refute. *Si elle est le siége de l'ame.*

L'exact & ingenieux Malpighius étant fort en doute sur l'action & l'usage de la rate ; pour ne pas floter ainsi dans l'incertitude, & afin d'établir quelque chose de plus assûré que ce que les autres en ont dit, voulut faire l'essai d'une experience, par laquelle il espera de trouver quelque lumiére dans une chose si obscure. (Voici comme en son *liv. de la rate, ch.* 6. il s'exprime.) *Aiant fait en un chien encore jeune & tendre et une ouverture en l'hipocondre gauche, je liay avec un fil fort les vaisseaux sanguins de la rate, qui sortit d'abord par l'ouverture, & ceux de l'omentum qui lui est attaché, tout auprés de leur entrée dans la rate. Je replaçay ensuite chaque partie en son lieu tres-promtement, je recousis le peritoine & les muscles, & réunis lâchement la peau. La plaie fut guerie en peu de jours, & l'animal quelques semaines aprés recouvra entiérement sa santé, & fut en état de faire gayement toutes ses fonctions accoûtumées, en sorte que pendant tout le tems qu'il a vécu depuis, on ne remarqua aucun trouble en sa santé. Il en devint plus gourmand, se jettant avec une avidité extrême sur les alimens, devorant & avalant les os, & généralement toute autre sorte de nourriture. L'ordre naturel des excremens ne fut point troublé en lui. Je remarquai seulement qu'il pissoit incessamment, c'est à dire, en quantité, & tres-souvent, ce qui, quoiqu'il soit ordinaire aux autres chiens, sembloit neanmoins exceder en celui-ci. Il étoit au reste gras, & bien disposé en toutes les parties de son corps, & il avoit autant de promtitude & de gayeté à faire toutes ses actions que tous ses semblables. Ce qu'on remarquoit de particulier en l'habitude exterieure de son corps, étoit une enflure de l'hipocondre droit, qui faisoit plus élever & avancer en dehors les côtes d'en bas que les autres. Aiant donc conçû bonne esperance de nôtre tentative, je resolus d'ouvrir ce chien encore une fois, & l'aiant executé, je trouvai dans l'abdomen la rate, dont les vaisseaux étoient tres-fortement liés, répliée avec l'omentum, & tellement diminuée qu'à peine en restoit-il le moindre vestige ; car on ne la voyoit que comme une tres-petite vessie, ou follicule, composée de plusieurs membranes : Les vaisseaux sanguins dispersés en quantité vers le ventricule, & par l'abdomen étoient tres-bien disposés, & pleins de sang, aussi-bien que le rameau splenique qui étoit tres-apparent & en son état naturel, étant entouré de la graisse qui a coûtume d'être naturellement en cét endroit-là. Le foye, quant à sa substance, sa couleur, & les productions de ses.*

Experience de Malpighius.

A a iij

vaisseaux, étoit pareillement en tres-bon état, du moins autant qu'on pouvoit le connoître à la vûë : on eut dit seulement qu'il excedoit un peu en grosseur ; car il s'étendoit beaucoup dans l'hipocondre gauche. A l'égard des autres parties restantes, soit dans le thorax, soit dans l'abdomen, soit dans le genre charneux, je n'y remarquai aucune alteration ou changement. Le sang étoit d'un tres-beau rouge, & par tout tres-coulant. Voila ce que je trouvai en ce chien, en quoi je ne reçûs aucune lumiére qui me fit connoître l'usage de la rate. Il est surprenant que par cette ingenieuse experience, il n'ait rien pû apprendre touchant cet usage. J'ai neanmoins voulu ici la rapporter pour inciter un chacun à de semblables tentatives, afin qu'un jour le veritable usage de ce viscère ne fût pas seulement connu par le raisonnement, mais encore par des démonstrations.

La verita-
ble action de
la rate.

Il paroît donc par tout ce qu'on a dit ci-devant combien les opinions des Docteurs sur l'office de la rate ont été incertaines & differentes entr'elles. En sorte que jusques à present il n'y en a eu presque aucun qui ait expliqué sa veritable action, laquelle neanmoins n'est autre que de preparer tellement le sang arteriel, qu'il s'en tire une matiére subacide, de laquelle aprés qu'elle a été mêlée dans le foye avec les particules sulphureuses, & qu'elle y a reçû une coction particuliére & specifique, il s'en fait un ferment bilieux pour le sang & pour le chyle. Or de savoir comment cette liqueur acide s'y engendre, c'est ce qu'il n'est pas trop facile d'expliquer. Il semble que la chose se passe ainsi. Il y a plusieurs glandes dans la substance de la rate qui de sa nature est subacide, (on le sent au goût dans une rate cuite ;) or le sang est versé par les extremités des artères dans ces petites glandes ; & pareillement par les extremités des nerfs qui y aboutissent, il y est aussi répandu des esprits animaux, mais en bien moindre quantité, lesquels temperant l'esprit sulphureux du sang, lui communiquent une légére acidité ; & c'est en cét état que le sang est poussé hors de ces glandes par la pression des parties des environs, & qu'il est reçû & comme englouti par les racines de la veine splenique ; d'où enfin il va à la porte & au foye par le rameau splenique : Il semble neanmoins qu'avant que d'entrer dans les racines des veines, il s'arrête dans les cellules qui sont à l'entour, dont la substance est acide, afin d'y acquerir par ce sejour un peu plus d'acidité ; en la maniére que plus le vin demeure dans un tonneau imbu de l'acidité du vinaigre, plus il s'en aigrit ; & en la maniére aussi que plus la bile reste dans sa vesicule, plus elle contracte d'acrimonie.

Si l'on peut
ôter la rate,
& rester en
vie ?

Il s'ofre ici presentement un doute à resoudre ; sçavoir, si la rate est un viscère absolument necessaire à la vie ? De plus, si on peut l'ôter du corps humain en la coupant, & la playe ensuite se guerir sans danger de la vie, ou sans endommager la santé ? L'authorité de Pline est ici en faveur de l'affirmative. Voici comment il parle *au liv.* 11. *chap.* 37.

Il est constant que l'oyseau nommé Ægocephale n'a point de rate, non plus que les autres animaux qui sont sans sang. Elle est quelque fois un obstacle particulier qui empêche de courir, c'est pourquoi on la brûle à ceux qui en sont travaillés, & on dit, que les animaux ausquels on l'a ôtée en la coupant, ne laissent pas de vivre. Trallianus semble prouver cette opinion de Pline par un exemple de pratique. Il dit *au liv.8.* qu'il a gueri un soldat à qui toute la region de la rate avoit été brûlée par des fers ardents. Bartholin aussi *cent.4. de son Anat. rar. hist.51.* tâche de soûtenir & confirmer l'authorité de Pline par l'experience de Fierovanti, qui se glorifie d'avoir coupé la rate à une femme, & par ce moyen l'avoir rétablie en santé ; de quoi, à ce qu'il dit, on ne peut douter, en aiant plusieurs témoins. Il n'en produit neanmoins, ou n'en cite aucun qui soit digne de foi. Deusingius cite cette experience de Fierovanti, & l'admire *dans son trait. de la sanguific. ch. 79.* Il rapporte aussi le témoignage de deux Chirurgiens inconnus, qui disoient avoir emporté des rates blessées ou alterées, en les coupant, & avoir heureusement gueri ensuite les malades : & ajoûtant foi entiére à ces témoignages qu'il a tirés de Roussetus, il conclud de la rate ; *Qu'elle n'est pas un viscère necessaire à la vie, mais seulement pour la passer plus heureusement : Non point tant*, dit-il, *pour l'être, que pour le bien être ; non pas simplement pour la nourriture & la conservation, mais pour une meilleure nourriture ; c'est à dire, pour la génération d'un sang plus fluide, plus élabouré, & plus spiritueux.* L'experience de Malpighius qu'on vient de rapporter dans les propres termes de l'autheur, semble beaucoup fortifier cette opinion. La nouvelle maniére qu'on a trouvée dépuis peu en Angleterre, de couper & arracher aux chiens la rate sans qu'ils en meurent, semble aussi beaucoup la favoriser ; Et nous avons nous même avec plusieurs autres vû que l'abdomen aiant été ouvert au côté gauche par Reg. de Graëf en un chien vivant, & les vaisseaux de la rate aiant été bien liés avec un fil fort, il en enleva, ou coupa toute la rate, & la plaie aiant ensuite été cousuë, ce chien guerit parfaitement, & pour cette raison nous l'appellames SANS RATE, *Explenium.* Au même tems le même de Graëf nous disoit qu'il avoit remarqué que les Anglois écrivoient que les chiens ausquels on avoit coupé la rate, demeuroient toûjours steriles, & que pour cette raison il avoit voulu faire cette experience sur une chienne, laquelle il nourrit après lui avoir coupé la rate & gueri la blessure ; que neanmoins elle étoit tombée en chaleur, & s'étant accouplée avec un mâle, elle en avoit conçû, & fait deux petits ; qu'il avoit refuté par cette experience l'observation des Anglois. Tout cela semble prouver que ce viscère n'est pas de grande necessité pour la vie, & même que son action n'est pas si noble qu'on la lui a attribuée jusqu'à present. *Pour la negative* ; elle est soûtenuë, non-seulement par tous les Anciens ; mais encore par Levinus Lemnius, par Tobias Knoblockius, par Jo. Lindanus , & par plufieurs autres des plus fameux d'entre les nouveaux Medecins , même à peine en trouvera-t'on un de fix mille , qui ne rejette entiérement cette opinion. Voyez fur cela Cœlius Aurelianus qui *au liv. 2. des malad. chron. chap. 4.* parle ainfi : *On dit bien de bouche , que l'on peut couper & ôter la rate , mais je n'ay pas apris qu'on l'ait executé effectivement.* La raifon & l'experience appuyent auffi cette negative. La *Raifon* : Car Dieu le Souverain Createur de toutes chofes , n'a rien créé en vain en nôtre corps ; tous nos vifcères , fans en excepter aucun , & toutes nos parties aiant été formés en nous , & nous aiant été donnés pour quelque ufage neceffaire : qui eft celui maintenant qui étant en fon bon fens , croira qu'un vifcère auffi grand & auffi confiderable que la rate , & dont tous les animaux fanguins , à l'exception de bien peu , font pourvûs , ait été donné en vain , & fans quelque neceffité pour la vie , à l'homme & à la plus part des animaux ? Et quoique dans les ténébres de la nature où nous fommes enfoncés , nous ne puiffions pas peut-être juger affés parfaitement de fon office & de fon ufage , & qu'il naiffe de là parmi nous de grandes difputes fur ce fujet , cela n'ôte pas la neceffité de ce vifcère pour la vie. En effet , non-feulement fa grandeur infigne , & fa connexion ou fociété admirable avec les autres vifcères la démontrent fuffifamment ; mais encore ce que l'on voit chaque jour , que fa bonne conftitution eft toûjours accompagnée d'une parfaite fanté , & que fa difpofition vitieufe engendre une infinité de maux , nous l'enfeignent plus que fuffifamment , & nous le démontrent comme au doigt. *L'Experience* : Car il n'eft aucun Medecin , que je fçache , du moins qui foit de quelque authorité , & qui puiffe faire foi , qui ait jamais vû , ouï , écrit , ou obfervé qu'on eut coupé la rate à quelque homme , qui foit enfuite refté vivant. L'Hiftoire de TralNanus ne prouve rien en faveur de cette opinion , parce qu'il ne dit pas qu'on eût ôté la rate à fon malade , ou qu'elle lui eut été confumée par le feu ; mais feulement que la partie exterieure de la region de la rate avoit été brûlée , tout ainfi que quelquefois en certaines maladies du cerveau on applique le cautere dans les parties exterieures ; mais neanmoins le cerveau n'en eft pas brûlé. Quant à Fierovanti , c'étoit un empirique qui expofoit fes remedes en vente dans les lieux publics , qui n'étoit d'aucune authorité , fur la foy duquel on pouvoit tres-peu fonder , & qui s'étudioit à perfuader & à tromper les gens credules , afin de paroître parmi le peuple plus grand Medecin qu'il ne l'étoit en éfet. Il faut penfer la même chofe de ces Chirurgiens inconnus , cités par Rouffetus ; & il me fouvient même d'avoir ouï mille & mille femblables contes qui m'étoient racontés par certains Chirurgiens , vains & enorgueillis de ce qu'ils croyoient fçavoir , aufquels neanmoins on ne doit ajoûter aucune croyance. Veritablement fi la chofe étoit ainfi , on n'auroit pas befoin au fiécle où

nous

nous sommes, du témoignage de semblables Chirurgiens sans nom
& sans réputation. Il y a eu dans les siécles passés, même dans les
plus reculés, de fameux Medecins, & de sçavans Philosophes, qui
ont travaillé avec de grands soins à la recherche des secrets de la
nature, desquels, si non tous, du moins quelques-uns auroient vû,
observé, & remarqué quelque chose sur ce sujet. Mais présentement
toute la certitude de cette affaire n'est fondée que sur les témoignages
incertains de quelques hommes inconnus & obscurs. Contre lesquels
on oppose des raisons de si grand poids, que cette opinion ne peut
plus maintenant se soûtenir. Car sans parlér des nerfs, il entre dans
la rate de l'homme de grands vaisseaux sanguins, tels que sont les deux
artères spleniques, & il en sort pareillement de tres-considerables,
tels que sont les differentes veines, qui en se rassemblant font le rameau splenique. Or, de couper ces vaisseaux, cela seul seroit capable de tuër l'homme, par la grande hemorragie qui en suivroit ; car
il ne paroît pas vrai-semblable que quelque ligature qu'on fasse à ces
vaisseaux, & de quelques remedes astringens qu'on se serve, on puisse
si bien les resserrer, qu'il ne survienne pas une hemorragie considerable, ou si on les lie par quelques liens, (ce que dans l'homme on ne
peut faire commodément, cette partie étant enfoncée & cachée, ainsi
que sçavent ceux qui connoissent parfaitement la situation, la connexion, & la constitution des parties,) il faudroit neanmoins encore qu'il s'en ensuivit nécessairement dans peu de tems, les liens s'é-
tant pourris, la gangrene & une hemorragie mortelle. Outre cela,
j'ai moi-même vû plusieurs fois dans les camps, des rates blessées par
des coups d'épées, ou de piques ; mais je n'ai jamais pû voir ré-
chaper aucun de ces sortes de blessures, quelques soins qui aient été
employés pour les guerir, soit par moi, soit par d'autres Chirurgiens.
Si les seules blessures de ce viscère, souvent légéres, sont mortelles ;
si même son intemperie seule, son obstruction, ou quelqu'autre mal
peut grièvement affecter tout le corps, & aussi le faire mourir ; combien plus son entiére extirpation sera-t'elle mortelle, & combien plus
abattra-t'elle & affoiblira-t'elle tout le corps & la vie même ? Pour
ce qui est des chiens ausquels on coupe la rate, ils ne restent pas
tous en vie ; même de plusieurs il en est peu qu'on puisse sauver,
& ceux que l'on conserve, sont tout le reste de leur vie tristes, languissans & sans cœur, & ne vivent pas long-tems. La raison, sans
doute en est, que par le manque de cette matiére convenable que la
rate doit fournir, il ne se prépare point de ferment dans le foye, ce
qui fait que le sang qui s'engendre dans le cœur, est grossier, &
que d'un tel sang il ne se peut former des esprits, soit vitaux, soit animaux, que grossiers, & qu'en petite quantité. Outre cela, ce que l'on
peut faire seurement & commodément dans un chien, & que par

B b

cette raifon il eft permis de faire , ne peut être tenté dans l'homme fans un tres-grand danger de fa vie , & ce feroit un crime de
le hazarder ; car ce qui fait qu'il y a quelques chiens qui ne meurent pas en cette operation , cela même tuëroit immanquablement
l'homme ; par la raifon , que dans l'homme l'action de ce vifcère
eft beaucoup plus neceffaire que dans le chien , dans lequel le pancreas ou quelqu'autre partie peut peut-être plus facilement tenir fa place que dans l'homme. Et en effet , il n'eft perfonne d'efprit & de
jugement fain , qui puiffe croire qu'un vifcère fi confiderable , muni de
tant d'artères , de tant de veines , & de tant de nerfs , & qui a un parenchime qui lui eft propre , ait été créé en vain & fans ufage.

Par là on voit évidemment ce qu'il faut répondre à l'experience
de Malpighius , de laquelle on a fait mention ci-devant : fçavoir , que
par la raifon peut-être , que l'ufage de la rate n'eft pas fi confiderable ni fi neceffaire dans le chien que dans l'homme , certains chiens
peuvent fe paffer de cet ufage , (non pas tous neanmoins , l'experience faifant voir que la plûpart de ceux à qui on coupe la rate en
meurent , & que peu en échapent ,) ce qui n'arrive pas dans l'homme , dans lequel , comme toute méchante conftitution de la rate eft
capable de troubler l'œconomie de tout le corps , en mille maniéres differentes & étonnantes ; il en arriveroit à plus forte raifon de plus grands
& de plus fâcheux accidens , fi on l'ôtoit entiérement.

Ainfi , il faut conclure que dans l'homme la rate eft tres-neceffaire à
la vie , & qu'on ne la peut couper fans caufer la mort. On peut
voir plufieurs chofes touchant fon action & fon ufage *au chap. immédiatement fuiv.*

CHAPITRE XVII.

De l'office du Foye, & de la Rate.

De plus,

De l'ufage de la Bile , du fuc Pancreatique , & de la Lymphe.

Digreffion. IL a été fuffifamment démontré dans les chapitres précédens combien les Docteurs ont été contraires en opinions touchant l'action
du foye & de la rate ; & auffi touchant l'ufage de la bile , du fuc
pancreatique , & de la lymphe. Or comme il n'en eft aucun qui ait

conçû ni la dignité de ces viscères, ni la necessité de ces sucs, ou du moins qui les ait décrits ; enfin, il est tems que ces mistères qui ont demeuré cachés dans l'obscurité pendant tant de siécles, paroissent au jour ; puisqu'en effet, il est certain que toute la Medecine peut en tirer de tres-grandes lumiéres, & pénétrer dans les causes obscures & non connuës de plusieurs maladies.

Les actions du foye, de la rate, & du pancreas conspirent toutes à une même fin, & préparent ensemble le ferment du sang & du chyle, en la confection duquel l'office des trois doit necessairement concourir, puisque l'un sans l'autre ne sçauroit le faire.

L'action de trois visceres.

Tout ainsi qu'à de la farine de froment paîtrie avec de l'eau on ajoûte du levain, afin de dissoudre par son moyen les particules du froment les plus grossiéres & les plus terrestres, d'attenuër & d'exciter les particules spiritueuses qui sont envelopées & comme engourdies dans cet assemblage terrestre, & rendre ainsi toute la masse du pain déja pénétrée par ces esprits attenués, plus légére & plus facile à se cuire ; de même aussi il est necessaire d'introduire dans le chyle & dans le sang véneux, un ferment par lequel les particules spiritueuses qui sont cachées en eux, soient attenuées, & excitées, & qu'ainsi toute la masse soit plus disposée à être changée en sang, & plus propre pour la nutrition.

Or le levain du pain (de la connoissance duquel on arrive plus facilement à celle du ferment du chyle & du sang) se fait communément d'une certaine quantité de farine que l'on paîtrit avec de l'eau tiéde, à laquelle on mêle tant-soit-peu de sel & de vin-aigre, & que l'on garde en cét état dans un lieu chaud, jusqu'à ce que les esprits salins & subacides soient un peu volatilisés par la chaleur, & qu'ils pénétrent les particules de la pâte, qu'ils la dilatent, qu'ils la séparent, & qu'ainsi ils la rendent subacide & fermentative. Pour lors une petite portion de ce ferment acide étant mêlée à une grande quantité de pâte, paîtrie un peu à chaud, fera lever toute la masse. Car les particules fermentatives se répandent dans toute cette masse, en incisent & attenuent toutes les parties, & dissolvent les esprits qui y sont envelopés. Le vulgaire parmi nous ajoûte communément à cette pâte, pour la même fin, de la levûre de biere qui est tres-acre, & qui a une odeur tres-forte. D'autres peut-être se servent de quelqu'autre levain ; mais tout ferment, quel qu'il soit, est composé de choses subsalines & subacides, acres & corrodantes, mises en fusion par une chaleur moderée, & tant-soit-peu volatilisées ; Que si elles sont trop grossiéres & trop denses ; comme pour lors elles sont long-tems à se dissoudre, & que leur vertu n'agit que lentement, il faut qu'elles demeurent pendant long-tems mêlées dans la pâte avant qu'elles la fassent fermenter, ainsi qu'il arrive au premier ferment que nous avons décrit, qui

Du ferment du pain.

Bb ij

demeure plufieurs heures & fouvent toute la nuit avant qu'il faſſe
ſon operation. Que ſi par le mélange de quelques particules ſulphureuſes elles ſont renduës plus ſpiritueuſes & plus volatiles , elles
fermentent alors promtement , ainſi qu'on le voit dans la levûre de
biere , dont l'action ſe fait entiérement dans l'eſpace d'une heure ,
ſouvent de demie , & ſouvent en moins de tems. Car comme les
particules acres ſpiritueuſes ſont en ce ferment plus libres & plus dé-
gagées de la matiére dans laquelle elles ſont inherentes, & que par
conſequent elles en ont une vertu plus pénétrante , elles en operent
plus promtement , diſſolvent dans peu les particules groſſiéres de la farine , & ſuſcitent les eſprits embarraſſés ; ce qu'elles executent encore plus
fortement ſi à cette levûre de biere on ajoûte quelque peu de miel ,
(qui a auſſi en ſoi des particules acres diſſoutes , & envelopées dans
des ſulphureuſes.) Mais il ne ſe fait rien de tout cela ſans une chaleur moderée ; comme étant le moyen par lequel les particules ſalines
doivent être élevées à une qualité moderément ſubacide , & à quelque
eſpece de volatilité.

La choſe ſe paſſe abſolument de même dans le chyle & dans le
ſang véneux ; Car, ſi avant que l'hematoſe ſe faſſe, ils ne ſont pas
attenués & préparés par le mélange d'un ferment convenable , ils
ne ſe ſpiritualiſent pas ſuffiſamment dans le cœur, c'eſt à dire, que
les eſprits qui ſont en eux cachés & engourdis , ne ſe develop̀ent
pas ſuffiſamment d'avec la matiére épaiſſe & ſereuſe , mais demeurent
ainſi engourdis ; d'où vient que le ſang qui en eſt fait, eſt groſſier,
aqueux , & peu utile pour nourrir & fortifier les parties, que le corps
devient languiſſant , & que les actions, tant les naturelles que les animales, ne ſe font point bien.

*Que le foye
fait ce fer-
ment.* Or c'eſt le foye qui fait ce ferment du chyle & du ſang ; auquel
ferment neanmoins ſurvient le ſuc pancreatique qui ſe mêle avec
lui dans le duodenum , ſpecialement pour la préparation du chyle , à
meſure qu'il tombe du ventricule : ainſi que nous l'avons amplement
expliqué *dans le ch. 9. précédent.*

*De la ma-
tiére de ce
ferment.* La matiére dont le foye fait ce ferment, eſt le ſang véneux même,
qui des veines gaſtriques & des meſenteriques eſt porté dans ce viſcère par la veine porte : Il ſemble auſſi qu'il y en arrive quelque peu
par les petites artères hépatiques. A ce ſang ſe mêle un ſuc acre ſub-
ſalin ou ſubacide fait dans la rate, en partie du ſang arteriel qui vient
des artères , & en partie des eſprits animaux qui y coulent par les
nerfs , (On fera voir amplement *au liv. 3. ch. 11.* que ces eſprits font la
ſéparation des parties ſalines du ſang d'avec les ſulphureuſes ;) d'où il
eſt porté par le rameau ſplenique à la veine porte , & de là conjointement avec le ſang dont on vient de parler, auquel il ſe mêle , au
La manière foye. Ainſi par le moyen de ce ſuc acre & corroſif , & de la coction

qui se fait dans le foye par la vertu qui lui est specifique; les parti- *dont ce fer-*
cules spiritueuses, tant les salines que les sulphureuses qui sont cachées *ment est pré-*
& embarrassées dans ce sang véneux, se dissolvent, s'attenuent, & *paré.*
deviennent acres & fermentatives ; dont une portion, sçavoir, la plus
subtile, se séparant du reste grossier de la masse du sang en forme d'eau
transparente & tres-pure, par le moyen des glandes conglobées, par
celles-là principalement qui sont situées dans la partie cave du foye,
est portée par une infinité de petits vaisseaux lymphatiques, du foye
à plusieurs veines differentes, pour y préparer le sang véneux qui va
au cœur ; mais l'autre portion qui est beaucoup plus considerable, est
portée aux vaisseaux chyliferes, afin d'y donner au chyle qui y aborde la préparation qui lui est necessaire pour la fermentation qui doit
se faire dans le cœur. Il s'y porte aussi pour cette même fin une certaine salive fermentative qui vient de la bouche ; comme encore une
lymphe subsaline & subacide qui vient des glandes des aisselles, de
celles des aines, & d'autres endroits, (ainsi qu'on a dit *au ch.* 13.) &
aussi un peu de suc pancreatique tres-délié, qui des intestins entre avec
le chyle dans les vaisseaux chyliferes.

Or tout ainsi que dans la biere, lorsqu'elle fermente, les esprits *Les fleurs*
qui y sont les premiers excités par la fermentation, se mêlent par tou- *de la biere.*
te la biere, & la rendent spiritueuse, forte & capable d'être facilement attenuée, cuite & digerée dans le ventricule ; de même aussi
plusieurs de ces esprits qui restent encore embarrassés dans les particules
les plus grossieres & les plus visqueuses de la biere, s'élevent avec elle
vers le haut sur sa surface en forme d'écume, & boüillonnant ou plûtôt fermentant, elle s'élance avec bruit & impetuosité hors du vaisseau. Cette matiére écumeuse a un goût un peu amer & acre, mêlé
d'une légére douceur ; nous l'appellons FLEUR DE BIERE, ou BILE ; le
vulgaire la nomme LIE, mais mal à propos ; (car elle est tres-differente de la lie, qui est un excrement privé d'esprits,) & il la ramasse afin de la mêler à de la nouvelle biere, ou à de la pâte pour la faire
lever.

Il se passe la même chose dans le foye ; & voici comment : Les *La généra-*
esprits fermentatifs les plus acres étant mêlés aux sucs sulphureux les *tion de la*
plus grossiers & les plus viscides (car le soulfre est viscide) boüillon- *bile.*
nent fortement, c'est à dire, se fermentent ; mais dautant qu'ils ne
peuvent entrer dans les glandes conglobées, ni par consequent de ces
glandes passer dans les vaisseaux lymphatiques à cause de la viscidité
des sucs dans lesquels ils sont, cette forte ébullition fait qu'ils se
séparent d'avec le sang, & qu'ils s'en éloignent conjointement avec les
sucs qui les contiennent : En cét état ils contractent quelque amertume, & on les nomme bile. Or cette bile par l'entremise des grains
glanduleux, s'écoule peu à peu par le pore biliaire, & par la vessie

du fiel, dans les inteſtins, afin que là, conjointement avec le ſuc pancreatique, elle ſoit mêlée à la maſſe épaiſſe, c'eſt à dire, aux alimens, lors qu'aprés avoir été digerés dans le ventricule, ils y tombent, qu'elle les faſſe auſſi fermenter, & qu'ainſi les parties les plus déliées qui compoſent le chyle, ſe diſſolvent, ſe ſéparent des plus groſſiéres, & enfin ſoient attenuées juſqu'au point qu'elles puiſſent être facilement pouſſées & introduites dans les petites bouches étroites des vaiſſeaux laĉtées.

C'eſt pour cette fin, que cette bile tombe par le pore cholidoque directement dans l'endroit où les inteſtins commencent ; c'eſt à dire, dans le duodenum, que là elle y eſt incontinent mêlée avec le ſuc qui y vient du pancreas par le conduit de Vvirſungus ; (de quoi voyez *le ch.* 10. *précédent*,) & qu'en cét état elle ſe confond avec la maſſe alimentaire, à meſure qu'aprés ſa digeſtion dans le ventricule, elle s'é-

Pourquoi le coule dans les inteſtins où elle la fait fermenter. Et dautant qu'à ſa *jejunum eſt* première entrée dans l'inteſtin elle eſt tres-acre, aiant encore toutes *vuide,* ſes forces, & qu'à cauſe de ſon mélange avec le ſuc acide elle eſt tres-diſpoſée à s'échaufer promtement, il arrive de là qu'en ce commencement elle fait une tres-grande éferveſcence, par laquelle le ſuc laĉtée qui eſt encore confondu dans la maſſe du chyle, en eſt trespromtement, & ſelon ſa plus grande partie, ſéparé dans le jejunum ; d'où par une infinité de petits vaiſſeaux laĉtées, (dont il y en a beaucoup plus grande quantité qui aboutiſſent à cét inteſtin, qu'aux autres) il eſt pouſſé inceſſamment dans le reſervoir du chyle ; ce qui fait que le plus ſouvent on trouve cet inteſtin vuide. Dans les autres inteſtins cette éferveſcence, auſſi-bien que la ſéparation du chyle le plus délié & le plus coulant d'avec le reſte de la maſſe épaiſſe eſt moins forte, & ne ſe fait que peu à peu, & lentement, à cauſe de la diſſipation des eſprits fermentatifs qui s'eſt faite au commencement ; & c'eſt pour *Cauſe des* cette raiſon que ces inteſtins ont peu de vaiſſeaux laĉtées. Enfin, le *dejeĉtions du* réſidu de cette matiére fermentative (dont les forces & les parties les *Ventre.* plus ſubtiles ſe ſont en partie diſſipées par la longue éferveſcence qu'elle a ſoufferte dans les inteſtins grêles,) demeurant dans les gros inteſtins mêlée aux excremens groſſiers des alimens, comme elle ne ſe réſoût plus que lentement, elle ne fait auſſi que lentement & ſeulement par un long ſejour cette éferveſcence fermentative, laquelle agitant les parties les plus fœculentes de ces excremens, & les rendant plus acres, irrite les inteſtins, & les excite par ce moyen à l'excretion. Et comme cette éferveſcence ne ſe fait pas dabord, mais lentement ; il arrive auſſi de là que ces irritations & ces déjeĉtions ne ſe font que rarement, en ſorte que dans l'ordinaire l'homme ne décharge ſon ventre qu'une ou deux fois le jour. Ainſi ſelon que ce reſte de ferment a plus ou moins d'acrimonie, il en excite dans les excremens une éfer-

vefcence fermentative plus ou moins promte, & plus ou moins grande ; d'où vient auffi que pour lors les déjections font plus ou moins
frequentes.

Or afin que dans l'homme cette bile devienne de plus en plus plus
acre & plus fermentative, elle ne coule pas dabord toute du foye, où
elle eft plus douce, directement par le pore biliaire dans les inteftins;
mais fa plus fubtile partie eft portée par les racines biliaires dans la veffie
du fiel, où elle refte quelque tems, & là par la proprieté du lieu,
& le fejour qu'elle y fait, les efprits acres y font plus excités & exal-
tés, (tout ainfi que plus le levain du pain demeure dans un lieu tiéde,
plus il acquiert d'acrimonie;) d'où vient que s'y échaufant & boüillonnant tant-foit-peu, elle tombe dans les inteftins ; ainfi qu'on a dit
amplement *au ch.* 15. où l'on a auffi enfeigné pourquoi elle devient trop,
ou trop peu acre, & quelles maladies elle caufe à raifon de l'une
ou de l'autre de ces qualités.

Le refte du fang véneux dont ce ferment a été fait dans le foye,
qui n'a pas pû ou dû être changé en bile ou en lymphe, étant fortement imbu de la qualité fermentative de ce ferment, s'écoule dans
la veine cave, (L'on voit évidemment que le fang qui du foye va
dans la veine cave, eft empreint de cette qualité fermentative, &
fur tout bilieufe : en ce que, fi du moment qu'on a fait mourir l'a-
nimal, on fepare le foye de la cave en le coupant, qu'on récüeille le
fang qui en tombe, & qu'on verfe deffus de l'efprit de nitre, dabord il
devient érugineux ; ce qui n'arrive point en aucun autre fang, &
ainfi on découvre le ferment bilieux qui eft caché & mêlé en lui ;)
où il reçoit d'en haut des veines fouclaviéres le chyle préparé & attenué par la lymphe, & en fon abfence, la lymphe feule mêlée avec
le fang des fouclaviéres, & ainfi étant joints ils entrent enfemble peu
à peu dans le ventricule droit du cœur, où le moyen de cette convenable préparation ou attenuation qui a précédé, ils font fubitement
rarefiés en exhalaifon fanguine fpiritueufe ; en la même maniére que
la poudre à canon s'enflâme promtement du moment qu'on y met
le feu.

Or afin que cet efprit fanguin fe perfectionne davantage, & demeure plus long tems dans fa vigueur, dabord par le mouvement du
cœur il eft pouffé du ventricule droit de ce vifcere dans l'artère pulmonaire, & par fon moyen dans le poûmon, où il eft de nouveau con-
denfé en liqueur par le froid de l'air reçû dans l'infpiration, & il tombe enfuite par la veine pulmonaire dans le ventricule gauche du cœur,
où étant de nouveau dilaté, (en la maniére que l'efprit de vin eft
rectifié par une feconde diftillation,) il acquiert la derniére perfection
de fpirituofité, & en cét état il eft pouffé dans l'aorte, & de celle-ci
par le moyen des plus petites artères en toutes les parties du corps,

Comment
la bile de-
vient plus
acre.

La fuite &
le progrès de
ce ferment.

qu'il vivifie & qu'il nourrit. Enfin, le fang qui refte aprés cette nourriture, étant privé de la plus grande partie de fes efprits, rentre dans
les plus petites veines, & de celles-ci dans les plus grandes, qui le
reportent encore une fois dans le cœur, pour y être de nouveau attenué, & par ce moyen rendu fpiritueux. Mais comme dans cette circulation il fe confume beaucoup de parties de fang en la nourriture
des parties, dont auffi la fubftance eft continuellement confumée &
diffipée par la chaleur, il eft neceffaire qu'à ce fang veneux qui revient
dans le cœur, il fe mêle de tems en tems de nouveau chyle pour être
changé en fang qui prenne la place de celui qui a été confumé : &
ainfi nôtre vie confifte en cette nourriture continuelle, laquelle venant
à manquer, l'huile de la lampe de nôtre vie manque bien-tôt, &
c'eft ainfi que nous fommes éteins, & que nous mourons.

Origine de ce ferment.   On demande préfentement, d'où c'eft que ces particules acres, chaudes & fermentatives prennent leur origine en nos corps ? Je réponds,
que c'eft du foulfre & du fel : La première émotion vient du foulfre, mais la principale acrimonie vient du fel, qui, outre le foulfre,
entre dans la compofition naturelle de tous les alimens : Car nous
ne mangeons rien qui naturellement ne contienne en foi du fel ;
bien que quelques alimens en ayent plus, d'autres moins. Le foulfre diffoût le fel & le reduit en fufion, & ce fel étant ainfi diffoût,
il ronge par fon acrimonie toutes les particules des alimens; les pénètre, les diffoût, & les difpofe à laiffer échaper les efprits qui font
cachés & retenus en elles. C'eft là l'operation qu'on appelle fermentation, fans laquelle l'homme ne peut vivre, & laquelle étant foible
ou vitiée, il vit miferablement. Or afin qu'elle fe faffe avec plus de
fuccés, nous donnons par un inftint de la nature un aide à ce fel des
alimens ; fçavoir, le fel marin, (en plufieurs endroits on fe fert du
fel foffile) que nous mêlons aux chofes que nous mangeons ; & plus
nos alimens font de dure fubftance, en forte que pour pouvoir être
digerés, ils ont befoin de plus de fermentation, & d'un ferment plus
vigoureux, plus nous y aimons la falure, comme dans la chair de
bœuf, de porc, &c. par la raifon que le fel eft caufe que de tels alimens font plus facilement digerés, (pourveu neanmoins qu'il y ait
en ceux qui en doivent ufer, une quantité fuffifante d'efprits fulphureux pour mettre ce fel en fufion ; comme dans les jeunes gens, &
dans les bilieux.) Nous avons un exemple manifefte de cela dans le
hareng, que l'on digere facilement fi on le mange falé & crud, &
tres-difficilement s'il eft cuit & non falé. Ajoûtez à cela, qu'afin d'exciter plus facilement les efprits fermentatifs qui font embarraffés &
envelopés dans ces fels groffiers, & les reduire de puiffance en acte,
(ce qui ne fe peut fuffifamment faire dans les ventricules debiles,
où l'efprit fulphureux qui eft le premier mouvant, eft foible & en

petite

petite quantité) nous avons coûtume de faire cuire les viandes avant
que de les manger , afin que leurs parties les plus dures & les plus
fixes fe diffolvent mieux , & qu'étant ainfi difpofées & préparées à la
fufion & à la volatilité , elles puiffent enfuite être facilement digerées
dans le ventricule. Enfin , c'eft en cette même vûë que nous avons
coûtume de mêler à ces alimens durs , des chofes acres , fpiritueufes,
& fulphureufes pour affaifonnement , comme des aromats , de L'oignon,
de l'anis , du raifort fauvage , de la moutarde , &c. & auffi après
les avoir mangés de boire du bon vin , de l'efprit de vin , & plufieurs autres chofes femblables. Car les efprits fulphureux étant mêlés avec les falins , incifent puiffamment , & pénétrent les particules
groffiéres & fixes , les reduifent en fufion , & leur donnent ainfi la
force de fermenter. Cette operation eft beaucoup aidée , en partie
par la falive , qui de la bouche tombe dans le ventricule , & qui a
déja en foi , la qualité de faire fermenter , & en partie par un ferment
particulier , produit de cette portion du chyle qui après la digeftion
des alimens & que la plus grande quantité en a été pouffée dans les
inteftins , refte dans le ventricule enfoncée & fichée dans les plis &
dans les pores de fa tunique interieure , où elle s'enaigrit. Et ainfi,
par le moyen de cette premiére fermentation les parties des alimens
les plus fpiritueufes & les plus utiles fortent de la maffe épaiffe en
forme de crême , & prennent le nom de chyle.

C'eft de ce chyle ainfi muni de plufieurs particules falines & fulphureufes tirées des alimens , que le fang par une nouvelle préparation fermentative qu'il reçoit de la bile , du fuc pancreatique , & de
la lymphe , fe fait dans le cœur , lequel fang auffi contient en foi les
particules falines de ce chyle , mais beaucoup plus attenuées , & plus
exactement mêlées aux fulphureufes.

Des particules les plus falines de ce fang , tant foit peu feparées par
le moyen des efprits animaux , & portées dans la rate par l'artère fplenique , au pancreas , & à plufieurs autres glandes par des artères particuliéres , il fe fait encore dans la rate & dans les autres parties qu'on
vient de dire , une nouvelle matiére de ferment pour le fang véneux
& pour le chyle , laquelle en outre , (du moins felon fa plus grande partie) doit encore être cuite dans le foye , & difpofée en ferment
plus parfait.

Ainfi la premiére origine du ferment interieur vient des alimens
que nous prenons , & ce ferment étant dans la fuite attenué de plus
en plus par differentes coctions , fe change enfin dans nôtre corps en un
ferment tres-fubtil , & tres-pénétrant.

Or que la veritable action du foye & de la rate foit de faire le
ferment en la maniére qu'on vient de dire ; cela eft évident , en ce
que lorfque ces vifcères fe portent bien,& qu'ils font bien leurs fonctions,

Preuve des actions du foye & de la rate.

C c

tout le fang en eft meilleur & plus fpiritueux, tout le corps eft vigoureux & agile, & toutes les actions naturelles & animales fe font parfaitement. Et au contraire, dés que ces vifcères font mal affectés, le peu ou la mauvaife fermentation qui s'y fait, donne naiffance à une infinité de maladies.

Comment la rate fait le fuc acre. Le fuc acre fubfalin & fubacide fe fait, ainfi qu'on l'a déja dit, dans la rate, du fang arteriel qui y eft apporté en abondance par la grande artère fplenique, & qui dabord eft changé en ce fuc, tant par les efprits animaux qui découlent en ce vifcère en quantité par les nerfs, que par la proprieté, c'eft à dire, par le temperament fpecifique & propre de ce vifcere, dans lequel l'efprit fulphureux qui prédominoit dans ce fang, eft émouffé, figé, & fuffoqué, l'efprit acide & falin reduit en acte, & les particules falines, aprés s'y être un péu féparées des fulphureufes, prennent le deffus ; ainfi le fang entre chaud & un peu doux dans la rate par les artères : (Voyez comment *au ch. précédent*, vers la fin,) mais incontinent aprés fa chaleur fulphureufe s'y étant éteinte avec fa douceur, il en fort fubfalin, c'eft à dire, fubacide, & tombe en cet état dans le foye par le rameau fplenique ; c'eft ce qui fait que l'on trouve dans une rate cuite tant foit peu d'acidité au goût. Cela fe paffe à peu prés de la même façon, que lors que dans un vaiffeau dans lequel on a coûtume de garder du vin-aigre, il s'y fait, du vin que l'on y met, du veritable vin-aigre. C'eft ainfi qu'en France les cabaretiers entretiennent chés eux un vin-aigre perpetuel ; car ils mettent ce vaiffeau à vin-aigre en un lieu tiéde, fouvent dans l'étage le plus élevé de la maifon, ou fur le toit, expofé aux rayons du foleil : & aprés l'avoir vuidé en partie, ils y verfent de tems en tems & en petite quantité du bon vin, fort, & généreux ; (car d'un petit vin, pouffé, ou affoibli en quelque maniére que ce foit, on n'en fçauroit faire de bon vin-aigre,) ce qui étant fait, dabord les efprits fulphureux & doux du vin font figés & fuffoqués par les particules falines & acides qui prédominent dans le vin-aigre, & les acides & falines qui font cachées dans le vin font mifes en fufion, tant-foit peu liquefiées, attenuées, & reduites en acte par l'infigne & acre acidité du vin-aigre ; & c'eft ainfi que le vin prend de l'aigreur, & devient vin-aigre. Il arrive le même au fang arteriel dans la rate ; fon efprit fulphureux eft fixé & fuffoqué en partie par les efprits animaux qui viennent en ce vifcère par les nerfs, en partie par les fucs acides & falins faits & contenus dans la rate, & les particules acides & falines qui font en lui prennant le deffus, & étant de nouveau mêlées aux fulphureufes qui font dans le fang véneux, font enfin changées dans le foye en un ferment parfait, qu'on appelle chyme.

Or que la première matiére du ferment qui doit être fait dans le

Foye, se prepare dans la rate, cela peut être en quelque maniére démontré par l'experience. Car si l'on prend la rate d'un bœuf, d'un porc, ou de quelqu'autre animal un peu gros, qu'on la coupe en morceaux, qu'on la laisse quelque-tems tremper dans de l'eau tiéde, & qu'ensuite on mêle de cette eau avec de la pâte, elle la dilate & la fait fermenter en la même maniére que si on y avoit ajoûté de la levûre de biere, ou quelqu'autre levain de pain : & cette operation réüssit encore mieux si on y ajoûte tant-soit-peu de vin-aigre.

Maintenant si cette action de la rate ne se fait pas bien, il en nait deux sortes de maux : les uns de ce que ce suc subsalin & subacide est trop épais & trop fixe : les autres de ce qu'il est trop tenu & trop volatile. Car lors que les esprits acides & les subsalins ne sont pas suffisamment attenués & mis en fusion dans la rate, il ne s'en peut exalter que tres-peu d'esprits fermentatifs : & lorsqu'ils le sont trop, il s'en éleve des esprits en abondance, extrêmement acres, & corrosifs outre mesure ; & selon leur diversité, il en vient differentes sortes de maladies. *Des maladies qui viennent de la rate.*

Si la rate est foible, ou de soi, ou par le vice des alimens, ou par quelqu'autre cause, il arrive pour lors que le suc subacide qui s'y prepare n'est ni assés fluïde ; ni suffisamment attenué ou volatilisé ; mais qu'il reste épais, tartareux, ou terrestre, & qu'à cause de sa viscidité, il s'en fait un grand amas dans la substance vesiculeuse de ce viscère, & dans les parties qui lui sont voisines, ce qui le gonfle & le rend tres-gros ; car les esprits qu'il contient ne se developent & ne s'exaltent pas comme il faut, mais s'échauffant tant-soit-peu dans les vaisseaux étroits qui sont dans sa substance & aux environs, ils la distendent de toutes parts aussi-bien que les parties d'alentour, & excitent mille vents avec ces sislemens, ces rugissemens, & ces tensions si incommodes, qui sont familiéres aux hipocondriaques. Ces maux sont encore beaucoup augmentés par la mauvaise disposition que le pancreas contracte du sang infecté par les sucs viciés de la rate, & qui lui est apporté par les artères, à raison dequoi il prepare lui-même mal son propre suc, ne le dépoüillant pas suffisamment de sa qualité acide saline, en sorte qu'il reste trop acide ou austère : Ce qui fait que partie dans le pancreas même il y engendre de grandes obstructions qui troublent les actions de ce viscère ; partie s'écoulant dans les intestins, il y cause des efervescences contre nature, & imprime au chyle une qualité subacide pérnicieuse, qui lui donne une disposition & une pente à se coaguler ou fixer, & il ne se subtilise pas suffisamment. De là vient que dans l'abdomen le chyle y demeurant pour lors trop épais, trop crud, trop fixe, & peu disposé à devenir plus fluïde, il se forme plusieurs obstructions dans les veines lactées, dans le mesentère, & dans ses glandes, où il se fait un amas de méchantes humeurs, dont l'abondance & la corruption donnent naiſſance à une infinité de maladies, qu'on appelle vulgairement mélancholiques, & qu'on dit venir de la rate ; mais on n'a point encore ſuffiſamment expliqué la maniére dont elles y ſont engendrées. Tout de même le ſang demeurant trop épais, ſoit par le manque de ferment convenable & efficace, (qui doit ſe préparer dans le foye, du ſuc de la rate & du ſang véneux, ainſi qu'on vient de dire ;) ſoit auſſi par le manque d'eſprits dont il n'en eſt pas produit une aſſés grande quantité, tout le corps en devient languiſſant & engourdi, & il s'en enſuit pluſieurs maladies. Car n'étant pas aſſés ſpiritueux, mais trop épais, & aiant en ſoi des particules ſalines cruës & viſcides mélangées, il produit facilement dans le foye & dans les autres viſcères de l'abdomen des obſtructions, des ſcirres, & d'autres maux, en coagulant les humeurs. Dans le cœur il ne s'y rarefie pas ſuffiſamment ; & étant pouſſé trop épais dans les poûmons, où il eſt encore plus épaiſſi par le froid de l'air inſpiré, il ne peut qu'avec peine paſſer au travers de leurs conduits étroits ; d'où vient que farciſſant & retreſſiſſant les bronchies, en les comprimant, il rend la reſpiration difficile. Il produit même dans le cœur un pouls inégal, & quelquefois intermittent, à cauſe de l'inégalité de ſes particules, & de la difficulté que pluſieurs d'entr'elles ont à ſe rarefier. Dans le cerveau ne paſſant que difficilement, que tumultuairement, & qu'en deſordre par les conduits étroits, à cauſe de ſon épaiſſeur, il y excite des bruits ſourds, & des peſanteurs de tête ; & dautant qu'il en bleſſe la conſtitution naturelle, & qu'il le picote par certaine acrimonie qui lui reſte ; il s'enſuit que les plus nobles actions animales en ſont auſſi bleſſées, que l'imagination & le jugement en ſont dépravés, que la memoire en eſt diminuée, qu'il ſurvient des délires, des veilles, & pluſieurs autres ſymptômes ſemblables ; & enfin qu'il ſe fait la mélancholie veritable. Que ſi ce ſel groſſier & épais s'exalte un peu davantage, & qu'il devienne trop en fuſion, mais non pas ſuffiſamment ſpiritueux, alors le ſang contracte une qualité & une diſpoſition ſubacide & auſtère, telle qu'elle eſt dans le ſcorbut ; les parties nerveuſes ſont picotées, & comme déchirées par ſon acrimonie, les perioſtes en ont de la douleur, les parties molles en ſont corrodées, les inteſtins en ſont ſouvent comme tordus, & il vient aux jambes des ulcères tres-difficiles à guerir. Ajoûtez à cela que le ſang devient peu propre pour la nutrition ; ce qui fait que tout le corps tombe dans une atrophie lente. Si ces particules cruës ſalines ſe coagulent dans les reins dont le temperament eſt froid, & qu'elles s'y ſéparent du ſerum, elles s'endurciſſent en calcul. Si cette ſéparation ſe fait dans les articles, & qu'elles s'attachent aux parties ſenſibles, elles y cauſent des douleurs arthritiques tres-aiguës en les rongeant, & enfin ſi elles s'y ramaſſent en grande abondance, des nœuds.

tophacées. Ce sont là les maux & autres choses semblables qui arrivent lorsque le suc fermentatif qui se fait dans la rate, est trop crud & trop épais.

Que si ce même suc se fait trop délié, trop tenu, trop spiritueux, & trop acre, (ce qui arrive aussi par le vice de la rate, des alimens, &c.) alors il produit d'autres especes de maux. Il excite dans le sang une grande ardeur, accompagnée de je ne sçai quelle acrimonie, qui dans le cerveau, à raison de son irritation continuelle, met les esprits animaux en un mouvement excessivement promt, & sans ordre, d'où suivent les veilles, les délires furieux, & la manie. S'il s'arrête dans les articles, étant légérement coagulé, il y engendre la goûte vague, & cet esprit ou exhalaison acre étant dissipé en une partie à cause de sa tenuité, la douleur se réveille de nouveau en quelqu'autre, où peut-être quelques unes de ces particules sont inhérentes.

Si la rate est scirrheuse, obstruée, ou viciée en quelqu'autre maniére, elle n'engendre pour lors qu'un méchant suc fermentatif, qui est la source de mille maux dangereux.

Tout cela & plusieurs autres choses semblables font assés connoître quelle est la veritable action de la rate.

Tout de même aussi l'action du foye paroîtra évidemment par les maladies qui en proviennent.

Les maux qui viennent du foye.

Si par quelque cause que ce soit le foye est trop froid, & qu'il ne puisse pas commodément digerer le suc de la rate dont on vient de parler, lequel lui est apporté par le rameau splenique, & le changer conjointement avec le sang véneux auquel il est mêlé, aussi-bien que le suc sulphureux qui est en ce sang, en un ferment convenable; pour lors il ne so fait nulle part une bonne fermentation; le chyle ne se cuit pas suffisamment, & ne reçoit pas la préparation nécessaire pour la fermentation qu'il doit subir dans le cœur : le sang véneux demeure crud & sereux, & ne devient pas assés spiritueux dans le cœur; mais seulement il s'attenuë en vapeur aqueuse, laquelle se condensant dans les vaisseaux & dans les parties molles en liqueur aqueuse, & remplissant tout le corps de serofités, engendre l'anasarque, dans laquelle la soif est grande, à raison que des particules salines trop cruës qui sont inhérentes dans ce serum, & qui n'ont pas été suffisamment mêlées avec le sang, étant portées à la gorge & à l'éso-phage conjointement avec les sucs qui découlent par les vaisseaux salivaires, lesquels d'eux-mêmes pour lors sont pareillement subsalins, causent par leur vellication continuelle cette soif extrême.

Cause de l'anasarque.

Que si le foye est trop chaud, & de là trop foible, il s'eleve alors du sang, des esprits sulphureux & huileux en si grande quantité, que la force du suc subacide qui vient de la rate, en est beaucoup affoiblie, & il s'engendre un ferment vicieux qui produit des inflammations, des pourritures, des fiévres, & les autres maladies chaudes qui ont coûtume de suivre les fermentations trop grandes & vitiées. Il s'engendre aussi de ce même principe beaucoup de bile ; laquelle si pour n'avoir pas reçû un mélange suffisant de suc acide, elle est trop douce, elle cause la jaunisse ; mais si elle est trop acre pour avoir été cuite avec beaucoup de ce suc acide & acre de la rate, alors elle produit le cholera, la diarrhée bilieuse, la dissenterie, & d'autres semblables maladies.

Le foye obstrué & scirrheux, comme il est incapable de faire un bon ferment, & de le distribuer convenablement, est aussi la cause de plusieurs crudités, & de plusieurs autres maux qui prennent leur origine des crudités.

Les maladies qui viennent du suc pancreatique. On a expliqué *au ch.* 10. quelle est la qualité fermentative du suc pancreatique, & quelles sont les maladies qui suivent la mauvaise disposition du pancreas.

Du ferment. dans le fœtus. Le fœtus n'a pas besoin dans le commencement d'un tel ferment, par la raison que pour lors il est nourri du suc seminal, qui a en soi un esprit mediocrement fermentatif ; & dans la suite du suc lactée contenu dans l'amnios, lequel de soi n'a pas besoin de beaucoup de ferment : Mais quand après il a besoin d'une nourriture un peu plus solide, laquelle lui est apportée par la veine umbilicale, & qu'il commence d'en joüir, alors le placenta seul tient lieu de rate & de foye, & fait un ferment doux qui lui est convenable en ce commencement; cependant le foye & la rate croissent pour les usages futurs ausquels ils sont destinés ; sçavoir, pour faire un ferment plus acre, pour le tems auquel l'enfant usera d'alimens plus solides. Ce n'est pas que ces viscères ne commencent à faire cet office qu'aprés la naissance de l'enfant, & seulement comme par sault ; car déja auparavant dans l'uterus ils deviennent peu à peu capables de cette fonction. En effet, plus la chaleur du cœur s'augmente, & qu'il s'engendre du sang plus spiritueux, plus le cerveau se perfectionne & devient plus fort, & plus il se produit dans le fœtus des esprits plus acres : ainsi par le concours de ces deux, sçavoir du sang & de l'esprit animal, qui de jour en jour deviennent plus vigoureux, la matiére fermentative commence peu à peu à se préparer dans la rate, laquelle aussi conjointement avec le foye se rend pareillement peu à peu plus parfaite : & il paroît par la bile que l'on trouve bien cuite dans les follicules des enfans qui viennent de naître, que déja quelque tems avant la naissance du fœtus, ces viscères sont capables de préparer cette matiére.

Et ainsi je crois d'avoir évidemment exposé le veritable office du foye & de la rate, qui n'avoit point encore été suffisamment expliqué, & à même tems aussi celui de la bile, du suc pancreatique, & de la lymphe.

On pourroit encore pour une preuve plus entière apporter plusieurs autres choses, mais le peu qu'on a dit suffira pour les personnes intelligentes. Le Lecteur judicieux pourra le mettre en comparaison avec les opinions des autres Docteurs qui en ont écrit avant nous, & ainsi il lui sera facile de connoître combien plusieurs se sont éloignés de la verité.

On voit clairement par tout ce qui vient d'être dit, combien il *Conclusion.* est nécessaire que le foye & la rate concourent ensemble pour un même office, & combien il survient de grandes maladies si ces viscères sont mal disposés, ou tous deux ensemble, ou l'un d'eux seulement; combien aussi il est peu vrai-semblable qu'on puisse couper & ôter la rate du corps de l'homme sans qu'il perde ou la vie, ou la santé; (On a parlé de cét enlèvement de la rate *au chap. précédent, sur la fin.*) Il paroît aussi combien c'est avec peu de fondement qu'on dit que la seconde coction se fait dans le foye, dans la rate, & dans le pancreas; puisqu'elle doit nécessairement se faire dans le cœur. Car le ferment dont on vient de parler, ne s'engendre que du sang; qui doit premiérement être fait dans le cœur avant qu'il arrive au foye, à la rate, & au pancreas; la seconde coction publique se fait donc dans le cœur; & la troisiéme dans le foye, dans la rate, & dans le pancreas.

CHAPITRE XVIII.

Du Serum, & des Reins.

A Prés avoir expliqué l'office du foye & de la rate, l'ordre demande que nous parlions de ces parties par lesquelles la surabondance du serum, qui nécessairement doit être mêlé en quantité au sang, est évacuée.

Or le Serum est la partie aqueuse des alimens & de la boisson, cuite conjointement avec les sucs sulphureux & salins de ces mêmes alimens dans le ventricule & dans les autres viscères, & répanduë abondamment dans le sang, pour lui procurer un parfait mélange, & la tenuité & fluidité qui lui est nécessaire pour pouvoir s'insinuer en toutes les voyes les plus étroites, & aussi pour le laver & purifier de ses impuretés, & de ses particules salines les plus cruës, se les unir, & les évacuer avec soi par la salive, par les crachâts, par les sueurs, & par les urines.

Il faut ici rejetter l'opinion de Jerôme Barbatus, & de plusieurs *Si le serum* autres qui ont écrit, & qui tâchent d'inculquer par plusieurs raisons, *est une hu-* que le serum est une humeur qui n'est pas moins alimentaire que le *meur ali-mentaire*

fang , & qu'il nourrit les parties fpermatiques , comme le fang nourrit les parties charneufes. Mais leurs raifons font fi foibles , qu'il ne
femble pas néceffaire de les refuter ici par un long difcours. Car quoi
qu'il foit vrai que la nourriture ne puiffe pas être portée aux parties
fans le ferum , & qu'il contienne en foi quelques particules falines &
fulphureufes , femblables à celles qui fervent à la nourriture ; neanmoins on ne peut pas conclure de là qu'il nourriffe les parties fpermatiques , ni ainfi exclure le fang de cette fonction. Nous enfeignerons *au liv.2. ch.12. dans l'explicat. du doute des quatre humeurs* , quelle eft la
néceffité de fon ufage dans la nutrition.

Or dautant que ce ferum doit être mêlé en abondance au fang , &
qu'il eft néceffaire qu'il s'en engendre beaucoup chaque jour , & que
cependant il ne s'unit pas & ne s'applique pas à la fubftance des parties , il eft auffi néceffaire qu'il y ait des évacuatoires déterminés , par
lefquels fa quantité trop abondante puiffe être fuffifamment évacuée.

ᛣ *Les éva-*
cuatoires ex-
terieures du
ferum.

　　Ces évacuatoires font de deux fortes ; les exterieurs, & les interieurs.

Les exterieurs font encore de deux fortes. En *premier lieu* , ceux
par lefquels l'évacuation s'en fait évidemment , mais non pas continuellement , tels que font les yeux , la bouche , & les narines. Par les
yeux les humeurs s'écoulent en forme de larmes. Par la bouche &
par les narines il fe fait une évacuation ou expulfion confiderable de
vapeurs & d'humeurs fereufes & pituiteufes , dans les crachâts , dans
la toux , dans la falivation , dans la diftillation du cerveau , & auffi
dans l'expiration , laquelle eft tres-apparente en tems d'hiver. En *fecond
lieu* , ceux par lefquels l'évacuation infenfible fe fait ; tels que font les
pores de la peau , par où le ferum tranfpire continuellement & infenfiblement jour & nuit , en forme de vapeur , lequel ferum fort auffi
quelquefois fenfiblement en forme de fueur par ces mêmes pores. Or
cette évacuation de l'humeur fereufe par les pores furpaffe de beaucoup par fa quantité toutes les autres évacuations des excremens quelles qu'elles foient. Comme fi , par exemple , un homme a pris en un
jour des alimens jufques à douze livres , il s'en exhalera par les pores
du cuir , & par l'expiration , neuf livres , plus ou moins ; & peut-être
à peine s'en évacuëra-t'il deux par les voyes fenfibles. C'eft ce que
Sanctorius a enfeigné par une experience fubtile & ingenieufe. Il pefe un jeune homme le matin dans une balance tres-exacte ; il pefe
après cela féparément tous les alimens qu'il doit confumer pendant
le jour. Enfuite il pefe avec encore plus d'exactitude tous fes crachâts,
& tous les excremens qu'il a rejettés par le ventre & par fes urines ,
lefquels il a recüeillis dans un vaiffeau : le jour fuivant il repèfe le
même homme à jeun , à la même heure qu'au jour précédent : alors
aiant fait deduction du poid des excremens fenfiblement évacués , il a
trouvé

trouvé que le poids des excremens infenfibles furpaffoit de beaucoup celui des excremens fenfibles.

Les évacuatoires interieurs font les reins & la veffie de l'urine, avec les parties qui en dépendent, defquelles il faut maintenant parler par ordre. *Les éva-cuatoires in-terieures de la ferofité.*

Mais avant que d'entreprendre d'en traiter, il eft à propos de le-ver un doute qui pourroit naître fur ce fujet ; fçavoir, (daurant que comme nous venons de dire que le ferum s'évacuë par les exha-laifons, par les vapeurs, par les fueurs, & encore ainfi que nous l'expli-querons incontinent aprés, par les conduits de l'urine) fi la matiére du ferum, celle de la fueur, (fous laquelle on doit comprendre les ex-halaifons, & les vapeurs) & celle de l'urine font femblables entre elles, ou plûtôt la même matiére, & fi elles conviennent en fubftan-ce. La plus grande partie des Medecins tiennent unanimement l'af-firmative ; neanmoins L. Mercatus paroît être contraire à tous les autres ; En effet, *tom.* 1. *l.* 1. *part.*3. *claf.* 5. *q.* 94. il croit que ces qua-tre humeurs font entr'elles differentes en fubftance ; mais on peut re-foudre ce doute en peu de mots, en difant que le ferum eft de foi une liqueur purement aqueufe, & que l'urine & les fueurs ne le font pas tant, ni fi fimples que le ferum proprement pris ; mais qu'elles ont un peu de falfuginofité, qu'elles font préparées & cuites avec des particules falines, qu'elles font peu ou point du tout differentes en fubftance entr'elles, & que cependant le ferum eft leur bafe, c'eft à di-re, leur plus grande portion ; d'où vient qu'elles font auffi des humeurs fereufes, & que ce n'eft point hors de propos qu'on les appelle commu-nément *Serum* ; la fignification de ce mot étant prife en un fens un peu étendu, & tirant fa dénomination de la plus grande portion de fa fubftance. Il faut maintenant commencer l'hiftoire des reins. *Si le ferum la fueur, & l'urine diffe-rent en fub-ftance.*

Les REINS font ainfi appellés du mot Grec ρεειν, *couler*, parce que l'urine coule par eux, comme par de petits ruiffeaux, & de νεφροι, de ραιφειν, qui fignifie *piffer*. *Les Reins.*

Or ils font deux en nombre, (tres-rarement il y en a-t'il plus ou moins ; car on a coûtume de prendre pour monftrueux lors qu'il y en a un en un côté & point en l'autre, ou qu'on en trouve deux en chaque côté ; ce qu'on n'a neanmoins jamais vû arriver. Cabrolius *Obferv.*14. trouva en deux cadavres qu'il diffequa, un rein couché fur les vertè-bres des lombes) qui font fitués aprés le ventricule & les inteftins, au deffous du foye & de la rate, joignant de chaque côté l'épi-ne, à la tête du mufcle pfoas, là où le nerf entre dans ce mufcle ; d'où vient que ce mufcle étant comprimé par le calcul des reins, on fent un engourdiffement dans la cuiffe. Riolan neanmoins *dans fes Animadv. fur Bartholin*, dit que cet engourdiffement vient de ce que la compreffion dont on vient de parler, fe fait à l'endroit où les trois *Leur nom-bre.*

Leur lieu.

D d

nerfs defquels eſt compoſé le grand nerf, qui dans la jambe s'étend juſques aux pieds, ſont enfermés dans la partie muſculeuſe du pſoas. Mais comme ce nerf crural n'eſt pas compoſé de trois nerfs ſeulement, mais de ſept ; ſçavoir, des quatre inferieurs des lombes, & des trois ſuperieurs de l'os ſacrum, (ainſi qu'on verra *au liv. 8. ch. 7.*) deſquels il n'y en a aucun caché ſous la tête du pſoas : je ne vois pas, comment il peut arriver que par la compreſſion de la tête de ce muſcle les nerfs cruraux qui ſont ſitués en un lieu plus bas, peuvent en être comprimés, & que de là il puiſſe s'en enſuivre l'engourdiſſement de la cuiſſe.

Leur ſituation. Ils ſont ſitués aux côtés de l'aorte & de la cave, entre les deux membranes du peritoine, le droit un peu plus bas que le gauche ; rarement leur ſituation eſt-elle égale, ou le droit eſt il plus élevé que le gauche : neanmoins dans les brutes le gauche eſt le plus ſouvent plus abaiſſé.

[Leur grandeur. Rarement auſſi ſont-ils égaux en grandeur : tres-ſouvent le gauche eſt un peu plus grand qué le droit. Leur longueur eſt le plus ordinairement de trois vertebres, quelquefois de quatre ; leur largeur de trois travers de doigt, & leur épaiſſeur d'un pouce. On les trouve quelquefois moins, quelquefois plus grands, ainſi que Bartholin croit l'avoir obſervé dans les perſonnes de temperament chaud, porté à l'amour ; quelquefois leur grandeur eſt ſi exceſſive, qu'elle en eſt entierement monſtrueuſe, telle que fut celle que nous vîmes l'année 1658. dans un ſujet, dont chaque rein étoit plus grand que la moitié de la tête d'un homme. Car quelquefois la nature ſe joüe admirablement dans la grandeur, le nombre, & la figure des parties : de quoi on voit pluſieurs exemples memorables chés Euſtachius, Fernel, Veſal, Carpus, Botallus, Bauhin, & autres : neanmoins cette varieté n'arrive pas ſouvent, & à peine de ſix cents la remarque-t'on en un ſeul.

Leur figure. Ils ont en quelque façon la figure d'une fêve, ou d'une feüille d'aſarum étenduë ; exterieurement ils ſont convexes & recourbés ; & interieurement, à l'entrée & à la ſortie des vaiſſeaux, un peu concaves. Leur ſurface dans l'homme adulte eſt unie & égale ; mais dans le bœuf, dans la brebis, & dans pluſieurs animaux, elle eſt inégale, comme ſi les reins en ces animaux étoient compoſés de pluſieurs globules charneux. Dans le fœtus humain neanmoins leur ſurface exterieure eſt ainſi raboteuſe : & Riolan aſſûre qu'elle demeure telle aprés la naiſſance juſques à l'âge de trois ans, quelquefois de ſix. Euſtachius dit qu'il ne lui eſt arrivé que deux fois d'obſerver cette figure dans les reins ; & Domin. de Marchetis *dans ſon anat. ch. 6.* écrit qu'il l'a démontrée publiquement deux & trois fois dans le theatre Anatomique de Padoüe.

Il me souvient d'avoir vû une fois ce cas en un homme qui avoit reçû un coup de sabre par le milieu de l'abdomen, sur l'un & l'autre rein, dans lequel je trouvai par hazard en examinant, suivant l'ordonnance du Juge, la cause de sa mort, & l'état de sa blessure, que les reins étoient figurés & comme composés de globules.

Ils sont revêtus de deux membranes, dont l'exterieure qui est commune & qui vient du peritoine, est appellée ADIPEUSE, parce que dans les personnes grasses elle a beaucoup de graisse. L'ARTERE ADIPEUSE qui vient de l'aorte, entre dans cette membrane; & la VEINE ADIPEUSE, que le rein droit envoye à l'émulgente, & quelquefois, mais plus rarement, au tronc de la cave, & le gauche à la cave, en sort. Cette membrane attache l'un & l'autre rein aux lombes & au diaphragme. Elle attache aussi le droit à l'intestin cœcum, & quelquefois au foye, & le gauche à la rate & au colon. La membrane interieure qui leur est propre, est formée de la tunique exterieure des vaisseaux (lesquels entrent dans les reins avec une tunique seulement) dilatée, & dans laquelle il s'insere des petits nerfs tres-déliés, qui viennent du plexus de la sixième paire, & du rameau stomachique, & qui donnent aux reins un sentiment obtus; ces nerfs neanmoins s'étant étendus dans les uretères, leur communiquent un sentiment tres-vif: & c'est de là que vient que dans les douleurs nephretiques le ventricule étant tiré en consentement, on a de tems en tems des envies de vomir. Mais il entre tres-peu de ces nerfs dans la substance des reins, encore sont-ils des plus minces, & à peine visibles.

Chaque rein a deux grands vaisseaux sanguins; sçavoir, l'artère, & la veine émulgente; entre lesquels plusieurs croyent qu'il s'insere quelques vaisseaux lymphatiques tres-déliés.

L'ARTERE EMULGENTE, laquelle vient du tronc descendant de l'aorte, entre dans la partie cave du rein, s'étant auparavant partagée en deux branches, ce qui fait qu'ensuite elle se disperse en divers rameaux par toute sa substance, dans laquelle elle se perd en des rejettons tres-petits & invisibles. Le sang est porté par cette artère (car elle est d'une insigne grandeur) dans les reins, en partie pour leur nourriture, & des petits vaisseaux urinaires; & en partie afin qu'il se fasse dans ses glandes (desquelles on parlera dans la suite) la séparation d'une bonne partie du serum d'avec le sang même, laquelle étant précipitée dans le bassinet par les fibrilles urinaires, & par les caruncules papillaires le sang en devienne moins sereux. Nous avons vû une fois cette artère inserée en la partie inferieure du rein droit.

La VEINE EMULGENTE est un peu plus ample que l'artère. Elle est attachée au rein & à ses glandes par une infinité de racines qui se rassemblent & concourent en ce tronc. Elle sort de la partie concave du rein, & s'en va à la veine cave, en laquelle elle s'ouvre. Elle a dabord à fa fortie une valvule infigne, qui regarde de bas en haut, fituée en telle maniére qu'elle donne au fang un libre paffage pour aller à la veine cave, mais qui en empêche le rétour, de la cave à l'émulgente. Par quoi l'on voit évidemment, que c'eft par l'artère émulgente feule que le fang eft pouffé dans le rein, & que ce qui en refte aprés la nourriture de ce vifcère, étant dans les glandes dépoüillé d'une bonne partie de fon ferum, s'écoule dans la veine cave par la veine émulgente. Je ne crois pas qu'on ait obfervé ci-devant, que d'un feul rein il en foit forti deux veines émulgentes ; nous l'avons neanmoins une fois vû au mois de Novembre 1668. en un cadavre humain, & démontré publiquement. L'une & l'autre étoit de grandeur ordinaire ; l'une fortant du milieu de la partie concave du rein, en la maniére accoûtumée, & l'autre de la partie inferieure du même rein droit, & toutes deux alloient s'inferer dans la veine cave, à un pouce & demi de largeur l'une de l'autre. Je vois auffi que Solenander a remarqué quelque chofe de femblable *dans fes Obfervations anatomiques.*

Or de ces veines émulgentes dans l'homme, la gauche entre dans la veine cave un peu plus haut que la droite, & elle a un peu plus de longueur, à caufe de la fituation du rein gauche, qui eft plus élevé & plus éloigné de la veine cave : Dans plufieurs animaux la droite eft plus haute. Quelquefois auffi leur nombre & leur cours font inégaux, comme on l'expliquera plus amplement *au liv. 7. ch. 6.*

Comment ces vaiffeaux fe difperfent dâs les reins. On ne peut pas exactement démontrer comment les vaiffeaux émulgens fe difperfent par le rein, à caufe de la petiteffe extrème de leurs rameaux, & que l'œil n'eft pas affés pénétrant pour les diftinguer ; Cependant divers Anatomiftes en ont écrit diverfes fpéculations, felon la différence des opinions. Entre autres Rolfincius établit, que les racines des veines émulgentes s'uniffent en différentes maniéres par anaftomofe avec les extremités des artères émulgentes, & il dit que cela avoit été déja obfervé par Barth. Euftachius en *fon liv. des Reins.* Mais Malpighius dépuis peu a fuffifamment fait voir le peu de fondement & l'inutilité de ces anaftomofes, aiant découvert par le moyen des microfcopes, que la plûpart de ces petites arterioles aboutiffent à de tres-petites glandes qui font adherentes aux fibrilles, ou petits vaiffeaux urinaires ; qu'ainfi il fe fait dans ces glandes la féparation de quelque portion du ferum d'avec le fang qui y tombe de ces arterioles, qui enfuite des petits vaiffeaux urinaires eft porté dans le baffin ; enfin, que le refte du fang eft reçu par les extremités des veines, d'où enfuite il s'écoule dans la veine émulgente, & dans la cave.

Du baffinet. Le BASSIN, ou ENTONNOIR, qui eft contenu dans l'interieur du rein, n'eft autre chofe qu'un finus membraneux, fait, tant de l'uretère étendu

& dilaté dans la cavité du rein , que de quelques rameaux larges , (au
nombre le plus souvent de huit ou de dix) qui y aboutissent , & s'y
ouvrent en forme de tuyaux , sur lesquels il y a des CARUNCULES que
l'on nomme ordinairement PAPILLAIRES , & que Rondelet appelle
MAMMILLAIRES , (imposées une sur chaque tuyaux) peu colorées ,
en manière de glandes , mais plus dures que toute autre chair , de la
grosseur d'un pois , tant-soit-peu larges par le haut , convexes par le
bas , & aiant une infinité de trous si petits & si étroits qu'à peine
un cheveu de tête pourroit-il y entrer. Malpighius *en son liv. des reins* ,
a outre cela remarqué , que des appendices du bassin formées & pro-
longées en arc , il en sort une infinité de fibres membraneuses qui vont
vers sa partie convexe , & aussi que quelques portions du bassin même
étenduës en manière de vaisseaux qui accompagnent les petits vaisseaux
sanguins , se portent vers la circonference.

La substance des reins , en l'état qu'elle se presente aux yeux , semble être comme fibreuse , composée du concours & du mêlange de
plusieurs petits vaisseaux joints ensemble , entre lesquels il y a quelque peu de chair , aiant plusieurs differentes alveoles tres-petites ,
étant tant-soit-peu dure à la toucher au déhors ; interieurement neanmoins , modérément spongieuse ; de couleur d'un rouge obscur à l'exterieur , mais plus pâle vers le bassin.

Voilà ce qu'on peut communément remarquer par les yeux dans les
reins ; mais Malpighius a découvert il n'y a pas long-tems , par le
moyen du microscope , bien d'autres choses qui avoient été ignorées
par ceux qui l'avoient précédé : & comme sur ce sujet tous les Anatomistes lui doivent beaucoup , il est nécessaire d'ajoûter ici les mistères qu'il nous a révélés , afin de ne lui rien ôter de la gloire qui lui
est duë.

Il dit donc *en son liv. des reins* , que quoique communément dans les
adultes la surface des reins paroisse égale & polie , elle est neanmoins
inégale dans les fœtus qui viennent de naître , (ainsi qu'on l'a déja dit
ci-dessus) & que dans les adultes cette union des globules paroît
encore par la diversité de leur couleur , qui dans chaque globule au
déhors & vers les côtés par lesquels ils se joignent les uns aux autres , est rouge , & dans l'interieur , plus pâle. Or comme dans les
animaux ces globules sont ronds au déhors , & qu'au dedans en se
joignant les uns aux autres ils s'étendent en pointe , tant-soit-peu
émoussée, de quatre , de cinq , ou de six angles : de même aussi on
voit manifestement dans l'homme par la diversité des couleurs une semblable union ou jonction de ces globules , mais plus solide. Il ajoûte ensuite , que si l'on dépoüille un rein recent , & encore mol , de sa
membrane , & qu'on l'examine avec un tres-bon microscope , on y
découvrira de certains petits corps ronds , tres-courts , tortillés en

Les Carun-
cules Papil-
laires.

La substance
du rein.

Les décou-
vertes de
Malpighius.

D d iij

manière de vermisseaux ; peu dissemblables de ceux qu'on trouve dans la substance des reins coupés par le milieu. Il dit que cette connexion de vaisseaux vermiculaires, laquelle compose la surface exterieure des reins, est la même que celle des vaisseaux qui descendent jusque dans le bassin ; que l'on voit encore à la faveur du même microscope des rameaux de vaisseaux tres-agreables à la vûë, avec les globules qui y sont pendans, cachés sous cette surface exterieure des reins, dans laquelle ils se répandent, & d'où ils tendent tous vers le bassin ; que l'on y remarque encore de certains espaces tortueux, & de petits sinus continus qui parcourent cette surface, lesquels ne sont visibles que lors qu'on a versé de l'ancre dans les vaisseaux émulgens ; que l'on y voit une infinité de petits canaux, qui à l'œil ont l'apparence de chair fibreuse, ou parenchimateuse ; mais qui dans la verité sont membraneux, & creux ; que ce sont ces petits canaux qui par leur assemblage constituent la principale substance des reins, & qui sont les vaisseaux excretoires mêmes de l'urine. Il dit outre cela que si l'on dépoüille un rein de sa membrane, & que l'on injecte dans l'artère émulgente de l'esprit de vin teint d'une couleur noire, on voit une infinité de tres-petites glandes, pendantes aux artères dispersées çà & là, qui sont teintes aussi-bien que plusieurs autres situées dans les interstices des pacquets de petits vaisseaux urinaires, en couleur noire, par cette injection ; & que ces glandes ainsi penduës à ces vaisseaux sanguins gonflés de cette couleur noire, & étendus en forme de branchage, ressemblent à des fruits attachés à des rameaux d'arbres. Il croit que c'est de ces glandes ausquelles les extremités des artères viennent finir, que ces orifices des veines prennent leur naissance, qu'il y vient aboutir de petits nerfs, & qu'il est probable qu'il y a aussi des vaisseaux excretoires qui s'étendent depuis l'uretère jusques là ; puisque c'est l'ordinaire en toute glande que chaque grain ou globule, outre ses artères & ses veines, ait son vaisseau excretoire, ainsi que nous l'avons expliqué dans le foye. Il a observé de plus que ces petits canaux ou fibrilles urinaires se terminent plusieurs ensemble, en chacune des papilles qui sont situées dans le bassin, & que ce n'est pas par les pores du bassin que l'urine y distille, ainsi qu'on l'avoit crû jusques à present, mais par ces papilles ; dans lesquelles l'urine s'écoule par ces seuls canaux, & d'elles elle tombe dans le bassinet ; & il croit que ces papilles (dont les unes sont rondes, les autres un peu longues & applaties) ne sont autres chose que le concours de plusieurs petits canaux unis ensemble. Il ajoûte, que par des dissections tres-exactes & souvent reïterées, il a reconnu comme une chose certaine, que dans le rein de l'homme les petits vaisseaux de l'urine, qui ressemblent à des fibres charneuses, solides, & compactes, quoique neanmoins ils soient creux, se terminent en ces papilles, qui par leur protuberance s'ouvrent dans le baſſin, recevant chacune pluſieurs de ces tuyaux où petits vaiſſeaux, quelquefois juſques au nombre de douze, leſquels viennent aboutir en elles, comme de la circonference au centre.

Malpighius demande enſuite, comment le ſable & les petits calculs peuvent par ces fibrilles urinaires ſi étroites, & par ces papilles, deſcendre dans le baſſin ? Et il répond, que ces vaiſſeaux étant membraneux ils peuvent s'étendre, & qu'ainſi les petits ſables peuvent y paſſer. Pour moi je crois qu'on doit plûtôt dire, que la matiére tartarée qui eſt dans le ſerum ſe coagule & s'endurcit quelquefois dans le baſſinet en petits ſables & en petits calculs, après qu'elle eſt ſortie de ces petits vaiſſeaux ; ce qui arrive tres-ſouvent, & quelquefois auſſi elle s'endurcit dans ces petits vaiſſeaux mêmes, leſquels s'étant rompus elle tombe dans le baſſinet : Que s'il ſe coagule beaucoup de cette matiére dans ces petits vaiſſeaux, & qu'elle y reſte, alors la ſubſtance même des reins ſe coagule & ſe petrifie.

Veritablement, l'illuſtre & tres-pénétrant Malpighius a diſſipé par ces découvertes, faites à la faveur du microſcope, la plus grande partie des ténébres qui nous privoient de la parfaite connoiſſance des reins ; paſſons maintenant à ce qui reſte à y obſerver.

L'action des reins eſt de ſéparer du ſang l'humidité ſereuſe qui y *L'action des* ſurabonde, & de l'évacuër. Cette ſeroſité eſt apportée, ainſi qu'on *reins.* l'a déja dit, par les artères émulgentes avec le ſang, duquel elle ſe ſépare, pour la plus grande partie, en paſſant par les glandes des reins, par les fibrilles urinaires, & par les caruncules papillaires, & diſtille enſuite dans le baſſin, & de là dans la veſſie de l'urine par les uretères. Ce qui reſte du ſang & du ſerum qui lui eſt mêlé, (car tout le ſerum ne ſe ſépare pas du ſang) eſt porté à la cave par les veines émulgentes.

Mais il eſt tres-difficile d'expliquer comment ſe fait cette ſépara- *Digreſſion* tion ; parce que les deux choſes principales dont on pourroit tirer *premiére.* cette explication ; ſçavoir, la fermentation ſpecifique, & la diſpoſition particuliére des pores des reins, nous ſont entiérement inconnuës.

Car trois raiſons nous enſeignent qu'il ſe fait dans les reins, ou *Comment* aux environs, une certaine éferveſcence ſpecifique ou fermentation de *ſe fait la ſé-* ſéparation, qu'autrefois on appelloit coction, par laquelle une partie *paration du* du ſerum avec les impuretés qui y ſont mêlées, en ſont ſéparées. 1. *ſerum.* Que la plûpart des diuretiques abondent en ſels, qui cauſent cette fermentation ; même pluſieurs d'entr'eux ſont des ſels mêmes, comme le ſel de fèves, de vigne, de genevrier, de prunelle, &c. 2. Que les ſudorifiques, (par leſquels auſſi le ſerum eſt ſéparé du ſang,) deviennent efficaces, ſi on leur ajoûte du ſel d'abſinthe, de chardon, d'armoiſe, ou quelqu'autre ſel, ou des choſes qui ſoient pleines de ſel acide, telles que font le vin-aigre, l'huile de vitriol, ou de foulfre, l'efprit de fel, & plufieurs autres femblables, qui font capables de faire cette éfervefcence, ou de l'augmenter. 3. Que dans les maladies froides, par exemple dans l'anafarca, il ne fe fait pas pour lors à caufe de la conftitution affoiblie du foye, un ferment affés vigoureux & convenable; d'où vient que le ferum refte crud, ne fe fépare pas fuffifamment du fang, & ne fe volatilife pas affés, ce qui fait que pour lors on rend tres-peu d'urine, quoique le ferum furabonde par tout le corps, & qu'il diftende toutes les parties molles, par une enflûre édemateufe.

Mais d'expliquer comment par cette éfervefcence fe fait cette féparation d'une partie feulement du ferum, & des impuretés qui lui font mêlées, & quelle configuration ce ferum prend, en forte que lui feul puiffe paffer par les conduits poreux des reins, le fang n'y étant pas admis : certes, celui qui pourra donner là-deffus quelque lumiére, meritera veritablement d'être couronné.

Si c'eft par le moyen des glandes. On attribuë ici une grande fonction à ces glandes des reins : En effet, il eft peu d'Anatomiftes aujourd'hui qui ne croyent que c'eft en elles que fe fait cette féparation; mais comme on voit qu'outre le ferum, il s'évacuë tres-fouvent avec les urines, du pus, de la pituite bourbeufe, & d'autres humeurs beaucoup plus épaiffes que le fang, même du fable, & des calculs : plufieurs ont de là douté, fi veritablement on ne doit attribuër qu'à ces glandes feules cette féparation; & ils leur ont joint pour les aider en cette action, la difpofition particuliére & fpecifique des pores dans les reins, laquelle n'eft pas moins obfcure ni moins inconnuë que cette fermentation fpecifique, & cette faculté particuliére des glandes pour féparer le ferum, dont on vient de parler; Car, je vous prie, qui expliquera pourquoi le ferum avec les liqueurs qu'il contient, ainfi féparé du fang par cette fermentation, defcend à la veffie par les pores des reins & des glandes, fans aucun fang; quoique pourtant la matiére purulente qui vient du thorax, s'étant entierement mêlée au fang, & étant plus épaiffe que le fang même, ait fouvent paffé feule par ces pores *Obfervation.* fans aucun fang? Je traitai l'an 1638. un Marchand de Nimegue empyique, qui enfin rendit dans l'efpace de deux jours par les voyes de l'urine, avec quelque douleur dans les ureterès, deux pots pleins de pus blanc, bien cuit, mediocrement épais, qui venoit du thorax, fans aucun mêlange de fang, & qui fut ainfi heureufement délivré de l'empieme, quoique auparavant le pus (dont la fluctuation n'étoit pas feulement reffentie par lui avec grande difficulté de refpirer, mais encore étoit manifeftement entenduë de tous les affiftans par la commotion de tout le corps du malade en avant & en arriére qu'elle *Autre Ob.* caufoit,) le ménaçât de phthifie, & de la mort même. Je vis auffi quelque

quelque chose de pareil l'année 1639. en un domestique du Sr. de *servation.* Soulen empyique, dans lequel tout le pus fut évacué par les voyes urinaires, avec grande douleur dans les lombes & dans les uretères par la distension que ce pus épais causoit en ces parties-là, en y passant. Dulaurens décrit *en son Anat. liv. 9. c. 12.* un semblable cas qu'il *Autre ob-* a vû en un certain malade, dans le corps duquel il trouva dans la *servation.* cavité du thorax, & dans le ventricule gauche du cœur, grande quantité d'une matiére fetide, semblable à celle qu'il avoit renduë par les urines ; ce qu'il dit être une marque évidente que du thorax elle étoit venuë au reins par le cœur.

D'autres faisant reflexion à cela & à d'autres choses semblables, & considerant qu'il est tres-difficile de donner sur ce sujet une juste explication, ont dit que toute cette operation se fait sans la participation des glandes, & seulement par la seule disposition particuliére des pores dans les reins, c'est à dire, par leur aptitude & configuration particuliére, (laquelle neanmoins ils ne sçauroient expliquer,) à raison de laquelle le pus qui est épais peut bien y passer, non pas le sang qui est plus délié. Lorsque, disent-ils, on met dans un crible, dont les trous sont ronds, ensemblement de la paille hachée, des pois ou des fêves, les fêves épaisses ou les pois passent facilement par ces trous, pendant que la paille qui est plus déliée, mais plus longue, demeure arrêtée sans pouvoir passer. Mais, bien que dans les choses seches, la disposition des pores puisse produire cet effet, neanmoins il y a beaucoup à douter si cela pourra arriver dans les corps liquides, & entiérement humides mêlés ensemble, principalement lors que l'un n'a pas plus de graisse que l'autre ; Par exemple, si le pus qui est quatre fois plus épais que le sang, pourra, à cause seulement de cette configuration des pores, passer par des pores étroits, par lesquels le sang avec lequel il est mêlé, & qui est beaucoup plus délié, ne peut pas passer, & qui même y est arrêté ; & aussi si le sang (qui est si délié & si fluïde, qu'on l'a vû quelquefois se filtrer par les pores de la peau) ne pourra pas, lorsqu'il sera arrivé aux pores des reins, s'accommoder & se configurer à la forme des pores aussi facilement, & même beaucoup plus facilement que le pus, qui est si épais qu'à peine peut-il passer par les uretères, & qui leur cause tres-souvent de grandes douleurs en les distendant. Ainsi cette raison de la figure particuliére des pores des reins ne semble pas être suffisante pour expliquer cette évacuation. Il y a en cela quelqu'autre chose de caché, que personne n'a encore pû découvrir & révéler. Cependant quoique la cause de ce fait ne paroisse pas évidemment, nous avons neanmoins vû que le pus est porté du thorax aux reins & à la vessie, & qu'il est poussé déhors sans être accompagné de sang, & plusieurs autres aussi l'ont vû avant nous.

E e

Des choses solides renduës avec les urines. Mais afin que nous ne nous arrêtions pas seulement dans les choses liquides, que dirons-nous des solides & dures ; Est-ce qu'elles sont aussi tellement figurées qu'elles puissent passer par les pores des reins, sans que le sang par lequel elle sont charriées, y passe aussi à même tems ? Cependant il y a plusieurs exemples de choses dures qui ont été rejettées avec les urines sans aucune évacuation de sang. Ainsi Langius rapporte 2. *Epist.* 40. qu'une fille aiant dans un éclat de rire qui la surprit, avalé cinq éguilles qu'elle avoit en sa bouche, les rendit trois jours après avec son urine. Alex. Benedictus' *liv. 3. de son Anat. ch. 9.* rapporte qu'une éguille de tête longue de quatre travers de doigt aiant été avalée, vint dans la vessie, & qu'on l'y trouva après la mort. Jo. Math. Hessus *en ses hist. rar. caf.* 1. rapporte qu'un petit clou de fer qui avoit été avalé par imprudence, fut tiré long tems après avec une pierre ; (car le calcul étoit crû de toutes parts autour de ce clou, & il en avoit été le premier fondement.) Mon Epouse rendit avec son urine le 28. Aoust 1665. une éguille mediocre qu'elle avoit avalée trois jours auparavant, & elle n'en ressentit aucun mal pendant tout le tems qu'elle demeura dans son corps. Jul. Alexandrinus *en son anat. au ch. 14. de la subst. des facul. natur.* a remarqué que des morceaux de racines d'api, de la grandeur d'un quart d'écu, lesquels avoit été mangés le jour précédent, avoient été mis déhors avec l'urine. Nicol. Florentinus *serm. 4. tr. 4. ch. 29.* rapporte qu'un certain qui avoit avalé des champignons sans les avoir bien mâchés en avoit rendu par les urines des morceaux assés gros. Plutarque *liv. 8. des propos de table, probl.* 9. écrit l'histoire d'un homme qui après une longue difficulté d'uriner, jetta par la verge une tige d'orge avec ses nœuds. Georg. Hur. Veschius *Observ. 60.* rapporte d'un certain homme, qu'il avoit coûtume de rendre avec ses urines, des grains de raisin, des morceaux de laitues, & autres alimens ; & d'un autre qui lorsqu'il beuvoit des eaux medicinales, jettoit tres-souvent en quantité avec ses urines des portions de semences de melon qu'il avoit coûtume de manger. Pigrai *en sa chirurg. liv. 10. ch. 2.* & Hildanus *Cent. 3. Observ. 72.* donnent des histoires de quelques-uns, qui ont poussé par les urines de la semence d'ani, & des grains d'alkekengi qu'ils avoient pris.

La plûpart des Docteurs ont crû & enseigné jusques à present, que toutes ces choses passent par les pores étroits des reins, par lesquels le sang ne peut pénétrer. Est-ce que dans tous ces cas la disposition & la configuration des pores dont ont a parlé, suffira & contentera ? J'ai de la peine à le croire. Car comment se pourroit-il faire que ces choses dures & assés grandes, aiant traversé les vaisseaux lactées, passent insensiblement sans danger & sans incommodité, premiérement par la veine cave, & par le ventricule droit du cœur ; de là par les conduits tres-étroits & tortueux des poûmons au ventricule gauche, ensuite être envoyées par l'aorte & par l'artère émulgente aux reins, & être filtrées par leurs fibrilles urinaires, & par les pores des caruncules papillaires en telle manière qu'elles ne foient accompagnées d'aucun fang : Cela eſt au delà de toute croyance, ſurpaſſe tout raiſonnement, & ne peut être prouvé par aucune experience ; n'y aiant aucun Medecin ou Anatomiſte qui ait jamais trouvé dans la veine cave, dans les ventricules du cœur, dans les poûmons, dans l'aorte, ou dans les reins, des éguilles, des ſemences, des petits rameaux, ou autres choſes ſemblables qu'on eut avalé.

Pendant que je ruminois cela en mon eſprit, & que je faiſois reflexion que ceux qui boivent des eaux de Spa, ou d'autres eaux acides & diuretiques, ou du vin diuretique en abondance, piſſent dans l'eſpace de demie heure ſouvent trois,& quatre livres de ſeroſités & plus, ſans aucune alteration de cœur ; & qu'il paroît à peine vrai-ſemblable qu'une ſi grande quantité de ſerum crud & non coloré puiſſe paſſer ſitôt & ſans aucune incommodité par le cœur, par le poûmon, & par les reins, j'ai commencé de penſer qu'il faloit néceſſairement, qu'outre les reins, il y eut d'autres voyes par leſquelles le ſerum lorſqu'il eſt trop abondant, & les choſes dures dont on a parlé, parviennent à la veſſie ; & j'ai ſoupçonné que ces voyes étoient certains vaiſſeaux *S'il y a des* lactées, qui par des endroits qui ont été inconnus juſques à preſent, *lactées qui* ſe portent à la veſſie, & qui ſont, non pas à la verité dans tous, mais *aillent à la* ſeulement en quelques-uns, ſi faciles à s'élargir & à s'ouvrir vers la *veſſie, &* veſſie, que non ſeulement le chyle lactée & le ſerum peuvent paſſer *à la matrice* au travers en abondance, mais même les choſes qui ſont ſolides, dures & aſſés longues. Ce ſoubçon ſemble être abſolument confirmé par les obſervations des Medecins qui ont vû quelquefois des matiéres chyleuſes lactées, rejettées avec les urines. Nicol. Florentinus *Ser. 5. tr. 10. c. 21.* rapporte qu'il a connu un homme d'environ trente ans, qui chaque jour, outre beaucoup d'urine, piſſoit encore du lait ſans aucune incommodité, & en rempliſſoit preſque un pot de chambre. Capellus Medecin a, au témoignage de Bauhin, vû une femme qui en rendit auſſi par la veſſie un demi verre. André Dulaurens *au liv. 1. de ſon Anat. q. 10.* rapporte qu'il a obſervé que quelques femmes aprés l'enfantement en avoient vuidé grande quantité par la veſſie & par la matrice. Par quoi il ſemble être évident qu'il y a des vaiſſeaux lactées qui vont non ſeulement à la matrice, mais encore à la veſſie, & qu'ils ſe déchargent dans ces parties ſi rien ne s'y oppoſe, c'eſt à dire, ſi ces vaiſſeaux ne ſont point obſtrués, comprimés, ou empêchés en quelqu'autre manière que ce ſoit, ainſi qu'on le voit en pluſieurs ; & il y a lieu de croire que c'eſt là la cauſe qui fait que le chyle lactée coule ſi rarement dans la veſſie. Or comme ces chemins ſont courts & point ſi tortueux que pluſieurs autres, il peut facilement arriver qu'avec le chyle il y paffe auffi quelquefois des chofes folides, comme des femences, des éguilles, & autres corps. Outre cela, il eft encore tres-facile au ferum crud amaffé par beaucoup de boiffon de couler par ces voyes, & de s'évacuer par la veffie, puifqu'une fi grande quantité de ferum ne fçauroit être muë affés-tôt par les autres vaiffeaux lactées, ni être circulée affés promtement par le cœur. De là vient que de telles urines cruës font prefque de couleur d'eau, & tres-differentes en couleur, & en confiftence de celles qui ont été cuites avec le fang, telles que font fouvent celles qui fuivent peu de tems aprés une excretion copieufe de ferum crud, lefquelles font bien colorées ; ce qui eft une marque évidente qu'elles ont paffé par d'autres parties que par celles par où le ferum crud a été charrié ; fçavoir, par le cœur, par le poûmon, & par les reins, & qu'elles y ont été beaucoup mieux cuites. J'ai auffi foupçonné que c'eft par ces mêmes voyes que font le plus fouvent portées ces liqueurs prifes par la bouche, & dont la couleur & l'odeur reftent dans l'urine ; car ni l'une ni l'autre ne pourroit s'y conferver, fi ces liqueurs paffoient par le cœur. Actuarius *liv.2. du jugement des urines ch. 20.* décrit l'hiftoire d'un malade auquel il avoit fait prendre un medicament dont la couleur étoit noire, lequel rendit peu de tems aprés des urines noires fans aucune incommodité. Souvent les fages femmes connoiffent par la couleur & par l'odeur de ce qui s'écoule dans l'accouchement, ce que la mere aura mangé quelque tems auparavant. Une femme aiant dans l'enfantement pris du fafran en boiffon, fon enfant fut en moins d'un quart d'heure teint de couleur de fafran, quoique neanmoins le fafran n'ait pas pû dans fi peu de tems aller dans le cœur, & de là dans la matrice, beaucoup moins conferver toute fa couleur en paffant par tant de parties. Il eft rapporté dans le Journal de Medecine & de Phyfique d'Allemagne, que Jo. Ferdinand Hertodius aiant donné à une chienne pleine, & dont le tems de mettre bas s'approchoit, pendant quelques jours des alimens cuits avec du fafran, trouva en elle, l'aiant ouverte, l'humeur contenuë entre les membranes, & les petits fœtus mêmes, teinte de couleur de fafran ; quoique dans les vaiffeaux lactées le chyle y fut abfolument blancheâtre, & nullement teint de cette couleur. J'ai moi-même fouvent vû que ceux qui avoient mangé de cette graiffe qui eft autour des reins des agneaux, rôtie, la rendoient prefque toute par les urines dans peu de tems. L'huile de térébentine communique tres-promtement fon odeur à l'urine ; Il en eft de même des afperges quand on en mange, lefquelles rendent les urines cruës, troubles, & d'odeur d'afperges, & qui les excitent fi promtement que fi de femblables fucs faifoient un long circuit par le cœur, & par les autres vifceres, ils ne pourroient parvenir à la veffie, ni fi tôt, ni fi peu cuits, & aiant gardé toute leur odeur. Toutes ces raifons font affés juger qu'il y a des vaisseaux lactées qui vont par des voyes cachées, & differentes des autres, à la matrice, & quelques-uns à la vessie, & que c'est par leur moyen que de semblables liqueurs, & quelque fois aussi des choses solides, peuvent arriver à ces parties. Et quoique ces vaisseaux n'ayent pas encore été visibles aux yeux, & qu'aucun Anatomiste ne les ait demontré, neanmoins on voit assés par tout ce qu'on vient de dire qu'il est nécessaire qu'il y en ait. Il ne paroît pas non plus aux yeux qu'il se porte de semblables vaisseaux lactées aux mammelles, neanmoins on a vû des corps solides sortis par les mammelons le jour après avoir été mangés, & des boüillons colorés par du safran s'écouler en la même couleur par le même endroit peu de tems après avoir été pris (Voyez sur ce sujet *liv.2. ch.2.* & plusieurs autres choses semblables) ce qui fait assés connoître qu'il y en va. Que si dans les mammelles de semblables vaisseaux ne sont pas visibles aux yeux, doit-on s'étonner que ceux qui vont à la matrice & à la vessie, ne le soient pas non plus & n'ayent pû encore être découverts.

Cependant, pour qu'un jour ces mistères viennent à découvert, je prie tous les Anatomistes de vouloir à l'avenir employer pour le bien commun leurs soins & leur industrie à rechercher ces voyes & ces vaisseaux, afin que ce qui à present ne nous est connu que par le raisonnement seulement, & par conjectures, puisse enfin être representé par des solides demonstrations.

D'autres à qui il n'est pas venu en pensée qu'il allât des lactées à la vessie, se sont imaginés d'autres voyes.

Bartholin *au livre des lact. Thorachiq. ch.6. & 9.* croit que le pus, les eaux minerales, le suc lactée, & la boisson abondante, qui dans les buveurs & dans ceux qui sont travaillés du diabetés, ne soufre presque aucun changement, & plusieurs autres choses semblables, sont portés directement & par un chemin court, du sac chilifere aux artères emulgentes, & de-là par les reins à la vessie. Mais ces sortes de voyes ne sont pas conformes à l'état visible des parties, car on ne trouve point ces conduits qu'il dit aller du sac chilifere aux artères émulgentes, non plus que ces rameaux qu'il dit aussi se porter au pancreas & au foye. Ce sçavant homme semble, aussi-bien que plusieurs autres, avoir été trompé par les vaisseaux lymphatiques qui vont du foye au sac chilifere & à plusieurs autres parties differentes. Mais quand on conviendroit qu'il va des petits vaisseaux lactées aux artères dont on a parlé, comment est-ce que des éguilles, des épingles, des éguilles de tête longues de quatre travers de doigts & plusieurs autres choses semblables, passeront par les conduits tres-étroits & tres-tortus de la substance des reins, puisque toutes ces choses ne sçauroient, à raison de leur dureté, se plier, ni passer au travers à cause de leur longueur; ainsi cette opinion de cet homme Docte n'ayant point de solide fondement, tombe.

Si du sac chilifere il se porte quelque liqueur aux reins.

E e iij

Ou des cap-
fules atra-
bilaires.

Clement Niloë *en fon petit livre Flamand , du ferment & de la nutrit.*
ch.9. traittant de cette matiere , dit qu'il y a quelques vaiffeaux lactées,
qui vont aux glandes renales ou capfules atrabilaires, d'où il s'écoule
des liqueurs féreufes en la tunique exterieure des reins, & de là dans la
veffie par les uretères. Mais cette hypothefe eft icy fort chancelante,
même elle manque entierement ; il auroit falu la démontrer, c'eft à
dire, faire voir qu'il va des vaiffeaux lactées en ces parties-là. Outre
cela il n'y a aucun chemin qui aille de ces capfules aux reins ou aux
uretères , & elles fe déchargent ou dans la veine émulgente ou dans
la cave, & ainfi il ne peut rien aller dépuis elles jufques aux uretères,
comme , felon l'obfervation de Warton , nous l'enfeignerons *au chap.*
fuivant.

Ou des
veines ga-
ftriques.

Bernard Swalve *l. de querel. & opprob. ventric. p.65.* pretendant demontrer des voyes plus courtes & plus manifeftes, dit que les eaux minerales & toute autre boiffon prifes en abondance, & reçûës dans le ventricule , font facilement abforbées par les veines gaftriques, qui s'entre-
ouvrent au moment que ces matieres fe prefentent, & que par cette
voye elles font tres-promtement portées au cœur ; mais le peu de folidité de cette fiction paroît de toutes parts ; car fi dans le ventricule
les eaux minerales , le vin ou quelqu'autre liqueur que ce foit que
l'on auroit buë en trop grande quantité, étoit reçûë par les veines
gaftriques, il faudroit de neceffité que ces liqueurs allaffent de là
à la veine porte, au foye, à la veine cave, & aux poûmons, & il
ne feroit pas poffible que dans un fi long chemin, où elles paffent par
tant de vifceres fi confiderables, elles ne reçûffent quelque changement
notable, & quelque nouvelle couleur apparente, quoique neanmoins
elles foient rejettées tres-promtement par la voye de l'urine fans
être teintes d'aucune couleur. Elles ne pourroient pas non plus fe conferver leur propre couleur, ou celle qu'elles auroient reçûë du fafran,
de la rhubarbe ou d'autres chofes femblables, ce qui arrive pourtant,
ainfi que nous l'avons établi. Outre cela , de la propre confeffion de
Swalve , il ne peut rien paffer d'épais ou de chileux par ces voyes qui
font tres-étroites. Il eft neanmoins conftant par plufieurs exemples
que par les voyes de l'urine il eft forti du pus, du lait, des éguilles, des medecines noires, &c. Enfin fi une fi grande quantité d'eaux
minerales froides , (telle que celle qu'on a coûtume de prendre ordinairement en tres-peu de tems,) avoit fon cours par les voyes qu'il denote ; il eft certain que la chaleur du foye, du cœur, des poûmons,
feroit éteinte par cette froideur actuelle , tout le corps deviendroit
plus froid que du marbre, & ces buveurs tomberoient incontinent
dans l'afthme, dans l'hydropifie, & en d'autres maux femblables,
quoique neanmoins tout au contraire l'ufage faffe voir que les eaux
gueriffent ces fortes de maladies.

Ainſi les opinions des Docteurs ſont tres-incertaines touchant ces voyes courtes qui conduiſent à la veſſie : entre leſquelles neanmoins la nôtre que nous avons expliquée cy-deſſus, reſtera comme la plus probable & la plus vrai-ſemblable juſqu'à ce qu'on en ait découvert une qui le ſoit davantage.

Foreſtus, Duretus, & aprés ceux-ci Beverovicius & Loſelius écrivent que l'un des reins étant obſtrué, l'autre devient inutile, & qu'ainſi étant privé de ſa propre action le flux de l'urine en eſt interrompu ou empêché ; Riolan dit qu'il a fait cette obſervation pluſieurs fois, & il croit que cela vient de la ſympatie qui eſt entre les reins par l'union de leur office, & qu'ainſi l'un étant malade, l'autre dabord devient languiſſant & comme ſans vigueur. Veſlingius ſemble deſigner la même choſe en peu de mots. Mais je croy que je dois ſur ce ſujet préferer l'experience à l'authorité & aux opinions de quelques Docteurs, quoique d'ailleurs recommendables, puiſqu'elle nous fait voir tres-ſouvent le contraire, ſçavoir que l'un des deux reins étant obſtrué, ou affecté en quelque autre maniere, l'autre neanmoins reſte ſain, & que l'urine s'écoule par ce ſeul rein-là en ſuffiſante quantité; de quoi je pourrois apporter pluſieurs exemples, que je paſſe neanmoins ſous ſilence pour éviter la longeur. Nous avons bien vû une fois que l'un des reins étant bouché par un calcul qui étoit tombé dedans, l'urine en fut totalement ſupprimée, mais cela n'arriva pas pour raiſon de la prétenduë ſympatie; mais par ce qu'à l'inſçû du malade, l'autre rein (car les reins n'ont pas un ſentiment aigu) avoit été obſtrué auparavant, & avoit demeuré long-tems tel, l'urine s'écoulant pour lors par l'oppoſé, lequel enfin ayant auſſi à ſon tour été obſtrué, le paſſage de l'urine en fut dabord arrêté. La diſſection des corps enſeigne à vûë d'œil que la choſe ſe paſſe ainſi; car nous avons tres-ſouvent trouvé l'un des reins entierement bouché prés de ſon orifice, ce que les malades avoient abſolument ignoré pendant leur vie, & ils n'en avoit reſſenti aucune incommodité, l'urine s'écoulant ſuffiſamment par l'autre rein ; Mais nous n'avons jamais vû d'entiere ſuppreſſion d'urine arrivée par le défaut des reins, que nous n'ayons trouvé aprés la mort l'un & l'autre rein entierement bouchés. Un Gentil'homme d'Utrech Seigneur de Wede, qui avoit autre-fois été ſujet a des douleurs nephretiques, tomba tout-d'un-coup dans une entiere ſuppreſſion d'urine, ſans neanmoins en reſſentir aucune douleur ; les Medecins ſoupçonnerent dabord ce prétendu conſentement ; parce qu'ils croyoient que l'un des reins ayant été ſubitement obſtrué, l'autre auſſi avoit été par ſympatie incontinent privé de ſon action, & toutes ſortes de remedes ayant été employés en vain, le malade mourut au quatorziéme jour de ſon mal. Son corps ayant été ouvert, on trouva dans l'un & dans l'autre rein un calcul de mediocre grandeur, fait en forme de

S'il y a ſympatie & conſentemēt des reins enṛe eux.

Obſervation.

toupie ou de poire, qui étant tombé dans l'orifice de l'uretère, fermoit entierement le paſſage à l'urine. Qui, je vous prie, croira preſentement que dans ce Gentilhomme ces deux calculs ſoient tombés à même tems dans l'un & dans l'autre rein aux orifices des uretères, & que l'urine en ait été ainſi ſubitement ſupprimée. Veritablement il eſt plus vrai-ſemblable que l'un de ces reins avoit été long-tems auparavant bouché par un calcul, & qu'il n'en étoit pas arrivé de-là beaucoup d'incommodité au malade, parce que l'urine s'écouloit ſuffiſamment par l'autre rein ; mais dans la ſuite le calcul étant auſſi tombé dans l'uretère de l'autre rein, l'urine en avoit d'abord été arrêtée. Du moins il paroît de-là que cette ſuppreſſion d'urine n'a pas été cauſée par l'obſtruction ſeule de l'un des reins, & de-là par l'indiſpoſition de l'autre arrivé ſimplement par ſimpathie. Il faut auſſi remarquer qu'en diſſequant des chiens, on trouve frequemment dans l'un de leurs reins un ver aſſés-long, gros & rouge, lequel en ronge ſouvent tout le parenchime ; quoique neanmoins l'autre rein reſte ſain pendant tout le reſte de la vie de l'animal, & ſans qu'à raiſon de cette ſimpathie il en reſſente aucune incommodité.

Si les reins preparent le ſang. Mais quoique l'office des reins ſoit ſeulement de ſeparer le ſerum d'avec le ſang, quelques-uns neanmoins conſiderant plus à fond leur charnure & leur groſſeur conſiderable, leur attribuent auſſi l'office de preparer le ſang, & de lui donner une plus parfaite action. Cette opinion eſt ſoûtenuë avec chaleur par Deuſinguis *trait. de la ſanguific. exercit.* 87. & 92. & Beverovicius l'a en cela ſuivi. Si par cette coction il entend la ſeule action par laquelle l'excrement ſereux eſt ſeparé du ſang, ſon opinion ſe pourra en quelque maniere ſouffrir, mais s'il entend que par cette action le ſang devienne en ſoi plus ſpiritueux & plus parfait, elle doit pour lors être entierement rejettée, puiſque de tous les viſcères il n'y a que le cœur ſeul qui éleve le ſang à une plus grande perfection, que plus le ſang s'en éloigne plus il devient imparfait, que lorſqu'il a perdu cette perfection, elle ne lui peut être renduë ni par les reins ni par aucune autre partie, & qu'enfin pour cette raiſon-là il eſt d'une neceſſité abſoluë qu'il retourne au cœur par les veines pour ſe rétablir dans ſa premiere vigueur.

S'ils preparent la ſemence. Outre la fonction dont on vient de parler, d'autres Autheurs qui ſuivent la penſée de Sennert, attribuent aux reins encore une autre action, ſçavoir la preparation de la ſemence, & ils ſoûtiennent cette opinion par pluſieurs raiſons, dont voici les plus conſiderables. (je ne parlerai point des moins fortes.)

1. Parce que les reins ont ainſi que les autres viſcères un parenchime particulier ; Or comme châque viſcère à dans ſes chairs une vertu ſpecifique pour quelque coction qui leur eſt propre, on ne doit pas n'en pas attribuer une aux reins, laquelle ne peut être autre que l'action de

preparer

preparer & de cuire la femence, puifque pour feparer le ferum il n'eft pas neceffaire de coction, mais feulement de le philtrer.

2. Parce que les artères & les veines émulgentes font trop amples pour ne fervir fimplement qu'à porter le ferum, & il paroît plus vrai-femblable que la meilleure partie du fang étant feparée du ferum, s'y prepare & s'y cuit en fuc feminal qui reçoit enfuite dans les tefticules fa derniere perfection.

3. Parce que s'il arrive fupreffion ou grande retention de femence, les reins en font mal affectés.

4. Parce que dans la gonorrhée les topiques appliqués fur la region des reins font de grande utilité.

5. Parce que la conftitution chaude des reins caufe le penchant à l'a-mour, les fonges impudiques, & les pollutions ; & plus cette conftitu-tion eft chaude, plus la femence eft fubtile.

Mais ces raifons font abfolument fans force & fans fondement ; Voici comment j'y réponds fuivant leur ordre.   *Refutation.*

1. Que veritablement les reins font des couloirs dans lefquels fe fait la feparation d'une bonne partie du ferum d'avec le fang qui y paffe, & ce ferum tombe enfuite dans le baffinet ; mais cette feparation ne fe peut faire fi elle n'eft précedée par une fermentation fpecifique abfo-lument neceffaire pour qu'elle fe faffe, (nous en avons parlé un peu ci-devant) & ainfi l'action des reins n'eft pas de feparer fimplement le ferum d'avec le fang en le filtrant, mais de lui donner paffage com-me par une éponge aprés qu'il a été feparé par cette fermentation. Outre cela comme il y a beaucoup de ferum à feparer & à faire paffer, il a été neceffaire que les couloirs fuffent affés grands & affés folides ; car s'il eut falu que tant de ferum qui fe fepare par cette fer-mentation laquelle eft continuelle, eut paffé par de petits couloirs, ils au-roient dû être extrèmement lâches, & ainfi le fang le plus fubtil, auroit pû facilement paffer au travers avec le ferum.

2. Il a été neceffaire qu'il fe portât beaucoup de fang aux reins par les artères emulgentes qui font tres-amples, afin qu'il ne fe feparât qu'une mediocre quantité de ferum feulement, dont il ne faloit pas que le fang qui doit refter fluide fut entierement privé. Or que les veines emulgentes n'apportent quoi que ce foit aux reins, cela paroît par la circulation du fang, & auffi par les valvules qui font placées à leur entrée dans la veine cave. Enfin cette confequence n'eft pas bonne, *Il fe porte beaucoup de fang aux reins : donc la matiere de la femence fe pre-pare dans les reins, de quelques unes des parties de ce fang.*

3. Il n'y a pas non plus de confequence en cette propofition : *Lorfqu'il arrive que la femence eft retenuë les reins en font affectés : donc les reins pre-parent & fourniffent la matiere de la femence.* Car c'eft la même chofe que fi l'on difoit ; *De la retention de la bile & de fon effervefcence il s'enfuit dou-leur de tête : donc la tête fait la bile.*

F f

Tout de même il ne s'enfuit pas : *Les topiques appliqués fur la re-*
gion des reins font utiles pour la gonorrhée ; donc les reins fourniffent la ma-
tiere feminale. Car c'eſt comme ſi on diſoit : *L'eau froide quand on en baſſine*
les teſticules arrête l'hemorragie du nez ; donc les teſticules font le fang qui
doit être porté au nez.

5. La conſtitution chaude des reins eſt un ſigne de penchant à l'a-
mour, mais elle n'en eſt pas la cauſe. Car il eſt ordinaire, que quand
les vaiſſeaux ſpermatiques ſont trop chauds, les reins auſſi le ſoient de
même ; non pas que les reins apportent à la ſemence plus de chaleur,
mais c'eſt que les vapeurs qui s'élevent de la ſemence échauffée, échauffent les reins : & c'eſt là la cauſe que dans les animaux laſcifs déja
grands & non chatrés on ſent dans leurs reins certaine odeur & ſaveur
ſeminale.

Enfin pour concluſion il faut ajoûter, qu'il n'y a aucun vaiſſeau particulier qui aille des reins aux teſticules, par lequel la matiere ſeminale puiſſe y être portée. De plus que le ſang eſt porté immediatement du
tronc de l'aorte aux teſticules, & le ſuperflu rapporté par les veines ſpermatiques à la cave (dont les valvules ſont diſpoſées de telle maniere,
qu'il ne peut rien être porté par elles aux teſticules) & ainſi ces vaiſſeaux ne peuvent point ſervir à cet uſage, & il n'y en a aucun autre.

Si les playes
des reins font
mortelles.
Il paroit par tout ce que nous venons de dire que les reins ſont des
parties qui évacuent l'excrement ſereux, & qu'ils ſont tres neceſſaires à la
vie. On demande donc ſi les bleſſures des reins ſont mortelles ? Il faut
répondre qu'oüi, & que de cent bleſſés aux reins à peine y en a-t-il un
qui gueriſſe parfaitement ; & la cauſe de leur mort ne vient pas de
l'excellence & de la perfection de ces parties, mais de la foule des
ſimptômes qui ſurviennent, comme la grande hemorragie, la rupture des vaiſſeaux, l'obſtruction de l'urine, ou ſon écoulement continuel, l'excés de la douleur, l'inflammation, l'abcés, l'exulceration,
laquelle eſt preſque incurable à raiſon de l'acrimonie du ſerum qui y
paſſe, & quantité d'autres qui abattent & oppriment les forces des
malades juſques à la mort. En effet quoique les reins ne ſoient pas des
parties nobles & principales, elles ſont neanmoins telles, qu'on ne
ſçauroit ſe paſſer de leur action (tels ſont auſſi les inteſtins gréles, le
ventricule & autres dont les bleſſures ſont eſtimées mortelles) de l'uſage deſquelles ſi l'on eſt privé, ou qu'il ſoit conſiderablement empéché,
la mort ſuit immancablement. Il eſt veritablement arrivé quelquefois
que certains y étant bleſſés, ont vécu pendant quelque tems, & ont
ſemblé aux ignorans être gueris, mais cependant les abcés qui en ſont
reſtés, ont enfin tué les malades. Ainſi Fallope, Cornel. Gemma, Do-
donée, Foreſtus, Valleriola, & autres rapportent differens exemples
de bleſſés aux reins qui ont ſurvécu à leurs bleſſures quelques années,
mais neanmoins ils en ſont enfin morts. Or que quelques-uns en meu-

rent plûtôt, d'autres plus-tard, cela vient du plus ou du moins de profondeur de ces bleſſures , & que les ſimptômes qui ſurviennent ſont plus
ou moins grands. Quoiqu'il en ſoit, en toute ma pratique de quarante-
cinq ans je n'en ay point vû de parfaitement gueris , quoique j'aye eu
occaſion de traiter grande quantité de ces ſortes de bleſſures , principalement lorſqu'en ma jeuneſſe je faiſois la Medecine dans les camps.
Ainſi j'ay coûtume de m'étonner de la grande vanité de pluſieurs Chirurgiens qui oſent bien ſe vanter d'avoir pluſieurs fois parfaitement
gueri des bleſſures des reins. Mais que doit-on dire de l'extraction du
calcul des reins par la voye de l'inciſion, laquelle Avicene ſemble
aprouver *canon. li.3. fen.18. tra.2.c.18.* de laquelle Paré a auſſi dit en ſon *liv.*
des affect. Lorſqu'il ſe ſera enflé & qu'il aura fait des efforts pour ſortir, (Il parle
du calcul dans les lombes) *alors tirez-en le pus par une inciſion faite auprés*
des reins & pouſſez dehors le ſable par des diuretiques ? Il faut répondre
que les malades, des reins deſquels on tire le calcul par inciſion,
meurent tous. On rapporte à la verité cette gueriſon qu'on dit avoir
autrefois été tentée en Eſpagne en un Criminel condamné à la mort, &
qui réüſſit parfaitement ; mais cela (pourveu qu'il ſoit vrai, dequoi je
doute beaucoup) doit être mis au nombre des miracles.

Il faut ici remarquer en paſſant qu'il y a entre les deux reins, au-
deſſous du ventricule, un certain plexus de nerfs formé de la paire coſta-
le & du ſtomachique , duquel preſque toutes les parties du bas ventre
reçoivent leurs nerfs. Nous en traiterons amplement *au liv.3. ch.8.*

Le plexus
de nerfs.

CHAPITRE XIX.

Des Glandes Renales.

LEs GLANDES RENALES ſont appellées par Jul. Caſſerius RENESSUCCEN-
TURIATI, par Warthon GLANDES SITUE'ES AUPRE'S DU PLEXUS NER-
VEUX, & par Bartholin CAPSULES ATRABILAIRES.

Leurs noms.

Ce ſont deux corps glanduleux ſitués ſous le diaphragme, un ſur chaque rein, à l'endroit où ils regardent la veine cave , & apuyés par leur
partie d'en haut ſur la tunique adipeuſe, à laquelle ils ſont ſi fort attachés, que ſouvent ceux qui ne ſont pas exacts, ne prennent pas garde à eux, & en coupant les reins les laiſſent unis au diaphragme.

Leur ſitua-
tion.

La glande renale gauche approche plus du diaphragme , & la droite
de la veine cave, & celle-là eſt plus élevée que celle-ci. Dans les animaux neanmoins le plus ſouvent elles ne ſont pas l'une & l'autre ſi proche
des reins , qu'il n'y ait un demi pouce de largeur de diſtance & de la
graiſſe entre-deux. Elles s'éloignent auſſi un peu du diaphragme.

On les trouve dans l'endroit où l'on voit le plexus de nerfs, auquel elles sont fortement attachées.

Leur nombre.

Rarement arrive-t'il qu'il y en ait plus de deux.

Leur substance.

Leur substance est presque semblable à celle des reins, mais plus relachée, & de couleur tantôt rouge, & tantôt semblable à la couleur de la graisse.

Leur figure.

Leur figure est rarement semblable à celle des reins (je l'ay vûe neanmoins une ou deux fois tres-conforme.) On les voit souvent d'un quarré oblong, & applaties, souvent elles sont de figure triangulaire, quelquefois ovales, & rarement entierement rondes.

Leur grandeur.

Leur grandeur dans les adultes est beaucoup moindre que celle des reins, & elle est environ de celle de la noix vomique ; La droite a coûtume de surpasser la gauche, & rarement la gauche est-elle plus grande que la droite. Dans les fetus & dans les enfans jusques à l'âge de six mois elles sont presque égales aux reins, mais dans la suite elles ne croissent pas à proportion des autres parties, & environ vers l'âge de puberté elles cessent entierement de croître, d'où vient que dans les adultes elles paroissent plus petites ; Ce n'est pas pourtant qu'elles décroissent comme quelques-uns ont dit, car dans les phtisiques & dans ceux qui ont la fiévre hectique, où presque toutes les autres parties s'amaigrissent & se dessechent, elles demeurent presque toûjours saines, sans alteration, & conservent leur grandeur accoûtumée.

Leur tunique.

Elles sont entourées d'une tunique tres-deliée par laquelle elles sont fortement attachées à la membrane exterieure des reins.

!Leur cavité.

Elles ont une cavité sinueuse manifeste, mais si petite qu'à peine peut-elle recevoir un pois, ainsi elle est plus visible dans le fetus que dans les adultes : Elle contient une matiere noire & épaisse, dont leurs parois interieurs sont teints.

Leurs trous & leurs vaisseaux.

Warthon a observé qu'il y a plusieurs petits trous qui de la substance même des glandes d'où ils viennent, se terminent en cette cavité, laquelle aussi s'entrouvre elle-même dans la veine la plus proche, ayant en cet endroit-là une valvule ouverte du côté de la veine, & fermée vers le derriere. Quelquefois elles envoyent cette veine à l'émulgente, quelque-fois à l'adipeuse, & quelque-fois elles reçoivent de la veine cave un rejetton dont l'orifice est ample & large.

Elles reçoivent souvent une artère des émulgentes, & quelquefois un ou plusieurs rameaux, du tronc de l'aorte.

Elles ont des petits nerfs tres-deliés qui viennent du rameau stomachique de la sixiéme paire, lesquels vont à la propre tunique des reins.

L'usage de ces glandes n'est pas encore connu. Quelques-uns avec Veslingius ont crû qu'elles aident à attirer l'humidité sereuse, & à ramasser l'atrabile, laquelle comme un coagulum, facilite la separation du

ſerum d'avec le ſang. Spigelius *en ſon Anat. liv.*8. *c.*15. penſe qu'elles ſervent à remplir le vuide qui eſt entre les veines & le diaphragme, & à ſoûtenir le ventricule, qui en cet endroit-là eſt ſur les veines & les artères
émulgentes ; D'autres qu'elles ſervent d'appui à la diviſion du plexus
retiforme de nerfs ; D'autres qu'elles échauffent ſeulement le ventricule.
Riolan *dans ſes animadverſ. ſur Barthol.* juge qu'elles n'ont aucun uſage
dans l'homme aprés ſa naiſſance ; mais ſeulement dans le fetus, où il
croît qu'elles reçoivent un certain ſuc deſtiné pour la production de la
graiſſe des reins ; parce qu'il ne s'engendre point de graiſſe dans le
corps de l'enfant ſi-non aprés qu'il eſt né, auquel tems ce ſuc ramaſſé
comme on vient de dire, eſt reduit en acte. Gliſſon penſe qu'elles ſeparent du reſte du ſang le ſuc qui doit ſervir à la nourriture des nerfs,
afin qu'ils le reçoivent purifié. Toutes ces opinions neanmoins ſont purement conjecturales, & n'ont point de fondement ſolide. Warthon croit
que du plexus de nerfs ſur lequel elles ſont appuyées, il ſe décharge
en elles un certain ſuc, qui veritablement eſt inutile au genre nerveux,
mais pourtant qui entrant de là dans les veines, y peut apporter
quelque utilité. Cette conjecture neanmoins eſt auſſi tres-incertaine,
car il n'eſt pas croyable que ce ſuc, ou quel autre ſuc groſſier &
épais que ce ſoit puiſſe être reçû dans les pores étroits de la ſolide
ſubſtance des nerfs. D'autres diſent que dans ces glandes il s'y prepare un certain coagulum, qui s'écoulant de là dans les reins, y fait la
prompte ſeparation du ſerum d'avec le ſang. Cette opinion auroit à
la verité beaucoup de vraiſemblance ſi l'on pouvoit faire voir un
chemin dépuis ces glandes juſques aux reins. Mais ne pourroit-on pas
dire que ce ſuc noir s'y ramaſſe du ſang artèriel, (comme nous avons
dit de la rate *au ch.*16.) qu'il y acquiert une certaine proprieté de
ferment, neceſſaire au ſang veneux, & que c'eſt pour cette raiſon qu'a-
prés qu'il a reçû cette qualité, il ſe porte à la veine cave par les veines qui viennent des capſules mêmes ? Mais cela auſſi eſt ſimplement
une conjecture.

Or je m'imagine que cette obſcurité touchant cet uſage eſt la cauſo
du peu de cas que les Medecins ont fait juſques à preſent de
ces glandes, quoique pourtant il y ait lieu de croire que leur indiſpoſition donne naiſſance à pluſieurs maladies. Il faut donc eſperer qu'à
l'avenir les Medecins practiciens & les Anatomiſtes obſerveront ces
parties avec plus de ſoin ; que par pluſieurs diſſections ils rechercheront
les maladies qui en proviennent, & qu'ils communiqueront au public
leurs obſervations.

CHAPITRE XX.

Des Vretères.

LEs Uretères comme qui diroit les *Conducteurs de l'urine*, & que les Grecs appellent ὑρετῆρες, de ὑρέιν *Piſſer*, & πορoι φλεβικοὶ, *Conduits urinaires*, ſont des vaiſſeaux oblongs & blancs, ou des canaux longs & grèles, qui ſortent des reins, recevant le ſerum qui y a été filtré, & qui le portent à la veſſie conjointement avec le ſable, la bile, le pus, & les autres ſucs qui s'y trouvent mélés.

Leur origine. Ils prennent naiſſance du ſinus interieur des reins, où ils ſont formés du concours de pluſieurs petits tuyaux réunis en un ſeul.

Leur nombre. Ordinairement il n'y en a qu'un à chaque rein, rarement en trouve-t'on plus; ce qui m'eſt neanmoins arrivé deux fois, & j'en ay fait la démonſtration en public; mais ces uretères s'uniſſoient en l'un & l'autre des côtés auprès de la veſſie, dans laquelle ils entroient par un ſeul orifice.

Leur ſub-ſtance. Les Anatomiſtes diſent ordinairement que les uretères ſont compoſés de deux membranes épaiſſes & blanches, dont l'exterieure eſt commune, & l'interieure propre; Mais Riolan plus à propos n'en reconnoit qu'une ſeule, qui eſt la propre; En effet ils n'en ont point de commune exterieure qui leur vienne du peritoine. Ils ſont bien à la verité contenus en général ſous le peritoine conjointement avec pluſieurs autres parties, mais dans le particulier ils n'en ſont pas revétus, ni il n'en reçoivent pas une tunique particuliere comme le ventricule, la vene cave & pluſieurs autres viſcères & vaiſſeaux. Or la membrane propre & unique dont ils ſont compoſés, eſt forte, nerveuſe, & renforcée de quelques fibres, les unes obliques, les autres droites, & ils ont des artères & des veines tres-petites qu'ils reçoivent des parties voiſines; ils ont auſſi des nerfs qui leur ſont fournis par la ſixième paire & par la moële des lombes, leſquels leur donnent un ſentiment tres-vif. Riolan neanmoins *dans ſes animadverſ. ſur Hofman*, ne demeure pas d'accord qu'ils ayent des nerfs; il croit que pour reſſentir de la douleur, il ſuffit qu'ils ſoient membraneux, & que la diſtenſion de leur membrane cauſée par le calcul ou par quelque autre corps acre, eſt ſeule capable de l'exciter. Enquoi il ſe trompe, car il ne ſe peut exciter de la douleur en une partie s'il ne s'y écoule des eſprits animaux par les nerfs; ainſi qu'il eſt évident dans la paralyſie, où les membranes n'ont point de ſentiment, parce qu'elles ne reçoivent point d'eſprits animaux. Outre cela leur ſtructure ne donne aucun indice qu'ils ayent du ſentiment.

Ils ſont petits dans l'homme , environ de la longueur d'un palme , **Leur gran-** &de la largeur d'une paille , quoique ſouvent ils ſoient ſi extraordinai- **deur.** rement dilatés par les calculs , lorſqu'ils y paſſent avec violence & grandes douleurs , que quelquefois on en a vû avoir la largeur d'un inteſtin grèle.

Ils ſe portent dés leur ſortie des reins vers le bas, toûjours entre les deux membranes du peritoine, & aprés s'être un peu recourbés ſur les muſcles pſoas qui flechiſſent les cuiſſes , & avoir rampé en quelque façon d'un cours oblique entre les membranes de la veſſie, ils vont s'inſerer dans ſa cavité environ ſur le derriere de ſon col, & ſe continuent avec ſa ſubſtance interieure. Quelques-uns croyent qu'ils ont en cet endroit-là à leurs orifices des valvules, qui empêchent le retour de l'urine de la veſſie vers le haut. Dulaurens neanmoins , Riolan & Plempius revoquent en doute ces valvules , & avec juſtice, ils diſent que l'entrée tortueuſe des uretères dans la veſſie , eſt ſeule ſuffiſante pour empêcher ce retour, & je ſuis de leur avis.

CHAPITRE XXI.

De la Veſſie urinaire.

Voyez les Tables I I I. & I V.

L A Veſſie urinaire, appellée par les Grecs κυϛὶς ὑρόδοχος, eſt une par- tie organique membraneuſe du bas ventre , laquelle reçoit & garde le ſerum qui y tombe des reins , & qu'elle pouſſe enfin dehors loſqu'il lui devient incommode ou par ſon poids, ou par ſon acrimonie.

Elle eſt ſituée dans l'hipogaſtre entre les deux tuniques du peritoi- **Sa ſituation.** ne , dans cette cavité qui eſt formée par l'os ſacrum, & par ceux de la cuiſſe & du pubis. Dans les hommes elle eſt couchée ſur l'inteſtin droit , & elle eſt jointe aux glandes proſtates : Dans les femmes elle eſt adherente au col de la matrice ; & dans les uns & les autres elle eſt attachée pardevant aux os du pubis , & outre cela au nombril par l'ura- que.

Elle eſt compoſée de trois tuniques, dont l'exterieure qui dans **Ses tuniques,** l'homme (non dans les bêtes) eſt entourée de graiſſe , vient du pe- ritoine. Celle du milieu qui eſt la plus épaiſſe , a des fibres charneuſes pour la reſſerrer , & pouſſer dehors l'urine , & c'eſt pour cette raiſon qu'Aquapendens & Bartholin l'appellent MUSCLE ENVELOPPANT , *Muſ- culus involvens*, & Spigelius MUSCLE CHASSANT L'URINE : *Detruſor urinæ.* Si cette membrane eſt trop diſtenduë par l'abondance de l'urine , elle cauſe l'Iſcurie , ou entiere ſuppreſſion de l'urine , parce que par cette extrème diſtenſion ſes fibres s'affoibliſſent ſi fort , qu'elles ne peuvent

plus fe refferrer. Foreftus *liv.25. obf.14.* dit qu'il a fouffert une femblable ifcurie. La tunique interieure a un fentiment plus vif, & elle eft
enduite d'un certain muffilage vifqueux qui la défend contre l'acrimonie de l'urine : on la trouve ridée en ceux qui font fujets à la
pierre.

Sa figure.   Sa figure eft oblongue, ronde, ou en forme de poire.

Sa grandeur.   Sa grandeur n'eft pas égale en tous, car dans les uns elle eft plus
grande, dans d'autres elle l'eft moins ; & fouvent elle eft crüe jufqu'à
une grandeur exceffive, fçavoir lorfque pour avoir trop long-tems retenu
l'urine elle foufre de frequentes & de violentes diftenfions.

Sa cavité.   Elle n'a qu'une feule cavité, & il paroit neanmoins par les obfervations des Medecins, qu'on l'a trouvée en quelques-uns partagée en
deux par une membrane ou feptum medium.

Ses trous.   Elle eft percée par trois trous, dont les deux plus petits qui font
placés affés prés de fon col, donnent entrée aux uretères, & le troifiéme
qui eft le plus grand & qui eft fitué en fon col, donne paffage à l'urine
pour fortir.

Ses vaif-
feaux   Elle reçoit fes artères des hypogaftriques, qui par les côtés entrent
dans fon col, & lui portent le fang pour fa nourriture, dont ce qui
refte eft verfé par de petites veines dans la veine hypogaftrique. Elle a
des nerfs qui lui viennent de la fixiéme paire, & de la moëlle de l'os
facrum.

Sa divifion.   On la divife en fon FOND & en fon COL.

Son fond.   Son FOND comprend la partie fuperieure & la plus large de la veffie,
de laquelle s'éleve en haut jufqu'au nombril l'uraque, qui conjointement avec les artères umbilicales qui lui font voifines, dégénere dans
les adultes en ligament tres-fort qui tient le fond en-fufpens, &
l'empêche de s'affaiffer fur le col. On parlera plus amplement de l'uraque *dans le chapitre 32. fuivant.*

Son col.   Le COL eft la partie la plus báffe & la plus étroite de la veffie. Dans
les hommes il eft plus long & plus refferré que dans les femmes, il
s'étend jufqu'au commencement ou naiffance des parties honteufes, &
il s'ouvre dans l'urerère, mais dans les femmes où il eft plus court
& plus large, il eft placé au-deffus du col de la matrice, & fous le
Clitoris ; & immediatement fur l'orifice du vagina il s'ouvre entre les
nimphes (Voyez plufieurs chofes touchant le col de la veffie des femmes,
au chap.26.) il eft charneux dans les deux fexes & tiffu de plufieurs
fibres, fur tout de tranfverfales & d'orbiculaires cachées entre les droites qui entourent tout le corps de la veffie, & forment LE MUSCLE

Le fphincter. SPHINCTER qui en refferrant le col de la veffie, empêche que l'urine ne
s'écoule contre nôtre volonté. Il eft auffi placé aux environs des proftates, comme l'on verra *au chap.22. fuivant.* Certains Anatomiftes outre
ce mufcle, en décrivent encore d'autres pour la veffie, comme un
fphincter

sphincter exterieur, un expulseur, &c. Mais ce ne sont là que pures bagatelles. Ces muscles imaginaires n'étant rien autre que la seconde membrane de la vessie, qui est toute charneuse.

Il y a dans les hommes au tour du col de la vessie vers l'urethre une petite membrane en forme de valvule, qui empêche que la semence poussée vers l'urethre ne s'écoule dans la vessie, & que l'urine en sortant de la vessie ne tombe dans les petits tuyaux seminaires. On peut la démontrer en introduisant une sonde par la vessie ; car si on la pousse vers l'urethre elle y entre facilement & sans obstacle ; & si au contraire on la pousse par la voye opposée, on a coûtume de la déchirer. Cette petite membrane se rompt aussi quand on introduit le catheter dans la vessie, & quelquefois elle se ronge dans la gonorrhée. Bartholin, selon l'observation de Riolan, rapporte qu'on la trouve dans les enfans jusques à l'âge de vingt ans, après lequel tems on ne la trouve plus. Mais cette observation ne peut pas servir de regle perpetuelle ; car il m'est arrivé souvent en ma pratique de medecine de la rompre en des vieillards, en introduisant le catheter dans la vessie, & ils en ressentoient de la douleur. Peut-être que Riolan a fait cette observation en dissequant des corps en France, parce que la jeunesse Françoise étant beaucoup portée aux plaisirs de l'amour, s'y adonne de bonne heure sans honte ; d'où vient que tres-souvent elle est affectée de gonorrhée, dans laquelle cette membrane est rongée par le passage de la semence acre.

Sa valvule.

CHAPITRE XXII.

Des parties de l'homme qui servent à la production de la semence.

Voyez les Tables III. & IV.

APrés avoir décrit les organes de la nutrition, par lesquels les aliments qui entretiennent le corps qui de soy tend insensiblement à sa destruction, sont préparés, l'ordre demande que nous entreprenions la description des instrumens qui servent à la génération, par lesquels la perpetuité de l'espece humaine, que la nature a refusée aux individus, est conservée par la procreation.

Ces parties sont appellées *Parties honteuses*, du mot *honte*, *pudeur* : desquelles avant le peché l'homme n'avoit point de honte, ainsi que S. Augustin le dit *au l. 4. de la Cité de Dieu* ; mais après le peché sa nudité lui parût infame, & il en eut confusion. Theophraste Paracelse dit qu'avant le peché, l'homme étoit privé de ces parties, mais qu'après qu'il eut peché, le souverain Createur les lui ajoûta ; pour le faire éternelle-

Les Parties honteuses.

G g

ment souvenir de l'infamie de son action, & aussi parce qu'il y étoit tombé par la seduction du serpent ; c'est pour cette raison que le membre génital fut donné à Adam en forme de serpent, & à Eve en forme de creux ou caverne dans laquelle le serpent se retire (Parce qu'elle avoit la premiere écouté & consenti aux sollicitations & caresses du serpent.) C'est donc peut-être pour cette raison que le serpent des Adamites souhaitte toûjours avec tant d'ardeur d'entrer & de se glisser dans la caverne d'Eve , & que cette caverne aussi a de soi tant d'amour & tant de desir de recevoir & d'admettre ce serpent.

Les Parties Genitales.

Or ces *Parties honteuses* , que l'on appelle aussi PARTIES GENITALES, n'étant pas en l'un & l'autre sexe formées de la même maniere , il est necessaire de parler séparément de chacune ; & traittant en premier lieu de celles de l'homme , nous garderons en en parlant le même ordre que la semence garde en se formant en elles, qu'elle y est muë, & qu'elle en est évacuée.

Les Parties Genitales des hommes

Dans l'homme les parties génitales sont celles qui sont destinées pour engendrer son semblable dans la femme. On les divise commodement en exterieures , & en interieures ; celles-ci sont enfermées dans la cavité de l'abdomen, celles-là sont visibles au dehors ; Et toutes, tant les interieures que les exterieures , sont doubles : dont les *unes* font la semence, desquelles nous parlerons en ce chapitre-cy : Les *autres*, aprés que la semence est formée, la portent dans la matrice ; desquelles nous traiterons *au chapitre suivant.*

Les vais-seaux sper-matiques.

Entre les parties qui font la semence , LES VAISSEAUX SPERMATIQUES sont les premiers qui se presentent, (On les nomme aussi communement VAISSEAUX PRE'PARANS, parce qu'on a crû autrefois que le sang destiné pour la génération de la semence, s'y preparoit.) Ces vaisseaux sont doubles ; sçavoir deux artères , & autant de veines , qui sont plus visibles & plus grandes que les artères. Il y a neanmoins des Autheurs qui écrivent qu'ils ont vû les artères plus grandes que les veines; mais si cela arrivoit , ce seroit absolument contre l'ordre de la nature & les loix de la circulation du sang ; car il seroit apporté beaucoup plus de sang par les artères qui seroient plus amples , qu'il n'en pourroit être emporté par les veines qui seroient plus petites & plus étroites. Ainsi il y a de l'apparence que cela n'est jamais arrivé , mais que les Anatomistes qui l'ont écrit , ont été trompés ou par erreur ou par quelque trouble de vûë.

Les Artères spermati-ques.

LES ARTE'RES SPERMATIQUES apportent le sang destiné pour la confection de la semence, & pour la nourriture des testicules. Elles prennent leur naissance de la partie anterieure du tronc de la grande artère, la droite un peu plus bas que l'émulgente, & la gauche tout auprés, ou tant soit peu au-dessus, & quelquefois toutes deux deux travers de doigt au-dessous. Or la droite passant par dessus le tronc de la veine cave se porte obliquement à la veine de son même côté, & la gauche droit à celle du sien. Riolan neanmoins a remarqué qu'elles sont quelquefois sorties toutes deux de l'émulgente ; comme aussi d'autres-fois on a observé qu'il n'y en avoit pas deux, mais seulement une, qui sortoit du tronc de l'aorte, & qui faisoit l'office des deux. Ainsi au rapport de Jo.Theod. Schenkius, Georg. Queccius Medecin de Nuremberg n'en trouva dans un cadavre humain qu'une seulement qui sortoit de la partie anterieure de l'aorte, & qui s'étant partagée en deux branches au-dessus de la divarication des ramaux cruraux, se joignoit ensuite en d'un & en l'autre des côtés à la veine spermatique descendante. Et de même, au rapport d'Hofmannus, P. Pavius ne trouva pareillement en 1598. dans le corps d'un viellard qu'une seule artère spermatique, laquelle venoit du milieu du tronc de l'aorte, étoit dix-fois plus grosse que ces artères n'ont coûtume d'être, & aloit aboutir aux testicules (s'étant sans doute auparavant divisée en deux branches) Mais ces cas touchant la diminution de leur nombre sont tres-rares, comme l'est aussi celui de leur augmentation dont parle Cornel. Gemma *art. cyclog. lib.2. Il nous est souvent arrivé*, dit-il, *de voir trois ou quatre ar-tères seminales.* J'aurois mieux aimé qu'au lieu de, *souvent*, il eut dit, *quelquefois* ; car cette augmentation de nombre est si rare, que de six-cens Anatomistes, à peine y en a-t'il un à qui il soit arrivé de la voir. En effet, dans l'ordinaire il n'y a que deux artères spermatiques, une de chaque côté, qui partent du tronc de l'aorte.

Bauhin, Riolan, & d'autres écrivent que de ces artères il en a quel- *Si ces ar-* quefois manqué une en un des côtés, & quelquefois toutes deux dans *tères peu-* les deux, & ils disent que c'est pour lors la cause de la sterilité. Nean- *vent man-* moins la raison fait voir le contraire, puisque le sang ne peut être *quer toutes* porté aux testicules par aucune autre voye que par ces artères ; car *deux.* les veines n'y en envoient point à cause de leurs valvules qui l'empê-chent ; Et il s'ensuivroit de-là que par défaut de matiere non seu-lement il ne se feroit point de semence (ce qui est, à ce qu'ils disent, la cause de la sterilité,) mais même les testicules ne pourroient être nourris, & ainsi ou ils deviendroient ethiques & se desseicheroient, ou étant surpris de sphacele ils tomberoient ; quoique neanmoins dans ces corps dans lesquels on dit que manquoit une de ces artères & quelquefois les deux ensemble (ainsi qu'autrefois Otthon Heurnius & Falkoburgius, tous deux Anatomistes de Leyden, ont prétendu nous démontrer, mais dont neanmoins ils ne nous ont pas persuadé) on ait trouvé les testicules assés gonflés & pleins de suc, & assez grande quantité de semence tres-visible dans les vesicules seminaires. Il y a donc en cela ou de l'erreur ou de la fraude, ce qui vient de ce que souvent les Anatomistes se hatant trop en préparant ou disse-quant ces vaisseaux, ils les coupent à cause de leur petitesse extrê-

me ; Ainſi ne les trouvant plus , ils ſe perſuadent facilement , & enſuite le perſuadent à leurs ſpectateurs , qu'elles manquent naturellement.

Les veines
ſpermati-
ques.

LES VEINES SPERMATIQUES repportent à la veine cave le ſang qui
reſte aprés la nourriture des teſticules , & la confection de la ſemence.
Celle qui eſt au côté droit , s'éleve du teſticule droit , & entre dans la
partie anterieure du tronc de la veine cave un peu au-deſſus de la naiſſance de l'émulgente ; (Riolan écrit qu'il a tres-ſouvent obſervé que
cette veine prend ſon origine de l'émulgente droite ; je ne l'ai neanmoins jamais vû,) & celle qui eſt au côté gauche , dans l'émulgente-de
ce même côté , & tres-rarement dans la veine cave. Regn. de Graëf a
obſervé que dans l'abdomen pluſieurs petites ramifications tres-
deliées qui viennent de l'omentun & du peritoine , aboutiſſent &
s'ouvrent en l'une & en l'autre de ces veines,& auſſi que le cours des veines n'eſt pas ſi droit que celui des arteres. Domin. de Marchetis en ſon
anat: chap.6. écrit qu'il a remarqué deux & trois fois que la veine ſpermatique , qui du teſticule monte dans l'abdomen , ſe partageoit au milieu de ſon chemin en trois rameaux , leſquels entroient chacun en
particulier dans le tronc de la veine cave.

Leurs val-
vules.

Mais comme le ſang qui monte par ces veines , pourroit refluer aux
teſticules, ces veines ſont munies de pluſieurs valvules faites en forme de
demie-lune, diſpoſées en double rang & regardant en haut, leſquelles
empêchent ainſi le reflux du ſang.On remarque auſſi à l'entrée de chacune de ces veines un petit tubercule que Rolfincius croit,avec aſſez de fondement , s'élever de la valvule gonflée & diſtenduë de ſang, laquelle regarde vers la veine cave. Higmorus a fait graver cette valvule , qui eſt
unique dans la veine du côté droit , & double dans celle du côté
gauche.

Le cours
des vaiſ-
ſeaux ſper-
matiques.

Or il va à chacun des teſticules une veine & une artere ; & ces deux
vaiſſeaux , en haut aux environs des reins où eſt leur principe,s'éloignent
un peu l'un de l'autre , mais ils ſe rejoignent d'abord à meſure qu'ils
avancent , s'entortillant un peu les uns aux autres , & ils ſont ſi
fortement unis enſemble par une tunique qui vient du peritoine, qu'il
eſt preſque impoſſible de les ſeparer ſans les rompre. J. Saltzmannus
dans ſes obſervations Anatomiques, décrit trois ſujets humains , dans leſquels il a obſervé que l'artere gauche , laquelle prenoit ſa naiſſance un
peu au-deſſous de l'émulgente , ne s'étoit pas dabord unie à la veine,
mais qu'auparavant elle étoit montée vers la veine émulgente , &
même un peu plus haut , & que s'étant recourbée tout au tour d'elle,
elle s'étoit incontinent aprés réünie avec la veine ſpermatique , & enſuite avoit pris ſon chemin vers le bas à la maniére accoûtumée.

Ces vaiſſeaux ainſi joints au-deſſus des ureteres,ſe portent en bas vers
les aines ; où, conjointement avec un petit nerf tres-delié qui vient du

plexus de la sixième paire qui est dans l'abdomen, (auquel quelquefois se joint un autre nerf de la 20, ou 21. paire de la moële de l'épine) & le muscle crémastere, ils percent le peritoine (La membrane neanmoins interieure de celui-ci s'attache fortement en sortant aux côtés de ces vaisseaux, & lorsqu'elle se rompt il se fait une hergne, par la chute de l'intestin ou de l'omentum, ou par de l'eau ou des vents qui se glissent dans le peritoine ou dans le scrotum,) & entrent ainsi dans sa production, (qui n'est autre chose qu'un alongement de sa membrane exterieure vers le scrotum, & qui forme le fourreau dans lequel les vaisseaux spermatiques & les testicules sont renfermés) dans laquelle ils se divisent en plusieurs petits rameaux, qui s'entrelassent les uns les autres par une infinité de contours & de circonvolutions, & se portent ainsi aux testicules ; où dabod qu'ils y sont arrivés, ils se separent de nouveau ; & les arteres faisant plusieurs detours le long du testicule, s'en vont aboutir jusques au moindre globule des épididimes ; & là s'étant divisées premierement en deux rameaux, & ensuite en plusieurs autres tres-petits, en partie elles retournent vers l'extremité opposée du testicule, & en partie elles s'évanoüissent dans sa substance interieure. Pour les veines s'étant divisées en de tres-petites racines, elles s'entremêlent aux plus petits rameaux d'arteres, & se joignent ensemble en forme de tissu reticulaire, tantôt en se couchant simplement les unes sur les autres, tantôt par anastomose ; mais si l'on injecte quelque liqueur par le moyen d'un siphon dans les arteres, il paroît alors qu'il n'y a point en cet endroit-là d'anastomose entre les arterioles & les venules, dans lesquelles la liqueur ne s'introduit nulle part ; & même il ne doit point y en avoir ; car si le sang pouvoit par le moyen de ces anastomoses passer des arteres dans les veines, il n'en viendroit point du tout, ou du moins tres-peu, aux testicules, mais il iroit à la veine cave par ces voyes larges, c'est à dire par ces anastomoses, bien-plûtôt, & beaucoup plus facilement que par les conduits étroits & invisibles des testicules.

André Du Laurens, Bauhin, Veslingius, & plusieurs autres Anatomistes se sont lourdement trompez, en ce qu'ils ont crû que l'artère & la veine spermatique se terminent aux parastates, & que là elles se changent au vaisseau déferent, comme en un corps qui leur est continu ; quoique neanmoins il paroisse clairement à ceux qui regardent la chose avec exactitude, que ces vaisseaux n'entrent point dans les parastates, mais dans les testicules mêmes, ainsi qu'on a déja dit ; & qu'en cet endroit-là on peut separer les parastates d'avec les testicules sans que ces vaisseaux soient blessés, ou désunis des testicules ; car Regn. de Graëf *au liv. ci-devant cité*, fait voir clairement par une ingenieuse experience que le sang entre dans les testicules. *L'opinion*, dit-il, *qui soûtient que le sang n'entre pas dans les testicules, est évidemment détruite par l'experience qu'*

L'erreur des Anatomistes.

fuit. Qu'on introduise un tuyau dans l'artère, & ayant adapté une syringe au tuyau, qu'on pousse une liqueur teinte de quelque couleur vers le testicule. On verra alors tres-clairement le cours des artères, qui étant arrivées à la partie supérieure des testicules, c'est à dire à cette partie par laquelle elles y entrent : Premierement elle se repandent par la tunique interieure des testicules sans toucher aux épydidimes, & se portent ensuite vers leur fond ; où à mesure qu'elles se reflechissent, elles se divisent en une infinité de petits rameaux, qui d'abord se dispersent à droit & à gauche dans toute la substance des testicules, & la parcourent.

Le Plexus Pampiniforme. Or ces vaisseaux, ainsi unis & entrelassés ensemble, composent le PLEXUS que les Anatomistes appellent PAMPINIFORME, à raison de sa ressemblance avec les tendrons de vigne, ou VARIQUEUX à raison de celle qu'il a avec des veines qu'on appelle varices, & aussi CORPS PIRAMIDAUX, à raison de sa figure piramidale ; d'autant qu'il commence par un principe étroit, & qu'en descendant il s'augmente insensiblement jusqu'à ce qu'enfin par une base tres-large il parvient aux testicules. Herophile, au rapport de Galien, a appellé ce plexus PARASTATE CIRSOIDE ; ce nom lui a aussi été donné par Riolan. D'autres l'ont nommé PARASTATE VARICIFORME, parce que ces vaisseaux sont tortueux comme les varices. Neanmoins Veslingius donne tres-mal à propos ce nom à la partie posterieure de l'epididime, puisqu'on ne voit en lui aucun vaisseau sanguin qui soit ainsi tortueux & entrelassé.

La Hergne variqueuse. Il se forme quelquefois en ce Plexus cette espece de hergne qu'on a coutume d'appeller *Hergne variqueuse,* sçavoir lorsqu'il tobe quelque sang épais & melancolique dans tous ces plis & entrelassemens, lequel distend les membranes delicates de ces petits vaisseaux. Quelquefois aussi il s'y engendre une *Hergne charneuse,* sçavoir lorsque ce plexus est froissé par quelque chûte, par l'action d'aller à cheval trop longue & trop violente, &c. & que de ce froissement ou contusion il en nait une chair spongieuse qui croit quelquefois jusques à la grosseur de deux & de trois poings. On ne peut guéres guerir cette affection sans emporter entierement le testicule.

La Hergne charneuse.]

Neanmoins Regn. de Graef, qui a examiné les parties génitales avec de tres-grands soins, dit, *en son trait. des part. de la gén. de l'hom.* qu'on ne trouve point du tout dans les hommes cet entrelassement ou complication de ces vaisseaux qu'on dit former le corps piramidal ou variqueux ; mais qu'il a reconnu comme évident & certain par l'experience oculaire, que le tronc de l'artère va directement au testicule sans aucune divarication reticulaire, & qu'à trois ou quatre travers de doigts au-dessus des testicules il se divise en deux petits rameaux, dont l'un se cache sous l'épididime, & l'autre va au testicule ; ce qui lui donne lieu de croire qu'il n'y a point dans les corps piramidaux de femblable tiffu reticulaire d'arterioles & de venules, quoiqu'il n'en arrive pas de même en plufieurs animaux, où il avoüe que l'artère & le tronc de la veine s'entortillent & s'entrelaffent l'un l'autre en forme de treffe de cheveux & de tendrons de vigne. Mais la hergne charneufe qui naît en cette partie-là; deplus le tiffu de vaiffeaux fanguins qui en ce même endroit eft également vifible & dans les hommes & dans les brutes, femblent demontrer le contraire : A moins peut-être que R. de Graef ne veüille dire que quoi que dans les bêtes ce tiffu foit formé des artères & des veines entortillées, il ne l'eft neanmoins dans l'homme que des feuls rameaux de la veine qui revient ou qui fort des tefticules, n'y ayant que l'artère feulement qui le traverfe en ligne droite. Mais d'autant que nous n'avons pas encore affez exactement obfervé fi cela fe paffe autrement dans l'homme que dans les animaux, nous fufpendons nôtre jugement pour quelque tems, jufques à ce que l'occafion s'en étant prefentée, nous l'ayons recherché & confideré plus attentivement.

Plufieurs Anatomiftes avoient ci-devant donné la defcription de ces anaftomofes des artères entr'elles & auffi des veines avec les artères, comme étant une chofe inconteftable, & hors de tout doute : mais le même Ren. de Graëf enfeigne par l'injection de quelque liqueur dans l'artère, & par plufieurs folides raifons, qu'en cet endroit-là il n'y a aucune anaftomofe; même qu'il ne doit ou ne peut y en avoir. *Qu'il n'y a point de ces Anaftomofes.*

Il paroît par ce que l'on vient de dire quel eft ici l'ufage des artères, & quel celui des veines, fçavoir que celles-là apportent le fang, & celles-ci en emportent le fuperflu. D'où l'on voit qu'il n'y a rien de folide dans l'opinion de Gallen, de Bauhin, de Spigelius & de plufieurs autres Anatomiftes, qui étendent trop loin l'office de ces vaiffeaux, & qui leur attribuent non-feulement une je ne fçai quelle préparation du fang, mais encore un changement de fa couleur rouge en couleur blanche, quoique dans la verité il ne fe paffe rien en eux de femblable, & qu'il foit conftant par l'experience oculaire qu'on en tire un fang qui n'eft pas moins rouge & éclatant que celui qu'on tire des autres vaiffeaux fanguins, & qu'il n'y a pas en eux la moindre goute ou apparence d'humeur blancheâtre. *L'ufage de ces vaiffeaux.*

Ces vaiffeaux unis & entrelaffés entr'eux ainfi qu'on vient de l'exprimer, s'en vont aux TESTICULES, qui font des parties génitales qui dans le fcrotum pendent hors de l'abdomen, & qui font deftinées pour faire la femence. Or on les appelle TESTICULES, parce qu'ils font la marque & le témoignage de la virilité. D'où vient qu'autrefois les Romains qui n'admetoient que des hommes pour porter témoignage en Juftice, rejettoient ceux qui étoient privés des tefticules, comme n'étant pas hommes. D'autres les ont appellés *Pomes d'amour*, *Poma amoris*, *Coleos*, *Mala Bracchica*, & de plufieurs autres noms. Les Grecs les nomment ὄρχεις. *Les Tefticules.*

Leur, nom-
bre.

Les testicules sont deux en nombre (de là Herophile les appelle
δίδυμοι, *Jumeaux*, par la raison que comme les jumeaux sont enfermés dans une seule matrice, les testicules le sont aussi dans un seul
scroton,) en partie afin que la génération de la semence se sit mieux, en
partie afin que l'un des testicules étant ôté ou empêché par maladie ou par
quelqu'autre accident, l'autre pût supléer à son défaut, & faire l'office de
tous les deux.

Rarement ce nombre est-il plus petit ou plus grand ; car il arrive peu
souvent que l'homme naisse avec un seul testicule ; Riolan neanmoins
dans son antropog. liv.2. ch.31. P. Borellus *cent.3. obs.60.* & Ren. de Graef
au liv. des org. de la gen. dans l'hom. en rapportent quelques exemples.
De même rarement en trouve-t'on plus de deux en un seul homme, quoique cela soit ordinaire à certaines familles, ainsi que quelques-uns l'at-
testent de l'Illustre famille des Coleoni, (laquelle a peut-être pris
de là son nom) De même Fernel *au l.1. de la Pathol. c.28.* rapporte avoir
connu une famille dont tous les mâles avoient trois testicules. Forestus
au l. 27. obs. 15. le Scholiographe de Hollier *l.1. c.62.* Borel *au lieu ci-*
devant cité, Ren. de Graef pareillement *au lieu cité*, & beaucoup d'autres, rapportent des exemples de plusieurs qui en ont eu trois. Mai
le cas le plus rare & le plus extraordinaire est, qu'un homme né sans
aucun testicule puisse neanmoins exercer l'acte de virilité, Cabroliu
dans son observat. anat.3. en rapporte un exemple, duquel nous parlerons
dans la suite *à la quæst.*1.

Leur situa-
tion.

Ils sont situés, & pendans à la racine du penis, où ils sont renfermés
dans le scrotum. Il est extraordinaire & contre nature qu'ils soient
tous deux enfermés dans la cavité l'abdomen ; de quoi neanmoins
Regn. de Graef *au lieu cité* a vû un exemple, & il ajoûte au même
endroit que Fr. De le Boë Sylvius en a aussi vû un semblable. Riolan a
observé *en son anthropog. lib.2. chap.29.* que les deux testicules étoient
cachés dans l'interieur en un Gentilhomme, qui eut neanmoins une
nombreuse famille de son épouse. Il m'est aussi arrivé de voir la même
chose en un homme vigoureux, qui eut pareillement plusieurs enfans. Paré,
Mart. Rulandus, & Bartholin établissent par des exemples, que les testicules ont quelquefois resté tous deux pendant quelque-tems, sçavoir
jusques à l'âge de puberté, cachés dans l'aîne, ou dans la cavité de l'abdomen, & qu'ensuite ils sont descendus dans le scrotum.

Leur figu-
re & leur
grandeur.

Ils sont à peu près de figure & de grandeur égale à celle d'un œuf
de pigeon ; & en quelques-uns à celle d'un œuf de poule, étant de
chaque côté un peu plats. On y remarque néanmoins quelque variation,
selon que les vaisseaux voisins sont plus ou moins gonflés : Ordinairement le gauche est un peu plus grand que le droit, & pend un peu
plus bas : & il arrive rarement que le droit soit plus grand que le gauche : Souvent dans les maladies vénériennes, tantôt l'un des deux,

tantôt

tantôt tous deux enfemble s'enflent, & deviennent plus gros qu'à l'ordinaire, & cette groffeur aprés la guerifon du mal refte au même
état, fans beaucoup incommoder, ainfi que je l'ay fouvent remarqué;
mais cela eft contre nature, auffi-bien que ce que Laz. Riviere rapporte
en la 44. de fes obferv. communiq. d'un certain en qui les tefticules fur-
paffoient en grandeur les tefticules des chevaux, d'où enfuite il tomba des morceaux de pierres tres-durs; Et auffi celui dont parle Hildanus *cent.5. obferv.48.* d'un certain hidropique, en qui l'on trouva le
tefticule droit crû jufques à la groffeur d'un œuf d'oye, & rempli de poils
entremelés & confondus avec une certaine matiere purulente, huileufe &
blanche. Platerus *en fes obfervat. l. 1.* rapporte l'hiftoire d'un homme extreme-
ment gros & gras, en qui les tefticules étoient de la groffeur d'une tête.

Ils ont une fubftance particuliere, & telle qu'il n'en eft point dans
tout le corps qui lui foit femblable. Elle eft blancheâtre & molle, com- *Leur fub-*
pofée d'une infinité de tres-petits filets de vaiffeaux feminiferes joints *ftance.*
enfemble par enchainement ou fuite continuée : Et quoiqu'en cette
fubftance il n'y ait aucune cavité manifefte ; neanmoins fi l'on rend
ces petits filets vifibles, on voit qu'ils font creux, & qu'ils portent invifiblement la femence. Regn. de Graëf a été le premier qui a enfeigné
au liv. ci-devant cité, la maniere de les rendre vifibles aux yeux. La voici.
Il lie tres-fortement dans un chien, ou en quelqu'autre animal vivant,
le vaiffeau déferent, & il dit que par ce moyen les petits filets interieurs des petits vaiffeaux des tefticules, d'ailleurs invifibles, fe rem-
pliffent incontinent de matiere feminale qui les gonfle, & que par cette
voye on les voit tres-facilement. Il dit encore que dans les tefticules
d'un gros loir, ces petits vaiffeaux paroiffent par toute la tunique
albugineufe blancs de femence; & il adjoûte que fi aprés avoir ôté la tunique albugineufe, on jette les tefticules dans de l'eau, & qu'on les agite
tant foit peu, ces petits vaiffeaux d'eux-mêmes, & fans le fecours d'aucun
inftrument, fe feparent tellement les uns des autres, que toute la fubftance des tefticules ne femble être compofée que de petits vaiffeaux;
& il rapporte qu'il en a fait plufieurs fois la démonftration aux
Medecins & aux Chirurgiens de Delpht. Il me l'a même fait voir
il n'y a pas long-tems dans le tefticule d'un loir, qui fe défit & fe-
diftribua tellement en de tres-petits vaiffeaux blancheatres & tres-
deliés, qu'il fembloit en être tout compofé, quoique cependant il y
ait grande apparence que pendant que l'animal eft vivant, il y a
quelque fubftance propre, tres-tendre, tres-delicate & comme medullaire, entre-mélée conjointement avec de certaines petites glandes à
ces petits vaiffeaux, laquelle lorfqu'on les lave, que la diffolution &
la preparation s'en fait, fe fepare d'eux, & s'évanoüit. Car il n'eft pas
croyable que les tefticules puiffent fubfifter n'étant compofés que de feuls
petits vaiffeaux nullement liés ou foutenus entr'eux par quelqu'autre

subſtance ; puiſqu'en quelqu'autre viſcere que ce ſoit, comme dans le foye, dans la rate, dans les reins, dans le cerveau &c. les vaiſſeaux qui le parcourent ſont ſoûtenus & attachés entr'eux par la propre ſubſtance du viſcere, & que les humeurs qui y ſont contenuës ſont notablement & ſpecifiquement alterées & changées par la proprieté, c'eſt à dire par le temperament particulier & la conformation de cette ſubſtance entremêlée ; & il y a apparence que cela n'arrive pas moins dans les teſticules que dans les autres viſceres.

Ces petits vaiſſeaux ſeminaux des teſticules étant ſeparés les uns des autres, s'étendent en une longueur ſurprenante, laquelle eſt ici abſolument neceſſaire, afin que la matiere ſeminale étant par ce long ſejour & ce paſſage lent mieux preparée, & élabourée, acquiere plus de perfection.

Leur ex-
cellence.
Ceux qui diſent que les teſticules ſont des glandes, ſe trompent, puiſqu'ils n'en ont ni le temperament, ni l'uſage, ni la ſubſtance ; mais qu'ils ſont des parties nobles, en tant qu'ils donnent à l'homme de la force & de la vigueur ; on doit même les nommer Principales, en tant qu'ils concourent à la procreation de l'eſpece & à ſa conſervation.

Leurs vaiſ-
ſeaux.
Ils reçoivent (ainſi qu'on l'a deja dit) des petitesartères ou artèrioles, des ſpermatiques, & ils envoyent des venules tres-déliées à la cave & à l'émulgente gauche. Ils ont, ſelon l'opinion commune, des nerfs tres-minces, derivés de la ſixiéme paire vague, & de la douziéme du thorax. Pour nous, nous étant au mois de Novembre 1668. & enſuite encore en Decembre 1670. particulierement attaché à la recherche de ces nerfs dans des ſujets humains diſſequés en public, nous trouvâmes qu'il ne va à chaque teſticule qu'un ſeul nerf, lequel ſe joignant aux vaiſſeaux ſpermatiques un peu au-deſſus de l'endroit où ces vaiſſeaux ſortent de l'abdomen, entre avec eux dans leur enveloppe commune (ce que nous avions déja auparavant remarqué) & ſe porte ainſi aux teſticules ; mais à cauſe de ſa petiteſſe extrême à peine avons nous bien pû obſerver s'il vient de la ſixiéme paire des nerfs du thorax ou de la douziéme (duquel nous donnerons la deſcription plus bas *au chap.*3. *du liv.*8.) ou, comme d'autres veulent, & non ſans raiſon, de la 20.ou 21. paire de la moële de l'épine, ce quinous paroît tres-vrai-ſemblable. Et ainſi l'experience oculaire ſemble faire voir qu'il ne va que tres-peu de petits nerfs à chaque teſticule, & peut-être ſeulement un ſeul. Mais tout au contraire de cela Gliſſon a écrit en dernier lieu *en ſon anat. du foye ch.*35. qu'il a vû en eux pluſieurs nerfs qui y apportent la matiere pour la génération de la ſemence. Nous n'avons encore pû juſques à preſent y découvrir cette grande abondance de nerfs ; mais ſeulement quelques-uns en petit nombre, leſquels paſſent à peine au delà de la tunique albugineuſe ; car dans la ſubſtance interieure du teſticule

on ne peut les voir, soit à cause de leur extrême delicatesse, soit à raison de leur couleur blancheatre, quoique neanmoins il soit tres-certain qu'ils apportent des esprits animaux au sang qui s'y écoule par les artères, ainsi que nous le dirons plus amplement *au ch.28. suivant.*

Mais de sçavoir si les vaisseaux sanguins entrent aussi eux-mêmes dans la substance des testicules, ou s'ils se terminent à la tunique albugineuse, cela est encore dans le doute parmi plusieurs Autheurs. Hipocrate semble avoir été de la premiere opinion ; car il écrit *au liv. de loc. in hom. & au liv. de la nat. des os*, qu'il y a de certaines veines qui vont aux testicules, où par le mot de *Veines*, il entend ainsi qu'il a coûtume de faire en plusieurs autres endroits, toutes sortes de vaisseaux sanguins, c'est à dire de veines & d'artères. D'autres à cause de l'obscurité ou incertitude de l'entrée de ces vaisseaux, ont crû qu'il n'y en entroit point, d'autant qu'on ne voit leurs disseminations que dans la seule tunique albugineuse, & qu'on n'en trouve point dans l'interieur du testicule. Tout ce doute cessera si l'on considere avec attention l'usage & la conformation des testicules. Leur usage ou office est de faire la semence, & pour cette fin ils sont composés d'une certaine substance qui leur est particuliere, & d'une infinité de vaisseaux seminaux (ainsi qu'on la dit ci-devant) dans lesquels la semence se fait. Or comme il faut necessairement qu'il y ait une matiere dont cette semence soit faite, la raison enseigne de-là, qu'il faut aussi necessairement qu'il y ait de petits vaisseaux sanguins & de petits nerfs, qui s'entremêlent à ces vaisseaux seminaux, & qui fournissent, & versent en eux peu à peu cette matiere ; nous dirons incontinent après de quelle maniere cela se fait. Mais objectera-t'on, la couleur rouge d'une partie denote qu'il y a en elle des vaisseaux sanguins ; cependant à peine voit-on jamais dans la substance des testicules une semblable couleur ; Il semble donc qu'on doit conclure qu'il n'entre point en eux de vaisseaux sanguins. Je répons que la cause de cela est l'extrème petitesse des artèrioles comprimées par les vaisseaux seminaux blancheatres, & c'est par cette même raison qu'en plusieurs autres endroits les artèrioles & les venules ne sont pareillement pas visibles. Outre cela si en un testicule recemment arraché du corps de l'animal, on injecte par le moyen d'une syringe dans l'artère spermatique quelque liqueur rouge, on voit alors plusieurs petits vaisseaux sanguins se gonfler tant soit peu dans le milieu du testicule, & devenir visibles. Enfin j'ajoûterai ce que l'experience m'a appris à l'égard des hommes. J'ay donc remarqué que dans les hommes sains & vigoureux, morts par accident, le plus souvent on ne peut voir dans la substance interieure de leurs testicules aucun vaisseau sanguin, ni même dans ceux des hommes vivants ausquels on a été obligé de les ôter pour les guerir de la hergne, ou du moins ce n'est que tres-rarement que dans de tels hommes sains.

La distribution des vaisseaux.

il en paroît quelques veftiges. Mais dans les cadavres de ceux qui ont été amaigris par de longues maladies (tels que font ceux que nous diffequons le plus fouvent dans nôtre hôpital, pour l'inftruction des Etudians en Medecine) j'y ay quelquefois trouvé plufieurs petits rameaux de vaiffeaux fanguins tant foit peu apparens, mais tres-déliés, lefquels fe difperfoient par tout l'interieur des tefticules. Ce que nous n'avons pas feulement démontré plufieurs fois en particulier aux Etudians en Medecine, mais encore publiquement au mois de Mars 1663. & au mois de Novembre 1668. dans nôtre theâtre Anatomique en deux fujets humains deffechés par de longues maladies dont enfin ils font morts : Voici ce qui femble en être la caufe. Tout ainfi que dans le cerveau il y refide une certaine vertu propre fpiritifique, par lemoyen de laquelle les efprits animaux font dans les vaiffeaux de ce vifcere, dans fes fibres & dans fes pores, formés du fang qui y eft apporté par les artères; de même dans les tefticules il y refide auffi une certaine vertu feminifique, par le moyen de laquelle le fang apporté dans leurs vaiffeaux y eft changé en femence. Comme cette vertu eft forte & vigoureufe dans les hommes fains, il s'enfuit que les particules les plus fubtiles & les plus falines du fang qui eft apporté par les artèrioles dans l'interieur des tefticules, tombent dabord, conjointement avec les efprits animaux fournis par les nerfs, dans les petits vaiffeaux feminaux dont les entrelaffemens forment un labirinte admirable; que là elles perdent leur couleur rouge (tout ainfi que le chile pert fa couleur blanche dans le cœur) & fe changent en femence blanche : Quant au peu de fang fuperflu qui refte dans les petits vaiffeaux fanguins, il eft tellement confondu par la blancheur de la fubftance des tefticules & des vaiffeaux feminaux, qu'il échape à la vûë. Mais dans les corps mal fains, en qui les tefticules, auffi-bien que les autres vifceres, font foibles, la feparation des particules fanguines propres & convenables pour la confection de la femence, ne s'y fait ni bien, ni affés-tôt, d'où vient que pour lors les petits vaiffeaux fanguins reftent plus gonflés, & contenant plus de fang qu'à l'ordinaire, ils fe prefentent plus facilement aux yeux. Outre cela ces particules de fang entrant ainfi mal feparées, & trop rouges dans les vaiffeaux feminaux, s'y cuifent & s'y changent mal & lentement en femence, d'où vient que dans ces vaiffeaux il paroît auffi en quelque façon çà & là une couleur fanguine rouge. C'eft fans doute pour cette même caufe qu'il arrive quelquefois que ceux qui s'abandonnent immoderément au coït, verfent du fang au lieu de veritable femence (dequoi on voit chés les Medecins plufieurs exemples) les tefticules étant tellement affoiblis par l'ufage exceffif & par la trop grande effufion de femence, que les particules convenables du fang qui y eft apporté, ne peuvent être affés tôt feparées des autres, & converties en femence. Or cette vertu feminifique dont on vient de parler, procede de la conformation propre convenable, & particuliere des tefticules, & de leur jufte temperament : lequel étant changé ou bleffé par maladie ou par trop d'exercice venerien, cette vertu feminifique s'en affoiblit ; en la même maniere que pour une femblable caufe la vertu fpiritifique fe détruit auffi dans le cerveau.

Il fe prefente ici maintenant un grand doute à refoudre, fçavoir pourquoi & comment les particules falines du fang artèriel (auquel les efprits animaux apportés par les petits nerfs fe joignent) répandu dans les tefticules, lefquelles font propres pour la generation de la femence, & qui font aqueufes ou blancheatres, fe feparent des rouges ? Cette matiere eft fi doûteufe, fi obfcure & fi embarraffée, que jufques à prefent perfonne n'a ofé y toucher, & ceux qui fe font hazardé d'en dire quelque chofe, ayant été obligés de recourir à la proprieté de la fubftance & des pores, femblent n'avoir rien dit ; car fur ce fujet on ne doit & on ne peut juger que par quelques conjectures, ou vrai-femblance, puifque l'experience & la vûë des parties n'en peut rien enfeigner ni démontrer de certain. Nous avons expliqué *au chap.*14. *précédent* comment dans le foye la feparation des humeurs qui doivent s'y feparer d'avec les autres humeurs fanguines, s'y fait par de tres-petits grains glanduleux invifibles & inconnus par ci-devant, mais que la finguliere adreffe de Malpighius a découverts dépuis peu par le fecours du microfcope. De même nous montrons *au chap.* 18. que la feparation du ferum d'avec le fang fe fait par de tres-petites glandes qui avoient auffi jufques à prefent échapé aux Anatomiftes : Et *au liv.*3. *chap.*11. nous enfeignons que le fang paffant par la fubftance cendrée du cerveau, eft dépoüillée en ce paffage, à caufe de la proprieté tant de la fubftance glanduleufe que des pores de ce vifcere, de fes particules falines les plus fubtiles & les plus fpirituelles ; & que ces particules font reçûës, c'eft à dire font imbibées, dans les principes ou commencemens des petits nerfs, où elles font infenfiblement atténuées de plus en plus, & exaltées à la fpirituofité, pendant que les autres parties rouges les plus fulphureufes qui reftent, font abforbées par des petites venules, par le moyen defquelles elles retournent peu à peu au cœur. De même auffi il y a de la vrai-femblance qu'il fe paffe la même chofe dans les tefticules. Car, *ou* il y a des petites glandes invifibles, ou du moins qu'on n'a encore pû voir jufques à prefent à caufe de leur extrême petiteffe, ou des grains glanduleux inferés & parfemés entre les petits vaiffeaux des tefticules, par le moyen defquels fe fait cette feparation ; *ou* les petits vaiffeaux (dont principalement les tefticules font compofés) font entourés d'une certaine matiere medullaire blancheatre qui leur eft propre, dans laquelle le fang artèriel qui y eft répandu, dépofe, à mefure qu'il paffe, les plus fubtiles particules falines (defquelles principalement la femence eft compofée »

Doute.

ainſi que nous l'enſeignons amplement *au chapitre 28. ſuivant*) propres à être changées en ſemence, pour de là être abſorbées & reçûës dans les vaiſſeaux ſéminiferes particuliers aux teſticules, & y être de plus en plus préparées & perfeſtionnées, pendant que celles qui reſtent, entrent dans les orifices des petites venules, d'ou elles paſſent dans les veines que l'on appelle communement Préparantes ou Spermatiques ; & ainſi elle retournent au cœur. De ſçavoir maintenant s'il y a quelque choſe de plus en la fabrique des teſticules & en la génération de la ſemence, que ce que nous venons de dire, j'en laiſſe le jugement à ceux qui ont la vûë plus pénétrante, ou qui par l'uſage du microſcope ont pû mieux découvrir cette matiere ; Cependant il ſemble comme certain qu'il y a là quelque choſe, par l'entremiſe de quoi ſe fait la filtration ou ſeparation dont nous parlons ; car ſi le ſang s'écouloit ſimplement par transfuſion immediatement des arterioles dans les vaiſſeaux ſeminaires, il n'y auroit point de raiſon, pourquoi ce ſang n'y ſeroit pas tout changé en ſemence, mais qu'il y en auroit une portion qui retourneroit au cœur par les venules ; A quoi on pourroit ajoûter, pourquoi ſa couleur rouge ne paroitroit pas toûjours dans ces petits vaiſſeaux.

Leurs vaiſ-
ſeaux lym-
*phatiques.*Outre les vaiſſeaux dont on vient de parler, les Anatomiſtes ont dépuis peu par leurs recherches exaſtes découvert pluſieurs petits vaiſſeaux lymphatiques qui prennent leur naiſſance entre les tuniques des teſticules, s'uniſſant enſemble par pluſieurs anaſtomoſes, & montant conjointement avec les vaiſſeaux déferens dans l'abdomen, où il dépoſent leur lymphe dans les vaiſſeaux chiliferes. Ils ont pluſieurs valvules qui regardent en haut, leſquelles empêchent que la lymphe qui eſt montée des teſticules, ne retombe en eux. On les peut facilement voir ſi on lie les vaiſſeaux ſanguins au-deſſus des teſticules, & qu'alors on agite les teſticules, car d'abord on verra entre ces vaiſſeaux ſanguins, les limphatiques s'enfler, ainſi qu'on peut chaque jour experimenter dans les animaux vivans & dans les hommes peu de tems aprés leur mort, ſi l'occaſion s'en preſente. Or dautant que tous les vaiſſeaux lymphatiques ont communication avec les glandes, & que c'eſt d'elles qu'ils tirent leur origine, il reſulte de là (dautant que de la ſubſtance interieure des teſticules 'il en ſort des vaiſſeaux lymphatiques) une forte preuve de ce que j'ai avancé ci-devant des glandes inviſibles répanduës entre les vaiſſeaux des teſticules, par leſquelles ſe fait la ſeparation de la matiere ſaline propre à être changée en ſemence, d'avec le ſang arteriel.

La tunique
*albugineuſe.*La ſubſtance des teſticules eſt immediatement enveloppée par une Tunique propre, dure, forte & compaſte, appellée Albugineuse, ou Nerveuse, un peu rude, & inégale au-dedans, fortement attachée à toute la ſubſtance du teſticule qu'elle comprime tant ſoit peu, de

peur que , à cauſe de ſa delicateſſe ou moleſſe extrême , elle ne ſe
rompe , & ayant ſa ſurface exterieure polie , égale & humectée
d'une humeur aqueuſe , & les épididimes adherens par tout
mais beaucoup plus en ſes extremités qu'en ſon milieu. C'eſt par
ſon moyen que les vaiſſeaux ſanguins & les nerfs qui la penetrent de toute part, vont avec plus de ſûreté dans l'interieur du teſticule,& auſſi que les vaiſſeaux lymphatiques en ſortent plus commodement.

Cette tunique eſt fortifiée par une autre tunique déliée & forte *La tunique*
qui l'environne en maniere de fourreau ; d'où vient qu'on l'appelle *Vaginale.*
ἐρυτρωιδ'η , *Vaginale* : laquelle eſt formée d'une production de la membrane
exterieure du peritoine. Riolan écrit que par deſſus cette tunique il y a
encore une autre membrane rouge & mince qui la couvre , laquelle
vient de la dilatation du cremaſtére ; mais comme cette membrane n'eſt autre choſé que le muſcle cremaſtère même dilaté , il ſemble qu'on ne doit pas la mettre au nombre de celles qui enveloppent les teſticules.

Les teſticules ont deux muſcles , chacun un , appellés κρεμαςήρες, *Leurs muſ-*
Suſpenſeurs , qui tous deux enſemble tirent leur origine de l'épine *cles.*
de l'os pubis , ou , ainſi que Riolan aime mieux , de l'extremité charneuſe du muſcle Oblique aſcendant. Ils ſont comme gluants & en-
duits d'humeur au dedans , mais rudes & fibreux au dehors , ils
entourent exterieurement par la dilatation de leur tendon preſque
toute la production du peritoine ; par ce moyen ils tiennent les teſticules ſuſpendus , & dans le coït ils les attirent en haut , afin que
lorſque les veſicules ſeminaires ſe vuident , les conduits ſeminaux
s'accourciſſent de nouveau , & les teſticules & les paraſtates étant un
peu comprimés , il ſe rapporte plûtôt & plus facilement de la nouvelle ſemence dans les veſicules ſeminaires.

Les teſticules ainſi munis & revêtus pendent hors de l'abdomen, *Le ſcrotum.*
(car il arrive rarement qu'ils demeurent dans l'aîne, ou qu'ils ſoient cachés dans l'abdomen) enfermés dans une bourſe ou petit ſac molet
& ridé , appellé par les latins *Scrotum* ou *Scortum* , par les Grecs
ἴχεων & ἴχεις , & par Ariſtote ἰχία : Lequel étant diviſé par une ligne
ſemblable à une ſuture , qui le traverſe , en deux parties la droite &
la gauche , & entrelacé de quantité de vaiſſeaux , eſt compoſé de
la cuticule & d'une peau déliée & tres-mole. Il a interieurement
une membrane mince qui lui eſt adherente , appellée δαρθ , laquelle
a ſon origine du pannicule charneux , & s'unit par pluſieurs fibres
membraneuſes à la tunique vaginale. Regn. de Graëf écrit qu'il a
connu un homme qui , quand il vouloit , attiroit à ſoi par cette tunique (car cela ne pouvoit pas ſe faire par la peau) ſon ſcrotum , &
qui toutes les fois qu'on l'en ſollicitoit , y excitoit un mouvement
preſque ſemblable au mouvement periſtaltique des inteſtins. Mais

comme les mouvemens volontaires ne se font que par les muscles,
je croirois qu'en cet homme-là les muscles cremastères étoient unis à
cette tunique, car au raport de Bartholin on a trouvé ces muscles si
robustes & si forts en quelques-uns, qu'ils pouvoient mouvoir à leur
volonté leurs testicules en haut & en bas (& au même tems leur
scrotum s'il leur estoit uni.) Or il n'y a point de graisse entre ces deux
tuniques du scrotum parce qu'elle auroit été une charge & un empêchement à cette partie.

Les signes
Diagnosti-
ques qu'on
en tire.

On a coûtume de tirer du scrotum quelques signes diagnostiques du bon
ou du mauvais état de la santé. En effet comme lorsqu'il est retiré ou ridé,
c'est une marque de bonne santé, de même lorsqu'il est relaché, c'est signe
d'indisposition, (pourveu neanmoins que cela n'arrive pas par quelque cause
exterieure, comme par un froid ou par une chaleur subitement arrivé dans
l'air ou dans l'eau, &c.) Les nourrices & les femmes du commun ont coûtume de juger par ce signe de l'état de la santé de leurs enfans.

Le chemin
de la semen-
ce des testi-
cules aux
parastates.

La semence préparée dans les testicules, s'écoule dans les parastates, & de là par les vaisseaux déferens vers les vesicules seminaires ; mais il n'est pas trop évident par quel chemin elle va des testicules aux parastates ; car tout ainsi que l'entrée des vaisseaux sanguins dans la substance des testicules est peu apparente, de même aussi
on ne peut pas connoître clairement à l'œil par quelle voye la semence va des testicules aux parastates, & c'est là la cause de la difference des opinions des Anatomistes dans les descriptions qu'ils en
donnent. Higmorus écrit qu'il a trouvé dans le milieu du testicule
un certain corps long, rond, blanc & épais, peu dissemblable du
vaisseau déferent, qui du fond du testicule s'étend jusques à sa partie superieure, & s'implante fortement dans la partie interieure de la
tunique albugineuse qu'il il perce, & va se porter dans la tête des
parastates. J'avois bien déja observé ce corps blancheâtre dans lequel
toutes les fibres tortueuses des testicules sembloient concourir, long-
tems auparavant que j'eusse vû ce qu'en a écrit Higmorus, mais je
n'osois avancer que ce fût là le canal qui porte la semence aux parastates ; du moins je n'ay pû y voir aucune cavité ; j'ay bien aussi remarqué cette forte d'implantation (dont le même Higmorus parle)
dans la partie interieure de la tunique albugineuse, mais je n'ai point
trouvé le trou qu'il dit que ce corps blancheâtre fait dans cette tunique ; c'est pourquoi je crois que ce corps est destiné à quelqu'autre
usage, sçavoir pour fortifier, conjointement avec les autres fibres tortueuses qui lui sont unies, les petits vaisseaux, tant ceux qui entrent dans le testicule, que les autres qui y sont déja contenus, & qui
vers les parties exterieures du testicule se portent à l'épididime, & cela
afin qu'il n'y eut aucune confusion entre ces parties ; En la même maniere que dans l'orange ou dans le citron on voit dans leur interieur

de

de certains corps blanchâtres durs, qui soûtiennent & affermissent tant les petits vaisseaux qui portent le suc, que les petites vessies qui contiennent les semences. Spigelius a quelque chose de semblable sur ce sujet, car il dit qu'il y a plusieurs vaisseaux tres-minces, qui entre les testicules & les parastates rampent en la partie d'en haut, là où ils se joignent. Riolan écrit aussi, qu'on trouve un petit trou par lequel l'humeur seminale entre dans la substance des testicules, & outre cela trois petits rejettons qui vont du testicule au vaisseau déferent. Ces Docteurs semblent avoir vû quelque chose comme au travers d'un nuage qu'ils ont expliqué chacun selon sa pensée, mais Regn. de Graëf par son exactitude incomparable a rendu claires toutes ces obscurités, & a apporté de la certitude à ces doutes. Voici ce que *dans son livre ci-dessus cité,* il a observé de la sortie des vaisseaux qui portent la semence hors des testicules. *Nous avons,* dit-il, *vû clairement en plusieurs animaux la sortie de ces vaisseaux hors des testicules, & nous l'avons trouvée tres-differente de la description qu'Higmorus nous en a faite, parce qu'ils ne sortent pas par un gros canal unique, mais en plusieurs animaux par six ou sept petits conduits tres-minces, lesquels chacun en particulier se recourbant de côté en côté, composent le plus gros globe de l'épididime, dans lequel ils se réünissent tous, & vont ensuite par un seul conduit aux vesicules seminales.* Il ajoûte que ces petits conduits si déliés ne peuvent presque pas être vûs dans la tunique albugineuse s'ils ne sont gonflés de semence.

La semence coule donc des testicules dans les PARASTATES, ainsi appellés du Latin, *testibus adstantes,* étant auprés des testicules, & s'entrelassant en maniere de varices; les Grecs les nomment ἐπιδιδυμίδες, parce qu'ils sont attachés aux testicules sur lesquels ils sont appuyés.

Or les PARASTATES, ou EPIDIDIMES (car, nonobstant la distinction de Riolan nous entendons par l'un & l'autre de ces noms la même partie) sont deux corps tirants sur le blanc, tant soit peu durs & oblongs, placés un sur chaque testicule encore revétu de la tunique albugineuse, couverts d'une membrane commune aux vaisseaux spermatiques, & fortement attachés à la tunique albugineuse aux environs de chacune des extremités des testicules, mais tres-legerement dans le milieu, en sorte qu'ils en peuvent être facilement separés. *Les Parastates ou Epididimes.*

Le principe des Parastates, lequel est un peu enflé, est à l'endroit où le corps variqueux approche du testicule, auquel il est contigu & si étroitement uni, que plusieurs Anatomistes ont crû jusques à present que ce corps n'entroit pas dans les testicules, mais directement dans les parastates, (On a déja parlé de cette erreur,) ce qui leur a fait douter du chemin par lequel le sang arrivoit aux testicules. Or ce principe est un peu dur, n'ayant aucune cavité manifeste, mais il naît du testicule par six ou sept racines. *Leur principe.*

Ii

Leur progrés.

Les Paraſtates conſervent preſque leur même figure & leur même groſſeur en deſcendant aux parties baſſes des teſticules, vers leſquels ils vont en ſerpentant & s'entrelaſſant par pluſieurs plis & contours diſtincts, & ils contiennent en ſoi de la ſemence blanche. De là ils ſe reflechiſſent en haut par de ſemblables replis & contours entrelaſſés, & aprés cette reflexion ils ſe degagent de l'union étroite qu'ils ont avec les teſticules, ſe couchant ſeulement ſur leur tunique & ſortant en ſuite réünis en un ſeul canal continu au vaiſſeau deferent, duquel ils ne different qu'en cela ſeulement, que ce vaiſſeau a ſon cours en ligne droite, & eux en ſerpentant ; & deplus qu'à raiſon de leur extrême tenuité ils ſont plus mols.

Leur ſubſtance.

Veſal eſtime que leur ſubſtance eſt nerveuſe, Fallope la croit glanduleuſe. Mais Regn. de Graëf a fait connoître dépuis peu que ni l'une ni l'autre de ces penſées n'eſt veritable. Il diſſout & ſepare par une adreſſe ſinguliere le corps tortueux & entrelaſſé de chaque paraſtate, en coupant avec circonſpection & prudence premierement la membrane exterieure & enſuite la ſeconde, & par cette methode il étend ce corps en une longueur étonnante, laquelle à ce qu'il dit va dans les animaux do mediocre grandeur au de-là de cinq aunes, & il écrit qu'il paroit aſſés évidemment que ce corps n'eſt qu'un ſeul & unique vaiſſeau, qui contient la ſemence, & qui eſt retenu & reſſerré en ſa ſituation par ſes contours ou replis lateraux placés de côté & d'autre les uns ſur les autres. Il ajoûte qu' au haut du teſticule où ce vaiſſeau a ſon commencement il eſt ſi mince, qu'on pourroit l'y comparer à un fil tres-délié, mais que peu à peu il groſſit ſi fort, qu'enfin étant devenu de la groſſeur d'un petit cordon il forme le vaiſſeau deferent : & ainſi il croit que les teſticules ne different preſque des paraſtates qu'en ce que ceux-là ſont compoſés de pluſieurs petits vaiſſeaux tres-delicats, & ceux-ci, pour la plus grande partie, d'un ſeul conduit ou vaiſſeau tant ſoit peu gros. Les paraſtates auſſi ne different des vaiſſeaux deferens qu'en cela ſeulement qu'ils vont en ſerpentant, & qu'à raiſon de leur extrême delicateſſe ils ſont plus mols : les deferens au contraire vont en ligne droite & ſans detour. On voit clairement par cette experience qu'il n'y a rien de glanduleux dans les paraſtates, ni non-plus rien de nerveux, puiſqu'ils ont une cavité viſible à de bons yeux, laquelle contient de la ſemence ; ce qu'on ne trouve point dans les nerfs. Or la ſemence préparée dans les teſticules a dû paſſer par tous les détours dont on vient de parler, afin que par ce long ſejour & par un paſſage ſi lent elle y fût mieux élabourée, & arrivât enfin à ſa derniere perfection.

Leur office.

Quant à l'office de ces parties, il a été tres-mal décrit par Spigelius, qui attribuë aux ſeuls paraſtates la vertu de faire la ſemence, & l'ôte aux teſticules, qu'il veut être deſtinés ſeulement à ramaſſer les

excremens fereux de cette coction, parce, dit-il, qu'on ne trouve
en eux qu'une humeur fereufe, & jamais de la femence. Domin. de
Marchetis, de ce qu'il ne paroit aux yeux aucun trou manifefte par
où la femence faite dans les tefticules puiffe en être evacuée, conclud
que les tefticules ont été faits feulement pour échaufer par leur chaleur les épididimes, afin que le fang fe change en eux plus facilement en femence. Mais il n'enfeigne pas pourquoi la nature a deftiné
la partie la plus grande pour la feparation feulement d'un excrement,
& la plus petite pour l'action même qui fait la femence ; Il ne montre
pas non plus par quelles voyes ces excremens ramaffés dans les tefticules en font évacués, ni comment les tefticules qui font des parties froides, peuvent échaufer les épididimes. En quoi il femble que
ces deux Docteurs font tombés dans l'erreur de plufieurs autres Au-
teurs qui ont crû que les vaiffeaux fpermatiques entrent dans les paraftates & non dans les tefticules. Mais comme la chofe fe paffe tout
autrement, dautant que ces vaiffeaux entrent dans les tefticules, ainfi
qu'on a déja dit, & non dans les paraftates, il paroît affés evidemment que la femence fpiritueufe faite dans les tefticules, & d'eux montant par des vaiffeaux prefqu'invifibles dans les paraftates s'y prepare
encore davantage, & en les traverfant par un chemin long & embarraffé en maniere de labyrinte elle y acquiert fa plus grande perfection ;
& c'eft ainfi qu'elle eft portée peu à peu aux vaiffeaux déferens.

Les vaiffeaux DEFERENS ou EJACULATOIRES font deux corps blancs, *Les vaif-*
tant foit peu durs, longs & ronds, en quelque maniere femblables à un *feaux défe-*
gros nerf, étendus dépuis les paraftates jufques aux veficules feminai- *rens.*
res, interieurement poreux, & ayant une cavité obfcure & peu manifefte. Reg. de Graëf neanmoins qui a tres-exactement recherché les mi-
ftères de ces parties, nous a donné il n'y a pas long-tems un peu
plus de jour touchant cette cavité. Voici ce qu'au liv. *ci-deffus cité* il
dit. *Le vaiffeau déferent a une cavité manifefte, & afin qu'on puiffe mieux la*
voir, il faut ouvrir ce vaiffeau à fix ou fept travers de doigt au deffus du tefti-
cule, & y aiant introduit par le moyen d'une feringue, du vent, ou quelque li-
queur colorée, que l'on pouffe vers le tefticule, on voit que ce vaiffeau fe di-
ftend, & que la couleur fe porte premierement d'un cours droit par le milieu de
la cavité vers le tefticule ; qu'enfuite la cavité fe roule dans le vaiffeau de côté en
côté, & enfin qu'elle fe recourbe peu à peu avec le vaiffeau même, prefque en la
même maniere que nous le remarquons dans les ferpents & dans les anguilles,
lorfqu'ils rampent avec promtitude, & ainfi par ces revolutions faites fur les cô-
tés, & non en rond, elle va jufques au corps des tefticules. La cavité de ce
vaiffeau jufques au tefticule eft donc évidente par là ; voici comment
il décrit un peu après qu'on peut l'obferver jufques aux veficules feminaires. *Si vous defirez,* dit-il, *connoître cela diftinctement, introduifés un*
tuyau dans le vaiffeau deferent, & par le moyen d'une feringue enflés-le de vent

ou de quelque liqueur , vous remarquerés dabord que les veſicules ſeminaires ſe gon-
flent , avant même que par le trou il paſſe quoique ce ſoit dans l'urethre. De là
on voit l'erreur de ceux qui diſent que les vaiſſeaux deferens n'ont aucune communi-
cation avec les veſicules ſeminaires, qu'ils en ſont entiérement differens , & qu'ils ſe
déchargent dans l'urethre par deux trous particuliers , diſtinčts de ceux par leſquels
la matiére ſeminale ſort des veſicules ſeminales.

Autres opi-
nions.

Jo. Svvammerdam *dans ſon Mirac. nat. pag.*10. combat avec quelque aigreur cette derniére experience de Reg. de Graëf ; il établit comme
certain que les veſicules ſeminales n'ont aucune communication avec
les vaiſſeaux déferens , & qu'elles n'en reçoivent aucune liqueur ; &
afin de le prouver plus ſolidement , il dit qu'il conſerve chés ſoi une
veſicule ſeminale qui s'inſere par trois endroits differens dans le vaiſſeau déferent. Graëf *dans ſes deffenſ. des part. genit.* ſe mocque de cette
preuve , & il oppoſe qu'il garde auſſi plus de dix veſicules ſeminales,
dans leſquelles il peut démontrer que ces veſicules ne ſe terminent pas
dans les vaiſſeaux déferens ; mais au contraire , les vaiſſeaux déferens
dans les veſicules. J. Van-Horne prévenu de cette même opinion de
Svvammerdam , écrit que la ſemence ſort des vaiſſeaux déferens par
des trous particuliers , & que par d'autres trous elle eſt versée des veſicules ſeminales dans l'urethre. Svvammerdam réprend encore de nouveau cette opinion de Van-Horne , & il dit qu'elle eſt ſeulement veritable dans les taureaux , & non dans les hommes , dans leſquels ces
veſicules ont leur iſſuë dans les vaiſſeaux déferens par trois endroits
differens , n'aiant aucune autre communication avec eux ; mais pour
moi je crois que cette triple iſſuë des veſicules dans les vaiſſeaux déferens aſſignée par Svvammerdam eſt plûtôt l'entrée même des vaiſſeaux déferens dans les veſicules , par laquelle la ſemence s'écoule de
ceux-là en celle-ci : car on voit évidemment en diſſequant le corps
humain , que ſi on preſſe avec le doigt les veſicules ſeminales la ſemence n'entre pas dans les vaiſſeaux déferens par ces trois ouvertures ;
mais qu'elle ſe jette dabord dans l'urethre ; ce qui eſt une marque certaine que la ſemence entre par ces ouvertures dans les veſicules , &
non au contraire des veſicules dans les vaiſſeaux déferens. Enfin ,
Svvammerdam conclud , aprés tout ce qu'on vient de dire , que la ſemence eſt composée de quatre ſortes de matiéres differentes ; la première
qui vient des teſticules , la ſeconde de l'extremité des vaiſſeaux déferens , la troiſiéme des veſicules ſeminales , & la quatriéme des proſtates. Mais comme on ne doit pas multiplier les êtres ſans neceſſité ,
je ne vois pas pourquoi il faut établir tant de diverſes matiéres d'une
ſeule & même ſemence , & tant de parties differentes pour les préparer chacune en particulier. Perſonne , à ce que je crois , ne revoquera en
doute que la ſemence ne ſoit faite de ſang arteriel & d'eſprit animal ; (nous l'établirons tres-amplement un peu ci-aprés *au chap.* 28.)

& comme les artères spermatiques accompagnées de petits nerfs tres-délicats se portent aux testicules, & qu'on ne voit pas qu'elles aillent ni aux vaisseaux déferens, ni aux vesicules, ni aux prostates ; il est plus vrai-semblable qu'il n'y a qu'une seule matiére seminale, sçavoir le sang arteriel joint à l'esprit animal ; & que cette matiére, ainsi que nous l'avons déja enseigné, est cuite & changée en veritable semence dans cet assemblage merveilleux de vaisseaux, dont (ainsi que nous l'avons pareillement montré ci-devant) les testicules sont composés ; d'où passant dans les parastates, & dans les vaisseaux déferens, elle y reçoit dans les differens contours, & le l'abirinthe qu'ils forment, un surcroit de perfection (en la même maniére que l'esprit de vin, qui lorsqu'il monte dans l'alembic, est si subtil & si attenué, qu'il en est invisible, & ne sçauroit être condensé, acquiert neanmoins en descendant par le serpentin d'airain placé dans l'eau froide, un tel degré de perfection & de condensation, que tombant dans le recipient qui est au dessous, il peut facilement y être conservé, ou en d'autres vaisseaux, pour l'usage,) qui fait qu'elle peut être gardée dans les vesicules seminales sans s'y corrompre, jusqu'au tems de l'excretion necessaire. Ainsi l'experience de Reg. de Graëf qui confirme la communication des vaisseaux déferens avec les vesicules seminales, semble plus conforme à la raison que celle de J. Van-Horne, & de Svvammerdam, qui combat cette communication ; & comme tant ceux-ci que celui-là se croyent soûtenus & confirmés par l'experience oculaire ; lorsque cette experience est douteuse, il faut avoir recours & consulter la raison, & juger par son secours de la verité de la chose. Au reste, tout ainsi que la nature a formé en nôtre corps une partie ; sçavoir, le ventricule, qui fait le chyle, lequel coulant par les longs détours des intestins, y acquiert plus de pureté, & s'y sépare mieux d'avec les parties excrementeuses, quoique les intestins n'y concourent en rien ; de même aussi les vaisseaux spermatiques ; dans lesquels il se passe la même chose, ne produisent, ni tous en général, ni chacun en particulier, aucune matiére qui concoure à la composition de la semence ; les testicules étant les seuls qui changent en semence la première matiére qui y est destinée : & cette semence acquiert dans les autres parties & vaisseaux, en y passant, une perfection plus grande, & aussi une certaine disposition particuliére pour se mieux conserver. Enfin, lorsqu'il se fait en nos corps quelque nouveau suc ou humeur, comme du chyle, du sang, de la bile, &c. ce n'est pas simplement par le mélange & la confusion de matiéres differentes ; mais par la fermentation ou coction specifique de ces mêmes humeurs faite en certaines parties ou viscères particuliers, (comme dans le cœur, dans le ventricule, dans le foye, &c.) sans laquelle fermentation il ne se peut d'aucune humeur engendrer aucun autre nouveau suc ou humeur,

quel qu'il foit ; ce qui paroît évidemment lorfque par quelque difpofition maladive ces vifcères font devenus fi foibles qu'ils ne font
pas les coctions requifes ; car alors ils ne peuvent produire de tels
nouveaux fucs ou humeurs. Si donc la femence (qui contient en foi
l'abbregé de tout l'homme) fe formoit de ces quatre fortes de matiéres , qui, comme penfe Svvammerdam ; fe portent de quatre endroits
differens dans l'urethre , alors cette nouvelle liqueur feminale fe formeroit de ces quatre matiéres fimplement mêlées & confonduës , fans
qu'il s'en fut fait aucune coction particuliére dans quelque partie ou
vifcère à cela deftiné , ce qui eft abfolument contre l'ordre de la nature , & contre la raifon. En dernier lieu , je fouhaiterois que Svvammerdam me dît , fi cette matiére , qui felon lui eft la feconde , &
qui diftille des extremités des vaiffeaux déferens , eft diftincte de cette
autre première qui felon lüi découle des tefticules : & fi elle en eft differente , ainfi qu'il veut & qu'il le déclare , dequel autre endroit pour
lors les vaiffeaux déferens recevront-ils cette matiére , finon des tefticules & de leurs proftates , puifqu'il n'y a point d'autre vaiffeau qui
s'ouvre & fe décharge en leur cavité. Mais il faut retourner maintenant à nôtre fujet.

Leur cours. De la paraftate de chacun des tefticules il en fort un de ces vaiffeaux déferens , lequel , remontant par la production du peritoine , entre dans l'abdomen par la même voye , par laquelle les vaiffeaux fpermatiques defcendent vers le tefticule. Dabord qu'ils y font entrés
l'un & l'autre , ils paffent par deffus les ureteres , & s'étant recourbés,
ils fe portent vers la region pofterieure de la veffie , où s'étant dilatés
& groffis au deffus de l'inteftin droit , tout auprés du col de la veffie ,
un peu auparavant que de fe réünir enfemble , ils s'attachent environ vers les côtés de cette jonction , aux veficules feminaires , dans lefquelles ils s'ouvrent & déchargent leur femence , (Quelques-uns croyent
qu'ils compofent ces veficules ,) & delà , ainfi unis , chacun va dans
le proftate de fon même côté , où il s'évanoüit.

Les veficu- LES VESICULES SEMINAIRES OU SEMINALES font comme de petites
les feminai- cellules difposées en maniére de grains de raifins , lefquelles récüeillent
res. la femence (qu'elles contiennent en abondance,) qui des tefticules
s'écoule en elles par les vaiffeaux déferens , & la confervent jufques à ce qu'étant devenuë incommode , ou par fa quantité , ou par
fa qualité , ou qu'auffi les veficules étant elles-mêmes comprimées lors
du coït par les mufcles du penis , ou par le gonflement des autres parties voifines (Svvammerdam remarque que dans les taupes les veficules feminales qu'elles ont tres-grandes , ont leurs mufcles particuliers qui les environnent , dont ceux de devant tiennent lieu de cremaftères ; neanmoins nous n'avons jamais pû remarquer dans l'homme de pareils mufcles ,) cette femence en eft exprimée par la même

entrée étroite par laquelle elle y étoit tombée, & est à même tems poussée par la même compression dans deux conduits étroits qui passent par le milieu des prostates, & la déposent dans l'urethre par deux petits trous par lesquels on voit dans les cadavres, en pressant les vesicules, qu'elle passe goûte à goûte en forme de petits grains ; & cela en la maniére de l'argent vif lors qu'on le fait passer au travers d'une peau de chamois. Il ne faut pas neanmoins qu'on trouve extraordinaire que la même humeur fluë en une partie, & qu'elle en refluë par la même voye ; car en ce cas il faut faire reflexion à deux sortes de mouvemens : l'un qui est ordinaire & institué par la nature, par lequel la semence passe des vaisseaux déferens dans les vesicules seminales : l'autre qui est excité par la force de l'expression, par laquelle la semence contenuë dans la vesicule comprimée, est exprimée & poussée dans l'urethre, par le même trou par où elle étoit tombée dans la vesicule, & ce mouvement doit être appellé violent, bien qu'il se fasse ou volontairement, ou involontairement par quelque forte & violente irritation.

Il y en a qui attribuent à ces vesicules, mais mal à propos, la fonction non-seulement de recüeillir la semence, mais aussi de la faire ; Car la délicatesse de leur substance les rend incapables de cette action, & l'on trouve de la semence bien cuite & parfaite dans les parastates, & dans les vaisseaux déferens.

Elles sont composées d'une membrane mince, laquelle a des artères, des veines, & des nerfs tres-déliés, ausquels quelques-uns croyent qu'il se mêle aussi des vaisseaux lymphatiques. *Leur substance.*

Leur largeur est d'un travers de doigt, & leur longueur de trois ou environ, mais le plus souvent elles sont plus grosses en l'un des côtés qu'en l'autre. *Leur grandeur.*

Elles sont situées des deux côtés tout auprés des ligamens de la vessie de l'urine, & de l'intestin droit, environ à l'endroit où les vaisseaux déferens se réünissent ensemble, & tout proche des prostates. *Leur situation.*

Elles sont doubles, séparées l'une de l'autre par une espece d'entredeux, & chacune a son trou particulier & divers conduits, par lesquels elle décharge sa semence dans l'urethre, afin que la génération se fasse toûjours heureusement, & que si quelqu'une dans l'un des côtés a été offencée par la litothomie, ou par quelqu'autre cause, les autres du même côté qui sont demeurées entiéres, & qui suffisent pour la génération, s'acquitent de leur office ; tout ainsi que lorsqu'un œil ou une oreille sont blessés en l'un des côtés, l'œil & l'oreille qui dans l'autre côté ne le sont pas, font l'action des deux. *Leur nombre.*

Elles ont plusieurs cavités ou anfractuosités, qui sont comme un assemblage de plusieurs petites cellules disposées en maniére de grape

de raifin , & qui reprefentent exactement les cellules des grains de gre-
nade , afin que la femence ne fe verfe pas toute en une feule action, &
que la meilleure partie étant retenuë par ces paffages tortueux , il en
refte pour plufieurs coïts.

Si elles ont une valvu-le. Quelques Anatomiftes placent une caruncule dans l'endroit où ces
conduits obfcurs déchargent la femence dans l'urethre. Vefling croit
qu'il y a une valvule qui empêche que la femence ne s'écoule continuellement : mais il n'eft ici befoin ni de caruncule , ni de valvule ,
puifque les conduits font fi étroits que cela feul eft fuffifant pour retenir la femence ; & en effet , dans les perfonnes faines elle ne peut
s'écouler que par la compreffion des veficules ; (foit que cette compreffion fe faffe par l'abondance , foit par la chaleur , ou par l'acrimonie de la femence , qui en chatoüillant ou irritant les veficules , les
oblige de fe refferrer ,) & qu'étant ainfi refferrées & comprimées , il
faut néceffairement que la femence s'écoule fans qu'aucune valvule
puiffe l'en empêcher. Riolan dit plus à propos que dans les jeunes
gens jufqu'à l'âge de vingt-ans, pourveu qu'ils n'ayent point été affectés de gonorrhée, il y a une petite membrane étenduë en forme de
valvule , fituée en telle maniére qu'elle n'empêche pas à la femence
de fortir des veficules, mais feulement d'entrer dans la veffie urinaire. Mais pourquoi Riolan veut-il que cette valvule ne foit que dans
les jeunes gens , & non dans les vieillards , où neanmoins on la trouve , pourveu que dans une gonorrhée elle n'ait pas été rongée & confumée par l'acrimonie de la femence à mefure qu'elle s'écoule, & où
fouvent auffi on la rompt avec douleur lors qu'on introduit le catheter.

Les caufes de la gonor-rhée. Les caufes de la gonorrhée font ou l'erofion de ces petits conduits
où pores peu vifibles, par l'acrimonie de la femence (laquelle acrimo-
nie on contracte dans un coït impur,) ou fi ces pores en s'affoibliffant
d'eux-mêmes deviennent trop rélâchés, (comme il arrive quelquefois
dans les vieillards qui veulent s'efforcer & ufer trop fouvent du coït ;)
ainfi Vefal & Spigelius ont trouvé en ceux qui font morts étant affectés de gonorrhée , ces conduits beaucoup dilatés.

Galien & Higmorus veulent que de ces veficules il fe répande dans
l'urethre une certaine humeur huileufe qui en humecte le conduit , l'u-
nit & le rend gliffant ; afin qu'il ne foit pas offenfé par l'acrimonie de
l'urine ou de la femence : Mais pour moi comme je n'ai coûtume , &
que je ne puis , foit en particulier , foit dans le public faire fortir de
ces veficules autre chofe que de la femence ; je tiens pour certain
qu'elles ne contiennent rien autre , & que l'humectation ou lubricité de
l'urethre ne vient pas de l'humeur huileufe que ces veficules lui fourniffent, mais d'ailleurs : fçavoir , de quelque portion gluante de l'aliment même de l'urethre dont il eft enduit interieurement , ainfi qu'il

arrive

arrive dans la vessie de l'urine, dans les intestins, & dans plusieurs autres parties du corps, qui pour leurs usages particuliers ont besoin d'être glissantes.

Tout auprés des vesicules seminaires sont les PROSTATES, ainsi nommés, comme qui diroit *étant en presence.* Ce sont deux corps (mais tellement joints qu'ils semblent n'en faire qu'un seul ; c'est pourquoi quelques-uns les décrivent pour un seul & unique corps,) glanduleux un peu durs, tirans sur le blanc, spongieux, applatis par devant, & par derriére, ronds sur les côtés, envelopés d'une membrane épaisse, dure, & forte, qui leur vient des vaisseaux déferens, & de la partie inferieure de la vessie, & joints étroitement à la vessie de l'urine vers la racine du penis. *Les Prostates*

Ils sont de la grosseur d'une noix ou environ : neanmoins, tantôt plus, & tantôt moins, selon qu'on use ou plus frequemment ou plus rarement du coït, & aussi selon qu'on est d'un temperament plus chaud & plus porté aux plaisirs amoureux. Ils ont peu de nerfs, peu de veines, & peu d'artères qui paroissent principalement en leur tunique exterieure. *Leur grandeur.*

Quoi qu'il semble que les prostates ne contiennent presque point d'humeur, & qu'ils n'ayent aucun commerce avec les vaisseaux déferens, neanmoins dans les personnes de temperament chaud & amoureux, morts dabord aprés le coït, on les voit gonflés d'une certaine humeur sereuse glaireuse, & on trouve dans leur partie interieure plusieurs petites vesicules remplies de cette humeur claire glaireuse, laquelle, lors qu'on les presse, s'écoule dans l'urethre, qui est la voye ordinaire de la semence. *Leur liqueur.*

Or Reg. de Graëf *au liv. des org. de la gén. dans les hom.* a observé que cette liqueur glaireuse est portée par quantité de conduits qui sont cachés dans la substance interieure des prostates. On voit, dit-il, *en leur cavité plusieurs conduits, qui tous tant qu'ils sont se déchargent dans l'urethre vers les côtés de la grande caruncule.* (Il avoit dit auparavant qu'il avoit vû cette caruncule tout auprés de l'entrée de ces conduits dans l'urethre.) *Les orifices de ces conduits sont bouchés par de certaines petites caruncules, qui empêchent que la matiére qui a été préparée dans le corps glanduleux, ne s'écoule continuellement hors du tems de l'acte venerien, & que l'urine n'entre en eux par ces conduits.* Il ajoûte ensuite le moyen par lequel on peut les voir. *Que ceux*, dit-il, *qui auront la curiosité d'examiner plus loin ces conduits, introduisent en eux, aprés en avoir exprimé la liqueur qu'ils contiennent naturellement, un petit tuyau ; car si pour lors on les enfle de vent, toutes leurs ramifications paroîtront parfaitement, & l'on verra sur les côtés de ses ramifications des petites cellules de la grandeur d'un grain de moutarde, lesquelles se gonflent à même tems que les conduits. En sorte que dabord à la première vûë on croiroit que toute la substance de ce corps est spongieuse, & composée de plusieurs*

K k

petites veſſies rondes, longues, ou de quelqu'autre figure. A l'égard du nombre de ces vaiſſeaux, il n'eſt pas égal en tous les ſujets. Il ne me ſouvient pas neanmoins d'en avoir vû dans l'homme moins de dix ; mais dans les chiens j'en ai conté quatre vingt dix, & quelquefois plus, par leſquels il ſortoit de ce corps glanduleux, lorſqu'on le preſſoit, une matiére ſereuſe & abondante. Ce qu'il y a de remarquable, c'eſt qu'il n'y a entr'eux aucune communication, par laquelle le vent puiſſe paſſer de l'un dans l'autre, étant tellement diſtincts, qu'en aiant enflé ſeulement un, il n'y a qu'une certaine portion du corps glanduleux qui ſe diſtende, & ſi on enfle l'autre, l'autre portion pour lors ſe gonfle ; En ſorte qu'on peut diſtinguer la ſubſtance de ce corps en autant de claſſes que l'on y trouve de conduits. C'eſt ainſi que Reg. de Graëf a parfaitement bien dévelopé tout le grand miſtère des proſtates, qui juſqu'à lui avoit été inconnu.

Son muſcle.   Riolan *en ſes Animadv.* ſur *Dulaurens* a obſervé que le muſcle ſphincter de la veſſie, qui eſt orbiculaire, charneux, & large de deux doigts, couvre & entoure les proſtates, & qu'à l'endroit où il les couvre, il eſt ſéparé de la ſubſtance de la veſſie, par ces proſtates qui ſont inſerés entre deux ; & ainſi lorſque ces corps ſont comprimés par ce muſcle, il s'en exprime de la ſemence, & à même tems par la même compreſſion la veſſie ſe ferme, en ſorte que l'urine & la ſemence ne peuvent s'écouler enſemble. Mais comme ce n'eſt pas ſeulement des proſtrates, mais principalement des veſicules ſeminales, que la ſemence coule immediatement dans l'urethre, Riolan auroit du plûtôt dire que par cette conſtriction du ſphincter les proſtrates & les veſicules ſeminales ſont également & à même tems comprimées, & qu'ainſi la liqueur ſeminale eſt, conjointement avec la ſemence qui eſt ramaſſée dans les veſicules, pouſſée au même tems vers l'urethre. Lindanus *en ſa Phiſiolog. liv.*5. *art.* 11. imagine ici deux muſcles ; l'un deſquels, ſçavoir l'interieur, il appelle *ſphincter*, & l'autre *ſplenial*, ou *faſcial*, qui eſt large de deux doigts, & qui envelope le col de la veſſie & les glandes proſtates qui ſont appuyées deſſus. Il dit que ces muſcles ouvrent ou ferment ces parties. Mais comme Lindanus n'a décrit ces muſcles que ſur ſa ſimple ſpeculation, & que jamais il n'en a fait la démonſtration ; je crois qu'on peut bien en douter, juſques à ce que quelqu'un les ait démontrés.

Les Proſtates ſemblent être un peu creux en forme d'entonnoir en leur partie ſuperieure dans le milieu, où ils reçoivent les conduits des veſicules ſeminales, qui les traverſent par le milieu, & qui s'attenuent beaucoup en y entrant ; en ſorte qu'ils ſe portent en cet état vers l'urethre, où chacun aboutit, & s'ouvre par un orifice tres-mince.

S'ils ont du   On dit que les proſtates, ont, auſſi-bien que les teſticules, un ſenti-
ſentiment.   ment vif, & qu'ils concourent beaucoup au plaiſir dans le coït. Mais il faut raiſonner avec quelque diſtinction touchant le ſentiment tant

de ces parties que des testicules ; car il n'y a que la membrane exterieure qui les envelope, qui soit douée de ce sentiment vif, leur substance au contraire, n'en aiant point, ou du moins l'aiant obtus. Car quoique Glisson & Wharton attribuent plusieurs nerfs aux prostates & aux testicules, j'ai remarqué neanmoins, (ainsi que j'en ai déja averti,) qu'il n'y en va que tres-peu, & encore de tres-déliés, lesquels se répandent principalement par la membrane qui les enveloppe.

On est un peu en doute touchant l'office des prostates. Plusieurs croyent, comme tres-vrai-semblable, qu'ils apportent quelqu'augmentation de perfection à la semence qui vient d'être faite dans les testicules ; & qu'aprés l'avoir renduë encore plus feconde, ils la déposent dans les vesicules seminales, pour y être conservée pour les copulations futures. Cette opinion neanmoins déplaît à quelques-uns, à cause du peu de communication qu'il y a entre ces vesicules & les prostates. Voici comment Reg. de Graëf tâche *en son liv. que l'on a cité* , de prouver ce peu de communication. *Si* , dit-il , *aprés avoir ôté la vessie* (de l'urine) *l'on coupe par le milieu , selon sa longueur , le corps qu'on appelle glanduleux* , (c'est ainsi qu'en plusieurs endroits il nomme les prostates,) *que l'on suive les conduits des vaisseaux déferens & des vesicules jusques à leur aboutissement dans l'urethre , & qu'on les sépare du corps glanduleux ; qu'ensuite aiant introduit un petit tuyau dans les vaisseaux qui portent la semence , on pousse par le moyen d'une seringue quelque liqueur en leurs cavités , les vesicules seminales avec ces vaisseaux s'enflent dabord , & la liqueur s'écoule avec force dans l'urethre par le trou qui y aboutit ; & si vers cet aboutissement on les bouche , il ne sort rien du tout de ces conduits en cét endroit où ils étoient unis au corps glanduleux , quoique les vaisseaux seminaux se distendent fortement ; ce qui neanmoins arriveroit necessairement s'il y avoit quelque communication entr'eux & le corps glanduleux.* Graëf enfin infere de tout cela que ni il ne s'engendre point de semence dans les prostates, ni il n'y est rien contenu de seminal ; mais il croit qu'il y est contenu une certaine liqueur glaireuse particuliére qui sert de vehicule à la semence qui vient des vesicules, dans laquelle, à ce qu'il juge, il a fallu que la semence fut comme envelopée, de peur qu'elle ne se dissipât avant que d'être parvenuë à la matrice. Mais comme dans les corps morts les parties ne paroissent pas toûjours dans le même état qu'elles sont dans les vivans, que les pores y sont si étroits, & les conduits souvent si bouchés, qu'il ne peut y passer au travers aucun air ou vent ; quoique neanmoins dans les vivans l'un & l'autre passe tres-facilement : je doute si cette experience de Graëf est capable de prouver assés solidement l'opinion qu'il avance ; Car quoique par là il explique clairement les petites cavités interieures des prostates, l'humeur qui y est contenuë, & aussi les voyes par lesquelles elles s'évacuënt ; neanmoins il n'enseigne pas quelle est veritablement cette liqueur, de quelle matière elle est engendrée, & pourquoi la communication ou commerce entre les vesicules seminales & les prostates n'est pas aussi petite qu'il la décrit, mais qu'au contraire, elle est si grande & si nécessaire que les conduits par lesquels la semence est exprimée des vesicules, aient du se porter dans l'urethre par le milieu des prostates, & y verser la semence au même tems que la liqueur seminale des prostates s'y répand aussi. Ici, il le faut avoüer, on est dans une grande obscurité : car comme ce n'est pas en vain que les prostates sont placés à l'endroit où ils sont, ni aussi que les vaisseaux excretoires des vesicules seminales les traversent par le milieu ; qu'ils ne sont d'aucune utilité à la vessie de l'urine, ou à l'excretion de l'urine ; qu'ils contiennent enfin une certaine humeur glaireuse qui leur est particulière, laquelle, si on les comprime, ils versent dans l'urethre conjointement avec la semence des vesicules, il nous paroît tres-vrai-semblable qu'il y a entr'eux & les vesicules seminaires grande communication, & que, ou la semence qui est apportée en ces endroits par des productions cachées des vaisseaux déferens, y est contenuë, ou du moins qu'ils fournissent quelque chose de nécessaire pour la plus grande perfection de la semence, quoique la communication dont on a parlé, ne paroisse pas trop manifestement aux yeux : Or qu'ils contiennent de la semence, cela est manifeste par l'observation que Vesal *en son Anat. liv. 5. chap. 13.* a faite sur une personne affectée de gonorrhée. *Nous vîmes,* dit-il, *dans la dissection que nous fimes à Padoüe, d'un sujet qui avoit été affecté de gonorrhée, que ce corps glanduleux, lorsqu'on en faisoit la division, n'étoit pas moins plein de semence que les testicules mêmes ; & à dire la verité, il n'est absolument aucune partie du corps en laquelle, en dissecant, on trouve une si grande quantité de semence que dans ce corps glanduleux ; quoi qu'en mollesse il soit tres-different de la substance des testicules.* Si donc ils contiennent de la semence, il n'y a pas d'apparence de les prendre pour des parties si inutiles & si viles que Graëf les qualifie. Que s'il dit que leur liqueur n'est pas une veritable semence, il faut toûjours qu'il avoüe que la semence ne peut pas sans cette liqueur avoir sa dernière perfection de fecondité : car si sans elle elle pouvoit être feconde, il n'y auroit pas généralement en tous les mâles des prostates, mais ils manqueroient en plusieurs, comme leur étant inutiles ou superflus.

S'il y a trois sortes de semences. Il faut ici entièrement rejetter l'opinion de Warthon *liv. 6. des gland. ch. 31.* & d'Ant. Everardus *au liv. de exortu animal.* qui établissent tous deux, qu'il se fait en trois parties diverses, trois sortes differentes de semence : la première, qui est la plus noble, se fait dans les testicules : la seconde, qui est plus sereuse, dans les vesicules seminales : la troisième, qui est plus épaisse & plus visqueuse, dans les prostates ; & que ces trois differentes matières concourent si nécessairement

TAB. III.

Tom. I. Pag. 261.

fig. I.

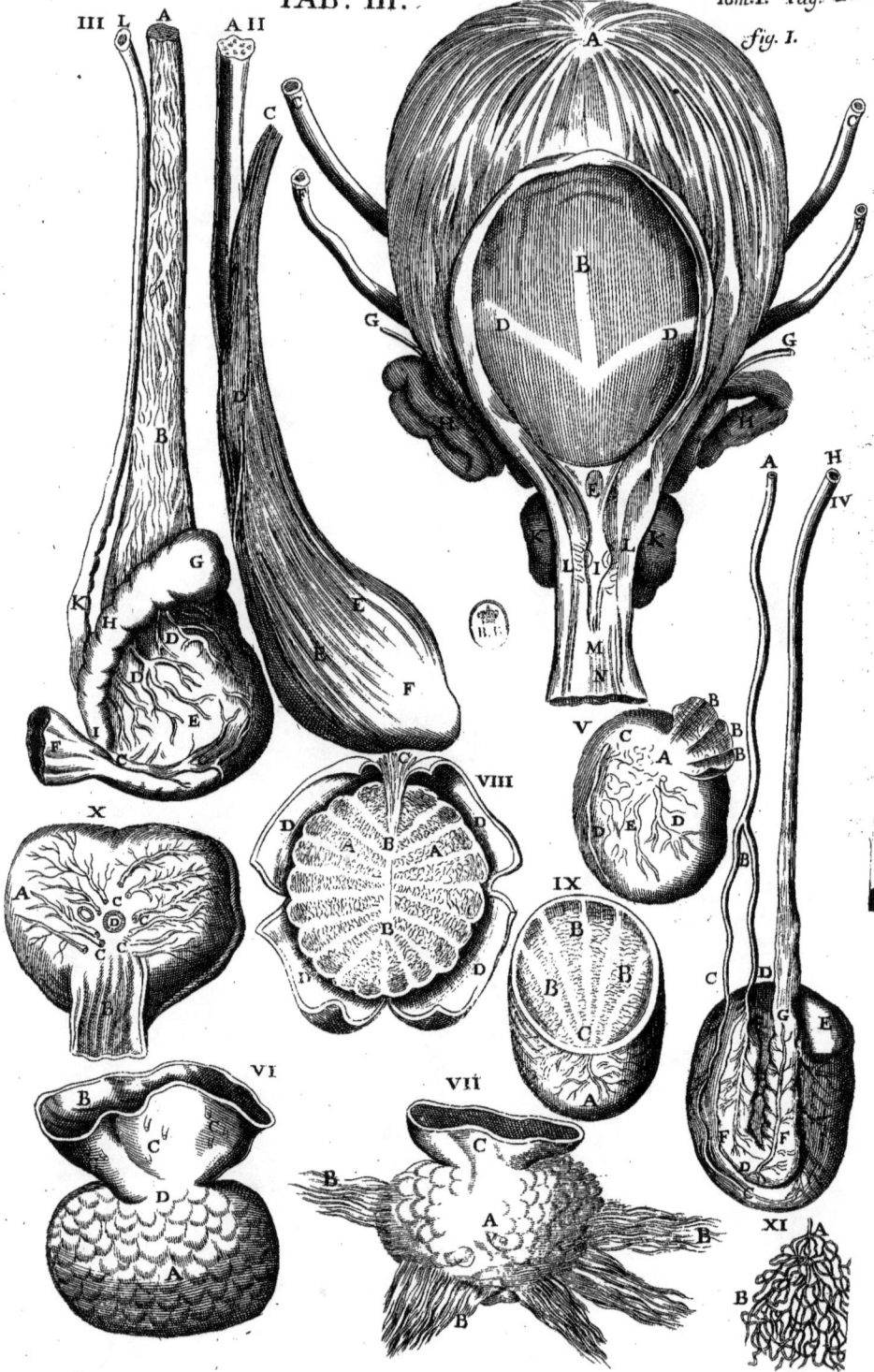

à la génération, que si l'une des trois manque, il ne peut s'engendrer qu'une semence tres-imparfaite, & dutout infeconde. Mais ils établissent cela sans aucun fondement, & ils ne considérent pas que la même semence qui a été faite dans les testicules, acquiert une plus grande perfection en passant par les parastates ; & qu'ainsi il en est porté quelque peu par des productions occultes, ou extremités des vaisseaux déferens, aux prostates ; mais que la plus grande portion va aux vesicules seminaires, où elle est conservée jusqu'au tems de l'excretion ; que de plus, il n'est aucune autre matiére qui d'ailleurs vienne en ces parties-là pour y être changée en semence, ou qui s'y cuise & s'y garde, que la même semence qui a été premiérement cuite & préparée dans les testicules. En sorte qu'on ne peut ici imaginer, non pas même par songe, aucune triplicité de semence. Outre cela, si la nécessité de cette triplicité est si grande ; comment la semence s'engendrera-t'elle dans ces animaux, qui naturellement n'ont point de vesicules seminales, ainsi qu'il est tres-constant dans les chiens, & qu'àpeine en peut-on douter dans les renards & dans les loups, dans lesquels neanmoins il se produit de la semence feconde ? Reg. de Graëf refute *au liv. cité* cette opinion par plusieurs autres argumens tres-forts.

Explication de la TABLE III.

Cette Table represente la vessie urinaire, & les testicules humains, exactement décrits par Regn. de Graëf.

FIGURE I.

La Vessie urinaire avec les parties qui lui sont attachées.

A. *LA partie de la vessie de l'urine à laquelle l'Uraque a été attaché.*

B. *La Vessie de l'urine ouverte en sa partie de devant.*

C C. *Les Uretères.*

D D. *L'ouverture de l'Uretère dans la vessie.*

E. *Le Col de la vessie.*

F F. *Portions des vaisseaux déferens coupées.*

G G. *Vaisseaux qui vont aux Vesicules seminales.*

H H. *Les Vesicules seminales enflées.*

I. *Petite Caruncule percée de deux trous par lesquels la semence se jette dans l'urethre.*

K K. *Le Corps Glanduleux, ou Prostate, divisé en deux en sa partie de devant.*

L L. *Les orifices des conduits des corps glanduleux, s'ouvrants sur les côtés de la caruncule, & qui ne sont visibles que comme des points, à moins qua ces conduits ne soient enflés.*

M. *La pointe ou bec de la caruncule.*

N. *L'Urethre ouverte en sa partie d'en-*
haut.

FIGURE II.

Le Testicule humain avec ses envelopes.

A. *Portions des vaisseaux préparens cou-*
pées.

B. *La Tunique vaginale contenant tous*
les vaisseaux du testicule.

C. *Le commencement ou principe du*
muscle crémastère.

D. *Les fibres charneuses de ce muscle,*
attachées à la tunique vaginale, &
qui rampent par toute sa longueur.

E E. *Fibres charneuses du même muscle*
qui se terminent dans la tunique vagi-
nale par une fin obscure.

F. *La tunique Vaginale contenant le te-*
sticule.

FIGURE III.

Le Testicule avec ses vaisseaux dépoüillé de ses envelopes.

A. *Les vaisseaux préparens coupés.*

B. *Les mêmes vaisseaux unis & attachés*
les uns aux autres par des membranes
tres-déliées.

C C. *L'artère préparente, dispersée par*
le ventre du testicule.

D D. *Les ramifications des veines prépa-*
rantes dispersées par les côtés du testi-
cule.

E. *La tunique albugineuse, envelopant*
& contenant la substance du testi-
cule.

F. *La Tunique Vaginale détournée en*

arriére.

G. *Le plus gros globe de l'Epididyme.*

H. *La partie du milieu de l'Epididyme.*

I. *Le plus petit globe de l'Epididyme.*

K. *La fin de l'Epididyme, ou le com-*
mencement du vaisseau déferent.

L. *Le vaisseau déferent coupé.*

FIGURE IV.

Le Testicule renversé.

A. *L'artère préparante.*

B. *Sa division en deux rameaux.*

C. *Le plus gros rameau se portant au*
testicule.

D D. *Le plus petit rameau se portant à*
l'Epididyme.

E. *Le plus gros globe de l'Epididyme ad-*
hérent au testicule.

F F. *L'Epididyme renversé afin de voir*
comment l'artère se porte & rampe sous
elle.

G. *La fin de l'Epididyme.*

H. *Le vaisseau déferent coupé.*

FIGURE V.

A. *Le principe ou commencement de l'E-*
pididyme, auquel endroit les petits
vaisseaux des conduits seminaires per-
cent la tunique albugineuse.

B B B. *Le gros globe de l'Epididyme re-*
tiré vers le haut pour voir les ramifi-
cations des petits vaisseaux, & leur en-
trée dans le testicule.

C. *Les vaisseaux préparans coupés.*

D. *Les divarications des vaisseaux prépa-*
rans par la tunique albugineuse.

E. *La tunique albugineuse.*

FIGURE VI.

A. Le corps du testicule dépoüillé de la tunique albugineuse.

B B. La tunique albugineuse renversée.

C C C. Les portions coupées des vaisseaux préparans qui percent cette tunique.

D. La tunique albugineuse étroitement adhérente au dos du testicule, à raison des tuniques du testicule qui concourent toutes à cét endroit.

FIGURE VII.

A. La substance du testicule dépoüillé de la tunique albugineuse.

B B B. Les solutions ou séparations de la substance du testicule, par laquelle il paroît qu'il n'est pas, ainsi qu'il semble dabord en le voyant, un corps glanduleux, mais qu'il est composé de vaisseaux tres-déliés.

C. La tunique albugineuse rélevée vers le haut.

FIGURE VIII.

A A A. Les vaisseaux seminaux des testicules rangés en certain ordre entre les tuniques tres-minces des testicules.

B B. Les petits vaisseaux seminaires rampants par la substance membraneuse du testicule, adhérente au dos.

C. Des petites portions coupées des petits vaisseaux seminaires, qui percent la tunique albugineuse.

D D D D. La tunique albugineuse ouverte & détournée sur les côtés.

FIGURE IX.

A. Le Testicule coupé en travers.

B B B. L'ordre & la disposition des petits vaisseaux seminaires.

C. Le concours des membranes qui contiennent les petits vaisseaux seminaires, & qui empêchent qu'ils ne se confondent, fortement attaché au dos du testicule.

FIGURE X.

Les Prostates, ou le Corps Glanduleux.

A A. Le Corps Glanduleux divisé en sa partie de devant.

B. L'Urethre ouverte en sa partie d'enhaut.

C. Les conduits du corps glanduleux dépoüillés.

D. L'endroit de la caruncule par où la semence se jette dans l'urethre.

FIGURE XI.

Le testicule d'un loir divisé & resolu en ses petits conduits.

A. L'artère spermatique descendante dans le testicule.

B B. Tout le testicule divisé & resolu par une addresse singuliére en petits vaisseaux.

Il reste ici deux choses à rechercher. La *premiére*, quelle est la veritable action des testicules. La *seconde*, comment la semence la plus épaisse peut par des pores invisibles arriver des testicules aux vesicules seminales, & aux prostates. *Deux questions.*

L'action des **A** l'égard de la première question, nôtre opinion paroît assés par
testicules. tout ce que nous avons déja dit ; sçavoir, que l'office des testicules
est de faire la semence du sang arteriel, par le concours des esprits
animaux.

L'opinion Plusieurs s'éloignent de nôtre opinion. Car Aristote a le premier en-
d'Aristote. seigné, & aprés lui Fallope, Cabrolius, Spigelius, Regius, & plusieurs autres ; que les testicules ne concourent en autre chose à la génération de la semence, si-non que par leur poids ils étendent les vaisseaux seminaux, afin que l'éjaculation se fasse plus commodément.
A quoi ils ont été principalement portés par les raisons suivantes.

1. Que jamais on ne trouve de la semence dans les testicules.

2. Qu'ils n'ont aucune cavité ou ventricule, où elle se puisse récüeillir
& conserver.

3. Qu'ils ne reçoivent point de vaisseaux manifestes, par lesquels
la matiére seminale puisse y être apportée, & en être emportée.

4. Que les poissons, les serpents, & plusieurs autres animaux qui
n'ont point de testicules, engendrent.

5. Qu'il y a eu des animaux à qui on a coupé les testicules, & qui
neanmoins ont engendré dépuis, ainsi Aristote 1. *de ortu animal. cap.7.*
dit qu'un taureau à qui ont avoit coupé les testicules avoit rempli une
vache.

6. Que Cabrolius rapporte *dans sa 3. observ. Anat.* qu'il a disséqué à
Monpelier le cadavre d'un homme qui avoit violé une fille, dans lequel neanmoins il n'avoit trouvé ni en déhors ni en dedans, aucun testicule, mais seulement des vesicules seminales.

7. Que le même Cabrolius dit *au liv. cité*, qu'il a vû un jeune homme sans testicules, qui neanmoins avoit épousé une femme, & en avoit
eu plusieurs enfans.

Mais tous ces argumens sont facilement détruits par les raisons suivantes.

I. Quoiqu'on ne voye pas ordinairement la semence dans les testicules, à cause de son extrême tenuité, & aussi de l'extrême petitesse des vaisseaux seminiféres, on ne peut pas neanmoins conclure de
là, qu'elle ne s'y engendre pas. Car on ne voit pas non-plus les esprits
animaux dans le cerveau & dans les nerfs, à cause pareillement de leur
subtilité ; cependant, il est tres-certain que les esprits se font dans le
cerveau, & qu'ils s'écoulent par les nerfs. Or que dans les testicules
la semence y soit extrêmement spiritueuse ; cela est évident, de ce
qu'elle passe invisiblement par les espaces étroits des vaisseaux déferens,
& que c'est seulement dans les vesicules seminales, qu'elle devient entiérement visible ; la raison en est, qu'étant dans les vesicules, hors
de l'empire des parties qui cuisent, elle se condense davantage, afin d'ê-
tre mieux en état d'enveloper le germe qui est extrêmement subtil,

&

& d'en empêcher la diffipation. Cependant, quoique la femence ne foit pas manifeste dans les tefticules, on peut neanmoins par art l'y rendre vifible, & Regn. de Graëf, *au liv. qu'on a cité*, en a enfeigné la méthode par une experience ingenieufe. Il lia fortement, en un chien vivant, les vaiffeaux déferens, en forte qu'il ne pouvoit s'écouler aucune femence des tefticules, la matiére neanmoins qui devoit être changée en femence, y abordant librement par les vaiffeaux fpermatiques ; Il trouva dans ce chien, après l'accouplement, les tefticules & les paraftates fi pleins de femence, qu'ils en étoient diftendus, & tres-gonflés. -

I I.   Quoi qu'ils n'aient pas des ventricules ou des cavités manifeftes, cela ne prouve rien de contraire, puifqu'il n'y a pas non-plus dans le foye, & dans la rate, des ventricules, ou de grandes cavités, & que neanmoins ces vifcères préparent, & font un ferment tres-néceffaire à tout le corps.

I I I.   Quoique dans les corps fains on ne voye en leur fubftance aucun vaiffeau, on peut neanmoins prouver qu'il y en va, dont elle eft toute pénétrée, & on le prouve en partie par la vûë même, dans les corps mal fains, (ainfi que nous l'avons enfeigné & établi ci-devant,) & en partie par le raifonnement : car il eft certain que les tefticules font nourris, qu'ils vivent, & qu'ils fentent ; donc ils reçoivent des artères, & des nerfs : De plus, cette nourriture eft fuivie neceffairement d'un fuperflu ou furabondance de fang, qui doit être renvoyé à la cave : donc comme ils ne peuvent l'y renvoyer que par des veines, il faut néceffairement qu'ils en aient. Or fi ces artères & ces veines, qui veritablement & néceffairement font dans les tefticules, ne font pas vifibles dans les perfonnes faines qu'on a fait mourir par violence, ni dans les tefticules des hergneux vivans, à qui on a ôté les tefticules, doit-on s'étonner que les vaiffeaux feminifères qui font de couleur blancheâtre, c'eft à dire, ces petits conduits par lefquels la femence paffe des tefticules dans les paraftates, & des paraftates dans les veficules feminaires par les vaiffeaux déferens, foient pareillement invifibles ? Neanmoins Reg. de Graëf les a depuis peu découverts, & rendus vifibles par une adreffe finguliére. Dans la fubftance du cerveau on ne trouve aucuns vaiffeaux ; il eft neanmoins conftant par cette abondance de petits points de fang qui y pouffent de toutes parts, lors qu'on y fait des incifions, qu'il y en a une infinité qui la parcourent, qui s'ouvrent en elle, & qui y répandent le fang. On ne voit pas non-plus dans les nerfs aucune ouverture ou trous apparens ; il eft neanmoins hors de doute que les efprits coulent continuellement par leurs pores invifibles. De même auffi le fang arteriel le plus fubtil peut entrer dans l'interieur des tefticules par des petites arterioles, & l'efprit animal par les nerfs qui les pénétrēt, & la femence

fpiritueufe qui y eſt faite de l'un & de l'autre, peut en fortir de nouveau par d'autres conduits inviſibles, & ainſi être portée par les vaiſ-
feaux déferens dans les veſicules feminales, & dans les proſtates; quoique ces conduits, à raiſon de leur tenuité, ne ſoient pas viſibles aux
yeux.

I V. Encore qu'il y ait quelques animaux qui engendrent, bien
qu'ils n'aient pas de teſticules, il ne s'enfuit pas de là, que les teſticules ne faſſent pas la femence, dautant que ces animaux ont d'autres parties qui ont de l'analogie avec les teſticules, dans lefquelles
leur femence fe prépare; & cette femence, felon leur nature, n'eſt
pas moins parfaite que celle qui fe fait dans les teſticules. Ainſi nous
voyons dans les poiſſons mâles un corps blancheâtre, que nos Fla-
mans appellent *hompfel*, & les François *laite*, qui tient lieu de teſticules,
& l'on voit manifeſtement que les poiſſons, tant ceux des riviéres, que
ceux de la mer, parient. Nous avons vû une baleine, jettée par les
flots fur nôtre rivage, laquelle avoit un membre ou verge de la longueur de fix ou fept pieds, qui étoit fans doute deſtiné en elle pour
le coït. De là il ne faut pas douter que les poiſſons plus petits n'aient
auſſi leurs parties génitales; veritablement elles ne ſont pas viſibles
en pluſieurs, (comme dans les grenoüilles;) mais neanmoins le coït
prouve certainement qu'ils en ont, & la génération démontre qu'il y
a en eux quelque chofe de femblable & d'analogue aux teſticules,
par quoi leur femence eſt faite. A l'égard des ferpents, qu'Ariſtote
dit n'avoir point de teſticules, cela n'eſt pas veritable, du moins en
tous comme le fçavent les Medecins, & les Apoticaires de Ve-
nife, lefquels, au rapport d'Æmilius Pariſanus, diſtinguent par le penis & par les teſticules, les ferpens mâles d'avec les femelles; ainſi
s'il fe rencontre par hazard d'autres animaux qui n'aient point de teſticules, dans ceux-ci fans doute il fe trouvera comme dans les
poiſſons, quelque chofe d'analogue à des teſticules, & qui en fait
l'office.

V. Que ſi quelques animaux ont encore engendré, aprés que leurs
teſticules leur ont été coupés; cela, (ſi le fait eſt veritable,) vient de
ce qu'auparavant qu'on les leur eut enlevés, les veſicules feminales
avoient été remplies de femence, laquelle ces animaux, aprés avoir
été ainſi coupés, ont jettée par le coït dans la matrice, & ainſi ils ont
engendré par une femence qui avoit été faite auparavant dans les teſticules. Mais cette génération ne fe peut faire qu'une feule fois; car
les veſicules feminales étant vuidées, il ne fe remplace plus de nouvelle femence, à caufe du manque de matiére, & de teſticules. Cette
opinion fera fans doute rejettée par Regius, qui *dans fa Philofoph. naturelle liv.14. ch.* 12. crôit que la femence n'eſt engendréc que dans les
proſtates, & dans les veſicules feminales, & non dans les teſticules,

& qu'ainsi lorsqu'il n'y a point de testicules, la génération de la semence se fait neanmoins dans ces parties, c'est à dire, dans les prostates & dans les vesicules seminaires. Mais cét homme éclairé a en cela une opinion contraire à l'experience de tous les siécles, laquelle a toûjours enseigné que les hommes, (il en est de même des animaux) à qui on a coupé les testicules, deviennent steriles, étant rendus par là absolument inutiles à la génération, & qu'il ne s'engendre plus en eux de nouvelle semence, quelque saines & sans être offencées que soient restées ces prostates & ces vesicules. La raison confirme encore l'experience ; car de quelle matiére se feroit cette semence, puisque on ne peut couper les testicules, sans couper à même tems les nerfs, & les vaisseaux spermatiques, qui apportent le sang pour la génération de la semence, & que cette matiére qui doit être changée en semence ne peut venir par aucune autre partie que par ces vaisseaux, qui en premier lieu la portent aux testicules, & de là par les vaisseaux déferens aux prostates, & aux vesicules seminales.

VI. La première histoire de Cabrolius ne prouve rien contre nôtre opinion, parce qu'elle propose un cas qui n'est pas naturel, & qui est tres-rare ; & il n'est pas constant par cette histoire si ce corrupteur a versé de la semence : Outre cela, si par hazard il en a versé, il est hors de doute que dans cét homme-là il y a eu quelqu'autre partie analogue aux testicules, dans laquelle la semence a pû être faite ; ce que Cabrolius n'a pas remarqué, parce que peut-être, ou il ne l'a pas trouvée, ou il ne l'a pas connuë. Jo. Schenckius *dans ses observat. liv. 3.* écrit que dans le corps d'un certain marchand d'Anvers nommé Ortelius, on ne trouva point après sa mort de ventricule, mais qu'en place, le premier intestin qui étoit tres-large & fort charneux, avoit fait les fonctions de ventricule. Est-ce que maintenant de ce cas extraordinaire & rare, l'on pourra conclure avec justice, que le chyle ne se fait pas dans le ventricule, mais dans l'intestin duodenum, ou dans le jejunum ? De même aussi, il ne s'ensuit pas du cas rare que Cabrolius rapporte, ni il n'est pas prouvé, que les testicules ne fassent pas la semence.

VII. A l'égard de la seconde histoire de Cabrolius, il est manifeste que ce jeune homme qu'on avoit jugé être sans testicules, en avoit neanmoins de cachés interieurement dans l'abdomen, & qu'il n'avoit pas engendré sans testicules. Ainsi Bauhin rapporte qu'il a vû un jeune homme de vingt-ans, lequel n'avoit point de testicule pendant au déhors, qui neanmoins étoit tres-chaud, & porté à l'amour. Moi-même étant dans la Flandre superieure il y a plusieurs années, j'ai connu un homme qui avoit beaucoup d'enfans, & même plus que de biens, lequel n'avoit point de testicules au déhors. Outre cela, j'en connois un dans le territoire de Viane, auquel on sent manifestement un testicule dans l'aîne, & on ne sent l'autre en aucun endroit; sans doute qu'il est renfermé & caché dans l'abdomen.

Il demeure donc pour constant, que la semence se fait dans les testicules; mais si maintenant quelqu'un me demande, par quelle vertu & comment les testicules font la semence; je répondrai que cette vertu dépend de la proprieté de leur substance, c'est à dire, de leur propre temperament, & admirable conformation, étant formés & construits par le concours & par les replis de plusieurs vaisseaux tres-déliés. J'expliquerai cette vertu plus amplement aprés que celui qui me fait cette demande m'aura premiérement enseigné, par quelle vertu le ventricule ne forme des alimens qu'il reçoit, que du chyle seulement, & non un autre suc; le cœur, de ce chyle que du sang; & le cerveau, de ce sang que des esprits animaux. Ou aura neanmoins quelque satisfaction sur ce sujet *au ch. 28. suiv.* dans lequel nous décrirons au long l'histoire de la semence, ainsi que nous avons fait touchant la Chylification *au ch. 7. précédent;* touchant l'Hematose *au liv. 2. ch. 12.* & touchant la neumatose *au liv. 3. ch. 11.*

Or d'autant qu'il s'engendre d'aussi parfaite semence dans l'un que dans l'autre testicule, & qu'il n'est aucune raison pour laquelle elle se dût faire dans le droit, autrement que dans le gauche; il paroit evidemment combien est grande l'erreur de ceux qui écrivent, que les mâles font engendrés de la semence du droit, & les femelles de celle du gauche. Cette opinion, outre diverses autres raisons dont je ne parle pas, pour éviter la longueur, est entiérement détruire chaque jour par l'experience; car, plusieurs qui n'ont que l'un ou l'autre des testicules, ont neanmoins dès enfans des deux sexes. Mr. Couper Capitaine de Cavalerie, tres-connu, à qui il étoit survenu une hergne, à cause d'une chûte violente, & qu'on n'avoit pû guerir qu'en lui coupant un testicule, eut neanmoins aprés de son épouse des enfans mâles & femelles, aussi heureusement qu'il en avoit eu auparavant, & augmenta considerablement le nombre de sa famille. Il arriva le même à Bernard Z. Gouverneur de Montfort, qui aiant dans sa jeunesse été chatré de l'un de ses testicules à cause d'une hergne, avoit neanmoins coûtume de se glorifier, qu'il engendroit plus facilement avec un seul testicule des fils & des filles, que les autres avec deux; car il étoit tresporté à l'amour, & il avoit grand nombre d'enfans de cinq femmes qu'il eut, & de plusieurs concubines.

Maintenant, à l'égard de *l'autre doute* que nous avons promis d'examiner; sçavoir, comment la semence, laquelle n'est pas seulement visible aux yeux, mais qui semble être d'une substance épaisse, peut par des pores ou conduits invisibles, aller des testicules aux prostates, & aux vesicules seminales. Cela paroit évident par ce que nous venons de dire de l'office des testicules; mais neanmoins il est

néceſſaire de l'expliquer ici un peu plus au long. Cela dans la ſemence ſe fait en la même maniére que dans le ſang. Le ſang eſt compoſé de parties, dont les unes ſont ſpiritueuſes & tres-déliées, les autres
tres-épaiſſes & tres-viſqueuſes, toutes neanmoins ſont coulantes,& étant
mêlées enſemble elles ont une ſi grande tenuité,que généralement en tous
endroits elles peuvent paſſer au travers des pores inviſibles de la ſubſtance des parties ; car aiant en raclant légérement enlevé tant ſoit peu la
première peau , ou cuticule, dabord le ſang ſort par les pores inviſibles
de la peau , & c'eſt ainſi auſſi qu'il s'inſinuë dans les autres pores de
la plûpart des parties. Il arrive le même dans la ſemence , où les particules les plus épaiſſes deviennent ſi fluïdes par leur mêlange avec les
ſpiritueuſes , & les plus ſubtiles qui contiennent en ſoi beaucoup de ſel
volatile , & auſſi par une éfervescence ſpecifique, excitée dans les teſticules, qu'elles peuvent facilement paſſer au travers des petites ouvertures inviſibles des vaiſſeaux déferens , quoique toute la ſubſtance
de la ſemence paroiſſe être tres-épaiſſe lors qu'elle eſt déhors. On
voit que cette même ſemence épaiſſe , & parfaitement cuite, paſſe des
veſicules ſeminales , lorſqu'on les preſſe avec les doigts , par des ouvertures tres-petites & à peine viſibles , dans l'urethre , & qu'elle en
pénètre les conduits étroits en la maniére que l'argent vif que l'on filtre
au travers d'une peau déliée , en pénètre les pores ; pourquoi donc cette
ſemence avant la condenſation qui lui arrive dans les veſicules, auquel
tems elle eſt plus volatile, ne paſſeroit-elle pas pareillement par les pores
inviſibles des vaiſſeaux déferens ? L'experience enſeigne que dans le
coït immoderé ſouvent on verſe du ſang au lieu de ſemence ; (nous
en avons dit la cauſe dans l'hiſtoire des teſticules ,) lequel ſang paſſe
au travers des ouvertures inviſibles des autres vaiſſeaux dont nous
parlons ; Pourquoi la ſemence n'y paſſera-t'elle pas de même ? Je ne
veux pas neanmoins nier , que pour certaines cauſes , comme par un
coït-impur, la ſemence ne ſe puiſſe corrompre dans les teſticules, &
par ainſi ſe coaguler & épaiſſir en telle ſorte qu'elle ne puiſſe pas paſſer ; d'où il arrive des enflures des teſticules, ou autres incommodités.
On enſeignera amplement *au liv.*3. *ch.*11. comment une humeur ſpiritueuſe qui contient beaucoup de ſel volatile peut paſſer avec facilité par
des pores inviſibles.

CHAPITRE XXIII.

De la Verge.

LA femence étant préparée & faite dans les organes dont on vient de parler, elle a eu befoin d'un inftrument particulier, par lequel elle fut jettée dans la matrice ; c'eft pour cette fin que la nature a formé la verge qui pût s'acquitter de cét office.

La Verge. Or la VERGE (que l'on appelle aufli *Membre Viril*, que les Latins nomment *Penis, mentula, veretrum, coles*, & les Grecs τύλος, *clou*, χάυλος *tronc*, & πέος, *Penis*,) eft une partie organique deftinée & difposée en premier lieu, pour l'injection de la femence dans la matrice, & en fecond lieu, pour l'excretion de l'urine.

Les vertus ou force de la verge. C'eft là ce fameux Priape

(*Quem refupina colit mulier juvenifque puella.*)

Ce grand enchanteur, qui par fes charmes a coûtume d'enchanter le fexe d'une façon merveilleufe. C'eft cette partie qui peut rendre folles les vierges, qui fouvent pervertit les honnêtes femmes, réjoüit celles qui font triftes, & leur donne une nouvelle vigueur, qui par fon attouchement échaufe les femmes froides, qui par fon introduction excite & réveille les affoupies, par fa friction rend allègres les engourdies, & les éleve au plus haut dégré de la volupté ; même qui par fa douce afpiration peut rendre les jeunes filles encore tendres & délicates, plus groffes & plus ventruës qu'elles n'étoient ; celles qui ne font encore prefque qu'enfans & dans l'ignorance, plus fçavantes, & enfin meres & nourrices.

Si elle eft un animal. A raifon donc de toutes ces merveilles que la verge a coûtume d'operer, Platon *en fon Timée* a crû qu'elle eft un animal d'une efpece particuliére, qui a fon mouvement propre, & qui fouvent fe rebelle contre la raifon, parce qu'elle a en foi une certaine vertu ou force naturelle, qui lui fait defirer avec ardeur d'engendrer. Ariftote *en fon liv. du mouv. de l'anim. ch. dernier*, &c. eft de la même opinion que Platon ; & il donne au membre viril le nom d'animal. Mais comme le defir d'engendrer,ne refide pas en cette partie,mais dans le cerveau, d'où il fe communique à la verge ; comme aufli qu'un animal ne peut pas être une des parties integrantes d'un autre animal ; qu'enfin la verge eft feulement une partie, qui avec d'autres acheve un tout, on ne doit pas l'appeller un animal, mais feulement une partie d'animal, & un inftrument.

Sa fituation. Elle eft fituée à la racine de l'os Pubis. Sa figure eft oblongue & pref-
Sa figure. que ronde, plus large à fa partie fuperieure : fa groffeur & fa longueur

ſont convenables pour l'acte venerien : dans les un neanmoins elle *Sa grandeur.* eſt plus grande, dans les autres plus petites. On dit ordinairement que les hommes de petite taille, ceux qui s'abſtiennent de l'uſage de Venus ; ceux qui ont le nez grand, (D'où vient que ceux qui ſont de temperament chaud, & portés aux plaiſirs de l'amour, tant hommes que femmes, s'imaginent que de la grandeur du nez dans l'homme on peut juger de celle de la verge, & de la grandeur de la bouche dans la femme, de celle des parties naturelles, ſe fondant ſur les vers ſuivant:

Ad formam naris noſcetur mentula maris.

Ad formamque oris noſcetur res muliebris.)

de plus, les gens de peu de ſens, & les ſtupides, ont la verge groſſe ; ces regles neanmoins ne ſont pas perpetuelles, & elles ſoufrent pluſieurs exceptions. Spigelius *en ſon Anat. ch.*10. juge par la grandeur de la verge, du plus ou du moins de penchant ou aptitude pour l'acte venerien. *La verge trop grande, dit-il, remplit la matrice plûtôt par ſa grandeur que par ſa ſemence. Elle eſt auſſi moins propre pour l'acte, lequel ni elle n'entreprend vigoureuſement, ni elle ne le ſoûtient pas long-tems, les muſcles qui la tiennent roide s'affoibliſſant bien-tôt, étant vaincus par ſon poids. La verge petite, au contraire, eſt, & plus vigoureuſe, & plus feconde, parceque chatoüillant le col de la matrice, elle excite & attire la ſemence, & elle ſoûtient plus long-tems le combat.* Alex. Petronius *liv.*2. *des malad. Ital.c.*17. juge auſſi par la grandeur de la verge de l'eſprit de l'homme, & il dit que la verge grande eſt un témoignage d'eſprit peſant & groſſier, ſemblable à celui d'un âne.

Elle eſt compoſée de cuticule, de peau, d'une membrane charneuſe, & d'une ſubſtance qui lui eſt propre ; Elle n'a point de graiſſe *Sa ſubſtance.* parce qu'elle lui auroit été un empêchement par ſon poids & par ſa trop grande quantité ou maſſe ; & qu'en émouſſant ſon ſentiment elle auroit empêché de reſſentir la plus grande partie du plaiſir dans l'action de la génération. Elle a auſſi une ſubſtance qui lui eſt propre, non pas oſſeuſe comme dans le chien, dans le renard, & dans le loup ; non cartilagineuſe, ni charneuſe ; mais telle qu'elle ſe peut relâcher, & s'étendre commodément pour l'éjection de la ſemence. Elle eſt compoſée de quatre parties ; de l'urethre, des deux corps nerveux, & du gland.

L'URETHRE, c'eſt à dire, *le tuyau,* ou *conduit de l'urine,* eſt ſa partie *L'Urethre.* inferieure. Elle eſt revétue d'une membrane qui interieurement eſt déliée, & qui a du ſentiment ; exterieurement elle eſt fongueuſe & fibreuſe. Elle eſt continue à la verité au col de la veſſie, mais elle n'eſt pas de même ſubſtance ; car elle eſt un peu ſpongieuſe, de couleur plus enfoncée, & elle peut ſe gonfler & ſe diſtendre par l'érection de la verge, & enſuite retourner en ſon premier état, ce qui ne peut pas arriver dans

le col de la veffie ; Il faut ajoûter à cela, que fi on la fait cuire, elle
fe fépare de la veffie, & pour lors la diverfité de leur fubftance eft
tres-vifible. On voit par-là l'erreur d'André Dulaurens, qui écrit que
l'urethre n'eft autre chofe que la fubftance même de la véffie, allongée
jufqu'au bout de la verge, ou le col de la veffie étendu. Cependant
elle a grande communication avec les corps nerveux, quoique leur
fubftance en foit differente, & cela paroît de ce que lorfque ceux-ci s'enflent, elle s'enfle pareillement, & fe defenfle enfuite.

Sa groffeur. Elle eft d'une égale groffeur en toute fon étenduë, fi on en excepte
fa partie anterieure, par laquelle le gland eft attaché aux corps nerveux, là elle a une petite cavité fuperficielle, dans laquelle, lorfque
dans le calcul de la veffie l'urine acre vient à hurter & s'agiter en
tournoyant, elle excite de grandes douleurs, & donne un figne affu-
ré du calcul ; quelquefois auffi dans la gonorrhée il s'y arrête une humeur acre, qui y caufe une exulceration auffi tres-douloureufe.

Son ufage. Son ufage eft de donner paffage à la femence & à l'urine pour fortir ; à raifon dequoi il y a plufieurs petits conduits prefque invifibles
qui s'ouvrent en elle, deux trous étroits qui des veficules feminaires y tranfmettent la femence ; (On en a parlé *au chap. précédent,*) le col
de la veffie où fe trouve la valvule membraneufe, que l'on a décrite
au ch. 20. qui pareillement fe décharge en elle.

Les Corps Nerveux. Les *Corps Nerveux* font deux en nombre, fitués en la partie fuperieure de la verge, fur laquelle ils s'apuyent, & en forment la plus gran-
de partie. Ces corps dans leur exterieur font denfes, épais, & durs,
ainfi que les artères ; & dans leur interieur rares, & fpongieux ;
(c'eft de là que quelquefois on les appelle *Corps fpongieux* ou *fongueux,*)
tirant du noir fur le rouge ; & comme remplis d'une matiére noirâtre
femblable à du fang épais & noir.

Leur origine. Ils prennent leur naiffance de chaque côté des parties inferieures de
l'os de la cuiffe, aufquels ils font attachés par de tres-forts ligaments, & s'affemblent environ vers le milieu de l'os pubis auquel ils
s'attachent pareillement par un ligament nerveux ; ils font neanmoins
diftingués l'un de l'autre par un feptum membraneux tres-délié, tranfparent, & fibreux. Plus ce feptum s'approche du gland, plus il s'attenuë ;
en forte qu'avant qu'il foit parvenu au milieu de la verge, il monte
peu à peu de l'urethre vers le dos, & de là fe portant plus loin, il fe diminuë infenfiblement, en forte qu'auprés du gland il difparoît prefque entierement ; & auffi ces deux corps nerveux femblent n'en plus
faire qu'un feul en cét endroit là.

Leur fub- ftance. Bauhin, Riolan, & Vefling difent que fa partie interieure eft compofée de venules, d'arterioles, & de petits nerfs, tiffus entr'eux en
forme de rets, & que le fang fpiritueux qui y eft porté par les artères
qui viennent de la *honteufe,* s'y étant ramaffé, s'échaufe dans la chaleur
de

de la paſſion, enfle les parties & les diſtend. Fallope ne fait aucune mention de rets ; mais *dans ſes Obſerv.* il dit, qu'il y a deux nerfs conſiderables & manifeſtes, & entr'eux autant d'artères aſſés dilatées, qui
s'étendent juſques au gland. Il dit de même, qu'il y a deux veines
qui vont aux corps nerveux, mais que preſque toûjours à la moitié
de la bifurcation elles ſe réüniſſent en une ſeule, laquelle entre les
artères & par le milieu du dos de la verge, va juſques au gland. Ces
vaiſſeaux environ vers la quatriéme vertèbre des lombes, prennent
leur origine de l'aorte, de la cave, & du grand nerf qui va aux
jambes, & pénétrant enſuite environ vers la jonction des os pubis,
par l'origine du pens à l'endroit de ſa divarication, ils ſe portent au
dos de la verge. Fallope a fait avec aſſés d'exactitude la deſcription
de ces vaiſſeaux, dont les plus petits rameaux s'ouvrent dans la ſubſtance interieure ſpongieuſe des corps nerveux. Lorſque par les nerfs &
par les artères il s'y écoule en abondance des eſprits animaux, & du
ſang chaud arteriel ; la verge s'échaufe & ſe roidit : Mais ſi ces
eſprits ceſſent d'y ſurvenir, alors, & les eſprits, & le ſang qui s'y
étoient ſi abondamment portés, ſont reçûs & abſorbés par les rameaux des petites veines, & ainſi la verge ſe ramolliſſant retourne
en ſon premier état. Or que la tenſion de la verge vienne de l'abord
du ſang & des eſprits, cela paroît évidemment dans des cadavres re-
cents ; car, ſi aiant appliqué une ſeringue pleine d'eau aux orifices des
artères, & que par ſon moyen on pouſſe l'eau dans les corps nerveux,
ou ſpongieux, on voit que la verge ſe roidit dabord en la même maniére qu'elle a coûtume de faire dans les corps vivans par le moyen
du ſang & des eſprits. Cependant la ſubſtance interieure de ces deux
corps n'eſt pas ſimplement une pure tiſſure de vaiſſeaux entrelaſſés entr'eux les uns dans les autres, en forme de rets, ainſi que le diſent
Bauhin, Riolan, & Veſling ; mais une ſubſtance fibreuſe, con-
ſtruite d'une infinité de fibres qui ſe portent çà & là, & qui tiennent
la membrane qui entoure ce corps en égalité, empêchant qu'elle ne
ſe dilate trop, ſoûtenant les petits vaiſſeaux qui leur ſont entre-
mêlés, ce qui la rend fongueuſe & caverneuſe, (ainſi que l'eſt la ſubſtance du poûmon,) & recevant dans ces entre-deux caverneux le ſang
& les eſprits qui ſont fournis par les vaiſſeaux diſperſés par toute
cette ſubſtance. Warthon *ch.* 32. écrit que ces corps ont interieurement
une ſubſtance glanduleuſe, laquelle remplit en quelque façon ſes capſules, & empêche (à ce qu'il dit) que hors le tems du coït elle ne
s'abbattent & ne s'affaiſſent point trop. Mais Reg. de Graëf *au liv. qu'on
a cité* démontre par une experience ingenieuſe qu'il décrit amplement
en cét endroit-là, qu'il n'y a pas dans les capſules de telle chair
glanduleuſe.

Le Balanus, ou GLAND, ou *Tête de la Verge,* eſt placé à la pointe de la
M m

verge, là où les deux corps nerveux & l'urethre fe terminent. Sa partie inferieure qui entoure tant-foit-peu ces corps, eft appellée Co-rone. ςεφανὴ.

Sa figure &
fa couleur.   Sa forme ou figure eft prefque femblable à celle d'une toupie ; & fa couleur eft un peu livide lorfque la verge eft lâche & molle, & rouge quand elle eft gonflée.

Sa fub-
ftance.   Il a une fubftance qui lui eft particuliére, charneufe, molle, fpon-gieufe, d'un fens exquis, & elle eft revetuë d'une membrane tres-déliée, laquelle fur le devant eft percée d'un trou oblong pour fervir de paffage. La membrane qui l'envelope prend fon origine de la mem-brane interieure de l'urethre, laquelle fortant par le trou fe refléchit, & s'étend tout au tour du gland, & lui donne un fentiment tres-vif, dont il a dû néceffairement être pourvû, afin que les embraffemens amoureux fuffent accompagnés d'un plaifir tres-grand ; car fi on n'en reffentoit point, il n'eft prefque perfonne qui voulut exercer l'acte de génération, & ainfi le genre-humain finiroit bien-tôt entiérement. An-dré Dulaurens a écrit élegamment fur ce fujet *dans fon Anat. liv. 7.chap.1.* *De là vient, dit-il, le chatoüillement & le fentiment tres-exquis des parties* *naturelles ; Car, enfin, qu'eft-ce qui inciteroit à l'accouplement, action vilaine,* *& qui voudroit s'y addonner ? Dequel œil cet animal divin, que nous appellons* *homme, qui eft doüé & plein de raifon & de confeil, regarderoit-il, & voudroit-* *il toucher les parties honteufes des femmes, qui font foüillées de tant d'ordures,* *& qui pour cette raifon font réléguées dans un lieu bas comme dans l'égoût de tout* *le corps ? Quelle eft la femme qui voudroit foüffrir les embraffemens du mâle,* *puifque la groffeffe pendant neuf mois eft fi penible ; que l'enfantement qui eft* *accompagné de fi cruelles douleurs lui eft fouvent tres-funefte ; & qu'enfin, l'é-* *ducation des enfans après qu'on les a mis au monde, eft fuivie de tant de chagrins* *& de peines d'efprits ; fi les parties que la nature a deftinées à la génération n'é-* *toient comme agitées par un efpece de fureur amoureufe, & follicitées par une in-* *croyable volupté ?*

Le prépuce.   Le gland eft exterieurement couvert du PREPUCE, lequel eft com-pofé de la cuticule, & de la peau, à quoi fe joint interieurement une petite membrane nerveufe & déliée, qui vient du pannicule char-neux.

Le Frein.   Il eft attaché en fa partie d'en bas au gland par un petit ligament qu'on appelle FREIN, ou *Filet.*

On l'appelle *Prépuce*, parce qu'il eft au devant des parties honteu-fes, comme qui diroit *Præ pupendis* : c'eft là la partie que les Juifs & les Mahometans coupent dans la Circoncifion. D'où vient que quel-ques-uns veulent qu'il prenne fon nom du mot Latin *putando* ou *præpu-* *tando* ; & ceux à qui on la ôté par la circoncifion font nommés *apellæ* & *recutiti.* Ce que des gens dignes de foy m'ont rapporté, eft mer-veilleux ; fçavoir, que cette partie croit fix fois plus grande dans les enfans des Juifs & des Turcs, que dans ceux des Chrêtiens, même qu'en quelques-uns elle acquiert une grandeur monftrueufe, & qu'auparavant qu'on la leur coupe, elle pend au delà du gland de la largeur d'un pouce, fouvent beaucoup plus. Vefling témoigne la même chofe des petits enfans des Egyptiens & des Arabes.

Ce prépuce pendant le coït s'éloigne du gland, & fe recoigne au deffous de la couronne, afin que par ce moyen le poids & la groffeur de la verge foit en quelque façon par tout égale, fans aucune afpreté. On croit neanmoins que ces replis & roulemens du prépuce fur le balanus, fouvent reïterés, caufent aux femmes pendant l'acte une augmentation de plaifir : D'où vient que (felon Riolan qui le rapporte de la Chirurgie Efpagnole de Fragofus) les Turques & les Ethiopiennes ont plus d'ardeur de fe joindre aux Efclaves Chrêtiens qu'à ceux qui font circoncis, y trouvant plus de plaifir.

Il arrive neanmoins quelquefois que ce prépuce eft en quelques-uns *Du prépuce.* fi refferré & fi étroit, qu'il ne peut pas s'éloigner du gland, ce qui *trop étroit* dans la tenfion de la verge caufe une extrême douleur, le gland étant *& refferré.* alors ferré par le prépuce, comme par un anneau trop étroit. J'ai quelquefois rencontré en ma pratique de tels malades, que j'ai tous gueris par un feul remede ; fçavoir, par une incifion faite au prépuce en fa partie fuperieure, par un feul coup de cifeaux. Les levres de cette incifion fe gueriffent facilement, mais le gland n'eft jamais dans la fuite couvert du prépuce, ce qui n'importe, en aiant connu plufieurs en qui le prépuce eft fi court que jamais il ne couvre le gland, & qui neanmoins n'en fouffrent aucune incommodité.

La verge reçoit des vaiffeaux de toute efpece. Elle a deux artères *Les vaif-* interieures tres-confiderables, qui lui viennent des hypogaftriques, & *feaux de la* qui fe difperfent principalement par les corps nerveux, dans lefquels *verge.* elles entrent par l'endroit où ils commencent à s'unir, & s'étendent tout le long de la verge, envoyant à mefure qu'elles avancent de petits rameaux tres-déliés dans les côtés. A l'égard des artères exterieures, elle les reçoit des artères *honteufes.*

Elle envoie fes veines interieures aux hypogaftriques, & les exterieures aux honteufes.

Elle reçoit fes nerfs, tant les exterieurs que les interieurs, de la moëlle de l'os facrum, dont deux qui font de mediocre grandeur parcourent conjointement avec les artères & les veines fa partie d'en bas, felon toute fa longueur.

Elle eft muë par quatre mufcles, dont deux, qui font les plus courts *Les mufcles* & les plus épais, prennent leur origine par un principe nerveux de *de la verge.* l'éminence de l'ifchion, & non loin de leur naiffance ils s'étendent fur les corps nerveux & s'y attachent pour l'érection de la verge. Les autres deux qui font plus long & plus grêles, viennent du mufcle

fphincter de l'inteſtin droit (Riolan aime mieux qu'ils viennent du ligament tranſverſal de l'une & de l'autre cuiſſe) & ſe portant en enbas
vont s'inferer & s'attacher aux côtés de l'urethre environ ſur ſon milieu. Ils ſervent à dilater l'urethre pour faciliter & rendre plus promte l'émiſſion de l'urine & de la ſemence , & auſſi pour comprimer les
veſicules ſeminales ſituées dans le perinée ; & dautant qu'ils pouſſent les derniéres goutes de la ſemence & de l'urine , on les appelle *Acce-*
lerateurs. Regn. de Graëf rejette entiérement l'uſage de ces muſcles
dont on vient de parler , & leur en attribuë un autre bien different
dans ſon liv. des part. génit. des hom. ſçavoir , qu'à meſure qu'ils s'enflent,
ils preſſent de chaque côté les corps nerveux , ce qui fait qu'ils pouſſent ſubitement & tout d'un coup vers le gland le ſang qui eſt apporté par les artères , & qu'ils retiennent pendant quelque-tems ce même
ſang dans les veines qui doivent le rapporter , en les comprimant ; &
qu'ainſi ils maintiennent & conſervent quelque peu la rigidité de la
verge ; mais comme tout muſcle n'a qu'une ſeule manière d'action , ſçavoir , d'attirer en ſe retirant vers ſon principe la partie à laquelle il
eſt attaché , que c'eſt pour cette action qu'il eſt principalement deſtiné , (ainſi que nous l'enſeignerons plus bas *liv.5. ch.1.*) & que tout ce
qu'il fait au delà , n'arrive que par accident , il faut établir pour conſtant que dans les muſcles de la verge cette action ſe fait néceſſairement comme dans tous les autres , & que ces muſcles-là font l'é-
rection de la verge , & la dilatation de l'urethre. Or , qu'il arrive par hazard que lors que ces muſcles ſe gonflent , les corps nerveux en ſoient (ainſi que Regn. de Graëf l'établit) tant-ſoit-peu
comprimés , cela n'ôte pas leur unique & principale action , & on ne
peut pas conclure de là qu'ils ne roidiſſent pas & ne dreſſent pas la
verge ; mais ſeulement qu'ils ſervent à cét uſage accidentel dont on vient
de parler , ſçavoir , de comprimer les corps nerveux.

La tenſion
de la verge.   Lors que dans la chaleur de la paſſion les eſprits animaux ſe portent en abondance dans ces muſcles , & dans les deux corps nerveux,
la verge eſt agitée & muë d'une impetuoſité vénérienne , s'étend extrêmement , & devient roide ; de laquelle tenſion & roideur il n'eſt
aucun de ceux dont les noms ne ſont pas écrits dans le catalogue des
froids , & des maleficiés qui n'en connoiſſe la manière , & l'excés.
Il faloit que cette tenſion fut bien violente dans ce jeune homme de
vingt-deux ans , que Jo. Theod. Schenkius *dans ſes Exerc. Anat.* dit avoir
vû , lequel , non ſans l'étonnement de ceux qui le voyoient , & ſans
les exciter à rire , portoit un vaſe d'étain qui contenoit cinq meſures de biére , pendu à ſa verge , & cela pendant plus de demie
heure.

Son office.   L'office de la verge eſt évident par tout ce que l'on vient de dire,
& par ſa définition.

Mais comme fuivant l'opinion généralement reçûë de tous les Mede- Si la géné-
cins, & de tous les Philofophes, la génération ne fçauroit fe faire fans ration fe peut
la verge, on demande fi elle ne fe pourroit pas faire fans l'intromiffion faire fans l'intromiffion
de cette même verge dans la col de la matrice ? La raifon dicte que de la femence.
cela ne fe peut, puifque il n'eft pas poffible que la femence de l'homme foit élancée dans la matrice de la femme fans cette intromiffion :
Neanmoins, l'experience a quelquefois fait voir le contraire ; fçavoir, que certaines femmes ont conceu fans que la verge ait été
introduite. Riolan *en fon Antropograph. liv. 2. chap. 32.* rapporte quatre
hiftoires fur ce fujet, l'une qu'il a vûë lui-même, & les trois autres
qui ont été vûës par d'autres. Voici la première : *Je vis*, dit-il, *il y* Hiftoire pre-
a quelque-tems à Paris une femme, qui par un penible & difficile accouchement miere.
avoit eu fes parties génitales déchirées, & en qui les nimphes & les quatre ca-
runcules s'étoient tellement unies & attachées enfemble qu'à peine auroit-on pû
introduire dans le trou la pointe d'une fonde. Elle devint neanmoins groffe ; la
matrice tres-avide de cet aliment, aiant attiré la femence qui avoit été répanduë entre
les levres de la vulve, de la même manière que le ferpent eft attiré des creux
les plus profonds, par la feule infpiration des narines du cerf. Quand le tems de
l'enfantement fut arrivé, on introduifit dans la matrice le fpeculum matricis,
par lequel on dilata le trou jufques au point que l'enfant pût fortir, & la mere
s'en délivra fans aucun fâcheux accident. Il dit que la feconde hiftoire fût 2.
vûë à Paris en 1609. Il rapporte la troifiéme *de la 1. Clementine queft. 15.* 3.
de confang. fçavoir, d'une certaine fille qui fut engroffée, & dont neanmoins les barriéres de la virginité étoient demeurées entières, & fans
être bleffées. Il tire la quatriéme de la Chirurgie de Fabricius, qui eft 4.
d'une femme qui avoit conçû par les approches d'un homme, fans
neanmoins l'intromiffion de la verge. Henr. à Monichen chez Lizerus 5.
obf. 13. rapporte une femblable hiftoire d'une jeune fille Romaine, à qui
il étoit arrivé la même chofe. Il me fouvient que faifant la Medeci- 6.
ne à Nimegue en 1637. je fus appellé pour voir une Dame de qualité qui étoit au travail de l'enfantement ; de laquelle la fage femme
rapportoit qu'elle avoit en travers à l'entrée du col de la matrice, une
membrane percée en fon milieu d'un petit trou, & qui étoit fi ferme
qu'il lui avoit été impoffible de la déchirer avec les doigts, ni d'introduire en aucune manière que ce foit le doigt au dedans ; & comme à plus forte raifon elle n'avoit pas pû recevoir la verge de fon
mari, chacun s'étonnoit comment elle avoit pû concevoir. Son Mari
avoüoit qu'il avoit plufieurs fois tenté de rompre cét obftacle par la
roideur de fon membre ; mais qu'il n'avoit pû pénétrer au dedans ; que cependant dans ce combat il lui étoit fouvent arrivé de
verfer de la femence, & de la darder contre cette membrane. D'où
je conjecturai que cette femence, par ce petit trou qui étoit comme
on a dit, à la membrane, étoit montée vers la matrice, & que

c'eſt ainſi que la conception s'étoit faite. Je conſeillai de faire une inciſion à cette membrane, & de la dilater ; mais comme par pudeur
elle ne voulut point admettre le Chirurgien, il lui falut miſerable-
ment mourir avec ſon fœtus, qui ne pût ſortir dans les cruelles douleurs de l'enfantement, n'aiant pû abſolument, ni par raiſons, ni par
careſſes, être déterminée à ſouffrir qu'on fit cette operation. Par ces
exemples il paroît qu'il s'eſt fait quelques-fois des conceptions ſans
l'intromiſſion de la verge. Mais ces cas ſont tres-rares, & les exemples qu'on en rapporte, ne peuvent pas ſervir de regle. En éfet, on
voit peu de maris qui ſe plaignent de tels obſtacles.

Les parties
qui ſont au-
prés de la
verge.
　　Les parties qui ſont auprés de la verge ſont deſignées par differens
noms, ainſi que nous avons dit ci-deſſus, *dans ce même liv. chap.* 2. La
partie qui eſt au deſſus de la verge, eſt appellée Pubes : celles qui
ſont aux côtés Aines : celle qui eſt dépuis la racine du ſcrotum juſques au Podex, Perine'e, du mot Grec περινέω, *couler aux*
environs, par la raiſon, que ſouvent cette partie eſt moëtte de ſueur.
Les Latins l'appellent *Interfemineum*, parce qu'elle eſt ſituée entre les
cuiſſes. Toutes ces parties, ſçavoir, le pubes, les aines, le perinée,
auſſi-bien que le ſcrotum, juſques aux environs du podex, ſont
couvertes de poil dans les perſonnes de bon âge, & propres à la
génération ; la nature aiant voulu couvrir en quelque maniére les
parties honteuſes, ainſi que la pudeur naturelle ſemble l'exiger. Or
ces poils tant aux hommes qu'aux femmes commencent à ſortir environ vers la quinziéme année, que la raiſon eſt plus capable de diſcerner le vice d'avec la vertu, la nature voulant comme couvrir ces parties, pour leſquelles les hommes ont coûtume de rougir. Riolan remarque *en ſon Anthrop. lib.* 5. *chap.* 32. que dans les femmes, par la
raiſon qu'elles n'ont point de perinée, il ne s'engendre point de
poils au environs du podex, à moins qu'elles ne ſoient extrêmement vieilles.

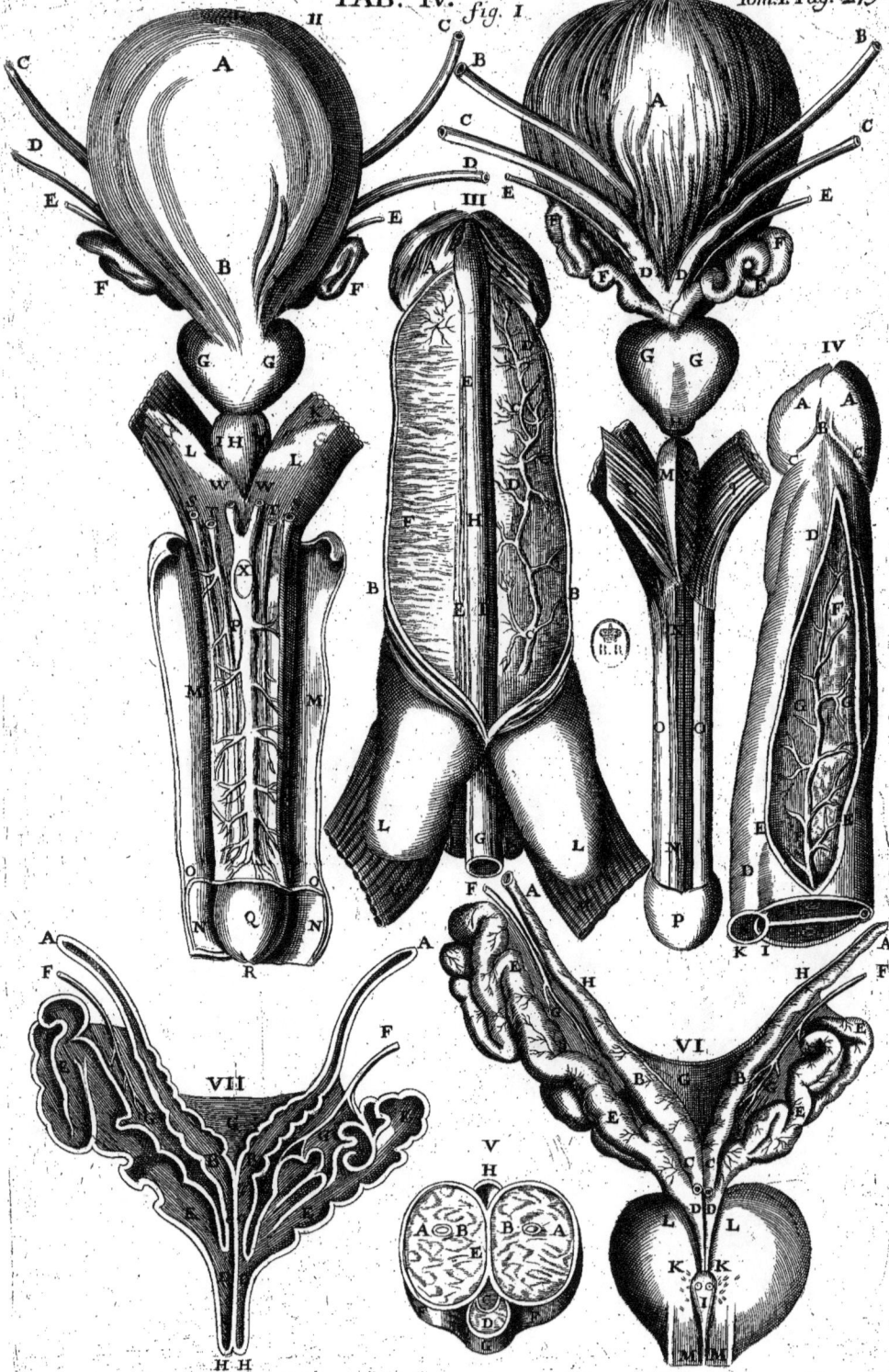

TAB. IV. *fig. I.*   Tom.I. Pag. 279.

EXPLICATION DE LA TABLE IV.

Cette Table reprefente le Membre Viril , avec les veficules feminaires , & les autres parties qui lui font
unies, exactement décrit par Regn. de Graëf.

FIGURE I.	FIGURE II.

Le Membre Viril confideré en
fa partie de derriére.

Les Parties génitales confiderées
en leur partie de devant.

A.   A *veffie de l'urine.*
BB.   *Portions des Ureteres.*
CC.   *Portions des vaiffeaux défe-*
rens.
DD. *Les vaiffeaux déferens dilatés en la*
maniére des Capfules.
EE. *Les vaiffeaux qui fe portent aux ve-*
ficules feminaires.
FFFF. *Les veficules feminaires enflées*
de vent.
GG. *La furface du derriére des Pro-*
flates.
H. *L'Urethre.*
I. *Le concours des vaiffeaux déferens avec*
les veficules feminaires.
K. *Le mufcle qui dilate l'urethre.*
L. *Le même mufcle détourné fur les*
côtés.
M. *La partie fpongieufe de la verge qui*
eft au deffous de l'urethre.
NN. *L'urethre.*
OO. *Les corps nerveux du penis.*
P. *Le gland.*
q q. *Les mufcles qui étendent la verge.*

A. *La veffie de l'urine.*
B. *Le col de la veffie.*
CC. *Portions des Ureteres.*
DD. *Portions des vaiffeaux déferens.*
EE. *Les vaiffeaux qui vont aux veficu-*
les feminaires.
FF. *Les veficules feminaires.*
GG. *Les Proflates.*
H. *L'Urethre unie à fa partie fpon-*
gieufe.
II. *La partie fpongieufe de l'Urethre.*
KK. *Les mufcles qui font roidir la*
verge.
LL. *Les commencemens des corps ner-*
veux féparés des os du Pubis.
MM. *La peau de la verge détournée fur*
les côtés.
NN. *La reduplicature de la peau , la-*
quelle compofe le prépuce.
OO. *La peau attachée derriére le*
gland.
P. *Le dos de la verge.*
Q. *Le gland de la verge.*
R. *Le paffage de l'urine.*
SS. *Les nerfs qui parcourent le dos de la*
verge.
TT. *Les Artères qui fe portent fur le*
dos de la verge.

VV. *Les corps nerveux se réünissans ensemble.*

WW. *Deux veines qui se réünissent ensemble, & qui parcourent le dos de la verge par un rameau tres-considerable.*

X. *La veine ouverte, afin qu'on y puisse voir les Valvules.*

FIGURE III.

Le Membre Viril divisé jusques à l'Urethre.

AA. *Le Gland de la verge avec les corps nerveux divisés par le milieu.*

BB. *Les membranes du corps nerveux séparés entr'elles.*

CC. *L'artère qui rampe par la substance spongieuse du corps nerveux.*

DD. *La substance spongieuse de la verge*

EE. *Le septum qui est entre-deux.*

FF. *Les filets ou rejettons fibreux du septum medium, lesquels montent en maniére de peigne.*

G. *L'urethre coupée aux environs du corps glanduleux.*

H. *Le milieu de l'urethre.*

I. *La fin ou extremité de l'urethre perçant le gland.*

KK. *La substance spongieuse de l'urethre.*

LL. *Les commencemens ou principes des corps nerveux dilatés en maniére de follicule.*

MM. *Les muscles qui dressent la verge.*

FIGURE IV.

Le Membre Viril ouvert par le côté.

AA. *Le Gland nud.*

B. *Le Frein.*

CC. *Petite portion de la peau, de laquelle la partie restante qui couvre le gland est séparée.*

DD. *L'Urethre étenduë sous les corps nerveux.*

EE. *La membrane du corps nerveux de la verge divisé.*

FF. *L'artère qui se disperse par la substance spongieuse du corps nerveux.*

GG. *La substance spongieuse du corps nerveux.*

HH. *Les orifices des artères coupées.*

I. *L'Urethre.*

K. *La substance spongieuse de l'Urethre.*

LL. *Le septum qui est entre les deux corps nerveux.*

FIGURE V.

Le Membre Viril coupé en travers.

AA. *La substance spongieuse des corps nerveux.*

BB. *Les deux artères qui parcourent les corps nerveux.*

C. *Le conduit urinaire de l'urethre.*

D. *La substance spongieuse du l'urethre.*

E. *Le septum.*

FF. *La membrane forte des corps nerveux.*

G. *La membrane déliée de l'urethre qui contient la substance.*

A. *Veine considerable qui rampe par le dos de la verge.*

FIGURE VI.

La communication des vaiſſeaux déferens avec les veſicules ſeminaires, dans le corps
humain.

A A. *Les parties des vaiſſeaux déferens,*
dont la ſubſtance eſt épaiſſe , & qui ont
une petite cavité.
B B. *Les parties des vaiſſeaux déferens*
dont la ſubſtance eſt mince , & la ca-
vité grande.
C C. *Les extremités des vaiſſeaux défe-*
rens étreſſies de nouveau , & qui s'ou-
vrent dans le col des veſicules ſeminaires
par un petit trou.
D D. *Le col des veſicules ſeminaires di-*
viſé en deux parties par une mem-
brane qui eſt entre deux , en ſorte
que la ſemence qui eſt en l'un des cô-
tés , ne ſe peut mêler avec celle qui
eſt dans l'autre , avant qu'elle ſoit par-
venuë à l'urethre.
E E. *Les veſicules ſeminaires enflées de*
vent.

F F. *Les petits vaiſſeaux qui les par-*
courent.
G G G. *Les membranes , par leſquelles*
les veſicules & les vaiſſeaux déferens
ſont contenus en leur ſituation.
H H. *Les vaiſſeaux ſangüiferes qui ſe*
portent ſur les côtés des vaiſſeaux dé-
ferens , & qui les embraſſent par leur
rameaux.
I. *La Caruncule , par les pores de la-*
quelle la ſemence ſe jette dans l'ure-
thre.
K K. *Les conduits du corps glanduleux*
s'ouvrant dans l'urethre ſur les côtés de
la caruncule.
L L. *Le corps glanduleux diviſé en ſa*
partie de devant.
M M. *L'Urethre ouverte.*

FIGURE VII.

Les mêmes lettres , qui dans la
figure précédente démon-
troient la ſubſtance exterieure des veſicules ſeminales, deſignent en celle-ci l'interieure.

CHAPITRE XXIV.

Des Parties des femmes qui ſervent à la génération de la
ſemence , & des œufs.

A Yant donné dans deux Chapitres précédens l'explication des parties génitales des hommes, l'ordre demande maintenant que nous
paſſions à celles des femmes ; c'eſt à dire, à la deſcription de ces
parties qui apportent aux femmes mille miſeres , qui enervent les
hommes en mille maniéres, qui font que les femmes , qui de ſoi ſont
foibles & ſans armes, triomphent des hommes les plus forts, qui ont

renversé plusieurs Rois tres-puissants , perdu des Empereurs Augu-
stes , rendu fols des personnes sages , trompé les sçavans , seduit les
prudens , précipité les sains en d'infames maladies, dépoüillé les riches de leurs richesses , & abbattu les Heros les plus fameux ; qui
ont perverti le saint Prophete David , poussé le sage Salomon dans
l'idolatrie , renversé le fort Samson , & obligé le Grand Hercule à
prendre la quenoüille , & qui ont causé la destruction de la ville de
Sichem , le renversement de Troye , & le bouleversement de plusieurs
Royaumes. A l'explication, dis-je, de ces parties , qui , comme par
des enchantemens secrets peuvent reduire à une espece de folie les
hommes les plus prudens , lorsqu'ils croyent que dans les femmes ces
parties sont pleines de douceurs , de charmes , & de beautés , quoiqu'il n'y en ait point de plus laides dans tout le corps, qu'elles soient
sujettes à plusieurs maux tres-infames, qu'elles soient souvent infectées d'un sang corrompu , & de quantité d'ordures , qu'elles soient
soüillées & moüillées chaque jour par l'urine , qu'elles répandent une
odeur puante , & comme ensoufrée , & qu'elles soient réléguées par
la nature, comme indignes d'être vûës , dans le lieu le plus caché &
le plus méprisable de tout le corps tout auprés de l'anus & des excremens , & qui sont enfin elles mêmes comme l'égoût général de tout
le corps. A l'explication, dis-je , de ces parties , dans lesquelles quoi
qu'elles soient comme le goufre où toutes les ordures du corps se pré-
cipitent & se ramassent , l'Autheur de la nature neanmoins a voulu
que l'homme , ce superbe animal, qui doit bien-tôt être élevé dans
les cieux , fut conçû , ébauché , & formé, afin que se souvenant dans
la suite du tems , de la bassesse de son origine , & des impuretés de sa
première demeure , il ne s'en enorgueillit pas ; mais qu'humble & anean-
ti il admirât la Toute-Puissance du Souverain Createur , qu'il adorât
sa Grandeur & sa Divine Majesté avec le respect qui lui est dû , &
qu'il demandât avec priéres & obtint de sa bonté infinie un meilleur
domicile , c'est à dire, le domicile bien-heureux & éternel de l'ame
dans le Ciel.

Que les par-
ties de la
femme pour
la génératiõ
sont doubles.
Or les parties de la femme qui servent à la génération sont doubles,
les unes qui sont destinées pour faire la semence , c'est à dire , les œufs ,
& pour leur servir de passage ; les autres pour la conception.

Les vais-
seaux prépa-
rans·
Celles qui servent à la confection des œufs sont differentes , entre
lesquelles les premieres qui se presentent à la vûë sont les vaisseaux
préparans , qui sont doubles ; sçavoir, les *Artères* & les *Veines sperma-*
tiques.

Les artères
spermatiques
LES ARTERES SPERMATIQUES sont deux en nombre. Elles sortent de
l'aorte, au dessous de l'émulgente , & portent aux testicules le sang
spiritueux pour leur nourriture , & pour la confection des œufs. Riolan dit avoir vû plusieurs femmes , dans lesquelles l'artère spermatique

gauche prenoit son origine immediatement de l'émulgente : (Je
ne l'ai vû en aucune ;) & Bartholin écrit avoir trouvé qu'en de
certains sujets toutes les deux manquoient ; mais nous avons expliqué ci-dessus *au ch.* 22. un peu aprés le commencement, ce qu'on doit
croire sur ce sujet, Regn. de Graëf *de mul. org. chap.* 11. a décrit avec
soin comment ces artères descendent dépuis leur principe jusques aux
testicules. *Les artères spermatiques*, dit-il, *différent*, (il entend celles des
femmes d'avec celles des hommes,) *en ce que dans les hommes elles vont
presque en droite ligne aux testicules : dans les femmes, tantôt elles s'entortillent
& se réplient par divers flocons, en maniére de tendrons & de pampres de vigne ; tantôt en se courbant & se détournant de côté en côté elles s'approchent
des testicules en serpentant, & cela plus vers l'un que vers l'autre ; & il arrive rarement qu'elles soient disposées dans les femmes comme dans les hommes.* Ces
artères à mesure qu'elles descendent par les côtés de la matrice, trouvent à leur rencontre, chacune en son côté, l'artère hypogastrique
qui monte par les mêmes côtés, aussi en serpentant, & s'entrelassant
en maniére de tendrons. Plusieurs ont crû qu'elle se joint par anastomose avec la spermatique : mais la raison y repugne entiérement ;
puisque le sang des artères qui est poussé vers le haut & vers le bas,
par l'impulsion du cœur, ne peut pas être poussé d'une artère en une
autre, du haut vers le bas, & du bas vers le haut en même tems. Car
par ce moyen ; ou il y auroit deux mouvemens contraires dans une
même artère, (ce qui est absurde,) ou le sang de chaque artère hurte-
roit l'un contre l'autre, & ne pourroit avancer & passer outre ; mais
seroit contraint de s'arrêter.

Les Veines spermatiques sont pareillement doubles. Elles rappor- *Les veines*
tent à la cave le sang qui est resté aprés que les testicules & les œufs *spermati-*
ont été nourris. Celle qui est au côté droit, monte du testicule au *ques.*
tronc de la cave au dessous de l'émulgente, & la gauche va directement à l'émulgente même, dans laquelle elle s'ouvre, en la même
maniére que dans les hommes. Saltzmannus dit *dans ses observat. Anat.*
qu'il en a trouvé deux en chaque côté, dans une certaine femme ; mais
cela est tres-rare.

Ces vaisseaux sont dans les femmes plus courts que dans les hommes, *Le cours*
(parce que dans les femmes les testicules ne pendent pas au dehors *de ces vais-*
de l'abdomen,) & ils sont en haut un peu séparés l'un de l'autre ; mais *seaux.*
ils se réünissent à mesure qu'ils avancent vers le bas, & ils continuent
leur chemin ainsi unis, étant fortement liés ensemble par une membrane qui vient du peritoine. Ils se divisent auprés des testicules en
deux rameaux, dont le plus élevé s'implante par trois racines dans
le testicule, & forme à son entrée (selon la pensée de Rufus d'Ephese ; & Domin. de Marchetis est de son opinion,) le corps variqueux,
mais obscurement. L'autre rameau se partage au dessous des testicules

en trois rejettons ; dont l'un va au fond de la matrice ; le second à la trompe, & au ligament rond ; & le troisiéme rampant sur les côtés de la matrice au dessous de la membrane commune, va se terminer en son col, où il se sous-divise en de tres-petits rameaux qui se confondent avec les vaisseaux hypogastriques reflechis en en-haut, en forme de rets. C'est par cette voye & non de la cavité interieure de la matrice, que les mois coulent quelquefois dans les femmes grosses. Neanmoins, le sang, qui pour lors vient en abondance en ces parties, n'y vient pas tant par les vaisseaux spermatiques que par les hypogastriques.

Les nerfs　　Outre ces vaisseaux sanguins il va encore de tres-petits nerfs aux testicules, lesquels viennent des nerfs de la sixiéme paire, & des lombaires.

Leurs vais-
seaux lym-
phatiques.　　Warthon croit qu'il y a aussi des vaisseaux lymphatiques, dispersés entre le autres vaisseaux. Ce que Regn. de Graëf a aussi observé, ainsi qu'on le dira incontinent ci-après.

Préface sur
le sujet des
testicules.　　Au bas des vaisseaux spermatiques sont attachés les testicules, desquels il est à propos de dire ici l'histoire, comme par préliminaire : sçavoir, qu'en ce tems-ci, où par le secours de l'Anatomie l'on découvre dans le corps humain beaucoup de choses, qui avoient été inconnuës ; l'éxactitude & la pénétration singuliére de plusieurs Anatomistes, ont aussi fait paroître sur la scene les ovaires & les œufs des femmes, qu'on avoit entiérement ignorés jusques à present, & que l'on a trouvé que leurs testicules sont de veritables ovaires, dans lesquels s'engendrent & sont contenus de veritables œufs, comme dans les ovaires des oiseaux.

Cette nouvelle découverte attira au commencement tres-facilement à soi les amateurs des nouveautés ; mais elle ne pût pas si facilement persuader les autres, qui souhaittoient des experiences encore plus claires & plus conformes à la raison. Mais dans la suite que l'on a travaillé de plus en plus à la recherche de ces œufs, la chose est venuë jusques à ce point, qu'il n'est presque plus aujourd hui d'habile Anatomiste qui doute encore de la verité de leur existence.

Quel est le
premier in-
venteur des
ovaires.　　On doit la premiére découverte des ovaires & des œufs à Jean Van-horne Anatomiste de Leyden, qui la rendit publique par une lettre qu'il écrivit à Rolfincius, & laquelle il fit imprimer en l'année 1668. Les autres Anatomistes incités par cette premiére découverte de Van-horné qu'il ne pût neanmoins conduire à sa perfection, étant mort dans un âge peu avancé, entreprirent de la pousser plus loin : entre lesquels Reg. de Graëf Medecin de Delpht, (dont la mort qui l'enleva il n'y a pas long-tems à la fleur de son âge, est un tres-grand mal-heur pour toute l'Anatomie,) qui donna au public au commencement de l'année 1672, ses exactes recherches accompagnées de belles planches,

& de ses speculations sur l'histoire des œufs, merite veritablement le plus de gloire. Jo. Svvammerdam Medecin d'Amsterdam l'a suivi quelques-mois aprés, neanmoins en son petit livre qu'il appelle *Miracul. Natur.* il dispute avec tant d'aigreur au même Graëf la petite gloire d'avoir le premier fait graver ces figures, qu'il semble qu'il veüille confondre tout l'ovaire avec les œufs, & y mêler, non pas la douceur du miel, mais une bile tres-amere : faché peut-être de n'avoir pû assés-tôt faire imprimer ce petit livre, pour dévancer celui de son concurrent. Mais leur laissant à démêler entr'eux ces vaines disputes, pleines de fiel, & de nulle utilité, nous commencerons l'histoire des ovaires des femmes, & de leurs œufs.

Tous les Medecins & les Anatomistes des siécles précédens, ont écrit & établi comme tres-certain, que les testicules des femmes étoient destinés pour la génération d'une semence moins parfaite que celle de l'homme, & que cette semence étoit versée par les trompes de Fallope, & par de certaines autres voyes que d'autres ont décrites ; en partie dans la matrice, & en partie en son col ; & je l'avois moi-même crû ci-devant comme une chose indubitable ; ainsi qu'il paroit en ma premiére édition de cette Anatomie, où pour cette raison-là, je propose quelques argumens contre la nouvelle découverte des ovaires, & des œufs, dont jusques alors je n'avois point encore ouï parler, & que je n'avois jamais vû. Mais dans la suite examinant toute la chose avec plus de soins, & appliquant & comparant les observations que les autres ont mises au jour sur ce sujet, à l'état des parties, j'ai reconnu évidemment que l'opinion en laquelle j'étois & celle des anciens ne pouvoient point subsister, & qu'ainsi il faloit nécessairement la changer en cette seconde édition ; car on ne doit point avoir de honte de changer d'opinion, & de quitter une ancienne & commune erreur, lorsqu'on a reçû des lumiéres qui apprennent des choses plus conformes à la raison & à la verité.

Les femmes ont deux TESTICULES plus mols, plus lâches, plus *Les testicu-* inégaux, & plus petits que ceux des hommes : Ils sont, eu égard à *les.* l'âge, & à l'usage que l'on fait de Venus, tantôt plus grands, & *Leur nom-* tantôt plus mols, & tantôt plus petits, plus durs, & plus secs. *bre leur grandeur.*

Reg. de Graëf *au liv. de mulier. organ. ch.* 12. décrit leur grosseur selon *Leur poids.* la diversité des âges, par leur poids. Car il a observé que dans les jeunes filles, encore enfans, & nées depuis peu, ils pèsent depuis cinq grains jusques à un demi scrupule ; qu'en celles qui entrent en puberté, & qui sont dans la fleur de l'âge, ils pèsent plus souvent demie dragme, & qu'ils n'ont alors que la moitié seulement de la grosseur du testicule de l'homme parfait, un peu plus ou un peu moins ; que dans celles qui sont avancées dans l'âge, ils deviennent plus petits & plus durs, & que dans les decrépites ils pèsent encore un scrupule. Mais

il y a apparence qu'on ne peut pas donner fur cela une regle fi exacte qu'elle ne foufre de tems en tems quelque exception, & que
dans les femmes auffi-bien que dans les hommes, il y a fouvent de la
varieté dans la groffeur de leurs tefticules : Car j'ai remarqué dans la
diffection des corps morts, que dans les perfonnes de bon âge, leur
groffeur, (& par confequent leur poids,) varioit, felon qu'elles
avoient été pendant leur vie, de temperament plus chaud, & plus
ou moins porté aux exercices de Venus ; & auffi nous ne les avons
pas toûjours trouvés en toutes les vieilles d'une même & égale petiteffe.

Leur fitua-
tion.
Ils font fitués dans la cavité de l'abdomen, fur les côtés de la matrice, répondans à la partie fuperieure de fon fonds, duquel dans les femmes non enceintes, (car dans les femmes groffes le fond de la matrice, à mefure qu'elle croit, s'écarte peu à peu des tefticules, & fe
porte vers le haut,) ils font éloignés environ de deux travers de
doigt, ou quelquesfois d'un & demi feulement, & ils lui font attachés par des ligamens larges, membraneux & tres-forts. De l'autre part où ils font adhérens aux vaiffeaux fpermatiques, ils s'attac-
chent fortement au peritoine par le moyen des membranes qui envelopent ces vaiffeaux, environ vers la region de l'os ilium ; dans
les femmes non enceintes ils gardent prefque toûjours la même hauteur que le fond de la matrice, & dans celles qui le font, la matrice à mefure qu'en croiffant elle monte, les éloigne toûjours de plus
en plus, ainfi qu'on a déja dit. Or ils ne font pas fufpendus par des
mufcles cremaftères, parce que comme ils ne devoient pas être pendans au déhors, ils n'ont pas eu befoin de tels mufcles pour les
retirer vers le haut ; ainfi ils font feulement affermis & contenus par
les ligamens larges.

Leur figu-
re.
Leur figure eft prefque à moitié ovale, large & applatie en leur partie de devant & de derriére.

Leur tuni-
que.
Ils font couverts d'une forte tunique qu'on nomme δ[αρτος, que
quelques-uns difent être fimple, & propre aux feuls tefticules ; d'autres fimple, mais produite du peritoine ; & d'autres enfin double,
composée d'une propre, & d'une autre qui vient du peritoine, & qui
eft fortement attachée à la précédente ; il eft neanmoins tres-difficile
de voir & de juger fi veritablement elle fe divife en deux membranes.

Leur fub-
ftance.
La fubftance des tefticules des femmes eft tres-differente de celle
des tefticules des mâles, car ceux-ci font formés de plufieurs petits
vaiffeaux feminaux, joints & entrelaffés entr'eux en un ordre merveilleux, (ainfi qu'on a dit ci-deffus *au ch. 22.*) & ceux-là font composés de membranes, de vaiffeaux, & d'autres corps.

Comme Regn. de Graëf a examiné avec grands foins leur fubftance, & qu'il l'a tres-bien décrite *au liv. & ch. ci-devant cité*, ne voulant
rien ôter de la gloire qui eft duë à ce grand homme, nous rapporterons

ici ses propres termes. *Leur substance interieure, dit-il, est principalement composée de plusieurs membranes, & de petites fibres lachement unies les unes aux autres, dans l'entre-deux desquelles on trouve plusieurs corps, dont les uns lui sont naturels, les autres contre nature. Ceux qui lui sont naturels, & que l'on trouve toûjours dans leur substance membraneuse, sont des vesicules pleines de liqueurs, des nerfs, des vaisseaux préparans, qui presque en la même maniére qu'aux hommes se portent aux testicules, & se trainent par toute leur substance, d'où ils entrent dans les vesicules, dans les tuniques desquelles plusieurs de leurs rameaux, après diverses divarications s'évanoüissent, tout ainsi que nous voyons qu'il arrive au jaune de l'ovaire des oiseaux encore attaché à la grappe.*

Nous n'avons pas encore pû voir, ajoûte-t'il, assés clairement si les vaisseaux lymphatiques que l'on trouve dans les testicules, entrent dans leur substance; ainsi nous n'oserions l'assurer, quoique cela semble conforme à la verité.

Les corps qui leur sont naturels, mais qui ne se trouvent que quelque-fois seulement dans les testicules des femmes, sont des globules ou petites vessies, qui en maniére de glandes conglomerées sont composés de plusieurs particules, qui du centre se portent presque en droite-ligne à la circonference, & qui sont envelopés d'une membrane propre. Nous disons qu'ils n'existent pas toûjours dans les testicules des femmes, parce qu'on ne les y découvre qu'après le coït seulement, auquel tems, on y en trouve un ou plusieurs, selon que l'animal doit de cette copulation produire un ou plusieurs fœtus. Et ils ne sont pas même toûjours de la même maniére dans tous les animaux de même espece; car dans les vaches ils sont de couleur jaune, dans les brebis ils sont rouges, & dans les autres cendrés. Outre cela, quelques jours après l'action ils reçoivent une substance délicate qui contient en son milieu une liqueur transparente, enfermée dans une membrane déliée, laquelle aiant été conjointement avec la membrane poussée déhors, il ne reste en eux qu'une petite cavité seulement, laquelle s'éface peu à peu, de sorte que dans les derniers mois de la grossesse ils semblent n'être composés que d'une substance solide seulement; & incontinent après que le fœtus a été mis hors de la matrice, ces vessies ou globules se diminuent de nouveau, & s'évanoüissent enfin.

Les corps que l'on trouve quelque-fois dans les testicules des femmes, mais qui ne leur sont pas naturels, sont des hydatides, de petites pierres, des steatomes, & autres semblables. *Les choses contre-nature qui sont dans les testicules.*

Quelque-fois aussi dans des dispositions maladives on y trouve des choses extraordinaires contre nature, ou du moins éloignées de l'état naturel. Aux années 1656. 1658. & 1663. je fis la dissection de trois corps *La constitution non naturelle.* de femme, dans lesquels l'un des testicules surpassoit en grandeur une paume à joüer, & contenoit une humeur visqueuse; l'autre testicule se portant bien. En plusieurs autres qui pendant leur vie avoient eu de frequentes attaques de suffocation de matrice; j'ai souvent trouvé de l'excés, eu égard à leur grandeur, moins pourtant qu'en celui dont on vient de parler; & tantôt dans l'un d'eux seulement, tantôt dans tous les deux, une certaine liqueur éругineuse ou safranée,

& jaunâtre, qui étoit une marque que la femence s'étoit corrompuë en eux. Dominic. de Marchetis vit en une certaine femme le tefticule droit de la groffeur d'un œuf de poule, & plein de ferofité : & dans une autre, les tefticules tellement embaraffés & impliqués avec les ligamens & les trompes, que le tout fembloit n'être qu'une feule maffe charneufe, fans diftinction. Bauhin *au liv. de fon Anat. ch.* 35. écrit qu'il a quelquefois vû des tefticules plus gros que le poing ; & au même endroit parlant de l'hydropifie des tefticules, il fait mention d'une femme morte d'une femblable hydropifie du tefticule droit de laquelle il avoit tiré neuf livres de ferofités, le tefticule gauche étant plus gros qu'un citron, & rempli de plufieurs hydatides. Il ajoûte à cela l'hiftoire d'une autre femme, dont le tefticule droit étoit de la groffeur d'un œuf d'oye, & lequel, après l'avoir ouvert avec le rafoir, il trouva plein de poils blancs longs, attachés à la tunique, entre lefquels il y avoit une certaine matiére mucilagineufe en forme de fuif.

Ces veficules dont on vient de parler, qui fe trouvent naturellement dans les tefticules, & defquelles Reg. de Graëf fait ici mention, avoient déja long-tems auparavant été obfervées par Fallope *dans fes obf.* & par A. Caftro *liv.* 1. *de nat. Mul. ch.* 4. mais neanmoins ils ignoroient abfolument quelles elles étoient, & à quels ufages elles fervoient.

Les œufs. Jean Van-horne *en fon Epit. à Rolfinc.* a été dans la fuite le premier qui les a nommées *œufs,* & les Anatomiftes qui font venus après lui, ont tres-à propos confervé ce nom, qui de foi leur eft tres-convenable, puifque dans la verité fe font des œufs, & que dans leur commencement, qu'elles font encore petites, elles ne renferment rien autre qu'une certaine liqueur abfolument femblable au blanc contenu dans les œufs des oifeaux ; que cette liqueur, fi on la fait cuire, fe coagule & fe durcit comme le blanc des œufs des oifeaux, & qu'enfin elle n'en eft point differente ni en confiftence, ni en goût ; comme fait la liqueur qui eft contenuë dans les hydatides, (Vefal, Fallope, Riolan, & plufieurs autres, ont anciennement crû, mais mal, que ces œufs étoient de veritables hydatides,) laquelle ne s'endurcit point par la coction, ni n'eft point femblable en goût au blanc des œufs des oifeaux.

Les membranes des œufs. Les œufs des femmes & des autres animaux qui font leurs petits vivans, font entourés de deux membranes, dont l'une eft épaiffe, & l'autre mince, déliée ; celle-là dans la fuite lors de la conception, fait le chorion ; & celle-ci l'amnios. Or il n'a pas été néceffaire que dans les animaux qui font leurs petits en vie, que cette membrane exterieure devint dure, ou qu'elle fut couverte d'une croûte ou coquille comme dans les oifeaux ; car en ceux-ci ils devoient être couvés hors de la matrice, d'où vient qu'il falloit les défendre contre les injures exterieures par cette dure écorce ; mais dans ceux-là où ils devoient être fomentés dans l'interieur du corps, & où ils font fuffifamment

confervés

confervés côtre les attaques du déhors par la matrice, par l'abdomen, & par les autres parties qui les environnent, cette dureté ne leur eſt pas néceſſaire.

Or aujourd'hui il eſt conſtant & établi parmi tous les Philoſophes, qu'en tous les animaux généralement, de quelque eſpece qu'ils ſoient, il ſe trouve des œufs. En effet, comme cela a toûjours été viſible à l'œil dans les oiſeaux, dans la plûpart des poiſſons, & dans quelques inſectes ; de même, il eſt pareillement aujourd'hui devenu inconteſtable, & hors de tout doute par une infinité de diſſections & d'inſpections dans les animaux qui produiſent leurs petits vivans : quoique ſelon la diverſité des animaux on remarque en ces œufs grande difference ; ſoit eu égard à la groſſeur ; car outre ceux qui ſont gros & déja arrivés à leur maturité, on en trouve encore en pluſieurs de tres-petits, qui croiſſant chaque jour arrivent inſenſiblement à leur juſte groſſeur ; ſoit eu égard à leur nombre ; car en des uns on n'en trouve qu'un ſeul, en d'autres deux, trois, ou davantage ; ſçavoir, ſelon que l'animal doit mettre bas un ou pluſieurs fœtus. Quant aux animaux en qui la matiére des œufs feconds n'eſt ni diſpoſée, ni propre pour la conception ou formation, ceux-là ſont ſteriles, ou par défaut d'œufs, comme il arrive dans les vieilles & dans les mules, ou à raiſon de la méchante conſtitution, du vice de conformation, ou de l'intemperie des œufs mêmes.

Ces œufs dans les femelles qui produiſent leurs petits vivans s'engendrent dans leurs teſticules, tant du ſang ſpiritueux qui y eſt apporté par les artéres préparantes, que de l'eſprit animal qui y influë par des nerfs inviſibles, & qui laiſſe dans leur ſubſtance membraneuſe & glanduleuſe la matiére propre pour la génération de ces œufs, pendant que les autres humeurs reſtantes & ſuperfluës rétournent au cœur par les petites veines, & par les petits vaiſſeaux lymphatiques. *La ma ière dont ſes œufs ſont engendrés.*

De tout cela les Anatomiſtes d'aujourd'hui concluent aprés J. Van-Horne, que les teſticules des femmes devroient plûtôt être appellés leurs ovaires que leurs teſticules, & cela par la raiſon principalement, que ſoit dans leur figure, ſoit dans leur ſubſtance, ſoit dans les choſes qu'ils contiennent, ils n'ont aucune reſſemblance avec les teſticules des hommes. D'où vient ſans doute que pluſieurs les ont pris ci-devant pour des parties inutiles, quoiqu'il paroiſſe évidemment par la caſtration des femelles qu'ils ſont d'une tres-grande & extrême néceſſité. En effet, ces parties étant enlevées, les femelles ne deviennent pas moins ſteriles que les mâles quand on leur coupe les teſticules. Au reſte, il ne faut pas que l'on diſpute ici beaucoup du nom ; ſçavoir ſi ces parties dans les femmes doivent être appellées des ovaires ou des teſticules, pourveu que l'évidence du ſujet paroiſſe. Pour moi je me ſervirai ici indifferemment de l'un & de l'autre de ces noms pour exprimer une ſeule & même choſe. *Les Ovaires.*

O o

Il eſt queſtion maintenant de ſçavoir comment ces œufs parviennent de l'ovaire dont ont vient de parler, à la matrice. Mais cela eſt d'une recherche d'autant plus élevée qu'il eſt envelopé de plus d'obſcurité. Avant la connoiſſance des œufs on décrivoit differemment les voyes de la ſemence pour arriver à la matrice. Quelques-uns ont crû avec Galien que ces courtes productions, qui des teſticules ſe portent droit au fond de la matrice, étoient les vaiſſeaux déferens eux-mêmes. D'autres ont dit qu'il y avoit encore auprés de la matrice un autre petit rameau, qui de ces mêmes productions alloit au vagina, & qu'ainſi la ſemence étoit portée en partie au fond de la matrice, & en partie au commencement de ſon col ; dans les femmes vuides, par les voïes d'en haut, & dans les enceintes par celles d'en bas. Riolan donne la deſcription d'un petit vaiſſeau dur, blanc, & tres-grêle, qu'il derive de l'extremité inferieure du teſticule, & auſſi d'un autre vaiſſeau ſemblable à ce premier, contenu entre la trompe de la matrice. Il eſtime que c'eſt par ces deux vaiſſeaux, leſquels ſe réüniſſent dans le fond de la matrice, que la ſemence ſe répand dans ſa cavité, & il veut enfin qu'il y ait un autre petit rameau derivé de ces mêmes vaiſſeaux, qui la conduit auſſi au vagina. Mais l'exactitude & la juſteſſe de l'Anatomie d'apreſent fait évidemment voir en tout, que ces premiers ont été trompés par la divarication des artères préparantes, que Riolan l'a été par l'inſpection des petits nerfs qui rampent par ces endroits-là, & que par ces premiéres voyes il ne paſſe rien autre que du ſang, & par ces derniéres, que le ſeul eſprit animal, qui eſt inviſible de ſoi ; & qu'il n'y paſſe rien du tout de ſéminal.

Les erreurs de pluſieurs touchant le chemin de la ſemence à la matrice.　Spigelius & Veſling ont crû que dans les femmes vuides lors du coït, une partie ſeulement de la ſemence s'écoule par les ligamens ronds ou lumbricaux vers le clitoris & vers le vagina de la matrice, & que dans les enceintes elle y paſſe abſolument toute. J'étois ci-devant entiérement de leur opinion, par la raiſon que j'avois vû quelquefois dans ces ligamens, environ vers leur extremité, tant-ſoit-peu d'une certaine liqueur glaireuſe en maniére de ſemence, (c'étoit peut-être quelque excrement pituiteux, ou de la pituite même qui y étoit tombée par fluxion ;) mais dans la ſuite que par les obſervations des autres j'ai connu en examinant de plus prés ces ligamens, qu'il n'y a point en eux de cavité par où la ſemence puiſſe paſſer, je m'en ſuis départi.

Les obſervations & inſpections d'Harvée n'ont jamais pû me perſuader ; 1. à l'égard de la ſemence de la femme, qu'elle ne fût pas jettée dans la cavité même de la matrice, mais ſeulement dans les poroſités de ſa ſubſtance, ainſi qu'il dit : 2. à l'égard de la ſemence de l'homme, ou, qu'elle ne fût pas non-plus jettée dans cette même cavité, ou qu'incontinent aprés y avoir été élancée, elle s'écouloit de nouveau au déhors comme inutile : (Nous parlerons de cela plus amplement dans la fuite *au chap. 29.*) car il arriveroit de là que la femence de la femme aiant été renduë feconde par celle de l'homme, pourroit facilement, par le moyen de la circulation, être portée dans toutes les parties du corps , & rencontrant en quelques-unes une chaleur proportionnée & convenable, s'y meurir, & y former le fœtus.

Tout cela préfuppofé, il paroît évidemment que de toutes les opinions qu'on a rapportées, il n'en eft aucune qui décrive bien ni la veritable femence, ni les œufs des femmes, ni les vaiffeaux qui portent les œufs, & que la chofe fe paffe bien autrement. Voici comment ; La portion la plus fpiritueufe de la femence prolifique du mâle qui a été versée dans la matrice , s'écoule par les tubes, à la matrice aux tefticules de la femelle, & aux œufs qui y font contenus : enfuite ces œufs rendus feconds par cette femence tombent de ces tefticules, & font reçûs par les extremités de ces mêmes tubes, lefquelles leur font unies, & ainfi ils font pouffés peu à peu dans la matrice. *Le verita ble chemin de la femece & des œufs.*

Ces tubes qu'on appelle auffi TROMPES DE FALLOPE, parce que Fallope a été le premier qui les a décrites, font les veritables vaiffeaux déferens, dans lefquels le même Fallope rapporte *en fes obf. Anat.* avoir toûjours trouvé de la femence tres-parfaite, & en avoir fait la démonftration à des perfonnes dignes de foi. Je rapporterai ici fes propres termes ; *Ce conduit féminal,* dit-il, *prend naiffance de la corne de la matrice par un principe nerveux , tirant fur le blanc , & extrêmement mince & étroit. Aprés s'en être un peu éloigné , il devient infenfiblement plus large , & il fe ride en maniére d'ondes , ou de tendrons de vignes, prefque jufques à fa fin. Alors quittant ces fortes de rides ou ondulations , & étant devenu tres-large , il finit en une certaine efpece d'extrémité, laquelle femble à raifon de fa couleur rouge , être membraneufe & charneufe , & qui eft comme déchirée & comme usée , en la maniére que le font les bords des vieux draps usés. Ce conduit a de plus , un trou ou orifice fort large qui eft toûjours bouché par l'affaiffement de ces mêmes extremités déchirées, lefquelles neanmoins fi on les ouvre en les dilatant adroittement , reffemblent parfaitement à l'ouverture d'en bas d'une trompete d'airain.* *Les Tubes trompes ou cornes.*

Ces TUBES donc , ainfi nommées à caufe de leur figure recourbée, font deux corps creux, fitués fur les côtés de la matrice , du fond de laquelle ils naiffent de part & d'autre , & ils font compofés de deux membranes. *Ce que c'eft que ces tubes*

L'interieure de ces tuniques eft commune avec celle qui révêt interieurement la matrice ; elle n'eft pas neanmoins fi douce , ni fi polie , & cela plus vers fes extremités qu'en fa partie du milieu. L'interieure eft commune avec l'exterieure de la matrice. Elle eft douce, polie, & épaiffe auprés de la matrice , & plus déliée vers fes extremités. *Leurs membranes.*

Leur figure. Or ces tubes à mesure qu'elles s'éloignent de la matrice d'où elles partent , se dilatent insensiblement de plus en plus ; & aiant acquis une largeur assés considerable, elles se courbent peu à peu , & elles continuent leurs cours ainsi recourbées ou tortillées en maniére de tendrons de vigne, jusques à ce que par l'une de leurs extremités elles ambrassent presque la moitié de la substance des testicules , à l'entour de laquelle s'étant premiérement beaucoup dilatées , & puis subitement de nouveau re-tréssies , elles vont enfin finir au delà de ce retrécissement en plu-sieurs découpures en maniére de franges , dans lesquelles Regn. de Graëf a quelquefois trouvé des hydatides, & des calculs tres-durs. Mais dautant qu'aprés cette dilatation & ce subit retrécissement , leur substance, à leur arrivée aux testicules, est tres-attenuée, & tres-min-ce ; il semble dabord à la premiére vûë que dans les femmes elles sont un peu éloignées des testicules, & qu'elles ne leur sont attachées que par la seule entremise de certaines membranes tres-déliées , qui res-semblent à des aîles de chauve-souris. Mais dans la plûpart des brûtes, on les trouve plus ou moins attachées aux testicules, même quelque-fois en plusieurs elles en embrassent la moitié. Ainsi les tubes sont naturellement ouvertes dépuis les testicules jusques à la matrice ; & Reg. de Graëf ne les a trouvées qu'une seule fois sans l'être , ce qui étoit contre nature.

Leurs vais-seaux. Elles ont des artères & des veines spermatiques ; leurs nerfs vien-nent de ceux qui rampent par le fond de la matrice.

Si elles ont des valvules Warthon leur attribuë des valvules situées en telle façon , que nulle portion de la matiére seminale ne peut passer au travers , & s'é-couler des testicules dans la matrice ; ce qu'il a observé , dit-il , dans la dissection d'une jument. D'autres décrivent des valvules situées en sens contraire , lesquelles empêchent que ce qui est contenu dans la matrice , ne passe dans les testicules. Mais il est évident, non-seulement par la vûë , mais encore par la raison , qu'il n'y a là aucune valvule , puisque le resserrement des extremités est disposé de telle façon qu'il ne laisse nulle part aucune liberté de passage , si ce n'est dans la chaleur de la passion , où cés extremités étant dilatées par l'abondance du sang arteriel , & des esprits qui y abordent pour lors , elles permet-tent à la partie spiritueuse de la semence du mâle de pénétrer de la matrice aux testicules & aux œufs , & à ces œufs aussi de passer des testicules dans la matrice.

Si elles sont partagées par de petites cellules. Quelques-uns se sont imaginés qu'il y avoit dans les tubes diverses cellules , & plusieurs reservoirs distincts , & de là ils leur ont attri-bué le même usage qu'aux vesicules seminales des hommes ; Mais ils ont été trompés par la vûë des parties tortillées, & dilatées çà & là ; car si l'on enfle les tubes, & qu'on les ouvre par une incision faite selon leur longueur , on n'y remarque qu'une seule cavité , dans laquelle il n'y a aucune cellule ni valvule qui les partage, on voit seulement qu'elles sont tant-soit-peu dilatées çà & là inégalement.

On ne sçauroit donner une juste description, ni de leur largeur, *Leur lon-* ni de leur longueur; car on trouve en elles sur ce point grande va- *gueur.* rieté, & un jeu merveilleux de la nature, selon la difference des âges, l'usage de Venus & plusieurs autres circonstances.

C'est donc par les trompes que la partie spiritueuse de la semence du mâle qui a été versée dans la matrice, est portée aux testicules & aux œufs qui y sont contenus, & que ces œufs de même passent des testicules à la matrice. Mais comment est-ce qu'ils y parviennent par le passage étroit de ces conduits? C'est ce qui paroît tres-difficile à décrire; il semble neanmoins que par des similitudes, on peut l'expliquer commodément.

La plûpart des fruits des jardins, comme les cerises, les prunes, *Comment* les pêches, les noix, &c. dont les semences qui sont en manié- *les œufs se* re d'œufs, sont devenuës assés grosses & capables d'être renduës fe- *portent des* condes, s'ouvrent d'eux mêmes; & ainsi ces semences enfermées dans *testicules à* leurs propres écorces ou noyaux tombent: Ces noyaux étoient au- *la matrice.* paravant fortement attachés à la substance de ces fruits; mais en aiant été dégagés par leur maturité, ils s'échapent, &, ainsi qu'on vient de dire, ils tombent. Tant que ces semences ne sont pas fomentées & échaufées par l'humidité douce & rosée de la terre, & par l'influence de la chaleur spiritueuse du soleil (qui tous deux, sont comme les mâles de la semence,) elles demeurent dans le répos renfermées dans leurs écorces pierreuses ou noyaux; mais du moment que l'influence de cette humidité fécondante de la terre, & des rayons du soleil, ou de quelqu'autre chaleur convenable, en s'insinuant par les pores invisibles de cette écorce, (en la même maniére que dans les animaux qui font leurs petits par des œufs, la partie spiritueuse de la semence du mâle s'insinuë dans leurs œufs, par les pores invisibles de leur écorce,) les a élevées à leur entiére maturité, & renduës capables de fecondité, d'abord ces écorces se ramollissent en leurs jointures, où elles s'entr'ouvrent, & bâaillent, quoi qu'elles soient tres-dures, & la semence qui est au dedans devenant plus molle & se remplissant de suc, sort en se dilatant, & jette ainsi la radicule, qui est comme l'embrion, est le premier delineament de la formation de la plante. La chose se passe de la même maniére dans les fêves, dans les pois, dans le bled, dans l'orge, dans les semences de melon, de concombre, & d'autres especes quelles qu'elles soient; lesquelles en place de noyau ne sont couvertes que d'une seule petite membrane. De même aussi les œufs des femmes, ceux de tous les animaux qui font leurs petits vivans, & aussi ceux des oiseaux, acquiérent peu à peu par la nourriture qui leur est apportée par les petites arterioles,

& par les petits nerfs invifibles, une groffeur fuffifante . & une difpofition ou aptitude à être rendus feconds par la partie la plus fpiri-
ritueufe de la femence du mâle, à mefure qu'elle les pénétre. Que
fi c'eft par l'approche du mâle qu'ils reçoivent cette fecondation , &
qu'ainfi ils foient doüés du fceau ou caractère de fecondité, (fouvent
les oifeaux mettent bas des œufs qui n'ont pas reçû du mâle ce caractère de fecondité ; comme on voit dans les poules qui font deftituées
de coq,) alors les capfules dans lefquelles ils font enfermés dans
l'ovaire, fe ramolliffent, fe dilatent, & fe rélâchent, (en la maniére
des capfules des prunes, des pois, & de tous autres fruits, qui lors
qu'ils font prêts à dépofer leur femence , parvenuë à fa maturité,
fe ramolliffent, & s'entr'ouvrent d'eux-mêmes ;) & comme ils ne
peuvent plus y être contenus à caufe de l'augmentation de leur grandeur , & de ce rélâchement, ils tombent d'eux-mêmes dans les trompes , lefquelles de leur côté auffi fe rélâchent tellement par l'augmentation de la chaleur & des efprits qui s'y portent en tres-grande
abondance lors de la jonction du mâle, qu'elles donnent facilement
paffage à ceux d'entre ces œufs qui fe trouvent pour lors en maturité ;
& ce paffage eft facilité par la compreffion de l'abdomen, caufée par l'infpiration & par l'expiration, laquelle pouffe doucement ces œufs par
ces trompes, & les contraint de defcendre dans la matrice (en la
même maniére abfolument que nous avons enfeigné ci-deffus *au ch.*11.
12. & 13. que par la même compreffion le chyle eft pouffé & contraint
d'avancer dans les vaiffeaux lactées, & la lymphe dans les lymphatiques,) en laquelle à raifon de la forte conftriction de fon orifice ,
ils font arrêtés & détenus, afin qu'y étant échauffés & fomentés par
une douce chaleur & par une humidité convenable , l'efprit vivifique
qui a été répandu avec la femence du mâle en eux, & qui y eft caché, fe dégage de fes liens , & paffant de puiffance en acte commence la délineation & la formation du fœtus. Nous décrirons *au*
ch. 28. & 29. *fuivant* le progrés de cette formation.

Difficulté
touchant les
œufs fubvé-
tanées des
femmes.

Il s'offre ici prefentement une tres-grande difficulté à refoudre ;
fçavoir : Si comme les oifeaux mettent bas quelquefois des œufs devenus meurs fans l'approche du mâle, (on appelle ces œufs *Œufs Sub-*
ventanées, & ils font inféconds ;) les filles auffi parvenuës à l'âge d'ê-
tre mariées, & les femmes qui font fans mari, & qui n'ont point de
communication d'homme, ne dépofent pas pareillement quelquefois, c'eft
à dire, ne fe déchargent pas de leurs œufs ? Il y a de la vrai-femblance , que dans les filles ou femmes froides, lefquelles ont peu de penchant aux plaifirs de l'amour, cela n'arrive pas, ou du moins qu'il n'arrive que tres-rarement ; la raifon en eft, qu'il ne fe fait pas en elles vers
leurs parties génitales, ce tranfport exceffif de fang chaud & d'efprits ;
(qui d'ailleurs dans les autres a coûtume de s'exciter fortement par

les fortes pensées d'amour,) par lequel les capsules de l'ovaire peuvent être suffisamment rélâchées pour l'exclusion & le passage des œufs; mais dans les femmes chaudes, qui ont beaucoup de penchant à l'amour, & qui en ont l'esprit continuellement occupé, ces parties sont quelquefois si fort rélâchées par l'abondance du sang & des esprits qui s'y portent, que les œufs meurs tombent d'eux-mêmes de l'ovaire dans les trompes, & sont conduits par leur moyen dans la matrice, dans laquelle neanmoins ils ne sont pas long-tems détenus, à cause de l'ouverture de son orifice ; car la matrice ne se ferme jamais exactement, si-non dans le tems ou qu'elle embrasse la semence du mâle pour la conception, ou qu'elle contient le fœtus. Or que jusques à present personne n'ait encore observé de ces œufs subventanées dans les femmes ; je crois que cela est arrivé de ce qu'elles ne regardent point ce qui tombe de leur matrice, ou qu'elles ne les sçavent pas connoître, & qu'elles ne permettent point aux hommes de les regarder. Outre cela, si elles déposoient quelquefois des œufs ; comme la pellicule qui les entoure, est extrêmement déliée, elle se romproit, ou en tombant, ou entre les linges dans lesquels elles ont coûtume de recevoir ces sortes d'impuretés, & ainsi il ne se presente à l'œil aucune apparence ou figure d'œufs. Cependant cette reflexion me rappelle souvent en memoire qu'une certaine femme de tres-honnête condition, laquelle avoit une fille de vingt-quatre ans, de temperament assés porté à l'amour, quoique neanmoins tres-sage, & qui étoit souvent attaquée de violentes-suffocations de matrice, m'a raconté quelquefois, que les remedes que j'ordonnois à sa fille ne la soulageant point, elle avoit été plusieurs-fois dabord délivrée du mal pressant, & du danger present de la mort par la sage femme, en introduisant le doigt dans le col du vagina de la matrice, & faisant en cette partie quelques frictions qui attiroient incontinent de la vulve une liqueur gluante dans laquelle on voyoit souvent une petite bulle ou vesicule transparente, & que par ce moyen la malade étant guerie de ses maux de cœur revenoit à soi. Je ne fis aucun état de cette observation en ce tems-là, où personne n'avoit encore pensé aux œufs, pas même par songe ; mais y aiant fait reflexion dépuis, j'ai crû que cette vessie pouvoit être un œuf subventanée ; dequoi maintenant que j'ai la connoissance des œufs, je pourrois bien mieux juger si l'occasion se presentoit à moi de voir encore une fois une semblable vesicule. Outre cela, il y a beaucoup de vrai-semblance que les femmes chaudes & portées à l'amour, lesquelles quoiqu'elles aient communication d'homme, ne conçoivent neanmoins pas, à cause de quelque intemperie de la semence du mari, jettent souvent de semblables œufs ; Car pourquoi est-ce que par l'action il ne seroit pas aussi-bien porté en celles-ci des œufs, de l'ovaire dans la matrice, que dans celles qui conçoivent ? sur-tout

puifqu'elles ont auffi elles-mêmes des œufs propres à devenir feconds ;
pourveu qu'ils foient arrosés d'une femence virile feconde, ainfi qu'il paroît évidemment en ce que il y a de certaines femmes qui demeurent
fteriles avec leurs maris quoi qu'elles en aient les approches, & qui fe
communiquant à d'autres hommes deviennent fecondes, & conçoivent.

Ce foupçon touchant les œufs fubventanées, eft encore plus confirmé par l'hiftoire merveilleufe décrite par Riolan, *Cent.* 1. *Obf.* 4. d'u-
ne femme de Norvege, laquelle aprés onze enfantemens legitimes,
enfin l'an 1639. fit par un douziéme accouchement deux œufs de poule, à l'exception que la coque n'en étoit pas fi blanche. Tel fut l'œuf
qu'une certaine femme du païs de Vicence, au rapport de J. Rhodius
*Cent.*3.*Obf.*57. mit bas en 1621. avec les mêmes douleurs qu'en un veritable enfantement. Il eft hors de doute, ou que la femence feminine
contenuë en ces œufs, fut abfolument infeconde de foi ; ou que (ce
qui eft bien plus vrai-femblable) à raifon de l'épaiffeur & de la den-
fité extraordinaire de la membrane exterieure (pour raifon de quoi
cette membrane s'endurcit enfuite dans la matrice en croûte tres-forte,) le germe de la femence de l'homme ne put pas par les pores
trop refferrés & trop étroits de cette membrane s'infinuer dans l'interieur de ces œufs, & ainfi en s'y mêlant à la femence de la femme
qui y eft contenuë, former en elle de foi-même un embrion ; C'eft
pourquoi ces œufs demeurerent infeconds, comme les œufs fubventanées de ces oifeaux qui vivent fans s'accoupler à aucun mâle. Je
remarque trois chofes principalement en ces œufs. 1. Qu'étant tres-
petits lorfqu'ils font tombés des trompes dans la matrice, ils aient
pû y refter pendant tant de tems. 2. Qu'ils y foient crûs jufques à la
groffeur d'un œuf de poule. 3. Que la membrane exterieure fe foit tellement endurcie, qu'elle foit devenuë une forte croûte en la maniére de
la coquille des œufs des oifeaux ; ce qui certainement eft abfolument
inoüi, & jufqu'à prefent je n'ai lû en aucun endroit qu'aucun Medecin
ait obfervé rien de femblable.

*La caufe
du rélâche-
ment des
trompes.* Mais nous avons dit ci-devant que ces trompes s'élargiffent tellement dans le coït, par l'abondance des efprits animaux & du fang
chaud qui y aborde pour lors, que la portion fpiritueufe de la femence du mâle peut facilement pénétrer jufques aux ovaires & aux œufs,
& auffi les œufs meurs tomber des ovaires dans ces mêmes trompes, en
être reçûs, & être par ce moyen pouffés dans la matrice. Or que ce
foit là la veritable caufe de cette relaxation, cela ne paroîtra point
furprenant à ceux qui auront experimenté combien les parties génitales font dans les honnêtes femmes (car je ne veux pas parler ici
des femmes débauchées, en qui ces parties font tellement usées &
devenuës larges par le frequent & trop long ufage, ou plûtôt par l'a-
bus de l'acte vénérien, qu'elle ne peuvent plus fe refferrer, c'eft à dire,
fe

se rider) étroites & resserrées si cét écoulement de sang & d'esprits ne se fait pas, ainsi qu'il arrive lorsqu'elles soufrent la communication de l'homme sans aucune ardeur & volupté ; car ce n'est qu'avec quelque espece de chagrin & de douleur qu'elles reçoivent le membre de l'homme ; & au contraire, combien facilement elles s'élargissent, & avec quel plaisir & volupté elles le reçoivent lorsque dans l'action elles se trouvent échauffées d'un excés de passion & de chaleur d'amour. La raison en est, qu'alors il se fait un grand & excessif écoulement de sang & d'esprits en leurs parties génitales. On en sera encore bien moins surpris, si l'on considére combien cét écoulement élargit l'orifice, & le col même de la matrice, lorsque le fœtus étant grand, meur, & prêt de passer au travers de ces parties, y cause de la douleur par ses regimbemens. En éfet, toutes ces parties se dilatent d'elles-mêmes ; les premiéres, pour donner passage aux œufs meurs ; les derniéres pour laisser sortir & même pousser déhors le fœtus arrivé à sa maturité ; & cela se fait, non-pas que ces parties soient doüées d'aucune connoissance ; mais parce qu'ainsi qu'on vient de dire, elles sont rélâchées & ramollies par l'abondant écoulement du sang & des esprits animaux, qui par une détermination de l'ame y influent plus pour lors qu'en autre tems ; & cette influence surabondante venant à cesser, toutes ces parties si démésurément rélâchées & élargies, retournent d'elles-mêmes, en peu de jours, à leur premier retrécissement, & état.

Il paroît donc évidemment par tout ce qu'on vient de dire, que les œufs sont portés des testicules ou ovaires des femmes dans la matrice par les trompes. Mais cela est encore mieux confirmé par les observations de quelques Medecins tres-dignes de foy, qui ont trouvé dans les cadavres de quelques femmes grosses, en les dissequant ; que de ces œufs retenus par quelque cause contre nature dans les trompes, & ne passant pas jusques à la matrice, il s'étoit formé des fœtus dans ces trompes mêmes, & qu'on les y avoit trouvés après la mort. (Ces histoires, quoi qu'autrefois elles nous aient paru comme de pures rêveries de vieilles, maintenant neanmoins que nous sommes éclairés de la veritable connoissance des œufs & des trompes, nous paroissent tres-veritables.) Reg. de Graëf en rapporte quelques exemples *au liv. de mul. organ. ch.* 14. qu'il a tirés de Riolan, & de Ben. Vassalius. Mais outre ces observations, toute cette affaire fut encore clairement connuë dans la dissection & démonstration que Frederic Ruysch Docteur en Medecine, & tres-celebre Professeur en Chirurgie & en Anatomie, fit publiquement le 15. Avril 1673. dans le Theatre Anatomique d'Amsterdam, du corps d'une femme morte subitement peu de tems aprés avoir conçû, & qui dans la suite me fit part par lettres de l'état auquel il trouva en elle toutes ces parties, & m'en envoya

Des fœtus conçûs & formés dans les Tubes.

la figure gravée. Voici donc ce qu'outre plusieurs autres choses il m'en écrit. *Les tubes, tant celle du côté droit que celle du côté gauche, étoient plus rouges, plus épaisses, & plus distenduës qu'à l'ordinaire, en sorte qu'un chacun en avoient de l'admiration. Celle du côté droit étoit reflechie & tortillée vers l'ouverture de l'ovaire. Nous ouvrîmes la matrice indifferemment & sans préparation, en présence d'une tres-considerable assemblée de Medecins. Nous la trouvâmes plus épaisse qu'à l'ordinaire, plus rouge & plus fongueuse, & sa cavité remplie d'une liqueur transparente, dans laquelle flotoit le commencement d'un fœtus, qui le jour d'aprés fut tellement fondu & dissipé par l'air, qu'il n'en resta pas le moindre vestige. Je ne pûs voir dans ce commencement de fœtus aucune figure de corps humain; dequoi avec moi donnent témoignage tous ceux qui étoient presens; aux plus curieux desquels je le fis encore remarquer plus particuliérement en un lieu séparé, aprés que la démonstration fut finie: Ainsi, je reste dans le doute si je dois dire que ce fut-là un commencement d'embrion déja formé, ou qu'il n'y eut encore qu'un œuf rendu fecond. On remarquoit que la cavité ou ouverture de l'ovaire, d'où l'œuf étoit tombé, étoit non-seulement tres-rouge, mais encore spongieuse, comme on voit qu'il arrive toûjours dans la matrice quelque tems aprés que le fœtus en est sorti; en sorte qu'il me semble que l'œuf est échaufé & fomenté dans l'ovaire presqu'en la même manière que le fœtus l'est dans la matrice. Outre cela, je ne sçaurois assés admirer (ce que je trouve aussi toûjours dans les autres corps des femmes grosses,) pourquoi les deux veines spermatiques sont si grosses en comparaison des artères. Si la capacité des artères, au contraire, avoient été plus grande que celle des veines, je n'en serois pas surpris; car le fœtus a besoin de beaucoup d'aliment. C'est ce que je ne comprends pas; sur tout voyant que ce sang veneux contenu en ces veines, n'est pas plus épais qu'à l'ordinaire. Je souhaiterois d'avoir dans l'occasion vôtre sentiment sur ce sujet. Je ne trouvai pas l'orifice interieur de la matrice exactement fermé, mais un peu plus bâaillant qu'à l'ordinaire, ainsi qu'on peut voir par la figure,* &c.

De cette démonstration on voit tres-clairement, non-seulement comment la substance de l'ovaire qui est prête à déposer l'œuf, est fongueuse, & distenduë; mais encore comment les Tubes de Fallope, qui de l'ovaire portent l'œuf dans la matrice, deviennent en ce tems-là plus épaisses & plus ouvertes qu'auparavant. Quant à ce que les veines spermatiques qui rampent par la matrice surpassent de beaucoup en grosseur les artères; le sçavant Ruysch s'en étonne, & nous en demande la cause. Nous la lui donâmes en la réponse que nous lui fimes sur ce sujet, & elle fut la même que celle que nous raportons *au ch. 27. suiv.* Ce qu'il dit, & qu'il a gravé en sa figure; sçavoir, qu'il a trouvé l'orifice interieur de la matrice plus entr'ouvert qu'à l'ordinaire; cela, dis-je, est absolument contraire à toutes mes observations particuliéres, & à celles de tous les Anatomistes: neanmoins il peut être arrivé de ce que dans le trouble & dans la commotion irreguliére que la surprise d'une mort soudaine a causé dans les esprits,

cét orifice a été dabord relâché, & est ainsi demeuré entr'ouvert ;
peut-être aussi qu'aiant été ouvert par l'œuf qui étoit tombé peu auparavant dans la matrice, il n'étoit pas encore exactement fermé.

Il y a trois choses à considerer dans l'œuf de la femme, (il en est *Trois cho-*
presque de même dans les œufs des animaux) 1. Ses membranes ex- *ses à conside-*
terieures, lesquelles aprés la conception, composent le chorion & l'am- *rer dans*
nios, dequoi nous traiterons *au ch.* 31. *suiv.* 2. Les humeurs ou liqueurs *l'œuf.*
abondantes qui sont contenuës en ces membranes, desquelles nous
avons parlé un peu ci-devant, & desquelles nous dirons encore beaucoup de choses *au chap. que nous venons de citer.* 3. La petite vessie ou
bulle cristalline qui ne paroît que dans l'œuf fécond seulement,
aprés qu'il a été conçû dans la matrice ; touchant laquelle nous renvoyons *au ch.* 29.

Il reste encore aprés cette histoire des œufs un doute à resoudre ; sça- *D'où vient*
voir, que s'il est vrai que les œufs sont portés dans la matrice par les *le plaisir que*
tubes, & que des testicules il ne s'écoule rien autre de seminal que *l'on recent*
ces œufs, d'où vient le plaisir que les femmes grosses, dans lesquelles *dans le coïs.*
pendant ce tems-là il ne descend point d'œuf dans la matrice, par la
raison que pour lors les extremités des tubes sont exactement fermées,
ressentent dans le coït ? D'où vient celui des quinquagenaires, dans
lesquelles ; où il ne se forme plus d'œufs dans les ovaires, où il n'y en
a plus de contenus ? Comme aussi celui des femmes en qui la matrice, pour raison de maladie ; comme d'une chûte de matrice, a été coupée ; d'où il s'ensuit que les œufs ne peuvent plus être portés vers le
bas ? Outre cela, d'où procede cette semence qui dans les femmes
s'écoule lors de l'action avec tant de plaisir dans le vagina de la matrice, & qui quelquefois pendant la nuit dans les songes de choses d'a-
mour, sort déhors par pollution ? Je réponds que cét excés de plaisir que
les femmes ressentent dans l'action, ne vient pas tant des œufs lors que
des ovaires ils passent dans la matrice, comme de l'éruption de cette
semence (si l'on peut l'appeller ainsi,) qui procede de la substance
glanduleuse qui entoure le col de la vessie (quelques-uns aujourd'hui
attribuent à cette substance l'usage des prostates.) Nous traiterons
amplement *au ch.* 26. *suiv.* de cette semence, laquelle peut s'écouler &
s'élancer avec excés de plaisir vers le col de la matrice, aussi-bien
dans les femmes grosses, dans celles qui ne le sont pas, & qui
neanmoins sont meures & capables de l'action, que dans celles à qui
on a coupé la matrice, & aussi dans les songes d'amour. Outre cela
il faut sçavoir que le plaisir du coït dans les femmes ne leur vient
pas seulement de cette matiére seminale, dont nous parlons, quand
elle s'élance dans le col de la matrice ; mais qu'il leur vient aussi en
partie de la friction du clitoris, ainsi que dans les hommes par la friction du gland de la verge.

Mais dautant qu'on a fuffifamment traité des tefticules des fem-mes, il refte a examiner ; fi , tout ainfi qu'on peut châtrer les hommes, on peut de même couper aux femmes les tefticules , & ainfi les châtrer ? Je réponds que les femmes ne peuvent être châtrées fans un tres-grand peril de leur vie ; car il faudroit leur couper les iles des deux côtés, ce qui n'eft point fans danger, puifque de quelque plaïe de l'abdomen que ce foit, qui pénétre dans la cavité interieure, & fur tout des iles, les inteftins fortent dabord avec violence, & que la moindre grandeur que devroit avoir cette plaïe , feroit, qu'on pût y introdui-re le doigt pour écarter les inteftins , afin de pouvoir trouver le tefti-cule , & le tirer déhors. Outre cela , on ne peut couper le tefticule fans couper à même tems les vaiffeaux fpermatiques , dont il feroit tres-difficile d'arrêter l'hemorragie dans l'interieur de l'abdomen , com-me il eft évident de ce que dans les hommes on ne l'arrête que diffi-cilement, lorfqu'on leur coupe les tefticules, quoi qu'il foit facile en eux de lier exterieurement ces vaiffeaux, ou que dans une néceffité tres-preffante on puiffe y appliquer le cautère actuel. Car quoique fe-lon le témoignage de Galien *au liv.* 1. *de la fem. chap.* 18. dans l'Afie , & dans la Capadoce on arrâche les tefticules aux truyes, & que cela foit en ufage chés les Allemans & les Weftphaliens, quoi qu'auffi on châ-tre quelquefois les chiennes de cette même maniére , neanmoins cela ne peut pas être tenté avec la même fûreté dans les femmes : Car on ne doit point expofer les hommes à d'auffi perilleufes operations, qu'il eft permis d'expofer les animaux, dont plufieurs femelles meurent en cette caftration. Ainfi je m'étonne que Felix Platerus, homme tres-judicieux, croye *au liv.* 1. *de fes obferv.* que fur l'experience ou exem-ple de la caftration des brûtes on puiffe châtrer les femmes, ne fai-fant pas reflexion à la difficulté, & à la cruauté de cette operation, accompagnée de mille dangers, qui doivent retenir & infpirer de l'hor-reur à tous les hommes, fur tout à des Chrêtiens, pour une telle action, ou plûtôt pour un tel crime. Il y a neanmoins plufieurs hi-ftoires qui témoignent qu'on a autrefois fait en des femmes cette cruelle & honteufe tentative. Les Creophages, (nation ainfi appellée,) dans l'Arabie, au raport d'Alex. ab Alexandro, coupoient les tefticules, non-feulement aux hommes, mais encore aux femmes, à l'exemple des Egyptiens, qui avoient coûtume de châtrer ainfi les femmes. Athenée *liv.* 2. *Dipnofoph.* rapporte que Xanthus avoit laiffé par écrit, qu'Adra-mites Roy des Lydiens châtroit les femmes, defquelles il fe fervoit en place d'Eunuques. Hefichius & Suidas accufent Gyges du même crime.

Wierus parle d'une autre forte de caftration ; fçavoir, lorfque ti-rant la matrice déhors on la coupe, rendant ainfi la femme incapa-ble de concevoir ; ce qu'il dit avoir heureufement réüffi à un certain

châtreur de bêtes, lequel aiant tiré par force à fa fille, qu'il foub-
çonnoit d'adultère, la matrice au déhors, la châtra à la façon des
bêtes ; afin qu'à l'avenir elle fût incapable d'engendrer : Mais il n'y
a pas moins de danger en cette maniére de châtrer que dans la premiére.

CHAPITRE XXV.

De la Matrice, & de fon mouvement.

LEs parties qui fervent à la confection des œufs, c'eſt à dire, de
la femence, & à fon excretion, étant expliquées, il eſt tems de
paſſer à celles dans leſquelles fe fait la conception ; fçavoir à la matrice, même & à fes parties, dont nous ferons la defcription en ce
chapitre & dans le fuivant.

La MATRICE que les Latins appellent *Uterus* du mot *Uter*, qui figni- *La matrice.*
fie *un outre*, dont elle repreſente la figure, & qu'on nomme auſſi
VULVE ; (car les Grecs l'appellent ὑϛέραν & μήτραν, & auſſi γαϛέρα,
d'où vient la phraſe ἐν γαϛρὶ ἔχειν, *avoir dans la matrice*, c'eſt à dire, être
enceinte,) eſt une partie organique fervant à la génération, fituée *Sa fituation.*
dans le milieu de l'hypogaſtre, (quelquefois dans les femmes groſſes
elle fe détourne un peu vers l'un ou l'autre des côtés, à cauſe du
poids du fœtus,) entre la veſſie & l'inteſtin droit, dans le baſſin, lequel eſt formé par l'os Ilium, par l'os de la cuiſſe, par l'os pubis,
& par le facrum. La capacité de ce baſſin eſt plus grande dans la
femme que dans l'homme, & elle peut s'y dilater encore davantage
quand l'enfantement aproche & preſſe ; fes forts ligamens fe rélâchant
pour lors en quelque façon aux environs de l'os facrum & du pubis,
& l'os coccyx fe retirant en arriére, afin que le fœtus forte de la matrice où il eſt enfermé comme dans une priſon étroite.

La fubſtance de la matrice dans les vierges eſt blancheâtre, ner- *Sa fub-*
veuſe, épaiſſe, & reſſerrée, & dans les femmes enceintes un peu fpon- *ſtance.*
gieuſe, & molle.

Elle a deux membranes ; dont l'exterieure eſt double, forte & fo- *Ses mem-*
lide, venant du peritoine, tres-liſſe, & étant enduite d'humeur aqueu- *branes.*
ſe. La matrice eſt attachée par cette membrane à l'inteſtin droit, à la
veſſie, & aux parties laterales qui leur font voiſines. L'interieure qui
lui eſt propre eſt fibreuſe, plus poreuſe, naiſſant de la fubſtance interieure de la matrice, & lui étant veritablement attachées, étant
fans poils en fa plus grande cavité, mais ridée aux environs de fon
col, & percée d'une infinité de petits pores.

On trouve entre œs membranes un certain tiſſu charneux & fibreux, qui conjointement avec les membranes dont on vient de parler, s'augmente de telle ſorte dans les femmes groſſes par l'abondance des ſucs nutritifs, que plus le fœtus croît, plus la matrice devient
charneuſe, fibreuſe, & épaiſſe, en ſorte que dans les derniers mois de
la groſſeſſe, elle eſt de l'épaiſſeur d'un pouce, & quelquefois de
deux. Cette ſolidité & épaiſſeur ne vient pas ſeulement des humeurs
qui ſe ſont inſinuées dans ſes pores, comme pluſieurs croyent ; mais
c'eſt une chair veritable, & aſſés épaiſſe, laquelle dans la ſuite ſert en
maniére de muſcle, pour l'expulſion du fœtus. Je démontrai publiquement cette ſubſtance au mois de Novembre 1653. en nôtre Theatre
Anatomique, dans le corps d'une femme, morte douze heures aprés
avoir enfanté, & dépuis peu, en particulier, en une autre femme,
morte dans l'enfantement avec ſon fœtus. Cét accroiſſement charneux neanmoins ſe diminuë de nouveau, & ſe deſſeche aprés l'enfantement, par l'écoulement qui ſe fait pour lors des humeurs & du ſang
en grande abondance, hors de la matrice, & par ainſi la matrice ſe
reſſerre & retourne à ſa premiére forme & grandeur.

Sa grandeur. La matrice n'a pas beaucoup de grandeur, & même cette grandeur
eſt diverſe, ſelon les differens changemens de l'âge, & l'uſage de l'a-
cte de génération. Dans les vierges elle a ordinairement deux doigts
de largeur ou environ, & elle ne va preſque jamais juſques à trois
de longueur. Cette grandeur s'augmente quelque peu dans les femmes qui ont communication d'homme, & elle a coûtume d'être plus
grande dans les femmes fécondes, qui ont fait pluſieurs enfans. Chacun voit juſques à quelle grandeur elle s'augmente dans les femmes
groſſes.

Reg. de Graëf *au liv.* 1. *des organ. des femmes ch.* 1. diſtingue ſa grandeur
eu égard aux âges, par le poids : *Nous avons remarqué, dit-il, que dans*
les enfans nouveau-nez la matrice à quelquefois peſé une dragme, & quelque-
fois une & demi ; mais dans les vieilles & dans les filles qui ſont en âge de pu-
berté, elle eſt de même grandeur, & pèſe dépuis une once juſques à une once &
demie. Enfin, dans les plus vigoureuſes, & dans celles qui ont fait pluſieurs enfans,
ou qui exercent ſouvent l'acte vénérien, elle devient plus grande ; elle n'excede
neanmoins jamais, ou du moins rarement, deux onces. Cette matrice dont
Reg. de Graëf a joint l'hiſtoire *à la fin du même chap.* fût extrêmement
monſtrueuſe, laquelle, par diſpoſition maladive, étoit cruë juſques au
point de remplir toute la cavité de l'abdomen, & peſoit pour le moins
quarante livres.

Sa figure Sa figure repréſente celle d'une poire, ou plûtôt d'une ventouſe de
Chirurgien ; dans les vierges elle eſt un peu applatie devant & derriére, & dans celles qui ont enfanté, elle eſt plus ronde.

Sa cavité. Sa capacité ou cavité eſt tres-petite dans les femmes qui ne ſont pas enceintes, & sur tout dans les vierges elle auroit de la peine à contenir une fève assés grosse ; mais la conception étant faite, elle s'augmente & se dilate conjointement, & a même tems que le fœtus & toute la matrice croit. Elle n'est pas partagée par des cellules, comme dans la plûpart des animaux qui font leurs petits vivans ; seulement elle est divisée en deux parties, la droite & la gauche, par une suture ou plûtôt par une ligne étenduë selon toute sa longueur, & qui ne paroît que dans la face interieure de sa membrane charneuse, en la maniére de celle que l'on voit exterieurement dans le scroton de l'homme. Cette cavité neanmoins n'est pas par tout égale, ni entiérement ronde ; car vers les côtés elle est comme étenduë en cornes ; & vers son orifice elle est un peu plus longue, en sorte qu'elle est presque triangulaire. Il arrive tres-rarement qu'elle soit divisée par une membrane ; Riolan neanmoins *au liv. 2. de son Antropog. ch.31.* rapporte deux exemples d'une semblable division. Cette cavité est le plus souvent enduite d'une liqueur visqueuse ou onctueuse, qui garantit de secheresse ce lieu resserré & secret de la nature, & le tient toûjours prêt & disposé à la fécondité.

On appelle CORNES DE LA MATRICE les parties que l'on voit s'élever *Ses cornes.* de son fond, & s'avancer un peu en déhors. Elles sont neanmoins plus apparentes dans les animaux qui font leurs petits vivans, dans lesquels la matrice est partagée en deux longues cornes manifestes, & divisée interieurement en plusieurs cellules. Il est tres-rare que dans les femmes on trouve de semblables cornes ; Sylvius neanmoins dit l'avoir vû en une jeune fille, & Schenckius *dans ses Observ. liv.4.* en rapporte un exemple, tiré de Bauhin. Riolan *dans ses Animadv. sur Dulaurens,* ne veut pas que ce soit des eminences ou alongemens de la matrice ; mais il aime mieux donner aux tubes le nom de cornes, en quoi Jo. Van-Horne, & Svvammerdam sont de son opinion. Quant à moi je ne crois pas que ce qu'on dit ordinairement des cornes de la matrice, doive être entendu de la matrice même, mais plûtôt de sa cavité interieure : car la matrice de la femme n'est point cornuë, mais veritablement ronde, & quelque peu applatie ; sa cavité seulement, ainsi qu'on vient de dire, & qu'il paroît évidemment lorsqu'on la disseque, s'étendant comme en cornes à droit & à gauche.

Elle est par son fond, & par son col unie aux parties qui lui sont *Sa connexion* voisines. Son col, par le moyen du peritoine, est attaché en la partie de devant à la vessie de l'urine, & aux os du pubis ; & en sa partie de derriére à l'intestin droit, à l'os sacrum, & à l'anus, environ vers les parties honteuses, tenant lâchement par les côtés au peritoine. Son fond n'est attaché par sa substance à aucune des parties d'en haut, & cela afin que son extension soit plus libre ; mais sur les côtés il est tenu suspendu par deux paires de ligamens. Dont la *première* paire qui est la

plus élevée , & qui reprefente par fa figure les aîles d'une chauve-fouris , eft forte , membraneufe , tres-molle , & tiffuë de fibres charneufes.
(De là vient que Vefal & Archangelus ont crû que c'étoit autant de
mufcles.) Elle vient du peritoine qui eft en cét endroit-là redoublé ,
& s'étendant fur les tubes , fur les tefticules , & fur les eminences de la
matrice , qu'elle attache fortement aux os de l'ilium. Lorfque ces
ligamens fe rélâchent immoderément ; ou que par quelque violence
exterieure ils fe rompent , cela donne lieu à la defcente de la matrice,
& quelquefois à fa chûte au déhors , fur tout fi fa fubftance , par
quelque caufe que ce foit , devient lâche ; car , fi-bien dans l'état de
fanté elle eft denfe & compacte , elle fe rélâche neanmoins quelquefois dans l'état de maladie , ainfi qu'il arrive au fcrotum dans
'homme.

La chûte de matrice.

Soranus & Aretæus difent que dans la chûte de matrice l'uterus
ne tombe pas tout entier dans les aînes , mais qu'il n'y a que fa tunique interieure charneufe avec fa principale fubftance qui defcende ainfi,
fa tunique exterieure qui eft membraneufe , & qui eft fortement attachée aux parties voifines , demeurant au dedans , & ne tombant pas.
Mais comme cette opinion préfuppofe une certaine divifion ou dilaceration extraordinaire du corps de la matrice en deux parties ; fçavoir , l'une exterieure & l'autre interieure , laquelle eft abfolument
impoffible ; il faut établir comme tres-certain que dans la chûte de
matrice , ce n'eft pas feulement fa membrane interieure charneufe qui
defcend , cela n'étant pas poffible ; mais généralement tout fon corps
qui fe renverfant du dedans au déhors tombe néceffairement tout
entier.

Si la ma-trice peut tomber.

Theod. Kerckringius celebre Anatomifte *en fes Obf. Anat. obf.* 20. rejette entiérement cette chûte de matrice ; laquelle neanmoins tous les
Anatomiftes ont reconnuë jufques à prefent. Il s'emporte avec excés
de chaleur fur ce point , contre André Dulaurens , contre Vefling ,
& contre Bartholin ; comme fi entre tous les autres ils avoient le plus
mal jugé fur ce fujet , & il dit que c'eft le rélâchement du col de la
matrice qui s'alonge & qui paroît en déhors , qui donne occafion à
cette rêverie. Mais il faut que cét homme Docte revienne de fon opinion , & qu'il n'aye point de honte de fe dedire ; Car , quoi ? parce
qu'il n'a jamais vû de chûte de matrice , il fe mocque affés éfronté-
ment , & d'une maniére trop injurieufe , de ceux qui l'ont vûë de
leurs propres yeux , & qui d'ailleurs font Medecins de tres-grande reputation , & fans doute beaucoup plus verfés que lui , foit en pratique,
foit en théorie. Qu'il life dans Carpus *en fon Ifagog. Anat.* l'hiftoire d'u-
ne femme à qui la matrice ne tomba pas feulement au déhors , mais
en qui elle fut coupée. Qu'il life en Paré *liv.* 23. *ch.* 41. l'exemple d'u-
ne chûte de matrice , que lui-même coupa enfuite , & en qui parcon-
féquent

sequent on n'en trouva point aprés sa mort dans l'abdomen. Qu'il lise *les Observ.60. 61. 62.de la Cent. 4.* d'Hildanus, où il verra trois exemples d'une chûte de matrice, décrite par un homme digne foy. Qu'il lise *le ch.7. de l'Anat.* de Domin. de Marchetis, où il témoigne qu'il a vû trois fois des chûtes de matrice, remises & gueries. Qu'il lise plusieurs semblables exemples dans Avenzoares *liv. 2. tr. 5. ch. 1.* dans Matth. de Gradibus *Comment. sur le liv. 6. de Rhasi* ; dans Nic. Florentinus *Disc. 6. c. 3.* dans Benivenius *de Abdit.ch.11.*dans Christoph. à Vega *Comment.ad 8. aphor. 18.& lib.3.c.10.art.Med.*dans Paul Æginete,dans Mercurial, dans Bottonus, dans Licetus, dans Sennert. Tous lesquels aussi-bien que plusieurs autres qui ont parlé sur ce sujet, n'ont pas eu si peu de sens, ni les yeux si fascinés, qu'ils n'aient pû & sçû connoître une chûte de matrice. Qu'il ajoûte à tout cela mon propre témoignage, qui ai vû il y a environ six ans dans une concubine du Seigneur de Leerdam la matrice sortir au déhors, & pendre de la longueur de deux travers de doigt, qui l'ai maniée de mes mains, parce que la malade ne vouloit admettre aucun Chirurgien, qui, avec un instrument convenable, l'ai fait rentrer dans l'interieur en son propre lieu, & enfin, qui ai gueri si parfaitement la malade que cette partie n'est plus retombée. Tout ce que l'on vient de dire est authorisé par la doctrine du Grand Hipocrate qui *au liv. 2. des malad. des femm.* & en plusieurs autres endroits, enseigne ouvertement que la matrice tombe quelquefois au déhors, & il ajoûte à même tems la cause & la guerison de cette chûte; & Galien est aussi de son même sentiment. La raison confirme l'experience sur ce sujet ; car si une fluxion d'humeurs froides qui se jette en abondance sur la hanche, est capable de tellement ramollir & relâcher son articulation (laquelle d'ailleurs est tres-forte & tres-solide) que la tête de l'os de la cuisse sorte hors de son acetable ; y a-t'il lieu de s'étonner, qu'une affluence extraordinaire de semblables humeurs soit capable aussi de tellement relâcher la matrice elle-même, & ses ligamens, qu'elle ne puisse plus en être soûtenuë, & qu'elle soit contrainte de tomber & sortir au déhors ? Ainsi nous voyons que cela arrive quelquefois dans les lieux humides, sur tout dans les femmes qui sont de temperament froid & humide, & qui abondent en humeurs pituiteuses, dans lesquelles, tantôt la matrice descend dans l'orifice de la vulve, tantôt elle se roule & se porte toute au déhors. A l'égard de ce que Kerckringius dit, que ce n'est pas la matrice même, mais seulement un certain rélâchement de son col, ou vagina, qui pend au déhors, & qui fait tout ce desordre ; Qu'il me dise, je le prie, si la matrice demeurant en sa place le vagina peut si fort s'étendre vers le bas, qu'il pende au déhors de la vulve ? Il doit sans doute dans les choses qu'il n'a jamais vûës, en croire à ceux qui en ont été témoins oculaires.

Si la ma-
trice se ren-
verse dans
sa chûte.
On demande ici maintenant si dans cette chûte la matrice se ren-verse ? La raison enseigne qu'il faut nécessairement qu'elle se renverse, & qu'elle ne sçauroit sortir déhors par aucun autre maniére. Cela nean-moins paroît à Reg. de Graëf entiérement impossible dans les vierges, par la raison que l'orifice interieur est en elles extrêmement étroit ; & il le croit seulement possible dans les femmes qui font des enfans, & à qui il arrive dans un enfantement, que l'arriére-faix se trouvant adhé-rant à la matrice, la sage femme par imprudence ou par ignorance, l'arrache avec trop de violence. Je suis aussi moi-même en cette pen-sée, qu'il n'arrive que tres-rarement chûte de matrice dans les vier-ges : mais cependant, quelquefois je l'ai vûë arriver dans les autres femmes, même hors de l'enfantement. Je pourrois rapporter divers exemples sur ce sujet, de plusieurs honnêtes femmes qui font encore aujourd'hui vivantes, si leur pudeur & le respect qu'on leur doit, ne l'empêchoit. Il suffira de rappeller ici celui de la Courtisane du Gou-verneur de Leerdam dont on a parlé ci-dessus, en qui la matrice pen-doit en déhors entiérement renversée.

La *seconde* paire inferieure des ligamens est longue & grêle, en la ma-niére des vers, tirant sur le rouge tout ainsi que les muscles (ce qui a fait croire à Riolan qu'il est entouré par le muscle crémastère ; mê-me Vesal l'appelle les muscles de la matrice.) Elle prend son origine de côté & d'autre, du fond de la matrice, & descend ainsi jusques aux aînes par la production redoublée du peritoine, (cette produc-tion étant rompuë ou dilatée fait la hergne des aînes) & passant au travers des muscles obliques de l'abdomen, immediatement après qu'elle est sortie de l'abdomen, elle est fortifiée par des fibres charneuses qui viennent de l'os ilium, & se refléchissant par dessus l'os pubis elle s'approche du clitoris où elle se termine. Plusieurs Anatomistes nean-monis disent que la portion restante de cette paire va se répandre plus avant dans la membrane adipeuse interieure de la cuisse, & que con-jointement avec elle, elle descend jusques au genou, ou, selon quel-ques autres, jusques au pied ; & Riolan croit que c'est par consente-ment avec ce ligament que les femmes ressentent aux premiers mois de leur grossesse, des douleurs dans l'interieur des cuisses. Mais le peu de connoissance qu'ils ont eu de ces parties, les a trompés ; car com-me ce ligament, vulgairement appellé lombrical, a un usage beaucoup plus noble que n'ont les ligamens ordinaires, (aiant été ainsi nommé par abus & mal à propos,) il est certain que la membrane qui va au genou, ne vient pas de lui, avec qui il n'a aucune communica-tion, étant constant qu'elle vient du ligament cartilagineux des os du pubis.

Ces ligamens attachent, mais lâchement, le fond de la matrice aux parties qui lui sont anterieures, & pareillement à celles qui lui sont inferieures. Bauhin remarquant en ses ligamens des pores larges, & quelquefois en leur partie d'en bas, une certaine humeur glaireuse, jugea qu'ils servoient à deux usages ; sçavoir, qu'en partie ils faisoient la fonction de ligament, & qu'en partie ils servoient à vuider par leurs pores les humeurs superfluës des parties génitales. Spigelius voyant aussi cette même humeur glaireuse, l'a prise pour de la semence, dont il croit qu'il se porte quelque portion au col de la matrice, & au clitoris par ces ligamens qu'il prend pour les seuls vaisseaux déferens. Cette même humeur m'avoit aussi ci-devant attiré à l'opinion de Spigelius ; mais je l'ai depuis abandonnée par les raisons que j'ai deduites *au chap. précédent.* Vesling a aussi crû qu'outre la semence, toutes les impuretés généralement qui se ramassent aux environs de la matrice, s'évacuoient par ces ligamens : ce qui neanmoins est absolument impossible, puisqu'ils n'ont point de cavité par où ils puissent donner passage, & à la semence, & à ces impuretés, qui vrai-semblablement en quelqu'autre endroit du corps que ce soit, ne se mêlent point, ni ne coulent point ensemble par une seule & même voye ; puisque la semence dans ce mélange seroit nécessairement souillée & corrompuë par ces impuretés. André Dulaurens écrit aussi, mais absolument contre toute raison, que ces ligamens se dilatent quelquefois si fort qu'ils causent le bubonocele ; quoique neanmoins ils ne se puissent ouvrir nulle part pour recevoir l'intestin ou l'omentum, ni se dilater suffisamment pour l'admettre. Mais le bubonocele est produit dans les femmes en la même manière que dans les hommes ; sçavoir, lorsque l'intestin ou l'omentum tombent dans la production dilatée ou rompuë du peritoine ; car cette production entoure ces ligamens, les embrasse, & les accompagne hors de l'abdomen jusques aux aînes, de la même façon que dans les hommes elle enferme en soi les vaisseaux spermatiques.

La matrice a quantité d'artères & de veines, qui sont beaucoup *Ses vaisseaux.* plus amples, en plus grande abondance, & plus tortüeuses que dans le vagina ; celles-là neanmoins en plus grand nombre que celles-ci ; car il n'y a que tres-peu de veines en comparaison des artères, & elles se dispersent principalement par le déhors de la matrice : D'où vient qu'Aristote *au liv. 3. de l'hist. de animaux ch. 4.* dit *que de la grande veine, il ne s'en porte aucune à la matrice, mais que de l'aorte il y en va de grandes, & plusieurs.* Par ces mots neanmoins il ne nie pas qu'il n'y ait quelques veines qui parcourent la surface de la matrice, & en éfet, cela est visible ; mais il prétend qu'il n'est aucune de ces veines, ou du moins qu'il y en a tres-peu qui pénétrent dans la substance interieure, & qu'au contraire, il s'y insinuë tres grande quantité d'artères.

Les artères qui rampent sur sa surface descendent des vaisseaux *Ses artères.*

seminaux avant qu'ils aient conftitué les préparans ; Celles qui par-courent la face du milieu ou l'inferieure, font fournies par les crura-les de la grande artère defcendante & par les hypogaftriques.

L'union de ces artères eft fi forte qu'il eft tres-difficile de les diftin-guer les uns des autres ; & la raifon en eft, que les fins de celles-là s'entr'ouvrent dans les extremités de celles-ci ; tout ainfi, que fi l'on en-fle ou les fpermatiques, ou les hypogaftriques, dabord les artères du côté oppofé s'enflent auffi, & le plus fouvent toutes enfemble, même les artères du vagina fe gonflent fur le champ.

Ses veines. Les veines fuperieures montent à la veine cave, & s'y déchargent tout auprés des émulgentes ; Pour les inferieures elles entrent dans les hypogaftriques.

Des anafto-mofes. On dit vulgairement que les artères fuperieures s'uniffent par plu-fieurs anaftomofes aux veines inferieures, & les artères inferieures avec les veines fuperieures. Mais je n'ai encore pû découvrir ces anafto-mofes ; j'ai feulement remarqué que les petites venules qui fortent de la fubftance de la matrice, fe mêlent enfemble & s'entr'ouvrent les unes dans les autres ; mais il n'en eft aucune qui s'anaftomofe avec ces artères, lefquelles auffi entr'elles fe joignent les unes aux autres çà & là par anaftomofe.

Car les artères entrent dans la matrice, par leurs petites extremi-tés ou orifices, & y verfent le fang qu'elles portent, lequel en fuite eft diftribué en toute fa fubftance par des canaux ou tuyaux tor-tueux, que quelques-uns croient être les acetables & cotyledons. Dans la conception le placenta s'attache à ces tuyaux, qui pour lors s'ouvrent en lui & y répandent le fang qui doit s'y préparer pour la nourriture du fœtus. Ils portent auffi en abondance à la fubftance fongueufe de la matrice, fituée entre les deux membranes, le fang qui lui doit fervir d'aliment, par le moyen duquel elle acquiert pour lors beaucoup d'étenduë, & ainfi à mefure que le fœtus croit, à me-fure auffi la matrice qui eft fon domicile, s'augmente. C'eft pour cet-te fin que pendant la groffeffe on y voit de tres-grands vaiffeaux, &

La caufe du flux men-ftruël. tres-gonflés (touchant la grandeur énorme de ces vaiffeaux ; voyez le chap. 27. vers la fin,) par la quantité du fang qu'ils portent, laquelle eft pour lors beaucoup plus grande qu'en autre tems ; Voyez-en la caufe *au lieu ci-devant cité.* Mais hors le tems de la groffeffe, le fang

Digreffion premiere. qui chaque mois fe trouve de trop, eft pouffé en abondance, à tems reglé, & avec une efpece de fermentation ou éfervefcence, par les artè-res dans la matrice, & comme elle a tres-peu de veines dans fa fub-ftance interieure, par lefquelles la circulation de tant de fang fe puiffe faire commodément, & que les orifices des tuyaux dont on vient de parler, font lâches & mols ; il arrive de là que le fang furabondant, qui à caufe de fa quantité ne peut circuler affés promtement, ni par les orifices entr'ouverts de ces tuyaux, ni par les extremités des vaiffeaux qui aboutiffent au col de la matrice, s'écoule au déhors, comme fuperflu & incommode à la nature par fa furabondance. Mais dans les femmes dans lefquelles ces tuyaux font étroitement bouchés, (comme lors que dans les enceintes ils font refferrés par le placenta qui leur eft adhérent, & dans lequel ils ne s'ouvrent que par de tres-petits orifices, ou lorfqu'ils font couverts par la cicatrice qui furvient aprés l'arrachement trop violent des fecondines, & de l'arriére-faix, ou que par quelqu'autre caufe que ce foit, ils fouffrent obftruction,) les mois coulent feulement par les orifices des vaiffeaux qui aboutiffent au vagina, ou au col de la matrice ; ou bien ils s'arrêtent entiérement, fur tout fi la qualité fermentative n'eft pas encore arri-vée à ce point de perfection qu'elle puiffe exciter dans le fang cette éfervefcence.

Mais quelle eft la nature de ce ferment de la matrice, ou uterin, qui excite cette éfervefcence fi reglément tous les mois dans les femmes vuïdes, & qui ne l'excite jamais, ou du moins tres-rarement, dans les enceintes ? & en quel lieu s'engendre-t'il ? C'eft ce que jufques à prefent on a peu recherché. Pour nous, quoique fur cette matiére nous fufpendions encore nôtre jugement pour quelque-tems, à caufe de l'obfcurité du fujet ; neanmoins nous laiffons à un chacun à con-fiderer & à juger fi la matiére fermentative qui s'engendre dans la ra-te, dans le foye, dans le pancreas, dans les glandes, ou dans quel-qu'autre partie que ce foit, & qui avec le fang eft portée par les artéres ou par les vaiffeaux lactées à la matrice, où elle eft en partie dépo-sée & peu à peu ramaffée ; (car on trouve toûjours dans les matrices des femmes non enceintes, en les diffequant, certaine humeur vifqueu-fe & mucilagineufe,) n'y acquiert pas par la propriété fpecifique de cette partie, une certaine qualité particuliére, (ainfi que dans le ven-tricule elle acquiert celle de tirer le chyle des alimens,) laquelle peut (l'humeur en laquelle elle refide comme en fon fujet étant dans les femmes faines élevée par la chaleur du lieu pendant l'efpace d'un mois, à un fi haut degré de volatilité, qu'elle s'échauffe de fon propre mou-vement,) introduire dans le fang une telle efpece de fermentation, par laquelle tout le corps de la femme, & fur tout les parties qui font aux environs de la matrice, eft agité, (dans les unes plus, dans les autres moins,) & le fang fuperflu ou boüillonnant, qui par fon gonflement dilate les orifices des vaiffeaux, eft pouffé déhors ; En forte que cette qualité, ou du moins la volatilité de l'humeur fermen-tative, manquant, (comme il arrive dans les femmes groffes, ou dans les froides, ou dans celles qui font malades dépuis long-tems, &c. de plus, dans les bêtes,) cette évacuation menftruelle ceffe.

Ariftote qui ne connoiffoit pas ce ferment de la matrice, & l'éfer-

Le ferment de la matri-ce, ou uterin.

Si les mois

font excitez vescence du sang qui en procede , a écrit que les mois sont excités
par la lune. dans les femmes par l'influence & le mouvement de la lune. Cette
pensée neanmoins n'est appuyée sur aucun fondement , même elle est
entiérement contraire à la raison; parceque suivant cette opinion les
mois devroient être excités , & également & en même tems en toutes les femmes , & ils couleroient seulement dans le tems fixe , auquel la lune étant arrivée à un tel point déterminé du Ciel , elle causeroit cette évacuation specifique ; quoique neanmoins pendant tout le
cours du mois de la lune , il ne soit aucun jour , ni même aucune
heure , à laquelle çà & là sur toute la terre les menstruës ne coulent en
une infinité de femmes.

S'ils sont　　L'opinion de ceux qui croyent que les mois des femmes sont exci-
excités par tés par la surabondance du sang ramassé dans les vaisseaux de la ma-
la surabon- trice , est aussi tres-vaine & sans fondement : dautant que ces vais-
dance du seaux ne sçauroient contenir une aussi grande quantité de sang que
sang. celle qui se vuïde chaque mois : ou si ce ramas s'y faisoit peu à peu ,
& qu'ainsi il s'y conservât pendant tout le mois , ces vaisseaux devroient s'enfler extrêmement & devenir tres-gros , quoique neanmoins il soit évident par la vûë des parties dans la dissection des corps
des femmes , même des plethoriques mortes dans le tems que le
flux de leurs mois est tout prêt , ou même qu'il commence à se faire , qu'il
ne paroît pas pour lors dans les vaisseaux de la matrice d'enflûre plus
grande qu'à l'ordinaire ; à quoi on peut ajoûter que les femmes maigres
& celles qui jeunent souvent , dans lesquelles il n'y a pas surabondance de sang , ne laissent pas d'avoir leurs mois aux tems reglés. Enfin , il est certain que le cours continu de la circulation ne permet
pas au sang de s'arrêter ainsi , & de surabonder dans les vaisseaux de
la matrice , & que si cela arrivoit , il s'y corromproit incontinent , &
causeroit à la femme , long-tems auparavant le tems de son excretion,
de dangereux symptômes ; même , au contraire , il est constant que
le sang menstruel n'est point pourri , & que de soi il ne differe point en
bonté , du reste du sang ; ce qui est confirmé par le témoignage du
Grand Hipocrate qui en parle ainsi : *Ce sang s'écoule tout ainsi que le sang
d'une victime , & il se fige dabord si la femme est saine.* Aristote dit aussi
la même chose en ces termes : *Ce qu'on appelle menstruës , sort , & est semblable au sang d'un animal qu'on vient de tuër.* Je dis *de soi* ; car quoique ce
sang soit en quelques-unes vicieux , acre , puant , ou corrompu en
quelqu'autre maniére , il n'a pas neanmoins ce vice de soi ; mais il
le contracte des impuretés vicieuses , ou qui s'engendrent & s'arrêtent
dans une matrice intemperée & maladive , ou qui dans le tems de
cette éfervescence menstruale abordent en cét égoût conjointement avec
le sang des autres parties , & qui par leur mêlange infectent le sang
qui passe. C'est de cela que doit être entendu Hipocrate lorsqu'il dit :

Et il ronge la terre comme le vinaigre , & il offence & mord la femme par tout où il la touche , & il cause des ulcères dans la matrice. Il demeure donc pour constant que c'est par la seule effervescence du sang qui se fermente dans les vaisseaux de la matrice , de laquelle nous avons parlé , que sont excités les mois des femmes. Que s'il arrive que cette effervescence soit produite, non pas seulement par le ferment de la matrice dont on a parlé, mais encore par d'autres causes, alors les mois paroissent hors des tems ordinaires de leurs periodes, comme il arrive quelquefois dans la petite verole, dans les fiévres malignes, dans les ardentes, &c.

La matrice reçoit en sa partie superieure des nerfs tres-déliés , qui *Ses nerfs.*
viennent du rameau interieur de la sixiéme paire , & dans la moyenne , & dans l'inferieure des rameaux qui viennent des nerfs de l'os sacrum.

L'office de la matrice est de recevoir la semence de l'homme , de *Son office.*
conserver les œufs de la femme , de les fomenter jusqu'à ce que le fœtus se forme ; & lorsque le fœtus est devenu meur , & qu'il a besoin de respirer un air libre, de le pousser déhors pour lui faire joüir de la lumiére. Il est outre cela destiné à un second usage ; sçavoir, pour les purgations naturelles du corps de la femme ; car il s'évacuë plusieurs humeurs superfluës par cette partie. *Aretæus au liv. 2. des cauf. des mal. long. ch. 11.* a exprimé ces deux fonctions par trois mots. *La matrice ,* dit-il , *est utile aux femmes pour les purgations , & pour la conception.*

La matrice est donc une partie nécessaire pour la génération ; mais *Si la ma-*
neanmoins il ne faut pas conclure de là, qu'elle soit aussi une partie *trice est né-*
absolument nécessaire pour la vie , puisque la femme peut vivre en *cessaire pour*
étant privée ; comme il paroit en celles en qui la matrice étant tom- *la vie.*
bée , & sortie au déhors , & s'étant ulcerée & corrompuë par l'air & *Digression*
le froid exterieur, on la coupée , & qui neanmoins ont ensuite vécu *seconde.*
en bonne santé pendant plusieurs années , (le trou qui reste aprés que l'on a coupé la matrice se bouchant par une substance cartilagineuse qui croît par dessus , & le consolide ;) même elles ont eu la communication de leurs maris avec le même plaisir que si elles avoient encore leurs matrices ; dequoi l'on voit plusieurs exemples rapportés par des Medecins dignes de foi, & dont j'ai cité plusieurs un peu ci-devant , en traitant *de la chûte de matrice.*

Mais comme la matrice est une partie tres-nécessaire pour la géné- *Si c'est la*
ration , que la conception se doit faire en elle , & le fœtus s'y former; *matrice qui*
on demande si c'est par une vertu, & par une faculté qui lui soit spe- *forme le fœ-*
cifique, que cette formation se fait ? On répond que non, mais que *tus.*
la force ou vertu formatrice reside dans la semence même ; & que la matrice ne contribuë pas plus à la génération de l'homme, que la terre à la production des plantes ; c'est à dire , qu'elle fournit aux

œufs & à la femence un lieu feur , & temperé , & fuffifamment de l'aliment.

Si le fœtus fe forme auffi hors de la matrice.

Mais quoi qu'il n'y ait aucun des anciens Medecins , (du moins qui me foit connu fans en excepter aucun ,) qui n'ait tenu pour cer-tain , que la feule matrice eft deftinée pour l'office de la conception , & que le fœtus ne peut être conçû ailleurs ; neanmoins dans ce fiécle-

Digreffion troifiéme.

ci de tres-habiles gens ont reconnu & obfervé que la conception à été quelquefois faite (quoique cela foit arrivé tres-rarement) dans les tubes de la matrice. Riolan fe prefente comme un des premiers au-theurs de ce doute , aiant dit *en fes animad. fur Vefling* , & *au liv. 2. de fon antropograph. ch.* 34. que des fœtus ont été tres-fouvent conçûs hors de la matrice ; fçavoir , dans fes cornes , & que cela eft conftant par plu-fieurs experiences ; & Deufingius & J. Van-Horne le croient comme certain fur fon rapport. On peut voir nôtre fentiment là-deffus *au ch.* 24. *précédent* , vers la fin. Mais on ne doit ajoûter aucune croyance à l'hiftoire rapportée par Philippe Salmuth , *Cent.* 1. *Obf.* 94. d'un cer-tain homme qui jettoit fa femence dans le gofier de fa femme , dont enfin elle conçût , ainfi qu'il dit , un fœtus dans fon ventricule , qu'el-le rejetta enfuite par la bouche , de la grandeur d'un doigt ; comme s'il fe pouvoit concevoir & former un fœtus de la femence feule de l'homme fans l'œuf de la femme ; & encore dans le ventricule , plein de fucs fermentatifs & d'alimens à digerer : Je fuis furpris que Phil. Salmuth homme docte , ait ajoûté tant de foi à cette fable , & qu'il ait daigné la mettre parmi fes obfervations. On ne doit pas ajoûter gueres plus de foi à l'hiftoire du fœtus de Pont-à-Mouffon , conçû en-tiérement hors de la matrice , dans le milieu de l'abdomen , & qu'on dit y avoir été trouvé aprés la mort de la femme. L'hiftoire en a été décrite par Laurens Straufius , & publiée à Dermftad en 1662. à laquelle il a joint les jugemens que les plus fçavans Medecins & Pro-feffeurs de ce tems-là ont porté fur ce fujet. A moins que nous ne difions que cette hiftoire eft veritable , en tant peut-être que l'œuf aiant été rendu fécond dans l'ovaire par l'irradiation de la femence de l'homme , & fortant des tefticules pour entrer dans les tubes , arriva par hazard fur les bords des tubes , d'où il tomba dans la cavité de l'abdomen avant que d'entrer dans la tube , & que là par la chaleur de ce lieu , le fœtus y a été formé. Cela neanmoins eft tres-peu vrai-femblable ; ainfi ce n'eft pas fans raifon que de fçavans perfonnages , comme Guy Patin , Bartholin , & plufieurs autres fe font mocqués , & ont rejetté avec mépris de telles hiftoires.

Le mouve-ment de la matrice.

On forme une belle difpute , touchant le mouvement de la matri-ce ; fçavoir s'il eft vrai qu'elle roule dans le ventre , ainfi qu'on dit

Digreffion quatriéme.

qu'elle fait dans la Paffion hifterique.

L'affirmative eft foûtenuë par Aretæus , par Fernel , par Dulaurens,

par

par Spigelius , & principalement par Daniel Sennert, qui *au lir.4. de fa Pratt. Sett. 2. ch.* 15. rapporte les opinions de ces Medecins, les approuve comme des oracles infaillibles , & rejette entiérement l'opinion de Galien; qui leur eft contraire , comme tres éloignée de la verité. On en peut lire le texte à l'endroit que l'on a cité. Les raifons qui ont pouffé ces fçavans hommes à foûtenir cette affirmative, font deux principalement.

1. La perfuafion des petites femmes , qui difent, que dans la paffion hyfterique elles fentent non-feulement interieurement , mais encore au déhors par l'attouchement des mains , la matrice, qui , comme une boule de la groffeur d'un œuf d'oye , leur monte jufques au diaphragme ; quelques-unes mêmes ofent affûrer qu'elle s'éleve jufques au gofier. Fernel *au liv. 6. de fa patholog. ch.* 16. dit que contraint , ou par les plaintes ou par les priéres des femmes malades, il a fouvent reconnu en touchant, que la matrice monte jufques au ventricule, & qu'elle le preffe fortement.

2. Les odeurs : de ce que fi dans les fuffocations de matrice , on approche des narines des chofes puantes , le paroxifme diminuë ou ceffe entiérement; tout au contraire des bonnes odeurs , qui l'augmentent, & fouvent le procurent. Le premier cas arrive , difent-ils , de ce que la matrice , comme fi elle étoit doüée d'une efpece de raifon , évite les méchantes odeurs , en forte que lors qu'on en prefente au nés elle defcend promtement, & comme en fuyant vers le bas. Le fecond , de ce que les odeurs douces & agreables lui plaifent ; ainfi , fi on en approche des narines , dabord elle s'éleve , comme pour leur venir au devant. Cette opinion femble être beaucoup confirmée, de ce que fi on frotte interieurement les parties naturelles avec des chofes de bonne odeur , l'affection eft à l'inftant diminuée ; par la raifon , difent-ils , que la matrice pour lors defcend vers les chofes d'agreable odeur dont elle fe délecte.

Ils concluent de là que la matrice s'éleve de fon propre mouvement, & qu'elle peut fe mouvoir de tous côtés. Ils ajoûtent que cela ne doit pas paroître extraordinaire, puifque fon mouvement vers le haut dans les femmes groffes , & vers le bas dans la chûte de matrice , eft tres-connu.

Ces raifons ont paru fi fortes à plufieurs , que même des perfonnages fameux font tombés dans ces erreurs. Mais on peut démontrer au contraire, par des raifons tres-évidentes, que , ni la matrice ne s'éleve point par fon propre mouvement, ni elle ne fe meut point dans le ventre inferieur , d'un mouvement errant & vagabond.

1. Ce mouvement eft empêché par fes ligamens, non-feulement par les vermi-formes ; mais fur-tout par les lateraux qui font femblables aux ailes des chauve-fouris , qui font fi fermes & fi folides ;

qu'ils ne peuvent en aucune maniére foufrir cette extenſion ſi ſubite. Ajoûtez que le col même de la matrice eſt fortement attaché aux parties qui lui ſont voiſines, à la veſſie, à l'inteſtin droit, à la vulve, &c. toutes leſquelles à meſure que la matrice monte vers les parties ſuperieures, devroient auſſi au même tems être attirées en haut avec quelque douleur & inquietude. On n'a neanmoins jamais ouï dire que les femmes travaillées de paſſion hyſterique, ſe ſoient plaintes de ces ſortes d'attractions douloureuſes.

2. La matrice eſt ſi petite dans les femmes non enceintes ; (car elle ne paſſe pas en groſſeur un petit œuf de poule,) qu'il lui eſt impoſſible de s'étendre juſques au diaphragme, quand même on la tireroit avec les mains à grand force, ou qu'on l'étendroit par une violence extrême, juſques à la rendre auſſi mince qu'une membrane tres-déliée.

3. Quoique dans les femmes groſſes la matrice y ſoit tres-ample, il n'eſt neanmoins point d'homme de bon ſens qui puiſſe dire, que dans la ſuffocation hyſterique, la matrice avec le fœtus qu'elle contient, monte au diaphragme, ou à la gorge.

4. J'ai vû pluſieurs fois dans des corps de femmes mortes de ſuffocation de matrice ; (car j'en ai diſſequé pluſieurs pour rechercher la verité par l'experience,) que leurs matrices n'étoient point enflées, ni qu'elles n'avoit en aucune maniére changé de place, quoique pendant leur vie, & même aux approches & preſque au moment de leur mort, elles fiſſent de grandes & de continuelles plaintes de ſon élevation juſques au diaphragme, & juſques au goſier. Même il eſt rarement arrivé que j'y aye trouvé quelque alteration, ou vice ; ouï-bien quelquefois dans l'un ou l'autre des teſticules, ou dans tous les deux.

A l'égard des autres preuves de cette opinion, il eſt facile de les refuter.

Ce que c'eſt que la boule ou globe que l'on ſent dãs les affections hyſteriques. Cette boule ou globe que l'on ſent dans le bas ventre monter juſqu'au ventricule, ou plus haut, n'eſt pas la matrice même ; ni les teſticules, ou les tubes de la matrice gonflées par de la ſemence qui s'y pourrit, & qui ſont agitées avec violence, çà & là, (ainſi que l'a crû Riolan ;) car ces parties ne ſont ni aſſés relâchées & molles, ni aſſés grandes pour pouvoir monter juſques au deſſus du nombril, & y être reſſenties de la groſſeur d'un œuf de poule, ou d'oye ; mais ce ſont les inteſtins mêmes qui ſont frappés & picotés par une vapeur acre & maligne qui s'éleve de la matrice, ou des teſticules, (comme il arrive quelquefois dans l'épilepſie qu'une vapeur, pareillement acre & maligne, monte du gros doigt du pied, ou de quelqu'autre partie, juſques à la tête, où par ſon picotement & par ſon mouvement dereglé & violent, elle fait une violente contraction des nerfs) & l'inquietude que ce picotement leur cause, étant communiquée au cerveau, ce viscère envoye dabord dans leurs fibres grande abondance d'esprits animaux, afin de repousser & chasser la cause de ce mal ; en sorte que les intestins en étant gonflés ils se resserrent, & souffrent contraction, (de même aussi cette vapeur s'élevant plus haut, & pénétrant jusques au diaphragme, aux muscles de la gorge, & à plusieurs autres parties, elle picote par son acrimonie ces parties, lesquelles par l'écoulement extraordinaire d'esprits que ce picottement attire, se resserrent pareillement, & souffrent contraction, d'où vient pour lors cette suffocation) & si en ce moment il se rencontre en eux quelques vents, comme tres-souvent il y en a, ces vents se ramassent tout au tour, & les serrant & embrassant étroitement, ils forment ce globe que l'on croit y sentir. L'utilité de la ligature forte dont les femmes se servent en pareil cas par le moyen d'une bande large, ou longue serviette, dont elles s'entourent étroittement le ventre, ne consiste pas en ce que cette ligature empêche l'élévation de ce globe qu'elles croyent être la matrice, vers le haut ; mais en ce qu'elles retiennent & empêchent l'élévation de ces vapeurs acres & malignes. Or ces vapeurs sont excitées par la fermentation ou éfervescence de quelques humeurs, qui étant par ce moyen long-tems détenuës au dessous de la ligature, sont enfin dissipées par la chaleur des parties des environs.

De quelle utilité est la ligature faite au ventre dans l'affection hysterique.

Il faut ici remarquer en passant, que Fr. de le Boë Sylvius, lequel est suivi par Regn. de Graëf, ne veut point admettre la cause de la suffocation hysterique que je viens d'exposer ; mais qu'il en a inventé une autre bien differente ; sçavoir, le vice particulier du suc pancreatique, par lequel il dit que sont excités tous les symptômes qui arrivent dans cette affection, en sorte qu'il rejette avec assés de chaleur, ce que tous les anciens & la plûpart des nouveaux ont enseigné sur ce sujet, & disculpe honnêtement la matrice, & les parties spermatiques, d'être la cause de tels accidens. Mais quoique je ne veüille pas nier que le vice du suc pancreatique, excite plusieurs-fois de certains symptômes, qui semblent être les mêmes que quelques-uns des hysteriques ; (quoique si on les considere avec attention, il soit facile d'en faire la difference,) & que je les aye remarqués moi-même aussi souvent dans les hommes que dans les femmes ; neanmoins de n'accuser sur tous ces symptômes que le seul pancreas, c'est ce qui me paroît dur & injuste, puisque toutes les dissections qui ont été faites des corps des femmes hysteriques, soit par moi, soit par d'autres, ont fait voir plusieurs-fois que le pancreas n'est aucunement coupable dans ces affections, qu'il est pour lors tres-sain, & que la cause en est dans les testicules que l'on trouve, tantôt tres-enflés ; (j'ai démontré qu'ils s'étoient gonflés jusques à la grosseur d'un demi œuf de poule,

Si les symptômes viennent du suc pancreatique

quelquefois tous les deux, quoique rarement, mais ordinairement l'un des deux,) & tantôt mal colorés, & pleins d'une liqueur virulente ; (On peut voir fur ce fujet ce qui en a déja été dit *au chap.*24. *précédent*,) à quoi l'on doit ajoûter, qu'on a remarqué mille-fois dans celles qui font le plus cruellement tourmentées, que l'excretion de la femence, de quelque maniére qu'elle foit provoquée, les a à l'inftant délivrées de tous ces fymptômes, & que l'ufage legitime des approches de l'homme, en ont toûjours prévenu le rétour : Cependant, il eft évident que ces remedes doux appliqués en bas ne fçauroient, ni fi facilement, ni fi-tôt, ni fi-bien ôter le vice du pancreas, quel qu'il pût être. Mais que cela foit dit par parenthefe; revénons maintenant à nôtre fujet.

Que la ma-
trice ne fent On ne peut rien non-plus conclure des odeurs pour le foûtien de
pas les odeurs cette opinion du mouvement de la matrice ; car la matrice n'a point d'entendement, ni par conféquent aucune connoiffance de la bonne ou de la méchante odeur, pour en faire le choix. Elle n'a pas non-plus un nez, ni aucun autre inftrument propre pour l'odorât, & ainfi elle ne fent pas les odeurs, ou comme agreables, ou comme puantes; ni elle ne les embraffe pas parce qu'elle les aime, ou ne les fuit pas parce qu'elle les hait. Elle ne les reffent pas non-plus comme odeurs, ni enfin elle n'en eft pas affectée, entant qu'elles font odeurs, mais entant qu'elles ont une qualité chaude, attenuante, acre, diffolvante, &c.

Pourquoi
les mauvai- Or que par l'application des chofes puantes au nez les fymptômes
fes odeurs diminuent, cela ne vient pas de ce que la matrice à leur approche
appliquées defcend comme en fuyant ; mais de ce que l'odorât étant mal affecté
au nez font par leur prefence, le cerveau fe referre pour fe délivrer de cette fâ-
utiles. cheufe impreffion ; & ainfi, non-feulement il envoye peu d'efprits aux fibres qui font la contraction des inteftins, du diaphragme, & des mufcles de la gorge ; mais encore il ferme l'entrée aux vapeurs, qui des tefticules ou de la matrice s'élevoient jufques à lui, & en chaffe celles qui y étoient entrées : On peut ajoûter à cela, que les odeurs mêmes, par la qualité de diffoudre qui leur eft propre, les diffolvent fimplement, & les chaffent & du cerveau, & de la gorge; & ainfi la femme ne reprend pas feulement la connoiffance, mais encore, les mufcles de la gorge s'étant rélâchés, elle eft délivrée du danger de la fuffocation.

Pourquoi
les bonnes Les chofes, au contraire, d'agreable odeur étant appliquées au nez
odeurs nui- augmentent cette affection ; non-pas que la matrice remonte pour ve-
fent. nir à leur rencontre, mais c'eft que pendant que l'ame perçoit par le moyen de l'odorât leur bonne odeur, le cerveau pour laiffer joüir la femme plus long-tems & mieux de ce plaifir, fe dilate ; & ainfi, non-feulement il permet qu'il s'écoule beaucoup d'efprits aux fibres dont

ont vient de parler, & par ce moyen leur contraction augmente ; mais encore il reçoit en soi les vapeurs nuisibles qui s'élevent de la matrice en grande abondance par les pores dilatés de toutes parts, & c'est ce qui fait que pour lors tous les symptômes hysteriques, comme la suffocation, le délire, l'assoupissement, quelquefois les convulsions épileptiques, &c. s'augmentent. Quant au soulagement que les malades reçoivent si l'on frotte interieurement de ces choses de bonne odeur leurs parties naturelles, cela vient de ce que ces odeurs attenuent les humeurs grossiéres & malignes qui sont aux environs de la matrice, qu'elles dilatent les pores, & qu'elles dissipent puissamment.

Trincavel, Eustachius Rudius, Hercules Saxonia, & Mercurial donnent d'autres raisons de cela bien differentes. Dan. Sennert les rapporte toutes, mais il les rejette à même-tems, & les refute tres-judicieusement *au liv. 4. de sa pract. part. 2. Sect. 1. chap. 4.* Lui-même ne pouvant pas se tirer assés-bien de cette difficulté, & voyant que la matrice ne peut pas percevoir les odeurs, ni en être affectée entant qu'odeurs, a recours à une qualité occulte qu'il dit faire impression à la matrice, être imperceptible à nos sens, & si fort jointe & attachée aux odeurs, qu'elle ne peut en être séparée. Mais il n'est pas nécessaire ici de recourir à aucune qualité occulte, puisque la chose peut être facilement expliquée par des qualités & des raisons manifestes, comme il paroît par l'explication que nous venons de donner.

Que dans les femmes enceintes la matrice s'étende & se meuve vers tous les côtés, & aussi que dans sa chûte elle sorte déhors, cela ne prouve point en elle un mouvement spontanée ; par la raison que les femmes pendant la grossesse elle ne s'eleve pas seulement & simplement vers les parties d'en haut, mais qu'elle croit généralement en toutes ses parties, en tous sens, & vers tous les côtés ; car le domicile du fœtus s'agrandit à mesure qu'il croît lui-même, & plus il devient grand, plus à proportion la matrice devient grande, épaisse & charneuse ; en sorte qu'au tems de l'enfantement ou environ, elle est de l'épaisseur d'un pouce, & souvent d'environ deux doigts ; & cette épaisseur ne lui vient pas par une simple affluence d'humeurs, dont le ramas se fait dans ses pores ; mais par un accroissement de veritable & solide chair, ainsi qu'on l'a déja dit un peu ci-devant. Or il y a grande difference entre cét accroissement de la matrice & son mouvement spontanée, parce que celui-là ne se fait que par un long-tems ; & celui-ci devroit & pourroit se faire dans le moment, & ensuite cesser de même ; dans celui-là la substance de la matrice s'augmente & s'épaissit ; dans celui-ci elle devroit s'étendre, & s'attenuër.

Le mouvement de la matrice dãs les femmes grosses.

R r iij

Le mouve-
ment de la
dans sa chû-
te.

Dans la chûte de la matrice, son mouvement n'est pas spontanée, mais symptomatique ; car pour lors ses ligamens s'étant relâchés, & sa substance étant affectée d'une intemperie chaude & froide, elle tombe de son propre poids, ainsi que tous les corps graves : en la même maniére qu'un homme qui tombe d'une haute tour, ne se meut pas vers le bas volontairement, & de son gré, mais il y est forcé par son propre poids. A la verité, si voulant aller vers le bas il y descendoit par des degrés, on diroit alors & avec justice, qu'il se mouvroit. Il en est de même de la matrice, qui ne se meut pas en tombant, mais qui est muë par sa gravité. On voit évidemment par toutes ces raisons, que la matrice ne se meut, ni vers le haut, ni vers le bas, ni qu'elle n'est point errante dans le bas ventre par un mouvement vagabond : mais que quelquefois en se relâchant elle tombe symptomatiquement, & par hazard ou vers les côtés, ou vers les parties d'en bas.

Si le fœtus
peut être
poussé hors de
la matrice
la mere étät
morte.

Mais il se forme une nouvelle difficulté contre nôtre conclusion ; sçavoir : S'il est vrai que la matrice ne se meuve pas de son propre mouvement ; d'où vient que le fœtus qui est contenu dans la matrice est quelquefois poussé déhors, après la mort de la mere ? Car au rapport de Bartholin le Sphinx Theologico-philosophique raconte qu'un petit enfant sortit sain, entier & en faisant un cri du ventre de sa mere, quoique morte. Telle fut la naissance de Scipion, & celle de Manlius, au rapport des Historiens, Eberus & Jo. Matthæus donnent deux exemples de fœtus nez après la mort de leur mere. Tels aussi furent le cas rapporté par Rolfincius, qu'il a tiré des discours memorables de Wolfang Silberus, & les trois autres remarqués par Philipe Salmuth *Cent.* 3. *Observ.* 36. Bartholin écrit qu'il arriva quelque chose de semblable à Copenhague ; C'est *en son histoire Anatom. Cent.* 1. *hist.* 1. *& Cent.* 2. *hist.* 99. & il me souvient qu'autrefois on me raconta à Montfort un cas à peu prés pareil. Harvée *en son Exerc. sur l'enfantem.* en rapporte un semblable. *Une femme*, dit-il, (*je raconte un fait connu*,) *étant morte à l'entrée de la nuit, fut laissée seule dans sa chambre, & le lendemain on trouva entre ses cuisses un enfant qui s'étoit fait passage par son propre éfort.* Mais il faut répondre à cette difficulté : Qu'il arrive souvent que le fœtus survit dans la matrice à sa mere ; (car il est constant par plusieurs exemples, que plus d'une fois on a tiré par l'incision de l'abdomen des meres déja expirées des fœtus encore vivants ;) Ainsi, si l'enfant est vivant & vigoureux, & l'orifice de la matrice ouvert, & si les parties naturelles se trouvent glissantes & relâchées, ou par les travaux des accouchemens précédens, ou par l'écoulement d'un amas de serosités impures, il se peut faire que la mere étant seulement morte dépuis peu, le fœtus qui a toutes ces dispositions, sorte au déhors par son propre éfort, sans être aidé d'aucun mouvement de la matrice qui est déja morte. Mais ce cas est tres-rare ; & il arrive bien plus souvent que les femmes aprés de longs & de grands travaux soufferts dans l'enfantement, tombent enfin en sincope profonde, en sorte qu'on les croit mortes, (ce qui arrive aussi souvent aux femmes travaillées de passion hysterique, ainsi qu'il est constant par les observations de divers Medecins,) même quelquefois on les a ensevelies comme mortes, quoique neanmoins on les ait vû ensuite revenir. J. Matthæus Medecin du Marquis de Baden *en ses quest. Med.4.* rapporte sur ce sujet un exemple memorable. *Il arriva, dit-il , à Madrid en Espagne un exemple digne de pitié ; Une Dame de qualité de la famille de Dom Francisco Lasso , aprés avoir demeuré trois jours à l'agonie , fut estimée morte par ses parents, qui la firent porter dans un lieu souterrain , destiné à la sepulture de ceux de leur famille. Quelques-mois ensuite la porte de ce sepulchre aiant été ouverte pour y en ensevelir un autre , on trouva son corps encore dans le même endroit, mais aiant en son bras droit un enfant mort.* Ce qui fait voir que lorsqu'on l'enterra elle n'étoit pas encore morte, & qu'elle enfanta dépuis cét enfant infortuné. En pareil cas, je dis qu'il peut facilement arriver que la femme qu'on a crû être morte le jour de devant, enfante encore le jour d'aprés (Car dans l'extrême nécessité, la nature fait quelquefois des choses étonnantes,) & rend l'ame au même moment qu'elle met son enfant déhors ; & pour lors les assistans qui sont trompés par cette apparence de mort, croyent que la mere a fait son enfant aprés avoir expiré, laquelle neanmoins n'étoit pas encore morte lors qu'elle enfantoit. En sorte qu'on ne peut point absolument conclure de là que la matrice se meuve d'un mouvement spontanée, ou qui lui soit propre. Si maintenant quelqu'un demeurant opiniâtrement dans la pensée que la matrice vit encore aprés que la femme est morte, & qu'elle se meut d'un mouvement spontanée, c'est à dire, de sa propre force ; il tombera avec Platon dans un absurdité extrême, & il conclura que la matrice est un animal de soi, qui n'a pas une vie commune avec le reste du corps de la femme ; & il s'ensuivra de là ou qu'un animal est composé de deux animaux, ou que l'un est une partie integrante de l'autre.

EXPLICATION DE LA TABLE V.

Cette Table repréfente la conftitution de la Matrice, & des parties naturelles des femmes, & auffi de celles qui font dans leur voifinage, tant dans les femmes enceintes que dans les vuides.

FIGURE I.

La Matrice contenant un fœtus de prés de deux mois.

A. **L** *A Matrice.*
B. 　　*La Veine la plus grande entre celles qui parcourent la fur-face de la matrice.*
C C. *Les Tefticules pendans.*
DDDD. *La membrane fur laquelle font appuyés les rejettons des vaiffeaux.*
E. *La Nymphe.*
F F. *Les Poils de la vulve.*
G G. *Les Cornes de la matrice, fur la furface de laquelle on voit des venules, fuivant la defcription qu'Aquopendens en a donné. Nous n'eftimons pas neanmoins que ce foit de veritables cornes.*
H. *Le conduit de l'urine.*
J J. *La Vulve.*
K K. *Les Aîles.*

FIGURE II.

L'entrée de la Matrice divisée felon fa longueur.

A. *L'Orifice de la matrice.*

B. *Le Col de la matrice.*
C. *L'Orifice de la veffie.*
D. *Le col ou vagina divisé.*

FIGURE III.

La fubftance de la Matrice d'une femme groffe divisée, afin que le placenta paroiffe.

A A A A. *Les quatre parties triangulaires de la matrice refléchies en dehors.*
B B B. *Le placenta en fa furface convexe & inégale.*
C. *La fubftance membraneufe du placenta, qui eft plus épaiffe que les autres membranes, & qui eft unie & attachée à la matrice, ici déchirée, afin que le chorion paroiffe.*
a. *Le Chorion.*
D. *Le col de la matrice divisé.*

FIGURE IV.

Les parties Génitales dans les femmes vuides.

A. *La glande vénale droite.*
B. *La glande vénale gauche.*
C C. *Le Rein de chacun des côtés.*

D D, *Les*

TAB. V.   Tom. I.   Pag. 320.

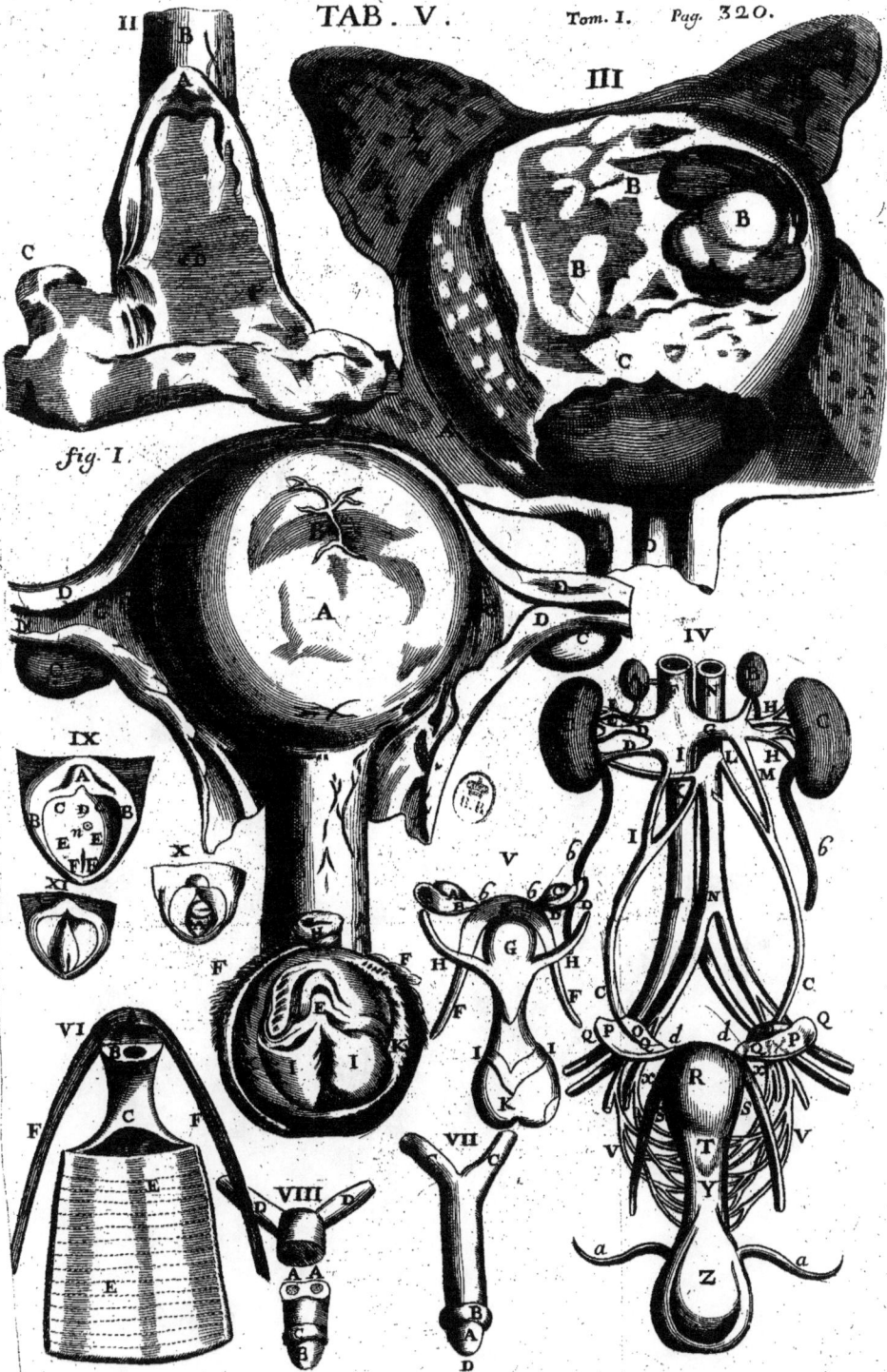

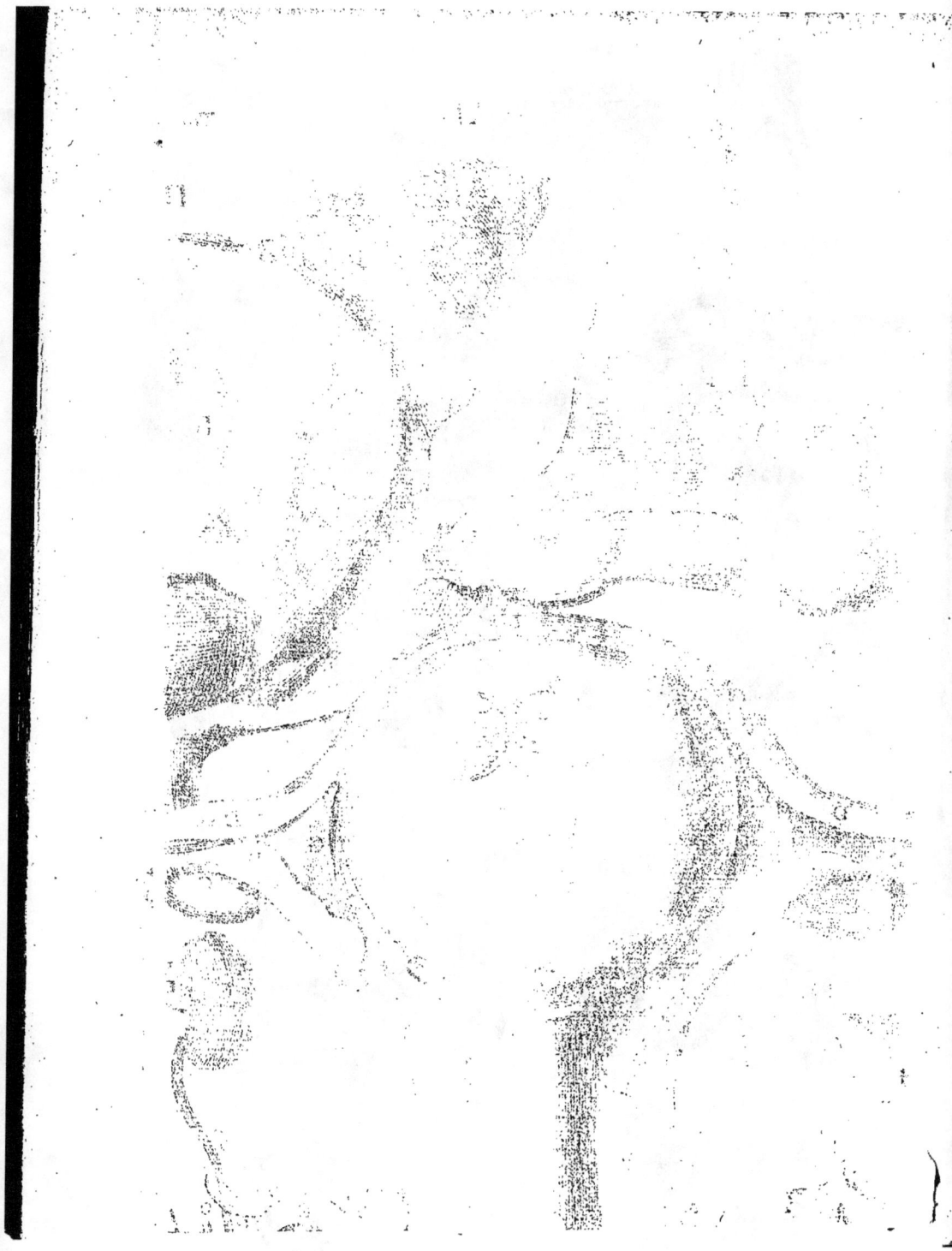

D D. *Les veines émulgentes droites.*

E E. *Les artères émulgentes droites.*

F F. *Le tronc de la veine cave divisé en deux rameaux iliaques ; le droit & le gauche.*

G. *La veine émulgente gauche.*

H H. *Les artères émulgentes gauches*

J J. *La veine spermatique droite.*

K. *L'artère spermatique droite.*

L. *L'artère spermatique gauche.*

M. *La veine spermatique gauche.*

N N. *Le tronc de la grande artère divisé en deux rameaux ; le droit & le gauche.*

O O. *Les testicules des femmes.*

P P. *Portion du ligament large.*

Q Q Q Q. *Les tubes de la matrice en l'un & l'autre côté.*

R. *Le fond de la matrice.*

S S. *Les ligamens ronds de la matrice coupés en leur partie d'en bas.*

T. *Le col de la matrice.*

V. *La veine hypogastrique dans le côté droit.*

V. *L'Artère hypogastrique dans le côté gauche.*

X. *L'Artère hypogastrique dans le côté droit.*

X. *La Veine hypogastrique dans le côté gauche répanduë par la matrice.*

Y. *Le Vagina de la matrice.*

Z. *La vessie de l'urine abaissée sur la Vulve.*

a a. *Portion des Uretères coupée aux environs de la vessie.*

b b. *Portion des uretères coupée aux environ des reins.*

c c. *Les Vaisseaux préparans dilatés aux environs des testicules.*

c d. *Le conduit des testicules, ou le vaisseaux déferent.*

FIGURE V.

A. *Le Testicule droit.*

B B. *La Tube droite abbaissée.*

C. *Le testicule gauche.*

D D. *La tube gauche de la matrice.*

E. *Le fond de la matrice.*

F F. *Les ligamens ronds de la matrice.*

G. *La Vessie de l'urine, située sur le Vagina de la matrice.*

H H. *Portion des uretères.*

J J. *Les deux jambes musculeuses du Clitoris.*

K. *Le corps même du clitoris.*

FIGURE VI.

A A. *Le fond de la matrice coupé en travers.*

B B. *La cavité du fond.*

C. *Le col de la matrice.*

D. *Petit orifice dans le col de la matrice d'une femme qui a porté enfant.*

E E. *La surface ridée du vagina de la matrice coupé.*

F F. *Les ligamens ronds de la matrice coupés par dessous.*

FIGURE VII.

Le Penis de la femme.

A. *Le Gland du penis.*

B. *Le Prepuce.*

C C. *Ses deux jambes.*

D. *La fente dont le trou n'a pas un passage manifeste.*

FIGURE VIII.

A. *Les deux corps nerveux ou spongieux du penis , coupé en travers.*
B. *Le gland du penis.*
C. *Le prépuce.*
D. *Ses deux jambes.*

FIGURE IX.

A. *La tête du penis qui paroît élevée par deſſous la peau.*
BB. *Les levres exterieures de la vulve écartées.*
CC. *Les aîles ou nymphes pareillement écartées.*
D. *Caruncule située au tour du conduit de l'urine.* (a)

E E. *Les deux productions charneuſes myrtiformes.*
F F. *Les expanſions membraneuſes qui contiennent la fente.*

FIGURE X.

A. *La membrane étenduë tranſverſalement dans la vulve , que l'on prend pour l'hymen.*

FIGURE XI.

Qui repréſente la vulve d'une enfant , dans laquelle les parties ſont deſignées par les mêmes caracteres qu'à la figure IX.

Voyez la Table V. & V I.

CHAPITRE XXVI.

Des parties de la Matrice.

IL y dans la matrice quatre choſes à conſiderer : *ſon fonds , ſon col , le vagina , & le ſinus de la pudeur , ou la vulve.*

Le fond. 　Le Fond , eſt la partie de la matrice la plus haute qu'on appelle proprement MATRICE , OU UTERUS. Cette partie a ſa face exterieure polie , égale , & enduite d'un humeur tant ſoit peu graſſe. Dans les femmes elle n'a aucune éminence ou cornes qui la contourne , ou ſépare , ni elle n'eſt pas diviſée par des cellules comme elle eſt dans la plûpart des animaux qui ſont leurs petits vivans. Elle eſt plus dure & plus compacte dans les femmes qui ne ſont pas enceintes que dans celle qui le ſont , & elle eſt de la groſſeur d'un œuf de pigeon , ou un peu plus. Cette groſſeur neanmoins , ainſi qu'on l'a dit *au chap. précédent* , eſt quelque-peu changée , ou par l'uſage de venus , ou par la conception , ou par l'âge.

Sa cavité. 　Elle n'a qu'une ſeule cavité , qui eſt tres-petite , & qui n'eſt pas exactement ronde , mais un peu étenduë vers les côtés en forme de cornes , capable à peine dans les femmes mortes de contenir un fêve de Turquie ; mais il eſt hors de doûte que dans l'action , ſur-tout ſi pour lors la femme est échauffée par beaucoup de passion, elle a un peu plus de largeur. Elle a des rides qui rendent sa face interieure un peu inégale & rude ; (afin qu'elle retienne mieux la semence,) & dans les femmes non enceintes elle est enduite d'une humeur visqueuse. Elle a une ligne ou suture un peu élevée qui la divise par le milieu en deux parties ; la droite & la gauche. Hipocrate & Galien disent que les mâles sont conçus en celle-là, & les femelles en celle-ci. C'est dans l'espace étroit de cette cavité que l'esprit vivifique de la semence de l'homme répandu dans l'œuf de la femme fait de soi le merveilleux arrangement & la formation de tant de parties ; & c'est ainsi que de cette prison impure naît ce noble animal qui est destiné pour monter bien-tôt dans les Cieux.

Le Col inferieur de la matrice, ou le cervix, (Plusieurs le confondent mal à propos avec le vagina,) est la partie la plus étroite de la matrice, qui contient son orifice interieur ; Cét orifice est oblong & transversal, en la maniere du trou du gland de la verge. Dans les vierges il est étroit, & égal, & dans les femmes qui ont enfanté quelquefois, plus grand, & comme muni de deux levres ou rebords un peu durs en forme de caruncules gonflées. Ces levres ne se trouvent qu'à peine dans les vierges, & souvent point du tout. Après la reception de la semence, cét orifice est si exactement fermé, & comme seellé par une certaine humeur lente, visqueuse, & jaunâtre, qu'au rapport de Galien, on ne sçauroit y introduire même la pointe de la sonde, en sorte qu'il ne s'ouvre point avant l'enfantement, (à moins que cela n'arrive par l'excés de la passion dans un coït fort échauffé ; ce qui est quelquefois cause de superfetation,) mais au tems de l'enfantement il se dilate d'une façon surprenante en la maniere d'une rose qui s'épanouit, pour donner passage à l'enfant ; & alors les rebords ou levres de l'orifice dont on vient de parler, sont (ainsi que je l'ai remarqué dans des femmes mortes en acouchant) de la grosseur d'un doigt & demi, tres-moittes, tres-glissans, rarefiés & fongueux en maniere d'éponge.

Il arrive tres-rarement que dans l'action la verge de l'homme parvienne jusques à cét orifice ; neanmoins Riolan *au liv. 2. de son antopograph. ch. 34.* dit qu'elle y touche quelquefois. *Il se peut faire,* dit-il, *que la verge de l'homme étant trop longue, s'introduise dans cét orifice du col de la matrice, lorsqu'il est ouvert pour donner passage aux purgations menstruales, & que là étant saisie, elle y soit tant-soit-peu retenuë & serrée, comme il arrive aux chiens dans leur accouplement, & qu'on m'a assuré de bonne foi qu'il est arrivé à certaines personnes :* Ainsi, dans le tems que je faisois mes études à Leyden, on disoit qu'un certain époux s'étoit tellement dans l'action embarrassé dans les parties de son épouse qu'il n'en pouvoit retirer sa verge : à quoi le Medecin qu'on appella, apporta un

Le cervix ou col.

Son orifice.

Si la verge arrive jusques à l'orifice de la matrice.

promt fecours en verfant fur les parties de l'eau froide. A la verité,
il eſt furprenant que cét orifice étroit de la matrice fe puiſſe ſi fort
dilater qu'il ſoit capable de recevoir le gland de la verge, & ainſi
cela paroît abfolument impoſſible à quelques-uns qui prennent pour
fables tout ce qu'on rapporte fur ce ſujet. Mais neanmoins il faut convenir que dans la chaleur de la paſſion toutes les parties naturelles s'é-
chauffent & fe rélâchent exceſſivement, ainſi qu'il eſt évident dans le
vagina, qui eſt ſi étroit aprés que la chaleur d'amour eſt paſſée, qu'il
ne reçoit le membre de l'homme qu'avec une efpece de douleur ; mais,
qui, au contraire, dans la paſſion, où par une plus grande affluence
de fang & d'efprits, il s'éleve, s'échauffe, & s'enfle, devient ſi lâche & ſi mol, qu'il le reçoit tres-facilement ; Il ne paroîtra donc
pas ſurprenant qu'en quelques-unes cét orifice fe ramolliſſe & fe rélâche ſi fort par un excés de paſſion, qu'il puiſſe recevoir le penis,
fur tout ſi le vagina eſt court, & le penis ſi long, qu'il puiſſe atteindre & entrer dans cette fente fybilline. Et on ne doit pas être plus
ſurpris de cela que de ce que ce même orifice, au tems de l'accouchement, fe rélâche de foi-même ſi exceſſivement, que le fœtus
peut bien pour lors paſſer au travers, ou la main du Chirurgien
avec une partie de fon bras y être introduite fans peine s'il eſt
néceſſaire de tirer l'enfant de la matrice par art ou par des inſtrumens.

Le vagina. LE GRAND COL DE LA MATRICE, que quelques-uns appellent l'EN-
TRE'E DE LA MATRICE, & que communément on nomme VAGINA,
parce qu'il reçoit la verge comme un fourreau, eſt continu au fond & au
col de la matrice ; Quelques-uns qui confondent le col ou orifice interieur avec cette partie, l'appellent auſſi *Cervix* ou *col*.

. Or le vagina eſt un canal mol & lâche, qui dans le coït s'applique de toutes parts à la verge, aiant des fibres charneuſes qui s'étendent felon toute ſa longueur, par lefquelles il s'attache aux autres
parties qui lui font contiguës. Il a interieurement des rides orbiculaires (plus en ſa partie d'en haut qu'en celle d'en bas, & plus vers
la vulve que vers la matrice,) inégales, (afin que par le frottement,
le chatoüillement, & par confequent le plaiſir, en foit plus grand)
ſa fubftance eſt membraneuſe & comme nerveuſe, mais un peu fpon-
gieuſe, & fongueuſe, (Cette fubftance, dans la paſſion, fe gonfle
tant-ſoit-peu, afin qu'elle embraſſe la verge plus étroitement,) de la
longueur d'un doigt aſſés long, & de la largeur environ de l'inteſtin
droit : Cette longueur neanmoins, cette largeur & ce rélâchement varient felon l'âge, & felon que la femme eſt plus ou moins touchée, &
échaufée de paſſion, & auſſi felon le plus ou le moins de groſſeur & de
longueur de la verge dans l'homme ; Ce qui a fait dire a Spigelius
*en fon Anat. liv. 8. chap. 12. Il embraſſe & ſerre la verge de toutes parts, (*Il

parle du col de la matrice,) *& se dresse selon toutes ses dimensions : Par ce moyen il va au devant* [de la verge] *lorsqu'elle est courte , il cede à celle qui est longue , il se dilate quand elle est grosse , & se retréssit quand elle est mince ; Car la nature a tellement pourvû à toutes les differences de la verge , qu'il n'est pas nécessaire de chercher avec souci un fourreau qui soit égal à l'épée ; mais par la bonté du Souverain Createur on le trouve par tout.*

Ainsi dans les vierges & dans les femmes qui usent peu du mariage, & qui n'y ont pas trop de penchant ; comme aussi dans celles qui n'ont jamais fait d'enfant , ou qui n'ont pas été travaillées de fleurs blanches, ces rides sont en plus grande quantité & plus pressées que dans celles qui ont enfanté plusieurs-fois , & dans les femmes débauchées qui usent souvent de l'acte vénérien , dans lesquelles elles s'éfacent insensiblement. *Ses rides.*

Ce vagina dans les enfans a une capacité assés considerable, quoique l'orifice soit en elles tres-étroit aussi-bien que dans les adultes , sur-tout en celles qui n'ont pas encore été déflorées, où il demeure ainsi étroit jusques au premier coït que l'himen se rompant il se dilate mediocrement , en sorte neanmoins que dans les femmes qui n'ont l'approche de l'homme que rarement , il reste tel que la verge passe au travers comme par une espece de muscle sphincter assés lâche. *Sa capacité.*

Il a des vaisseaux de tout genre. *Ses artères* sont doubles : les unes, sçavoir, celles qui viennent des hemorroïdales rampent par sa partie inferieure ; les autres qui viennent des hypogastriques , descendent par ses côtés, d'où elles se dispersent par toute sa substance ; & étant arrivées à sa partie superieure elles se joignent le plus souvent aux artères de la matrice. Il envoye de sa partie d'en bas differentes *veines* aux hemorroïdales ; & les autres qui sont en beaucoup plus grand nombre répanduës & enfoncées de toute part dans sa substance , aux hypogastriques , dans lesquelles elles déchargent le sang qu'elles contiennent , lequel de là passe dans les grands vaisseaux , & enfin au cœur. C'est de ces vaisseaux sanguins que se forme ce petit lassis de vaisseaux découvert par Regn. de Graëf , & duquel nous ferons mention incontinent aprés. *Les vaisseaux du vagina.*

Il reçoit des nerfs de ceux qui sortent de l'os sacrum.

Regn. de Graëf dit qu'il y a aussi remarqué de petits vaisseaux lymphatiques , lesquels en montant & se dispersant par toute la substance exterieure de la matrice, se réünissent insensiblement, & s'augmentent en maniére de petit ruisseau, jusques à ce qu'ils soient parvenus au grand reservoir du chyle, dans lequel ils se déchargent. *Ses nerfs.* *Ses vaisseaux lymphatiques.*

Outre ces vaisseaux on remarque encore que ces conduits qui sont adhérens à la substance du conduit de l'urine , viennent aboutir à la partie anterieure du vagina. Nous parlerons de ces conduits un peu plus bas *en ce même chapitre* , dans la defcription du conduit de l'urine.

Le col de la veſſie.   Vers ſon extremité , c'eſt à dire , à ſa première entrée , au deſſus des nymphes , en ſa partie anterieure & ſuperieure s'appuye le col de la veſſie de l'urine , entouré de ſon ſphincter , & aiant en cét endroit-là ſon iſſuë : Sur le derriére il eſt fortement attaché au muſcle qui reſſerre l'inteſtin droit.

Regn. de Graëf *ch. 7. des org. des femm.* a tres-à propos obſervé que le ſphincter de la veſſie ambraſſe par une ſuite ou étenduë d'environ trois doigts de large la partie inferieure du vagina : & cela afin de le ſerrer doucement tout au tour de la verge pendant l'action ; & il croit que cette conſtriction eſt beaucoup aidée par les deux corps qu'il a le premier découverts , & deſquels voici ce qu'il écrit : *La conſtriction dont on a parlé ci-deſſus eſt beaucoup aidée par ces corps , leſquels aprés que l'on a ôté les expanſions charneuſes qui naiſſent du ſphincter , paroiſſent en la partie inferieure du vagina aux deux côtés de la vulve ; car des parties d'en bas ils montent de côté & d'autre à la ſubſtance membraneuſe qui attache le clitoris aux parties voiſinés , & ils ſe terminent & s'évanoüiſſent en elle : En telle ſorte que le corps qui eſt au côté droit , & celui qui eſt au gauche , n'ont aucune communication entr'eux , ainſi qu'on peut voir ſi l'on remplit de vent l'un ou l'autre de ces corps ; car quoique celui du côté droit s'enfle , celui neanmoins du côté gauche ne ſe gonfle pas ; & de même ſi l'on enfle le gauche , le droit n'en eſt point diſtendu , ni le clitoris non plus , ce qui nous fait croire que le clitoris n'a point de communication avec eux. Leur ſubſtance exterieure eſt compoſée d'une membrane tres-déliée ; & l'interieure , laquelle le plus ſouvent , tout ainſi que la ſubſtance interieure du clitoris , tire ſur le noir à raiſon de l'abondance du ſang coagulé , eſt tiſſuë de pluſieurs petits vaiſſeaux , & de pluſieurs fibrilles unis enſemble ; & comme elle a en quelque maniére la forme d'un laſſis replié , nous le nommons Plexus retiforme.*

Le plexus retiforme.   *Selon ma penſée ce plexus eſt placé en cét endroit-là , afin que l'orifice du vagina en ſoit d'autant mieux reſſerré , & le membre viril plus étroitement ambraſſé ; car ne pouvant pas lorſqu'il eſt diſtendu par cette abondance de ſang , ceder par le déhors à cauſe des fibres charneuſes du muſcle ſphincter qui le compriment , il faut néceſſairement qu'il cede en dedans , & qu'il reſſerre & retreſſiſſe l'orifice du vagina. La diſtenſion de ces parties ſera manifeſte à l'œil , ſi l'on enfle tant-ſoit-peu les vaiſſeaux ſanguins qui parcourent le dos du clitoris ; car alors ce plexus & toute la vulve ſe gonflent.*

Or dautant que le canal du vagina eſt tres-étroit dans les vierges , pluſieurs avec Soranus , croyent que la douleur qu'elles reſſentent la premiére-fois qu'elles ont la communication d'homme , vient de l'extenſion de cette partie , & de la rupture des petites arterioles & des venules qui ſont répanduës par ſa ſubſtance , d'où le ſang découle comme d'une victime immolée ; ce que neanmoins d'autres attribuent plûtôt à la rupture de l'himen.

L'ufage du Vagina eft de recevoir la verge de l'homme , de l'am-
braffer , & de fe refferrer doucement tout au tour. C'eft à cette fin
que dans l'excés de la paffion il s'échaufe , & qu'il s'enfle un peu par
l'affluence du fang & des efprits ; ainfi il fe dreffe & fe dilate en quel-
que-façon, afin d'admettre plus commodément la verge ; car hors de
la paffion il s'affaiffe & tombe fur foi-même, à raifon de fon relâchement , & de fa molleffe ; ce qui fait que point d'air étranger ne peut
y entrer ; l'eau même lorfque la femme eft dans le bain , ne fçauroit
pénétrer vers la matrice. Dans le tems du flux menftrual , des fleurs
blanches , ou de l'acouchement , il ne fe dilate pas de fon propre mouvement ; mais fes côtés joints l'un contre l'autre, preffés par le poids
du fœtus ou des humeurs, font contraints de s'éloigner, & d'accorder
paffage à ce qui doit néceffairement fortir.

Qu'il faille que le vagina fe dilate dans l'excés de la paffion en la
manière que nous venons de dire , & que fans cette dilatation il n'admette qu'avec peine le membre viril , cela eft évident dans les femmes , à qui il arrive d'être contraintes par force , & contre leur volonté , de fouffrir l'approche d'un homme ; car elles n'y reffentent aucun
plaifir , & fe plaignent au contraire, d'une grande douleur , laquelle
leur vient de ce que la verge étant introduite par force, les côtés du
vagina joints enfemble font feparés avec violence, & comme déchi-
rés. Mais cela eft encore plus évident dans l'excés de la douleur , &
par les grandes incommodités dont on a obfervé que fe plaignent
quelquefois de nouvelles mariées, lefquelles fans ardeur & fans paffion reçoivent pour la première-fois le membre de l'homme. Telle eft
l'hiftoire déplorable que Plazzonus rapporte : *Il arriva*, dit-il , *il n'y a
pas long tems qu'un jeune homme s'approchant de fon époufe la première nuit , introduifit fon membre avec tant de violence & de précipitation , qu'il perça non-
feulement le vagina , mais encore l'inteftin droit , dont la caufe eft, à ce que je crois,
que la vulve n'étant pas accoûtumée à fe dreffer , étoit fans force , languiffoit à ce
nouveau combat, & ne fçavoit pas prefenter à la verge qui entroit avec tant d'impetuofité , une voye droitte.* Il me fouvient auffi d'avoir connu autrefois
en Hollande une jeune mariée , à laquelle par la violente intromiffion du membre la première nuit , d'où il s'enfuivit une trop fubite
dilatation du vagina , il furvint une fi grande hemorragie , qu'en
moins de trois heures elle perdit la vie avec fa virginité. Il arriva
auffi ici un femblable déplorable accident il y a quelques années à la
fille d'un charpentier ; à laquelle pareillement à la première approche
de fon mari , il furvint une fi grande perte de fang qu'elle expira
avant le jour.

Immediatement au deffous de l'infertion du col de la veffie de l'u-
rine , il y a dans les vierges une membrane qui s'étend tranfverfalement dans ce canal , laquelle eft mince , nerveufe , continuë à la

ſubſtance du col de la matrice, attachée orbiculairement à ſes parois, entretiſſuë de fibres charneuſes, munie de pluſieurs arterioles & venules, & aiant un trou en ſon milieu pour l'écoulement des mois, en ſorte que dans les adultes elle pourroit admettre l'extremité du petit doigt. (Ce trou eſt ſi étroit les trois & quatre premiéres années dé-puis la naiſſance, qu'à peine un tres-petit pois pourroit-il paſſer au travers ; mais dans la ſuite il ſe dilate peu à peu à meſure que l'âge avance.) Les anciens l'ont appellée HYMEN, (d'où vient qu'autre-fois on reconnut un DIEU HYMENE'E, que l'on croyoit préſider aux vier-ges qui ſe marioient :) D'autres l'ont appellé la BARRIE'RE DE LA VIR-GINITE' ; d'autres la CEINTURE DE LA CHASTETE'. Son integrité a toû-jours été priſe pour un témoignage certain de virginité ; par la raiſon que dans le premier embraſſement elle eſt immancablement rom-puë par la verge de l'homme ; d'où il s'enſuit un écoulement de ſang, qu'on nomme FLEUR DE VIRGINITE'. Il en eſt fait mention dans le Texte Sacré *au Deuteron.ch.22.* Cette membrane s'évanoüit aprés qu'une fois elle a été rompuë, & ne ſe r'engendre plus.

Vefal, Cabrolius, & pluſieurs autres ont obſervé, que quelquefois cette membrane n'eſt ni percée, ni mince en la maniére qu'on vient de dire, mais au contraire, qu'elle eſt tant-ſoit-peu épaiſſe, ferme, continuë, & entiérement bouchée ; d'où il s'enſuit de tres-grands in-conveniens ; & d'autres fois qu'elle eſt troüée comme un crible. Moi même en 1666. au mois de Mars, je diſſequai dans nôtre Theatre public le corps d'une jeune fille de vingt-trois ans, en qui je trouvai cette membrane abſolument continuë, ſans être percée en aucun en-droit, & ſi ferme qu'elle auroit pû ſoûtenir les éforts du plus vigou-reux des hommes ſans ſe rompre.

Obſervation

Quand cette membrane eſt ainſi ferme, l'écoulement des mois, & de tout ce qui doit être évacué par cette voye, eſt empêché, ce qui conduit immancablement à la mort ſi l'on ne fait pas interieurement une inciſion à cette membrane. De quoi l'on voit pluſieurs exemples dans Benivenius *de abdit. morb. cauſ. c. 28.* dans Aquapendente, *en ſa Chi-rurg. p.1. chap. 82.* dans Vierus *de præſtig. dæmon. l. 2. c. 38.* dans Hildan. *en la Cent. 3. Obſ.60.* & en quantité d'autres. Pluſieurs ont crû cette membrane dure & non troüée eſt differente de l'himen, & qu'elle eſt ſurvenuë en cét endroit contre l'ordre de nature, quoique nean-moins elle ſoit veritablement l'himen même devenu ainſi ſolide, & l'on ne trouvera jamais là d'autre membrane diſtincte de celle-ci, que l'on puiſſe dire être l'himen.

L'origine de l'Himen.

Ceux qui recherchent l'origine du mot Himen, conviennent tous qu'on la tire ἀπὸ τῦ ὑμενος, *membrane* ; comme ſi elle étoit ainſi appel-lée par excellence, & qu'elle fût la plus conſiderable des membranes. Mais Balthaſar Lydius Theologien de Dordrect dans une de ſes Epî-tres

tres écrite á Beverovicius, tirée des papiers de Servius, apporte une
autre origine de ce mot. Il dit qu'autre-fois dans Athenes il y eut un
jeune homme appellé Hymenée, d'une beauté si parfaite qu'on le prénoit
pour une fille ; qu'aiant retiré des mains des Pirates, des vierges
qu'ils avoient ravies, il les ramena à Athenes, sous la condition qu'il
épouseroit une d'entr'elles de tres-noble famille, qu'il avoit auparavant ardemment aimée, & qu'il n'avoit pû obtenir : ce qui lui
aiant été accordé, leur mariage fut si heureux, qu'il plût aux Athe-
niens de faire entrer dans tous les mariages le nom d'Hymenée ; Et c'est
de là qu'il croit, que cette membrane qui a toûjours coûtume d'être
dans les veritables vierges qui se marient, ou qui doit y être, a pris
son nom.

Plusieurs ont douté de cette membrane, d'autres ont absolument *S'il y a un*
nié qu'on la trouvât jamais, & ont pris pour fables tout ce qu'on a *hymen.*
dit de l'hymen ; d'autres ont crû avec Oribase, Soranus, Fernel, &
Dulaurens, que la virginité n'est ou ne desigene autre chose que l'espace étroit de la vulve, ridé & parsemé de venules, dont la dilatation à la premiére intromission de la verge cause de la douleur, comme la rupture de ces venules l'hemorragie. Mais Vesal & Fallope tres-
habiles Anatomistes l'ont trouvée en toutes les vierges, aussi-bien que
Colombus, Platerus, Piccolhominus, Joubertus, Spigelius, Wierus,
Regn. de Graëf, Svvammerdam, & plusieurs autres personnages illu-
stres, ausquels on doit sans doute ajoûter foy comme à des témoins
oculaires. Nous l'avons aussi nous même démontré à nos Ecoliers en
Medecine, en une fille de vingt-deux ans vierge, morte en Decembre en 1671. en laquelle elle representoit un cercle membraneux appo-
sé orbiculairement à l'entrée dans le vagina de la matrice, & percé en
son milieu d'un trou, large de la pointe du petit doigt, non pas entiérement rond, mais un peu long, sur-tout en sa partie d'en haut.
Svvammerdam écrit *en son Miracul. Nat.* qu'il avoit enlevé du corps d'une
fille vierge un semblable hymen, égal presque à cét anneau plat &
troüé que l'on met dans les lunettes à longue vûë, au dessous du verre, & qui bouche tout ce qui peut rester d'ouverture dans le tuyau.
Il en est de même touchant cette membrane, laquelle ferme le tuyau
du vagina, & le col exterieur de la matrice.

On demande maintenant si cette membrane manquant en une jeune *Si le man-*
fille, on peut toûjours conclure avec justice qu'elle a été déflorée par *que de l'hy-*
une homme ? Riolan remarque tres-à propos que le manque de cette *men est un*
membrane n'est pas toûjours un indice assûré de la perte de la virgi- *indice de la*
nité ; par la raison qu'il est certain qu'il n'y en a pas toûjours en toutes *virginité*
les vierges, ou qu'on ne l'y trouve pas toûjours ; Car quelquefois les *perduë.*
jeunes filles lascives rompent sans y penser cette membrane, lors qu'é-
tant agitée des aiguillons d'amour, elles tâchent de l'appaiser par

l'intromiſſion du doigt, ou de quelqu'autre inſtrument. Outre cela cette membrane eſt ſi mince, & ſi molle en quelques-unes que s'en-tr'ouvrant, ou ſe rompant facilement à la premiére approche du mari; ni elle ne lui fait obſtacle, ni elle ne verſe du ſang. Ajoûtés qu'elle peut être rongée par quelque humeur acre qui paſſe au travers, ou être rompuë par accident, par quelque coup, ou par l'intromiſſion du doigt par la ſage-femme dans la paſſion hyſterique : & qu'enfin elle peut être ſi fort rélâchée & ramollie par l'abondance des mois, ou de quelqu'autre humeur, qu'elle cede facilement le paſſage à la verge lorſqu'elle entre, & que ſe dilatant plûtôt qu'elle ne ſe déchire (Pinæus *liv.* 1. *des marq. de la virgin. ch.* 6. rapporte ſur ce ſujet deux beaux exemples,) elle ne répand point dans le premier congrés ce ſang qu'on appelle la fleur de virginité. D'où il paroît aſſés clairement que la regle que l'on établit, n'eſt pas toûjours certaine & perpetuelle; ſçavoir, *que dans la conſommation du mariage l'épouſe doit verſer du ſang, ou bien elle n'eſt pas vierge;* & auſſi que la circonſtance du linge *enſanglanté* dont il eſt fait mention *au Deuteron. ch.* 22. ne doit pas être entendue abſolument, mais en la maniére ſuivante, c'eſt à dire; ſi l'on fait voir ce linge ainſi enſanglanté, il ne faut alors en aucune maniére douter de la chaſteté de l'épouſe & de ſa virginité, par la raiſon que pour l'ordinaire, & le plus ſouvent, on peut le démontrer; mais ſi on ne pouvoit le démontrer; il ne faudroit pas neanmoins conclure de la comme une choſe certaine qu'elle ne fût pas vierge, mais qu'avant que de juger de ſa virginité, il faut examiner, pourquoi en cette premiére action il ne s'eſt point répandu de ſang? ſi on doit en imputer la cauſe à ce qu'elle ait eu habitude avec un autre homme, ou aux autres cauſes naturelles dont on vient de parler.

Mais avant que de quitter cette matiére il faut rapporter ici les beaux vers de Catulle ſur la fleur de la virginité; (ſçavoir, ſur ce ſang qui a coûtume de couler aux vierges par la rupture de la membrane hymen dans la premiére approche de l'homme.

Ut flos in ſeptis ſecretus naſcitur hortis,
Ignotus pecori, nullo contuſus aratro :
Quem mulcent aura, firmat ſol, educat imber,
Multi illum pueri, multa optavere puella.
Idem cum tenui carptus defloruit ungue,
Nulli illum pueri, nulla optavere puella.
Sic virgo, dum intacta manet, tum chara ſuis : ſed
Cùm caſtum amiſit, polluto corpore, florem,
Nec pueris jucunda manet, nec chara puellis.

Comme la fleur qui eſt née dans un jardin clos; qui n'a jamais reſſenti les at-teintes de la dent d'aucun animal, qui n'a point été foulée par les pieds du labou-

reur, ni froißée par le foc de fa charruë, qui eſt agitée doucement par les zephires, que le ſoleil fortifie par ſa chaleur, & que la roſée & les pluyes font croître, fait les deſirs des jeunes hommes, & les ſouhaits des jeunes filles ; qui la mépriſent au contraire, & la rejettent lorſqu'après avoir été cüeillie, elle commence à ſe faner ; de même tant qu'une jeune fille demeure vierge, elle eſt cherie & aimée de tous les ſiens ; mais du moment qu'elle a perdu la fleur de ſa virginité, elle n'eſt plus, ni cét agreable objet des amours des jeunes hommes, ni les délices de ſes compagnes.

Aux quatre coins de cette membrane font ſituées les quatre CARON- *Les Caron-* CULES MYRTIFORMES, une à chaque coin, & toutes en ſe regardant *cules myrti-* formant un quarré. Elle font ainſi nommées parce qu'elles repre- *formes.* ſentent des bayes de myrthe. Une d'entr'elles, ſçavoir celle qui eſt plus grande que les autres, & qui eſt fenduë en deux, eſt placée au devant du trou du conduit de l'urine, qu'elle bouche aprés que l'urine eſt renduë. La ſeconde eſt ſur le derriére oppoſée à celle-là, & les deux autres font ſur les côtés.

Ces caroncules font dans les unes plus courtes, dans les autres plus longues, plus épaiſſes, ou plus déliées. On dit qu'en leur partie exterieure elles ſe réüniſſent enſemble par des petites membranes ; (Pinœus les appelle conjointement avec les caroncules, VALVÆ) laiſſant un trou au milieu de leur aſſemblage. Quelques-uns ont pris cét aſſemblage pour la membrane hymen.

On dit vulgairement qu'elles font deſtinées pour cauſer le plaiſir & le chatoüillement dans le coït, lorſqu'étant gonflées elles ſerrent la verge.

C'eſt ainſi que preſque tous les Anatomiſtes ont coûtume de décrire ces caroncules, comme ſi on les trouvoit généralement en toutes ; dans les vierges neanmoins on n'en rencontre qu'une ſeule ; mais il eſt certain qu'on les trouve toutes quatre dans celles qui ont été déflorées. Outre cela, ſuivant cette deſcription de la coheſion ou aſſemblage membraneux de ces caroncules on établit une autre ſeconde membrane differente de l'hymen, qu'on dit encore ſervir de barriére à la virginité ; mais je ne croirai point qu'elle y ſoit qu'on ne me l'ait démontrée.

Riolan le plus habile Anatomiſte de ſon tems *en ſon Antropograph. liv. 2. ch. 34.* ſoupçonne, non ſans fondement, que les trois moindres caroncules, (il dit qu'on trouve toûjours la quatriéme qui eſt la plus grande, placée à l'oppoſite de l'orifice de la veſſie, en forme de ſphincter,) ne font pas de veritables caroncules, mais ſeulement des tubercules formés des déchirures de l'hymen, & des corrugations ou rides du vagina, & il ajoûte que dans des femmes acouchées dépuis ſept jours ou un peu davantage, il avoit trouvé ces rides entiérement épanduës pour donner paſſage à l'enfant, que neanmoins s'il y avoit là de veritables caroncules, elles auroient dans la diſtenſion du col de la

matrice confervé leur figure & leur groffeur, ou du moins il en re-
fteroit quelque veftige, mais qu'on ne peut y en voir aucune apparence, finon lorfque la vulve en fe refferrant & fe retreffiffant de nouveau revient à fon premier état. Il ajoûte que fi ces trois petits corps
étoient de veritables caroncules, ils feroient d'un grand empêchement
aux femmes lors qu'elles acouchent, par la raifon que par leur dureté
& par leur inégalité ils s'oppóferoient comme autant d'obftacles à l'enfant au moment qu'il fort. Il établit la verité de fon opinion par l'experience oculaire; difant que dans les diffections qu'il lui eft arrivé
de faire de corps de vierges, il a trouvé, après avoir écarté les
nymphes, une membrane orbiculaire, aiant en fon milieu un trou au
travers duquel un pois auroit pû paffer, & que cette membrane aiant
été déchirée il n'y a vû aucune autre caroncule que la feule qui eft
toûjours oppofée à l'orifice de la veffie, (il foupçonne que cette caroncule n'eft autre chofe que l'extremité du fphincter de la veffie,) &
qu'il n'a trouvé en aucun endroit les autres trois. Or comme ces caroncules dans celles qui ont commerce avec les hommes, ont coûtume de naître de la rupture de l'hymen, & que dans les vierges elles ne
paroiffent pas, il conclud par un argument tres-folide, que ces trois
petites caroncules ne font rien autre que les portions des coins de cette membrane déchirée, ramaffées & réünies en un tas par les réplis & corrugations du vagina. Et ainfi cét homme docte a tres-bien
éclairci tous les doutes qui ont donné jufques à prefent occafion aux
Anatomiftes de difputer fur l'hymen, & fur les caroncules. ▬

La Vulve. L'extremité de la matrice que les Grecs appellent αἰδοίον γυναικαίον,
& les Latins PUDENDUM MULIEBRE, MEMBRUM GENITALE, VULVA,
(comme fi on difoit *valva*, parce qu'elle a deux membranes ou
nymphes qui la ferment en maniére de deux battans de porte,) &
que l'on nomme ordinairement PARTIES HONTEUSES DE LA FEMME,
MEMBRE GENITAL, NATURE, VULVE, ORIFICE EXTERIEUR, & CUNNUS,
de κύειν, *concevoir*, eft fituée à la region anterieure des os du pubis.

Sa grandeur. Dans les vierges elle eft beaucoup plus petite & plus épaiffe que dans
celles qui ont enfanté; & dans celles qui font capables du mariage
elle eft couverte de poils en haut, & fur les côtés, le plus fouvent de la
couleur de leurs propres cheveux, mais plus crêpés, par lefquels la
nature a voulu couvrir les parties que la pudeur demande d'être
voilées.

Spigelius croit qu'il y a de certains fignes exterieurs, par lefquels on
peut juger de la grandeur de la vulve. Voici comment *au liv.* I. *de fon
Anat. ch.* 10. il parle fur ce fujet. *On préfume le plus fouvent de la proportion de la vulve par celle de la bouche: Car celles qui ont la bouche & les
yeux grands ont auffi la vulve grande, & j'ai obfervé par une longue experience
que toutes celles qui font groffes & graffes, qui ont de groffes mammelles, & la*

ventre large, ont aussi la vulve grande. Tout au contraire, celles qui ont les mammelles applaties ou petites, qui ont aussi une petite bouche, le menton pointu, & les levres petites, ont la vulve petite & étroite. Cela est indiqué par la-derniére partie du vers que nous avons décrit ci-dessus au ch. 22.

Il se presente dabord dans la vulve deux levres exterieures, qui *Les levres.* sont plus épaisses & plus élevées vers le pubis où elles se réünissent, & s'avancent plus en avant, & elles y forment le petit *Mont de Venus,* *Le petit* comme étant situées à l'entrée du temple de cette Déesse ; mais en des-*Mont de Ve-*cendant elles se courbent peu à peu & s'attenuent insensiblement, en *nus.* sorte qu'elles finissent vers le perinée en peau ligamenteuse.

Leur substance est particuliére, charneuse, & en quelque maniére *Leur sub-*spongieuse, qui se gonfle dans les chaleurs d'amour, aussi-bien que *stance.* dans l'enfantement où elle devient extrêmement molle. Il m'est arri-*Observation.*vé deux fois de voir dans les femmes de deux de nos Citoyens, qu'aprés la sortie du fœtus, & que les secondines suivoient, ces levres se relâcherent si fort qu'une grande portion de l'arriére-faix qui s'étoit rompu, s'introduisit entre ces levres, & comme la sage-femme ne pût connoître ce qu'elle sentoit d'extraordinaire en cét endroit-là, on appella le Medecin avec le Chirurgien, qui voyant ces levres remplies de cette portion du placenta, dont elles étoient extrêmement enflées, & y remarquant outre cela comme un morceau de chair noire, crurent que la vulve avoit été déchirée dans l'enfantement, & que déja la gangrène y étoit survenuë, ainsi jugeant que le peril étoit tres-grand, on eut aussi recours à moi : mais aiant considéré la vulve, je vis d'abord que cette chair noirâtre étoit une portion de l'arriére-faix rompu, qui s'étoit glissée entre les levres, lesquelles s'étoient interieurement dilatées, & l'aiant fait arracher avec des ténailles, incontinent l'une & l'autre femme furent délivrées de ce prétendu danger de gangrène.

Riolan attribuë à ces levres un leger mouvement de constriction & de dilatation, & il dit que plusieurs l'ont experimenté dans les femmes lascives, éprises & agitées d'un mouvement ou transport excessif de passion. Or il dit que la constriction se fait par le muscle du clitoris qui s'étend sous les levres de la vulve, & la dilatation par l'autre muscle qui est sous le ligament. Lindanus aime mieux que ces deux muscles viennent du sphincter du podex par les aînes, & qu'ils s'étendent tout le long de la face interieure des levres par une insertion large & déliée, par le moyen de laquelle il croit que les levres sont écartées lorsque l'urine doit s'écouler, & resserreés de nouveau aprés qu'elle s'est écoulée.

Auprés de ces levres sont situées deux productions que l'on appelle *Les Nym-*NYMPHES, ou AÎLES, les Grecs les nomment πτερύдля. Elles prennent leur *phes.*origine là où les os du pubis se joignent (où s'unissant à angle aigu elles

T t iij

fòrment un allongement membraneux ridé, qui révêt le clitoris en forme de prépuce) & defcendant environ jufques à la moitié des levres , où elles fe touchent prefque , elles vont enfuite vers le bas finir en angle obtus : Elles font de figure à peu prés triangulaire, par quoi , auffi bien que par leur couleur , elles reprefentent en quelque maniére la crête que le coq a pendante fous fon gofier.

Leur fub-
ftance.
Leur fubftance eft de couleur rouge, en partie charneufe, & en partie membraneufe, molle, fongueufe, révétuë d'une membrane déliée ; inégale en épaiffeur & en grandeur , felon la diverfité de l'âge ; car pour l'ordinaire elles font de la longueur de l'une des phalanges des doigts , & elles font minces & peu larges dans les filles jufques à vingt-cinq ans ; dans celles qui font plus avancées en âge, & qui ufent du mariage , ou qui ont fait des enfans, elles le deviennent davantage, & plus épaiffes ; neanmoins elles ne defcendent jamais plus bas que le milieu des levres. Rarement dans nos Contrées croiffent-elles extraordinairement ; mais parmi les Egyptiens, au rapport de Galien , elles viennent à tel excés de longueur, qu'on eft obligé de les couper à caufe de leur difformité , & de l'empêchement qu'elles apportent.

Leurs vaif-
feaux.
Les Nymphes auffi-bien que les levres, outre les petits nerfs qui leur font communiqués par la fixiéme paire, ont encore plufieurs vaiffeaux confiderables, qui fe difperfent par toute leur fubftance, tant l'interieure que l'exterieure. Car elles reçoivent des arteres du rameau de l'iliaque interieure, que l'on appelle le *honteux*, lequel dans la chaleur de la paffion apporte une grande abondance de fang qui les fait pour lors gonfler, & elles envoient des veines à la *honteufe*, dans laquelle aprés que le tranfport eft fini , elles dépofent le fang qui s'étoit ramaffé. Quelquefois dans les femmes groffes ces veines s'enflent fi fort, qu'elles femblent prefque des varices.

ur ufage
L'ufage des levres & des nymphes eft de fermer l'entrée de la vulve, de la refferrer, & de défendre la matrice contre les injures de l'air exterieur.

Obfervation.
Touchant les levres & les nymphes j'obfervai à Nimegue en 1640. un cas extraordinaire. La femme d'un Matelot , vint à moi avec fa fille âgée de vingt-quatre ans, & aprés avoir par pudeur verfé quantité de larmes, fe plaignit que fa fille qui étoit prefente, étoit incapable de mariage, me demandant fi on pouvoit la guerir de cette incapacité. Elle me dit que la vulve de fa fille au commencement aprés fa naiffance, avoit été bien formée, mais qu'aiant été remife à une nourrice , elle en fut traittée avec fi peu de foin, que par l'acrimonie des urines & des excremens, elle avoit eu plufieurs-fois les feffes, la vulve, & les parties d'alentour miferablement écorchées, & qu'enfin cela avoit caufé la réünion de la vulve, où il n'étoit refté feule-

ment qu'un petit trou par où les urines & les mois pouvoient s'écouler. Regardant donc la partie, je trouvai que les levres & les nymphes s'étoient rejointes si parfaitement qu'il ne sembloit pas y avoir eu auparavant une plus grande ouverture ; aiant introduit une sonde par le trou, je reconnus que cette réünion ou consolidation n'étoit que superficielle, & seulement à la peau, & qu'interieurement il ne s'étoit fait aucune réünion contre nature. Aiant donc fait appeller Henri Chatborn Chirurgien, & lui aiant fait introduire la sonde au dedans, je fis faire sur la sonde même une incision d'une longueur proportionnée, & ainsi elle fut guerie en peu de jours ; en sorte qu'aiant été mariée trois mois aprés, on ne se plaignit point que la vulve fut trop étroite, & elle acoucha l'année suivante d'un enfant assés gros.

Entre les levres unies ensemble paroit la FENTE de la vulve, & lors qu'on écarte de chaque côté les levres & les nymphes, on en voit une plus profonde que les nouveaux appellent la FOSSE, quelques-uns la GRAND'FENTE, pour la differentier de la premiére dont on vient de parler. Elles s'étend par en bas dépuis les os du pubis jusques au réplis des fesses & à l'anus, dont elle est distante presque de la largeur d'un travers de doigt, (J'ai observé que cét espace ou entre-deux que l'on appelle communément *inter-feminium*, & quelques-uns *inter-foraminium*, se déchire quelquefois dans les femmes lors qu'il arrive des acouchemens fâcheux de gros enfans, & ainsi la fente & la partie inferieure du vagina restent entr'ouvertes jusques à l'anus ; ce qui ensuite en quelques-unes ne se guerit que tres-difficilement, & en d'autres jamais) & plus elle se porte en arriére, plus elle augmente en largeur & en profondeur, formant comme une fosse qui a la figure d'un petit bateau ; (d'où vient qu'on l'appelle ordinairement *Fosse Naviculaire*,) & elle se termine au bord de l'orifice du vagina. L'orifice du col de la matrice, ou vagina, ou canal qui reçoit la verge, auprés duquel en sa partie superieure est situé l'orifice de la vessie par lequel l'urine s'écoule, entre dans le milieu de cette fosse. Cét orifice du col de la matrice ou vagina est quelquefois tellement étressi par des especes de crévasses, rides, ou fissures ordinairement appellées *Ragades*, ou par cicatrice lorsqu'il en survient aprés quelque ulcère, que la verge du mari ne peut plus y être introduite : & quelquefois aussi aprés que dans un enfantement difficile & violent il a été extrémement déchiré, il se réprend & se réünit ensuite si parfaitement qu'il n'y reste aucun trou, ou quelquefois seulement un tres-petit. Bauhin décrit *en son Anat. liv.* 1. *ch.* 19 de beaux exemples sur ce sujet. Cabrolius *Obs.23.* a aussi fait mention de l'entiére clôture de cét orifice dans une fille vierge, & de l'ouverture qui en fut faite par le Chirurgien.

On voit dans le milieu de la partie d'en haut un petit corps qui s'avance entre les aîles ; on l'appelle vulgairement CLITORIS, & les Grecs

La fente.

Le Clitoris,

κλειτορὶς , de κλειτορίζειν, ou κλειτοριάζειν , *folatrer , toucher , manier impu-
demment les parties obfcenes.* Avicenne l'appelle ALBATHARA , c'eſt à dire,
verge, & Albukaſis TENTIGO : car il eſt ſemblable à la verge de l'homme en ſa figure , en ſa ſituation , en ſa ſubſtance , par ſon gonflement ou
replétion d'eſprits , & par ſon érection , & il n'en differe qu'en longueur
& groſſeur.

Sa ſubſtance.   Or le clitoris eſt un corps tres-petit , long & rond , compoſé de
deux portions nerveuſes , un peu noires dans l'interieur , & ſpongieuſes ; qui prennent leur naiſſance de chacun des côtés de la tuberoſité
de l'os iſchion , comme de deux jambes qui vont s'unir dans l'endroit où les os du pubis ſe joignent. Riolan appelle ces principes ou
jambes *ligamens blancs.*

Les ligamens ronds de la matrice parviennent par leurs extremités
ou fins juſques à ces jambes-là. J'avois crû juſques à preſent , emporté par l'authorité de Spigelius , mais mal à propos , & ſans fondement , que ces ligamens étoient les vaiſſeaux mêmes qui portent la
ſemence.

Tentigo.   On appelle l'extremité ou gland du clitoris TENTIGO , dont la ſubſtance eſt ſemblable à celle de la verge de l'homme , & qu'une peau
tres-déliée , formée de l'aſſemblage ou jonction des aîles , couvre en
maniere de prépuce. Il a à ſon ſommet un trou , oblong , ſemblable
à celui de la verge de l'homme , au travers duquel neanmoins il n'y a
pas un libre paſſage.

*Les muſcles
du clitoris.*   Le clitoris a , tout ainſi que la verge dans les hommes , quatre muſcles , leſquels ſervent au même uſage ; deux ſuperieurs ronds qui
viennent de l'os de la cuiſſe ; & deux inferieurs larges & charneux
qui viennent du ſphincter du podex. Ils ſe gliſſent vers le derriére des
levres de la vulve , & s'attachent au clitoris. Regn. de Graëf croit
qu'ils ne ſont point tant deſtinés pour l'érection du clitoris que pour
la contraction de l'orifice du vagina de la matrice. Pinæus n'admet que
trois muſcles ſeulement.

*Ses arteres
& ſes veines*   Il reçoit ſes arteres , des arteres honteuſes : Elles apportent dans la
paſſion & lors du coït grande abondance de ſang ſpiritueux , que les
veines honteuſes reportent enſuite aux grandes veines. Outre ces artères Regn. de Graëf a encore obſervé de ſemblables vaiſſeaux , qui
des hemorroïdales viennent au clitoris , auquel ils ſe communiquent
à l'endroit où ſes deux jambes forment en ſe réüniſſant ſon troiſiéme
corps ; dans la ſubſtance duquel ils entrent ſeulement par de tres-petits rameaux , & conjointement avec l'eſprit animal qui affluë par
les nerfs , la font enfler dans la chaleur de la paſſion. Le même de
Graëf remarque que le plus ſouvent les veines du côté droit ſe joignent par anaſtomoſe avec celles du côté gauche , avant qu'elles ſoient
deſcenduës aux côtés du clitoris , & qu'elles ſe portent au plexus
                 retiforme,

retiforme, & aux autres parties de la vulve. Quant aux arteres tant de l'un que de l'autre côté, on n'y remarque que tres-rarement des anastomoses.

Il a outre ces vaisseaux sanguins un petit nerf (les Anatomistes les plus éclairés d'à present ont observé qu'il est de mediocre grandeur, & qu'il se répand par toutes les parties de la vulve,) qui vient de la sixiéme conjugaison. Il lui communique un sentiment tres-vif, & procure dans l'action un chatoüillement tres-agreable ; d'où vient que cette partie dans les femmes est le principal siege du plaisir ; d'où vient aussi que Bauhin l'appelle Fureur d'amour, & Colombus & d'autres Douceur d'amour. C'est neanmoins principalement dans son tentigo, c'est à dire, dans son gland, que se fait ce chatoüillement voluptueux. *Ses nerfs.*

Il est tres-rare, & même à peine à-t'on jamais oüi dire ailleurs, ce que Bartholin a remarqué *en son Hist. Anat. Cent. 3. hist. 59.* sçavoir, qu'en une Courtisane Venitienne le clitoris devint osseux ; qu'à raison de sa dureté elle offençoit & blessoit si fort ses galans dans ses embrassemens, que souvent l'inflammation survenant, ils étoient contraints d'implorer le secours des Chirurgiens. *Clitoris osseux.*

Un peu au dessous du clitoris, immediatement au dessus de l'entrée du col de la matrice, entre les nymphes, on voit la sortie du conduit de l'urine, lequel s'avançant tant-soit-peu, & formant la caroncule superieure dont on a parlé ci-devant, est l'extremité même du sphincter de la vessie, qui, après que l'urine est renduë, resserre & ferme de nouveau l'orifice de la vessie. *L'issuë du trou du conduit de l'urine.*

Le col de la vessie dans les femmes adultes a presque deux travers de doigt de longueur, & il est environné en toute cette longueur du muscle sphincter, dont les fibres sont charneuses. Il est composé interieurement d'une membrane déliée, laquelle est entourée d'une substance membraneuse, presque glanduleuse, blancheâtre, de l'épaisseur presque d'un travers de doigt, aiant plusieurs pores, sur tout aux environs de la sortie de l'orifice du conduit de l'urine, & étant traversée par deux autres conduits assés grands, qui vont se terminer tout auprès de la sortie de ce trou de l'urine, & aussi de la partie anterieure du col de la matrice. Plusieurs croient que c'est par ces conduits que s'évacuent ces humeurs sereuses, pituiteuses, & vitieuses, qui coulent souvent pendant long-tems dans les femmes. Mais Reg. de Graëf Anatomiste tres-exact, attribuant, & non sans fondement, à cette substance épaisse située au tour de l'urèthre, l'usage de prostates, croit qu'il s'y engendre un certain suc seminal un peu visqueux, acre, & salé, qui excite les femmes à l'amour, & qui sortant par les conduits & par les pores dont on vient de parler, rend les parties de la femme humides & glissantes dans le tems de l'action, & leur cause le plaisir *Le col de la vessie.* *Les prostates des femmes.*

Vu

qu'elles reſſentent. Le même de Graëf qui juge que cette matiére viſcide qui dans les hommes coule lorſqu'ils ſont affectés de gonorrhée, ne vient que tres-rarement des teſticules, ou des veſicules ſeminaires; mais plus ſouvent des proſtates, (ainſi qu'on dira dans la ſuite *au ch. 27.*) croit auſſi que la ſemblable matiére qui ſort pareillement aux femmes infectées de gonorrhée, ne vient que de ces ſeules parties-là, leſquelles il nomme auſſi *proſtates.* Et il confirme cette penſée *au liv. des org. des femmes ch. 9.* par l'exemple ſuivant : *Nous reconnûmes,* dit-il, *par la diſſection du corps d'une femme qui avoit été infectée de gonorrhée, que la gonorrhée provient du corps glanduleux, & qu'elle ſe répand par les cavités & enfoncemens qui ſont aux environs des conduits de l'urine, & par le conduit même ; car nous ne trouvâmes que le corps glanduleux ou les proſtates ſeuls mal affectés, la matrice & ſon col n'étant en aucune manière offencés.*

Or cét orifice ou col de la veſſie peut à raiſon de la molleſſe de ſa ſubſtance facilement ſe dilater, en ſorte que des calculs aſſés gros, peuvent être pouſſés au travers par l'abondance de l'urine, ou y tomber d'eux-mêmes par leur poids, ou être tirés commodément de la veſſie ſans faire aucune inciſion en cette ſubſtance ; mais ſeulement en la dilatant par le moyen d'un inſtrument convenable, ainſi que nous l'avons vû quelquefois executé avec ſuccés par des Operateurs.

Sa grandeur. Dans l'ordinaire le clitoris eſt tres-petit, & au commencement de l'âge il eſt preſque tout caché ſous les nymphes dans la partie du milieu la plus graſſe du pubis, c'eſt à dire, au haut de la grand'fente ; dans les jeunes filles adoleſcentes il avance un peu, & lorſqu'il ſe gonfle, il aiguillonne leur luxure.

Riolan remarque que cette partie eſt manifeſte dans les femmes vivantes, lorſque tout eſt en elle excité & gonflé par la chaleur de la paſſion, & par les eſprits, ſur-tout dans les femmes laſcives, ou qui ont exercé l'acte vénérien avec grande delectation ; mais qu'elle ne paroît qu'à peine dans les femmes mortes, à cauſe de ſa petiteſſe, & qu'elle s'affaiſſe les eſprits étant diſſipés. Neanmoins il n'y a pas longtems que je la démontrai publiquement en nôtre theatre Anatomique dans le cadavre d'une jeune fille, morte à l'âge de vingt-quatre ans. Il arrive quelquefois que contre l'ordre commun de la nature elle croit en certaines femmes beaucoup en longueur, à la manière du membre viril, (d'où vient qu'on l'a appellée *Penis,* ou *Verge feminine,* en ſorte que ces ſortes de femmes en abuſent quelquefois en ſe joignant à d'autres de leur ſexe. C'eſt de là qu'on les a appellées *Confricatrices,* & anciennement *Tribades.* Ainſi Platerus a vû en une certaine femme le clitoris égal en groſſeur & en longueur au col d'une oye. Riolan & Schenkius en ont vû un de la longueur du petit doigt. Regn. de Graëf a vû une jeune fille dont le clitoris étoit ſi ſemblable à la verge de l'homme, que la ſage-femme & les autres femmes qui étoient preſentes à ſa naissance, la jugèrent être mâle, & lui firent imposer au Baptême un nom d'homme. Plempius écrit d'une certaine Helene qui par cette partie s'exerçoient avec plusieurs femmes, & corrompoit les vierges. J'ai vû il y a plusieurs années une femme de Montfort mariée à un Sergent, dont le clitoris étoit de la grosseur & de la longueur d'un membre viril mediocre. Cette partie ne commença à lui croître ainsi qu'après qu'elle eut fait son troisième ou quatrième enfant.

C'est cette même partie qui croissant dans les Hermaphrodites ressemble à la verge de l'homme ; ce qui est évident, en ce qu'on ne peut remarquer aucun trou sensible & manifeste dans la fente de son gland, quoiqu'au dehors sur ses côtés il y ait quelque apparence de testicules. Il me souvient d'avoir vû autres-fois en France auprés d'Angers un semblable Hermaphrodite agé de vingt-huit ans, qui avoit de la barbe comme un homme, ne portant neanmoins que des habits de femme, & qui faisoit voir ses parties naturelles pour de l'argent. Dans cet Hermaphrodite, en la partie d'en haut des parties honteuses, le clitoris étoit crû jusques à la longueur du doigt du milieu, & à la grosseur d'un membre viril, ajant son gland, son frein, & son prépuce comme dans l'homme, excepté que la fente du gland n'étoit pas manifestement ouverte. En la partie d'en bas le conduit de l'urine & le vagina de la matrice étoient comme dans les femmes, & chaque lèvre de la vulve contenoit un testicule. On a aussi vû ici à Utrech en 1668, un semblable Hermaphrodite Anglois, agé de vingt-deux ans, auquel celui qui le conduisoit, rapportoit, qu'il étoit né veritablement femelle, que ses parties génitales commencèrent à lui changer entre la cinquième & sixieme année de son âge, & qu'à la onzième le penis lui devint visible. Quand nous le vîmes il étoit de la longueur de la moitié du petit doigt, mais la fente du gland n'étoit pas manifestement trouée. Sa forme étoit assés semblable à la verge de l'homme, l'assemblage des nymphes lui formoient un prépuce, par lequel le gland se couvroit & se découvroit à moitié, comme dans les hommes ; & lorsqu'il lui arrivoit des pensées de luxure, ce penis, selon le rapport de son conducteur, s'étendoit environ à la longueur d'un doigt. Dans chacune des lèvres de la vulve il y avoit un testicule renfermé chacun en un sac, tout ainsi qu'en un scroton. Le conduit de l'urine & le vagina de la matrice, c'est à dire, l'entrée de l'un & de l'autre, étoient en bas au dessous du clitoris dans leur lieu naturel. Il disoit encore qu'il avoit ses purgations chaque mois reglément comme les autres femmes, & que dans les fortes agitations de luxure il jettoit de la semence au dehors ; mais que l'Hermaphrodite ne sçavoit si c'étoit par le penis, ou par le vagina. Ses mammelles n'étoient pas fort grosses ; la poitrine & ses cuisses étoient un peu velues, & sembloient démontrer je ne sçai quoi de viril ; comme aussi

Les Hermaphrodites.

il avoit la voix forte, & les cheveux crêpés à la tête, & en abondance, & la barbe commençoit à poufler aux environs de la bouche fur les levres. Il étoit pour lors en habit de femme, mais l'année enfuite qu'il vint me voir, je remarquai qu'à raifon de la barbe
qui lui étoit cruë, il avoit quitté & pris celui d'homme. D'où l'on
voit affés évidemment que ces fortes d'Hermaphrodites ne participent
pas des deux fexes, mais qu'ils font de veritables femmes, dans
lefquelles les parties génitales font mal conformées ; fçavoir, les tefticules qui font defcendus hors de l'abdomen dans les levres de la
vulve, & le clitoris qui eft crû d'une longueur extraordinaire.

S'il paffe de
la femence
par le clito-
ris.
Il fe prefente ici maintenant un doute confiderable à refoudre ; fçavoir fi les Tribades, & Hermaphrodites qui fe joignent a d'autres femmes, jettent auffi de la femence par leur verge clitorale, & la verfent
dans la matrice ? L'affirmative m'a ci-devant plû de telle façon que
que je l'ai foûtenuë dans la premiére édition de mon Anatomie, jugeant qu'on pouvoit tres-bien la défendre, & par la *raifon*, & par
l'experience. Par la *raifon* ; parceque je croyois qu'il ne devoit pas paroître furprenant que la femence pût paffer par les pores invifibles de
la fente du clitoris, qui dans la paffion ou dans le coït font plus
lâches, puifque dans les hommes, elle paffe des tefticules aux veficules
urinaires par les pores invifibles des vaiffeaux déferens. A quoi il faut
Obfervation ajoûter que ces Tribades ne reffentent pas moins de plaifir dans ce coït
que les hommes dans le leur par l'émiffion de la femence. Par *l'expe-*
perience ; parceque moi-même j'ai connu ci-devant une certaine femme
affés de qualité, qui m'a avoüé que dans fa premiére jeuneffe fe fentant des mouvemens de la chair, elle fe frotoit fouvent le clitoris avec le
doigt, & qu'ainfi elle avoit coûtume de fe provoquer la femence avec
un extrême plaifir : mais que dans la fuite du tems cette mauvaife
coûtume étoit dégénerée en maladie, en forte enfin que s'il arrivoit
que fes parties naturelles fuffent tant-foit-peu frotées, foit par le couf-
fin de fon fiége lorfqu'elle s'affeioit, foit par fes propres habits lorfqu'elle marcheoit, ou par quelle autre maniére que ce fût, dabord fa
femence s'écouloit, & il ne lui étoit pas poffible de la reténir ; ce
qui l'obligeoit de me demander remede à ce mal. Elle difoit en outre qu'elle fentoit certainement que dans des penfées d'amour fon clitoris fe gonfloit tant-foit-peu, & lui demangeoit, & qu'elle croyoit
certainement que la femence provoquée par le frotement de cette
partie (elle defignoit le clitoris,) fortoit par cette petite partie. L'on
peut encore ici joindre l'hiftoire remarquable que Jac. du Val a décrite
tres-exactement *en fon traité des Hermaphrod. dépuis le ch. 62. jufqu'au 81.* par
un long difcours avec toute la procedure du procés, où entre autres
chofes il rapporte *au ch. 64.* qu'une certaine femme veuve N. N. qui
de fon mari défunt avoit eu deux enfans, encore pour lors vivans,

& qui par l'ignorance des Politiques étoit remariée en seconde nopces à un Hermaphrodite, avoüoit que cét Hermaphrodite, (qu'elle avoit crû être homme,) l'avoit approchée quatre fois en une nuit, avec tant de vigueur, & si naturellement, qu'autre-fois avec son défunt mari elle n'avoit jamais ressenti plus de plaisir. Ces raisons & ces histoires m'ont autre fois semblé prouver avec certitude que les Tribades & les Hermaphrodites qui agitent les autres femmes, élancent leur semence par le clitoris comme les hommes par le penis. Mais d'autant qu'en ce siécle l'Anatomie se cultive chaque jour de plus en plus, & que plusieurs personnages tres-éclairés, entre lesquels je veux bien être consideré comme le moindre, s'attachent avec beaucoup d'application & d'exactitude à la perfectionner, il s'en est suivi qu'y aiant fait plus de reflexion, & l'aiant examiné avec plus de soin, j'ai reconnu que les ligamens ronds de la matrice, ne sont pas les voyes par lesquelles la semence peut être portée au clitoris, (ce que j'avois crû mal à propos ci-devant avec Spigelius & Vesling,) & que veritablement il n'y a point dans le clitoris, ni d'urethre, ni quoique ce soit autre de semblable, ni aussi qu'il ne peut passer par sa fente aucune semence ; ainsi je suis contraint d'abandonner mon premier sentiment; & cela d'autant plus que les raisons & les histoires que l'on a rapportées, n'ont pas tant de poids qu'elles puissent le défendre suffisamment. Car quant à cette femme qui attiroit par le frottement du clitoris une matiére seminale, il y a de la vrai-semblance que cette matiére visqueuse étoit passée des prostates, dont on a ci-devant parlé, dans le vagina, (en la même maniére que dans les hommes la semence s'élance au déhors par le frotement du penis,) & que sortant incontinant déhors par son orifice ; elle avoit aussi moüillé le clitoris, ce qui avoit fait croire à cette femme que cette matiére lui étoit sortie par le clitoris. Il faut dire la même chose de ces Tribades qui agitent les autres femmes, & aussi de cét Hermaphrodite dont parle Duval, dont la femme a crû que par son clitoris allongé elle avoit élancé sa semence dans sa matrice, tout ainsi que les hommes ont coûtume de faire par le penis. Mais cette erreur vient de ce que pendant que cét Hermaphrodite frottoit le col de la matrice par son penis clitoral, il sortoit des prostates de cette femme, par la douceur de ce frottement, cette matiére visqueuse, laquelle avec un plaisir extrême passoit dans le col de la matrice ; & étant emportée & déçûë par ce plaisir, elle avoit crû qu'il lui étoit excité par la semence de cét Hermaphrodite élancée dans sa matrice. Tout cela bien examiné il faut établir pour certain qu'il ne sort du tout point de semence dans la femme que par le clitoris.

Ayant ainsi décrit toutes les parties des femmes qui servent à la génération, il semble seulement que pour y mettre la derniére main *Digression.*

il reste a examiner deux choses. La *premiére* ; sçavoir, si les parties génitales des femmes ne sont differentes de celles des hommes que par leur seule situation. La *seconde*, si la femme peut être changée en homme.

A l'égard de la premiére proposition, Galien semble l'inculquer *dans ses liv. de l'usage des parties, & de l'administ. Anatom.* en quoi il a été suivi par plusieurs, tant Grecs qu'Arabes, qui assûrent unanimement que les parties génitales des femmes ne different de celles des hommes que par leur seule situation, & que ce qui dans les femmes à cause de leur temperament qui est plus froid, & de la foiblesse de leur nature, reste caché, a été dans les hommes poussé au déhors par leur chaleur, & par la vigueur de leur nature : car si la matrice étoit poussée au déhors, alors elle pendroit renversée, & sa partie exterieure qui est polie & égale, deviendroit l'interieure ; & l'interieure qui est ridée, deviendroit l'exterieure, & en cét état elle formeroit un scroton ; & les testicules qui dans l'abdomen sont situés sur ses côtés, seroient contenus dans ce scroton interieur, qui seroit distingué par une ligne qui le traverseroit par le milieu exterieurement, en la maniére qu'interieurement elle partage la matrice, à laquelle le clitoris pareillement poussé en avant composeroit un penis, situé en sa partie superieure. Ou bien si le scroton de l'homme étoit retiré vers l'interieur, il auroit alors dans l'interieur de l'abdomen la forme d'une matrice, & les testicules qui auparavant étoient enfermés dans le scroton, seroit alors placés de part & d'autre sur ses côtés, & la verge retirée seroit cachée comme le clitoris.

Mais quoique cette invention d'esprit soit tres-ingenieuse & accompagnée de quelque vrai-semblance, il est neanmoins certain que les parties génitales de l'un & l'autre sexe, quoi qu'elles semblent avoir entr'elles quelque conformité en certaines choses, sont neanmoins tres-differentes en plusieurs autres. Car 1. dans les femmes les artères & les veines spermatiques sont beaucoup plus courtes que dans les hommes. 2. Les femmes n'ont point de corps variqueux ou piramidal, composé d'artères & de veines avant que d'entrer dans les testicules. 3. De plus, elles n'ont point de parastates, ni de vesicules feminales. 4. Les prostates en elles sont formées differemment que dans les hommes. 5. Les hommes n'ont point de tubes. 6. Les testicules de l'un & de l'autre sexe different en grandeur, en figure, en substance, & ils sont beaucoup plus petits, plus humides, & plus mollaces dans les femmes que dans les hommes. 7. La substance des testicules des hommes est composée de petits vaisseaux seminaux, & aussi de quelques sanguins, en petit nombre, entre-tissus les uns dans les autres ; & ceux des femmes de membranes, de vaisseaux, de vesicules, & d'autres corps. 8. Le clitoris differe beaucoup en grosseur

& en longueur de la verge de l'homme, & il n'est pas comme elle percé par une ouverture sensible. 9. Dans le clitoris il n'y a point d'urethre. 10. Le scroton est tres-dissemblable de la substance de la matrice, dautant que la substance de celle-ci est condensée, compacte, & nerveuse, & dans les femmes grosses elle croit jusques à l'épaisseur de deux doigts ; celle du scroton au contraire semble molle, comme une' peau ridée, & elle n'augmente jamais en épaisseur. 11. Dans les brutes dont la matrice est cornuë, il est évident qu'il ne sçauroit s'en former un scroton en la renversant, & leurs femelles n'ont point de clitoris, ni on n'y a encore rien observé qui soit semblable au penis, ni même quand on repousseroit vers l'interieur leur scroton, leur verge ne sçauroit tenir lieu de clitoris, ni en prendre la situation, puisqu'elle est osseuse dans le chien, dans le renard, dans le loup, & dans plusieurs autres ; ainsi, s'il étoit veritable que dans l'homme les parties génitales ne different que par leur seule situation, il le devroit être de même dans les brutes : chacun neanmoins voit évidemment que cela n'est pas, & même ne peut pas être. Par toutes ces raisons il est constant que les parties génitales de l'un & l'autre sexe ne different pas entr'elles seulement par leur situation, mais encore par leur figure, par leur nombre, par leur substance, par leur grandeur, & par leur usage.

Quant à la seconde proposition ; sçavoir si les femmes peuvent être changées en hommes ; l'experience confirmée par l'authorité de plusieurs Historiographes semble en convaincre, & la persuader comme certaine ; car differentes histoires font mention de femmes changées en hommes. Pline *liv.7. ch.* 4. écrit qu'à Cassinum sous le Consulat de Licinius Crassus, & de G. Longinus Crassus une jeune fille fut changée en garçon qui par l'ordonnance des Augures fut réléguée dans une Isle deserte : Il rapporte de plus que Licinius Mutianus avoit laissé par écrit qu'il avoit vû à Argos une jeune fille, à laquelle incontinent aprés qu'on l'eut mariée, il survint de la barbe & des parties viriles ; en sorte qu'aprés cela elle épousa elle-même une femme, & qu'il avoit vû la même chose arriver à un jeune enfant à Smirne. Pline ajoûte qu'il a vû lui-même en Afrique L. Cossicius Citoyen de Trisdirane qui avoit été femelle & épousée, & qui le jour même de ses nopces fut changée en mâle. De même parmi les Nouveaux le Cardinal Volateran témoigne que sous le Pontificat d'Alexandre VI. il avoit vû une vierge, à laquelle le jour de ses nopces il étoit sorti une verge. Pontanus écrit qu'une femme du peuple nommée Caietane, qui avoit été quatorze ans femme, devint homme tout d'un coup ; qu'il arriva la même chose à Emilie, femme d'Antoine Spensa, Citoyen d'Ebule la onziéme année de son mariage. L'autheur de l'Antimeologe, Jac. Duval, Marcellus Donatus, Merula, Amatus Lusitanus, &

Si la femme peut être changée en homme.

plufieurs autres, apportent de femblables exemples, qui tous enfemble confirment l'affirmative.

Mais fi nous confiderons la chofe de plus prés, nous connoîtrons affés évidemment que tous les autheurs qui ont écrit ces hiftoires, ont été trompés par les bruits qui couroient, n'aiant pas eux-mêmes recherché la verité avec affés de prudence ; & je ferai voir d'où eft venuë cette erreur.

1. Nous lifons qu'il eft arrivé quelquefois, quoique rarement, que certains mâles ont eu dés leur naiffance leur verge renfermée dans l'abdomen, (comme nous avons vû que fouvent les tefticules étoient cachés dans les aînes,) ce qui donnoit lieu aux fages-femmes & aux femmes du commun de croire que ces enfans étoient filles, & de les faire baptizer pour telles. Dulaurent *en fon Anatom. liv.* 7. *q.* 8. rapporte aprés Pinæus une femblable erreur ; quoique neanmoins dans la fuite l'enfant étant parvenu à la jeuneffe, la verge qui étoit cachée, fe gonflant dans les mouvemens de la chair, fortit de ce lieu étroit tout d'un coup : Or de tels hommes n'ont pas été en leur commencement femmes, quoiqu'ils aient été jugés tels par les femmes populaires, & par d'autres hommes ignorans, qui les ont crûs être devenus de femmes hommes. Et c'eft ainfi qu'il eft arrivé en tous ceux dont Pline & Volateran ont parlé, dans lefquels au jour de leurs nopces la verge renfermée a été pouffée au déhors par l'excés de la paffion.

2. Dans certaines femmes il arrive que dans la fuite de l'âge qu'elles deviennent adultes, le clitoris, ainfi qu'on a dit ci-deffus, leur croit jufques à la grandeur de la verge de l'homme, en forte qu'elles peuvent s'exercer avec les autres de leur fexe, & pour lors on ne doit pas être furpris que le vulgaire ignorant qui ne recherche pas les autres circonftances de ces cas, & qui ne fait pas reflexion que la vulve demeure entiére, fe perfuade que ces femmes font changées en hommes : Et c'eft ainfi qu'il y a apparence qu'ont été les cas rapportés par Pontanus.

3. Il eft arrivé plus d'une fois fur-tout parmi les gens de qualité, que des meres pouffées par la crainte de quelque danger dont elles croyoient ou fçavoient leur enfans menacés de la part de quelque ennemis, ou de quelque heritier, avoient caché par un fage confeil leur fexe mafculin, & feint qu'ils étoient filles, leur donnant pendant toute leur adolefcence des habits conformes à ce fexe ; mais qu'enfin eux-mêmes fe fentant veritablement hommes avoient rejette ces ornemens de femmes, & avoient pris des habits d'homme, & qu'à cela le peuple s'étoit écrié que des filles avoient été changées en garçons. Ainfi on difoit au tems de Ferdinand premier Roy de Naples, que Charlote & Françoife, deux filles de Loüis Guerna, avoient changé de fexe à l'âge de quinze ans ; j'aimerois mieux dire, *avoient changé d'habit*;

car

car il est hors de doute qu'on les avoit pendant tout ce tems de leur adolescence, vétus d'habits de femme pour cacher leur veritable sexe, & qu'ils avoient été obligés de les quitter, tant parce que la voix leur devenoit grosse & masculine, que parce que la barbe commençoit à leur paroître. Fulgosus neanmoins *liv. 1. ch. 6.* dit que leurs parties viriles sortirent seulement à cét âge là, ce qui a tres-peu de vrai-semblance, puisque, leur seule mere exceptée, il n'y a eu aucun témoin oculaire qui en ait porté témoignage, & si la chose s'est passée ainsi, ce ne peut être que de la manière que nous avons décrite au nombre 1.

4. Il arrive quelquefois que les enfans naissent Hermaphrodites, & dautant que parmi le peuple il semble abominable de participer des deux sexes, les meres ont coûtume de cacher dés le berceau ce défaut, & d'élever ces enfans dans l'habit de fille ; que si par hazard lorsqu'ils sont parvenus à la jeunesse il leur vient de la barbe, (ainsi que j'ai vû arriver aux deux Hermaphrodites dont j'ai parlé ci-dessus,) elles sont contraintes de leur changer cét habit, & ainsi ils sont crus être devénus de filles garçons.

5. Il arrive quelquefois qu'à raison d'un grand changement survenu dans le temperament, la barbe croît au tour de la bouche à certaines femmes, & que la voix leur devient plus grosse. Ce qui donne lieu au commun du peuple de dire pour lors facilement qu'elles ont été changées en hommes.

Ainsi Hipocrate *au liv. 6. Epid.* parle de deux femmes ; Phaëtuse femme de Pithias, & Larrissa femme de Gorrippus, desquelles il dit, qu'à raison de la suppression de leurs mois elles étoient dégénerées en hommes, jusques à en prendre la voix, & à avoir de la barbe.

En sorte qu'il est certain que jamais aucune femme n'a changé de sexe, ni pû le changer ; mais tout ce que les historiens ont écrit là-dessus, n'a été qu'impostures, qu'ils ont débitées de bonne foy, & sans dessein de tromper, l'aiant été eux-mêmes les premiers par les bruits du public qu'ils avoient crûs trop facilement. Et ainsi ne recherchant pas avec assés de soin la verité, ils ont exposé à leurs lecteurs des choses fausses, ausquelles la renommée donnoit quelque apparence de verité.

Pour finir cette matiére on peut ajoûter que si les femmes avoient été quelquefois changées en hommes, ainsi qu'on le dit, les hommes sans doute auroient aussi quelquefois été changés en femmes ; ce qui neanmoins est absolument inoüi (car ce que les Poëtes ont rapporté sur ce sujet n'est que pures fables.) La raison en est que la verge étant cachée au dedans comme dans un trou qui represente la fente de la femme, peut sortir au déhors environ vers le tems de la jeunesse, qu'elle s'enfle par les mouvemens de la chair, & ainsi on a pû croire qu'il s'est fait un changement de femme en homme ; mais quand elle

X x

est une fois sortie , & qu'elle pend au déhors , elle ne peut plus. retourner au dedans par quelle cause que ce soit, ni il ne peut non-plus se former en eux une fente semblable à celle de la femme.

EXPLICATION DE LA TABLE VI.

Cette Table représente les parties Génitales des femmes tirées hors du corps , & placées en leur situation naturelle , exactement décrites par Regn. de Graëf.

A A. Le Tronc de la grande artère.

B B. Le tronc de la veine cave.

C. La veine Emulgente , ou la Renale droite.

D. La veine Emulgente , ou la Renale gauche.

E. L'artère Emulgente , ou la Renale droite.

F. L'artère Emulgente , ou la Renale gauche.

G G. Les Reins.

H H H. Les Uretères coupés.

I. L'artère spermatique droite.

K. L'artère spermatique gauche.

L. La veine spermatique droite.

M. La veine spermatique gauche.

N N. Les artères iliaques.

O O. Les veines iliaques.

P P. Les rameaux interieurs de l'artère iliaque.

Q Q. Les rameaux exterieurs de l'artère iliaque.

R R. Les rameaux interieurs de la veine iliaque.

S S. Les rameaux exterieurs de la veine iliaque.

T T. Les artères hypogastriques qui se portent à la matrice, & au vagina.

V V. Les veines Hypogastriques appellées artères concomitantes.

X X. Les rameaux de l'artère Hypogastrique , tendans à la vessie de l'urine.

Y Y. Les rameaux de la veine Hypogastrique qui vont à la vessie.

Z Z. Portions des artères Umbilicales.

a. Le fond de la matrice couvert de la membrane commune.

b b. Les ligamens ronds de la matrice en tant qu'ils s'attachent à son fond.

c c. Les Tubes de Fallope en leur situation naturelle.

d d. Les déchiquetures des Tubes.

e e. Les trous des Tubes.

f f. Les testicules en leur situation naturelle.

g. Portion de l'intestin droit.

h. Le col de la matrice dépouillé de la tunique commune, afin que les vaisseaux soient plus visibles.

i. La partie anterieure du vagina de la matrice séparé de la vessie de l'urine.

k k. La vessie de l'urine resserrée.

l l. Vaisseaux sanguins qui parcourent la vessie.

m m. Le muscle sphincter qui serre le col de la vessie.

TAB. VI.   Tom. I. Pag. 346.

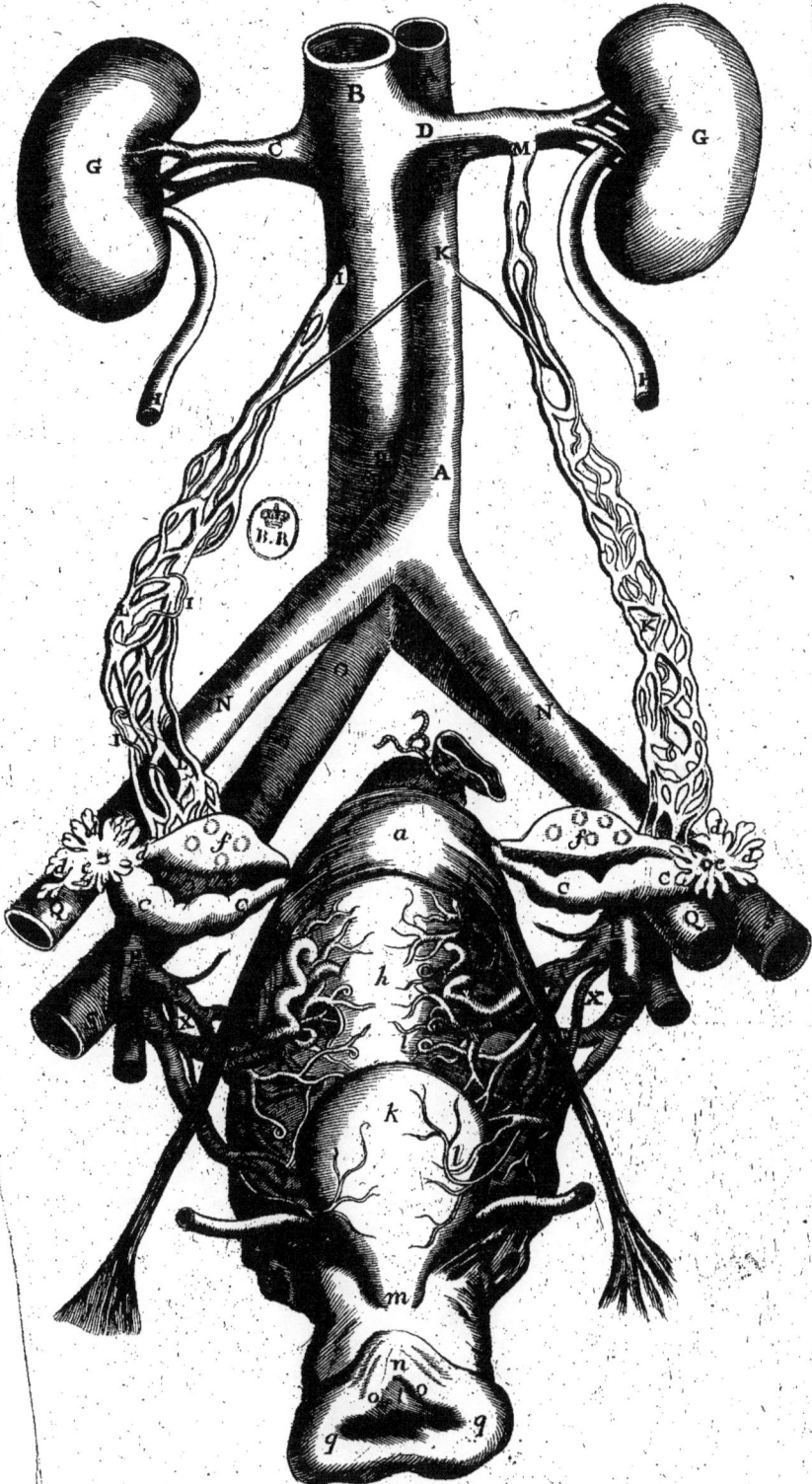

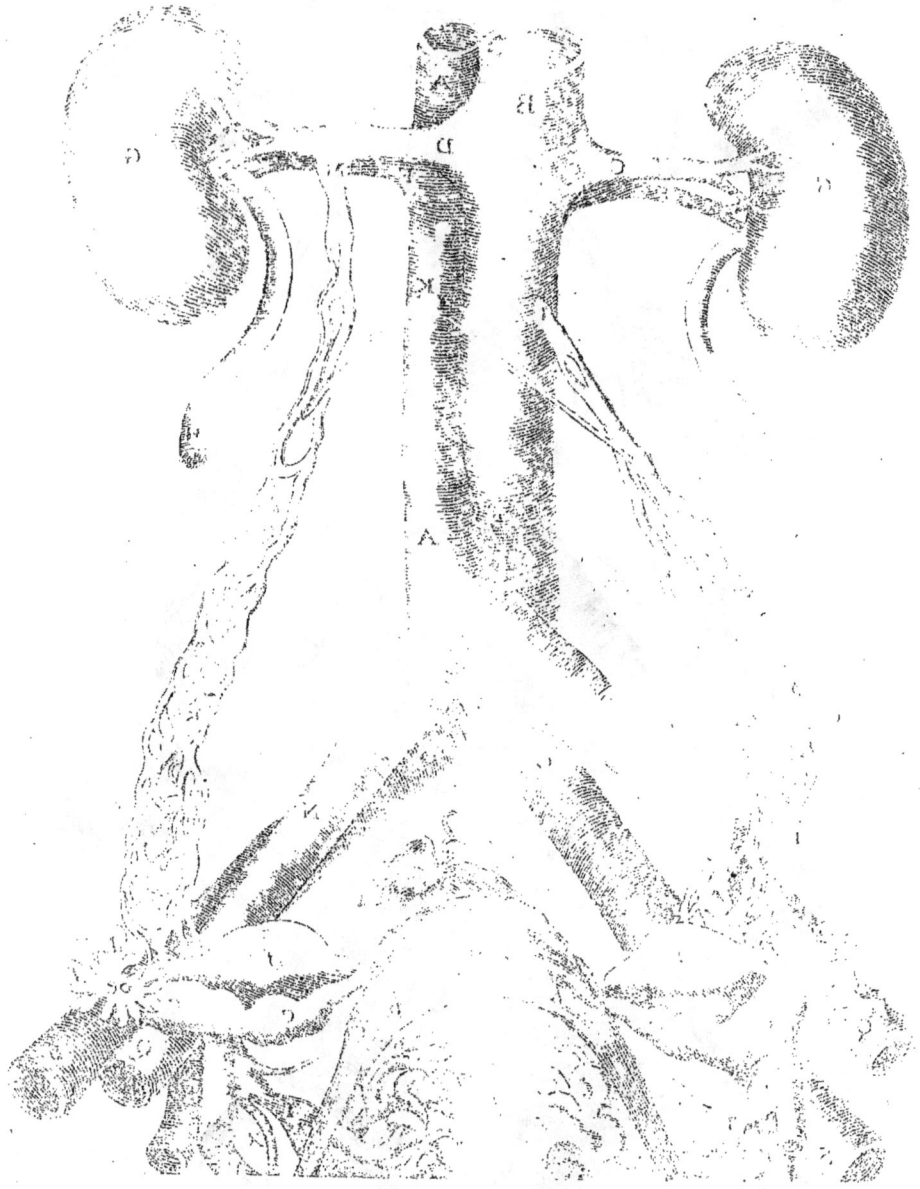

CHAPITRE XXVII.

De l'état des parties Génitales dans les femmes grosses.

QUoique les parties qui dans les femmes servent à la génération, soient de la maniére qu'on vient de les décrire, neanmoins
il est encor nécessaire d'ajoûter ici comment elles sont disposées dans
les femmes enceintes, & en quoi dans celles-ci & dans les vuides elles different.

La matrice dans les femmes vuides est de la grandeur d'une noix ou *L'état de la*
d'un œuf de pigeon un peu gros ; sa substance est charneuse, nerveuse, *matrice dãs les femmes*
solide, dure, aiant une cavité interieure assés petite, & elle garde encore *vuides.*
presque cette même disposition au commencement de la conception,
lorsqu'elle se resserre tout autour de la semence qui a été retenuë.

Le fœtus croissant, la substance de la matrice se rend peu à peu molle, *Dans celles*
& spongieuse, s'augmente insensiblement à mesure, & devient plus *qui ont con-*
charneuse & plus ronde ; ainsi, (suivant ce qu'on a déja dit *au ch.*25.) le *çû.*
domicile du fœtus croît avec lui : En sorte enfin qu'environ vers la
partie du fond la plus élevée, il acquiert l'épaisseur d'un pouce, &
souvent de deux travers de doigts.

Lorsque la femme grosse est arrivée à un peu plus de la moitié de *L'enflûre des*
son terme, ses mammelles commencent à enfler, & si on les presse, *mammelles.*
il en sort du lait, au commencement aqueux, & dans la suite plus
épais. En ce même tems le petit cercle rougeâtre qui est en leur extremité, lequel on appelle Rayon, & qui a le mammelon pour centre, s'étend, & les mammelons eux-mêmes, qui auparavant étoient
resserrés, deviennent mols & plus gonflés ; les levres aussi de la vulve
deviennent plus enflées.

L'orifice de la matrice se resserre interieurement dabord aprés que la *Le resserre-*
conception est faite, & pendant tout le tems de la grossesse il demeure *ment de l'o-*
exactement joint & bouché par une certaine humeur visqueuse, en *rifice de la*
sorte qu'il ne peut rien entrer dans la matrice, ni en sortir ; à *matrice.*
moins peut-être que lorsque s'entr'ouvrant dans un embrassement passionné, & recevant la semence de l'homme, il se fait superfetation, mais
cela arrive tres-rarement. Ce même orifice dans les premiers mois est
dur, & dans les derniers il est mol est pulpeux.

A mesure que la grandeur de la matrice augmente les intestins grêles *La situation des intestins.* se retirent sur ses côtés. Si le fœtus panche plus vers le côté droit, les intestins sont poussés vers le gauche, & tout au contraire s'il incline vers le côté gauche : & c'est-là ce qui fait que les femmes croyent quelquefois qu'elles portent deux enfans. Dans ce même tems aussi l'omentum est repoussé vers le haut : Surquoi Riolan remarque que s'il se ramasse autour du ventricule, les femmes sont pendant tout le tems de leur grossesse sans appetit.

Des testicules. Les testicules qui dans les femmes vuides sont ronds, lâches, & placés vers la partie d'en haut de la matrice, semblent dans les femmes grosses, à cause de l'accroissement de ce viscère, descendre, & répondre premiérement aux côtés de la partie du milieu de la matrice, & ensuite aux côtés de sa partie d'en bas. Outre cela, après le sixiéme mois ils deviennent plus resserrés, plus applatis, & un peu oblongs, & l'on trouve les veines spermatiques beaucoup plus grosses que les artères.

L'état du col de la matrice. Le col de la matrice, qui pour lors se retire vers le haut, est veritablement plus long, mais aussi il est plus étroit.

Le relâchement de l'orifice. Environ deux mois avant l'enfantement, l'orifice interieur de la matrice devient plus relâché, & plus gonflé ; & l'acouchement s'approchant, il se dilate peu à peu, en la manière d'une rose qui s'épanoüit ; comme si la nature préparoit le chemin au fœtus qui doit bientôt sortir, en quoi elle n'est pas peu aidée par le fœtus même au moment de sa sortie, soit par son poids plus lourd pour lors qu'à l'ordinaire, soit par ses regimbemens, & forte agitation.

Changement des levres de la vulve & du vagina. Au dernier mois de la grossesse les levres de la vulve deviennent plus molles & plus enflées, & le col ou vagina de la matrice poussé par le poids & par le corps du fœtus, s'accourcit de telle sorte, que si on y introduit le doigt, on peut facilement toucher l'orifice de la matrice.

Son plus grand relâchement. Les deux ou trois derniéres semaines cét orifice est arrosé & imbu d'une humeur glaireuse & viscide, afin qu'il puisse se relâcher davantage, & ainsi se dilater, s'entr'ouvrir sans violence, & enfin donner un plus libre passage au fœtus à sa sortie.

La grandeur des vaisseaux. Dépuis les testicules jusques aux tubes, au fond de la matrice, & à son col les vaisseaux sont plus gros & plus apparens qu'à l'ordinaire. Cornel. Gemma remarque qu'après plusieurs accouchemens les vaisseaux mêmes de la matrice se distendent & deviennent variqueux. Bartholin a parlé trop hyperboliquement quand il a dit ; que pendant la grossesse ces vaisseaux sont si gonflés de sang, & sur-tout dans les approches de l'enfantement, qu'ils en deviennent de la grosseur de l'émulgente, ou de la moitié de la grosseur de la grande artère, & de la veine cave. A la verité je les ai vûs extrêmement gros, mais jamais jusques à cét excès. Peut-être qu'il a écrit cela sur la vûe des parties de quelque Elephant : cela neanmoins eft confirmé par Regn. de Graëf au liv. de Mulier. Org. c.8. où il parle en ces termes. *Nous avons vû quelquefois dans les femmes groffes ces vaiffeaux fi extraordinairement dilatés., que nous pouvions facilement introduire le doigt dans leur capacité ; lefquels enfuite, le flux des lochies ceffant, fe refferrent de nouveau, & fe retreffiffent fi fort, qu'environ dans l'efpace de feize jours ils retournent avec la matrice prefque à leur ancienne figure ; finon peut-être qu'en celles qui ont fait plufieurs enfans, ils reftent, à caufe de leur extenfion, plus recourbés & plus tortueux.*

Or la caufe qui fait que les vaiffeaux fanguins fe dilatent fi fort dans les femmes groffes., eft, à ce que l'on dit communément, la grande quantité de fang néceffairement requife en cét endroit là pour la nourriture du fœtus. Mais comme l'impulfion du fang par les artères fe fait affés promtement pour la nourriture généralement de toutes les parties, & cela fans qu'aucun des vaiffeaux fe dilate extraordinairement, & que cette impulfion peut auffi fuffire pour la nourriture du fœtus dans la matrice ; il femble qu'il y ait une autre caufe de cét éfet, bien differente de celle-là ; fçavoir, que les veines de la matrice étant dans l'accroiffement & augmentation de la fubftance de ce vifcère comprimées plus qu'à l'ordinaire, & auffi par le poids du fœtus qui devient grand, la circulation ne fe peut faire en elles auffi librement que lorfque les femmes font vuides, & comme il eft porté par les artères beaucoup plus de fang qu'il n'en peut commodément paffer par les veines comprimées, & être affés-tôt reporté au cœur : il arrive de là, qu'à raifon de cette circulation rétardée, le fang qui d'ailleurs eft toûjours pouffé par les artères d'un cours égal, étant là arrêté & ramaffé en plus grande quantité, enfle & diftend peu à peu, & de plus en plus, les vaiffeaux veneux fanguins, (comme il arrive dans les varices) en forte qu'environ vers le tems de l'enfantement ils font extraordinairement amples ; mais l'enfant étant enfin mis déhors, la compreffion ceffe, & la liberté de la circulation revenant en ces parties, les vaiffeaux dans peu de jours fe refferrent par le moyen de leurs fibres, & rétournent ainfi à leur premier état.

Il fe paffe la même chofe dans la matrice, dont la fubftance épaiffe immédiatement après l'enfantement commence, tout ainfi que ces vaiffeaux, à diminuër, & comme à deffecher par l'écoulement des lochies : En forte que dans peu de jours elle retourne à fa première folidité & dureté, & cela dans les unes dans l'efpace de fix ou fept jours, dans les autres de quatorze, & dans d'autres de davantage.

Nous avons apris toutes ces chofes par l'infpection éxacte & reiterée des parties des femmes mortes dans leur groffeffe, ou après l'accouchement.

La caufe de leur groffeur.

Le decroiffement de la matrice.

CHAPITRE XXVIII.

De la Semence.

APrés avoir examiné les parties qui ſervent à la génération, l'ordre demande que nous entreprenions l'hiſtoire du fœtus renfermé dans la matrice ; mais il faut auparavant dire quelque choſe des principes dont le fœtus eſt compoſé. Dans ce Chapitre nous traitterons de la ſemence de l'homme, (ſans nous étendre à aucune autre ſemence, pour éviter la longueur,) & dans le chapitre ſuivant nous parlerons de la conception & de la formation du fœtus.

La SEMENCE eſt appellée tantôt SPERME, tantôt GENITURE : & quoique Ariſtote **1.** *de ort. animal c.* 18. ſemble mettre quelque diſtinction entre la Geniture & le Sperme, comme ſi celle-là étoit la ſemence des animaux qui s'accouplent, & celle-ci de ce qui ne s'accouple pàs, comme les plantes ; & quoique quelques Autheurs aient pris la geniture ſeulement pour cette ſemence, laquelle, abſolument parlant, peut être appellée féconde ; d'autres pour celle qui eſt compoſée de la ſemence de l'homme & de celle de la femme mêlées enſemble, & le ſperme pour toute ſorte de ſemence : Neanmoins, parce que le Philoſophe lui-même confond par tout ailleurs ces noms, ainſi que fait Galien & pluſieurs autres, nous auſſi, nous nous ſervirons indiferemment de ce nom pour une ſeule & même choſe.

Mais comme dans la génération il y a deux ſortes de ſemences, celle du mâle, & celle de la femme, dont aucune ſeule & en particulier ne peut produire quoique ce ſoit, & que jointes enſemble en la maniére qu'elles doivent l'être, elles font une parfaite génération ; je crois qu'il ſera tres-utile, (quoiqu'en la première édition de mon Anatomie j'aye traité en général de toutes les deux enſemble,) de traiter ici premiérement de celle du mâle en particulier, enſuite de celle de la femme, & enfin de ce qui reſulte de leur union.

Or la ſemence de l'homme eſt UNE LIQUEUR E'CUMEUSE ET BLANCHE, UN PEU VISCIDE, EMPREINTE D'UN ESPRIST CAPABLE DE FAIRE GERMER, PREPARE'E DU SANG ARTERIEL, ET DE L'ESPRIT ANIMAL DANS LES TESTICULES ET DANS LES AUTRES VAISSEAUX SEMINAUX, POUR LA GE'NE'RATION D'UN ANIMAL SEMBLABLE.

Il faut rejetter entiérement, comme ne meritant pas d'être refutée, l'opinion de ceux, qui, en ſuivant Ariſtote, enſeignent que la ſemence eſt un excrement de la troiſiéme coction, puiſqu'au contraire elle eſt la ſubſtance la plus noble de tout le corps, & comme l'abregé de tout l'homme, ou du moins telle qu'elle contient en soi cét abregé.

On a suffisamment expliqué ci-dessus *au ch. 22. & 24.* en quelle partie elle s'engendre.

A l'égard de la matiére dont la semence est engendrée, & les parties d'où cette matiére procede, les opinions des Philosophes sont differentes. Avicenne dit que la semence vient du cerveau, du cœur, & du foye. D'autres croyent que de toutes les parties solides du corps elle tombe dans les petites veines, que de là elle remonte dans les plus grandes, qu'elle surnage, en forme de nubecule & de sediment, à toutes les autres humeurs, & qu'enfin elle est attirée par la force des testicules. On peut voir les raisons de ces opinions, & leurs refutations clairement exposées dans Aristote *liv. 1. de la génér. des anim. ch. 8.* 17. & 18. dans Fernel. *liv. 7. de sa Physiolog. ch. 2.* dans Dulaurens *liv. 8. Anat. ch. 4.* & dans Vallesius *liv. 2. de ses Controv. ch. 8.*

Plusieurs des Anciens nous ont aussi laissé par écrit, que la semence se fait d'un certain suc qui tombe du cerveau, & de la moële de l'épine. Ainsi Hipocrate dit *au liv. de la génitur.* que la semence se répand du cerveau dans les lombes, & dans la moële de l'épine ; de celle-ci dans les reins, & de là dans les testicules. Platon aussi *dans son Timée* dit que la semence est un écoulement de la moële de l'épine, & Alcmeon, qu'elle est une petite portion du cerveau.

Les Nouveaux qui ne trouvoient aucune voye manifeste, qui du cerveau, ou de la moële de l'épine, conduise aux testicules, ont entiérement rejetté cette ancienne opinion, & ils ont dit que la semence est faite du sang qui par les vaisseaux déferens est porté aux testicules : laquelle opinion a été receûë & enseignée depuis plusieurs siécles par presque tous les Philosophes, comme tres-veritable & indubitable.

Glisson, Warthon, & Charleton Medecins Anglois se sont opposés dépuis peu à cette opinion. Ils disent que la matiére de la semence est une certaine liqueur chyleuse tres-cruë, portée du mesentère au cerveau, & de ce viscère aux testicules par le moyen des nerfs qui s'inserent, disent-ils, en grande abondance dans eux & dans les Epididimes ; à quoi neanmoins l'experience repugne entiérement, puisque l'état & la disposition des parties démontre évidemment à l'œil qu'il n'y a que tres-peu de nerfs, encore tres-déliés, & presque invisibles, qui y viennent ; ainsi que nous l'avons fait voir ci-dessus *au chap. 22.*

Clement Niloë expose une autre opinion. Il dit *aux ch. 9. & 10. d'un petit traitté qu'il a composé en Flamand, touchant le ferment & la nourriture,* que la semence se fait de la lymphe. Mais comme la lymphe ne va d'aucune partie du corps aux testicules, & que même dans les testicules elle se sépare de la propre matiére seminale, à mesure qu'elle s'y produit,

La matiére de la semence.

L'opinion des Anciens.

1.

2.

3.

L'opinion des Nouveaux.

1.

2.

3.

L'opinion de Niloë.

(ainsi qu'on l'a démontré *dans le chap. 22. précédent,*) & que par le moyen des vaisseaux lymphatiques. qui naissent de l'interieur des testicules, elle remonte dans l'abdomen aux vaisseaux chyliferes, il est évident que la semence, ne se fait pas de la lymphe, mais que la lymphe resulte de la confection de la semence dans les testicules, en la manière que ci-dessus *chap. 13.* & 14. nous avons dit que dans le foye elle resultoit de la confection du ferment bilieux. Outre cela, quand la lymphe remonteroit vers les testicules, ce qui n'est pas, & qu'elle s'y mêleroit avec la matière qui doit être changée en semence, elle ne devroit pas pour lors être considerée comme cette matière même ; mais seulement comme un ferment qui la doit préparer, & disposer à être commodément changée en semence. Niloë semble n'avoir pas observé le mouvement de la lymphe, laquelle se porte des testicules vers le haut, ni suffisamment connu son usage, que nous avons décrit ci-dessus *aux ch. 13.* & 17.

4.
L'opinion de Barbatus. Jerôme Barbatus de Padouë ne s'éloigne pas trop de cette opinion. Il dit *au liv. du sang. & du serum,* que la semence ne s'engendre pas du sang, mais du serum ; & il soutient son opinion, à la verité par plusieurs raisons, mais si froides qu'elles ne meritent pas qu'on les refute.

La veritable opinion. Cependant il semble qu'aucune de ces opinions, tant des Nouveaux que des Anciens, n'a atteint la verité. Car si l'on examine avec attention cette liqueur prolifique, on connoîtra comme tres-certain, qu'en partie le sang fourni par les artères spermatiques, & en partie l'esprit animal apporté par les nerfs, concourent comme matière à la confection de la semence.

Que le sang concourt à la matière de la semence. Que le sang y concoure, & qu'il en constitüe le principal corps, cela est constant par les artères spermatiques considerables qui vont aux testicules, lesquelles sont tres-grandes, & apportent plus de sang qu'il n'en est besoin pour la seule nourriture des testicules. Cela est encore évident par les veines spermatiques qui reportent à la cave le sang qui est resté après la nourriture des testicules, & la confection de la semence. Et enfin l'experience le confirme, puisqu'il arrive tres-souvent que dans un coït immoderé, on verse même avec quelque delectation du sang au lieu de semence, ainsi qu'Aristote le témoigne *au liv. 1. de la générat. des anim. chap.* 19. & qu'il est constant par les observations des Medecins ; (On en peut voir des exemples dans Fernel *au liv. 6. de sa pathol. ch.* 13. dans Hollier en son comm. sur le liv. 4. *aph.*78. dans son Scholiographe *sur le chap.*25.*liv.* 1. *des malad.inter.* dans Philip. Salmuth *Cent.* 1. *Obf.*81.& dans plusieurs autres.) La raison de cela est que le sang qui est apporté en abondance par les artères dans les testicules, n'y fait pas assés de séjour, & que les nerfs ne lui fournissent pas pour lors des esprits, (lesquels sont la principale cause de la fermentation seminale,

&

& qui aussi fait partie de sa matiére) ni assés abondamment, ni assés vigoureux, pour pouvoir être changés en si peu de tems en semence. Ajoûtez que les testicules & les vaisseaux spermatiques s'affoiblissant par ce coït immoderé, & que par l'excessive dissipation d'esprits qui s'y fait, la vertu seminifique en devient trop foible, pour convertir en si peu de tems ce sang ainsi privé de la quantité d'esprits qui lui est necessaire, en semence ; & cette foiblesse paroît encore de ce qu'après ces éforts, il ne s'engendre pendant quelque-tems qu'une semence aqueuse & cruë. Cette experience est aussi soûtenuë & confirmée par la raison, qui nous enseigne que le sang concourt necessairement à la production de la semence, comme faisant la plus grande & la plus considerable partie de sa matiére, dautant que dans nôtre corps tout se vivifie par l'esprit vital, lequel vient du cœur, & reside dans le sang arteriel, (ce qui paroît de ce que s'il arrive que par quelque cause que ce soit le sang ne puisse pas couler dans les parties, elles meurent pour lors en tres-peu de tems ;) ainsi, il est necessaire que cet esprit vivifiant, ou qui contient en soi l'efficace de la vivification, laquelle est sur-tout requise dans la semence, se répande dans cette semence ; & comme cet esprit ne sçauroit y être apporté s'il n'a un sujet d'inhesion qui ne peut être que le sang arteriel, il s'ensuit necessairement que le sang concourt à la production de la matiére de la semence.

Que l'esprit animal apporté par les nerfs, & qui dans les testicules se condense en une liqueur tres-subtile, & qui se mêle avec le sang, concoure aussi necessairement à la production de la matiére de la semence; cela est manifeste, de ce qu'il y a un tres-grand consentement entre le cerveau & les testicules, & de ce que par l'usage excessif de l'acte vénérien, tant le cerveau que les nerfs, & les parties nerveuses sont considerablement blessées, & affoiblies. La raison en est que dans l'émission de tant de semence il se fait une dissipation de la plus grande parties des esprits animaux, d'où resulte dabord la lassitude & l'abbattement des forces ; il s'en suit aussi une certaine tristesse (d'où vient l'ancien proverbe : *Tout animal est triste après le coït, à l'exception du coq*) la vûë se trouble, & il survient un tremblement de membres. Tout cela est un signe que dans l'évacuation de la semence il se fait une tresgrande dissipation d'esprits animaux ; que si la semence ne se faisoit que du seul sang, il ne s'en ensuivroit pas de si grands symptômes après son évacuation ; car une livre de sang répandu ne cause pas tant de foiblesse que l'émission d'une once de semence. On peut ajoûter à cela ce qui arrive dans la Phtysie dorsale qu'Hipocrate décrit *au liv. 2. des maladies*, en ces termes : *La Phtysie dorsale, dit-il, vient de la moële de l'épine, & survient principalement aux nouveaux mariés, & à ceux qui sont trop lascifs. Les malades n'ont point de fiévre, ils mangent bien, & cependant ils*

Que l'esprit animal y concourt.

La Phtysie dorsale.

Y y

amaigriffent. Que fi on les interroge fur ce qu'ils reffentent , ils répondent qu'il leur femble qu'il leur defcend des fourmis dépuis la tête jufqu'à l'épine , & qu'à mefure qu'ils rendent leur urine & leurs excremens, leur femence s'échape en abondance , & tres-liquide , laquelle eft inféconde ; car quelque communication qu'ils aient avec leurs femmes, il ne fe fait point de génération. Il leur arrive des écoulemens prefqu'en toute rencontre, principalement lorfqu'ils marchent par des lieux rapides, ou qu'ils courent. Ils deviennent afthmes & foibles , leur tête s'appefantit , & les oreilles leur tintent. Cette maladie donne évidemment à connoître que du cerveau & de la moële de l'épine , il s'en écoule par les nerfs un certain efprit qui concourt à la confection de la femence ; Car le cerveau étant affoibli par l'action trop fouvent reïterée , il n'envoye dans la moële de l'épine, qu'un efprit crud & fans coction , & c'eft de là que vient l'amaigriffement ou colliquation de tout le corps , & la flaccidité ou rélâchement des nerfs : de là viennent auffi les pollutions , & l'éfufion abondante de femence dans le fommeil , foit à caufe de l'affoibliffement des parties fpermatiques par le coït trop frequent, ce qui les rend incapables de la retenir ; foit parce que cét efprit crud & peu cuit que le cerveau fournit , eft fubfalin , & trop acre , (tout ainfi que dans le coriza il tombe fouvent dans la gorge une pituite que l'on roconnoît par le goût être acre , & falée ,) qui picotant par fon acrimonie & chatoüillant les parties génitales affoiblies, les provoque à l'éfufion de la femence.

Que le fel eft le premier principe de la femence. Or cét efprit animal répandu par le moyen des nerfs , du cerveau, où il eft engendré , dans les tefticules , s'y condenfe en liqueur tres-fubtile , laquelle dans ce tiffu de petits vaiffeaux dont leur principale fubftance eft composée, (ainfi que nous l'avons enfeigné ci-deffus au ch. 22.) fe mêle au fang fpiritueux , & en le fermentant légérement par fon acrimonie , & auffi en féparant par le moyen des tres-petites glandes prefque invifibles qui font entre ces petits vaiffeaux , la liqueur lymphatique deftinée pour être portée en haut dans l'interieur de l'abdomen par les petits vaiffeaux lymphatiques qui prennent naiffance de la fubftance des tefticules , il en diffoût d'une manière fpecifique les particules fubfalines , les féparant du fuperflu de la liqueur fulphureufe dont il furabonde , & conjointement avec ces parties falines , & quelque-peu de ces fulphureufes dans le long & tortueux chemin qu'il fait par les petits vaiffeaux , il fe cuit par la vertu fpecifique des tefticules , en femence ; laquelle enfuite des paraftates s'écoule par les vaiffeaux déferens dans les veficules feminaires, où elle s'épaiffit en liqueur écumeufe , qui y eft gardée jufques au tems de l'excretion. Et dautant que cette liqueur falfugineufe fait la plus confiderable partie de la femence , & que c'eft d'elle principalement que vient fa fécondité & fa vertu balzamique , les Anciens ont dit que *Venus eft née de la mer* , & ont appellé la concupifcence *Salacité*.

Or que les particules les plus salines du sang en étant séparées par une fermentation ou effervescence, concourent nécessairement & en grande abondance pour la confection de la matière de la semence, & qu'elles surpassent de beaucoup les particules sulphureuses ; cela est évident & démontré par plusieurs raisons.

1. Que dans les corps gros & gras dans lesquels des humeurs grasses & sulphureuses prédominent, il s'engendre peu de semence ; d'où vient qu'ils ont peu de penchant à l'amour.

2. Que dans les corps secs, dans lesquels les humeurs salines prédominent, il s'y en engendre beaucoup, d'où il s'ensuit qu'ils sont très-vigoureux pour l'acte vénérien.

3. Que la semence exhale une certaine odeur subacide, qui vient nécessairement d'un sel en fusion.

4. Que lorsque la semence est abondante, elle cause le chatouillement ou démangeaison qui provoque à l'amour.

5. Que la fécondité de la plûpart des choses vient d'un sel mis en en fusion, & en dissolution par la chaleur ; ainsi on ne doit pas s'étonner que la fécondité de la semence humaine en dépende aussi principalement. L'évidence de la première proposition paroit de plusieurs choses. Les cendres du feu domestique, sur-tout celles du bois de chêne, jettées & étendues sur les prés, les rend beaucoup plus fertiles que ne fait le fumier de bœuf (ce fumier communique à la vérité une très-prompte fertilité, mais elle dure peu,) & leur donne une fertilité de plus longue durée ; dont la raison est que ces cendres contiennent beaucoup de sel, lequel étant fondu par les pluyes, & atténué par la chaleur du soleil, rend ainsi les plantes fertiles. Que si on les fume avec des excremens humains, ou avec de la fiente de pigeons, ou de poules, ils deviendront dix fois plus féconds qu'avec autant ou deux & trois-fois plus de fumier de bœuf ou de cheval, par la raison que ces premiers contiennent dix fois plus de sel balzamique. L'eau de la pluye qui est imprégnée de beaucoup de sel volatil, atténué par le soleil, & élevé de la terre conjointement avec les vapeurs, fait croître les herbes & les plantes plus heureusement & plus promptement que si on les arrose de quelqu'autre eau. Ainsi Aristote écrit *au liv. 8. de l'hist. des animaux chap. 19.* que les roseaux qui croissent dans les lacs & les fossés, n'augmentent presque point quand il ne pleut pas. Les poissons de-même se maintiennent mieux dans les reservoirs lorsqu'il pleut. La rosée qui est empreinte d'un sel volatil & balzamique, produit sur les arbres differentes espèces d'insectes, & de vers. Dans le vinaigre exposé aux rayons du soleil, & y demeurant pendant long-tems, on voit que le plus souvent il s'y engendre par cette même cause de petits vers ; & Bartholin *dans son hist. Anat. Cent. 4. hist. 13.* a fait une très-belle observation sur ce sujet

qu'il admire à la verité, mais dont il femble avoir ignoré la caufe.
Or cela fe fait parce que toute l'acidité du vinaigre vient du fel
mis en fufion, & parfaitement diffoût ; (car la diffolution imparfaite
ne fait que de la faumure) ce qui paroit par l'efprit de fel qui eft
tres-acide, & auffi de ce que le fel commun cuit dans le vinaigre
le rend beaucoup plus aigre. Les particules donc les plus déliées de
ce fel mis en fufion, étant atténuées & volatilifées par la chaleur du
foleil, agitent les particules terreftres du vinaigre par des mouvemens
particuliers, & ainfi en les joignant en differentes façons les unes aux
autres, il refulte en elles une certaine fécondité, par laquelle ces petits
vermiffeaux font produits, qui font enfuite vivifiés par les rayons du
foleil.

Et ainfi je crois qu'il eft fuffifamment démontré par les raifons ci-
deffus qu'il y a dans le fel une tres-grande vertu balzamique, & que
la fécondité de toutes les chofes vivantes eft produite principalement du
fel & par le fel ; en forte qu'il ne doit point paroitre étrange que pour la
production de la matiére de la femence, il foit néceffaire de beaucoup
plus grande quantité de particules falines, que de fulphureufes. Or j'ai
dit que ces particules viennent du fang, & que la féparation s'en fait
par une certaine maniére de fermentation qui eft caufée par l'efprit
animal qui afflue aux tefticules, lequel eft lui-même compofé de particules auffi falines acres, ainfi qu'on l'expliquera amplement *au liv.3.ch.11.*

Maintenant fi l'efprit animal qui coule par les nerfs parvient aux
tefticules en quantité fuffifante, & aiant toute fa force, & que conjointement avec la partie fpiritueufe faline du fang arteriel de laquelle
on vient de parler, il s'y cuife en liqueur fpiritueufe, c'eft à dire,
que dans le long cours qu'il fait dans les détours ou labirinthe des
petits vaiffeaux des tefticules, il s'y prépare & s'y change de la maniére requife, il fe fait pour lors une femence bien cuite, fpiritueufe,
& féconde, laquelle s'épaiffit dans les veficules feminales, & eft de
couleur blanche lorfque dans la chaleur de la paffion on la met déhors. Que fi au contraire cét efprit vient en trop petite quantité, ou
trop affoibli, il fe fait alors une femence cruë, mucilagineufe, ou
aqueufe, & moins blanche ; ainfi qu'il arrive lorfqu'après un trop fre-
quént ufage de l'acte vénérien, les efprits s'étant beaucoup diffipés,
les parties fpermatiques reftent foibles, froides, & humides, & cette
intemperie fait que les pores étroits des extremités des nerfs qui s'inferent dans les tefticules, deviennent flafques, & s'affaiffent ; en forte
qu'il y a peu d'efprits animaux qui puiffent pénétrer jufques à eux,
& que ceux qui y arrivent font prefque étouffés par la froideur exceffive & par l'humidité des tefticules. C'eft auffi delà qu'il arrive que
dans le fang qui eft apporté par les artéres fpermatiques, il ne fe fait pas
une fermentation convenable, & une coction fuffifante ; mais que la

plus grande partie se change en un suc crud, aqueux, & tant-soit-peu acre, qui étant porté dans les vesicules seminaires, & s'y ra-massant, s'écoule facilement dans l'urethre, sur tout dans les songes amoureux. C'est aussi par la même cause que pour lors dans les pro-states la matiére seminale qui a coûtume de s'y arrêter devient aqueuse & crue, que même par son trop d'humidité elle relâche les pores qui, dans les hommes s'ouvrent vers l'urethre, & dans les femmes vers le vagina, & s'écoule au dehors peu à peu de son propre mouvement souvent sans qu'on la sente, & contre la volonté; & c'est ainsi que se fait la gonorrhée que l'on appelle simple; que s'il s'y joint quelque mali-gnité vérolique, qui lui communique une corruption acre, la gonor-rhée devient virulente, & tres-souvent est elle suivie d'érosion avec exulceration. Les malades souffrent quelquefois cette écoulement de se-mence ou gonorrhée simple tres-long-tems, même pendant plusieurs années avec grand abbattement de leurs forces; (Bartholin rapporte *au liv. I. de son Anat. ch. 23.* qu'il a vû à Padoüe un homme qui avoit été travaillé pendant trente ans d'un semblable flux sans aucune altera-tion de la santé. De plus, *en ses Obs. Cent. 2. hist. 36.* il dit en avoir vû un autre à Bergame tres-desseché & amaigri, à cela prés, de bonne santé, qui avoit supporté un semblable flux pendant dix ans; & moi-même j'en ai connu plusieurs, en qui ce flux a duré plusieurs an-nées sans trop incommoder leur santé,) ce qui vient de ce qu'il se mêle tres-peu à une semblable semence de cette liqueur spiritueuse qui vient des nerfs, & qu'il y a tres-peu d'esprits animaux, & quel-quefois point du tout, qui concourent à son excretion; (car elle s'é-coule de son propre mouvement à l'insçû des malades, & sans aucun éfort,) lesquels en autre tems dans un embrassement passionné ont coûtume de se porter en abondance vers les parties naturelles, & se dissiper avec diminution des forces.

On pourroit être surpris & peut-être douter que cette exha-laison d'esprits animaux si copieuse puisse s'écouler par des nerfs si petits, & à peine visibles; mais ce doute cessera, si l'on fait refle-xion que les arteres lorsqu'elles arrivent aux testicules sont pareille-ment presque invisibles, & cependant elles y apportent du sang en assés grande quantité. Outre cela il faut sçavoir, que si bien ces ex-halaisons spiritueuses se portent en tres-grande abondance aux testicu-les, neanmoins ce transport ne se fait pas tout à coup & sur le champ, & cela à cause de la petitesse extrême des nerfs, mais peu à peu, & seulement descendant insensiblement; & c'est par cette raison qu'après une grande excretion de semence il faut nécessairement qu'il se passe quelque-tems avant qu'il revienne assés d'esprits pour en refaire de la nouvelle.

Mais dira-t-on, il semble que ces petits nerfs se terminent entiére-

La cause de la gonorrhée.

Y y iij

ment dans la feule membrane qui envelope les tefticules, laquelle par cette raifon-là a un fentiment tres-exquis, & qu'ils ne pénétrent pas jufques à leur fubftance interieure, qui n'a du tout point de fentiment, & ainfi il y a lieu de conclure de ce raifonnement qu'il ne s'y écoule point d'efprits animaux par le moyen de ces nerfs. On répond que tout ainfi qu'on ne voit pas ces petits nerfs dans les tefticules, de-même auffi le plus fouvent on ne peut y obferver dans les perfonnes faines aucun des petits vaiffeaux fanguins qui y portent le fang. On ne peut pas neanmoins conclure qu'il n'y ait point de ces vaiffeaux ; car on a démontré *au ch. précédent*, qu'il y en a, en quels fujets on les trouve, & quand on peut les voir. Ainfi il eft hors de doute qu'il y a pareillement de ces petits nerfs dans les tefticules, quoi qu'ils ne foient pas vifibles à caufe de leur couleur blanche, & de leur extrême délicateffe ; & ils ne donnent à leur parenchime qu'un fentiment leger & obtus ; foit à caufe de leur infigne petiteffe, qui fait qu'il ne paffe au travers que tres-peu d'efprits ; foit à caufe que la fubftance interieure des tefticules n'eft pas abfolument membraneufe ; (car c'eft dans les feules membranes que fe fait le fentiment aigu,) & quils ont tout ainfi que les parenchimes des autres vifcères, une fubftance qui leur eft propre & particuliére, compofée principalement de vaiffeaux entrelaffés les uns dans les autres, telle qu'on n'en voit point de femblable en tout le corps ; & elle a à raifon de fon temperament & de fa conformation, un fentiment obtus, ainfi que la fubftance du cœur, du poûmon, du foye, de la rate, &c. toutes lefquelles parties auffi-bien que les tefticules, n'ont du fentiment aigu que dans la membrane qui les envelope.

Difficultés. Mais il fe prefente ici une autre difficulté qui femble plus difficile à refoudre ; fçavoir, que dautant que les efprits animaux font déterminés par l'ame à fe porter en toutes parts felon fa volonté, tantôt ici, tantôt là ; d'où vient qu'ils ne font jamais déterminés à fe porter en grande abondance dans les tefticules, & qu'ils ne les font point gonfler, fur-tout dans les penfées d'amour, comme ils font enfler les mufcles dans le mouvement animal ? On répond à cela que ces efprits ne font pas déterminés indifferemment à quelle partie que ce foit ; mais en premier lieu aux parties qui ont befoin de quelque tenfion pour agir, ou pour mieux agir, telles que font les yeux lorfqu'il eft néceffaire de mieux voir un objet ; la matrice, lorfqu'il faut pouffer déhors le fœtus ; les parties génitales dans l'ardeur de la paffion, &c. En fecond lieu, & principalement à ces parties qui fervent aux mouvemens volontaires, comme les mufcles. Mais dans les parties qui n'ont que le fentiment feulement & point de mouvement, ils s'y écoulent également, & d'un mouvement continu, (que s'ils s'y portent quelquefois en plus grande ou en moindre quantité, & qu'ils leur communi-

quent un fentiment tantôt plus exquis, tantôt plus obtus, quelquefois même l'engourdiffement ; cela ne vient pas de la détermination
de l'ame, mais felon qu'ils font en plus ou moins grande abondance, ou que les voyes ou conduits font plus ou moins étroits.)
comme auffi dans celles où ils contribuent quelque chofe pour la
nourriture & pour la fermentation ; & en éfet, leur influence pour
lors n'a rien de commun avec la volonté. Il en eft de-même dans les
tefticules, où les efprits s'écoulent par un mouvement purement naturel, & non point de détermination.

Or dans la femence faite de la matiére & de la maniére qu'on vient *Deux par-*
d'expliquer, il fe prefente deux fortes de parties à confiderer ; les *ties dans la*
unes font fubtiles & tres-fpiritueufes, celles-ci font en tres-petites quan- *femence.*
tité ; mais tres-efficaces, & on les defigne aujourd'hui fous le nom de
Germe : les autres font plus groffiéres, plus écumeufes, & plus
aqueufes, celles-ci conftituent la plus grande partie de la femence, &
fervent d'aliment aux parties fpiritueufes qu'elles contiennent & envelopent.

Ces parties donc tant les fpiritueufes que les groffiéres mêlées enfemble compofent le corps de la femence, qui contient en foi deux
principes ; fçavoir, l'éfficient, & le materiel. Le principe materiel eft
double ; l'un, duquel font tirés les premiers traits ou commencement
du fœtus, eft la partie la plus fpiritueufe de la femence, & a en
foi le principe efficient, c'eft à dire, celui qui donne la forme au fœtus. L'autre principe eft purement alimentaire ; c'eft à dire, qu'il eft l'aliment prochain & immediat du fœtus, & il eft la partie la plus épaiffe de
la femence mife en fufion.

Si la femence fe trouve fans principe efficient, comme il arrive
dans la femence inféconde ; pour lors comme il ne s'en peut rien
produire, elle s'écoule & fe corrompt. Que fi le principe efficient
déja prêt d'être reduit en acte, n'a point de principe materiel, (par
lequel il doit être immediatement échauffé, nourri, & foûtenu,) il
ne s'en forme rien non-plus, comme lorfqu'au deuxiéme ou troifieme
jour après la conception la femence à raifon de quelque terreur fubite,
ou de quelqu'autre caufe que ce foit, s'écoule de la matrice, car pour
lors le germe eft inutile, & il ne s'en produit rien.

Or ces deux principes joints enfemb e n'agiffent point ni en foi, ni
l'un fur l'autre, mais ils demeurent dans le répos, tant que le principe materiel refte épais & figé ; car en cét état il retient le principe
fpiritueux efficient comme engagé, comme affoupi, & fi fort lié, qu'il
lui eft impoffible de fe mettre en acte. Mais du moment que dans un
lieu convenable (fçavoir dans la matrice bien difpofée,) ce principe
materiel épais fe diffoût & fe fond par une chaleur exterieure, auffi convenable ; fçavoir par celle de la matrice, alors l'efprit efficient qui

reside en lui ; se dévélope peu à peu , s'excite, se dégage de ses liens ;
& se rend libre ; sa vertu est reduite en acte , & se portant aux ovaires
par les tubes de la matrice , il y rend féconds les œufs qui s'y trouvent prêts & meurs, commençant d'agir , d'ébaucher , & de former de
soi en chacun deux en particulier ce qui doit être formé , pendant
que les parties les plus grossiéres de la semence se fondent & deviennent propres à recevoir comme il faut , & à doucement & mollement
échaufer & fomenter les œufs à mesure que des ovaires ils tombent
dans la matrice par les trompes ; car si les œufs tomboient dans une
matrice séche , il ne se feroit pas plus de production d'eux , qu'il s'en
feroit de la semence d'une plante jettée dans une terre aride. En éfet
comme de la plante , si elle n'est semée en une terre détrempée par une
douce & tiéde humidité , il n'en pousse rien ; de-même aussi si l'œuf
ne tombe pas dans une matrice arrosée d'une convenable & chaude
humidité , il ne s'en forme quoi que ce soit.

Difficulté. Mais il semblera peut-être à quelqu'un que la chose ne se passe pas
ainsi , puisque les œufs des animaux ne tombent pas dans une matrice humide , mais dans un nid aride , & que neanmoins il s'en produit des petits. Je réponds , qu'à l'égard des oiseaux , & des autres
animaux qui engendrent leurs petits par la voye des œufs , la
raison n'est pas égale ; car leurs œufs n'ont besoin , ni de l'humidité
d'une matrice , ni de la partie épaisse de la semence du mâle ; mais
seulement d'une fomentation douce & chaude : La raison en est que
comme ils ont dû produire hors d'eux leurs petits, la nature qui
est prévoyante, leur a donné , & a enfermé dans la coquille de leurs
œufs tout ce qui leur est nécessaire , & qu'ils ne peuvent pas recevoir
du déhors ; c'est à dire , un humide convenable tres-abondant, (c'est
pourquoi leurs œufs ont un jaune , ce que les œufs des animaux qui engendrent leurs petits vivans, n'ont pas ,) dans lequel la partie spiritueuse de la semence pût commodément former de soi ce qui en doit être.
formé , & le nourrir ensuite jusqu'à ce qu'il ait obtenu la maturité
d'un petit fœtus. Mais dans les animaux qui produisent leurs petits
vivans la chose se passe différemment, & n'a pû être de la même maniére ; car comme ils devoient engendrer en soi de grands fœtus ,
leurs œufs qui d'eux sont petits , n'auroient pû contenir une assés grande quantité d'alimens pour nourrir ces fœtus , & les conduire à ce
point de grandeur qu'ils doivent avoir. C'est pourquoi il a falu nécessairement qu'il s'insinuât dans leurs œufs des alimens exterieurs , lesquels
par cette voye parviennent au fœtus. Ainsi les parties grossiéres &
épaisses de la semence du mâle déja dissoûte (On peut voir *au chap.*
suivant comment elles pénétrent les membranes de l'œuf ,) ont dû en
premier lieu recevoir doucement & mollement en soi le petit corps
tendrelet du fœtus qui vient d'être formé , & le nourrir par apposition,

(*le*

(*le ch. fuivant* donnera une ample explication de cette maniére de nourriture) & enfuite il a falu que de la mere il fut porté à la matrice
d'autres alimens en plus grande quantité pour nourrir le fœtus , à mefure qu'il devient plus grand.

Mais parce que nous avons affés parlé ci-devant de la matiére de la *De fa partie*
femence en général , il refte maintenant à expliquer avec un peu plus *fpiritueufe.*
d'exactitude fa partie fpiritueufe.

Hipocrate traitant de cette partie fpiritueufe , dit en plufieurs en- *L'opinion*
droits , que la femence tombe de toutes les parties du corps ; c'eft à *d'Hipocrate.*
dire , qu'en chacune en particulier , il s'y engendre une certaine fubftance fpiritueufe qui a en foi la nature de la partie d'où elle procede,
& que cette fubftance étant de chacune de ces parties portée aux tefticules , elle s'y mêle à la matiére épaiffe dont nous parlons , &
conjointement avec elle elle compofe le corps que l'on appelle femence , lequel contient en foi les idées de toutes les parties en général , &
de chacune en particulier.

Ariftote attribuë à cette portion fpiritueufe une nature celefte, fem- *d'Ariftote.*
blable à la nature des étoiles ; Car *au 2 de la génér. des anim. ch. 3.* il
parle ainfi : *Il y a dans les femences de toutes chofes ce qui fait que ces fe-*
mences font fécondes , fçavoir, ce qu'on appelle CHALEUR ; *& cette chaleur n'eft*
pas un feu ou une telle ou telle faculté , mais l'efprit même qui eft contenu dans
la femence & dans fon corps fpumeux , & la NATURE (*c'eft à dire , l'*AME)
qui eft en cét efprit , & qui a de l'analogie à l'élement des étoiles.

Or , afin que nous recherchions à fonds la nature & l'origine de *Ce que c'eft*
cette partie fpiritueufe de la femence , il faut en premier lieu fçavoir *que la partie*
qu'elle eft un corps tres-fubtil produit par un autre corps , qui a en foi *fpiritueufe*
la difpofition , ou aptitude , (pourveu neanmoins qu'il rencontre une *de la femen-*
matiére propre dans laquelle il puiffe fubfifter , que conjointement *ce.*
avec elle il foit depofé dans un lieu commode ; & qu'enfin il foit libre de tout empêchement) étant aidé par les caufes exterieures , de
produire , & former de foi un autre corps femblable à celui dont il a
lui-même reçu fa premiére modification.

Il eft conftant qu'elle eft un corps , parce qu'elle eft fujette aux loix *Qu'elle eft*
des corps (comme à la pourriture , à la corruption , aux change- *un corps.*
mens , &c.) & qu'elle eft produite par un corps , non par l'ame raifonnable , de laquelle fi elle tiroit fon origine , elle ne fe corromproit
point; car l'ame étant incorruptible elle engendre fon femblable ; c'eft
à dire un incorruptible. Or que cette partie fpiritueufe fe corrompe ,
cela paroît dans l'éfufion de toute femence féconde , dont il ne fe
fait point de conception , car pour lors il ne s'en engendre rien , & elle
perit & fe corrompt comme les autres corps corruptibles.

Il paroît encore qu'elle procede d'un corps , parce qu'elle eft engen- *Qu'elle eft*
drée , & non creée ; De plus , qu'elle eft produite de la propre fubftance *tirée d'un*
corps.

Z z

de la femence même, dégagée par le moyen de la chaleur & de l'humide qui l'environne, des liens du mixte dans lequel elle étoit embarraffée ; & enfin qu'elle n'eft rien autre qu'une vapeur ou exhalaifon
tres-fubtile, extrêmement fluide, & difposée à fe mouvoir & à être vola-
tilisée par la chaleur; auffi elle fe diffiperoit tres-facilement, fi elle n'é-
toit reténuë par les particules épaiffes de la femence, lefquelles étant
moins propres à être volatilisées, la tiennent envelopée, auffi à l'inftant
qu'elle eft reçûë dans la matrice elle n'étoit pas promtement & exactement fermée & claufe de toutes parts, tant par la matrice même que par
les membranes qu'elle fe forme ; & fi à raifon des particules falines dont elle eft en partie composée, elle n'avoit pas de la difpofition
à fe fixer en quelque maniére ; ce qui la retient & l'empêche de
s'évaporer.

Sa faculté.　　Qu'elle ait la faculté de produire & de former de la matiére dont
elle eft composée elle-même, & dans laquelle elle eft contenuë, étant
aidée par les caufes exterieures, un corps femblable à celui dont elle
procede, l'experience nous l'enfeigne ; mais il n'eft pas évident d'où
lui vient cette faculté.

La nature
de fa partie
fpiritueufe.　Tous les Philofophes conviennent que les figures & les formes des
corps prennent leur origine, en partie de la differente conftitution
de leur caufe formante, & en partie de celle de la matiére dont ils font
composés. Il eft donc néceffaire que dans la génération il y ait une
jufte & convenable conftitution & difpofition de la matiére, afin que
la caufe formante puiffe agir en elle, & en former, c'eft à dire, en engendrer quelque chofe. Or c'eft cét efprit interieur de la femence duquel nous avons parlé, qui donne à la matiére cette difpofition requife, & qui la perfectionne ; car il contient en foi la forme formante
que l'on appelle Nature, & il eft le premier agent, c'eft à dire, le
principe de la formation du fœtus, & tout enfemble la matiére premiére & prochaine de fes premiers traits. En éfet, généralement en toutes
les femences naturelles il y a un certain efprit éficient naturel, qui étant
fufcité des parties falines & fulphureufes les plus fubtiles & les plus
volatiles de ces mêmes femences, préparées, & cuites d'une maniére
particuliére par la chaleur, & qu'étant engagé dans les particules les plus
fixes de la matiére, eft la principale caufe de la formation, & la matiére
premiére & prochaine du corps qui doit être formé, & qui auffi doit actuër
les autres particules de la femence, & regler tous les mouvemens naturels
de la génération ; (cela eft évident dans les femences des plantes, & de
tous les animaux,) & s'il arrive que cét efprit fe coagule, qu'il manque, qu'il foit éteint, ou fuffoqué, il ne fe peut faire aucune génération. Que fi cét efprit eft dans toutes les femences, à plus forte raifon doit-il exifter dans la femence humaine.

Or cét efprit contient dans la plus petite de fes particules les idées

de toutes les parties du corps en général , & de chacune en particulier;
& il en peut former de femblables de foi , lorfque s'étant un peu , par le
moyen de la chaleur de la matrice , debarraffe & rendu libre de la
maffe groffiére de la femence, il fe porte vers les ovaires, qu'il entre dans
les œufs, & qu'étant reporté avec eux & dans eux par la voye des
tubes dans la matrice, il s'agite , fe meut, & enfin fe reduit en acte :
car étant agité il agit , & agiffant il ne peut faire autre chofe que de
former de la matiére convenable dont il eft lui-même composé, &
dans laquelle il refide, c'eft à dire , de foi-même , des parties telles que
celles dont il a en foi les idées, & tout enfemble difpofer tellement le
refte de la matiére de l'œuf, qu'elle puiffe fe changer en la fubftance de
ces parties, les augmenter, & enfin prendre leur forme. Je rendrai ceci
clair par une comparaifon. Tout ainfi que les charbons éteints , la paille,
les gazons , les bois, & autres chofes femblables , ne s'embrafent , ni
ne s'enflamment pas, fi quelque matiére fubtile , aiant la forme de feu,
ne les pénétre , & ne fufcite en eux la première idée de feu , laquelle
enfuite rend le refte de la matiére propre à recevoir une femblable forme de feu ; De même de l'œuf il ne s'en produit pas un animal femblable , s'il n'eft entré dans cét œuf quelque chofe qui porte en foi l'i-
dée de cét animal , & qui en faifant de foi la première délineation ,
difpofe à même tems le refte de la matiére de l'œuf de telle maniére qu'elle peut augmenter ce qui vient d'être commencé , & prendre la forme de chacune de fes parties. Et c'eft là ce qu'on appelle
efprit ideïgère , c'eft à dire, qui porte l'idée, lequel eft naturel & in-
fite dans la femence du mâle, qui eft féparé de fa maffe la plus groffiére par le moyen de la chaleur de la matrice, & qui enfin eft ainfi
introduit & infus dans l'œuf ou dans les œufs.

Or cét efprit reçoit ces idées de toutes les parties en général, & de
chacune en particulier ; (Le mot idée fignifie bien de foi une image
vifible, de ιδω , *je vois*, mais chés les Philofophes il eft fouvent pris
pour toute forte d'image, foit vifible aux yeux , foit perceptible à
l'efprit : & dans la femence les idées ne font autre chofe que les efprits
mêmes modifiés & comme figurés d'une certaine manière par les parties
mêmes dont ils viennent) car tout ainfi que de tous les corps vifibles il
en part une infinité de rayons tres-fubtils qui expriment la figure & la
couleur exterieure de ces corps dont ils émanent ; de même auffi de
chacune des plus petites particules du corps il en fort des corpufcules
tres-fubtils en forme d'atômes tres-fpiritueux, qui fe mêlent avec cét
efprit, lequel en émane auffi, & qui, à raifon de cette émanation, a
une telle impreffion du corps d'où il vient , & d'où il reçoit ces petits
corpufcules, que tombant dans le fujet difpofé dans lequel il refide,
il eft capable de produire & de former un corps femblable à celui dont
il a reçû ces impreffions. Car ces corpufcules tres-fubtils s'écoulant

*D'où vien-
nent les idées
& quelles el-
les font.*

Z z ij

de quelque corps, ou de quelque partie d'un corps, ne peuvent pas n'en être en quelque façon modifiés, & enfuite ne pas communiquer & imprimer la modification qu'ils ont reçûë, à cét efprit avec lequel ils fe mêlent. Ainfi, comme les rayons des chofes vifibles reçoivent en foi les figures & les couleurs des corps dont ils partent; de même l'efprit feminal acquiert les proprietés des particules des corps dont il procede, & ces proprietés ne font pas feulement de leur figure, mais encore de toute leur nature.

Ces proprietés de chacune des parties ne font pas en cét efprit féparées & diftinguées les unes des autres, mais elles tombent toutes enfemble en chacunes de fes particules, & dans la formation elles fe developent & fe deployent. En la même maniére que quoiqu'une infinité de rayons de chofes vifibles tombent enfemble fur une glace de miroir, ils fe reflechiffent neanmoins de telle forte que l'œil peut recevoir les rayons de chacune en particulier, & diftinguer par ce moyen les figures & les couleurs de chaque objet. Et c'eft de là que chaque particule de cét efprit reçoit la faculté ou la vertu qu'elle a de former l'animal entier; laquelle vertu neanmoins eft plus puiffante, plus il fe ramaffe de ces particules dans la bulle ou veficule, (de laquelle nous parlerons *au chap. fuiv.*) Car tout ainfi qu'une petite quantité de rayons reflechis d'un objet, reprefente affés bien à la verité la couleur & la figure de cét objet, neanmoins cette figure avec cette couleur eft bien plus nette & plus expreffive, fi plufieurs rayons concourent enfemble pour la peindre, ainfi qu'il arrive dans les miroirs concaves: De même auffi quoique chaque particule de cét efprit ait la vertu de former tout le corps, cette formation neanmoins fera plus parfaite & plus forte, fi plufieurs particules qui ont le même vertu, fe joignent enfemble, & raffemblent leurs forces pour faire cét ouvrage. Que s'il arrive que les particules de cét efprit ne fe ramaffent pas toutes en une feule bulle; mais qu'elles fe difperfent en plufieurs, alors il s'engendre divers fœtus; car l'efprit formateur a en chaque bulle affés d'éficace pour former un tout. On voit évidemment cette verité dans les oifeaux; En éfet, la femence du coq, par exemple, qui eft communiquée à la poule en petite quantité, mais pleine de beaucoup d'efprit, fe difperfe lorfqu'elle tombe dans l'ovaire, fur-tout les œufs qui font arrivés à leur maturité, & par des petites portions elle eft en chaque œuf l'autheur de toute la fécondité; & le peu d'efprits qu'elles ont en foi, excité par une chaleur étrangére devient la caufe éficiente, & à même tems la premiére matiére de chaque poulet.

Comment l'efprit arrive aux tefticules. Or cét efprit émané de chaqu'une des particules fe mêle au fang, & circulant avec lui par tout le corps, le rend propre & capable de nourrir toutes les parties; car fi le fang n'avoit pas en foi quelque chofe de femblable à chaque partie, il ne pourroit pas les nourrir, &

appofer à chacune quelque chofe qui lui foit femblable. Les particu-
es du fang qui fe changent en femence , contiennent auffi en foi
cét efprit ideigère , lequel parconfequent eft communiqué en abondance à la femence à mefure qu'elle fe fait dans les tefticules , & il en
compofe la principale & la plus noble partie éficiente , telle neanmoins
qu'elle ne peut fubfifter , ni être confervée entiére fans une matiére
groffiére & épaiffe , où elle foit reçûë.

Il fe prefente ici une grande difficulté à refoudre ; fçavoir : Comment *Difficulté*
de la femence fe peuvent auffi engendrer les parties femblables aux
parties dont les parens ont été privés long-tems auparavant la génération,
puifqu'en éfet ces parties n'étant plus , il n'en peut émaner aucune idée , *Pourquoi*
ni aucune vertu formatrice , ou efprit architectonique ? On répond , que *les parties*
cela fe fait parce que l'imagination des parens fupplée à ce défaut ; *qui manquét*
car voyant chaque jour les autres enfans & les adultes bien formés *dâs le pereou*
en tous leurs membres , ils s'imaginent fortement qu'ils en produi- *dâs la mere*
ront de femblables , & ainfi ils n'impriment pas moins à cét efprit *peuvent auffi*
les idées de ces parties qui leur manquent , & ils ne le modifient pas *être engen-*
moins auffi-bien que le refte de la femence , que fi cette modification *drées de leur*
étoit venuë de ces parties mêmes ; & cela non-feulement felon leur *femence.*
figure , mais auffi felon toute leur nature ; car le pouvoir de l'imagination en ce chef eft évident dans les femmes groffes , qui fe forgeant
par fon moyen feul des idées extraordinaires de certaines chofes , ajoûtent tres-fouvent fur leurs fœtus , non-feulement les figures , les couleurs , & les tâches , (lefquelles ordinairement viennent de là) des
chofes extraordinaires qu'elles ont imaginées ; mais encore les chofes
mêmes felon toute leur nature. Ainfi , il y a eu des enfans nés avec
des cornes , parce que les meres aiant été épouvantées par des animaux
cornus , avoient conçû une fi forte idée de leur cornes , & les avoit
fi fortement imprimées fur leurs fœtus , qu'il ne leur en étoit pas furvenu feulement la tâche , ou la couleur , mais des veritables cornes.
J'ai connu dans la Gueldre en 1637. une femme de trente ans , ou
environ , qui avoit chés foi une guenon ou finge à longue queuë ,
qu'elle aimoit & gardoit pour fon plaifir. Ce finge avec lequel elle
fe joüoit ordinairement , fautant un jour par hazard fur fon épaule ,
lui frapa le vifage de fa queuë ; cette femme qui pour lors étoit au
premier mois de fa groffeffe , conçût de là une fi forte idée de la queuë
de cét animal , & l'entretint fi fortement en y penfant continuellement , qu'elle enfanta enfin un fils aiant au bout du coccix une queuë
égale en longueur & en groffeur à celle de la guenon , & étant revetuë de poils auffi courts & de même couleur. On coupa cette queuë à
la priére des parens qui le fouhaitterent à caufe de la difformité , mais
la gangrène qui s'en enfuivit dans la partie , tua l'enfant. On a connu
auffi par experience , que fi une femme groffe penfe fortement & conti-

nuellement à la partie mutilée de quelque homme, & que par hazard elle en soit éfrayée, elle mettra au jour un enfant mutilé de ces
mêmes parties, quoiqu'elle & son mari soient entiers ; & au contraire, si elle pense fortement à un enfant entier & bien sain, elle
mettra au jour un fœtus aiant tous ses membres, quoique peut-être
ou elle ou son mari soit privé de quelque partie. De même aussi
l'homme peut par une forte imagination imprimer beaucoup plus facilement sur l'esprit seminal, selon toute leur nature, les idées des
parties qui manquent, que la femme ne peut par son imagination
les changer, les éfacer, ou les dépraver ; & comme à l'égard des
femmes cela est tres-certain, ainsi qu'on le voit par experience, on
doit croire la même chose de l'homme avec plus de certitude. Et il
ne faut pas douter que s'il arrive que les parens pensent beaucoup &
continuellement à des parties qui leur manquent, & que par d'autres
imaginations ils en impriment les idées sur l'esprit seminal, que
pour lors ils n'engendrent des fœtus privés de ces mêmes parties. Cela paroît principalement lorsque les parens sont nés sans quelque partie ; car dautant qu'ils ne peuvent pas dans la suite se former fixe-
ment quelque idée de l'integrité de cette partie, puisqu'en éfet,
ils ne l'ont jamais connuë entiére en eux, ils produiront souvent des
enfans mutilés de cette même partie. Mais si cette mutilation ne leur
arrive que long-tems après leur naissance, alors ils pourront facilement & fortement imaginer l'idée d'une partie dont ils ont auparavant conçû en eux-mêmes l'usage & l'integrité, & ainsi ils peuvent
suppléer dans la semence & dans l'esprit l'idée de cette partie qui
leur manque.

Commēt les
idées imagi-
nées s'impri
ment dans la
semence. Mais il n'est pas facile d'expliquer comment par l'imagination des
parens ces idées s'impriment sur la semence, & sur son esprit vivifiant. Il semble neanmoins que cela se passe ainsi. L'image de la
chose à laquelle on a souvent & serieusement pensé, se represente &
se peint exactement dans le cerveau, & cette representation ou pein-
ture avec ses modifications étant imprimée dans les esprits animaux,
& par eux communiquée au sang arteriel, elle est portée aux testicules avec la matiére de la semence future, dans laquelle pendant que
cette semence se fait, elle supplée le défaut des idées qui n'ont pas pû
s'écouler des parties dont les parens sont destitués ; & ainsi la semence conjointement avec son esprit vivifiant étant munie des idées de
chacune des parties du corps, acquiert cette disposition ou aptitude,
par laquelle elle peut former de soi toutes les parties du corps, même celles dont les parens sont privés. On ne doit pas être surpris que
dans la semence la chose se passe ainsi, puisque même dans le fœtus
déja formé il s'imprime aussi quelquefois par une forte imagination de la mere, les idées de plusieurs autres differentes choses ; dont la

raison est que les idées de ce qui est fortement gravé dans le cerveau par la pensée, étant imprimées dans les esprits animaux, elles s'écoulent conjointement avec le sang arteriel par le moyen de la détermination que les esprits ont reçue de l'ame, à la matrice, à laquelle aussi bien qu'au fœtus qui y est enfermé, la femme grosse pense souvent. De là elles sont portées par la veine ombilicale au fœtus même, (en la même maniére que les idées ou images des choses visibles se vont par le moyen de l'air qui est entre deux, peindre dans la retine, bien qu'elle soit tres-éloignée, & aussi que les sons sont portés par le moyen du même air à des lieux tres-distants,) lequel à cause de la délicatesse & mollesse extrême de son petit corps, reçoit facilement l'image ou idée qui lui est fortement imprimée par l'imagination de la mere, (presque en la même maniére que l'image de la chose vûë, ou à laquelle on pense, s'imprime dans la substance molle du cerveau, pour être ensuite presentée à l'ame par la memoire.) Cette impression est peu forte dans ses commencemens, mais elle croit chaque jour avec le fœtus, tout ainsi que les peintures & les lettres legerement gravées par le moyen d'une éguille ou d'un burin sur l'écorce d'une citroüille, ou d'un melon, croissent peu à peu avec ce fruit.

Jean Svvammerdam *en son liv. intitulé Mirac. de la nat. pag. 22.* proposant le doute suivant : *Pourquoi des parens mutilés de quelques-unes de leurs parties engendrent-ils des enfans entiers ?* répond, comme pour seule & incontestable raison, capable d'éclaircir toute cette difficulté : *Parce que toutes les parties sont contenuës dans l'œuf.* Si c'étoit là la veritable cause, ainsi qu'il veut : pourquoi je vous prie, de cét œuf qui contient toutes les parties, en est-il quelquefois produit un fœtus tronqué de quelques membres ; & cela souvent les parens étant tres-entiers, & veritablement tels qu'autre-fois ils ont engendré des fœtus entiers, & en engendrent de même dans la suite ? pourquoi en cét œuf y manque t'il plûtôt le commencement d'un bras, d'une cuisse, ou d'une autre partie que dans les autres œufs de la même femme portés dans la matrice tant auparavant qu'après, desquels il a été engendré des fœtus entiers ? Si ces œufs contiennent en soi toutes les parties du fœtus, pourquoi lui-même dit-il à *pag. 22.*, que Levi avoit été long-tems avant sa nativité dans les lombes de ses parens ? Est-ce qu'il veut qu'il s'engendre aussi quelques œufs dans les lombes des hommes ? Veritablement il y a lieu de craindre qu'il ne les fasse aussi-tôt venir de la tête que des lombes des hommes, & des testicules des femmes.

Il reste encore une difficulté à resoudre ; sçavoir, que comme ces irradiations spirituelles qui viennent de chacune des parties du corps, se font dans le corps des enfans tout ainsi que dans celui des adultes, d'où vient que les enfans n'engendrent pas aussi-bien que les adultes, puisque l'esprit formateur est également dans les uns, & dans

L'opinion de Svvammerdam.

Pourquoi l'enfant n'engendre pas.

les autres ? On répond, que cela vient de deux caufes. 1. De ce que cét efprit n'a pas encore dans les enfans un fujet convenable où il puiffe refider ; car le fang étant extrêmement huileux, il paffe tout en la nourriture, & en l'accroiffement du corps, & ainfi il ne refte rien en lui dont la femence puiffe être faite. 2. C'eft qu'il n'y a pas dans les enfans les milieux requis pour faire ce grand ouvrage ; car, outre que la matiére eft, ainfi qu'on vient de dire, trop huileufe, & qu'elle manque de difpofition, les parties fpermatiques font trop foibles pour faire la femence ; dans les mâles la verge eft trop courte, les conduits font trop étroits pour porter la femence des tefticules aux veficules feminaires, & de celle-ci dans l'urethre ; & dans les femelles les parties génitales font trop petites, & trop refferrées, & la matrice même trop étroite pour recevoir la femence.

D'où vient la reſſemblá-ce de la forme exterieu-re. Peut-être que de ce qu'on vient de dire on formera une autre queftion ; fçavoir, que comme ces irradiations fpiritueufes ideiferes doivent être feulement confiderées dans la femence de l'homme, (de laquelle feule procede le germe accompagné de fon efprit formateur, ainfi qu'on a vû en ce qu'on a dit ci-devant, & qu'on le verra encore immediatement ci-aprés ;) d'où vient que le fœtus ne reprefente pas ou ne reffemble pas toûjours par fa figure ou forme exterieure au pere, mais que fouvent il eft femblable à la mere ? Hipocrate autrefois *au liv. de la génit.* a rapporté differentes caufes de cela, tirées de la diverfe qualité & quantité des femences de l'homme & de la femme mêlées enfemble, & plufieurs ont fuivi fon opinion, mais qui neanmoins ne l'expliquent pas de la même maniére ; entre lefquels font Capivaccius *en fon liv. de la format. du fœtus ch.* 8. & Deufingius *en fon* Traitté *de la générat. du fœtus part.* 2. *Sect.* 1. Je n'examinerai pas ici leurs opinions, parce qu'elles ne font fondées fur aucun folide fondement, & que je recherche la briéveté. Nôtre fentiment eft que le tout dépend de l'imagination de la mere ; car comme la femme groffe, ne peut pas pendant qu'elle veille être fans penfer à quelque chofe, & que le plus fouvent elle tourne fes penfées vers l'enfant qu'elle a dans fon ventre, s'il arrive qu'elle ait beaucoup d'amour de foi-même, & qu'elle croye la forme exterieure de fon corps, fur-tout celle de fon vifage, à mefure qu'elle la confidere dans le miroir, plus belle que celle d'aucune autre, l'enfant lui fera femblable ; fi, au contraire, fon mari lui plaît infiniment, & qu'elle en ait toûjours l'idée prefente à fon efprit, le fœtus reffemblera au pere : Or il eft évident que cette reffemblance ne vient pas de la qualité ou de la quantité de la femence du mari, ou de la femme. La raifon en eft que fi une femme groffe fixe en fon imagination la forme exterieure de tout autre homme, (avec lequel elle n'a point eu de communication, & qui n'a point fourni de fa femence pour former le fœtus,) elle produira un fœtus qui lui reffemblera ; &

même

même si elle voit des formes monstrueuses, elle les imprime tres-souvent sur le fœtus. Car la force de l'imagination est merveilleuse ; sur-tout dans les femmes grosses ; De quoi voyez Thomas Fienus qui en a écrit tres-élegamment.

Mais comme tout ce que nous avons dit jusques à present de la semence, regarde principalement la femence de l'homme ; il est à propos maintenant de traitter en peu de paroles de la femence de la femme, de son usage, & de sa nécessité.

De la femence de la femme.

Il se presente ici dabord dés le commencement un doute ; sçavoir, si les femmes ont de la femence, ou non ?

Aristote *au liv.* 1. *de la génér. des anim. ch.* 19. 20. *& dans le dernier*, dit que les femmes n'ont point de femence, & que leurs mois leur tiennent lieu de femence. Ceux qui suivent en cela ce prince des Philosophes, en donnent les raisons suivantes. 1. Parce qu'il ne paroît aucune voye par où la femence puisse venir des testicules à la matrice. 2. Que la femence de la femme n'est d'aucun usage dans la génération ; & qu'on a souvent remarqué qu'il y a des femmes qui ont conçû sans avoir ressenti aucun plaisir dans l'action, donc sans aucune émission de femence. 3. Qu'il n'arrive pas aux femmes dans le tems de leur âge auquel on dit que la femence se forme en elles, ce qu'il arrive aux hommes au même âge ; c'est à dire, que leur voix ne grossit pas, leurs nerfs ne se fortifient pas ; leur corps ne se desseche pas, leur esprit n'en devient pas plus vigoureux, &c. 4. Qu'au témoignage d'Harvée *au liv. de la génér. des anim. exercit.* 55. les testicules des femelles ne se gonflent pas dans l'acte de la génération, que leur constitution accoûtumée ne se change point, soit devant, soit après cét acte, & qu'on ne voit par aucun indice que ce soit qu'elle soit en quelque manière utile ou nécessaire, ou à l'acte, ou à la génération. 5. Que l'injection de la femence de la femme dans la matrice pendant la grossesse causeroit de frequens avortemens. Car, ou cette femence se corromproit dans la matrice, & alors elle causeroit plusieurs maux au fœtus, & souvent la mort ; ou elle s'en écouleroit, & alors l'orifice de la matrice étant ouvert, il s'en ensuivroit avortement. D'où ils concluent que les femmes n'ont point de femence, & que les testicules ne leur servent que d'ornement, comme aux hommes les mammelles.

Si la femme a de la femence.

Mais cette opinion a déja dépuis long-tems paru suspecte à plusieurs Autheurs, même la plûpart l'ont rejettée avec justice ; car il est évident que les femmes ont de la femence, puisqu'elles ont des testicules, des artères, des veines spermatiques, & des vaisseaux déferens ; c'est à dire, les tubes, & aussi les prostates. Or ces parties ne leur ont pas été données en vain ; elles servent donc sans doute à la génération de quelque femence. Ajoûtez à cela que dans les testicules il y a des œufs visibles, qui contiennent une liqueur, laquelle tient du blanc-

A A a

d'œuf, & à qui le nom de femence convient affés bien ; & que ces œufs étant rendus féconds par l'irradiation de la femence de l'homme, font portés par les vaiffeaux déferens, c'eft à dire par les tubes, à la matrice. Enfin les femmes verfent dans l'embraffement avec excés de plaifir une certaine matiére feminale qui vient des proftates, (que l'on a décrit, ci-deffus *au ch.* 24.) & elles ont aprés le coït les mêmes fymptômes que ceux qui arrivent aux hommes ; c'eft à dire, la laffitude, la trifteffe, le trouble de vûë, l'engourdiffement, la ceffation de la concupifcence. La *feconde* raifon des Ariftoteliciens eft auffi chancelante que la *première* ; car il paroît clairement que la femence de la femme enfermée dans les œufs eft abfolument néceffaire à la génération, 1. De ce que de la femence du mâle il ne fe fait point de génération fi la partie fpiritueufe ne tombe pas, ou ne pénétre pas dans la liqueur albumineufe de l'œuf comme dans la matiére convenable à cét ufage. 2. De ce que les femmes ne conçoivent pas lorfque dans le coït elles verfent leur femence fans aucune delectation ; (car il ne faut point en croire celles qui difent qu'aiant été corrompuës & prifes par force, elles ont conçû fans avoir reffenti aucun plaifir, ou fans avoir fait aucune éjection de femence.) 3. De ce qu'entre les animaux les chiennes, les truyes, & les autres femelles deviennent fteriles fi on les châtre, puifqu'en éfet on les prive des organes qui fervent à la génération de la femence. Outre cela, l'Ecriture fainte *en la Genef. ch.* 3. fait mention de la femence de la femme comme d'une chofe tres-néceffaire à la génération. La *troifiéme raifon* des Ariftoteliciens n'eft pas d'un plus grand poids. Car qu'environ le tems auquel il commence à s'engendrer dans les femmes de la femence, leur voix ne groffiffe pas, que leurs nerfs ne fe fortifient pas trop, &c. cela vient de ce que leur temperament eft beaucoup plus froid & plus humide que celui des hommes ; à raifon dequoi la femence enfermée dans leurs œufs eft plus cruë & plus humide que la femence virile, & n'envoye pas de foi dans tout le corps une exhalaifon ou expiration fermentative fi chaude & fi acre que celle qui s'éleve de la femence de l'homme. La *quatriéme raifon* n'eft pas moins vaine ; car qu'Harvée n'ait pas trouvé qu'il y eut aucun changement dans la conftitution des tefticules des animaux devant ou aprés l'accouplement, on n'en peut tirer aucune autre conclufion, finon qu'il n'a pû ni voir ni connoître dans les animaux qu'il a fait mourir avant l'accouplement, quel auroit été l'état des tefticules pendant ou aprés cette action ; ni en ceux qu'il a fait mourir aprés l'accouplement, quelle en étoit la conftitution pendant l'acte ; car fi par hazard les tefticules ont été un peu gonflés pendant l'action, il eft certain que ce gonflement a ceffé par la terreur de la mort, & par la mort même, au moment de laquelle ils retournent en leur premier état de flaccidité, tout ainfi que la verge de l'homme quelque roide & quelque tenduë qu'elle soit dans la chaleur de la concupiscence, s'il survient un danger subit, ou une simple terreur de mort, se déroidit aussi-tôt. Outre cela, quoique dans le coït, ou après, il n'arrive aucun changement dans les testicules, tant des hommes que des femmes, du moins qui soit sensible & manifeste aux yeux, (seulement dans les hommes ils sont attirés en en-haut,) il est neanmoins constant que pendant l'action il arrive dans les testicules des femelles quelqu'agreable alteration, au moment que les œufs sont rendus féconds par l'irradiation du mâle ; car quoique les animaux ne puissent pas l'exprimer par la parole, leurs gesticulations neanmoins le font connoître, & les femmes qui sont doüées de raison, le témoignent par le discours, puisqu'elles avoüent que dans la matrice & dans toutes les parties qui sont aux environs, (entre lesquelles les testicules sont situés sur les côtés de la matrice,) elles ressentent un extrême plaisir, & un doux & agreable resserrement interieur de la matrice autour de la semence qu'elles viennent de recevoir, & de l'œuf ou des œufs qui à même tems sont tombés dans sa cavité. Enfin, la *cinquiéme raison* ne prouve rien ; car ceux qui craignent que le fœtus ne soit offensé par les œufs attirés ou jettés dans la matrice par le coït institué pendant le tems de la grossesse, & qu'il n'en survienne avortement, se trompent en cela qu'ils croyent que dans les femmes grosses qui souffrent l'aproche de l'homme, il tombe de nouveau lors du congrés quelque œuf dans leur matrice, ne sçachant pas que du moment que la femme a conçû, ces voyes demeurent fermées jusques au tems de l'enfantement : comme aussi qu'il y a d'autres vaisseaux destinés pour l'évacuation des mois ; & que le plaisir que les femmes ressentent pour lors dans le coït, ne vient pas de quelqu'œuf ou de quelque semence qui en ce tems-là s'écoule des testicules dans la matrice ; mais de la matiére seminale visqueuse, qui de leurs prostates (lesquelles nous avons décrites ci-dessus *au ch.* 24.) s'exprime dans la matrice.

On voit évidemment par toutes ces raisons que les testicules n'ont pas été donnés aux femmes seulement pour ornement, (ainsi que les Aristoteliciens concluent), puisqu'il ne peut avoir d'ornement dans une partie qui n'est pas visible ; mais pour une tres-grande nécessité. Il faut maintenant examiner briévement en quoi consiste cette nécessité.

Afin que de la semence des plantes il s'en fasse quelque production, il est également nécessaire, & que la terre où on la seme, soit fertile, & que la semence soit féconde : la fécondité de celle ci dépend du germe spiritueux, & la fertilité de celle-là d'une chaleur convenante, & d'une humidité suffisamment & duëment empreinte de particules salines & de sulphureuses. Si ces deux choses ne concourent ensemble, il ne s'engendre rien de la semence de la plante : car si par exemple l'on

La cause de la nécessité de la semence de la femme.

jette du froment pur & excellent dans un monceau de fel, de fer, de plomb, ou de fable aride, il ne s'en produit rien, quoique de foi ce froment foit fécond ; la raifon en eft qu'il n'eft pas femé en une matiére convenable, dans laquelle fon germe fe puiffe refoudre & re- duire en acte. De même fi on le jette en une terre, dans laquelle il y ait trop de fel, ou à laquelle on ait ajoûté de la chaux, ou femblable autre matiére corrofive & acre, alors la femence fe corrompt avec fon germe qui eft étouffé, & il ne s'en produit rien ; mais fi on le jette en une terre graffe & bien fumée, alors les parties les plus déliées de l'humide terreftre entrent par le moyen de la chaleur dans les plus petits pores de la femence du froment, & fe mêlent à fa fubftance, laquelle elles gonflent, & ainfi fon germe fe diffout, & fe reduit en acte, & ce qui s'en forme, fe nourrit dabord, s'augmente, & croît par ce mê- me humide dont on vient de parler, mêlé & confondu avec les par- ties les plus groffiéres de la femence, pour enfuite prendre de la terre même par les racines qu'il jette, une plus abondante & plus folide nourriture.

C'eft à peu prés de cette maniére que la chofe fe paffe pour la géné- ration de l'homme. La matrice eft un champ, ou terre, qui en pre- mier lieu reçoit la femence féconde de l'homme ; mais fi ce champ, quoique arrofé d'une humidité convenable, n'embraffe pas & ne dif- foût pas la femence du mâle après qu'il l'a reçûë, fi par les trom- pes il n'en envoye pas les parties les plus fubtiles germinantes aux œufs contenus dans les tefticules ou ovaires, & fi ces œufs ainfi rendus féconds ne retournent pas & ne s'avancent pas vers la matrice, afin que par fa chaleur le germe qui vient d'être répandu en eux, foit ex- cité & reduit en acte, il ne fe fait point de génération ; car de la fe- mence de l'homme feule, quoique tres-féconde de foi, il ne fe pro- duit rien. Or la femence albumineufe des œufs de la femme eft fem- blable à l'humide gras de la terre, & même il eft cét humide même préparé & difpofé, lequel recevant en foi convenablement la partie fpi- ritueufe de la femence de l'homme, & s'infinuant dans fes pores les plus petits & les plus étroits, peut la diffoudre, & par ce moyen de- gager, developer, & reduire en acte le germe qu'elle enferme. C'eft en fe developant & fe reduifant ainfi en acte que ce germe forme in- continant de foi un leger abregé du tout qui doit être formé, (c'eft à dire, les premiers & plus délicats délineamens de tout le fœtus.) lequel il nourrit enfuite & fait croitre par le moyen de la fubftance même de cét humide albumineux convenable dans lequel il flotte. Cette nour- riture dans ce commencement fe fait par irradiation, & par appofi- tion, (dequoi nous parlerons *au ch. fuivant*) & continuë jufques à ce que le fœtus ait acquis de la fermeté, & que fes vifcères étant devenus affés vigoureux & robuftes, il puiffent de foi-mêmes digérer & préparer les alimens qui dans la suite sont apportés dans la matrice, & introduits & versés en lui interieurement par la bouche, & par le nombril. On voit évidemment de là pourquoi de toutes les communications que l'on a avec une femme vuide, il ne s'en fait pas toûjours une conception. Car si la femme, à raison de quelque intemperie ou mauvaise conformation des ovaires, de son âge trop avancé, ou de quelqu'autre cause, est destituée d'œuf; ou que la matiére albumineuse qui est dans ses œufs soit mal disposée, peu temperée, (trop acre, trop brulante, trop froide, &c.) ou enfin vitiée par quelque méchante qualité que ce soit qui la rende incapable de dissoudre la semence fécondante de l'homme; alors il ne se peut pas faire de conception, parce que, par la raison qu'on vient d'apporter, la semence de l'homme est suffoquée & corrompuë; mais neanmoins ce n'est pas-là la seule cause qui empêche la conception; car il arrive aussi tres-souvent, ou que les œufs des femmes ne sont pas encore parvenus à leur juste maturité, ou qu'à raison de quelque empêchement qui se rencontre dans les voyes, le germe ne peut pas arriver à l'ovaire, ni les œufs à la matrice, ou que la semence même de l'homme est de soi foible, sans vertu, & privée de germe, ou enfin que son germe quoique prolifique, est avant que d'arriver aux œufs, corrompu & suffoqué dans la matrice, soit à cause de son intemperie, soit de quelques méchantes humeurs qui y croupissent, & c'est par toutes ces raisons qu'il ne se peut faire pour lors de conception.

Quoiqu'il en soit, on voit tres-évidemment par tout ce qu'on a dit ci-dessus, quel est le veritable, le manifeste, & le tres-nécessaire usage de la matrice, sans lequel la génération de l'homme ne se peut pas plus faire, que celle de la plante sans l'humide fécond de la terre.

Il reste encore une grande question à resoudre sur ce sujet; sçavoir: si d'autant que la semence de la femme est si nécessaire à raison qu'elle dissoût, qu'elle fomente, & qu'elle nourrit, elle ne concourt point aussi à la formation du fœtus comme cause éficiente, c'est à dire, formante?

L'opinion commune jusques à present a été; que la semence de la femme faisoit l'office de cause éficiente, ou formante, & qu'à même tems elle étoit la matiére de la nourriture du fœtus, qu'elle se mêloit avec la semence de l'homme, que des deux semences mélangées il s'en faisoit une masse qui se fermentoit dans la matrice, & que dans cette masse il se produisoit un germe spiritueux, par lequel & duquel les premiers traits des membres du fœtus étoient ébauchés & formés. Cette opinion est tres-pompeusement proposée & défenduë par Sennert *dans ses Instit. de Medec. liv.* I. *ch.* 10. & soûtenuë avec chaleur par L. Mercatus *au tom.* I. *liv.* I. *part.* 4. *art.* 3. *q.* 97. qui par un seul argument qu'il estime invincible (car je ne rapporterai pas ceux qui ne sont pas de

si la femence de la femme est la cause formante.

A A a iij

confequence,) croit lever tous les doutes qui peuvent naître fur ce point , & établir parfaitement que la femence de la femme a en foi le principe & la vertu de former le fœtus. *Tout ce qui rend*, dit il , *femblable à foi le fujet fur lequel il opere , agit néceffairement* ; *le fils eft quelquefois rendu femblable à fa mere , donc la mere agit dans la génération du fils.* Mais , quoiqu'on lui accorde tout fon argument, il ne s'enfuit pas pour cela que dans la génération la femence de la femme foit la caufe éficiente de la formation du fœtus ; car il y a beaucoup de difference entre ces deux propofitions ; *La mere agit* , &c. *La femence de la mere agit.* En éfet, la mere agit, & fur fa propre femence, & fur celle de l'homme , lorf-qu'elle les échaufe toutes deux, qu'elle les embraffe & les fomente dans fa matrice , & que par ce moyen elle excite & reduit de puiffan-ce en acte le germe qui eft contenu dans la femence de l'homme, & qu'elle rend la fienne, propre pour être la matiére de la nourriture du fœtus ; mais ni elle , ni fa femence ne contribuent quoique ce foit à la formation des parties , finon les moyens par lefquels la puiffance qui eft cachée dans la femence de l'homme , eft reduite en acte. Que fi la femence de la femme agiffoit & concouroit en quelque maniére à la délineation des premiers traits du fœtus , & à fa formation , il fau-droit qu'elle eut en foi le principe actif de la formation des parties , lequel pourroit de foi-même, aidé feulement par la chaleur de la ma-trice, fe reduire en acte ; mais , ni elle n'a point ce principe , ni ce principe ne fçauroit proceder d'elle , ainfi que nous l'avons prouvé ci-de-vant , & qu'il eft manifefte dans les œufs fubventanées. La reffemblance qui fe trouve fouvent entre le fils & la mere ne prouve rien, puifque fa caufe ne vient pas d'aucun acte de la femence , mais le plus fouvent d'ailleurs dans le tems que la formation fe fait , & quelquefois mê-me aprés qu'elle eft entiérement finie , & que le fœtus eft parfait en tous fes membres ; car les differentes & fortes imaginations de la me-re , & les diverfes commotions & déterminations inufitées des efprits qui en proviennent, peuvent encore mérveilleufement le changer, & imprimer fur lui, comme fur de la cire molle , telle ou telle autre for-me, ou figure. Cela eft conftant par une infinité d'exemples de fem-mes groffes , lefquelles étant épouvantées par quelque objet terrible, ou regardant fouvent & attentivement, ou avec plaifir, ou avec hor-reur quelque tableau , ou defirant avec paffion de manger des cerifes , ou quelqu'autre fruit, ont gravé fur leurs fœtus les figures de ces cho-fes mêmes, ou d'autres marques furprenantes , & cela peu de tems avant l'enfantement ; cependant il n'eft perfonne qui ne voye claire-ment que cette vertu active ne procede pas de la femence de la femme, & qu'on ne peut la lui attribuer en aucune maniére que ce foit , parce que cette action fe fait long-tems aprés que le fœtus eft formé , fouvent même aprés que cette femence eft confumée ; & que d'ailleurs il y a de cela une autre caufe manifefte.

Outre cét argument de Mercatus, on oppofe encore d'ailleurs trois fortes objections. 1. Que de l'âne & de la jument il s'engendre le mulet. 2. Que de l'homme & de la bête il ne fe forme pas un homme, mais un monftre irraifonnable. 3. Que fouvent une femme blanche conçoit d'un Ethiopien, & produit un enfant blanc. Ce qui femble ne pouvoir fe faire que par la force ou vertu formatrice de la femence de la femme, entant qu'elle concourt avec celle de la femence de l'homme.

Avant que de refoudre ces difficultés, il eft néceffaire de remarquer que la femence du mâle ne fe reduit point en acte, & qu'il ne s'en produit rien qui reffemble au principe d'où elle eft émanée, fi elle n'eft mêlée avec un ferment, & avec un aliment qui lui foit convenable, & que fi dans l'un ou l'autre de ces points il arrive quelque manquement, quelque erreur, ou quelque vice, alors, ou il ne s'en produit rien, ou ce qui s'en produit eft defectueux ; ce que la nature neanmoins rétablit & perfectionne autant qu'il lui eft poffible. En la même maniére abfolument que nous voyons parmi les plantes, que le grain de froment ou d'orge jetté dans une terre inculte ou aride, dégénere par défaut de ferment, ou d'aliment, en ivraïe ou en quelqu'autre herbe inutile, qui ne reffemble prefque point à ces premiers grains. Cela fuppofé je viens aux objections, & je réponds à la *première* ; qu'elle ne prouve pas que la femence de la femelle concoure avec celle du mâle, comme caufe coéficiente de la formation ; mais que dans le cas dont il s'agit, le germe qui fe produit de la femence du mâle, n'eft pas tel qu'il doit être, ni ne fe reduit pas en acte d'une maniére convenable, à caufe des empêchemens qui fe prefentent, c'eft à dire, que la femence de l'âne n'eft pas diffoute dans l'œuf, & reduite en acte par la femence de la jument d'une maniére convenable à la nature de cét animal, & que l'aliment qu'elle reçoit dans les premiers traits de la formation, ne lui convient pas non-plus ; & comme la nature qui eft toûjours dans l'action & jamais dans le repos, ne peut former du germe de cette femence d'âne qui a pénétré dans l'œuf, un âne parfait, elle engendre un animal qui approche de fa nature ; fçavoir le mulet, lequel à raifon de la femence d'âne qui eft fon principe formant, eft par nature âne ; mais à raifon de l'aliment ou première nourriture qui lui a été fournie en grande abondance par la jument, & qui participe de fa nature, acquiert une grandeur & groffeur de corps qui furpaffe celle de l'âne, & qui eft en quelque façon femblable à celle de la jument. Je réponds à la *feconde* difficulté, qu'il arrive à la femence de l'homme dans la matrice & dans les œufs, la même erreur que celle dont nous venons de parler, & c'eft de là que la nature aulieu d'un fœtus humain engendre un monftre irraifonnable ; en la même maniére qu'il arrive quelquefois dans les œufs & dans la matrice des femmes, que par défaut de ferment convenable, ou par quelque vice que ce ferment a en foi (fçavoir, par la mauvaife difpofition de la femence de la femme, car elle fermente la femence de l'homme,) ou par celui du premier aliment, il s'engendre de la femence féconde de l'homme, tantôt une mole, tantôt des animaux en forme de grenoüilles, de demi-chien, de lezards, ou d'autres femblables monftres ; dequoi on trouve divers exemples dans les Obfervations des Medecins, & auffi en plufieurs endroits chés les Hiftoriens. Ces monftres neanmoins ne font pas engendrés de la femence de la femme, comme aiant en foi un principe formant ; mais par fon vice, entant qu'étant mal difpofée, elle eft un obftacle par lequel l'action ou principe formant de la femence de l'homme eft troublé & empêché, en forte qu'il ne peut pas bien agir. Je réponds à la *troifiéme*, qu'une femme blanche peut d'un Ethiopien engendrer un enfant blanc, non-pas qu'il y ait en elle un principe ou action formante, mais à caufe de la forte imagination qu'elle a d'un enfant blanc ; même il peut arriver qu'une femme noire engendrera d'un Ethiopien un enfant blanc, à caufe pareillement de fa forte imagination fur un enfant blanc, dequoi il y a plufieurs exemples. Veritablement l'imagination caufe des éfets furprenans dans les femmes au tems de la conception, & pendant leur groffeffe, non-feulement au moment de la formation du fœtus, mais encore aprés qu'il eft formé, ainfi que nous l'avons déja fait remarquer ci-devant ; cependant il n'eft aucun de ces éfets dont on puiffe attribuer la caufe à la vertu ou action de la femence de la femme. Il y a eu des Autheurs qui ont crû que dans la jument dont on vient de parler, & dans les autres animaux, l'imagination, (laquelle Ariftote *au liv. 3. de l'ame Comment.* 157. reconnoît & admet abfolument dans les animaux) y opere fortement auffi à l'égard de la formation du fœtus ; ce que d'autres nient entiérement, dautant, difent-ils, que les animaux n'aiant pas de la raifon, ils n'ont aucune imagination, & s'il fe produit quelque chofe d'étranger dans la matrice, ils croyent que cela vient de la vertu formatrice de la femence de la femelle. Il faut répondre à cela que quoiqu'on dife que les animaux n'ont ni imagination, ni entendement, ni memoire, ils ont neanmoins quelque chofe d'analogue : (Voyez fur ce fujet *le liv. 2. fuivant ch. 2. environ vers la fin,*) ainfi que leurs actions le font évidemment connoître (Le bœuf connoît la crêche de fon maître, l'abeille retournant de cüeillir fur les fleurs le miel, connoît fa ruche entre cent femblables; le chien comprend les commandemens de fon maître & les execute, &c.) & l'on aprend des brebis du Patriarche Jacob, *Genef. ch.* 30. qu'il y a dans les brutes je ne fçai quoi d'analogue à l'imagination, qui dans le tems qu'elles conçoivent, & pendant qu'elles font pleines, agit fur les fœtus. J'ai vû ainfi que plufieurs autres, un exemple remarquable fur ce fujet. En l'année 1626. il arriva par hazard à Montfort

Obfervation.

fort un chameau, de cette espece qu'on appelle vulgairement Droma-
daires, que son maître faisoit voir pour de l'argent. Il étoit tres-grand,
& entr'autre il avoit la corne de ses pieds large & ronde, mais fenduë, & les genoux extrêmement gros & enflés de la grosseur d'une
tête d'homme. Cét animal se trouva un jour par hazard & sur le
champ devant une cavalle qui avoit été couverte seulement dépuis trois
ou quatre jours, laquelle fut si épouvantée de la rencontre inopinée
de cét animal, que se cabrant tout d'un coup & se retirant en arriére elle jetta à terre le païsan qu'elle portoit. Enfin, le tems de sa portée étant fini, elle mit bas un poulain, dont une des cuisses de devant
étoit entiérement semblable à celle du Dromadaire, aiant la corne large, ronde, & fenduë, & le genou aussi gros que celui de cét animal.
Ce poulain devint ensuite un cheval tres-vigoureux que nous avons
vû pendant long-tems tirer avec d'autres chevaux la charruë, & des
chariots. Certainement il n'est personne de bon sens qui osât dire
que cette erreur de formation ait été causée par quelque vertu éficiente formatrice de la semence de la jument; on dira bien plûtôt que c'est
par cét analogue à l'imagination, duquel nous avons parlé.

Thomas Confentinus *progimnasm.* 5. a inventé sur ce sujet une opi- *Opinion contraire.*
nion tres-contraire. Il dit que dans la semence seule de la femme il
y a non-seulement la première matière de laquelle, mais encore la
cause éficiente par laquelle se fait la formation du fœtus, & que la
semence de l'homme n'est ni la matière du fœtus, ni ne contient en
soi aucun principe ou cause formatrice, & qu'elle ne concourt en autre
chose à la génération, qu'en ce qu'elle communique une certaine substance insensible qui excite & remuë la matière que la femme a fournie. Deufingius embrasse cette opinion de Thom. de Confentinus *en
son liv. de Genes. Microcosm.* où il enseigne ouvertement que c'est de la seule semence de la femme que le fœtus est formé, & que cette semence
n'est pas seulement la matiére des premiers délineamens, mais encore
qu'elle a en soi en puissance l'ame vegetative qui forme le fœtus; que
neanmoins elle ne peut se debarrasser & se mettre en acte, si elle n'est
unie à la semence de l'homme, qui comme un ferment dissout sa substance, & dégage par ce moyen l'ame qui est cachée en elle, & la
met acte de former le fœtus. Mais cette nouvelle opinion en attribuant
à la semence de la femme qui est tres-imparfaite, (de laquelle plusieurs doutent si ont peut veritablement l'appeller semence) toute
la vertu & l'éficace de la formation, & en la prenant pour la premiére matiére du fœtus, s'éloigne fort de la verité. Car la semence d'un
arbre, du bled, d'une fève, d'un pois, &c. qui est en manière de la semence de l'homme, étant jettée dans sa matrice propre, c'est à dire
dans la terre, ne dissout pas par le moyen de la chaleur la semence ou
suc de la terre, & n'en produit pas quelque chose qui lui soit semblable;

mais au contraire, elle en eſt elle-même diſſoûte, & ſa partie ſpiritueuſe étant dégagée de ce qui la tenoit embarraſſée, & ſe mettant en action, forme de ſoi-même les premiers traits de ce qu'elle doit produire, & l'aiant formé, le nourrit, l'augmente en premier lieu, & au commencement, des particules qui entrent en ſa compoſition les plus groſſiéres, (leſquelles ſemblent ici avoir le même office que la ſemence de la femme,) ſuffiſamment diſſoutes, & enſuite du ſuc de la terre qui lui eſt le plus convenable. Cela eſt tres-manifeſte dans le pois, dans la fève, & autres ſemblables ſemences, qui étant expoſées ſimplement à l'air humide, ou dans un lieu moderément chaud, ne font pas fermenter cét air afin qu'il s'en engendre quelque choſe ; mais au contraire, elles ſont elles-mêmes diſſoutes, & ainſi leur partie ſpiritueuſe ſe debarraſſant, devenant libre, & ſe mettant en action, elles forment en ſoi & de ſoi ce qui en doit être formé, & pouſſent leurs premiers bourgeons. C'eſt auſſi ainſi que la choſe ſe paſſe dans la ſemence maſculine, tant des hommes que des animaux, laquelle étant jettée dans la matrice, & aiant pénétré par ſa partie germinante dans les œufs, n'y donne pas à la ſemence de la femelle la faculté ou aptitude de former de ſoi quoi que ce ſoit ; mais au contraire, le germe qu'elle contient, qui ſeul a en ſoi cette faculté, y étant diſſoût par cette même ſemence de la femelle contenuë dans les œufs, ſe ramaſſe en un point ou bulle, dans laquelle, déja libre de ce qui le tenoit engagé, il forme de ſoi ce qui doit être formé ; & la ſemence de la femelle enfermée dans l'œuf, laquelle en ce commencement a tenu lieu ſimplement du ſuc fermentatif, ſert incontinent enſuite d'aliment à ce qui vient d'être formé. Au reſte, ce que Deuſingius *au lieu ci-deſſus cité* dit de la ſemence du coq jettée dans l'ovaire de la poule, ne fait rien contre nôtre opinion ; parce que une tres-petite quantité de la ſemence du coq ſuffit pour former les premiers délineamens du poulet ; car ſi au moment que le fœtus humain vient d'être formé, il n'eſt que de la grandeur d'une fourmi, ainſi que nous l'enſeignerons *au ch. ſuiv.* de combien le fœtus du poulet ſera-t'il dans ſon commencement plus petit ? & combien peu faudra-t'il de ſemence pour former ſes premiers traits ou délineations ? Mais ce que Deuſingius ajoûte que le coq par un ſeul coït, rend tout l'ovaire fécond, & que tous les œufs qui y ſont contenus, même les plus petits, qui ſont à peine de la groſſeur d'un pois, en deviennent féconds, quoique le coq n'approche plus la poule, n'eſt pas veritable ; car la ſemence du coq ne pénètre & ne rend féconds que les œufs qui ſont déja arrivés à leur maturité, & les autres encore petits & non meurs ne deviennent pas plus féconds par cette ſemence, qu'une jeune fille de trois ou quatre ans le pourroit devenir par celle de l'homme ; au contraire, ces œufs cruds & non meurs ſont encore incapables d'admettre & de recevoir la femence du coq ; ainfi il eft néceffaire que chaque jour le coq approche la poule, afin qu'à mefure qu'à chaque jour des œufs arrivent à leur maturité, ils foient arrofés de la femence du coq, qui les rende féconds. Et c'eft de là d'où vient que les poules qui ufent rarement du coq, font fouvent des œufs fubventanées & inféconds (cette obfervation eft connuë du vulgaire même,) defquels il ne fe produit point de poulets, quoiqu'ils foient couvés fous la poule, & cela par la raifon qu'ils n'ont point été atteints par la femence du coq. Ainfi ceux qui veulent mettre couver des œufs, & en retirer quantité de poulets, doivent rechercher des œufs de ces poules qui ont une frequente & journaliére habitude avec un coq vigoureux. On peut auffi étendre cette même confideration jufques aux œufs des femmes, lefquels pendant qu'ils font cruds, & non meurs, n'admettent point le germe de la femence de l'homme, & c'eft-là la principale caufe pourquoi il arrive fouvent que plufieurs jeunes filles, fur-tout les froides & moins lubriques, pendant plufieurs mois après leurs nopces ne conçoivent pas, par la raifon que leurs œufs font encore cruds & non meurs, & par confequent nullement difpofés à admettre la portion germinante de la femence de l'homme, ou a en être rendus féconds ; mais la fécondité leur arrive facilement enfuite lorfque ces œufs font parvenus a une jufte maturité.

J. Svvammerdam *dans fon Nat. Mirac. pag. felon moi 24.* femble attribuer à la femence de la femme, tant la matiére du fœtus, que l'efprit qui le forme ; car traittant des œufs des femmes voici comme il parle : *A l'égard de la fécondation ou conception, il femble qu'elle ne foit rien autre que la communication d'un mouvement plus parfait., en forte que l'œuf qui dans l'ovaire étoit nourri & vivoit, eft après la conception,* (c'eft à dire, après que de l'ovaire il a été pouffé dans la matrice, & qu'il en a été reçu,) *aiant quitté l'ovaire, nourri & vit d'une maniére plus parfaite, en forte qu'il faut croire que pour lors il peut fe pourvoir & fe foûtenir de foi.* Et à la *pag.22.* il dit, *Toutes les parties de l'animal font dans l'œuf.* Et ainfi prenant l'opinion de Confentinus & de Deufingius, il établit que la femence de l'homme ne concourt en rien à la fécondité ; même que ni la matiére de laquelle la première délineation doit être faite, ni l'efprit formateur, ne refident point en elle. Mais s'il n'apporte point d'autres meilleures raifons que celle-ci : *Il faut croire,* il eft certain que ce qu'il dit eft trop foible pour l'établiffement de fon opinion, par laquelle il femble vouloir détruire la doctrine que j'ai propofée ci-devant touchant la femence de l'homme. Il fait auffi voir à la *pag. 25.* combien il eft chancelant & douteux fur fa propre opinion, car il parle ainfi. *La fécondation ne peut être démontrée que par le raifonnement, & très difficilement par des experiences.*

Toutes ces chofes & plufieurs autres ferieufement confiderées, ont fait Si la femen-

ee de la fem-
me est nécef-
faire à la gé-
nération.

que cette opinion de la vertu formatrice de la femence de la femme a déplû à plufieurs Docteurs, qui à la verité ont bien crû que la femence de la femme concourt dans la génération comme une matiére néceffaire pour recevoir, diffoudre, échaufer, fomenter & reduire en acte la partie germinante de la femence de l'homme, & auffi pour fervir d'aliment au premiers traits de l'embrion, mais qui n'ont pû croire qu'elle en foit ou qu'elle en fourniffe la matiére, ou qu'elle agiffe en qualité de caufe éficiente dans la formation du fœtus. Ariftote enfeigna autrefois *au liv. de la générat. des anim. ch. 4.* cette derniére propofition ; & aprés lui Cefar de Cremone entre les Nouveaux la défend avec chaleur *en fon liv. de la femence.* J. C. Scaliger. *de la fubtil. exerc. 268.* la foûtient auffi en ces termes : *Comme il ne peut y avoir en un feul & unique fujet qu'une feule & unique forme, de même ce qui contient cette forme ne peut être qu'unique ; il n'y a donc qu'une feule femence ; (fçavoir celle de l'homme ;) car d'autant que toute forme eft fimple & indivifible, elle ne peut être compofée de deux principe ; elle le feroit cependant, fi elle venoit & du mâle & de la femelle.* Il joint à cela plufieurs argumens qu'on peut voir *dans l'endroit cité,* par lefquels il ne nie pas feulement que la femence de la femelle ait toute vertu & toute éficacité dans l'action de la formation, mais même il femble ne vouloir point abfolument la reconnoître, & lui accorder aucun ufage. Les raifons de Scaliger me paroiffent de grand poids, en forte que je me range volontiers à fon opinion en ce point ; qui eft que la forme & l'acte de la formation ne dépendent que d'une feule femence ; fçavoir celle du mâle, & que celle de la femelle n'y concourt en rien ; mais de la nier entiérement comme il fait, & la confiderer comme une chofe de nul ufage, c'eft en quoi je ne puis être de fon avis ; car j'ai fait voir & folidement prouvé qu'elle eft tres-neceffaire dans la génération. Puis donc qu'elle eft néceffaire, & que neanmoins elle n'agit pas dans l'acte de la formation, elle ne peut y être néceffaire qu'à raifon qu'elle eft une matiére telle que fans elle la puiffance de la femence du mâle ne peut être fufcitée & reduite en acte. Or qu'elle ne foit point caufe éficiente ou formelle, cela eft évident de ce que la femme, fans la conjonction du mâle, ne conçoit point de foi, quoiqu'il y ait de la vrai-femblance que dans les pollutions nocturnes, (qui dans les fonges amoureux arrivent auffi-bien aux femmes qu'aux hommes,) outre la matiére feminale qui s'élance pour lors des proftates dans le vagina, elle ébranle auffi de tems en tems dans les ovaires, des œufs qu'elle fait enfuite tomber par la voye des tubes dans la matrice, & qu'elle y dépofe. Cependant, fi la femence enfermée dans fes œufs contenoit les deux principes de la génération, l'agent & le patient ; comme elle a en foi & le lieu, & le tems, & l'aliment convenable, elle ne pourroit pas ne pas concevoir. Outre cela, c'eft une loi de la nature, que pour la production d'un éfet naturel il n'y ait qu'un feul & unique agent, ainfi que le témoigne Ariftote *au liv. 8. de fa Phyfiq. tr. 82.* Or fi la femence de la femme étoit auffi caufe éficiente ou formatrice, il y auroit deux principes agens ; fçavoir la femence de l'homme, & celle de la femme, ce qui repugne à l'ordre de la nature. On peut ajoûter que fi chaque fexe a la vertu active, le mâle produira ou le même que la femelle, ou quelque chofe de diffé-rent. S'il produit le même, l'un des deux fera de trop & inutile ; s'il produit quelque chofe de different, il s'engendrera pour lors toûjours des gémeaux, ou des hermaphrodites. Ce premier cas arrive rarement, le dernier tres-rarement.

Enfin, nôtre opinion eft vulgairement confirmée par l'inftinct na-turel d'un chacun ; car ce n'eft pas de la mere que les enfans prennent leurs noms, mais communément du pere, comme de celui qui a fourni le principe éficient de leur formation.

Il paroît donc par tout ce que nous venons de dire, que la femen-ce de la femme n'a pas en foi la vertu ou principe qui forme le fœtus, qu'elle n'agit point dans fa formation, & même qu'elle ne fournit pas la matiére de fes premiers délineamens ; mais neanmoins qu'elle eft tres neceffaire, comme étant la matiére qui doit recevoir mollement, diffoudre & fomenter le germe de la femence de l'homme, délivrer de tout empêchement l'efprit formateur qui refide dans ce germe, le difpofer à agir, & à former de fa propre fubftance la première tiffure & les premiers ébauchemens du corps, & enfin nourrir l'embrion dans ces commencemens.

Hipocrate femble ne pas favorifer nôtre opinion. Voici ce qu'il écrit *en fon liv. de la géniture. Il y a,* dit-il, *dans l'homme la femence des deux* **L'opinion** *fexes, c'eft à dire, celle du mâle, & celle de la femelle, & il en eft de même* **d'Hipocrate.** *dans la femme ; mais la femence du mâle eft beaucoup plus vigoureufe ; or il eft néceffaire que la génération fe faffe par la plus vigoureufe.* Parquoi il femble indiquer, que la femence de la femme n'eft pas moins principe ou caufe éficiente que la femence du mâle. Je réponds, que dans la gé-nération la force des femences mêlées enfemble confifte en partie dans la caufe éficiente & formante, & en partie dans la caufe materielle qui prépare & difpofe à la formation ; & que l'une & l'autre confiderées en particulier, peuvent être appellées vigoureufes, ou foibles, ou pour parler comme Hipocrate, virile, ou inefeminée. Lorfque la caufe éficien-te de la formation qui refide dans la femence de l'homme, eft vigou-reufe, ou comme parle Hipocrate, virile, & que la caufe materielle qui l'échaufe, & qui eft fon premier & immediat aliment ; fçavoir la femence de la femme, eft pareillement vigoureufe, ou comme veut Hi-pocrate, virile ; pour lors des deux mêlées enfemble il s'en produit un mâle. Mais fi l'une des deux eft foible & l'autre vigoureufe, alors il s'engendre ou un mâle ou une femelle, par celle qui prévaut. Et ainfi il paroît que du paffage d'Hipocrate que l'on vient de citer, on ne peut pas folidement conclure qu'il ait attribué à la femence de la femme une vertu éficiente, ou principe formant, mais feulement qu'il a placé la force ou vigueur dont il parle, auffi-bien dans la caufe materielle préparante que dans l'éficiente, & que par ce mot, force, ou vigueur dans la femence du mâle, il a entendu la force & la vigueur de la caufe ou principe éficient de la formation ; & par la force de la femence de la femelle la parfaite temperature ou difpofition de la matiére préparante & alimentaire pour diffoudre puiffamment le principe éficient qui eft caché dans la femence du mâle, & le rendre libre des empêchemens ou liens qui l'y tiennent engagé.

L'opinion de Vefling. Vefling a imaginé touchant la femence de la femme, une opinion bien differente de la precédente. Il admet en cette femence deux fortes de fubftance ; une qui eft épaiffe, qu'il dit être néceffaire pour la conftitution ou formation du fœtus : l'autre qui eft plus aqueufe, qu'il prétend relâcher les parties de la matrice, fortifier & conferver le fœtus, & s'écouler continuellement dans la matrice lorfque le fœtus eft conçû. Voici fes termes : *La portion de l'humide fpermatique qui des tefticules fe porte au fond de la matrice, a un ufage tres-noble après la conception : car comme il eft tres-abondant, le petit corps de l'embrion encore informe le furnage dans le commencement de fa formation, & ainfi il n'empêche pas feulement que la chaleur de la matrice quand elle excede, ne diffolve quoique ce foit de la fubftance du fœtus, mais encore elle foûtient mollement le fœtus, le garantit contre les violentes fecouffes du corps de la mere, & empêche par ce moyen que les vaiffeaux ombilicaux qui pour lors ne font pas plus gros que des cheveux, ne fe rompent.* Vefling a bien connu les deux parties dont la femence de la femme eft compofée, mais il a été lourdement trompé en ce qu'il a crû fuivant l'ancienne opinion, que la femence de l'homme & celle de la femme fe mêloient enfemble dans la matrice, & qu'ainfi de leur mélange il fe faifoit la première formation du fœtus, (Cette erreur eft aujourd'hui diffipée par la connoiffance des œufs,) & auffi de ce qu'il a crû que le fuc lacté qui dans les femmes groffes s'écoule dans la matrice pour la nourriture du fœtus, eft la partie la plus aqueufe de la femence de la femme. Voyez touchant ce fuc le *ch. fuiv.*

L'opinion d'Harvée. Plufieurs aujourd'hui qui fuivent l'opinion d'Harvée, enfeignent que la femence de la femme, après que la conception eft faite, s'écoule de nouveau conjointement avec la femence de l'homme hors de la matrice, comme étant inutile au fœtus ; mais quoique le peu de fondement de cette opinion paroiffe par tout ce que l'on vient de dire, nous l'examinerons neanmoins amplement *au ch. fuiv.*

Aprés l'explication que nous venons de donner de la femence, tant de l'homme que de la femme, il nous refte encore deux chofes à examiner ; La *premiére*, à quel âge la femence s'engendre ; la *feconde*, pourquoi les Eunuques & les animaux châtrés deviennent plus gras & plus languissans.

À l'égard de la *première*, la semence ne s'engendre que lorsque le corps commence à devenir plus sec, & plus robuste, & qu'il est parvenu au plus haut point de sa croissance : ainsi comme cette force & cette fermeté arrive principalement entre la quatorziéme & la vingtiéme année de l'âge, c'est en ce tems-là qu'il commence de s'engendrer de la semence, laquelle acquiert de jour en jour dautant plus de perfection que le corps devient plus vigoureux & plus robuste, & qu'il a moins besoin de croître. Or on a coûtume vulgairement d'imputer ce défaut de génération de semence pendant l'enfance & la tendresse de l'âge à l'augmentation & croissance du corps, à quoi, dit-on, s'employe la portion superfluë du sang qui devroit passer en semence ; mais cette raison est tirée de loin, & elle n'est tout au plus que le signe de la cause qui fait que cette génération ne se fait pas. Il faut donc examiner en premier lieu pourquoi c'est principalement dans ce jeune âge que se fait l'accroissement du corps, & d'où vient que pour lors il s'augmente si fort ; afin que de cette connoissance nous puissions parvenir à une autre : sçavoir, pourquoi en cét âge-là il ne s'engendre pas de la semence.

A quel âge la semence s'engendre.

L'accroissement du corps se fait dans la jeunesse parce que toutes les parties abondent en un suc extrêmement humide, sulphureux, & huileux ; car comme à raison de ce suc ces parties sont tres-faciles & tres-disposées à se fléchir, & à s'étendre, il arrive de là que les esprits animaux qui s'écoulent en elles, ne peuvent pas facilement faire fermenter le sang qui leur est apporté par les artères pour leur nourriture, ni séparer suffisamment les particules salines qu'il contient, d'avec les sulphureuses : Et cela, en partie parce que leur force est émoussée par l'humidité surabondante, & par l'oleaginosité des particules sulphureuses ; & en partie parce que le cerveau encore trop humide, ne peut pour lors engendrer des esprits assés acres pour exciter dans le sang une forte efervescence, tels neanmoins que dans la suite lorsque toutes les parties sont devenuës plus seches, il les engendre. Par cette même raison aussi les parties spermatiques, dans lesquelles principalement reside la faculté de faire la semence, ne se dessechent pas beaucoup pour lors ; mais à raison des particules humides & huileuses de l'aliment qui leur est continuellement ajoûté, elles s'étendent & croissent en longueur & en épaisseur ; & cela dautant plus promtement que l'aliment qui leur survient, est & plus humide & plus huileux, comme il arrive dans l'enfance, & dans la jeunesse ; mais la force & la fermeté s'augmente en elles lorsqu'elles deviennent plus seches, & qu'elles croissent moins ; je parle d'une secheresse moderée & convenable, non pas d'une totale aridité. Or ce qui fait que les par-

Comment se fait l'accroissement du corps.

ties se dessechent ainsi, est que cette abondance & huileuse humidité est peu à peu consumée par la chaleur qui augmente aussi avec l'âge ; & ainsi la trop grande humidité & flaccidité des parties spermatiques diminuant, elles deviennent plus robustes ; par la raison que se séparant pour lors du sang plus de particules salines qu'auparavant, il s'en mêle une plus grande quantité à leur aliment, qui parconsequent leur est plus fortement & plus solidement uni & assimilé.

Pourquoi il ne s'engendre point de semence dans les enfans. La même cause qui fait & qui entretient l'accroissement des parties dans les enfans, la même empêche qu'il ne s'engendre en eux de la semence : c'est à dire que comme il ne va aux testicules que tres-peu d'esprits animaux, & peu acres, & que le sang qui y est porté est tres-humide, & tres-huileux, il s'ensuit de là qu'il ne s'y peut faire autre chose que leur accroissement seulement, & nullement de la semence. Mais dans le cours de l'âge, cette humidité huileuse superfluë s'étant un peu consumée par la chaleur, à mesure qu'elle augmente, le cerveau qui parconsequent est devenu plus sec, engendre des esprits animaux plus acres, & ces esprits se répandans par les nerfs qui aboutissent aux testicules, dans le sang arteriel qui y est apporté, en séparent mieux les particules salines propres pour la génération de la semence ; en sorte que se mêlant eux-mêmes avec ces particules, ils se condensent conjointement avec elles en liqueur tres-subtile, laquelle par la faculté ou vertu des testicules, (cette vertu procede du temperament qui leur est particulier & specifique, & de leur conformation) se cuit en semence ; qui devient plus parfaite, moins cette humidité, qui doit être moderée dans les corps parfaits, prédomine en elle.

Pourquoi dâs les vieillards, il s'engendre peu ou point de semence. On voit aussi de ce que l'on vient de dire, pourquoi dans la vieillesse il ne s'engendre dans les testicules que peu de semence, encore est-elle aqueuse, quelquefois même il ne s'en engendre point du tout. (Il faut ici excepter ces hommes forts dont la vieillesse est vigoureuse, & dont quelques-uns ont engendré des enfans à l'âge de quatre-vingt & quatre-vingt dix ans, ainsi que Platerus le rapporte de son propre pere.) La raison est que dans cét âge la chaleur diminue, en sorte que l'humidité reprend le dessus & prédomine, quoiqu'elle ne soit pas huileuse comme dans l'enfance, mais cruë, & aqueuse ; ce qui fait que le cerveau devient de nouveau humide, & qu'il engendre moins d'esprits, & de moins acres, (de là vient aussi que tant les actions animales les plus nobles, que les mouvemens du corps, deviennent plus tardifs, & plus foibles, & qu'il se fait un sang plus froid & plus humide. Il faut ajoûter à cela que les parties qui servent à la coction de la semence, deviennent aussi plus humides, & qu'elles se rélâchent ; en sorte que, soit à raison du peu de disposition de la matiére, soit de leur propre foiblesse, elles ne peuvent faire de la semence.

Quant

Quant à la *seconde* & derniére demande ; sçavoir pourquoi les Eunuques, & les animaux châtrés deviennent plus gras, plus lents, plus languissans, & moins animés, je réponds que cela procede de ce que l'enlèvement des testicules cause en eux un tres-notable changement de temperament ; par la raison qu'il se fait dés lors une entiére cessation de cette exhalaison ou inspiration seminale d'odeur forte & comme puante (cette inspiration seminale est manifeste dans les chairs des animaux mâles par la mauvaise senteur, & par la saveur qui leur est particuliére,) laquelle a coûtume de se répandre dans toutes les parties du corps de l'homme, d'augmenter la chaleur du sang & des autres humeurs, & enfin de rendre les esprits animaux plus acres & plus vigoureux. Ce changement si considerable de temperament, outre plusieurs autres signes, paroît dans les Eunuques, en ce que les poils qui leur étoient crûs avant que d'être châtrés, ne tombent pas à la verité, mais ceux qui ne l'étoient pas encore, soit à la barbe soit en autre part, ne leur croissent jamais. Il est encore évident dans les cerfs parvenus à leur maturité masculine ; car les cornes qui croissent sur leurs têtes, ont coûtume pour lors de tomber chaque année, & en leur place il en revient à même tems de nouvelles ; mais si on les châtre immediatement aprés qu'ils ont mis bas les premiéres de ces cornes, alors il ne leur en recroit jamais plus d'autres, & ils deviennent, à ce qu'on assûre, plus gras. Or ce changement de temperament causé, ainsi qu'on vient de dire, par ce manque de l'émission ou inspiration seminale faite par les testicules, tend vers le froid ; d'où vient que le sang en est moins huileux, & moins chaud ; que les esprits qui s'engendrent sont moins acres, moins vigoureux, moins promts, & se dissipent moins ; & que la portion du sang qui devoit être employée en semence & en esprits seminaux, reste toute dans le corps, remplit les vaisseaux, & est ensuite appliquée & ajoûtée aux parties en surabondance de nourriture, laquelle les humecte davantage par sa quantité, & par son oleaginosité, & enfin les engraisse. Car la vertu fermentative des esprits animaux s'émoussant beaucoup, & devenant plus foible dans cette grande quantité de sucs sanguins moins chauds qu'à l'ordinaire, fait moins parfaitement la séparation des particules sulphureuses & huileuses d'avec les salines, ausquelles par cette raison elles demeurent mêlées en plus grande quantité, & étant ensemblément apposées aux parties qui doivent être nourries, elles les humectent davantage, & les rendent plus grasses & plus repletes, mais plus languissantes, & moins robustes ; parce qu'elles empêchent par leur entremise que les particules du sang les plus seches, & les plus salines ne s'unissent fortement aux parties spermatiques, desquelles principalement vient leur force. Il faut ajoûter à cela que dans les châtrés le cerveau pareillement par cette redondance excessive de sang huileux est trop humecté, ce qui fait qu'il engendre des esprits moins acres, moins subtils, & moins vigoureux ; qui parconsequent sont moins propres pour la fermentation, & pour les actions animales. Aussi les Eunuques sont peu courageux, languissans, & éseminés, leur esprit est pesant, & ils sont lents en toutes leurs actions, soit du corps, soit de l'ame.

Pourquoi les personnes gros·s & grasses sont moins propres pour l'a-cte vénérien. C'est cette même surabondance des parties huileuses dans le sang, par laquelle l'acrimonie des esprits animaux est émoussée, qui fait que ceux qui sont naturellement gros & gras, engendrent moins de semence, & qu'ils l'engendrent plus lentement, ce qui les rend moins vigoureux pour l'acte vénérien, dont ils sont bien-tôt fatigués & lassés ; tout au contraire des gens robustes maigres, qui y ont beaucoup de penchant, & qui le supportent facilement & long-tems ; parce qu'en ceux-ci il s'engendre beaucoup plus de semence, & plus promtement qu'en ceux-là, par la raison qu'ils ont plus grande quantité d'esprits animaux, & de plus acres, & que leur vertu fermentative n'est pas émoussée par le trop d'humidité huileuse. Mais dira-t'on, pourquoi les enfans qui ont cette même abondance d'humidité, ne deviennent ils pas gros & gras ? La raison est que cette humidité passe en eux en l'augmentation & accroissement de leur corps.

D'où vient la lassitude dans les personnes plethoriques. Il paroit encore tres-évidemment de tout cela, d'où vient que dans la plethore le corps se lasse facilement, qu'il devient paresseux & foible, que les actions animales, tant les principales que les autres, se font lentement, que l'on devient assoupi, &c. car cela procede de ce qu'à raison de cette trop grande abondance d'humidité huileuse dans le sang, il s'engendre dans le cerveau peu d'esprits animaux, & que ceux qui y sont engendrés, sont moins acres & moins agiles.

Or touchant la force fermentative des esprits animaux dont il est ici quelquefois fait mention, ce que c'est, & en quoi elle consiste, voyez le ch. 11. du liv. 3.

CHAPITRE XXIX.

De la conception, & de la formation du Fœtus.

Digression. Lors que la semence féconde de l'un & de l'autre sexe a été reçûë par la matrice bien disposée, & qu'elle y est détenuë enfermée, & bien bouchée, on dit alors que la conception est parfaite.

En quel en-droit se fait la conceptiō. Or cette conception se fait dans la cavité même de la matrice, & non pas dans quelques pores de ses membranes interieures ; par la raison, que ni toute la quantité de la semence qui a été versée dans la matrice ne peut pas être contenuë dans ces pores, ni le germe aprés qu'il est séparé de la masse grossiére de la semence, n'est pas non-plus enfermé dans ces mêmes pores, (ainsi qu'il paroîtra un peu plus bas par les observations qu'on rapportera touchant la vesicule, ou bulle) mais il est porté par les tubes à l'ovaire ; & les œufs (ceux-ci contiennent la semence de la femme,) en aiant été rendus féconds sont portés par la même voye à la matrice, qui les embrasse, les échaufe, & les fomente dans sa cavité. Ceux qui disent aprés Harvée que la semence aprés avoir été jettée dans la matrice, s'en écoule peu de tems aprés, & qu'il n'y a que le germe qui reste au dedans, enseignent que la conception ne se fait point tant dans la cavité que dans les pores des membranes interieures ; c'est ce que Regius tâche aussi d'établir *en sa Philos. nat. liv. 4. ch. 14.* mais on verra par la suite combien ils sont éloignés de la verité.

Or il est nécessaire qu'immediatement aprés la reception de la semence l'orifice de la matrice se ferme, & qu'il demeure ainsi fermé, (du moins pendant les premiers mois,) afin que cét esprit, en qui seul consiste la fécondité de la semence, ne se dissipe pas avant qu'il ait pénétré dans les ovaires par les tubes, ce qui arriveroit facilement si la sortie n'étoit exactement bouchée ; & aussi afin que les œufs devenus féconds par l'approche de cét esprit, & qui sont ensuite portés des ovaires dans la matrice, ne tombassent déhors, ou du moins ne fussent corrompus par l'air qui s'y introduiroit. Galien dit que le resserrement de cét orifice, & nous l'avons aussi vû nous-mêmes, (ainsi qu'il a été remarqué *au chap.25. & 26.*) est si étroit que la pointe d'une sonde ne sçauroit y entrer. *Que la matrice se ferme aprés la conception.*

Or je parle de la semence de l'un & de l'autre sexe ; car je ne veux pas tomber dans l'erreur d'Ariftote, & d'Harvée (*au liv. de la génér. des anim. exercit.* 33.) qui ont douté de la semence de la femme, & qui ont crû que la conception se pouvoit faire sans elle, puisque j'ai prouvé assés évidemment *au chap. précédent* sa nécessité, & que quoiqu'elle ne soit pas la cause éficiente de la formation du fœtus, elle est neanmoins une cause materielle qui doit nécessairement concourir, soit dans les œufs, soit dans le germe de la semence de l'homme, à la dissolution, au dévelopement, & à l'actuation de cette même semence virile, & conjointement avec ses parties les plus aqueuses mises en fusion, composer la matiére qui doit échaufer, & fomenter les délineamens & premiers traits tendres & délicats des membres de l'embrion immediatement aprés leur formation, les nourrir & augmenter dans ces commencemens, & enfin former les deux membranes, le chorion, & l'amnios; en la même maniére que nous voyons que dans l'œuf de la poule l'écorce & la membrane interieure sont formées de la semence propre de la poule avant qu'elle ait eu l'approche du mâle, ainsi qu'il paroît *Que la semence de l'un & de l'autre sexe concourt.*

dans les œufs subventanées. Cette dure écorce neanmoins, non-plus que la tendre membrane dont nous venons de parler, ne s'augmentent & ne croissent plus du moment que les œufs ont été déposés ; & cela par la raison que comme ils devoient être couvés hors du corps de l'oiseau dans lequel ils ont été formés, ils avoient acquis leur juste capacité & grandeur avant que d'en sortir. Il n'en est pas de même dans l'homme, & dans les autres animaux qui font leurs petits vivans, dans lesquels ces membranes ont dû nécessairement croître à même tems que le fœtus ; ainsi comme pour cét accroissement qui se fait insensiblement chaque jour dans la matrice, la semence seule de la femme ne suffit pas ; elle est aidée premiérement par les parties les plus aqueuses de la semence de l'homme qui restent dans la matrice, & ensuite par le sang qui est porté en cét endroit-là par les petits vaisseaux sanguins qui viennent de la matrice, & par les autres humeurs qui y affluent aussi par d'autres voyes.

Que le sang menstruel ne se concourt pas. Il faut ici rejetter l'opinion de ceux qui suivant la pensée d'Aristote croyent que le sang menstruel concourt conjointement avec la semence à la premiére formation des parties ; car les premiers traits des parties sont formés de la seule semence, & cela de, & par sa plus subtile & plus spiritueuse partie ; & le sang menstruel, ni aucun autre sang que ce soit, n'y apporte autre chose que la nourriture, de laquelle vient l'accroissement, ainsi que nous l'expliquerons bien-tôt plus amplement.

La reception de la semence. La conception étant faite, l'orifice de la matrice ne se ferme pas seulement, mais encore la matrice elle-même se resserre de toutes parts autour de la semence, afin de la mieux embrasser. Ainsi Galien rapporte *au liv. 1. de la sem. ch. 2.* que des femmes lui ont dit tres souvent, qu'aprés la reception de la semence elles ressentoient une certaine commotion dans la vulve qui la retiroit peu à peu en elle-même, en maniére de convulsion.

La dissolution ou colliquation de la semence. La semence aiant été reçûë par la matrice, est échaufée, fomentée, alterée, & fonduë par la chaleur humide de cette partie ; & ainsi les liens étroits qui tenoient ses particules les plus grossiéres & les plus fixes en union, & fortement attachées ensemble, se rompans, les particules spiritueuses & extrêmement mobiles qui avoient été cachées, comme engourdies, & comme emprisonnées parmi les grossiéres, se dégagent, & se portent sur le champ par la voye des tubes aux ovaires, afin d'y pénétrer dans les œufs qui s'y trouvent être parvenus à une suffisante maturité (car elles passent facilement par les pores des petites membranes qui les envelopent, ainsi qu'il est évident dans les œufs des oiseaux,) & les rendre féconds, se rassemblans ensuite toutes en une petite vesicule ou bulle qui se forme au centre de l'œuf, dans laquelle aprés que l'œuf est tombé dans la matrice, elles paroiſſent en forme de liqueur tranſparente , & criſtalline.

C'eſt dans cette bulle que s'accomplit la formation de tout le fœ‑ *Que la for‑*
tus ; car c'eſt dans la ſubtile & ſpiritueſe portion de la ſemence que *mation ſe*
cette bulle contient , que reſide la vertu architectonique , laquelle con‑ *fait dans la*
jointement avec ſon ſujet d'inheſion , c'eſt à dire , avec cette liqueur *bulle.*
tranſparente & ſpiritueſe de la ſemence , dégagée & libre de la maſſe
groſſiére , ſe reduit incontinent en acte ; en éfet , elle ne peut être li‑
bre qu'à l'inſtant elle n'agiſſe , & elle ne ſçauroit être renduë libre à
moins que par une cauſe exterieure , ſçavoir par la chaleur de la ma‑
trice , toute la maſſe de la ſemence de l'homme élancée lors du coït
dans la cavité de l'uterus , ne ſoit entiérement diſſoûte & miſe en fu‑
ſion , & que ſa partie ſpiritueſe ou germinante s'étant par ce moyen
dégagée , ne ſe porte par les tubes dans les ovaires , & dans les œufs
meurs qui y ſont contenus , & qu'ainſi enfermée dans ces œufs elle
ne retourne avec eux dans la matrice. Car comme rien ne ſe peut pro‑
duire ſoi‑même , de‑même aucune forme ne peut ſoi‑même ſe tirer de
la matiére. Or à meſure qu'elle ſe met en acte ou action , à meſure auſſi
elle commence à former les premiers traits de toutes les parties du fœ‑
tus , auquel elle donne bien‑tôt après ſa perfection. Car les particules
ſubtiles de la bulle , du moment qu'elles y ſont enfermées , s'agitent &
ſe meuvent doucement entr'elles , ſe coagulent çà & là en differentes
maniéres ou figures , parmi leſquelles il ſe creuſe une infinité de rou‑
tes , & c'eſt ainſi que toutes les parties du corps ſe forment , parce que
cette matiere ſpiritueſe de la bulle , ſéparée de la maſſe groſſiére , con‑
tient en ſoi les idées de toutes les parties , ce qui la rend capable
de recevoir les formes de chacune , & d'en former en ſoi les figu‑
res , ainſi qu'on l'a expliqué plus amplement *au chap. précédent* ; mais
comme cette partie ſpiritueſe renfermée dans la bulle eſt en tres‑pe‑
tite quantité , que même il ne s'en employe à cette délineation qu'une
tres‑petite portion ſeulement , ſçavoir la plus ſubtile , il arrive de là
que le fœtus dans ce commencement eſt à peine de la grandeur d'une
fourmi.

On voit de tout ce qu'on a dit , que d'autant que la liqueur conte‑ *Que les pre‑*
nuë dans cette bulle eſt la plus ſubtile portion de la ſemence de l'hom‑ *miers déli‑*
me ; on voit , dit‑on , que les premiers délineamens ou traits de tou‑ *neamens ſe*
tes les parties du corps ſe font de la ſemence même , c'eſt à dire , de *font de la*
la plus délicate & plus ſubtile de ſes parties ; & que dans les commen‑ *ſeule ſemence.*
cemens ces premiers traits reçoivent leur accroiſſement & leur ſolidité
des particules les plus épaiſſes de la ſemence , tant de l'homme que
de la femme , miſes en diſſolution ou fuſion , & dans la ſuite du ſuc
laitteux , & du ſang qui eſt apporté par le nombril.

On voit encore combien Ariſtote s'eſt éloigné de la verité , lorſqu'il
a dit que toutes les parties ſe forment du ſang , & non de la ſemence ,

même que la femence ne concourt à la génération, ni comme matiére, ni comme caufe formelle ; mais feulement que par le mouvement
qu'elle excite dans le fang menftruel, elle en engendre & la forme &
les parties : ainfi qu'*au liv. 1. de la génér. des anim. ch. 22.* il l'exprime. *La*
femence, dit-il, *n'eft aucune des parties du fœtus : tout de même que de la per-*
fonne du charpentier il ne paffe quoique ce foit en la matiére des bois qu'il tra-
vaille, & qu'il n'y a dans la chofe qui eft faite, aucune partie de l'art de char-
penterie, mais feulement que par le mouvement que l'ouvrier imprime dans la
matiére, la forme & l'efpece s'y produifent. Harvée eft auffi tombé en cette
erreur *au liv. 1. de la génér. des anim. exercit. 17.* auquel endroit il tâche de
perfuader & de prouver que le fang eft formé avant tous les vifcères,
& qu'ainfi les premiers traits de toutes les parties fe forment du fang.
Ce qu'il confirme encore davantage *en fon exercit. 56. Il femble,* dit-il,
être un paradoxe, que le fang fe faffe & fe meuve à même tems, & qu'il reçoi-
ve l'efprit vital avant qu'aucun organe pour le fang, & pour le mouvement,
ait été formé : De même *dans fon exercit. 16.* il dit que le fang eft
formé le premier, & que le battement ne furvient qu'après. Mais
nous répondons à Harvée, que quoique dans les commencemens on
ne puiffe pas découvrir par les yeux le petit cœur du fœtus qui fait
le fang, & le diftinguer clairement des autres parties, (car comme
toutes les parties du fœtus font ébauchées & formées de la liqueur feminale fpiritueufe & tranfparente qui eft renfermée dans la bulle,
elles font auffi elles-mêmes dans ce commencement prefque tranfpa-
rentes, & ainfi, foit à caufe de leur couleur, foit de leur extrême
petiteffe, on ne peut les diftinguer à l'œil,) il eft neanmoins neceffaire qu'auffi-bien que toutes les autres parties, il foit formé avant
le fang, & qu'il batte incontinent après fa formation, quoique pour
lors on ne puiffe pas obferver ce battement fi leger, dont auffi la prefence & même l'exiftence avant le fang eft manifefte & conftante
par l'éfet qui s'enfuit. Car puifqu'il n'y a aucun fang dans la bulle
avant la première délineation des parties, & qu'il n'y en peut venir
d'ailleurs, il faut néceffairement que celui que l'on voit en ces premiers
tems de la délineation lorfque l'on commence a obferver quelques
legers traits de ces parties, y ait été engendré. Or fi nulle autre partie n'engendre le fang que le cœur, & qu'aucun fang ne puiffe s'engendrer par foi-même, que cependant on commence de voir dans la
bulle & dans l'humeur qu'elle contient, quelques marques de fang,
lefquelles fe prefentent facilement aux yeux à caufe de leur couleur
rouge, il faut néceffairement conclure que la caufe éficiente de ce fang,
fçavoir le cœur, eft formée avant lui, & prééxifte, quoique nous ne
puiffions encore par nos yeux la voir parfaitement, ou qu'on ne la
puiffe pas connoître pour ce qu'elle eft, à caufe de fa petiteffe & de
fa tranfparence. De même fi le fang eft pouffé en avant par les vaiffeaux,

comme cela ne fe peut faire fans l'impulfion ou battement du cœur, il faut néceffairement conclure, & il eft tres-certain, que le cœur bat, quoi qu'on ne puiffe pas manifeftement voir ce battement par les yeux. Car que dans ces commencemens nous ne voyons ni le cœur ni fon battement, cela ne vient pas de ce que l'un & l'autre ne font pas encore formés ; mais de ce que nos yeux ne peuvent voir de fi petits objets. Outre cela, la chofe eft évidente dans l'œuf mis fous la poule pour être couvé ; car la liqueur feminale, & la bulle qui la contient, qui s'y prefentent les premieres aux yeux, font avant le fang, & dautant que cette liqueur renferme dans la veficule l'efprit formateur du poulet, & qu'il n'eft aucun autre endroit d'où & par où le fang puiffe entrer & pénétrer dans l'interieur de l'œuf, c'eft un témoignage certain que les membres du poulet font formés de cette même liqueur, & non pas du fang. Il en eft de même de la plante qui n'eft pas engendrée du fuc dont elle eft dans la fuite nourrie, mais du germe fpiritueux qui refide dans fa femence ; mais quand une fois elle eft formée, pour lors elle dirige toute fon action à préparer & à faire le fuc qui doit lui fervir de nourriture. Ajoûtez à cela que dans l'œuf de la poule on voit à même tems tout enfemble, & le point mouvant, & le fang : d'où il eft manifefte que puifque le fang exifte déja, il faut néceffairement que l'organe qui le fait, c'eft à dire le cœur, ait été formé auparavant. Cependant, fi les premiers délineamens de tout le corps étoient engendrés du fang, le cœur auroit dû auffi être formé du fang avec toutes les autres parties ; neanmoins l'experience & les raifons qu'on vient d'apporter, font voir évidemment le contraire. C'eft donc de la feule femence & non pas du fang que font ébauchés & formés les premiers traits de l'embrion, & ce n'eft point du fang mais du germe de la femence que l'efprit architectonique eft fufcité & reduit en acte, & du moment que le vifcère deftiné pour faire le fang, c'eft à dire le cœur, eft formé, dabord il engendre le fang, & tout enfemble il le meut. Deufingius difcourant fur cette matiére *dans fon traité de la fanguific. execit. 19. 20. & 21.* en parle élegamment & tres-à propos en ces termes : *Quel eft le chef, ou quelle eft l'intelligence qui dirige & conduit le fang vagabond & errant par la matiére du fœtus ? Quelle eft l'intelligence affiftante (car il n'a dans ce commencement ni entendement ni connoiffance,) qui lui marque les lieux où doivent être fitués les vifcères qu'il s'agit de former, qui lui faffe connoître où doit être placé le cœur, où les reins, où le cerveau, où la rate, de crainte que le cerveau ne foit par hazard placé dans l'abdomen, & les inteftins dans le crane ? Quelle fera l'intelligence qui avant l'ébauchement du cœur conduira le fang dépuis le lieu où le cœur doit être placé, jufques à celui où il doit aller ; ou qui, fi ce fang eft errant, le ramènera des differens endroits dans lefquels les parties doivent être formées, en un feul lieu ou point où le cœur doit être placé ? Quelle pourra être la caufe qui le fera circuler, s'il n'eft pas pouffé*

par le battement de la veſicule du cœur ? Quelle eſt la providence qui d'errant & va-
gabond qu'il eſt en premier lieu, n'aiant aucun endroit ou reſervoir déterminé où il
ſoit réüni, le raſſemble en telle maniére que les canaux étant faits dans la ſuite, il
ſoit déterminé d'y entrer.

Or, dans ce commencement de la délineation du fœtus, tout ferment & tout aliment ne convient pas à la délicateſſe de ſon petit corps
renfermé dans la bulle. Il n'a beſoin que d'une eſpece de fomentation
ou doux aliment qui lui ſoit tellement approprié, & convenable,
qu'il en puiſſe être nourri & augmenté ſans qu'il ſoit néceſſaire d'une
notable coction des viſcéres. En éfet, il n'y a encore pour lors que des
commencemens inviſibles de ces viſcéres qui n'ont encore ni force, ni
vertu de coction, & ils ne peuvent agir, qu'auparavant ils n'aient pris
un peu de corps. Or cét aliment convenable ne pouvoit être ni le
ſang, ni le chyle, dautant qu'ils ont beſoin eux-mêmes de beaucoup
de préparation & de coction avant qu'ils ſoient en état de ſervir de
nourriture ; c'eſt pourquoi la nature prévoyante a enfermé dans l'œuf
de la femme ſa propre ſemence en maniére de blanc d'œuf, comme
étant une humeur tres-douce, tres-propre pour ſervir de première fomentation, & de nourriture humide à l'embrion qui flote en elle, tres-
approchante de la nature de ces parties délicates & tendres qui viennent d'être ébauchées, même étant de leur même nature, & n'aiant
pas beſoin de tant de coction, mais ſeulement d'une ſeule & légére
préparation, c'eſt à dire, d'une ſimple & légére attenuation ou fuſion,
laquelle ſe fait par la chaleur de la matrice. Ainſi auſſi Galien *au liv. 4.*
de l'uſag. des Part. *ch.* II. dit que l'embrion eſt nourri de la ſemence de la
femme, comme d'un aliment qui approche plus de ſa nature que le
ſang ; car tout ce qui eſt nourri eſt plus facilement nourri & augmenté
par ce qui lui eſt ſemblable, que par ce qui ne l'eſt pas. En la même maniére que dans les œufs des oiſeaux les petits ſont premiérement nourris du blanc interieur des œufs ; car ce blanc eſt proprement la ſemence des oiſeaux. Mais comme dans un ſi petit œuf que celui qui dans
les femmes tombe par les tubes, de l'ovaire dans la matrice, il n'y
peut pas être contenu beaucoup de cette ſemence feminine ; à cette
ſemence feminine eſt jointe la portion aqueuſe diſſoûte, & fonduë de
la ſemence de l'homme reſtée dans la matrice aprés que le germe en
a été ſéparé & pouſſé dans l'ovaire, laquelle recevant & embraſſant
mollement cét œuf à meſure qu'il tombe dans ce viſcère, & paſſant
au travers des pores de ſes pellicules, entre ainſi dans ſon interieur,
où ſe confondant & ſe mélant au ſuc albumineux de la femme, elle
augmente beaucoup par ſa quantité la liqueur ſeminale. (Cette liqueur eſt tres-copieuſe dans le chorion, & dans l'amnios, ainſi qu'il
paroîtra évidemment par les avortons dont nous donnerons la deſcription un peu ci-aprés, & de la ſeule ſemence de la femme, elle ne
fçauroit

ſçauroit être fournie en ſi grande abondance,) dans laquelle l'embrion
flote, & diſtend à même tems, & amplifie les pellicules de l'œuf, afin
que par ce moyen la place de l'embrion ſoit plus ſpacieuſe, & auſſi
qu'il lui ſoit fourni plus de cét aliment dont la nature eſt plus conforme, & approche de plus prés de celle des principes dont il eſt compoſé.
De ſçavoir maintenant ſi cette liqueur ſeminale, laquelle dans les femmes lors du coït ſort de leurs proſtates, (nous les avons décrits *au
ch. 26. précédent*,) ſe mêle dans la matrice avec le reſidu de la ſemence de
l'homme, & ſi elle paſſe ainſi mêlée, & conjointement avec ce reſidu,
en la nourriture du fœtus ; où ſi incontinent aprés le coït elle s'écoule
au déhors, c'eſt dequoi juſques à preſent j'ai doûté, & qui ne m'eſt
pas encore connu. Outre cela, le germe qui avoit été déja auparavant
répandu & enfermé dans l'œuf, ſe reduira bien plus fortement & plus
parfaitement en acte, ſi la partie groſſiére de la ſemence de l'homme entre dans ſon interieur par les tuniques, & qu'elle diſſolve par ſon mélange la ſemence albumineuſe feminine ; car par ce
moyen elle eſt renduë & plus diſpoſée, & plus propre pour ſuſciter
promtement l'eſprit du germe, & le reduire en acte. La choſe ſe paſſe
de la même maniére dans les plantes, dont le germe enfermé & envelopé dans leurs ſemences n'eſt point reduit en acte qu'auparavant
ces ſemences n'aient attiré à ſoi & reçû le ſuc de la terre par leur
écorce, & que ce ſuc n'ait mis en diſſolution la ſubſtance interieure
(qui fait en elles la fonction de la ſemence de la femme dans l'œuf ;)
car c'eſt par cette voye que leur germe eſt dégagé & reduit en acte.
Ainſi le premier aliment & la premiére fomentation de l'embrion eſt
preſque ſemblable à la ſubſtance même dont il eſt formé, ou peut-être
entiérement ſemblable. C'eſt ce qu'Ariſtote a tres-bien obſervé *au liv.
2. de la génér. des anim. chap. 4.* où il parle ainſi. *La matiére dont l'animal
eſt augmenté, eſt la même que celle dont il eſt conſtitué* ; car tout ce qui dans
le commencement, que les parties viennent d'être formées, leur eſt
ajoûté & appoſé pour les augmenter, doit être d'une ſubſtance preſque ſemblable à celle dont elle ſont compoſées, c'eſt à dire, d'une
matiére qui leur ſoit congénère. Harvée eſt ſur ce point de nôtre opinion, *en ſa 44. Exercit. de la génér. des anim.*

Or on ne doit pas s'étonner que ce reſidu de la ſemence de l'homme étant diſſoût & attenué, puiſſe pénétrer dans l'interieur de l'œuf de
la femme par les pores de ſes pellicules (leſquelles dans ce commencement ſont extrêmement tendres, molles, & poreuſes, mais qui
dans la ſuite qu'elle conſtituent le chorion & l'amnios, deviennent ſi
ſolides, qu'il n'eſt plus aucune humeur qui puiſſe paſſer & s'échaper
par leurs pores ;) car cela ſe fait auſſi facilement dans l'œuf de la
femme, que dans les ſemences des plantes, leſquelles reçoivent ſans
peine par les pores de leurs écorces, quoique tres-dures, (telles que ſont

*Comment
le reſidu de
la ſemence
de l'homme
entre dans la
bulle.*

celles des avelines , des pêches , des amandes , des noix , &c.) l'humide de la terre , par lequel cette écorce est pour lors extrêmement distenduë , & la semence tumefiée ; & c'est de cét humide mêlé avec les particules interieures les plus épaisses de la semence dissoutes , & attenuées , que le bourgeon que la plante pousse en premier lieu & incontinant après sa première délineation , est nourri , & croit ensuite jusques à ce point de grandeur , où aiant besoin de beaucoup plus de nourriture , il jette quantité de racines , comme autant de nombrils , afin que par leur moyen il puisse de la terre même attirer à soi un aliment plus solide , & en plus grande quantité. Il arrive la même chose dans l'embrion humain , qui dans les commencemens est nourri tant de la semence de la femme , que du residu de la semence de l'homme , dissout , confondus & mêles ensemble ; mais dans la suite ces sucs étant presque consumés , le nombril commence peu à peu à croître , & par son moyen , tout ainsi que par une racine , l'embrion est nourri d'un autre aliment plus solide , & en plus grande abondance. Voyez touchant cette nourriture *le ch. 31. suiv.*

Deux ma-　　Or cette matiére seminale nourrit les parties en deux maniéres. La
niéres dont　première est par cette espece de nutrition qu'on appelle *juxtaposition* ,
se fait la　en tant que les petites parties délicates qui viennent d'être formées ,
nourriture　en sont arrosées de toutes parts , ce qui les fait augmenter. La *seconde*
du fœtus.　est par l'assimilation des alimens préparés & cuits dans les viscères à cela destinés ; car les viscères de l'embrion nouvellement formés ne peuvent en ce commencement faire aucune coction , ni préparer les alimens , (ce que considerant Alcmeon , il dit dans Plutarque que le fœtus , tant qu'il est enfermé dans la matrice , est nourri en toutes ses parties par exhalaison ,) en sorte qu'il faut nécessairement que la nutrition se fasse alors par l'apposition de la seule matiére seminale , préparée auparavant ; mais peu après le cœur fait de cette même matiére le sang qui doit servir de nourriture interieure aux parties , & pour lors à la manière de nutrition appellée *juxtaposition* , survient & se joint celle qu'on nomme *intussusception*.

Harvée *en son exercit.* 9 a aussi connu cette double maniére de nutrition du fœtus en son commencement ; *Car* , dit-il , *en toute nutrition & accroissement la juxtaposition des parties , & la coction & distribution de l'aliment appliqué , sont également nècessaires , & celle-ci ne doit pas moins être estimée veritable nutrition que celle-là , puisqu'elle se fait par l'approche , l'apposition , l'aglutination , & la transmutation du nouvel aliment. En éfet , les pois & les fèves qui attirent par leur tunique le suc de la terre , & qui s'en inbibent comme une éponge , sont dits se nourrir veritablement , & aussi-bien que s'ils l'avoient reçû par des orifices de véines. Et les arbres qui reçoivent par leur écorce , la rosée & les pluyes , en sont aussi veritablement nourris que par leurs racines.*

La nutri-　　Mais enfin cette liqueur seminale étant consumée , & les viscères étant déja un peu crus, augmentés & fortifiés, & le suc lactée abor- *tion par le* dant déja largement en l'amnios, la nutrition cesse peu à peu de se fai- *sang.* re par *juxtaposition*, & ne se fait plus que par *intussusception*, c'est à à dire, par le sang ; parce que le suc lactée n'est pas si analogue aux parties du fœtus que le premier suc seminal, ce qui fait qu'il a be- soin de plus de coction, & d'être changé en sang avant qu'il puisse nourrir. Et afin que cette coction ou sanguification se fasse plus heu- reusement & plus convenablement dans le fœtus, il a falu nécessaire- ment que le sang préparé dans le placenta, & y aiant reçû une qualité fermentative, fut porté au fœtus par la veine ombilicale ; de quoi nous traiterons plus amplement *au ch.* 31.

Or le sang engendré dans le cœur, & de là fourni à tout le corps, s'épaissit & se fige sur les petits filets ou premiers traits des parties du fœtus ; premiérement sur ceux du cœur, (car le cœur ne fait pas moins le sang pour soi que pour les autres parties,) ensuite sur ceux du foye, puis sur ceux du poûmon, des veines, du ventricule, des muscles, &c. Car le sang a en soi de differentes sortes de particules, de grossiéres, de déliées, de salines, de sulphureuses, de mixtes, &c. (dequoi voyez *au liv.* 2. *ch.* 12.) desquelles les unes s'attachent à certaines parties, les autres à d'autres, selon qu'elles leur conviennent plus, & qu'elles sont plus analogues à leur nature ; & selon cette diversité de nature elles subissent en chacunes differens changemens avant qu'elles puissent leur être entiérement assimilées. Or plus il s'appose de parties de sang à ces petits filets ou traits qui viennent d'être formés, plus le parenchime des viscères & les autres parties aussi s'augmentent, se perfectionnent, & se fortifient peu à peu ; les unes neanmoins plûtôt que les autres, selon que leur usage est plus ou moins nécessaire. De là vient que le cœur est le premier de tous les viscères qui agit manifestement, qu'il fait le sang, & qu'il bat, parce que sa perfection & son action est nécessaire avant & plus que celle de toût autre. De là vient aussi que le cerveau paroît encore en forme d'eau épaissie un peu trouble, pendant que les autres parties ont déja reçu un accroissement évident, & quoiqu'il semble que dans la suite il concoure en quelque manière nécessairement à la génération, (ainsi qu'on l'expliquera amplement *au liv.* 3. *chap.* 11.) neanmoins comme dans ce commencement tous les petits délineamens, encore peu éloignés de leur origine, contiennent en soi une légère qualité fermentative, qu'ils n'en exigent pas une plus forte, ou ne la pourroient supporter, ils n'ont pas encore besoin de son secours. Outre le cerveau il y a encore plusieurs autres parties qui ne paroissent, & qui ne se presentent parfaitement aux yeux que quel- que tems après le commencement de la formation, même quelques- unes comme les dents, seulement après que le fœtus est né, quoique elles aient été formées & ébauchées toutes ensemble dans le commencement. Car tout ainfi que la nature agit par les parties incontinent après leur formation, felon que la néceffité des ufages l'exige, de même elle ne donne la perfection aux organes par le moyen de l'accroiffement, qu'autant que la même néceffité de l'ufage requiert leur action. Et dautant que de l'action d'une partie on peut legitimement conclure que cette partie eft formée, quoique elle ne foit pas encore vifible aux yeux, (ainfi il eft conftant par les petits traits de fang qui paroiffent dans l'œuf, que le cœur eft déja fait, quoiqu'il ne paroiffe pas encore, ou du moins qu'à peine y foit-il vifible,) de même nous pouvons conclure que ces parties font tres-néceffaires pour l'ufage, qui s'achevent les premières; entre lefquelles le cœur eft la première de toutes.

Ainfi l'on voit par tout ce que l'on vient de dire, comment l'embrion eft formé du germe qui eft contenu dans la bulle, & non pas du fang, & comment immediatement après la formation il eft nourri, fçavoir en premier lieu de la femence feminine & du refte épais & groffier de la femence du mâle diffoût & mis en fufion, enfuite de ce même aliment feminal & du fang tout enfemble, & enfin du feul fang.

Si aprés la conception la femence s'écoule déhors.
Ce fentiment eft contraire à l'opinion de ceux, qui difent que l'homme eft formé du feul germe, c'eft à dire de cette partie de la femence feule qui eft fpiritueufe & éficace, que le refte du corps de la femence eft entiérement inutile, & qu'ainfi elle s'écoule au déhors après que la conception eft faite. Il eft certain que les premiers traits ou délineamens de tout le corps font formés & faits du germe feul, introduit dans l'œuf de la femme, & ramaffé dans la bulle; mais cependant il eft abfolument contraire à la verité qu'aprés la féparation du germe, & que la conception eft faite, ou même auparavant, le refte du corps de la femence s'écoule au déhors comme inutile. En éfet, la raifon, les authorités des plus fameux Medecins, & enfin l'experience repugnent à cela.

I. La *raifon* : Parce que du moment que la femence a été reçuë & embraffée par la matrice, fon orifice fe ferme fi exactement qu'il eft impoffible qu'il en forte quoique ce foit.

I I. Les *Authorités* : Car Hipocrate *au liv. de la génit.* dit en termes exprés : *Si la femme après l'approche de l'homme ne doit pas concevoir, la femence de l'un & de l'autre s'écoule au déhors; fi au contraire, elle doit concevoir, il ne s'en écoule quoique ce foit; car du moment que la matrice l'a reçuë, elle fe ferme, fon orifice fe refferrant à caufe de l'humidité; & alors il fe fait un mélange, tant de ce qui vient de l'homme que de ce qui procede de la femme. Ainfi fi une femme qui a déja quelquefois enfanté, prend garde quand la geniture ne fe fera pas écoulée, mais au contraire quand elle fera reftée au dedans, elle fçaura le jour auquel elle aura conçû.* Le même Hipocrate *au liv. de Nat. pueri* parle ainfi : *Si la géniture, tant du pere que de la mere eft demeurée dans la matrice de la femme, dautant* que la femme ne demeure pas en repos, ces génitures se mêlent ensemble, se condensent, & s'épaississent par la chaleur. Galien *au liv. 14. de l'usage des parties ch. 11.* parle ainsi, *La semence demeure dans la matrice lors que la femme doit concevoir, & au liv. 1. de la semence ch. 2.* J'ai lû, dit-il, *les livres de tous les Medecins qui ont écrit sur ce sujet, qui affirment tous que si la femme doit concevoir, il est nécessaire que la semence de l'homme reste dans la matrice.* Macrobe aussi *au liv. 1. du songe de Scipion ch. 6.* parle ainsi : *La semence qui ne s'est pas écoulée sept-heures après qu'elle a été versée dans la matrice, est ditte y rester pour y recevoir vie.* La plûpart des Anciens, tant Grecs qu'Arabes, enseignent par tout la même chose, instruits par une infinité d'Observations. Parmi les Nouveaux, Fernel assûre la même chose *au liv. 6. de sa Pathol. ch. 17.* ainsi que L. Mercatus *au liv. 3. des malad. des femmes, ch. 6.* Sennert. *au liv. 4. de sa Pract. de Medec. part. 2. sect. 5. chap. 1.* & plusieurs autres.

III. *L'experience :* Car Galien écrit *au liv. 1. de la sem. ch. 2.* qu'il lui a été rapporté plusieurs-fois par ceux qui sont experimentés en la dissection des animaux vivans, que lorsque les cavalles, les chiennes, les ânesses, les vâches, les chêvres, & les brebis conçoivent ; elles contiennent manifestement la semence dans leur matrice ; qu'en aiant lui-même fait plusieurs-fois l'experience, il a toûjours remarqué que dans toutes les femelles qui avoient retenu la semence après l'accouplement, & que pour cette raison-là on jugeoit être pleines, on trouvoit la semence en leurs matrices lorsqu'on les ouvroit. Que si Galien à qui sans doute on doit beaucoup ajoûter foi, a remarqué que cela arrive dans les animaux, pourquoi le même n'arrivera-t'il pas dans les femmes. Mais l'usage fait assés voir que la chose se passe ainsi en elles ; car les femmes connoissent & jugent que veritablement elles sont grosses, lorsqu'après la communication de l'homme elles remarquent que de leurs parties naturelles il ne s'est point écoulé de semence, & qu'elles demeurent seches. Qu'on interroge toutes les femmes qui ont été grosses, elles témoigneront toutes unanimement que c'est là une marque certaine de conception, & de grossesse ; & de ce seul signe elles pourroient toûjours sçavoir avec certitude en quel tems elles ont conçû, s'il n'arrivoit pas que souvent incontinent après les embrassemens faits pendant la nuit elles s'endorment ; & après ceux faits pendant le jour, leur esprit qui est détourné par d'autres soins, & d'autres occupations, ne prend pas garde à cela ; ainsi elles ne sçavent pas si la semence s'est écoulée pour lors ou non : Quand donc elles n'ont pas fait cette remarque, elles ont coûtume d'ignorer le veritable moment de leur grossesse, & de ne commencer leur suputation que depuis le tems seulement qu'elles ont manqué d'avoir leurs mois ; ainsi elles se trompent tres-souvent en leur calcul, comme nous l'enseignerons plus amplement *au ch. 35.*

L'opinion d'Harvée touchant l'écoulement de la semence hors de la matrice après la conception.

Mais ni cette raifon, ni les authorités de ces graves perfonnages peres de la Medecine, ni les témoignages des femmes mêmes, n'ont pû être d'affés grand poids fur l'efprit d'Harvée pour l'empêcher, fans y avoir eu aucun égard, de nier hardiment que la femence concou-re en quelque maniére à la formation & à l'accroiffement des par-ties, & d'établir au contraire, que, ou elle n'entre pas dans la ma-trice, ou fi elle y entre, elle en fort incontinent après y être entrée ; la conception neanmoins fubfiftant ; & il a entraîné en cette erreur Regius & plufieurs autres Philofophes. Il tire les raifons qui l'ont pouffé à cette opinion des obfervations qu'il a faites en diffequant des daines, des biches, & plufieurs autres animaux femelles, incontinent après leur accouplement, (Voyez *fon liv. de génér. vivipar.*) dans lefquel-les il dit n'avoir jamais trouvé aucune femence dans leurs matrices, quoiqu'à ce qu'il croit plufieurs d'entr-elles dûffent avoir conçû ; & dans *fon Exercit. 67.* voici comme il parle fur ce fujet. *J'ai experimenté dans les chiennes, dans les connils, & dans plufieurs autres animaux, que pendant quelques jours après l'accouplement on ne trouve rien du tout dans leurs matrices ; en forte que je tiens pour certain que dans les animaux qui font leurs petits vi-vans, (la chofe étant conftante en ceux qui les font par le moyen des œufs,) le fœtus ne prend pas fon origine ni de la femence du mâle, ni de celle de la fe-melle répanduës lors de l'accouplement, ni des deux mêlées enfemble, (ainfi que les Medecins le veulent,) ni du fang menftrual comme matiére, ainfi qu'Ariftote l'a crû, ni que dabord après l'accouplement il ne fe forme quoique ce foit du fœtus, & qu'ainfi il n'eft pas vrai que dans l'accouplement fécond, il y ait dans la ma-trice une certaine matiére prête que la vertu de la femence du mâle, tout ainfi qu'un coagulum, cuife, coagule, & forme ; car pendant plufieurs jours on n'y voit quoique ce foit.* Pareillement en *fon exercit. 17.* il dit, *Je n'ai pû trouver dans la cavité de la matrice, ni la femence du mâle, ni aucune autre chofe qui con-cernât le fœtus. Cependant neanmoins les mâles chaque jour s'accouploient avec des femelles dont je diffequois quantité ; & cela m'eft connu par l'experience de plu-fieurs années. Aiant donc fait cette recherche fi fouvent fans avoir jamais rien trou-vé dans la matrice, je commençai à revoquer en doute fi la femence du mâle en-troit en quelque façon que ce foit (fçavoir par injeçtion, ou par attraçtion) dans le lieu deftiné à la conception ; enfin après plufieurs vûës fouvent & fou-vent reïterées, je me fuis confirmé dans cette pensée comme en une opinion certaine qu'il n'y a aucune portion de la femence qui pénètre jufques à cét endroit-là.* Et il conclud que ni la femence du mâle ne contient pas en foi le prin-cipe éficient de la formation, ni qu'elle ne devient pas la matiére de ce qui doit être formé, que même elle n'entre pas dans la matrice, & qu'elle n'y eft pas détenuë ; & pour décrire le principe & le fujet de la conception, il a recours à une qualité fans matiére, une efpece fans fujet & à une vaine idée de conception de la matrice fans cerveau ; car *au liv. de la concept.* il parle ainfi. *Dautant qu'après l'accouplement on ne* trouve rien de *senfible* dans la matrice, que neanmoins il *eft* neceffaire qu'il y ait quelque chofe qui rende la femme féconde, & que cela ne *fçauroit* être corporel, nous ne pouvons qu'avoir recours à une *fimple* idée de conception, & à une conception d'efpeces fans matiére; En forte qu'il arrive ici la même chofe que ce que chacun fçait qu'il arrive dans le cerveau. Et un peu plus bas. Tout de même que par la conception d'une forme ou d'une idée dans nôtre cerveau, nous faifons en nos ouvrages quelque chofe qui lui *eft* femblable: De-même l'idée ou l'efpece de celui qui engendre étant dans la matrice, elle engendre par l'aide de la faculté formatrice un fœtus qui lui eft femblable; fçavoir lorfqu'elle met en fon ouvrage fon efpece qui eft immortelle. Ainfi il établit que la conception fe fait dans la matrice, de la reception des efpeces fans matiére, & que la matrice eft la principale caufe de la formation, lorfque felon l'idée qu'elle a conçûe, elle excite & pouffe la faculté formatrice à agir, & à l'égard de cette faculté formatrice il conclut qu'elle n'eft que l'inftrument, (en quoi il eft tres-bien & avec juftice refuté par Deufingius *en fa Genef. Microcofm.*) quoique neanmoins toute la formation fe faffe dans le germe de la femence, & de la propre fubftance de ce germe enfermé dans l'œuf, & que la matrice ne fourniffe rien autre à la femence que le lieu convenable, & que de la fomenter par fa chaleur.

Quoique Deufingius *au lieu que l'on a cité* foit contraire à Harvée, il semble neanmoins qu'il foit demeuré dans le doute; & que voulant éviter un précipice il foit tombé dans un autre. A la verité il propofe la chofe differemment, mais il ne donne rien de plus folide; car il dit que la femence du mâle étant entrée dans la matrice, elle change comme par contagion le temperament, tant l'accidentel que l'effentiel, de tout le corps en général, & de la matrice en particulier de la femelle, à laquelle elle communique une telle difpofition qu'elle en eft élevée au plus haut point de fa maturité, & eft impregnée en la maniére que les fruits le font par la chaleur d'été; en forte que quoiqu'il arrive dans la fuite que la partie groffiére de la femence du mâle s'écoule aprés l'accouplement, ou que fa portion la plus fpiritueufe s'évanoüiffe entiérement, neanmoins, à raifon de la difpofition ou temperament dont on vient de parler, la fubftance fpiritueufe du corps de la femelle a en foi une impreffion femblable à celle que par fa nature la portion fpiritueufe de la femence du mâle excitoit & mouvoit. Mais il ne femble pas par tout cela que ce fçavant homme attribuë autre chofe dans la conception à la femence du mâle; finon que par fon attouchement elle change la difpofition de la femelle & de la matrice, qu'elle lui confere l'aptitude de former & de fournir la matiére, & que la femence du mâle s'écoule & fe diffipe incontinent aprés la conception, comme étant inutile. Comme fi ce changement de difpofition, & cette préparation à la maturité devoit & pouvoit fe faire fi promtement, & comme par fault, dans l'accou-

L'opinion de Deufin-gius.

plement, & feulement par la feule injection de la femence du mâle, & que la femelle ne fut pas déja dés long-tems auparavant devenuë par l'augmentation de fa propre chaleur, du fang & des efprits animaux de foi capable du mâle, difposée à la génération des œufs, & propre à concevoir, que la conception ne fe fit pas toûjours tres-peu de tems aprés l'accouplement, & qu'au contraire, elle n'arrivât feulement qu'aprés qu'il auroit précédé une grande préparation, & un long changement de tout le corps de la femelle, introduit par de frequentes injections de la femence virile.

Il fait auffi une application peu jufte, lorfqu'il dit que la femence de l'homme rend la femme meure ; en la manière que la chaleur de l'été fait meurir les fruits ; dautant que la femme ne reçoit pas fa maturité de cette femence, mais de fa propre chaleur interieure ; & c'eft ainfi qu'elle produit un tel fruit ; (fçavoir, fa propre femence renfermée dans l'œuf,) lequel eft tres-propre & tres-convenable pour fomenter, fermenter, exciter, & dégager de tout empêchement le germe féparé de la femence virile, & introduit dans l'œuf, & auffi pour la production des membranes qui envelopent le fœtus, & enfin pour être fon premier aliment immediatement aprés fa formation.

Ainfi ces obfervations & infpections d'Harvée fur les conceptions, & les impregnations des animaux ne l'ont pas feulement entrainé lui-même, mais encore Deufingius, Regius, & plufieurs autres Philofophes tres-doctes, qui les ont cruës avant que d'examiner la chofe avec attention. Je déclare que je fuis un de ceux qui ont le plus d'admiration pour les experiences d'Harvée, & pour fon adreffe merveilleufe à diffequer les animaux, & j'ajoûte beaucoup de foi à fes opinions; ainfi je crois qu'il n'a point trouvé de femence dans la matrice de plufieurs animaux qu'il a diffequés aprés le coït ; mais neanmoins il ne s'enfuit pas de là ce qu'il veut qu'il s'en enfuive ; fçavoir, que dans le coït la femence n'entre pas dans la matrice, ou qu'elle en fort incontinent aprés ; que neanmoins la conception ne laiffe pas de fe faire, & qu'ainfi la femence n'y eft nullement néceffaire. En éfet, ces obfervations n'enfeignent pas encore certainement fi c'eft pendant que la conception fe fait, ou aprés qu'elle eft faite, que la femence s'écoule de la matrice ; car quoiqu'il n'en ait pas trouvé dans les matrices des animaux dont on a parlé, il n'y a rien de certain à conclure de là, & cela ne prouve pas que ces animaux aient conçû, ou qu'en vertu des précédens accouplemens ils euffent du concevoir fi on les eut laiffé vivre plus long-tems. Ainfi il y a plufieurs chofes qui détruifent les raifons qu'il tire de ces experiences.

Examen des experiences d'Harvée. 1. Dans les animaux qu'il a diffequés dabord aprés l'accouplement, la femence a pu ou s'échaper de la matrice de fon propre mouvement, (comme il arrive dans les femmes qui n'ont pas conçû, ou en avoir

été

été rejettée, & ainſi il ne s'eſt fait pour lors aucune conception. Car il écrit lui-même que pendant un mois les biches & les daines s'accouplent chaque jour, avec leurs mâles : donc il ſe fait pluſieurs fois des accouplemens vains & inutiles, aprés leſquels la ſemence s'écoule de la matrice : car il y a de la vrai-ſemblance que dans ces animaux la conception n'a été faite que d'un ſeul accouplement, & peut-être du dernier, ſur-tout en celles qui ne conçoivent qu'un ſeul fœtus, la raiſon en eſt que dabord aprés la conception elles ne ſoufrent plus le mâle. Maintenant ſi le hazard a fait que Harvée n'ait choiſi pour ſes diſſections que de ces biches, ou de ces daines (ce qui a bien pû arriver dans un ſi grand nombre,) qui n'étoient pas encore parvenuës à leur dernier accouplement conceptif, (s'il eſt permis de le nommer ainſi,) ou qui peut-être n'avoient pas encore conçû, il n'eſt pas ſurprenant qu'il n'ait point trouvé de ſemence dans leurs matrices, dautant qu'elle avoit été miſe déhors dabord aprés l'accouplement. Ainſi il me ſouvient d'avoir vû il y a dix ans, & plûſieurs avec moi, une cavale en chaleur, laquelle dabord aprés l'approche de l'étalon rejettoit, nous le voyant, la ſemence déhors ; mais aiant été couverte trois ou quatre jours de ſuite, nous prîmes garde qu'au dernier accouplement elle ne rejetta pas la ſemence, & qu'elle conçût dés ce moment, n'aiant plus voulu dépuis admettre l'étalon. Si l'on avoit ouvert la matrice de cette cavalle au premier ou au ſecond jour (car le plus ſouvent on croit que les cavalles ont conçû à la premiére ou à la ſeconde fois qu'elles ont été couvertes,) on n'y auroit point trouvé de ſemence, que ſi on l'avoit ouverte aprés le dernier accouplement auquel la conception ſe fit, on y en auroit ſans doute trouvé. Et c'eſt ainſi qu'il ſeroit arrivé à Harvée ſi le hazad l'avoit porté à ouvrir des biches qui euſſent conçû. Car quoique parmi un ſi grand nombre pluſieurs ſans doute euſſent conçû, il ne s'enſuit pas neanmoins qu'il les eut ouvertes, y en aiant auſſi pluſieurs qui n'avoient pas conçû, auſquelles il a pû auſſi facilement s'attaquer qu'à celles qui avoient été remplies, puiſqu'il n'y a point de ſigne qui dans ces commencement puiſſe faire diſtinguer les unes des autres.

2. Lorſque l'on fatigue ces animaux par la chaſſe ou par quelqu'autre maniére que ce ſoit de les prendre, qu'on les épouvante, ou enfin qu'on les tuë, on ne doit pas être ſurpris ſi n'aiant conçû que dépuis peut-être deux ou trois jours, leur matrice s'ouvre par la grande agitation des eſprits qui leur arrive ou avant ou pendant leur priſe, & ainſi ſi la ſemence, qui peut-être eſt à peine diſſoûte & fonduë, s'en écoule ; car l'experience fait voir chaque jour que ſouvent dans les femmes la terreur pouſſe ſubitement hors de la matrice la ſemence qui y a été reçûë, & quelquefois le fœtus déja formé.

3. Si dans les chiennes, dans les connils, & en d'autres ſemblables

EEe

animaux, il arrive souvent dans les tranfes d'une mort éminente que l'urine & les excremens leur échapent, même en quelques unes par la feule crainte, fans danger de mort, ainfi que l'on voit qu'il arrive chaque jour ; qui s'étonnera fi dans ces femelles d'nimaux que l'on tuë peu de jours, ou peu d'heures après l'accouplement, la femence qu'elles ont reçuë en leur matrice, s'en écoule, & qu'ainfi on n'y en trouve point après leur mort.

La femence enfermée dans la matrice doit, pour qu'il s'en produife quelque chofe, fouffrir en cette partie quelque grand changement, (Ariftote écrit qu'elle s'y fond en eau,) & elle ne retient point la même forme ou apparence de fubftance qu'elle avoit lorfqu'on l'y élançoit; (de-même auffi lorfqu'elle eft exposée à l'air, elle eft en trespeu de tems changée,) & c'eft peut-être ce qui a fait qu'Harvée ne l'y a pas connuë pour être de la veritable femence ; peut-être auffi qu'y étant déja diffoûte, il n'a pû, à raifon de fa petite quantité, l'y trouver.

Il paroît affés par tout ce que l'on vient de dire que les experiences d'Harvée ne prouvent abfolument point ce qu'il pretend en conclure ; ainfi on ne me perfuadera pas facilement que la femence foit inutile, & non néceffaire à la conception, & qu'elle s'écoule de la matrice, ou devant ou après la conception. Je crois donc que fur ce fujet on doit ajoûter plus de foi à Galien, qui eft dautant plus croyable, que n'étant pas moins inftruit par fon experience propre, ainfi qu'on a dit, & par celle des autres, qu'Harvée l'eft par les fiennes, a trouvé qu'il en eft tout autrement. Outre cela, je crois qu'on doit auffi ajoûter foi entiere aux femmes qui en ont l'experience, lefquelles étant doüées de raifon peuvent nous faire connoître par le difcours comme la chofe fe paffe, & qu'en celles qui conçoivent, la femence ne fort pas de la matrice, puifque les brutes qui font fans parole & fans raifon ne nous en peuvent rien témoigner. Enfin, je ne penfe pas qu'on doive trop en cela fe confier aux fpeculations des particuliers, qui ne font fondées feulement que fur l'infpection des animaux ; car fouvent ce qu'ils rapportent, eft peu certain, parce que pour l'ordinaire ils les reglent & les expliquent plûtôt fur la pensée de quelqu'autre qui a obfervé avant eux, que fur la verité.

Outre cela, Harvée lui-même a écrit qu'environ le 18. de Novembre, ou au plus le 20. il vit dans la corne de la matrice des daines, quelquefois dans la droite, quelquefois dans la gauche, & fouvent dans les deux, une matiére fonduë, tranfparente, cryftalline, contenuë en une membrane particuliére, & aiant dans fon milieu des fibres de fang, & le point mouvant. Or cette matiére puifqu'elle n'eft pas tombée du Ciel en cét endroit-là, qu'à-t'elle pû, je vous prie, être autre chofe, que la femence de la femelle enfermée conjointement avec le point mouvant dans l'œuf, & qui étant augmentée par la femence du mâle mife en fufion eft entourée de l'amnios & du chorion? Que fi dans plufieurs autres femelles qu'il a diffequées, il n'a pas trouvé une femblable matiére, cela eft venu fans doute de ce qu'il n'eft que tres-rarement tombé dans celles qui avoient conçû, & qu'il s'en étoit prefenté à lui plufieurs, lefquelles à la verité s'étoient accouplées, mais qui n'avoient pas retenu la femence, & ainfi elles n'avoient pas conçû.

Il demeure donc pour conftant, qu'après la conception ni la femence ne s'écoule point hors de la matrice, ni, comme veut Ariftote *au liv. 2. de la générat. ch. 3.* elle ne fe refout pas & ne fe diffipe pas en efprit, ou ne s'évanoüit pas en quelqu'autre maniére que ce foit ; mais qu'elle eft retenuë interieurement dans la matrice, où conjointement avec l'œuf de la femme qui y eft auffi enfermé, elle échaufe, fomente, & nourrit, ainfi qu'on l'a dit, le fœtus immediatement après fa formation.

Qu'on ne croye pas cependant que je veüille-ici propofer des chofes abfurdes, lorfque je dis que le fœtus eft ébauché & formé de la fubftance même de la femence, que dans le commencement il en eft auffi nourri, & qu'ainfi j'attribuë à une feule & même femence deux ufages differens. Car dans la femence, comme je l'ai démontré *au chap. précédent,* il y a diverfes parties ; dont les unes font fpiritueufes defquelles le fœtus eft ébauché & formé, les autres plus épaiffes & moins fpiritueufes, qui fe mêlent avec la femence de la femme, & defquelles le fœtus eft nourri ; c'eft à dire, defquelles eft tirée la matiére prochaine & néceffaire pour la première nourriture, pour l'accroiffement, & pour la derniére perfection du fœtus ; en forte qu'il ne pourroit pas être formé de celle-ci, ni nourri de celle-là ; ainfi ce n'eft pas d'une feule & même chofe que fe font & la formation & la nourriture, mais des differentes parties d'une feule & même chofe, qui eft la femence. Il fe paffe le même abfolument dans la femence de l'homme, & dans celles des autres animaux qui font produits vivans, que dans la femence de la plante, dans laquelle Theophrafte *au liv. 2. des cauf. des plant. chapitr. 19.* reconnoît deux parties : l'une fpiritueufe, d'où la vertu de produire émane : l'autre plus épaiffe, laquelle eft l'aliment de la partie fpiritueufe, & à raifon de laquelle la plante, quoiqu'elle ne foit pas dans la terre, bourgeonne & jette quelquefois des feüilles, ce qui vient de ce qu'elle contient en foi l'aliment qui lui eft convenable.

Mais il faut enfin retourner à la veficule ou bulle d'où nous avons détourné nôtre difcours pour parler de la première nourriture de l'embrion.

Hipocrate a enfeigné que la premiére & l'entiére formation du fœ-

Que le fœtus eft formé de la femence, & qu'il en eft nourri.

La forma-

tion du fœ tus se fai dans la bull. tus se fait dans cette bulle, de la liqueur cryſtalline qui y eſt conte-nuë (non pas de toute la maſſe de la ſemence) & entourée d'une pel-licule inviſible qui lui eſt propre ; ce qu'il a, ainſi qu'il dit *au liv. de nat. pueri*, obſervé dans une géniture de ſix jours, dans laquelle il vit une pellicule interieure (c'eſt à dire la bulle,) dont la liqueur qu'elle enfermoit, étoit tranſparente, & du milieu de laquelle il s'élevoit je ne ſçai quoi de tres-délié qu'il croyoit être le nombril.

Le tems de la formatiõ. Il y a entre les Docteurs quelque difference de ſentimens touchant le tems de la formation. Hipocrate *au liv. des chairs* a enſeigné que la géniture reçûë dans la matrice a au ſeptiéme jour tout ce qui lui con-vient, & que ſi on met dans de l'eau un avorton ſorti de la matrice en ce tems-là, & qu'on l'examine avec attention, on y voit manifeſtement les commencemens & l'ébauche de toutes les parties. D'autres écrivent qu'il faut un plus long-tems que ſept jours pour la formation des parties. Straton le Peripateticien, & Diocles Cariſtius au rapport de Ma-crobe *en ſes Comment. ſur le ſong. de Scipion*, diſoient qu'à la cinquiéme ſemaine, c'eſt à dire au trente cinquiéme jour, le fœtus commençoit à prendre la figure humaine, & étoit environ de la groſſeur d'une abeille, en telle ſorte neanmoins que tous les membres & tous les lineamens de tout le corps étoient veritablement formés & déſignés en cette petiteſſe. Ariſtote *au liv. 7. de l'hiſt. des anim.* dit qu'au quarantiéme jour le petit corps du fœtus eſt comme contenu dans une petite membra-ne, dans laquelle, ſi on la rompt, il paroît de la grandeur d'une groſſe fourmi, ſes membres étant déja ſeparés les uns des autres, & étant pour y être diſtingués, ſur-tout les parties génitales. On peut neanmoins ici facilement concilier le lieu d'Ariſtote avec celui d'Hi-pocrate ; car Ariſtote compte dépuis le tems que la ſemence a été jet-tée dans la matrice juſques à la formation du fœtus parfaite & mani-feſtement viſible, lequel tems il dit être en tout de quarante jours ; & Hipocrate compte ſeulement du tems que le fœtus commence a être formé en membres, c'eſt à dire, du tems que la ſemence aprés qu'elle a été premiérement diſſoûte & fonduë dans la matrice, & que le germe en a été ſeparé, & enſuite porté par la voye des tubes dans l'œuf, où il ſe réünit & ſe ramaſſe dans la bulle, (ce qui ſe fait pen-dant quelques-uns des premiers jours,) commence enfin à ſe diſ-poſer à la délineation ou formation des parties. Outre cela Ariſtote décrit la conformation parfaite & viſible de tous les membres, & Hipocrate la conformation imparfaite, ſeulement ébauchée, & à peine viſible, pour laquelle il n'eſt beſoin que de peu de jours. Fernel ſui-vant en cela l'opinion d'Ariſtote, écrit qu'il vie au quarantiéme jour le fœtus parfait, mais il ne dit pas de quelle grandeur il étoit. D'au-tres plus Nouveaux diſent qu'ils ont obſervé qu'en ce tems-là il eſt de la grandeur & de la longueur du petit doigt, fur la fin du troifiéme mois de la hauteur de quatre do gts , & environ vers le cinquiéme de la longueur d'un pied. Ce qui neanmoins n'a pas de la vrai-femblance, puifque j'ai de me propres yeux vû le contraire, ainfi qu'il paroîtra par les hiftoires des fœtus abortifs, que nous allons rapporter imme- diatement dans la fuite. Et il eft hors de doute que ces Nouveaux fe font trompés de ce qu'ils n'ont pas connu le veritable principe de la conception.

Harvée écrit que dans la géniture d'une femme de la groffeur d'un œuf de poule il a trouvé un fœtus de la grandeur d'une groffe fève, aiant la tête tres-groffe, fur laquelle le cervelet étoit élevé en forme de crête, & dont le cerveau étoit femblable à du lait caillé. Une membra- ne dure comme du cuir, tenoit lieu de crâne. Il fembloit avoir un mufeau de chien, & on ne lui voyoit point de nez. *Premiere hi- ftoire d'un fœtus abor- tif.*

J'eus occafion il y a quelques années de voir un avorton de peu de femaines, dans lequel je remarquai ce qui fuit. La grandeur de tout l'avorton conjointement avec toutes les membranes étoit environ de celle d'un œuf de poule ; le chorion étoit lâche, exterieurement un peu rude, vélu, parfemé de plufieurs petites veines tres-déliées, lef- quelles fe réüniffoient toutes en fa cime, où il y avoit une petite maffe de chair, affés longue, informe, & faigneufe qui y étoit at- tachée, & de laquelle il fembloit que toutes ces venules derivoient. Outre cela il étoit facile de féparer le chorion de l'amnios, & cela au moindre attouchement, excepté en cét endroit où la petite maffe de chair dont on vient de parler, étoit adherente ; car les deux mem- branes fembloient être en cét endroit-là étroitement jointes & atta- chées l'une à l'autre, quoique par tout ailleurs elles femblaffent n'être que fimplement appliquées l'une fur l'autre fans aucun lien. On ne trouvoit entre le chorion & l'amnios aucune liqueur, ni membrane vifible ; mais il y avoit dans l'amnios une certaine humeur aqueufe, tant foit peu vifqueufe, & tres-abondante, dans laquelle nageoit un petit embrion, libre de toutes parts, & n'étant attaché par aucun en- droit à l'amnios. Le tronc de ce corps étoit à peine de la grandeur de la moit.é d'un petit pois coupé par le milieu. En haut de ce tronc on voyoit la tête placée fur un col de la groffeur feulement d'un fil affés gros. Elle étoit tres-groffe eu égard au tronc, dont elle égaloit la quatriéme partie ou environ. Les yeux paroiffoient manifeftement & tiroient fur le noir, le nez ne s'avançoit pas en déhors, n'y aiant en fa place qu'une ligne blanche. Il n'avoit ni oreilles, ni figure de bouche, ni aucune autre ouverture ; mais feulement en ces endroits où ces par- ties doivent être fituées, des petites lignes tranfverfales. Le cerveau qui fe prefentoit à la vûë en forme de blanc d'œuf, étoit entouré d'une membrane tres-déliée, laquelle tenoit lieu de crâne. Le tronc ne pa- *Seconde hi- ftoire.*

roiſſoit pas divisé en deux ventres, mais composé d'un ſeul., dans l'interieur duquel on voyoit de certains petits viſcères couverts d'une membrane tranſparente & tres-déliée ; mais le tout étoit ſi confus qu'à peine pouvoit-on le diſtinguer. Un peu plus bas que le milieu du tronc ſortoit en déhors un petit rameau blancheâtre, (c'étoit le nombril,) mais ſi court qu'à peine ſa longueur égaloit-elle la moitié de la largeur d'un brin de paille. Outre cela on voyoit en haut & en bas des commencemens ou ébauches des bras & des pieds, tirans ſur le blanc, & qui paroiſſoient manifeſtement auſſi-bien que les doigts des mains & des pieds, diſtingués ſeulement par des petites lignes blanches. La femme qui fit cét avorton croyoit qu'il étoit de huit ou de neuf ſemaines.

　　Deux ans aprés que j'eus vû l'avorton précédent, Madame D. fit une fauſſe couche. La grandeur de tout l'avorton étoit comme un petit œuf de poule. Il y avoit au déhors une particule charneuſe étroittement attachée aux membranes, d'où venoient les vaiſſeaux du chorion en la maniére que nous l'avons obſervé dans l'avortement précédent, mais elle étoit un peu plus groſſe & preſque égale à la moitié d'une petite noix muſcate. Aiant ouvert le chorion il ne s'en écoula aucune humeur ; en éfet, il n'y en avoit point entre les deux membranes, entre leſquelles non-plus on ne pouvoit voir l'allantoïde ; quoique neanmoins le chorion ne fut pas adhérent à l'amnios, mais ſeulement joint & appliqué, enſorte qu'il étoit facile de l'en ſéparer avec les mains, à la reſerve de l'endroit où étoit la caruncule dont nous avons parlé ; car là l'amnios étoit attaché au chorion. On trouva dans l'amnios une mediocre quantité d'humeur ou matiére fonduë, dans le milieu de laquelle il y avoit un tres-petit embrion dont la tête, comparée au tout, étoit tres-groſſe ; Car tout le reſte du corps ne ſembloit pas être trois ou quatre fois plus grand que la tête, qui étoit de la grandeur d'un petit pois, & qui étoit placée ſur le tronc par l'entremiſe du col, qui n'étoit que de la groſſeur d'environ deux ou trois fils tordus enſemble. En la partie poſterieure de cette tête s'élevoit le cervelet en maniére de crête blanche, & toute la tête étoit entourée d'une petite membrane tres-ſolide, ſous laquelle étoit enfermé le cerveau en forme de blanc d'œuf. Sur le devant on voyoit manifeſtement les yeux tirans ſur le noir. Il ne paroiſſoit point d'oreilles, & le nez & la bouche étoient ſeulement déſignés par une ligne blanche. Le reſte du corps étoit groſſiérement formé en ſon tronc & en ſes extremités, mais il étoit beaucoup plus mol que dans l'avorton précédent, n'étant que de la conſiſtence d'un mucilage tant ſoit peu épais & ferme ; en ſorte qu'à peine pouvoit-on le toucher ſans le bleſſer. Peut-être que cette molleſſe extrême venoit de quelque corruption, ou de ce que l'embrion avoit demeuré quelque tems mort ;

Car cette Dame s'étoit portée mal pendant trois ou quatre femaines avant l'avortement, ne fçachant pas qu'elle fut enceinte.

En l'année 1663 la même Dame fit une feconde fauffe couche, étant prefque à la fin de la fixiéme femaine de fa groffeffe. L'avorton étoit de la groffeur d'un petit œuf de poule. La portion de chair qui étoit adhérente exterieurement aux membranes, étoit beaucoup plus grande qu'aux précédens, s'étendant prefque jufques à la moitié du chorion. Entre les membranes il y avoit une mediocre quantité d'humeur, comme dans les précédens, & dans cette humeur flotoit un tres-petit embrion de la grandeur d'une groffe fourmi, dans lequel on voyoit évidemment la tête placée fur fon tronc, aiant deux tres-petits points noirs qui défignoient les yeux. Le tronc paroiffoit un peu courbé comme la carene d'un vaiffeau, & on y voyoit quelques vifcères, mais fi confus qu'on ne pouvoit les diftinguer, non plus que les bras, les jambes, & les autres extremités qui n'y étoient pas vifibles. Outre ce petit embrion il nageoit encore dans la même humeur une veficule ou bulle cryftalline, (je n'en trouvai point de femblable dans les avortons précédens,) de la grandeur d'une petite avelline, & de couleur tres-tranfparente, dans laquelle je ne pûs remarquer aucun trait ou délineament d'embrion ; peut-être que de cette bulle il fe feroit formé une femelle ; (car on dit que la femelle reçoit fa perfection plus tard que le mâle,) laquelle auroit été formée dans la fuite ; ainfi il feroit venu au jour deux jumeaux.

Si l'embrion à la huitiéme & neuviéme femaine n'eft que de la grandeur de la moitié d'un pois, & au quarantiéme jour (felon Ariftote, & auffi felon la quatriéme hiftoire rapportée,) de celle d'une grande fourmi, on ne doit point croire du tout ceux qui montrent des petits avortons deffechés tâchent de perfuader, que celui-là eft un fœtus de fix ou huit jours, celui ci de douze ou de quinze jours, &c. quoique neanmoins ils foient de beaucoup plus grands que ceux que j'ai vûs, dont je viens de donner la defcription ; & ainfi il eft abfolument vraifemblable qu'avant le quarantiéme jour on ne peut prefque rien voir à l'œil de formé dans l'embrion. Outre cela, il eft affés évident par fa petiteffe lorfqu'il vient d'être formé, que toute la maffe des deux femences de l'homme & de la femme n'eft pas employée à la formation d'un corps fi petit, puifque la moindre petite goutte fuffiroit pour le former, ne furpaffant pas la groffeur d'une fourmi. Il eft donc certain que le refte de la maffe de la femence qui ne s'eft pas écoulé de la matrice, & qui n'eft pas paffé à la formation des parties du fœtus, fert à fomenter ces mêmes parties immediatement aprés qu'elles ont été formées, qu'il les nourrit, & qu'il leur donne leur accroiffement, ainfi qu'on l'a dit ci-devant ; mais parce que ce refte de femence fe confume dabord, il lui fuccede un fuc lactée qui commence à couler en affés grande quantité dans l'amnios peu de tems après la formation ; (fçavoir, lorfque les vaiffeaux ombilicaux font arrivés à une fuffifante grandeur,) dans lequel le fœtus nage, comme il faifoit auparavant dans la liqueur feminale. Voyez touchant ce fuc lactée *le ch.* 31.

Il eft auffi tres-manifefte par les hiftoires qu'on vient de rapporter, que le fœtus n'eft pas formé de toute la maffe de la femence, mais feulement d'une tres-petite portion, tres-fubtile, & fpiritueufe, laquelle fe ramaffe dabord, ainfi qu'on a dit, en forme de cryftal tranfparent dans la petite bulle.

Il faut ici maintenant rapporter ce que les autres ont obfervé touchant cette bulle avant la formation du fœtus, & ce que j'en ai obfervé moi-même.

Premiére Obfervation touchant la veficule ou bulle.　Riolan en *fes Animadv. fur Dulaurent. tit. de la format. du fœt.* rapporte cette obfervation fur la bulle cryftalline. *Il n'y a pas long-tems,* dit-il, *qu'une fage-femme me prefenta une géniture, d'environ un mois, femblable à un œuf de poule, envelopé de fes membranes, dont l'exterieure qui étoit toute bourruë, & comme fibreufe, étoit le principe & le fondement du placenta. Aprés qu'on eut déchiré cette membrane, on vit au dedans trois veficules, contiguës l'une à l'autre, en forme de grape de raifin, lefquelles contenoient une eau tranfparente ; & dans celle du milieu on voyoit un petit corps de la groffeur d'une fourmi, & un filament tres-délié qui en étoit produit. Ce petit corps, autant que les yeux de ceux qui regardoient ce petit miracle avec grande attention purent juger, étoit un fœtus informe, dont les membres entr'eux n'étoient pas encore diftincts. Pour le filament rouge il défignoit le nombril.* C'eft hiftoire ne donne pas peu de jour pour la connoiffance de la bulle ; mais j'y remarque une erreur qui venoit de l'opinion dont on étoit prévénu en ce tems-là ; (On croyoit anciennement que l'embrion dabord aprés fa formation fe nourriffoit par le nombril) En éfet, j'eftime que Riolan a été tres-aveuglé touchant ce filament qu'il dit être le nombril : car fi ainfi qu'il paroît par nôtre feconde hiftoire, dans l'embrion que j'ai vû, (lequel étoit déja forti de fa bulle,) que j'ai attentivement & curieufement confideré de mes propres yeux, (auquel je me fie beaucoup plus qu'aux paroles d'autrui,) & qui étoit plus parfaitement formé que celui dont Riolan parle, le nombril s'avançoit à peine en déhors de la moitié de la largeur d'un brin de paille, & ne pouffoit aucun autre filament plus loin ; combien le filament ombilical de ce fœtus-ci indigefte, & à peine commencé, a-t'il dû être moins étendu. Outre cela, les parties s'augmantent dans le commencement plus ou moins promtement, felon le plus ou le moins de néceffité de leur ufage; & dautant que pour lors le nombril n'eft d'aucune néceffité, puifque le fœtus n'a pas encore befoin du fang ombilical, cela fait que dans le commencement il ne s'étend pas en une longueur fenfible ; mais que dans la fuite

il

il croît peu à peu du fœtus même & se porte vers le placenta, ainsi qu'on le dira *au ch. 32.*

Le même Riolan rapporte *au même endroit* une experience semblable à la précédente, qu'il a tirée des Commentaires de Carpus sur Mundinus, dans laquelle Carpus a observé trois petites bulles qui se touchoient l'une l'autre. De-même Platerus écrit *dans ses quest. Med. quest.* 1. qu'il a trouvé dans un avorton de la grandeur d'une aveline trois petites bulles, & il croit qu'elles étoient les commencemens des trois viscères principaux ; le cerveau, le cœur, & le foye. Pour moi je n'ai jamais vû d'avorton si petit, & de la grandeur seulement d'une aveline ; je n'ai même pas lû qu'aucun autre que Platerus en ait vû. Outre cela il paroît par les histoires qu'on vient de rapporter tirées d'Hipocrate, d'Aristote, & de Riolan, que l'opinion de Platerus n'est pas veritable. Par ces histoires il est constant que la délineation & formation de tout le fœtus ne se fait & ne se trouve qu'en une bulle seulement. Dans les deux autres, Riolan a trouvé de l'eau transparente. Carpus croit que dans ces bulles pleines d'eau claire, il s'y feroit aussi formé & engendré des fœtus si elles avoient demeuré plus long-tems dans la matrice, mais que ces fœtus auroient été femelles, lesquelles se forment un peu plus tard : cela suivant les experiences d'Hipocrate & d'Aristote a quelque vrai-semblance. Du moins il est tres-veritable que tout un fœtus se commence & se forme dans & de la liqueur transparente qui est contenuë en une seule bulle, & ainsi je crois qu'il arrive tres-rarement qu'il y ait trois bulles en une seule géniture, telles que celles que les autheurs dont on vient de parler, disent avoir vûës ; mais que pour l'ordinaire il n'y en a qu'une seule, si ce n'est peut-être lorsqu'il doit se former des jumeaux, ou trois fœtus ; à quoi aussi il faut qu'il se joigne une quatriéme bulle dans ces sortes de femmes qui engendrent plusieurs fœtus à la fois ; comme dans les femmes Ecossoises, qui souvent en enfantent quatre.

Je suis encore plus confirmé en cette opinion par un avorton de trois ou quatre semaines, qui vient de m'être presenté par une sage-femme, maintenant même que j'écris ceci, & que je l'examine avec exactitude, dans lequel je n'ai pas trouvé trois bulles, mais une seulement de la grandeur d'une aveline, envelopée par une membrane déliée comme une toile d'araignée. Cette bulle étoit dans une assés grande quantité d'humeur seminale aqueuse, un peu épaisse & visqueuse, entourée des deux membranes, le chorion & l'amnios, & elle nageoit au dedans entiérement libre, & sans être nulle part adhérente à l'amnios. En l'un des endroits de ces membranes exterieures étoit attachée au déhors une certaine petite masse charneuse, molle, informe, & sanguinolente, de la grandeur environ de la douziéme

Seconde Observation

Troisiéme Observation

partie de l'avorton, laquelle fembloit avoir été tant foit peu bleffée, & comme déchirée & féparée de la matrice. La bulle contenoit une eau claire comme du cryftal, dans laquelle je n'ai pû remarquer ni fang, ni autre chofe que ce foit, excepté certaines petites lignes blancheâtres à peine vifibles, un peu plus épaiffes que l'eau même, (qui fans doute étoient quelques traits & commencemens de fœtus.) La femme qui avoit fait cét avorton ne fçavoit pas qu'elle eut conçû, mais aiant été tout à coup faifie d'une grande terreur, elle avoit jettée cét avorton hors de fa matrice, fans douleur & fans grands éforts.

Quatriéme Obfervation. Environ le même tems je vis un avorton de bien peu de tems que la femme du Miniftre N. avoit fait, lequel n'avoit non-plus qu'une feule bulle tranfparente & cryftalline, de la grandeur d'une aveline, ou environ, dans laquelle il ne paroiffoit aucun trait fanglant, ou blancheâtre, ou de quelqu'autre couleur que ce fut. A la membrane exterieure laquelle renfermoit l'humeur feminale, étoit fortement attachée, comme nous avons dit du précédent, une partie charneufe, molle, & fanguinolente, déchirée en fa partie exterieure, & comme emportée de la matrice. Je remarquai évidemment que de cette particule qui étoit extrêmement délicate & tendre, il en fortoit quantité de petits vaiffeaux fanguins qui fe portoient par tout le chorion. Je ne pûs voir autre chofe dans l'amnios que la liqueur feminale aqueufe, dans laquelle la bulle flotoit, fans qu'il y parut aucune trace de fang, non-plus qu'en fa fubftance aucun vaiffeau. On pouvoit facilement féparer ces deux membranes l'une de l'autre, & il n'y avoit entr'elles pas la moindre goûte de liqueur.

La grandeur de ces deux avortons; fçavoir du précédent, & de celui-ci, étoit environ d'un œuf de poule, & dans leurs membranes il y avoit un peu plus d'humeur que n'en contiendroit la moitié d'une coque d'œuf, & comme toute cette humeur jointe à la bulle qu'elle contenoit, n'a pas pû être formée de la feule femence de l'homme, il ne faut pas douter que la femence de la femme n'y ait été mêlée en abondance, quoique la bulle n'ait été formée que de celle de l'homme feulement, ainfi qu'on la amplement enfeigné *au ch. précédent.*

Inftruit par ces deux experiences, je croirois facilement qu'il n'y a le plus fouvent qu'une feule bulle dans une conception, & rarement plufieurs; & que fi cela arrive ce n'eft que quand il fe doit former divers fœtus. Mais quoique jufques à prefent je n'aie pas vû de géniture où il doive y avoir plufieurs fœtus, je ne veux pas neanmoins contredire aux experiences de Riolan, de Carpus, & de Platerus, ni les revoquer en doute; j'aurai peut-être dans la fuite plus d'occafion d'en voir, ainfi qu'en peu ci-deffus en la quatriéme hiftoire j'ai dit avoir vû une bulle avec un fœtus commencé, dont la délineation avoit fans doute été faite dans une autre bulle qui avoit déja été diffipée.

Les curieux demandent, touchant cette formation du fœtus, quelles font les parties du corps qui font formées les premiéres, quelles les fecondes, quelles les troifiémes, & enfin quelles les derniéres. Ariftote *au ch. 3. du liv. de la jeuneffe* écrit que dans les animaux fanguins le cœur eft le premier formé. Ce qu'il affûre *au liv. 6. de l'hift. des animaux* avoir obfervé dans des œufs qui avoient été trois jours & trois nuits fous la poule pour y être couvés. Entius eft du même fentiment qu'Ariftote. Il croit *en fon Apolog. digref. 4.* que le cœur eft le premier formé, & qu'il eft la caufe éficiente de la formation des autres parties. *La femence*, dit-il, *jettée par le mâle dans la matrice lors du coït, compofe feulement le cœur dans la conception ; car il n'eft aucune partie de l'animal, fi l'on excepte le cœur, qui foit formé immediatement de la femence.* Et *art.* 188. il dit que ce n'eft pas feulement aprés que le fœtus eft formé, que le cœur fe meut, mais dabord dés le commencement, & qu'il eft la caufe de la formation, non pas materielle, mais éficiente. Regius *au liv. 4. de fa Phil. Nat. ch. 14.* femble être de la même penfée que Entius. D'autres croyent que le foye eft le premier engendré, d'autres le cerveau, d'autres que les trois vifcères dont on vient de parler, font engendrés à même tems, & enfuite les inteftins, la rate, les poûmons, &c. Et c'eft-là l'opinion de Galien *au liv. 14. de l'uf. des parties*, (laquelle eft fuivie de plufieurs) *L'humeur*, dit-il, *dont la furface interieure de la matrice eft enduite, fe convertit en membrane, par laquelle l'efprit formateur étant enfermé de toutes parts, manifefte fes mouvemens naturels en produifant trois points qui reprefentent les parties nobles & principales, & qui étant gonflés & diftendus par l'impetuofité de la chaleur, forment chacun leur ventre ; fçavoir le cœur le thorax ; le cerveau la tête ; le foye le ventre. Les autres des parties fe figurent & fe forment enfuite, & pour lors il s'écoule infenfiblement & peu à peu un fang fubtil pour leur accroiffement.* On a expliqué un peu ci-devant *en la 2. Obfervat. de la bulle*, ce qu'il faut croire touchant ces trois points ou petites bulles. D'autres avec Bauhin croient que les vaiffeaux ombilicaux font engendrés les premiers, comme étant, à raifon de la nutrition, les premiers & les plus néceffaires de tous. D'autres établiffent que les os font les premiers formés comme la bafe & le fondement néceffaire de tout le corps, & ainfi chacun juge differemment dans une chofe fi obfcure. Mais, je vous prie, qui a été témoin de l'action de la nature en cette operation, pour être exactement informé de tout cela ? Si l'embrion au quarantiéme jour n'eft que de la grandeur d'une fourmi, ainfi qu'on a dit, combien fera-t'il plus petit au trentiéme, auquel tems neanmoins tous les traits des parties feront fans doute finis & parfaits, quoique leur délicateffe les faffe échaper à nôtre vûë ? Qui eft celui qui verra ou

qui jugera dans un ſi petit corps quel membre a été le premier formé, quel le ſecond, quel le dernier ? Ce ſont là des myſteres que
Dieu a voulu que nous ignoraſſions, & ſi nous nous portons plus
loin à les rechercher, nous ſerons repris par Galien, qui *en ſon liv.* 15. *de*
l'uſag. des part. ch. 1. parle en ces termes : *Si vous recherchés comment ces*
choſes ſe font vous vous convaincrés vous même, que vous ne connoiſſés, ni vôtre pro-
pre foibleſſe, ni la puiſſance de celui qui vous a créé.

　　Neanmoins ſi dans une affaire obſcure il eſt permis de dire quelque choſe, du moins par conjecture ; je crois que toutes les parties ſolides ſe commencent & ſe forment toutes enſemble, parce qu'elles ne
dépendent point l'une de l'autre, & qu'elles ſont toutes des ouvrages
immediats de la nature. De plus, l'une ne peut être ni agir ſans l'autre. Le corps ne peut ſubſiſter ſans un fondement ſolide, qui enſuite
doit devenir oſſeux. Le cœur ne peut faire ſon action ſans artères, &
ſans veines, ni le cerveau ſans nerfs, ni le ventricule ſans inteſtins, &c. Car il n'y a point de raiſon pourquoi une partie ſeroit formée avant une autre. La matiére propre pour la génération de toutes les parties eſt contenuë dans la bulle, & elle n'a pas beſoin d'u-
ne plus grande préparation. L'eſprit architectonique peut dans le même tems également ébaucher & former de cette matiére toutes les
parties, & pourquoi, je vous prie, formeroit-il plûtôt le cœur, ainſi
que le veut Entius, que les autres parties ? Seroit-ce pour préparer
la matiére de laquelle les autres parties puſſent être engendrées ? mais
elle a déja été préparée auparavant. Certes on ne peut pas dire que
le cœur engendre & forme les autres parties, puiſque ſon office eſt
ſeulement de préparer la matiére de leur nourriture & de leur accroiſſement, d'où procede non leur génération, mais après qu'elles ſont
engendrées, leur plus grande perfection pour les uſages particuliers auſquels elles ſont deſtinées. Car ſi le cœur dans ce commencement engendroit les parties, pourquoi après la naiſſance auquel tems il eſt plus
robuſte, & il opere plus vigoureuſement, n'en produiroit-il pas de
nouvelles ? Si après la naiſſance il prépare les alimens de toutes les
autres parties, ainſi que tous en conviennent, pourquoi ne feroit-il
pas la même choſe au commencement ? Eſt-ce qu'on lui aſſignera une
action pour ce tems-là, & une autre pour celui-ci ? Mais, dirés vous,
le cœur paroît le premier, & le reſte des viſcères & les autres parties,
plus tard ; donc le cœur ſe forme le premier. Mais qui ſera celui qui
dans un embrion, lequel dans ſon commencement eſt plus petit qu'une
fourmi, pourra découvrir tout cela par la force & la pénétration de ſes
yeux, & qui pourra diſtinctement voir quelles ſont les parties qui
conjointement avec le petit cœur qui bat, ſont déja formées. Et bien
que ce défaut vienne de nôtre œil qui n'eſt pas aſſés vif & pénétrant,
neanmoins la raiſon fait aſſés connoître que toutes les parties ſont

commencées ensemble & à même tems, puisqu'il y a entr'elles une harmonie ou proportion si nécessaire qu'elles ne peuvent ni exister, ni agir que toutes ensemble. Veritablement il y a de la vraisemblance que les esprits formateurs qui sont contenus dans la bulle, & qui actuellement commencent la formation de toutes les parties, font leur operation avec plus de force, & qu'ils perfectionnent & fortifient plus promtement les parties qui viennent d'être commencées, lorsqu'étant eux-mêmes fortifiés & aidés par la chaleur du cœur, excitée par une éfervescence ou fermentation particuliére, ils sont plus dépoüillés des parties grossiéres & épaisses de la liqueur seminale qui les embarrassent. Toutes-fois, il est constant que déja avant ce secours ils avoient commencé la formation de toutes les parties en général, & de chacune en particulier; & quoique de toutes ces parties celles-là paroissent les premiéres à la formation desquelles plus d'esprits ont été occupés, & dont l'usage a été plus nécessaire, cela neanmoins ne fait pas que celles que nos yeux ne peuvent voir, ne soient commencées & formées à même tems.

Si l'on objecte ici que peut-être les parties spermatiques sont formées ensemble, mais que les sanguines sont nécessairement produites après. Je réponds, que lorsque nous traittons de la formation des parties nous entendons parler des premiers délineamens ou traits de toutes les parties en général; & nous disons qu'ils se forment tous de la seule semence, & qu'ensuite il se répand sur eux un aliment sanguin, par le moyen duquel ils acquiérent plus de corps & plus de grandeur. Mais cependant il n'y a dans tout le corps aucune partie sanguine, qui ne soit répanduë sur des filets ou traits spermatiques, & ainsi on ne peut pas veritablement dire qu'il y en ait aucune qui en premier lieu ait été engendrée ou formée du sang, & qui subsiste sans un fondement spermatique. Ce fut aussi là autrefois la pensée d'Hipocrate, qui *au liv. de diæta* parle ainsi. *Tous les membres se forment & s'augmentent ensemble, & non l'un avant l'autre; ceux neanmoins qui sont naturellement plus grands, sont vûs plûtôt que ceux qui sont plus petits, quoiqu'ils n'aient pas été engendrés avant eux.* Le même *au liv. de loc. in hom.* écrit en ces termes: *Selon ma pensée, il n'y a point de commencement du corps, mais toutes les parties semblent être également & principe & fin; car dans un cercle on ne trouve point de principe.*

Harvée a tres-élegamment décrit *au trait. de la génér. des anim.* quelles sont les parties qui paroissent les premiéres à la vûë, & l'ordre qu'elles gardent en leur formation; du moins selon qu'elles se presentent à nos yeux. Le Lecteur pourra le consulter, & voir aussi Ant. Everardus sur ce sujet, *en son petit liv. de ort. animalium.* Mais comme les parties qui viennent d'être formées, s'associent & s'assimilent, l'aliment qui se trouve leur être convenable, incontinent après qu'il a été apporté , & qu'ainſi elles croiſſent par cette aſſimilation ; que le cœur auſſi commence dabord par ſon petit point ou principe à faire ſon action naturelle, c'eſt à dire la ſanguiſication : cela a donné occaſion à quelques curieux de demander ; ſi le cerveau , (qui dans le fœtus eſt extrêmement mol,) fait auſſi pour lors les eſprits animaux , & par eux les actions animales ? Je réponds , que tout ainſi que dans ce commencement les actions de pluſieurs parties ceſſent ; comme celles du poûmon, des yeux , des oreilles , des dents, des teſticules, &c. parce que pour lors elles ne ſont pas néceſſaires ; de même auſſi il y a pluſieurs autres parties , telles que ſont le foye, la rate , &c. dont les actions qui ſont néceſſaires, ſe font dabord dés le commencement ; à la verité ſi foiblement, à cauſe de la foibleſſe des organes, qu'elles ne paroiſſent pas aux yeux ; mais dans la ſuite elle deviennent d'autant plus parfaite, & plus ſenſibles aux yeux, que ces organes acquiérent plus de force. Ainſi il y a de la vraiſemblance que le cerveau commence dés les premiers momens de ſa formation de faire les eſprits animaux, neanmoins en tres petites quantité , & tres foibles, par la raiſon que dans ce commencement ils ſont moins néceſſaires ; mais à meſure qu'il devient lui-même plus ferme , & qu'il eſt beſoin de plus d'eſprits , il s'en engendre de plus vigoureux , & en plus grande quantité, comme il paroît environ vers le milieu de la groſſeſſe, que le fœtus commence à ſe mouvoir : car ce mouvement ne ſçauroit ſe faire ſans tant ſoit peu plus grande abondance de ces eſprits. Ainſi , dés ce tems-là le cerveau ſe fortiſie tellement peu à peu, qu'enfin il engendre des eſprits plus vigoureux , en plus grande quantité, & propres pour faire les actions animales. A la verité les actions animales plus principales ceſſent dans le fœtus pendant qu'il eſt enfermé dans la matrice, où il n'y a en lui nulle occaſion ou néceſſité d'imaginer, de penſer, & de ſe reſſouvenir : mais étant né , c'eſt à dire étant devenu enfant, les eſprits peu à peu à meſure que la ſolidité du cerveau s'augmente , s'engendrent plus forts, & les actions animales deviennent plus fermes. C'eſt pourquoi les enfans naiſſent foibles , & de corps, & d'actions animales ; parce que les facultés de l'ame ne peuvent bien exercer leur office qu'aprés que les organes ont acquis leur perfection. Les ſeules facultés moins principales , & qui ſont pour ſervir aux autres comme celles de ſentir & de mouvoir, commencent d'agir manifeſtement environ ſur le milieu du tems de la groſſeſſe : car dés ce tems-là la mere ſent le mouvement du fœtus, & le fœtus compatit auſſi aux douleurs de la mere, ainſi qu'on le connoît par ſes agitations ; ce que Cardan prouve par de l'eau froide ré-pandüe ſur le ventre d'une femme groſſe ; car il écrit que le fœtus s'en agite dans la matrice, & que c'eſt par ce moyen qu'on examine & que l'on reconnoît ſi le fœtus eſt vivant.

Si dans l'em brion les ac tions anima les ſe font.

Enfin j'ajoûterai ici encore une autre chose dont on dispute fort parmi les Philosophes ; sçavoir, si le fœtus dans la matrice veille & dort. Avicenne n'admet pas ces fonctions dans la matrice. Cependant les femmes grosses rapportent qu'elles sentent manifestement le mouvement du fœtus quand il veille, & son répos quand il dort. Mais il faut dire que le sommeil est le répos des sens accordé pour le rétablissement des esprits animaux qui se sont dissipés pendant la veille, & qu'il est causé par un certain affaissement ou constriction des pores & des conduits du cerveau ; & au contraire que la veille est une convenable ouverture de ces pores, & par eux un écoulement suffisant des esprits animaux dans les organes des sens pour faire les actions. Cependant ni l'un ni l'autre n'arrive dans le fœtus pendant qu'il est enfermé dans la matrice : Car *en premier lieu*, les esprits n'y sont pas dissipés, mais seulement encore en tres petites quantité, & tres foibles ; & ainsi ce répos du fœtus ne peut pas être appellé sommeil, parce qu'il n'est pas causé par les causes du sommeil ; (sçavoir, par la dissipation des esprits, & par l'affaissement & la constriction des pores,) & qu'il n'a pas non plus la même fin, qui est le rétablissement des esprits dissipés. *En second lieu*, on ne peut pas dire que le mouvement du fœtus se fasse pour raison de la veille, parce qu'il n'a pas les veritables causes de la veille, c'est à dire une juste ouverture des pores du cerveau, & une influence suffisante des esprits dans les organes des sens pour faire les actions des sens. Car le premier ne peut pas être à cause de l'humidité & de la délicatesse extrême du cerveau, ni non plus le dernier, parce qu'il n'y a pas encore suffisamment d'esprits engendrés. Outre cela, de ce mouvement & de ce sentiment du fœtus on ne peut pas conclure nécessairement qu'il veille, parce que les adultes étant pressés de sommeil s'agitent tressouvent, & se meuvent ; même quelquefois ils marchent & parlent, (ainsi qu'il est constant dans les somnanbules ; & si on les pique, ils sentent, & retirent fortement les membres piqués, cependant ils ne veillent pas. Il faut donc conclure, que le fœtus dans la matrice ne veille, ni ne dort, mais seulement que tantôt il est en répos, & tantôt il se meut.

On demandera peut-être ici, pour conclusion de ce traité, quelle est cette Vertu architectonique, qui reside dans le germe, de laquelle nous avons fait mention *en ce chapitre* & *dans le précédent*, & qui commence & acheve la formation des parties ? Dans *le chapitre précédent* nous avons amplement parlé de l'esprit vivifique qui est dans le germe, (entant que cét esprit est le sujet d'inhérence du premier formant ;) mais parce qu'il semble qu'un esprit ne peut pas de soi & de ses propres forces entreprendre & causer la génération, s'il n'a en soi quelque principe éficient, par le moyen & par la vertu duquel il produise cét éfet ;

Si le fœtus veille & dort dans la matrice.

Ce que c'est, & quelle est la vertu architectonique.

Digression.

Quel eſt-il ce principe qui donne à l'eſprit cette vertu active que l'on peut appeller formatrice du corps animé , qui communique à la matiére toutes ſortes de perfection , & qui apporte l'ordre , la figure , la grandeur , la ſituation , & tout ce que l'on remarque dans les corps des animaux ? C'eſt ce qu'on a ignoré juſques à preſent , & qui a tenu en ſuſpens les eſprits de tous les Philoſophes ; pluſieurs deſquels ſe ſont contentés d'admirer dans leur interieur la grandeur de l'ouvrier, & ſon ouvrage , ne pouvant expliquer ſa nature , & ont mieux aimé dire avec Lactance , *au liv. de opiſ. Dei c. 19. que l'homme ne fournit que la matiére de ce qui doit naître ;* (ſçavoir la ſemence) *que tout le reſte vient de Dieu , ſçavoir , la conception & la formation du corps , l'inſpiration de l'ame , & la conſervation entiére des parties.* Auquel ſens Harvée a auſſi dit en ſon *Exercit. 50. Celui-là auia penſé juſtement & pieuſement , qui rapportera la génération de toutes choſes à Dieu Tout-puiſſant , Eternel , & de qui tout dépend.* D'autres qui croyent qu'il ne faut pas ni ſi facilement franchir les limites de la nature , ni recourir dabord dans la recherche des principes de la génération à Dieu Createur & Conducteur de l'Univers ; mais qu'il faut chercher dans les choſes mêmes ce premier principe éficient & formant , que Dieu a mis au dedans & créé avec elles, ont bien oſé par un eſprit de ſuperbe tenter d'en donner par des raiſons philoſophiques une explication plus claire , (à ce qu'ils croyent,) mais neanmoins par des ſentimens diſcordans entr'eux ; car ils ſont partagés en differentes opinions. En éfet, Galien appelle cette vertu ou force architectonique , tantôt *Nature* , tantôt *Chaleur naturelle* , tantôt *Temperament inſite* , tantôt *Eſprit* , lequel *au liv. de tremor. & rigor.* il dit être *une ſubſtance de ſoi mobile , & toûjours mouvante.* Ariſtote *au liv. de la générat. des animaux , ch. 3.* faiſant diſtinction entre le chaud ou l'eſprit de la ſemence , & la nature , dit que *la vertu architectonique eſt cette nature même qui eſt dans l'eſprit de la ſemence ;* donc elle eſt quelque choſe de diſtinct de cét eſprit qui eſt dans l'eſprit comme en ſon ſujet d'inhérence , & elle agit ſur cét eſprit comme ſur ſa matiére. Hipocrate a auſſi reconnu cette *Nature* dans l'eſprit de la ſemence ; car il dit *au liv. des alim. que cette nature eſt ſçavante , quoiqu'elle n'ait pas apris à agir* , non qu'elle ſoit raiſonnable , mais parce que , (ainſi que l'explique Galien ,) de ſoi ſans aucune inſtruction elle fait tout ce qu'il eſt néceſſaire de faire. D'où vient' que Deuſingius *au liv. de la générat. du fœt.* la définit , *une ſubſtance immaterielle qui ſort de la matiére , & que Dieu a tellement déterminé à la matiére , que ſans elle , elle ne peut ni être , ni ſubſiſter , ni agir.* D'autres avec Avicenne appellent cette même vertu *Intelligence.* D'autres avec Averroës & Scotus *Force celeſte* , ou *Vertu divine.* Jac. Schegkius *liv. 1. de plaſt. ſem. fac.* l'appelle λογον ποιητικον , ou πλαςικον , & il dit que par le mot τꝹ λόγꝺ , il entend une forme ſubſtantielle qui ne peut pas être connuë par les ſens , mais ſeulement par l'eſprit

Differentes opinions.

& par la raifon : & ainfi lorfqu'il femble qu'il dit quelque chofe, il ne dit rien. Les Platoniciens difent qu'elle eft *l'Ame univerfelle répanduë par tout le monde*, laquelle felon la diverfité des matiéres & des femences fait les diverfes générations, comme ; de la femence d'une plante une plante, de celle d'un homme un homme, de celle d'un cheval un cheval, &c. Plotin neanmoins, grand Platonicien, *l. Ennead. 3.* diftingue cette vertu architectonique d'avec l'ame du monde de Platon, comme le produit d'avec ce par quoi il eft produit ; car il l'appelle Nature émanée de l'ame du monde, dont il dit quelle eft l'acte effentiel, & la vie qui en dépend. Themiftius *en fon com. de l'ame, & au 12. de la Metaphyfic.* dit que la vertu formatrice *eft l'ame enfermée dans la femence animée, non actuellement, mais par puiffance.* Deufingius *au liv. de ort. anim.* l'appelle dans la femence Nature, c'eft à dire, comme il l'explique lui-même, *Une ame qui fubfifte dans la femence par puiffance, & qui eft de foi le principe & la caufe du mouvement.* Mais dans un corps déja formé il l'a nommé *Ame actuellement exiftente* : & ainfi il diftingue, fans aucune néceffité, une feule & même chofe, & lui donne deux differens noms, felon, ou qu'elle eft dans le répos, ou qu'elle agit ; & auffi felon la diverfité du fujet formé, ou qui eft à former, (En la même maniére que fi quelqu'un voulant établir une diftinction entre un peintre qui dort & qui ne peint pas, & un autre peintre éveillé qui peint, difoit ; que celui qui dort, eft la Nature cachée en fon efprit, entant qu'il pourroit peindre s'il étoit éveillé ; & que celui-ci qui eft éveillé, eft le peintre entant qu'il peint actuellement ; comme fi le peintre qui dort, n'étoit pas auffi bien peintre que celui qui agit,) quoique neanmoins, ainfi qu'il paroît par les éfets, elle foit une feule & même chofe, laquelle au commencement peut de la femence former le corps, & qui veritablement le forme, & ainfi enfuite par une certaine continuation la forme de la chofe formée demeure. Il femble que Deufingius a tiré fon opinion des dogmes des Platoniciens, lefquels diftinguent entre *Ame* & *être ame*, c'eft à dire, entre *la fubftance de l'ame*, que l'on dit être dans la femence fous le nom de Nature, & *l'Ame* même qui agit actuellement, & qui eft la forme du corps formé. Fernel *au liv. 4. de fa Phyfiolog ch. 2.* appelle bien la vertu plaftique *Efprit* ; mais il n'entend pas parlà un efprit commun, tel que celui que les Medecins difent s'élever des humeurs par les coctions ou préparations, mais un autre beaucoup plus noble : car comme il dit ; *Cét efprit eft un corps étherée,* (c'eft à dire plus divin que ce qu'on appelle communément efprits,) *qui eft le lieu & le fiége de la chaleur & des facultés, & le premier inftrument par lequel toute fonction fe fait.* Et *au liv. 1. de abdit. ch. 10.* il croit qu'elle eft quelque chofe qui vient du Ciel : Car, dit-il : *le Ciel, fans aucune femence, produit plufieurs animaux & plufieurs plantes : mais la femence ne produit rien fans le Ciel.* La *femence range, prépare & difpofe feulement avec juftefte & convenance la matiére des chofes qui doivent être engendrées : le Ciel introduit dans cette matiére, ainfi préparée, l'efpece & la derniére perfection ; & généralement il excite la vie en toutes chofes. Il ajoûte enfuite : La forme du Ciel qui eft unique, renferme en foi par puiffance toutes les formes des animaux, des plantes, des métaux qui font, qui ont été, & qui peuvent être, & comme fi elle étoit groffe d'une infinité de formes, elle engendre tout de foi même.* D'autres croyent que la vertu plaftique eft une certaine vertu ou force qui de l'ame de la mere coule dans la femence. D'autres l'appellent *Ame végétative*, entre laquelle & la *Nature*, dont nous avons parlé ci-devant, ils ne mettent aucune diftinction, mais ils difent que la femence féconde doit néceffairement être animée. J. C Scaliger *fubtil. exercit. ch. 5. jufques au 11.* & L. Mercatus *tom.* I. *liv.* I. *q.* 98. foûtiennent avec chaleur cette ame de la femence. Sennert *dans fes Inftit. de Med. liv.* I. *ch.* 10. en parle ainfi, marchant fur leurs traces. *Nous croyons que généralement tous ceux-là fe trompent qui nient que l'ame qui eft la caufe de toute formation, foit dans la femence. En éfet, puifque tout le monde convient que la vertu formatrice eft dans la femence, il faut de même convenir que l'ame y eft auffi. Car comme les puiffances ne fe peuvent pas féparer de l'ame dont elles font les puiffances, il eft impoffible qu'une puiffance qui eft propre à une ame, foit dans un fujet dans lequel la forme d'où procede cette puiffance, n'eft pas ; & comme des operations d'un fujet nous montons à la connoiffance de fon effence, quelle raifon a-t'on de ne pas attribuer à la femence une ame qui fait fuffifamment connoître par fes operations, qu'elle y eft actuellement ? Or ces operations font les deux fuivantes ; la vivification de la femence & de ce qui en eft produit ; & la formation de toutes les parties qui font néceffaires pour faire les actions de la vie. Car toute femence (ce qui eft manifefte dans les plantes,) eft confervée par une ame végétative, demeurant féconde durant un tems ; & tant qu'elle eft dans fon entier, & non corrompuë, dans un lieu propre, & avec de l'aliment, elle y agit comme vivante, & exerce toutes fes operations fur la matiére qui fe trouve préfente, ni plus ni moins que le tout vivant entier fur toutes fes parties ; ce qui n'eft pas feulement vifible dans les animaux en leurs actions, & dans la régénération de quelques parties, mais principalement dans les plantes. En éfet, on voit les mêmes operations dans la femence que dans la plante entière, & par ce moyen elles donnent à connoître qu'elles n'ont en elles qu'un même principe mouvant. Car c'eft abfolument par la même operation que l'ame cachée dans la femence, fabrique de la matiére qu'elle attire, le corps de la plante, qu'elle rétablit enfuite chaque année les feüilles & les fleurs que cette plante a perduës, & qu'elle pouffe de nouveaux rejettons, de nouveaux rameaux, & de nouvelles racines ; ce qui eft une marque que l'une & l'autre operation dépend entiérement de la même faculté, & de la même ame. Et il ne faut pas dire que cela foit feulement dans les plantes, il faut encore avoüer qu'il fe paffe la même chofe dans les femences des animaux parfaits. En éfet, s'il eft vrai que du fang il ne s'en faffe pas de la chair, fi la chair elle-même étant animée ne change pas le fang en chair, à beaucoup moindre raiſon l'animal pourra-t'il être fait de la ſemence, ſi cette ſe-mence n'a point d'ame.* Et un peu plus bas il ajoûte : *Car comme le corps animé eſt le plus excellent & le plus parfait de tous ; il s'enſuit que celui qui n'eſt pas animé, ne peut pas être la cauſe principale d'un corps animé ; mais qu'un corps animé eſt produit par un autre corps animé, comme de ſa principale cauſe.* Veritablement ces raiſons de Sennert ſont de grand poids pour prouver la preſence de l'ame végétative ; laquelle Deuſingius défend auſſi avec force *en ſon liv. de la génèr. du fœt. dans la matr. part. 2. ſect. 1.* Mais comme il pourroit peut-être reſter quelque doute touchant le principe d'où la ſemence reçoit cette ame, je veux bien ajoûter encore ici quelque choſe pour plus grand éclairciſſement, & plus de confirmation de cet-opinion.

Il faut donc ſçavoir que toutes les parties en général du corps animé vivant, & chacune en particulier, participent de cette ame, & vivent par elle ; d'où vient que ce qui émane de chacune de ces parties pour per-fectionner la ſemence, participe auſſi de cette même ame, & la mêle à la maſſe de la ſemence ; & comme ce qui eſt fourni par ces parties pour cette confection & perfection de la ſemence eſt tres-ſpiritueux, (en la manière des atômes,) il arrive de là que l'abregé de tout le corps animé muni & participant d'une ame ſemblable à celle de ſon tout, eſt contenu dans la ſemence ; & cette ame lorſque cette ſemence eſt dépoſée dans un lieu convenable, eſt conjointement avec la matiére dans laquelle elle reſide, (ſçavoir, la partie la plus ſpi-ritueuſe, communiquée & émanée, tant de toutes les parties en géné-ral, que de chacune en particulier) dégagée par le moyen de la cha-leur, des parties les plus groſſiéres de cette même ſemence, & re-duite en acte ; & c'eſt ainſi que de cette même matiére elle forme dans le tout le ſemblable de la partie d'où avec la portion ſubtile dont on a parlé, elle eſt émanée, pourveu neanmoins que par quelque vice ou corruption de la chaleur, ou de la matiére qui l'environne, elle ne ſoit pas ou empêchée en ſon operation, ou elle même étouffée. On ob-jectera peut-être que les formes des corps animés ſont indiviſibles, & qu'ainſi il n'eſt pas poſſible que de chacune des parties il s'en ſépare des portions d'ame, leſquelles ſe réüniſſant dans la ſemence y compo-ſent une ame entiére. Je répons que veritablement les formes des corps animés n'ont pas par ſoi de la quantité, ni ne ſont pas diviſibles ; mais neanmoins qu'elles ſont dittes en avoir, & ſe diviſer, ſelon que la matié-re dans laquelle elles ſont, eſt diviſée ; pourveu neanmoins que cette ma-tiére ſoit telle que l'ame y puiſſe reſider commodément, & que par la chaleur naturelle conſtituée en degré convenable, elle puiſſe en être de nouveau ſuſcitée & reduite en acte pour faire ſon operation. Cela pa-roît à l'œil dans le ſaule. Car ſi on en arrache quelque rameau, l'ame pour lors s'y diviſe ſelon la diviſion de la matiére, & elle demeure

*De quelles parties pro-vient l'ame de la ſemĕ*ce.

également & dans le rameau , & dans le tronc, ainsi qu'il est évident par son operation. En éfet, ce rameau étant planté dans une terre humide, l'ame qui y est presente, agit incontinent en lui, & produit des feüilles, des racines, & des rameaux ; & le tronc même ne fait pas moins connoître par des operations semblables, la presence de l'ame qui l'anime. Ainsi aussi dans les animaux cette substance spiritueuse que nous avons dit être communiquée par chacune des parties vivantes pour être portées à la semence, participe de cette même ame qui anime les parties d'où elle émane ; par la raison qu'elle est à l'ame un domicile convenable ; (car, où le domicile n'est pas convenable , l'ame cesse d'y resider,) & ainsi étant mêlée à la semence elle fait (pourveu neanmoins que la substance de cette semence soit bien constituée,) que cette semence devient animée par puissance ; & cét ame qui y reside par puissance, étant ensuite lorsque la semence est déposée dans un lieu convenable, dégagée, par le moyen de la chaleur, des liens de la substance épaisse, se reduit en acte, & commençant d'agir elle forme dabord du sujet même où elle reside , des parties semblables à celles d'où son émanation a été faite ; & cela par la raison qu'elle est de même espece que l'ame d'où elle procede.

Lors donc qu'Aristote & les autres Philosophes disent que l'ame n'est dans la semence que par puissance seulement, cela ne doit pas être entendu entant que la propre essence de l'ame ne soit pas actuellement dans la semence , mais entant qu'étant empêchée & embarrassée par le reste de la matiére épaisse de cette même semence, elle ne peut pas agir, (de là vient qu'on ne peut pas dire que la semence soit un animal ,) mais la semence aiant été déposée en un lieu convenable , cette ame alors y étant dégagée de ses embarras par la chaleur qui dissout cette matiére ; Et ainsi du sujet ou domicile spiritueux émané des parties de l'animal , dans lequel elle reside , elle ébauche & forme ce qui doit être formé , & le fait croître par l'aliment qui se trouve immediatement proche. Car comme la semence est du nombre des causes éficientes, & que tout agent opere, non entant seulement qu'il est en puissance, mais entant qu'actuellement il est tel, on ne peut pas nier que l'ame ne soit actuellement dans la semence , quoique à raison des empêchemens son action ne paroisse pas encore.

Mais on pourroit ici demander, si cette ame qui forme le fœtus ne reside que dans la semence de l'homme, ou si elle reside aussi dans celle de la femme ? Je répons qu'elle n'est que dans celle de l'homme ; par la raison que si l'ame procedoit en partie de l'homme , & en partie de la femme , l'ame deviendroit alors un composé , quoique neanmoins elle soit un être simple : ou si elle venoit toute de l'homme , & toute de la femme , il y auroit en ce cas deux principes de la formation, dont l'un feroit de trop : car il ne feroit pas néceffaire que le principe agiffant du mâle fût uni au principe agiffant de la femme, parce que celle-ci aiant en foi un principe éficient., & auffi un lieu commode, (fçavoir la matrice) aiant de plus un aliment convenable, & toutes les autres caufes requifes, elle n'auroit pas befoin de l'autre principe éficient du mâle, & elle pourroit de foi feule concevoir, & de fa femence animée former le fœtus, fans la conjonction du mâle ; & dans les animaux qui engendrent par la voye des œufs, le poulet pourroit auffi être produit d'un œuf fubventanée fans l'approche du mâle. L'un & l'autre neanmoins eft abfolument inouï. Voyez fur ce fujet *le ch. précédent*, où nous traitons cette matiére plus amplement.

Æmilius Parifanus quoiqu'il n'ait pas parfaitement connu tout ce myftere, femble neanmoins en avoir entrevû quelque chofe ; & ainfi il établit deux femences, (il auroit mieux dit ; *deux parties de la femence,*) l'une qui eft engendrée dans les parties génitales, laquelle *au liv.* 1. *Exercit.* 12. il veut n'être pas animée : l'autre qui n'eft pas engendrée dans les parties génitales, mais qui émane du tout, laquelle *au lvi.* 1. *exercit.* 1. il dit être animée.

L'opinion de Parifanus.

Les autres qui ne reconnoiffent aucune autre ame particuliére dans l'homme que la Raifonnable, difent qu'elle feule fait de la matiére feminale convenable qui fe prefente, la délineation de toutes les parties, & qu'elle eft l'architecte de fon domicile. Ils défendent cette opinion par plufieurs raifons, & ainfi ils tâchent d'infinuer tacitement que l'Ame raifonnable vient d'un autre ame, & qu'elle ne fe produit pas moins par génération que le corps même. Voyez fur ce fujet *le fubtil traité* que Sennert a fait *de la génération des vivans*, lequel il a placé parmi ceux qu'il nomme *Hypomnemata Phyfica.*

Si c'eft une Ame raifonnable.

Plufieurs Philofophes & généralement tous les Théologiens combattent avec chaleur cette derniére opinion ; (de ceux-ci neanmoins quelques-uns outre l'Ame raifonnable reconnoiffent encore dans l'homme une ame végétative, d'autres la rejettent entierement) & ils établiffent que l'Ame raifonnable n'eft pas produite par un autre, mais qu'elle eft créée, & infufe ; à l'opinion defquels nous nous joignons librement, parce que l'Ame raifonnable n'eft pas telle que de fa fubftance il s'en puiffe produire quoique ce foit ; que de plus elle ne concourt en rien à la formation du corps, ni aux actions naturelles, qu'elle n'eft pas divifible en parties, ni corruptible comme le refte du corps, duquel elle peut être féparée, & qu'elle eft immuable : Parce auffi qu'elle n'eft pas créée comme les corps des animaux qui furent produits de la terre & de l'eau par le commandement de Dieu, felon leur efpece, dans laquelle l'ame végétante d'un chacun eft enfermée, (*Genef.* 1. *v.* 20. 21. & 24.) mais aprés que tout le corps de l'homme eut été formé de la terre, Dieu répandit fur fa face un foufle de vie, & il devint vivant & animé, (*Genef.* 2. *v.* 7.) d'où il paroît évidemment que l'Ame raifonnable de l'homme infpirée de Dieu, n'eft pas formée de terre, d'eau, ou de quelqu'autre matiére corruptible, comme fon corps corruptible, qui avant l'infpiration de l'Ame avoit été entiérement formé de boüe ; mais qu'aprés la formation du corps elle eft émanée de l'operation immediate de Dieu, incorruptible, & fimple, (c'eft à dire n'aiant point de parties, par la féparation defquelles elle puiffe être divifée en plufieurs, & ainfi mourir ; en la maniére que le corps par cette même raifon perit avec fon ame végétative ; & lorfque fon domicile temporel eft détruit par la mort, elle peut fubfifter par foi-même fans ce domicile. C'eft pour cette raifon que l'homme n'eft pas dit feulement vivre naturellement comme le refte des animaux, mais encore vivre à l'image de Dieu, laquelle vie ne peut pas être attribuée au refte des animaux ; Car rien de mortel ne peut être l'image de Dieu qui eft immortel.

Qu'elle n'eft pas l'Ame raifonnable.　Mais quoique ces derniers femblent parler affés juftement de la creation & de l'infufion de l'Ame raifonnable, neanmoins s'ils n'admettent pas auffi l'ame végétante dans l'homme, ils s'éloignent entiérement de la verité, & ils n'expliquent pas quel eft le premier principe éficient qui refide dans la femence, dont il s'agit ici d'expliquer l'origine, & non pas celle de l'Ame raifonnable. Je fais donc deux forts argumens contre ceux qui n'admettent pas dans l'homme l'ame végétante, dont voici le *premier.* Puifque l'Ame raifonnable ne fe produit

Premier ar- gument con- tre cette opi- nion.　pas par génération, mais qu'elle eft créée, il faut néceffairement qu'elle foit infufe, & cela ou dans un corps mort, ou dans un vivant. Ce n'eft pas dans un mort, car cette ame ne peut pas habiter un corps mort, ni le vivifier, fa vie étant differente de la vie du corps. En éfet, celle-ci perit avec le corps, non pas celle-là qui l'abandonne lorfqu'il meurt, & qui enfuite conferve toûjours fa vie. Donc l'Ame eft infufe dans un corps vivant. Quel eft donc le principe qui a fufcité la vie dans le corps avant l'infufion de l'Ame raifonnable ? On dira peut-être qu'elle eft infufe au même tems que la délineation des parties commence à fe faire, & qu'alors elle introduit la vie en ces parties, & que c'eft-là la vie. Je répons que l'Ame raifonnable eft infufe, non pas dans le tems que les parties commencent ou font prêtes d'être formée, mais aprés leur entiére formation, & cela fuivant le témoignage de l'Ecriture fainte, *Genef. ch.* 2. *v.* 7. où il paroît que Dieu forma premiérement l'homme du limon de la terre, (Remarqués qu'il eft dit l'*homme* ; donc il eft creature vivante, c'eft à dire doüée d'une ame végétante ; car tant que le limon de la terre ne vivoit pas, il ne pouvoit pas être appellé homme,) qu'aprés il lui infpira le foufle de vie, & qu'il devint vivant & animé, c'eft à dire qu'il fe fit alors en lui l'infusion de l'ame toûjours vivante & immortelle. Comme donc pour lors l'Ame raisonnable ne forma pas & ne vivifia pas le corps humain, elle ne le forme pas non plus, & ne le vivifie pas maintenant ; mais, ainsi qu'on a dit, elle est infuse en lui après qu'il est entiérement formé & vivant. Je dis *vivant*, car cela même qui forme le corps, cela aussi lui donne la vie, & est lui même vivant. Car il n'est pas possible que la structure si admirable du corps soit formée par ce qui est mort, non plus que par la simple chaleur, qui n'est capable d'autre chose que d'attenuer & fondre la substance de la semence, & par ce moyen susciter l'esprit qui est en elle caché & comme assoupi, le dégager des liens qui l'y tiennent embarrassé, & le reduire en acte de former ; mais qui ne peut absolument point de soi former les parties du corps en un ordre si merveilleux, & en une figure si convenable qu'il est formé. Ce n'est donc pas l'Ame raisonnable, mais cét esprit vivifiant (dans lequel reside ce que Galien appelle *Nature*, & nous *Ame végétative*,) qui est suscité de la semence même, dans laquelle il existe par puissance ; c'est cét esprit qui de soi & de son sujet d'inhesion, & duquel il est émané, c'est à dire de la semence, forme le corps & ses parties avec tant de proportion, qui lui donne la vie, & dans lequel ensuite après qu'il est formé & qu'il vit, l'Ame raisonnable immortelle est infuse, & lui est unie pour déterminer, regler & moderer les mouvemens de l'ame corporelle, jusques à ce enfin que le corps devenant dans la suite du tems peu propre & incapable de lui servir de demeure, elle le quitte, non pas qu'elle soit par-là la cause de la mort, mais c'est qu'à cause de la mort du corps qui y est introduite par quelque mauvaise conformation, ou par quelque vice de temperament que ce soit, elle est comme chassée & poussée hors de son domicile ; Et ainsi par sa retraitte, elle n'ôte ou n'emporte point la vie, comme elle ne l'avoit point apportée à son arrivée. Cela est encore évident de ce qu'étant immortelle, elle ne peut pas donner au corps qui est corruptible, & dont elle doit être séparée, une vie mortelle qu'elle n'a pas. Car tout ce qui communique une forme vitale au corps, communique une vie & une forme semblable à soi, ainsi qu'il paroît dans les brutes, & dans les plantes ; donc si l'Ame raisonnable donnoit la forme au corps, elle la devroit donner semblable à soi, c'est à dire immortelle ; la forme du corps neanmoins n'est pas telle. Outre cela y a t'il de l'apparence de croire que lorsque la délineation des parties commence simplement à se faire, l'Ame raisonnable soit là d'abord presente pour être le principe & l'autheur de cette délineation ; & il y en auroit encore moins de croire, que lorsque l'embrion n'étant encore que de la grandeur d'une fourmi, ou de la moitié d'un pois, (ainsi que nous l'avons décrit ci-dessus de ceux que nous avons vûs) eft rejetté par avortement, l'Ame raifonnable fut contrainte de fortir de ce petit corps à peine connoiffable, pour être ou confervée dans le Ciel pendant l'éternité, ou détruite & perir avec lui. Veritablement ce n'eft pas à nous de juger des chofes celeftes qui furpaffent l'entendement humain, comme auffi du tems auquel l'infufion de l'Ame raifonnable fe fait ; quoique ceux-là femblent définir quelque chofe de vrai femblable, qui établiffant pour fondement que Dieu crée l'Ame rai-

fonnable, difent avec S. Auguftin, que l'*Ame eft infufé par la creation, & qu'elle eft créée par l'infufion,* c'eft à dire qu'elle n'a pas été premierement créée dans le Ciel, & enfuite mife dans le corps aprés qu'il a été formé, mais qu'elle eft créée dans le tems auquel le corps étant entierement formé, elle lui eft affociée, c'eft à dire ; qu'elle lui eft unie au même inftant qu'elle eft créée. Mais de fçavoir fi cette creation & cette affociation fe fait au commencement même de la formation du corps, ou feulement au premier, fecond, troifiéme, quatriéme mois d'aprés, ou plus tard, & en quel tems le corps eft difposé de recevoir l'Ame (*Il faut,* dit Galien, *que le corps qui doit recevoir l'Ame, y foit difposé, & s'il arrive quelque grand changement en fon temperament,* j'ajoûte, & *en fa conformation, l'Ame l'abandonne d'abord*) ce n'eft pas à nous de le rechercher fi éxactement ; puifqu'en éfet nous n'avons pas affés de pénétration d'efprit, pour pouvoir parfaitement connoître & diftinguer le tems ou le moment de cette difpofition ou aptitude, duquel Dieu createur de cét ame s'eft refervé la connoiffance ; (ainfi Th. Villis *en fa Phyfiol. de l'ame des bétes chap.*7. a dit tres à propos : *L'Ame eft créée & infufé par la Toute-puiffance de Dieu au moment immediatement que dans la formation du fœtus humain, toutes chofes font difposées à la recevoir.*) Il ne refte aux Philofophes que la liberté de rechercher par des raifons naturelles, quelle eft l'origine de la vie periffable dans le corps humain, qui dans cette vallée de miséres eft pour un tems le domicile de cette Ame raifonnable, laquelle vie nous difons avec toute juftice être tres-differente de celle de l'Ame raifonnable, & ne pas tirer d'elle fon origine.

Second argument. L'Ame raifonnable eft infufe ou dans la femence, ou dans le fœtus déja formé. Le *premier* n'eft pas veritable ; car autre-

ment l'Ame periroit par quelle éfufion de femence féconde que ce foit dont il ne fe fait pas de conception, & ainfi tous les Theologiens & & les Politiques pecheroient grievement, & feroient néceffairement criminels de la perte d'une Ame, lorfqu'ils permettent aux femmes quinquagenaires ou fexagenaires d'époufer de jeunes hommes, puifqu'ils n'ignorent pas que de la femence féconde de ces hommes verfée dans la matrice de telles femmes, il n'en peut rien être produit ; qu'au contraire elle doit y être fuffoquée & corrompuë. Que fi peut-être on dit que la femence de l'homme n'eft féconde que lorfqu'elle

eft

eſt mêlée avec la ſemence de la femme ; je répons que toute la vertu éficiente eſt dans la ſemence de l'homme, ainſi que je l'ai déja ſuffiſamment prouvé *au ch. précédent*, & que celle de la femme n'eſt que le principe alimentaire materiel & prochain. Si donc cette vertu éficiente laquelle dans le commencement forme le fœtus, étoit l'Ame raiſonnable même, elle devroit être toute entiére dans la ſemence de l'homme ; & ainſi dans le cas propoſé les Theologiens & les Politiques ſeroient toûjours complices de la deſtruction d'une ame, de quoi neanmoins perſonne ne les accuſe, non pas même ceux qui ſoûtiennent que l'Ame eſt produite par génération. Si le *ſecond* eſt veritable ; que ceux du parti contraire diſent maintenant quelle aura été dans la ſemence la première cauſe mouvante & éficiente qui a commencé de la mouvoir, de la vivifier, & d'en former le fœtus avant l'infuſion de l'Ame raiſonnable. Cette vertu a dû néceſſairement être quelque choſe qui differe de l'Ame raiſonnable : donc c'eſt l'ame végétative. Mais la Philoſophie enſeigne qu'en chaque compoſé qui a vie, il n'y peut avoir qu'une ſeule ame, que dans l'homme l'Ame raiſonnable comprend ſous ſoi la végétative, & que celle-ci n'eſt qu'un pur accident & une modification de la ſubſtance, c'eſt à dire la chaleur naturelle & une certaine ou telle diſpoſition du cœur, du cerveau, & des autres viſcéres, comme auſſi des eſprits, qui les rend propres à agir : donc il ne peut pas y avoir dans l'homme deux ames diſtinctes ; l'une végétative, l'autre raiſonnable. Mais quoique Ariſtote ait autrefois enſeigné cela *au liv. 2. des anim.* & que pluſieurs Philoſophes aujourd'hui l'enſeignent de même, il ne s'enſuit pas neanmoins que la choſe ſoit ainſi. Ils ſont hommes, ils peuvent errer : Les raiſons que l'on vient preſentement d'expoſer démontrent qu'il en eſt tout autrement, & que la vie du corps ſeroit éternelle, ſi l'Ame raiſonnable le vivifioit par ſon union au corps ; car pourquoi le vivifieroit-elle moins ſur la fin qu'au commencement, puiſqu'elle ne ſouffre aucune diminution en ſes facultés ? Et ſi dans le commencement elle diſpoſe la matiére à la vie, pourquoi ne continueroit-t'elle pas de le faire ſur la fin ? Outre cela, puiſque dans les brutes on admet que l'ame végétative eſt la ſeule maîtreſſe de la formation du corps, & de ſa vivification, pourquoi ne lui donne-t'on pas une égale prérogative dans le corps de l'homme, qui n'eſt pas moins corruptible que le corps de la brute ? Il faut ajoûter à cela, que dans l'homme on voit par la diverſité des operations ou actions, la preſence de deux ames diſtinctes ; car *la chair s'éleve contre l'eſprit, & l'eſprit contre la chair*, & chacun experimente en ſoi cette guerre interieure. En éfet, l'ame corporelle reſidente dans le corps, donne à l'homme la pente aux voluptés des ſens, & l'y conduit. Mais l'Ame raiſonnable qui eſt d'une origine plus élevée, lui perſuade par le ſecours de la grace de s'abſtenir de ces voluptés dangereuſes, & de leur refifter, elle l'incite à la vertu, & porte ou éleve fes penfées, des chofes terreftres qui font caduques & periffables, aux celeftes qui ne doivent jamais perir. Medée dans Ovide reffentit en foi ces combats interieurs, qui lui font dire :

——— *Video meliora, proboque,*
Deteriora fequor.

Je vois ce qui m'eft le plus avantageux, j'en fuis convaincuë : Cependant je prens le plus méchant parti.

Enfin, l'ame corporelle, quoiqu'elle ne connoiffe pas feulement les chofes fimples, mais que de plus en en réüniffant plufieurs enfemble, elle forme certaines conclufions à fa maniére, ainfi qu'il eft évident par les actions du chien, du finge, de l'éléphant, du renard, &c. neanmoins fes actions font de beaucoup au deffous de celle de l'Ame raifonnable : laquelle, en éfet, ne contemple pas feulement les idées qui ont été formées par l'imagination de cette ame corporelle, mais qui en outre juge à même tems fi elles font vrayes ou fauffes, bonnes ou méchantes, reglées ou non reglées, & qui reprime fouvent les fougues de cette ame corporelle, qui erre & s'égare par ces differentes idées ; & la détournant de telles ou telles imaginations, la porte à d'autres plus reglées, & la reftraint, felon qu'elle le juge à propos, à de certaines bornes, afin qu'elle ne s'écarte pas du droit chemin, & ainfi elle dirige fes actions.

Cette matiére fera encore en quelque maniére plus éclaircie dans la fuite, pour en éloigner toûjours d'autant plus l'obfcurité.

Refolutions de ces argumens.

Mais l'Ecriture fainte qui eft le veritable juge en cette matiére, diffipe toute l'obfcurité de ce doute, en donnant à connoître que l'ame végétative exifte auffi bien dans les hommes que dans les animaux. Touchant les brutes la chofe eft évidente : *En la Genef. ch. 2. v. 21. & 24. Que la terre produife des animaux vivans, chacun felon fon efpece, les animaux domeftiques, les reptiles, les bêtes fauvages de la terre, felon leurs differentes efpeces. Et au même chapitre verf. 30. au chap. 9. v. 10. 12. 15. & 16* dans le Levitique *au ch. 24. verf. 18.* & en Job *ch. 12. verf. 10.* Dans tous lefquels paffages le Texte facré parle de l'Ame vivante produite de la terre, c'eft à dire d'une matiére corporelle : donc corruptible, & qui doit perir lors de la refolution du mixte. Elle ne reconnoît pas feulement dans l'homme l'ame végétative, mais elle la diftingue manifeftement de l'Ame raifonnable immortelle ; & elle appelle celle-là fimplement AME VIVANTE, mais celle-ci ESPRIT DONNÉ DE DIEU. Le premier paroît en plufieurs endroits. *En la Genefe ch. 2. verf 7. en l'Exode ch. 21. v. 23. au Levit. ch. 24. verf. 18. au Deuteronome ch. 19. verf. 21. au 1. des Rois chap. 19. verf. 4.* où Elie demanda la mort de fon ame. *Et dans l'Evangile, en S. Jean ch. 10. verf. 11.* il eft dit ; *Le bon Pafteur donne fa vie pour fes brebis.* Ce qui fans doute ne peut pas être entendu de l'Ame raifonnable immortelle, laquelle ne meurt point ; mais de cette ame qui communique & conftituë la vie, non feulement aux brutes, mais encore aux hommes, qui dans le commencement forme le corps organique, & qui ètant elle même corporelle, & tirée, c'eft à dire fufcitée, d'une matiére corporelle, périt enfuite avec le corps qu'elle a formé, & lorfqu'elle perit, l'Ame raifonnable qui a été divinement infufe, quitte le corps humain, comme n'aiant fa demeure en lui qu'autant de tems que la vie de ce corps dure. Or l'Ecriture fainte appelle le plus fou-l'Ame raifonnable immortelle, ESPRIT, ainfi que nous avons déja dit, & quelquefois fimplement AME, pour la differentier de l'autre Ame vivante ou végétante, laquelle eft corruptible avec la matiére d'où elle a été tirée. Ainfi David *Pfeau.* 15. v. 10. dit, *Parce que vous ne laifferés pas mon Ame dans l'Enfer* ; & *au Pfeau.* 30. v. 10. *Je recommande & remets mon efprit entre vos mains* : De même auffi il eft dit dans l'Ecclefiafte *ch.* 14. v. 7. *Afin que l'efprit retourne à Dieu qui l'avoit donné.* De même S. Eftienne *dans les Act. ch.* 7. v. 58. *Seigneur* JESUS *recevez mon efprit*, & en S. Math. *ch.* 27. v. 50. JESUS *jettant un grand cry rendit l'efprit.* Ce qui eft encore écrit dans S. Jean *ch.* 19. v. 30. Tous ces paffages ne peuvent être entendus que de l'Ame raifonnable immortelle.

Mais puifqu'il paroît par tout ce que l'on vient de dire que dans l'homme il y a deux ames ; l'une végétative & l'autre raifonnable, que répondra-t'on maintenant à l'objection de ceux qui difent ; que comme plufieurs formes ne fçauroient actuer une feule & même matiére, de même il ne fçauroit y avoir deux ames dans l'homme ? Je répons, qu'il n'y a qu'une feule ame qui actuë immediatement la matiére, & qui fpecifie le compofé ; fçavoir la Végétative ; mais que la Raifonnable qui eft d'une origine plus élevée, refide dans le corps par l'entremife de la végétative qui eft celle qui l'informe, & qui l'actuë principalement & primordialement, & non point la raifonnable ; & ainfi qu'il n'y ait pas deux formes qui actuent la matiére, mais feulement une : cela eft manifeftement évident de ce que lorfque le corps perit après qu'il a été formé, la forme qui l'a informé, perit, & fe corrompt avec lui, non pas l'Ame raifonnable. L'Ame raifonnable donc n'eft pas la forme formante, mais quelqu'autre chofe d'infus dans le corps après fa formation, dans lequel elle refide par l'entremife de la forme formante, & duquel lorfque cette forme fe détruit, elle fort fur le champ, & enfuite fubfifte de foi entiére & fans aucune participation ou affociation avec ce corps.

Mais il s'offre ici une autre queftion ; fçavoir, que fi l'on eft contraint de reconnoitre une ame végétante qui donne la vie indifferemment aux plantes, & aux animaux ; il femble auffi qu'il faille encore reconnoître une troifiéme ame fenfitive particuliére qui fente dans les brutes & dans l'homme, & qui faffe des operations differentes de

Objection.

Quelle eft l'ame fenfitive.

celles de l'ame végétative. Je répons que l'ame végétante eft celle-là même qui fent dans ces creatures qui ont des organes propres & difposés pour le fentiment, tels que font le cerveau, les efprits, &c. mais qui dans les creatures qui font privées de ces organes, telles que font les plantes, n'y fent point, mais feulement y exerce les fonctions d'ame végétative.

Il faut donc convenir fuivant l'Ecriture fainte, & les raifons qu'on vient de rapporter, que dans l'homme il y a une ame vitale ou végétative mortelle, diftincte de l'Ame raifonnable immortelle, & que c'eft elle qui agit dans la formation du fœtus, où elle lui donne toute fa perfection, & qu'elle eft ce que plufieurs appellent VERTU ARCHITECTONIQUE, d'autres FORCE PLASTIQUE. Voyez plufieurs chofes fur ce fujet *au liv.2. fuivant, ch. 2.* vers la fin.

Et ainfi je crois avoir démontré plus que fuffifamment que la vertu ou force architectonique eft l'ame végétative elle même, & qu'elle peut commodément fubfifter avec l'Ame raifonnable dans l'homme vivant. Il femble donc qu'il ne refte rien plus à dire fur ce fujet: mais comme fans y penfer nous nous fommes infenfiblement écarté affés loin de nôtre port, il eft à propos avant que de retourner à la maifon, de hauffer un peu les voiles, & de pénétrer plus avant en cét ocean; afin de pouvoir indiquer en quelque façon à ceux qui navigent, ou qui ont deffein de naviger fur cette mer orageufe, & qui y vont errant parmi les écüeils & les rochers, une route un peu plus feure.

Le fiége de l'ame végétative.

Le premier doute qui fe prefente dans l'hiftoire de l'ame végétative, eft celui-ci; fçavoir, Quel fiége on lui doit affigner dans le corps de l'homme, & dans les autres animaux parfaits.

Elle eft toute dans le tout & toute en chaque partie.

Il n'eft prefque perfonne qui ofe nier que l'Ame ne foit généralement en toutes les parties du corps vivant, puifque cela paroit par les actions qu'elle fait en toutes en général, & en chacune en particulier. Les Peripateticiens qui l'établiffent également en toutes les parties, difent *qu'elle eft toute dans le tout, & toute en chaque partie*; c'eft à dire qu'une feule & même ame végétative coétendue à tout le corps, le vivifie tout entier; mais comme elle eft divifible avec la matiére dans laquelle elle eft, il s'enfuit que celle qui eft en chacune des parties qui ont été arrachées d'un tout, ne fait pas feulement une partie de l'Ame qui vivifie le tout; mais auffi qu'elle conftitüe en cette même partie arrachée toute l'ame qui doit l'animer, laquelle ame ou meurt avec cette même partie fi l'aliment vient à manquer, comme lorfqu'on coupe quelque membre à l'homme, car alors toute cette ame qui vivifioit cette partie, ceffe d'être, & s'évanoüit par défaut de nourriture; Ou, fi dans la partie arrachée il eft fourni fuffifamment de nourriture elle y opere, & y fait l'acte de vivification. Cela eft évident en plusieurs plantes. Les rameaux, par exemple, arrachés du saule & plantés ailleurs en terre, croissent aussi facilement, & aussi bien que l'arbre duquel ils ont été arrachés ; donc chacun des rameaux a une ame toute entiére, & leur tronc pareillement, retient toute l'ame ; ainsi, tant celui-ci que ceux-là croissent également bien, & cela non pas par le moyen seulement de quelque partie de l'ame ; (car une partie seule ne sçauroit vivre,) mais par toute l'ame, ainsi qu'il paroît par l'action ; car la nourriture & la vivification se fait en chaque partie en particulier ; ce qui ne sçauroit se faire que par l'ame toute entiére. Et ainsi on peut commodément expliquer l'opinion des Peripateticiens, laquelle jusques à présent a été trop inconsidérément rejettée par plusieurs Philosophes comme fausse, impossible, & contraire à toute raison.

Le sçavant Th. Willis semble aussi être de ceux qui n'ont pas bien entendu ce dogme des Peripateticiens. Car *en son liv. de la Physiolog. de l'ame des brut. ch. 4.* il accorde bien que l'ame végétative des brutes est corporelle, & coëtenduë à tout le corps organique vivant ; mais il croit qu'elle est plus en certaines parties & moins en d'autres : *Comme l'ame corporelle,* dit-il, *qui est commune aux animaux parfaits, & à l'homme, est coëtenduë à tout le corps organique, & qu'elle vivifie, actuë, & irradie, tant chacune de ses parties en particulier que ses humeurs ; de même il semble qu'elle existe plus éminemment en deux de ces humeurs, & qu'elle y ait comme établi son siége royal. Or ces humeurs qui sont les sujets immediats de l'ame, sont la liqueur vitale, c'est à dire le sang qui circule continuellement dans le cœur, dans les artères, & dans les veines ; & la liqueur animale, c'est à dire le suc nerveux, qui a son origine dans le cerveau, & dans ses appendices. C'est en ces deux sujets que l'ame habite, & elle les orne par sa présence ; mais d'autant qu'elle ne peut pas en même tems être toute entiére en chacun, elle les actuë tous deux par ses parties, comme si veritablement elle en avoit, & qu'elle fut divisée. Car étant de nature ignée ; une de ses parties, sçavoir celle qui est dans le sang, est enflamée en maniére de flâme, & l'autre qui est répanduë par la liqueur animale semble être une lumiére, ou des rayons de lumiére qui émanent de cette flâme.* Il ajoûte un peu plus bas. *L'ame corporelle donc, eu égard aux deux fonctions principales qu'elle exerce dans le corps organique, a deux parties distinctes, sçavoir la partie enflamée, & la lumineuse.* De ce passage de Willis il paroît que ce sçavant homme a imaginé une nouvelle opinion de l'Ame, mais peu conforme à la raison. Car, *en premier lieu,* il établit que l'Ame, outre les parties du corps, vivifie encore ses humeurs, & ses esprits ; ce qui est tres-éloigné de la verité, ainsi qu'il paroîtra par ce que nous dirons plus bas sur ce sujet *au liv. 2. ch. 12.* où nous enseignerons que les esprits & les humeurs ne vivent pas ; cependant ils vivroient s'ils étoient vivifiés par l'Ame. *En second lieu,* comme la vie ne peut pas être attribuée à des alimens fluïdes & passagers, & qui ne sont pas

Si elle est plus en certaines parties, & moins en d'autres.

unis au tout en continuité, mais seulement aux veritables parties du corps, il semble que Willis présuppose tacitement comme tres certain & hors de tout doute, que le sang & les esprits animaux sont aussi bien de veritables parties du corps animé, que les parties solides adhérentes au tout en continuité ; ce qui n'est du tout point veritable, ainsi que nous l'avons amplement enseigné ci-dessus *au ch. 1. de ce même livre.* En *troisiéme lieu*, il établit que le sang & la liqueur animale sont les sujets immediats de l'ame ; le contraire neanmoins paroît évidemment de cela que le veritable & immediat sujet de l'Ame sont les parties mêmes du corps, au nombre desquelles on ne sçauroit mettre aucune des humeurs, ainsi que nous l'avons amplement démontré dans les endroits que nous venons de citer. En *quatriéme lieu*, c'est sans raison qu'il établit deux parties de l'ame ; l'une ignée ou enflamée, l'autre lumineuse, & qu'il attribuë à chacune d'elles des siéges divers ; à celle-là le sang, & à celle-ci la liqueur animale ; car par ce moyen l'Ame qui jusques à present n'avoit point eu de pieds, en aura au siécle où nous vivons ; dont l'un sera le sang, & l'autre la liqueur animale, & par leur moyen elle marchera. Mais de crainte que l'Ame, aiant par quelque mal-heur l'une de ses jambes rompuë, ne tombât, le prévoyant Willis lui en donne encore une troisiéme pour la secourir en pareil cas. *Cependant*, dit-il, *outre ces deux membres de l'Ame ajustés & proportionnés au corps, il y a encore une certaine autre portion de cette ame, émanée de ces deux, laquelle étant comme l'abregé de toute l'Ame en est séparée pour la conservation de l'espèce. Cette portion, ou à proprement parler cette Epyphise de la flâme vitale, laquelle se répand ou s'étend dans le sang, est en partie lumineuse, & composée d'esprits animaux, lesquels étant ramassés & réünis comme en pelotons, & aiant rencontré une humeur appropriée, sçavoir l'humeur génitale, sont renfermés dans les corps spermatiques où ils sont gardés.* Et ainsi l'Ame qui ne sçavoit autrefois ce que c'est que marcher ou se tenir debout, étant maintenant munie & soûtenuë de trois jambes, sera plus ferme sur ces appuis ; mais marchant ainsi boiteuse à trois pieds, elle ne sera pas sans danger de tomber ; & ainsi si quelqu'un pouvoit encore lui approprier une quatriéme jambe, alors non seulement elle seroit plus ferme & stable, mais encore tout ainsi qu'un fort & vigoureux cheval elle feroit également toutes ses actions, & marcheroit à quatre pieds sans boiter en aucune manière. Mais toute plaisanterie à part, & raisonnant serieusement, il est évident par tout ce qu'on a dit ci-devant que le grand & tres-sçavant Thomas Willis n'a pas assés bien compris le dogme des Peripateticiens ; ce qui a fait qu'il a miserablement coupé & divisé selon sa fantaisie l'Ame en plusieurs parties, quoique neanmoins tant qu'elle subsiste dans un tout, elle soit indivisible, & qu'en chacune des parties elle soit la même, & de même nature. Quelqu'un peut-être m'objectera ici, que la semence est aussi animée par puissance,

& qu'ainſi il eſt manifeſte, qu'outre les parties du corps, ſes humeurs peuvent auſſi vivre & être animées, quoique neanmoins nous aions abſolument & avec force nié cela ci-devant. Je répons que la ſemence n'eſt pas une humeur deſtinée pour nourrir, (comme ſont le ſang & la liqueur animale,) & auſſi qu'elle n'eſt plus une partie du corps individuel de Jean ou de Pierre, dont elle eſt émanée ; mais qu'elle eſt un ſuc ſpecifique qui contient en ſoi l'abregé de tout l'homme, & les idées de toutes les parties ; & qu'ainſi l'Ame peut demeurer cachée & reſider en elle, juſqu'à ce qu'enfin étant dépoſée dans un lieu convenable, & y étant par la chaleur debarraſſée de tous ſes empêchemens, elle y fait paroître ſa preſence par ſes actions vivifiques, qui ne procedent jamais ou ne peuvent jamais proceder d'aucune des humeurs nourriſſiéres, ou qui reſtent ſuperfluës aprés la nutrition.

Mais comme les génies ſubtils des Philoſophes du ſiécle philoſophique où nous vivons, ne laiſſent rien à rechercher, & ne ſe donnent point de répos, qu'ils n'aient trouvé dans quelle matiére obſcure que ce ſoit quelque choſe en quoi ils puiſſent perſuader & à ſoi & aux autres que la verité y eſt contenuë ; je ſouhaiterois maintenant qu'ils nous expliquaſſent ce que c'eſt que cette ame végétative, qui dans la formation du fœtus eſt le premier principe éficient ; car s'il faut ſimplement ſe contenter du nom, on pourra établir avec autant de probabilité que la chimère eſt auſſi bien ce principe éficient que l'ame végétative. Que ſi quelqu'un nous dit avec Ariſtote *au 1. des parties des anim. ch. 1. Que l'Ame eſt le principe du mouvement,* ou *au liv. 2. de l'ame, ch. 1. Que l'ame eſt le premier acte du corps naturel qui a la vie en puiſſance* : ou avec Fernel : *Que l'Ame eſt ce qui perfectionne le corps organique, & que tout ce qui donnera à ce corps la vie, & y introduira les actions vitales, eſt l'Ame;* ou avec Sennert : *Que l'Ame eſt l'acte & la forme ſubſtantielle par laquelle le corps animé eſt tel ;* ou avec certains Philoſophes d'aujourd'hui : *Qu'elle eſt la premiére matiére de la fermentation & de la formation, & que la vie même n'eſt rien autre qu'une fermentation* : Celui-là, dis-je, ne dit rien ; car ce ne ſont-là que ſimples paroles, & pures chimères. En éfet, par de tels diſcours ni on n'explique pas l'eſſence de l'ame, ni il ne paroît ce que c'eſt que ce principe ou acte premier du mouvement. On ne connoît pas non plus ce que c'eſt que cette perfection ou forme ſubſtantielle, ni enfin qu'elle eſt la nature de cette première matiére de la fermentation. L'homme ſeul eſt doüé d'une Ame raiſonnable dont nous connoiſſons la divinité, & l'immortalité par la révélation, par les lumiéres de la foi, & par ſes admirables & divines operations ; mais nous ne connoiſſons pas cette forme ſubſtantielle, c'eſt à dire cét acte premier, ou première matiére de fermentation, par le moyen de laquelle tout ce qui eſt animé, eſt dit obtenir & recevoir en premier lieu la vie & enſuite vivre ; ni perſonne n'explique ce que c'eſt que cét acte premier,

Ce que c'eſt que l'ame végétative.

ou cette forme , ou cette matiére ; mais tous unanimement conviennent du feul nom d'ame végétative.

L'efprit vi-
vifique.

Or j'ai appellé cette ame un peu ci-devant , (Voyez auffi *le 2. ch. du liv. 2.*) Efprit vivifique, tiré d'une matiére corporelle, furpaffant de beaucoup la condition des autres efprits, pareillement tirés de cette matiére. Mais quoique l'opinion que je propofe, faffe affés connoître quelle eft la fubftance de l'Ame, ou plûtôt quel eft fon fujet d'inhe-fion, plufieurs neanmoins n'en feront pas entiérement fatisfaits, (com-me auffi à peine me fatisfait-elle moi même,) & defireront une plus ample & plus claire explication de la nature de cét Efprit, quoi-que veritablement il foit plus facile de le contempler que de l'expri-mer par des paroles : Car il n'y a que celui qui le premier & qui feul crea au commencement toutes chofes, qui connoiffe comment cét ame ou cét efprit forme les parties du corps qui doit être formé, & comme il les affemble avec tant de jufteffe & de proportion. A l'é-gard du principe qui excite cét efprit, qui le dégage des empêche-mens qui le tiennent embarraffé, & qui par ce moyen le reduit en acte. Nous avons déja fuffifamment fait connoître que c'eft la cha-leur, laquelle en tems & en lieu convenant agit fur la femence ; & en éfet, fans une telle chaleur, ni il ne peut être feparé de la matiére groffiére qui le tient embarraffé, ni il ne peut agir. Mais nous avons traité plus amplement ce fujet *au ch. précédent.*

L'opinion de
Regius.

Regius qui promet d'expliquer par des raifons évidentes les myftè-res fecrets de la nature, & qui croit avoir enfin trouvé bien different-ment & bien plus clairement que tout autre le dénoüement de ce nœud Gordien-ci, dit *en fa Phil. nat. liv. 4. ch. 14.* que la formation du fœtus fe fait par la chaleur tant de la matrice que des femences ; que par cette chaleur les particules de ces femences font agitées dans la matrice, & que par cette agitation ces femences à raifon des figures & des grandeurs qu'elles ont acquifes dans les conduits feminaux tel-lement ou tellement difpofés ou figurés, deviennent néceffairement dans la matrice le germe parfait de l'animal qui doit être engendré, four-ni d'un fuc alimentaire, révétu de fes petites membranes, & reprefen-tant en quelque maniére les femences des plantes. Et il ajoûte que cette explication de la formation du fœtus eft fi claire, qu'il n'eft plus néceffaire de fuppofer ou imaginer dans la matrice ou dans la femen-ce, aucune idée ou phantaifie de l'Ame, ou de quelqu'autre faculté, ou enfin un archée qui foit l'autheur de la formation. Mais ce fça-vant homme qui de prim'abord femble promettre ici un Ora-cle d'Apollon, veut neanmoins par ces paroles expliquer une chofe obfcure par ce qui l'eft encore davantage, & rempli d'eftime de foi, il eft fi charmé de cette opinion, qu'il croit que jufques à prefent per-fonne n'a rien inventé de plus fubtil, ou qu'on n'inventera à l'avenir

rien

rien d'égal ; quoique neanmoins il n'y ait en cela que pure vanité, & rien de solide ; car ce que les autres appellent Ame de la semence, Ame végétative, Force plastique, Vertu architectonique, &c. il l'appelle Certaines figures & grandeurs des particules de la semence, beaucoup plus inconnuës & plus incomprehensibles que l'ame végétative, & que la force plastique ; Et quoique peut-être il y en puisse avoir qui croiront que de cette explication méchanique on peut tellement-quellement concevoir par l'imagination la formation comme artificielle des autres choses non vivantes, il ne paroît pas neanmoins par là comment les parties de nôtre corps qui est vivant, sont engendrées par la diversité des figures & de la grandeur des particules de la semence; qu'est ce qui fait que le cœur se forme au milieu du thorax, & non pas dans l'abdomen, ou dans la tête, & pourquoi il s'y place onze valvules nommément, non plus ou moins ; pourquoi il ne se forme pas deux cœurs dans un même fœtus : pourquoi & comment dés le commencement même de la formation les parties ont vie ; quel est le principe qui introduit cette vie, & quel le mouvement & les actions, &c. Celui qui voudra rapporter tout cela aux figures & aux grandeurs des particules de la semence, doit premiérement expliquer ces figures & ces grandeurs, & enseigner quelles elles seroient, & comment elles s'entre-mêleroient ; proposer sans cela ces figures, c'est proposer de pures chimères, ne point ôter l'obscurité, & la couvrir au contraire de beaucoup plus grandes tenebres ; & lorsqu'on semble vouloir dire quelque chose de nouveau & de meilleur que ce que les autres on dit, on ne dit rien ; mais seulement par un autre terme nouveau on rend une chose, de soi obscure, encore plus obscure.

Il y a déja quelque tems que Thomas Willis dans sa Physiol. de l'am. *L'opinion de* des brut. chap. 2. proposa bien differemment la substance & la nature de *Vuillis.* cette ame. Car après avoir premiérement établi que l'ame des brutes (que nous appellons végétative,) est corporelle, qu'elle est coëtenduë à tout le corps, & divisible avec la matiére à laquelle elle est unie ; il conclud enfin que l'ame qui reside dans le sang ou dans la liqueur vitale, (on a fait voir un peu ci-devant combien mal à propos il attribuë un tel sujet à l'ame,) est, ou un feu, ou une flâme. Voici ses termes : *Quant à ce que j'ai établi que l'ame des brutes est, non seulement corporelle & étenduë, mais encore qu'elle est d'une nature ignée, & que son acte, c'est à dire, son essence, est, ou une flâme, ou une exhalaison tres-approchante de la nature de la flâme ; j'y ai été poussé, & par les témoignages de plusieurs Autheurs tres graves, tant anciens que nouveaux, & par des raisons & des argumens, contre lesquels on ne peut rien opposer.* [Il dit qu'il a rapporté ailleurs ces argumens.] *A l'égard des sentimens des autres ; afin qu'il ne semble pas que je ne suive uniquement que les vestiges du seul Gassendi, qui défend cette hypothese ; je puis ici citer la plûpart des anciens Medecins & Philo-*

sophes : Car , *sans parler de Democrite* , *d'Epicure* , *de Lucrece* , & *de leurs Secta-*
teurs , Hipocrate , Platon , Pythagore , Aristote , Galien , & *plusieurs autres* ; *quoi-*
qu'ils fussent contraires entr'eux en autres choses , *neanmoins ils ont tous d'un commun*
accord été de cette opinion ; *que l'ame est un feu ou quelque chose qui lui est ana-*
logue ; *ausquels parmi les Modernes Fernel* , *Hurnius* , *Descartes* , *Hogelande* , &
plusieurs autres , *se sont joints* ; & *en dernier lieu Hon. Fabri a écrit en propres.*
termes : *que l'ame des bêtes est corporelle* , & *que sa substance est veritablement*
un feu.

Refutation,   Mais quand le Docte Willis , avec tous ces subtils & fameux Philosophes & Medecins , soûtient que l'ame est un feu , il nomme un
corps , à la verité d'une extrême activité , mais qui neanmoins est tel
qu'il consume & corrompt tous les sujets dans lesquels & sur lesquels
il agit , quoique l'ame , bien éloigné de corrompre par sa presence les
corps dans lesquels elle est , & où elle agit , les conserve au contraire en leur entier , les excite pour l'exercice de leurs fonctions,
& les preserve de corruption tout autant de tems qu'elle demeure
en eux , & jusqu'à ce que par quelle cause que ce soit ils se corrom-
pont eux même avec elle. Outre cela , de tous ces grands hommes
qu'on vient de nommer , il n'en est aucun qui ait jamais pû enseigner quelle est la cause ou principe qui alume ce feu (qu'ils veulent
être l'ame ,) dans les générations des animaux , ou qui lui enseigne
a assembler & à former toutes les parties du corps , tant en général
qu'en particulier , avec tant d'ordre & tant de proportion , & à faire en chacune d'elles tant de diverses operations & si déterminées ;
comme de faire dans le ventricule le chyle , dans le cœur le sang ,
dans le cerveau les esprits , dans l'œil la vision , dans l'oreille l'ouye,
dans la langue le goût , &c. pourquoi par son extrême activité & rapide mouvement il n'empêche pas la formation de ces organes ,
ou après qu'ils sont formés il ne les détruit pas , plûtôt que de les former comme on veut qu'il fasse , & de tirer de chacun tant de diverses.
operations.

La defini-   Au reste , le même Willis voulant expliquer encore plus claire-
tion de l'ame ment l'essence de cette ame , & la definir , dit qu'elle est un *assem-*
selon Willis. *blage d'atômes tres subtils* & *tres mobiles* , *réünis comme en peloton.* Et afin que
l'on puisse connoître l'origine & la nature de ces atômes ; voici ce
qu'*au ch. 4.* il en dit : *Dans les méchaniques le feu* , *l'air* , & *la lumiére* ,
sont les principaux instrumens dont l'industrie de l'homme a coûtume de se servir
pour faire les operations & *les ouvrages les plus surprenans* & *les plus nécessai-*
res , &*c.* *Pareillement on peut penser que le Souverain Createur de toutes choses a au*
commencement formé des particules de ces mêmes principes , *comme aians en soi une*
tres grande activité , *les ames des corps vivans* , *qui sont aussi elles mêmes tres sub-*
tiles & *extrêmement actives* : *ausquelles outre cela il communique par l'admi-*
rable structure de leurs organes , *dont l'exactitude* & *les proportions surpassent*

d'artifice de quelle machine que ce soit, une vertu & une efficace tres grande, &
presque surnaturelle. Mais quand on accorderoit que la substance de l'organe dans lequel l'ame reside immediatement, seroit composée de tels
principes, (ce qu'on n'avance neanmoins que par conjecture, qu'on
ne prouve point, & qui de soi n'est pas certain,) & qu'ainsi l'organe de l'ame seroit tres bien proportionné ; que fait tout cela à ce
que nous recherchons ici ? La veritable existence de l'ame ne consiste
pas dans la substance de son organe, (qui est comme son domicile immediat,) mais dans sa substance propre ; & c'est par son acte, c'est
à dire par son operation qu'elle est connuë ; tout ainsi que la vûë ne
consiste pas dans l'œil, quoique bien conformé, & composé de bonne substance, mais dans l'action de voir, c'est à dire dans la perception des rayons visibles ; & l'ame fait cet acte de voir par le
moyen de l'organe de la vision, entant qu'il a une juste & parfaite
conformation. Maintenant quel est, je vous prie, ce principe qui fait
que cet assemblage d'atômes qui constituë la substance de l'ame, vît,
que par sa presence il forme les autres parties, qu'il les vivifie, & qu'il
les excite & dispose à tant de diverses & de si merveilleuses operations ? Quand on dit que l'ame est un assemblage d'atômes tres subtils, ou aussi qu'elle est un feu, on ne fait alors que designer par
une manière impropre de parler le contenant pour le contenu, c'est à
dire le sujet dans lequel elle reside immediatement. Car qu'elle soit
autre chose qu'un feu, cela est évident par la contrarieté des actions :
En éfet, le feu corrompt, l'ame conserve ; le feu détruit les corps
formés, l'ame forme & produit les corps qui ne le sont pas encore ;
le feu ne fait aucune perception, l'ame par le moyen des organes des
sens a du sentiment, (c'est à dire qu'elle voit, qu'elle entend, qu'elle goute, &c.) & elle perçoit. Ce qui fait que le sçavant Willis lui
même, quelque vigoureux défenseur qu'il soit de cette opinion, est
enfin contraint d'admettre de la distinction entre l'ame & son sujet
corporel ; Car enfin, dit-il, *du moment que quelque matiére a reçû les dispo-*
sitions nécessaires pour être animée, l'ame qui en est la forme, & le corps qui en est
la matiére, commencent ensemble au même instant par la loi de la creation, d'ê-
tre formés sous une certaine espece, & suivant le caractere qui leur est imprimé.
La forme donc, c'est à dire l'ame, est quelque chose de different de
cette matiére qui est le domicile immediat de l'ame. De même *au ch.*
5. suiv. Voici comment il parle des principes de l'ame. *Quand à ce qui*
regarde les premiers commencemens, c'est à dire, l'origine de l'ame corporelle, elle
précede tant soit peu celle du corps organique, (lequel elle forme elle même & s'a-
dapte comme le limaçon sa coquille,) (donc elle est quelque chose de
different,) & parconsequent elle est de nature plus excellente & plus noble ;
car l'humeur seminale renferme en soi un assemblage d'esprits animaux, c'est à dire
d'atômes subtils, non encore enflamés, qui sont comme autant de petites ames ;

mais quand cette humeur a rencontré un lieu ou foyer propre, & qu'enfin comme une flâme qui est engendrée d'une autre flâme, elle y est allumée par l'ame de la meye qui la porte, ou qui la couve, elle commence à reluire & à se develo-per peu à peu, avant même que les premiers traits ou fondemens du corps aient été jettés. C'est elle qui commence la conception, & qui met en mouvement la ma-tiére. Mais je souhaitterois presentement que Willis nous expliquât ce que c'est que cette *Petite ame,* ou *petites ames* non encore allumées, dont il parle en cét endroit ; car cét amas d'esprits animaux, ou atômes, ne peut être autre chose que son sujet immediat, ou la ma-tiére prochaine dans laquelle elle reside : En éfet, un tel sujet, (qui dans la génération ne peut, ne sçait, & n'a point appris à ébaucher, à former, à composer, & à augmenter ainsi en ordre si exact & si mer-veilleux les parties,) ne vit pas s'il ne survient ; ou s'il n'y a pas un principe interieur vivant qui vivifie cét assemblage. Mais on ignore quel est ce principe, & on ne le connoît que par les éfets seulement dont on vient de parler. D'où vient aussi que Willis lui même *au chap. 2. cité,* dit : '*Nous ne sçaurions par nos sens avoir aucune perception de l'ame, & elle ne nous est connuë que par ses éfets & par ses operations.* Il pa-roît par ces paroles de Willis que tout ce qu'il a dit auparavant de l'inflammation ou de l'assemblage des esprits animaux, ou atômes, n'est que pures & incertaines conjectures, lesquelles ne designent point l'ame elle même, mais seulement ou son sujet prochain & immediat dans lequel elle reside, ou en quelque façon la maniére dont elle fait ses actions, par leur ressemblance à l'extrême activité de certains corps tres déliés & tres subtils. Car d'établir que l'ame soit un assem-blage de petits atômes, ou un feu, c'est la même chose que si on disoit que la vûë est un feu, par la raison que son action se fait par le moyen d'un air, ou feu tres subtil & tres mobile, & que sans lui elle ne peut point être faite, quoique neanmoins ce ne soit point ce milieu dans lequel les rayons visuels s'impriment comme dans leur sujet, & avec lequel ils sont portés aux yeux, mais la perception de ces rayons, qui fait la vûë. Comme donc ce principe qui per-çoit, est quelque chose de different de l'air par le moyen duquel les rayons visuels sont portés à l'organe de la vuë : de même aussi l'a-me est quelque chose qui differe du feu, & de tout autre assembla-ge d'atôme, par le moyen duquel elle subsiste & opere dans le corps.

Il paroît donc par tout ce qu'on vient de dire combien ce que le même Willis ajoûte ensuite dans le même *chap. 2.* est absurde. *L'exi-stence de l'ame corporelle,* dit il, *dépend absolument de son acte, c'est à dire de sa vie.* Il dit mal à propos, *dépend,* puisqu'il auroit dû dire, *est connuë ;* Car par cette acte ou vie on ne connoît rien autre sinon que l'ame est presente, qu'elle agit & qu'elle vivifie le corps dans lequel elle eſt ; mais cependant cét acte, & ce qui fait cét acte, different manifeſtement entr'eux, & ſont quelque choſe de diſtinct. Par exemple, lorſque j'écris, on connoît par cette écriture que la main qui écrit fait cét acte, mais cependant cette main qui écrit, eſt quelque choſe de different de cét acte, c'eſt à dire de l'écriture, ou acte d'écrire, & elle n'en dépend point du tout ; ſeulement on connoît par cét acte la preſence du principe qui agit pour lors. Par cette raiſon auſſi le même Willis ajoûte mal à propos dans la ſuite : *C'eſt pourquoi l'eſſence de celle-ci prend ſon commencement entiérement de la vie, comme de l'embraſement de quelque matiére ſubtile.* Je dis qu'il établit cela mal à propos; parce que l'Ame ne commence pas par la vie ; mais qu'elle eſt elle même la vie, laquelle neanmoins eſt cachée & comme empriſonnée dans la ſemence, tout autant de tems que conjointement avec ſon ſujet immediat ſpiritueux, elle demeure envelopée dans les particules épaiſſes & groſſiéres de cette ſemence ; & lorſque dans un lieu convenable elle en eſt dégagée par la chaleur, dabord & ſur le champ elle commence d'agir & de faire ſes fonctions, c'eſt à dire de vivifier, former, nourrir, & augmenter le corps dans lequel elle eſt ; & ainſi il paroît par ces actions qu'une telle vie, c'eſt à dire l'ame vivifiante eſt dans le corps.

Il y auroit encore beaucoup de choſes à dire touchant les affections ou paſſions de cette ame, que nous paſſerons neanmoins ici ſous ſilence, afin de ne pas trop étendre nôtre digreſſion. Cependant nous invitons les curieux de lire ce que le ſçavant Willis propoſe ſur ce ſujet en ſon docte traitté, *ou Phyſiol. de l'ame des brutes, dépuis le chap.* 8. *juſques au* 16. où il écrit de ces paſſions ſi éloquemment, & avec tant de pompe, qu'il ne fait pas ſeulement paroître la ſubtilité de ſon grand genie, mais encore qu'il emporte l'honneur, & le prix par deſſus tous ceux qui ont oſé écrire ſur ce ſujet.

Les affections de l'ame.

Avant neanmoins que de quitter cette matiére, nous voulons bien encore examiner un point qui en dépend ; ſçavoir, ſi comme l'ame végétative eſt corporelle, elle n'eſt pas auſſi nourrie par les mêmes alimens qui ſont fournis pour le ſoûtien du corps dans lequel elle eſt. C'eſt un ancien axiôme d'Hipocrate ; que l'Ame naît toûjours juſques à la mort. Ce qui a fait conclure à quelques-uns, que l'Ame ſe conſume tout ainſi que les autres parties du corps, que de tems en tems elle eſt, conjointement avec les parties dans leſquelles elle reſide, rétablie par les alimens que l'on prend, & que c'eſt ainſi qu'elle eſt nourrie. Mais comme la ſubſtance de cette ame nous eſt inconnuë, & que cependant la raiſon nous enſeigne évidemment qu'elle reſide & qu'elle eſt néceſſairement dans quelque ſujet immediat ; (ſçavoir dans quelque eſprit tres ſubtil quel qu'il ſoit,) par le moyen duquel elle vivifie le corps, il me ſemble que cét axiôme d'Hipocrate doit être entendu plûtôt de

Si l'ame eſt nourrie.

ce fujet immediat de l'ame, fans lequel il eft tres évident qu'elle ne fçauroit fubfifter, que de l'ame même, touchant la fubftance de laquelle nous fommes encore dans l'incertitude, ce que c'eft, quelle elle eft, & fi elle a befoin de nourriture. Lorfque la flâme d'une lampe eft entretenuë & continuée, on ne lui ajoûte pas une autre flâme femblable à elle, qui la nourriffe, mais on ajoûte de l'huile qui nourrit & continuë fon fujet, lequel enfin venant à manquer, la flâme manque auffi ; Elle eft neanmoins quelque chofe de diftinct de fon fujet ; car l'huile n'eft pas un feu ou une flâme, & la flâme n'eft pas de l'huile ; mais elle eft un petit feu caché dans l'huile, qui étant animé par une autre flâme, en fort peu à peu, & ne peut fubfifter fans elle ; d'où vient qu'on ne peut pas dire que ce foit la flâme de la lampe qui eft nourrie par une autre flâme qui lui eft femblable, mais que c'eft fon fujet, c'eft à dire l'huile, qui doit néceffairement être nourri, pour qu'elle foit elle même entretenuë & continuée. De même, ce n'eft pas l'ame elle même qui eft nourrie, mais fon fujet immediat, & ainfi nous croyons qu'on doit dire que c'eft par cette nutrition que fa durée eft continuée. Cependant Willis eft d'opinion toute contraire, ainfi qu'il paroît par fes propres termes. *Tout ainfi*, dit-il, *que les particules les plus épaiffes du fuc nourriffier préparé dans les vifcères, remplacent ce qui fe diffipe de la maffe corporelle, de même les plus fubtiles réparent ce qui fe détruit de cette ame.* Et ainfi il penfe que ce n'eft pas feulement le fujet immediat de l'ame qui eft actuellement nourri, mais auffi l'ame elle même. Mais cela eft indifferent, chacun en peut croire ce qu'il lui plaît.

Cependant quoiqu'on difpute de toute part de l'origine de l'ame, de fon fiége, de fon fujet, de fon effence, de fa fubftance, & de toute fon hiftoire, il n'eft neanmoins perfonne jufques à prefent quelle qu'ait été la pénétration de fon efprit, qui ait pû découvrir ou expliquer clairement ce que c'eft veritablement que cette *Vie* ou *Ame*, ni de quelle maniére elle opere dans la génération des animaux.

Ici donc l'eau manque à tous ; ici nous voyons combien nous ignorons ; ici nous connoiffons combien nous travaillons fouvent inutilement à rechercher & à dévéloper les myftères que l'Autheur Souverain de toutes les générations a voulu que nous ignoraffions ; ici nous connoiffons la vaine arrogance de plufieurs, qui dans l'explication de femblables fecrets de la nature font oftentation de beaucoup de fcience & d'érudition par un faftueux appareil de termes, quoique pourtant ils ne donnent que des paroles vaines & inutiles. En un mot, il eft de la bien fceance, & il nous convient tres bien de demeurer dans l'ignorance de ces myftères, même de ne pas vouloir les fçavoir, & d'admirer plûtôt la Toute-puiffance de Dieu que de la rechercher, ou l'examiner ; & enfin de fe fouvenir de ces vers de Lucrece.

Multa sacro tegit involucro Natura : neque ullis
Fas est scire quidem mortalibus omnia : multa
Admirare modò , nec non venerare : neque illa
Inquires qua sunt arcanis proxima : namque
In manibus qua sunt , vix nos ea scire putandum est.
Usque adeo procul à nobis præsentia veri.

La Nature cache la connoissance de beaucoup de choses sous un voile sacré, & il n'est permis à aucun des mortels de tout sçavoir. Contentez vous d'admirer maintenant, & de révérer ce que vous ne concevés pas ; & n'entreprenez pas de pénétrer dans ce qui approche du mystère : Car à peine connoissons nous ce qui est dans nos propres mains. Tant la connoissance de la verité est éloignée de nous.

CHAPITRE XXX.

Voyez la Table VII.

L'histoire du fœtus pendant qu'il est contenu dans la matrice.

Et en premier lieu :

De l'Arrière faix, & des Cotyledons.

APrés avoir donné l'histoire de la semence, de la conception & de la formation du fœtus, il est tems de passer à celle du fœtus déja roſmé & contenu dans la matrice.

La matrice d'une femme grosse étant ouverte on voit d'abord cette substance charneuse que Fallope, par là raison qu'elle a en quelque façon la figure ou ressemblance d'un gâteau, a appellée PLACENTA UTE- RINA, & que d'autres nomment HEPAR UTERINUM, foye de la matrice, à cause de son usage, & de la ressemblance de sa couleur, & de sa substance à la couleur & à la substance du foye. *L'arrière- faix.*

Ce foye ou placenta est UN VISCERE CHARNEUX EN SA MANIE'RE, MOL, COMPOSE' D'UNE INFINITE' DE FIBRES, DE TRES PETITS VAISSEAUX, ET DU SANG QUI EST ENTREMELE', (Ce sang dans les corps morts est épaissi & caillé,) PAR LE MOYEN DUQUEL LE FOETUS EST ATTACHE' A' LA MATRICE ; PRINCIPALEMENT A SON FOND. *Sa définition.*

La semence de l'homme immediatement aprés qu'elle a été versée dans la matrice, en est (s'il doit y avoir conception) embrassée de toute part, & elle lui est contiguë. Ensuite elle est reduite en fusion par la chaleur de ce viscère, & la partie germinante & spiritueuse en étant *Son origine.*

féparée par ce moyen, fe porte à l'inftant par la voye des tubes vers les ovaires, pour y communiquer à un ou à plufieurs œufs, s'il y en a plufieurs de meurs, le fceau de la fécondité. Autour de cét œuf encore enfermé dans l'ovaire, c'eft à dire dans le tefticule, il fe forme, de la femence même de la femme, deux pellicules qui l'envelopent, l'une épaiffe & dure, l'autre mince & délicate, (ces pellicules forment dans la fuite le chorion & l'amnios.) En la même maniére que dans les oifeaux la coquille exterieure ou écorce dure, & la pellicule interieure mince naiffent dans l'œuf de la femence de l'oifeau femelle. On voit dabord dés le commencement fur l'exterieure de ces membranes des lineamens lanugineux de l'arriere-faix, qui commencent à s'y former de la femence de la femme, & aufquels dés ce commencement même il furvient une certaine fubftance charneufe rouge & molle, (On a fait remarquer cette fubftance dans les avortons que l'on a décrits *au ch. précédent*,) qui femble naître de la propre fubftance de la matrice à l'endroit par où l'œuf tombe de la tube dans fa cavité, & par le moyen de laquelle l'arriére-faix s'attache dabord à la matrice, & en reçoit quelque vaiffeaux fanguins qu'il communique au chorion ; En éfet, (ainfi qu'on l'a dit *au chap. précédent*,) on voit dabord ces vaiffeaux dans le chorion, avant même qu'il y ait aucun commencement de la formation du fœtus, & ils ne peuvent y venir d'ailleurs. Ces principes lanugineux ou tendres délineamens croiffent peu à peu au commencement par l'abord du fang, & fe forment en ce vifcère, la fubftance duquel devient notablement vifible au troifiéme mois fini. Quant à la membrane interieure, c'eft en elle que toute la liqueur feminale fonduë fe renferme conjointement avec la bulle cryftalline, dans laquelle du germe qui y a été infus, fe forme le fœtus, qui aprés fa formation flote dans cette liqueur, libre de toutes parts, fans être en aucun endroit adhérent aux membranes, & qui pendant quelque tems n'eft nourri que de cette liqueur ; mais dans la fuite que l'embrion croiffant a déja befoin de plus de nourriture, les extremités des vaiffeaux ombilicaux croiffent auffi peu à peu, & s'étendent vers ce placenta, (lequel auffi dans ce tems commence à devenir manifeftement vifible,) afin de tirer de lui un fuc alimentaire plus folide, pour (en la maniére des plantes qui ont coûtume de le tirer de la terre par leurs racines,) le porter au fœtus. On peut voir *au ch. 32.* comment ces vaiffeaux paffent au travers de ces membranes & arrivent au placenta.

Harvée a auffi obfervé en une géniture de la grandeur d'un œuf de poule, qu'il étoit crû fur la partie exterieure & fuperieure du chorion, un efpece de mouffe ou duvet tres-déliée, qui étoit les commencemens de l'arriére-faix, & dans la partie interieure plufieurs rameaux de vaiffeaux ombilicaux, fans neanmoins que le chorion fût en aucun endroit adhérent à la matrice. Mais que le chorion ne lui ait paru en

aucun

aucun endroit attaché à la matrice, cela eſt ſans doute arrivé, ou parce que la matiére qui doit faire l'accroiſſement du placenta, & qui doit venir de la matrice n'eſt pas encore ſurvenuë en aſſés grande quantité, ou parce que la particule charneuſe (laquelle, ainſi qu'il a été remarqué dans les avortemens décrits *au ch. précédent*, eſt extérieurement attachée au chorion,) n'a pas été ou tems que cette géniture eſt tombée, arrachée de la matrice, mais du chorion : Et ainſi le chorion ſortant ſans elle, il a ſemblé à Harvée qu'elle n'étoit attachée par aucun endroit à la matrice. Quant à ces rejettons de vaiſſeaux qu'il a pris pour des productions du nombril, il n'y a pas apparence qu'ils aient été des rameaux des vaiſſeaux ombilicaux, puiſque le nombril en ce tems-là n'a pû être crû en cette longueur, ni arriver juſques-là. Mais ils ont plûtôt été de petits vaiſſeaux produits de cette ſubſtance charneuſe adhérente à la partie d'enhaut du chorion, (Voyez l'avortement décrit *au chap. précédent*,) auſquels dans la ſuite quelques vaiſſeaux ombilicaux ont coûtume de s'entremêler.

Il paroît donc évidemment par ce que l'on vient de dire, que le commencement de l'arriere-faix n'eſt pas engendré de la partie la plus impure du ſang menſtrual qui ſort de la matrice de la mere, la partie la plus pure paſſant au fœtus par la veine ombilicale, (ainſi que pluſieurs l'ont crû juſques à préſent mal à propos) puiſque la vérité eſt que ſes premiers traits ne ſont pas moins formés de la ſemence de la femme, que le chorion & l'amnios, qui dans la ſuite prennent leur accroiſſement, non pas d'un ſang impur, mais du plus pur. Ainſi ceuxlà ſe ſont lourdement trompés qui ont crû que l'arriere-faix n'étoit pas un viſcère, mais ſeulement un amas de ſang menſtrual ramaſſé & caillé hors des vaiſſeaux, & conſervé en cét endroit pour la nourriture du fœtus; quoique neanmoins à raiſon tant de ſon principe que de ſa ſubſtance fibreuſe & de ſon uſage, il ne paroiſſe pas moins être un viſcère que l'autre foye ſitué dans l'hypocondre droit. Outre cela, ceux qui ſoûtienne cette opinion, ne font pas reflexion que le ſang ne peut pas demeurer pendant neuf mois hors de ſes propres vaiſſeaux dans la matrice, ou en quelque autre partie chaude & humide ſans ſe corrompre; & l'experience journaliére fait aſſés voir combien le ſang, quoique bon d'ailleurs, cauſe de cruels ſimptômes s'il demeure en cét endroit-là ſeulement pendant quelques mois hors de ſes vaiſſeaux.

s'il eſt formé d'un ſang coagulé.

Jerom. Fabr. ab Aquapendente nomme ce foye SUBSTANCE CHARNEUSE, ou MASSE CHARNEUSE, non pas qu'il ſoit ſimplement chair; mais parce qu'il eſt un viſcère qui a une tiſſûre fibreuſe propre & particuliére, & une chair qui lui eſt convenante, dont les premiers traits ſont, ainſi qu'on vient de dire, formés de la ſemence, & enſuite augmentés par une ſubſtance particuliére charneuſe qui s'y forme peu à peu du

fang vital, qui au commencement y eft apporté en abondance de la
mere par les vaiffeaux de la matrice, & dans la fuite y eft auffi
pouffé du cœur du fœtus par les artères ombilicales. Car du moment
que les vaiffeaux ombilicaux font arrivez au placenta, il s'y écoule du
cœur du fœtus, conjointement avec le fang arteriel, un certain nectar
fpiritueux, ou efprit vital, lequel tout ainfi qu'il vivifie toutes les parties du fœtus, & les membranes qui l'envelopent : de même auffi,
aidé par le fang fpiritueux de la mere qui fournit la plus grande
partie de la matiére, il augmente le placenta, le nourrit, le vivifie,
& le difpofe à faire fes fonctions.

Le nombre.   Il n'y a jamais qu'un feul arriere-faix lorfqu'il n'y a qu'un fœtus;
mais dans la conception des jumeaux, tantôt les deux fœtus n'en ont
qu'un qui leur eft commun, & qui reçoit le cordon des deux ; tantôt chaque fœtus a le fien particulier & diftinct. Warthon neanmoins croit que chaque jumeau a toûjours fon arriere faix particulier,
mais qu'ils font fi bien unis & contigus l'un à l'autre qu'il femble n'y
en avoir qu'un. L'experience neanmoins fait voir que l'opinion de
Warthon exprimée par le mot *toûjours*, n'eft pas toûjours veritable; car
on voit quelquefois arriver le contraire. Ainfi il faut établir pour une
chofe tres-certaine que dans la conception des jumeaux, tantôt il n'y
a qu'un arriere-faix, & tantôt il y en a deux ; mais pour quelle
caufe & en quel cas n'y en a-t'il qu'un, ou y en a t'il deux, cela jufques à prefent a encore été dans les tenebres, & généralement inconnu à tous : Nous en donnerons neanmoins une tres belle explication
au chap. immediatement fuivant, dans l'endroit où nous traittons *de l'état
des membranes dans les jumeaux.*

Sa fubftance.   Il a une fubftance qui lui eft propre, molle, lâche, facile à fe
rompre, rare, inégale par plufieurs rides ou raïes, & comme légérement partagée çà & là, mais cependant toute fibreufe, tiffuë d'un
nombre innombrable de filamens, ou fibrilles, & d'une infinité de
petits rameaux de vaiffeaux tres déliés, comme gonflée de fang caillé
répandu en toute fa fubftance, peu diffemblable de la fubftance lâche
du parenchime du foye, quoiqu'elle foit moins ferme, & qu'elle fe
déchire ou fe diffolve au moindre frottement. C'eft ainfi que je l'ai
démontrée plufieurs fois en public à plufieurs Docteurs, & Ecoliers
en Medecine, mais principalement au mois de Decembre de l'année 1665. dans le placenta d'une femme morte au fixiéme mois
de fa groffeffe, & dépuis peu dans les placenta de deux femmes
vivantes, aufquelles dans l'impoffibilité où elles étoient d'enfanter j'ar-
rachai les fœtus, & quelque tems enfuite les placenta féparés entiers fans déchirure de la matrice, & conjointement avec les membranes.

Sa couleur.   Sa couleur eft d'un rouge un peu enfoncé, non pas entiérement de la couleur de la rate, mais un peu plus rouge, rarement plus pâle.

Sa figure eſt le plus ſouvent circulaire, (quelquefois auſſi elle eſt ob-longue, ou quadrangulaire, rarement triangulaire ;) mais ſa circonfe-rence eſt inégale. Sa grandeur & ſon épaiſſeur varient ſelon la diſpo-ſition du corps du fœtus, & du tems de la groſſeſſe. En éfet, dans les avortons de trente ou de quarante jours, on ne le voit preſque pas aux environs des racines du nombril, leſquelles pour lors s'éten-dent à peine juſques-là : mais dans la ſuite qu'il ſurvient grande abon-dance de ſang ſpiritueux, il s'augmente, & devient plus ample de jour en jour ; en ſorte qu'étant arrivé à ſa plus grande perfection, ſa largeur eſt d'un pied ou environ, ou d'autant d'étenduë en tout ſon circuit que le pouce & le doigt index étendus peuvent comprendre, (J'en ai vû neanmoins quelquefois de plus grands) ſon épaiſſeur eſt d'environ trois doigts dans le milieu, & un peu moins dans ſes extre-mités. Nicolas Hobokenus qui a examiné avec grande exactitude l'hi-ſtoire du placenta, écrit qu'il n'a jamais trouvé que ſon épaiſſeur fut de plus que d'un travers de doigt, ou de guere davantage. Il faut nean-moins obſerver que l'on remarque quelque variation ou jeu de la nature touchant ſa largeur & ſon épaiſſeur, qui n'ont pas l'une & l'autre la même égalité en toutes les ſecondines, mais qu'on les trouve tantôt plus grandes, tantôt moindres.

Sa figure &
ſa grandeur.

La ſurface du placenta eſt en ſa partie concave qui regarde le fœ-tus égale, polie & concave en forme d'écuelle, mais en ſa partie convexe elle eſt inégale par pluſieurs petites rides ou éminences, par leſquelles le placenta s'attache immediatement, & ſans qu'il s'inter-poſe aucune autre ſubſtance entre deux, à l'interieur de la matrice ; ſur tout aux parties fongueuſes qui au tems de la groſſeſſe s'élevent en elle légérement çà & là, ſur leſquelles principalement il s'applique par ſes pores entr'ouverts de toutes parts : La matrice de même qui eſt pour lors plus ſpongieuſe, s'unit auſſi & ſe joint immediatement au placenta par ſes pores, & par les extremités de ſes arterioles pa-reillement entr'ouvertes, ſans neanmoins qu'il y ait entre les veines & les artères de l'un & de l'autre viſcère aucune inoſculation, ou anaſto-moſes mutuelles, (touchant leſquelles quantité d'Anatomiſtes ont écrit pluſieurs choſes contraires à la verité, & fondées ſeulement ſur de ſimples conjectures,) & par ce moyen, tant le ſang que le ſuc la-ctée alimentaire (duquel on parlera dans la ſuite,) paſſent de la ma-trice dans le placenta, & l'un & l'autre après l'enfantement, l'arriere-faix étant arraché & ſéparé d'avec la matrice, coulent encor pendant pluſieurs jours par les mêmes ouvertures.

Sa ſurface.

Il reçoit dans ſon milieu, ou environ ſon milieu, quelquefois un peu plus vers l'un des côtés que vers l'autre (car en cela la nature varie,) le pe-tit inteſtin ombilical, lequel ſe joint & s'attache à lui, avec ſes vaiſſeaux,

L'entrée du
nombril.

par l'entremfe defquels s'établit la communication néceffaire qui eft entre le placenta & le fœtus. Nous en traiterons plus amplement *au* chap. 32.

Ses vaif-
feaux.
La veine & les deux artères ombilicales s'inferent dans le placenta par une infinité de racines (Ordinairement neanmoins les ramifications des artères font en plus grand nombre, plus tortillées, & plus noüeufes, mais plus petites, & plus rouges ; & celles de la veine font à la verité en moindre quantité, mais beaucoup plus groffes, moins tortillées, & de couleur plus enfoncée) par lefquelles elles fe mêlent & s'entrelaffent enfemble dans fa fubftance d'une maniére merveilleufe ; on croit même qu'elles s'abouchent entr'elles par quelques anaftomofes : neanmoins la plus grande partie ne s'anaftomofent pas, (Je doute, & avec juftice, qu'il fe faffe nulle part dans le placenta une femblable jonction de vaiffeaux,) mais les artères verfent dans le parenchime même du placenta le fang qu'elles apportent du cœur du fœtus ; & ce même fang conjointement avec une bonne partie de celui qui y aborde par les petits vaiffeaux de la matrice, aprés avoir reçû dans le placenta quelque changement, & s'y être imbu d'une légére qualité fermentative, eft répris par les petits orifices entr'ouverts des racines de la veine qui le porte au fœtus.

S'il y a des
anaftomofes
entre les
vaiffeaux de
la matrice,
& ceux de
l'arriere-
faix.
On a crû communément jufques à prefent, fuivant l'opinion de Galien, que les petits rameaux d'artères & de veines du placenta fe joignoient par anaftomofe, non feulement entr'eux, mais encore, (ainfi qu'on a déja dit,) avec les extremités des vaiffeaux de la matrice, & que c'eft du déchirement de ces vaiffeaux qui arrive lorfqu'aprés l'enfantement l'arriere-faix fe fépare & tombe, que provient la grande hemorragie qui fuit ordinairement. Mais on obferve dans les animaux, que des petits placenta qui font dans le chorion, il en part bien quelques-uns des vaiffeaux deftinés pour attirer la nourriture, lefquels fe portent manifeftement dans les petites caroncules qui s'élevent pour lors dans la matrice ; mais on ne voit pas que de la matrice même, ni de fes caroncules, il en defcende aucun vaiffeau dans les petits placenta, ni qu'il y ait entre les uns & les autres aucune anaftomofe : Et il y a de la vrai-femblance qu'il fe paffe fur ce fujet la même chofe dans la femme que dans les animaux, & qu'il ne va aucun vaiffeau fanguin de la matrice dans le placenta, & à plus forte raifon qu'ils ne s'anaftomofent pas avec les ombilicales ; puifque c'eft feulement par les extremités ou fins des petites arterioles de la matrice qui s'entr'ouvrent légérement au tems de la groffeffe, que le fang defcend peu à peu en maniére de rofée dans le placenta, où il eft difpofé & préparé pour la nourriture du fœtus, ainfi qu'on l'enfeignera incontinent enfuite.

L'opinion
Warthon neanmoins femble établir qu'il ne fe porte pas une moins,

grande quantité de ces petits vaiſſeaux ſanguins de la matrice dans l'arriere-faix, qu'il s'y en porte du nombril du fœtus ; mais neanmoins que ceux-là ne ſe mêlent pas avec ceux-ci. Car il dit que le placenta eſt diviſé en deux moitiés qu'il eſt tres facile de ſeparer l'une de l'autre : que l'une regarde manifeſtement la matrice, & l'autre l'embrion ; que tous les vaiſſeaux de la matrice qui ſe diſtribuent au placenta, ſe terminent à cette moitié qui la regarde, dans laquelle ils ſe diſperſent tous en une infinité de racines chevelües, dont aucune ne paſſe dans l'autre moitié : Et de même que les vaiſſeaux ombilicaux qui ſe portent à la moitié de l'arriere-faix qui eſt attachée au chorion ſe confondent tous dans cette même moitié, qu'ils finiſſent pareillement en une infinité de racines chévélües, & qu'ils ne paſſent point dans la moitié oppoſée qui eſt contiguë à la matrice. Mais ce ſçavant homme ſuppoſe ici une diviſion du placenta ſurprenante, laquelle on ne pourra jamais ni trouver, ni démontrer ; & il en conclud mal à propos que les vaiſſeaux qui viennent de part & d'autre, ne ſe portent qu'à celle des deux moitiés ſeulement en laquelle ils ſe terminent, quoique neanmoins il n'y ait abſolument point de vaiſſeau ſanguin qui deſcende de la matrice dans le placenta, & qu'il ſoit tres-certain que les vaiſſeaux ombilicaux ſe répandent généralement par toute ſa ſubſtance : à l'égard des petits vaiſſeaux qui au commencement de la conception derivent de la caroncule qui eſt ſituée ſur le chorion, ils ſe diſtribuent par tout le chorion, (même avant la formation du fœtus,) & il ſemblent n'avoir aucune communication avec le placenta, ou du moins elle eſt tres-petite, & il y a grande apparence qu'ils procedent des petits vaiſſeaux de la matrice par continuation. On reçoit en cette obſcurité de grandes lumiéres des obſervations & inſpections exactes faites ſur le placenta par Nicol. Hobokenus, qui n'a jamais pû remarquer aucune production des vaiſſeaux ſanguins de la matrice qui aille dans le placenta ; quoique neanmoins il ait par deſſus tous recherché avec grand travail & grand ſoin les myſtères du placenta & des membranes qui envelopent le fœtus, & qu'il ait expoſé ſes découvertes aux yeux & au jugement de tous par un livre intitulé, *De ſecundina humana, nec non vitulina*, qu'il a orné de quantité de tres belles figures deſſinées de ſa propre main.

Le même Warthon croit que dans le placenta il s'entremêle aux veines, & aux artéres, des vaiſſeaux lymphatiques, & que tous ces vaiſ- ſeaux entrent enſemble dans le nombril du fœtus ; ajoûtant que c'eſt par ces vaiſſeaux lymphatiques que le ſuc lactée qui de la matrice eſt répandu vers le placenta, eſt conduit au fœtus. Mais on a obſervé ci-devant qu'il n'y a aucun vaiſſeau viſible qui ſe porte de la matrice au fœtus : & ſi peut-être Warthon a vû quelques petits vaiſſeaux blancheâtres, qui du placenta ſe portent au fœtus par le petit inteſtin.

ombilical, il y a apparence qu'il a été trompé par les vaiſſeaux lac-
étées qu'il a pris pour des lymphatiques, d'autant qu'ils ne different
preſque pas les uns des autres, ſoit en figure, ſoit en tenuité : à moins
que nous ne diſions que ces petits vaiſſeaux lymphatiques ne portent pas ſeulement & toûjours de la lymphe, mais que tres ſouvent en pluſieurs endroits lorſqu'il ſe preſente du chyle, ils s'en char-
gent, & le charrient, (cela eſt tres viſible dans le grand vaiſſeau thorachique que l'on nomme *Conduit chylifere thorachique*,) & qu'ainſi la
même choſe peut auſſi arriver dans le placenta. Cependant Hobokenus, qui eſt tres intelligent & tres exaét en ces ſortes d'experiences,
n'a jamais pû trouver aucun vaiſſeau lymphatique dans le placenta,
& je n'en ai non plus jamais rencontré, quoique je les aye quelquefois recherché avec grand ſoin.

S'il y a des
nerfs dans le
placenta.
Quelques-uns ont rapporté qu'il y a auſſi dans le placenta de tres
petits nerfs entremêlés à ces vaiſſeaux, & qu'il eſt porté par eux un
certain ſuc nourriſſier pour le fœtus ; mais je les prie de me dire d'où
c'eſt que ces nerfs derivent, ſi c'eſt de la mere ou du fœtus. Il eſt évident par tout ce que nous avons dit que ce ne peut être de la mere,
puiſqu'il n'y a aucun vaiſſeau qui aille de la matrice au placenta. Il
eſt de même conſtant que ce ne peut être du fœtus, par la raiſon
qu'il eſt au delà de toute croyance que de la ſubſtance tres délicate &
tres molle du cerveau & de la moëlle du fœtus il ſe puiſſe porter des
nerfs par toute la longueur du nombril juſques au placenta. A quoi
il faut ajoûter que dans l'enfantement le fœtus ſeroit expoſé à de tres
grands dangers par la rupture de ces nerfs. Et enfin, nous démontrons
tres évidemment & tres amplement *au chap. 1. du liv. 8. ſuivant*, qu'il
n'eſt porté, & même qu'il ne peut être porté aucun ſuc nourriſſier par
les nerfs.

Nous avons dit en ce qui a précédé, que les vaiſſeaux & les pores
de la matrice s'ouvrent vers le placenta, & qu'ils y répandent leur ſuc
en maniére de roſée. Pluſieurs neanmoins nient fortement que dans
l'homme cela ſoit ainſi ; quoiqu'ils conviennent que dans les brutes
les petits vaiſſeaux de la matrice s'ouvrent dans les caroncules uterines, (deſquelles nous parlerons un peu ci-aprés,) & qu'elles verſent dans leurs cellules extrêmement étroites le ſuc alimentaire, qui
enſuite entre dans les petits rameaux des vaiſſeaux ombilicaux adhérens aux cotyledons du chorion, & par eux dans ces cotyledons mêmes, deſquels enfin il eſt porté au fœtus, ainſi qu'il eſt évident par l'experience oculaire. Mais je ne crois pas qu'il ſoit néceſſaire d'employer
ici un long diſcours pour refuter leur opinion ; puiſqu'ils ſont contraires à l'experience, & à eux-mêmes, dautant qu'ils conviennent
que dans les brutes le ſuc alimentaire vient de leur matrice, c'eſt à dire
de ces caroncules alongées, d'où il ſe porte vers leurs placenta, ou cotyle-

dons, & qu'ils le nient dans le placenta des femmes, quoique neanmoins ces parties qui ſont les mêmes dans les deux, aient auſſi le même uſage, qu'elles ſoient également néceſſaires, & qu'enfin il y ait auſſi bien du ſuc alimentaire dans le placenta de la femme que dans les cotyledons des animaux, ainſi qu'il paroîtra par ce que l'on dira dans la ſuite.

On ne peut aſſigner de lieu certain où le placenta s'uniſſe à la matrice ; car quelquefois il s'attache fortement à la partie droitte de ſon fond, quelquefois à la gauche, quelquefois à celle de devant, & d'autres-fois à celle de derriére ; & là où interieurement il s'attache au chorion, là il reçoit les vaiſſeaux ombilicaux. Or lorſqu'il commence à croître, ſur tout pendant les premiers mois, il eſt tres fortement adhérent à la matrice, en la maniére que le fruit qui n'eſt pas encore meur l'eſt à l'arbre ; mais dans la ſuite que le fœtus devient plus grand, plus meur, & plus proche de l'enfantement, ſa ſéparation d'avec la matrice devient plus facile ; & enfin, comme ſi le fruit étoit meur, après que le fœtus eſt mis déhors, il ſe ſépare & tombe. *En quel lieu il s'attache à la matrice*

Or, ſelon l'opinion générale de tous les Anciens le placenta s'attache à la matrice par le moyen des COTYLEDONS, touchant leſquels neanmoin il y a grande controverſe. *Les cotyledons.*

Quelques-uns croyent que ce ſont des alongemens des vaiſſeaux de la matrice, ſemblables à des hemorroïdes ou à des verruës, par leſquels l'embrion eſt nourri ; Mais Erotianus ſe mocque de cette opinion *dans ſon Onomaſticon.* *Opinion. 1.*

D'autres avec Diocles, diſent qu'ils ſont comme des productions mammillaires qui dans le tems de la groſſeſſe s'avancent du corps de la matrice dans ſa cavité, pour la nourriture du fœtus ; mais Soranus d'Epheſe rejette avec mépris cette penſée. *2.*

D'autres avec Praxagoras, ſuivant en cela la penſée, à ce qu'ils croyent, d'Hipocrate & de Galien, diſent que ce ſont les orifices des vaiſſeaux gonflés de ſang, diſperſés par la membrane interieure de la matrice. Ainſi Jean Vanhorne *dans ſon Microcoſ.* a écrit que ce ſont de grands conduits arterieux, leſquels s'entr'ouvrent dans la cavité de la matrice : Cette opinion avoit déja été propoſée par Spigelius long tems auparavant, mais Nicol. Maſſa l'avoit rejettée. *3.*

Autrefois on croyoit qu'il y avoit des chairs glanduleuſes, qui reſſembloient aux feüilles de l'herbe cotyledon, & qui étoient placées entre le chorion & la matrice, & unies & appliquées aux orifices des vaiſſeaux ; leſquelles devoient être priſes, pour les cotyledons. *4.*

Riolan dit que le placenta eſt attaché à la matrice par une infinité de petites fibres ligamenteuſes, auſquelles il donne le nom de cotyledons : Et *dans ſes animadverſ. ſur Dulaurent*, que dans les femmes il n'y a point d'autres cotyledons apparents, que ces fibrilles. *5.*

6. Fallope, Arantius, & plufieurs autres Anatomiftes très éclairés, nient qu'il fe trouve des cotyledons dans la matrice de la femme. Harvée eft do leur fentiment ; car il décrit des cotyledons dans les brutes, mais il nie qu'il y en ait dans les femmes, & il dit qu'on ne trouve rien en elles de femblable. Sylvius au contraire *in Depulf. calum. Vefal.* foûtient avec chaleur qu'il y a des cotyledons dans les femmes, & qu'on les voit évidemment dans celles qui enfantent, ou qui ont enfanté dépuis peu : Charl. Gemma & Dulaurens font de fon avis. Mais Galien *au liv. de la diffec. de la Vulv. & au liv. de la fem.* affûre qu'il y a des cotyledons dans les femmes ; neanmoins il ne prouve cela que par l'authorité des autres Anatomiftes, & il dit que ce font les ouvertures des vaiffeaux, ou plûtôt l'union par anaftomofe des vaiffeaux de la matrice avec ceux du fœtus, mais nous avons refuté cette opinion un peu ci-devant.

Quoique dans cette difference d'opinion de tant de grands hommes, il foit difficile d'affûrer quelque chofe de certain, il faut neanmoins rechercher la verité, puifqu'il femble qu'on ne doive pas douter qu'il n'y ait des cotyledons dans les femmes, dautant qu'Hipocrate, (qui felon Macrobe ne pouvoit ni être trompé, ni tromper,) en fait mention 5. *aph.* 45. ce que fans doute il n'a pas fait en vain ni mal à propos. Or afin qu'on puiffe découvrir cette verité, il faut premiérement examiner ce que c'eft que les cotyledons ou acetables, & rechercher enfuite fi veritablement on en trouve dans les femmes groffes.

La deriva-tion de ce nom. Les Grecs nomment κοτυληδόνες certaines parties qui paroiffent empreintes dans la matrice, & cela à raifon de deux reffemblances ; *Premiérement*, à raifon de la reffemblance qu'elles ont avec l'herbe cotyledon, que les Latins appellent UMBILICUS VENERIS, *nombril de Venus*, dont les feüilles font un peu épaiffes, légéres, pleines de fuc, rondes, un peu inégales dans leur extremité ou contour, & un peu creufes dans le milieu. En *fecond lieu*, à raifon de leur reffemblance à la cavité de l'os ifchion que l'on appelle κοτύλη, & qui embraffe ou contient l'os de la cuiffe ; & c'eft pour cette reffemblance que les Latins les ont appellés ACCEPTABULA, parce qu'ils reçoivent en leur cavité une autre partie ; mais ils fe fervent plus frequemment du mot ACETABULA, parce qu'ils reffemblent à ces petits vafes, ou petites écüelles, dans lefquelles on a coûtume de mettre fur table du vinaigre, ou autres liqueurs acides, pour l'affaifonnement.

Ce que c'eft que les coty-ledons. Il paroît évidemment de cette derivation de noms, qu'Hipocrate & les autres Anciens n'ont pas par ces cotyledons entendu parler des alongemens de vaiffeaux, ou autres avancemens charneux, ou mammillaires de la matrice, ni des fibrilles ligamenteufes, mais de certaines chofes ou corps creux, ou de leurs cavités mêmes. Ainfi

ceux-là

ceux-là fe font lourdement trompés qui ont pris de tels alongemens pour des cotyledons.

On demande maintenant en quels animaux on en trouve ? Je ré- *En quels animaux on en trouve.* pons, qu'on en rencontre également dans les femmes & dans les ani- maux qui font leurs petits vivans ; (ce qui neanmoins eft rejetté par quelques Anatomiftes tres habiles,) mais qu'ils different en forme ou figure.

Car dans les femmes, du moins fi on confidere la chofe avec atten- *Qu'il y a des cotyledôs. dans les fem- mes.* tion, il n'y a pas plufieurs cotyledons, mais un feulment. (Il y en a quelquefois deux, quand elles portent deux jumeaux.) En éfet, le placenta qui eft convexe du côté de la matrice, concave du côté du chorion, poli, un peu épais, plein de fuc, rond, & inégal dans fon contour, reprefente parfaitement la feüille bulbeufe de l'herbe cotyledon, & il a auffi la figure de ce petit vafe, ou de ces écüelles dans lefquelles on met fur table du vinaigre, ou autres chofes pour l'affaifonnement. Hipocrate parle de ce cotyledon de la femme 5. *aph.* 45. *Lorfque des femmes*, dit-il, *mediocrement graffes accouchent au deuxiéme ou troifiéme mois, fans raifon apparente, cela vient de ce que les cotyledons font en elles remplis de mucilages, & ne peuvent contenir le fœtus à caufe du grand poids.* Car s'il arrive qu'il fe faffe dépofition de quantité d'humeurs pituiteu- fes & mucilagineufes dans le placenta, il fe ramollit & fe relâche en fa partie convexe par laquelle il eft attaché à la fpongiofité interieu- re de la matrice, ce qui le fait néceffairement diffoudre & tomber avec le fœtus, qui par fon moyen, tient à la matrice. Hipocrate parle des co- tyledons au nombre pluriel, non pas qu'il entende qu'une feule fem- me ait plufieurs cotyledons ou placenta ; mais c'eft qu'il parle de plu- fieurs femmes, lefquelles en particulier n'en ont chacune qu'un feul, & toutes enfemble neanmoins en ont plufieurs. Si tant de celebres Anatomiftes avoient fait un peu plus de reflexion fur cela, & parmi eux principalement le tres éclairé Harvée, ils n'auroient pas fi impru- demment nié les cotyledons dans les femmes, ni rejetté fi facilement l'authorité d'Hipocrate. Suivant donc la première reffemblance dont on vient de parler, on trouve dans les femmes des cotyledons.

Mais fuivant la feconde reffemblance on les trouve dans la plûpart *Des coty- ledons des brutes.* des animaux qui font leurs petits vivans ; dans lefquels on voit plu- fieurs caroncules creufes, tant foit peu épaiffes, dures, fpongieu- fes, prenant au tems de l'impregnation naiffance de la matrice même, s'avançant vers fa capacité interieure, où elles s'attachent fortement, & étant, en maniére des gâteaux de mouches à miel, percées de plu- fieurs trous tres petits, mais affés manifeftes, qui font pleins d'un cer- tain fuc alimentaire, ainfi qu'il eft facile de voir dans les brebis, dans les vâches, & dans plufieurs autres animaux. Quelques-uns ont pris ces caroncules de la matrice pour les veritables cotyledons, & d'autres ces petits trous ; quoique neanmoins ni ces petits trous, ni ses caroncules, n'aient aucune reſſemblance avec la cavité de l'os iſchion. Mais chacune de ces caroncules de la matrice eſt entourée d'une autre caroncule plus mince, plus molle, tant ſoit peu adhérente au chorion, & munie des extremités d'une infinité de tres petits vaiſſeaux ombilicaux, qui entrent dans les petits trous ſpongieux des caroncules protuberantes de la matrice, & qui ſont creuſes du côté qui les regardent. Or ce ſont ces petites caroncules creuſes ainſi adhérentes au chorion, & qui entourent ou embraſſent les caroncules épaiſſes & protuberantes de la matrice, qui ſont les veritables cotyledons, qui ont une cavité ſemblable à celle de l'os iſchion, & qui, tout ainſi que cét os reçoit & contient la tête de l'os de la cuiſſe, reçoivent auſſi de même les caroncules de la matrice. Et c'eſt pour cette raiſon que les Latins les appellent LOCULAMENTA, *boulins* ou *niches*, c'eſt à dire certains lieux diſtincts où chacune des caroncules de la matrice eſt contenuë. Or ces caroncules du chorion tiennent dans les animaux où il y en a, lieu de placenta, & reçoivent des caroncules de la matrice les ſucs dont elles ſont pleines, & les envoyent au fœtus par les vaiſſeaux ombilicaux. En éfet, les extremités ou orifices délicats des petits vaiſſeaux ombilicaux qui ſont dans ces caroncules, s'inſerent dans chacun des petits trous des caroncules de la matrice, qui, ainſi qu'on a dit, ſont pleins d'un certain ſuc glaireux, (en la maniére que les rayons ſont pleins de miel,) dont il ſemble que pluſieurs brutes ſont nourries dans la matrice ; & lorſqu'on tire ces petits vaiſſeaux de ces trous, on voit ce ſuc gluant s'arrêter à leurs racines, & s'étendre en forme de filamens blancheâtres. Il y a neanmoins de l'apparence que dans les animaux morts, ce ſuc y étant condenſé par le froid, s'épaiſſit tant ſoit peu, (ainſi que l'on voit que le froid condenſe en gélée le ſuc lymphatique,) & que dans les animaux vivans & chauds il n'eſt pas ſi groſſier, ni ſi viſqueux ; mais au contraire, plus fluïde, & plus délié ; en ſorte qu'il peut facilement s'écouler par ces petits vaiſſeaux étroits dans la capacité de l'amnios, & de là arriver juſques au fœtus. Or il faut remarquer que dans le commencement de la portée on ne peut que tres difficilement ſéparer ces caroncules du chorion d'avec celles de la matrice ; mais que l'embrion devenant grand, elles s'en ſéparent inſenſiblement, comme étant meures ; & tombant enfin d'elles-mêmes, elles ſont pouſſées déhors avec le fœtus lorſque l'animal met bas. Et alors les caroncules de la matrice décroiſſent auſſi peu à peu, & ſe retirent.

L'uſage du placenta. L'uſage du placenta dans la femme eſt, en partie de ſoûtenir les vaiſſeaux lactées ombilicaux qui tirent le ſuc lactée aqueux des pores ou petits trous de la matrice, & en partie de cuire & préparer d'une maniére particuliére le ſang qui y aborde, ſoit de la mere par les artéres de la matrice, ſoit du fœtus par les ombilicales, en ſorte qu'il puiſſe être plus propre pour la nourriture du fœtus. C'eſt auſſi là la penſée d'Harvée lorſqu'il dit : *Au reſte le placenta prépare & cuit pareille-ment pour la nourriture du fœtus le fuc alimentaire qui vient de la mere.* Mais on ne connoît pas encore aſſés clairement quel eſt le changement & la préparation que le ſang reçoit dans le placenta, & perſonne ne la encore décrit. Quant à nous nous croyons comme tres probable que le placenta diſſoût les particules groſſiéres & ſalines du ſang, qu'il les mêle avec les ſulphureuſes, qu'il les cuit conjointement avec elles, & qu'ainſi il en fait un ferment ſanguin néceſſaire pour la confe-ction du ſang du fœtus, (puiſqu'en éfet, ſans ce ferment le ſang ne ſçauroit ſe rarefier ſuffiſamment dans le cœur du fœtus,) faiſant lui ſeul les fonctions que le foye & la rate font en commun dans l'hom-me. Car tout ainſi que dans l'homme né, le ſang arteriel eſt pouſſé dans la rate par le rameau ſplenique, que là aiant été cuit d'une ma-niére ſpecifique, il eſt envoyé au foye par le rameau ſplenique, & par la veine porte, afin qu'il s'y mêle avec le ſang veineux qui vient des veines meſeraïques, qu'il y reçoive une nouvelle manière de coction, qu'il y acquière la perfection de liqueur fermentative, & que l'aiant acquiſe il l'imprime dabord dans la veine cave au ſang veineux qui y aborde de toute parts, & au chyle qui y tombe par la veine ſou-claviére, en ſorte qu'arrivant au cœur il puiſſe être ſur le champ di-laté & changé en ſang ſpiritueux ; de même dans le fœtus, le ſang eſt pouſſé des artères iliaques dans le placenta par les artères ombili-cales, afin que là il ſoit mêlé au ſang qui vient de la matrice, qu'il y ſoit cuit, qu'il y acquiére quelque légére vertu fermentative, qu'en-ſuite il ſoit porté par la veine ombilicale au foye du fœtus, (dans le-quel neanmoins il ne reçoit pas un changement conſiderable pendant les premiers mois, ainſi que nous l'enſeignerons *au ch.* 31.) que delà s'écoulant dans la veine cave il s'y mêle au ſang & au chyle, (engen-dré de la liqueur de l'amnios reçûe par la bouche du fœtus,) qui y tombe d'en haut de la veine ſouclaviére, & qu'ainſi tout ce mélange déja préparée & imbu de cette légére qualité fermentative, paſſe par degrés au cœur, où il ſe rarefie & devient ſpiritueux. En éfet, il y a de la vrai-ſemblance que comme le poûmon n'agit pas dans le fœtus, de même auſſi le foye & la rate n'y font pas encore les fonctions qu'ils font dans l'homme né ; ce qui eſt évident 1. De la maſſe du foye qui eſt trop grande pour le petit corps du fœtus. 2. De la couleur de la rate trop éclatante & parfaitement rouge, laquelle d'ailleurs dans les hommes nés lorſqu'elle exerce ſes fonctions, eſtlivide.

Ces viſcères donc dans le fœtus étant, à cauſe de leur conſtitution encore tendre & foible, incapables de diſſoudre ſuffiſamment les par-ties ſulphureuſes, ſalines & tartareuſes du ſang, & de les rendre pro-pres à recevoir la qualité fermentative, la nature prévoyante a en leur place fubftitué pour un tems ce foye uterin, qui dépuis le tems auquel le fang commence à couler par les artères ombilicales du fœtus dans le placenta, fait jufques à l'enfantement les fonctions des deux. Car tout ainfi que dans le fœtus le fang a dû être moins acre, & que c'eft pour cette raifon que la coction ne s'en fait pas dans les deux ventricules du cœur, mais dans un feulement, (ainfi qu'on l'enfeignera *au liv.* 2. *ch.* 10.) de même la liqueur fermentative à laquelle ce fang doit être mêlé, a dû être pareillement moins acre, & parconfequent elle n'a pas dû être cuite & préparée dans le foye & dans la rate, comme elle l'eft dans l'homme né, mais dans le feul placenta, afin que par ce moyen elle entrât plus douce & plus temperée dans le fœtus.

Pourquoi le placenta eft attaché à la matrice. Or le placenta eft attaché à la matrice pour quatre raifons. 1. Afin que par fon moyen le fœtus fût contenu plus fûrement dans la matrice, & qu'il ne tombât pas facilement. 2. Afin que le fuc lactée aqueux qui vient de la matrice de la mere, fût par les vaiffeaux même lactées ombilicaux qui paffent au travers du placenta, commodément porté dans le petit inteftin ombilical, & de là dans la capacité de l'amnios. 3. Afin que le placenta même ne fût pas nourri du feul fang du fœtus qui y aborde par les artères ombilicales, & qui au commencement eft en tres petite quantité, mais encore & principalement du fang de la mere, & que par ce moyen croiffant plus promtement, il devint capable d'exercer fes fonctions. Car dans ce commencement il eft befoin pour procurer plus promtement l'accroiffement des parties folides, de diffoudre dans le fang par quelque liqueur légérement fermentative les particules tartareufes & falines qu'il contient. Surquoi voyez *le liv.* 2. *chap.* 12. 4. Afin auffi que le fang de la mere, qui des petits vaiffeaux de la matrice coule dans le placenta, y abordât en plus grande quantité, & que là étant mêlé & cuit en cette quantité avec le peu de fang arteriel qui y vient des iliaques du fœtus par les artères ombilicales, il y fût imbu d'une douce qualité fermentative, & que tombant en cét état dans le cœur il y fût plus promtement rarefié, & changé en fang fpiritueux. Car tout ainfi que dans l'homme né, afin que le fang fe faffe parfaitement, il fe mêle dans la veine cave à une portion du chyle qui y arrive par le canal thorachique, vingt parties de fang veineux & davantage, avant qu'ils parviennent enfemble au cœur: de même auffi il a dû fe paffer la même chofe dans le fœtus; car n'aiant pas de foi autant de fang qu'il en faudroit pour faire un mélange convenable avec le chyle, il a été néceffaire pour fuppléer à ce défaut, qu'il joüît de la portion du fang maternel qui eft apportée dans le placenta, laquelle y étant conjointement avec le fang arteriel du fœtus même qui y vient par les iliaques, convenablement préparé, lui eft fans ceffe communiqué par la veine ombilicale.

On objectera peut-être que ce ſang qui vient de la matrice, coulera ou dans les vaiſſeaux ombilicaux, ou dans la ſubſtance du placenta. Le premier cas ne peut pas être, parce qu'il n'y a aucune communication par anaſtomoſe entre les vaiſſeaux de la matrice, & les ombilicaux ; & ſi le ſecond arrivoit, le ſang qui lors ſeroit extravaſé, ſe corromproit néceſſairement, d'où il s'enſuivroit inflammation, apoſtème, & pluſieurs autres fâcheux accidens : donc, &c. Convenant du premier, je répons au ſecond, & je dis, Que les coctions qui ſe font dans les autres viſcères, (dans le nombre deſquels il faut auſſi conter le placenta,) & dans pluſieurs parties, font aſſés voir que cela n'eſt pas veritable ; car le chyle répandu dans les glandes des mammelles ne s'y corrompt pas ; mais au contraire, il s'y cuit en lait : le ſang veineux répandu dans la ſubſtance du foye, y reçoit une qualité fermentative ſans s'y corrompre, & en cét état il eſt porté dans la veine cave : De plus, le ſang verſé dans les reins, & dépoüillé de la plus grande partie de ſon ſerum, revient ſans corruption à la veine cave ; De même celui qui s'écoule dans le placenta, ne s'y corrompt pas, mais il s'y cuit d'une maniére particuliére, (ainſi qu'on a déja dit,) & y reçoit un certain changement néceſſaire, aprés quoi il entre dans les racines de la veine ombilicale.

Il eſt donc hors de tout doute que de la matrice il va du ſang dans le placenta ; & cela eſt évident par l'hemorragie qui aprés l'enfantement, ſuit pendant pluſieurs jours, & qui vient de ce que les extremités des vaiſſeaux de la matrice ſont ouvertes par la ſéparation ou arrachement du placenta, dans lequel elles ſe déchargeoient auparavant.

Mais outre le ſang il va encore de la matrice dans la capacité de l'amnios un ſuc lactée que l'on voit quelquefois couler en grande abondance dans l'enfantement. Ainſi André Dulaurens rapporte *dans ſon Anat. liv.* 1. *q.* 10. qu'il a vû des femmes accouchées qui ont jetté par la matrice grande quantité de lait. Schenckius écrit auſſi ſur le rapport de Bauhin, que Capellus Medecin a vû une femme qui a rendu un demi verre de lait par la matrice, & par la veſſie. Et Deuſingius conclût de là, qu'il s'écoule un ſuc lactée, de la matrice dans le placenta (c'eſt à dire dans les vaiſſeaux lactées ombilicaux qui paſſent au travers de ce viſcère ;) Cette opinion eſt encore ſoûtenuë par cela ; que ſouvent dans les femmes accouchées les lochies ſur la fin de leur écoulement, deviennent blanches, & prennent la couleur de lait qui diſparoit du moment qu'on ſuce les mammelles. Mais de ſçavoir ſi cette liqueur coule de la matrice dans la ſubſtance du placenta, ou d'ailleurs, c'eſt de quoi quelques-uns ſont dans le doute. D'autres eſtiment qu'il eſt aſſés évidemment démontré qu'elle ne vient pas de la matrice, ſoit par la couleur du parenchime du placenta, qui eſt rouge, & femblable au fang, foit de ce qu'on ne lit point que jamais aucun Anatomifte ait obfervé ni cette humeur lactée, ni rien de femblable dans le placenta. La diffection des animaux vivans donne en cette obfcurité quelque lumiére ; car on découvre qu'il y a dans les caroncules de leurs matrices une certaine humeur blancheâtre glaireufe dans laquelle les racines des vaiffeaux ombilicaux qui aboutiffent aux petits placenta du chorion, s'inferent, & qui s'étant chargées de cette humeur, la portent au fœtus. De même auffi il y a de la vraifemblance que dans les femmes il tombe par des petits vaiffeaux particuliers vers leur matrice dans des petites caroncules gravées en fa fubftance poreufe interieure un pareil fuc lactée ; (car tout ainfi que dans la matrice des animaux il y croît de certains petits tubercules fpongieux qui reçoivent ce fuc ; De même dans les femmes, il eft vraifemblable qu'il y a dans leur matrice de petites caroncules auffi fpongieufes deftinées pour le même ufage, quoiqu'elles ne foient pas fi vifibles que dans les brutes,) & que les vaiffeaux lactées ombilicaux qui paffent au travers du placenta, le reçoivent, & le portent à l'amnios. En éfet, fi on trouve dans les caroncules uterines des animaux un tel fuc, (lequel en eux eft affés vifible aprés leur mort, parce que pour lors le froid le condenfe, & le rend mucilagineux,) il eft hors de doute que dans la fubftance poreufe interieure de la matrice de la femme, il y aura pareillement de femblables petites caroncules, dans lefquelles fpecialement ce fuc fera reçû & ramaffé ; & tout ainfi que des veines & des artères de la matrice qui s'ouvrent dans le placenta, il fe répand du fang dans fes parties fanguines, d'où il eft porté par les veines ombilicales dans le foye du fœtus ; de même il y a de l'apparence que des cellules lactifères de la matrice, il s'écoule dans les vaiffeaux lactées ombilicaux, un fuc lactée qui paffe pareillement delà au fœtus. Quant à ce qu'on dit que ces petites cellules lactées de la matrice n'ont encore été obfervées & démontrées par qui que ce foit, cela ne prouve pas qu'il n'y en ait pas ; car les vaiffeaux mêmes lymphatiques, les lactées thorachiques & les mefenteriques, ont été inconnus pendant plufieurs fiécles, quoique neanmoins ils ne fuffent pas moins en exiftence dans ces tems-là qu'à prefent. Il en eft de même de la production de l'uraque hors du nombril, & des vaiffeaux lactées qui vont vers les mammelles, que l'on n'a pas encore découverts, & qui parconfequent ne nous font pas vifibles, quoique neanmoins il foit certain que par celle-là l'urine du fœtus s'écoule dans l'allantoïde, (ainfi qu'on le prouvera dans la fuite *au chap.* 31.) & que par ceux-ci le chyle lactée fe porte aux mammelles. Outre cela, il eft arrivé tres-rarement qu'il fe prefente aux Anatomiftes des occafions d'examiner dans des femmes groffes l'état de la fubftance de la matrice, & du placenta entier ; & lorfqu'elle s'eft presentée, la pensée n'étoit encore peut-être venuë à personne de rechercher ces cellules lactées uterines, & peut-être aussi n'a-t'on pû voir le passage des petits vaisseaux au travers du placenta, à cause de la mollesse, & délicatesse de sa substance, & de l'écoulement du sang qui suit immancablement la dilaceration de ce viscère dans sa séparation d'avec la matrice. Ajoûtez que peut-être dans les femmes mortes dépuis quelque tems, on n'a pû commodément trouver ni ces cellules lactées de la matrice, ni ces vaisseaux lactifères du placenta, qu'il convient mieux de rechercher dans des corps de femmes mortes subitement, & dépuis peu, que dans des anciens cadavres. Il faut donc conclure de là, que comme dans les brutes le suc lactée se ramasse dans les petites cellules des caroncules de la matrice, il est de même dans les femmes recüeilli en de petites cellules gravées dans la substance interieure de leur matrice, (laquelle au tems de l'impregnation est poreuse en certains endroits,) quoique ces cellules ne s'avancent pas en déhors, ni qu'elles ne soient pas si visibles dans les femmes que dans les brutes. Car s'il n'y avoit point en elles de ces cellules, quel seroit l'usage des vaisseaux lactées, tant de ceux qui dans la mere se portent jusques à la matrice, que des ombilicaux du fœtus, de l'existence desquels je ne crois pas qu'on doive douter ? En éfet, de tres-éclairés Anatomistes ont découvert dépuis peu ceux de la matrice, ainsi qu'il paroîtra plus amplement *au chap. suivant* : & l'existence des ombilicaux lactées est évidente de ce que dans le petit intestin, il y a du suc lactée qui de là va dans la capacité de l'amnios ; Or ce suc n'y est pas porté par les vaisseaux sanguins, ainsi qu'il est assés visible par sa couleur blancheâtre : il faut donc nécessairement que ce soit par les lactées qui tendent du nombril du fœtus vers la matrice. Cependant comme ce suc à moins de blancheur que le lait des mammelles, & que sa couleur est plus aqueuse, Warthon a mieux aimé lui donner le nom de gélée, & cela non sans raison, parce qu'il est un peu plus visqueux, plus clair, & qu'étant refroidi il s'épaissit en forme de gélée, & cela non seulement dans l'amnios, mais encore dans le petit intestin ; car on le trouve en tous deux.

Mais Nehedam s'opposera peut-être à ce que nous venons de dire, & à ce que nous dirons *au chapitre suivant* ; car il tâche avec soin de persuader que ce suc lactée, ou chileux, est porté à la matrice, non pas par des vaisseaux lactées, mais avec le sang par des artères, & que là étant de nouveau séparé du sang il est ensuite déposé dans la capacité de l'amnios : comme si les artères avoient un entendement ou quelque faculté prévoyante qui fit cette séparation, & qui leur fit connoître que ce suc qui leur est venu du cœur par impulsion conjointement avec le sang, doit au tems de la grossesse, & non dans un autre, être porté pur, entier, & sans aucun mélange de sang à la matrice, non ailleurs,

(peut-être auffi aux mammelles ;) que là il doit être feparé du fang, & poufsé hors des extremités des artères vers la cavité de l'amnios, pendant que le fang arteriel qui eft beaucoup plus tenu & plus fluïde demeure par une grace fpeciale dans fes propres vaiffeaux : Quel miracle de nature ! Mais, dira quelqu'un, dans le foye la bile ; dans les reins le ferum, le pus, & le tartre ; dans les flux de ventre fpontanées, ou procurés par art, les méchantes humeurs font feparées du fang & pouffées déhors ; qu'y a-t'il donc de furprenant que la même chofe arrive au chyle ? Je répons que les féparations de ces humeurs faites d'avec le fang dans le foye, dans les reins, & dans les autres parties, fe font par la force des vifcères deftinés à cét ufage, dont la difpofition tant de leur fubftance que de leurs pores, & auffi de la fermentification qui en réfulte, eft telle, qu'il faut néceffairement, ces vifcères étant bien conftitués, que ces féparations fe faffent, & ils ne fçauroient agir autrement ; en la maniére abfolument qu'il arrive dans le duodenum, où les fucs particuliers fermentatifs engendrés par la force du foye & du pancreas, féparent dans cét inteftin le chyle blancheâtre d'avec le refte de la maffe alimentaire digerée dans le ventricule. Mais s'il devoit fe faire auprés de la matrice une féparation du chyle d'avec le fuc arteriel, il faudroit que cette féparation fe fît fans l'entremife d'aucun vifcère, & fans aucun fuc fermentatif particulier engendré en quelque vifcère, fpecialement deftiné à cét ufage ; car on ne trouve nulle part de tel vifcère. Ajoûtez que cette telle-quelle féparation ne fçauroit faire que le fuc lactée fe détermine de foi à fe porter à de certaines parties feulement, fçavoir à la matrice, & aux mammelles, & non à d'autres, & cela feulement en certains tems, fçavoir pendant la groffeffe & l'allaittement de l'enfant, & non en autre. En éfet, le feul cœur eft le moteur & l'impulfeur général & continuel du fang arteriel, & fans aucune diftinction de parties, ou de tems, il pouffe d'un mouvement continuel le fang & les humeurs qui lui font mêlées, indifferemment vers toutes les parties, & non point un fang particulier en une telle partie, & un autre different en une telle autre, mais toûjours le même en qualité à toutes. Enfin, il faut encore confiderer que ces humeurs chyleufes ou lactées, ont avant cette féparation veritablement & actuellement été dans le fang arteriel, & qu'elles ont dû lui être mêlées ; & qu'au contraire, il eft conftant qu'il n'y a jamais ni actuellement, ni par puiffance du veritable chyle dans le fang qui a une fois paffé dans le cœur, qui y a été rarefié, & qui en cét état eft pouffé dans les artères, ainfi que nous l'enfeignerons plus amplement *au liv.* 2. *ch.*12.

EXPLICATION

TAB. VII.

Tom. I. Pag. 457.

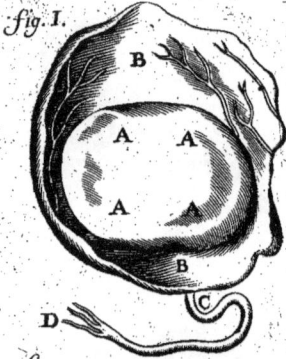

fig. I.

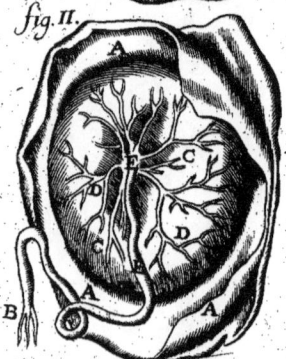

fig. II.

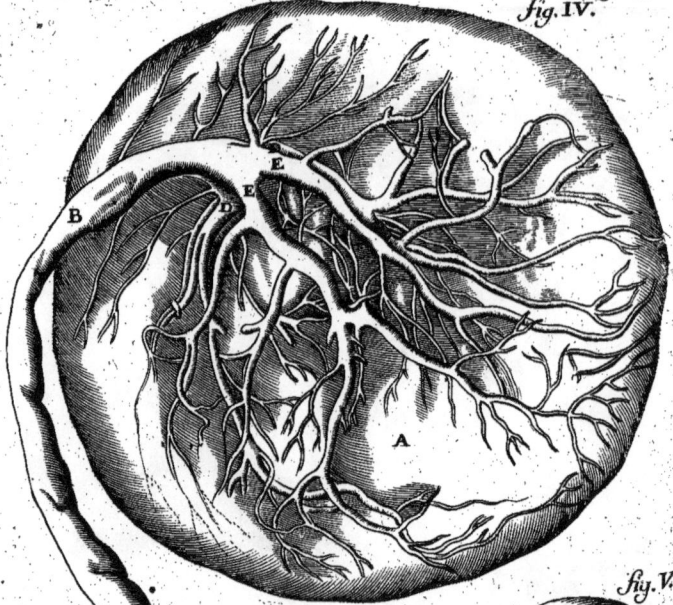

fig. IV.

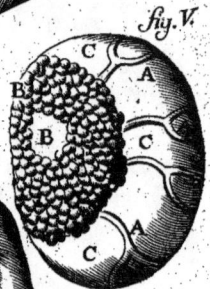

fig. V.

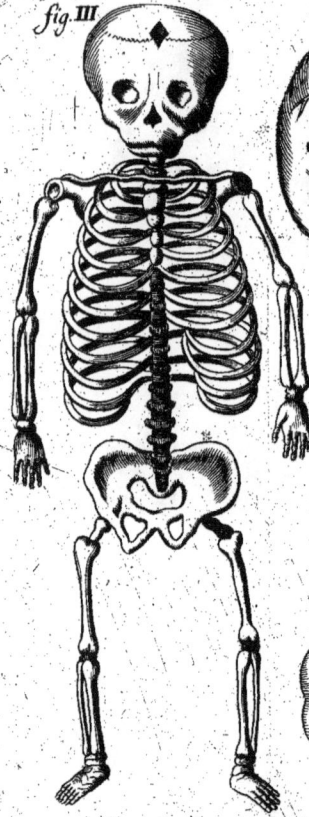

fig. III.

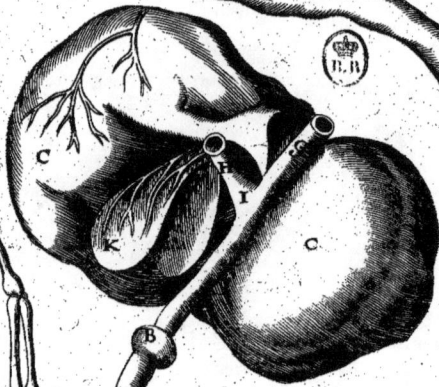

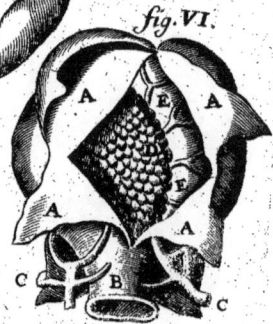

fig. VI.

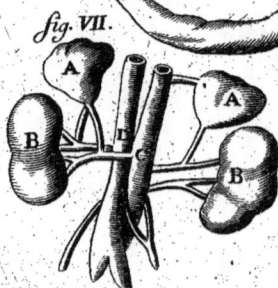

fig. VII.

EXPLICATION DE LA TABLE VII.

Cette Table représente les Secondines avec les vaisseaux
ombilicaux, dans le fœtus humain, & les parties qui
dans le fœtus different des mêmes parties dans les
adultes, exactement décrites par Gasp. Bauhin, par
Bartholin, & par H. Fab. ab Aquapendente.

FIGURE I.

AAAA.   *A chair du Placenta,*
         ou Foye de la matrice.
BB.   *La membrane Amnios.*
C. *Les vaisseaux ombilicaux.*
D. *La veine ombilicale, & les deux ar-*
 tères ombilicales.

FIGURE II.

AAA. *La membrane Amnios.*
B. *La veine ombilicale, & les deux ar-*
 tères ombilicales.
C. *La membrane chorion.*
DD. *Rameaux de veines & d'artères*
 dispersés par le chorion.
E. *La jonction des vaisseaux ombilicaux*
 enfermés dans leur membrane, laquelle
 ressemble à un petit intestin.

FIGURE III.

Représentant le squelet d'un
fœtus disséqué, different en
plusieurs choses du squelet
de l'adulte, ainsi qu'il paroît
par le texte.

FIGURE IV.

Cette figure représente la longueur des vaisseaux ombilicaux dépuis le placenta jusques au foye du fœtus,
& le cours de la veine ombilicale dépuis le nombril jusques au foye; De plus, le
foye du fœtus, & la vessie
du fiel.

A. *Le Placenta couvert du chorion.*
BBBB. *Les vaisseaux ombilicaux.*
CC. *Le foye du fœtus.*
DD. *Deux grands rameaux de la vei-*
 ne ombilicale se divisans en de plus
 petits.
EE. *Les Rameaux des artères ombili-*
 cales.
G. *Le tronc de la veine cave se portant*
 vers le haut à la partie convexe du
 foye.
H. *La veine Porte.*
I. *La veine ombilicale s'ouvrant dans la*
 veine Porte, & dans la veine Cave.
K. *La vesicule du fiel.*
LLLL. *Les vaisseaux du chorion, c'est*
 à dire, les rameaux des artères, &

MMm

des veines ombilicales difpersés par le chorion.

FIGURE V.

AAA. *L'envelope exterieure du fœtus dans la matrice , que l'on nomme Chorion.*

B. *La chair cruë fur l'envelope exterieure, c'eſt à dire le placenta, ou foye de la matrice.*

CCC. *Les vaiſſeaux diſperſés.*

FIGURE VI.

AAAA. *Le fond de la matrice. diviſé en quatre parties.*

B. *Partie du col de la matrice.*

CC. *Les veines & les artères qui embraſſent le col de la matrice.*

D. *Le Placenta uterin.*

EE. *L'envelope exterieure du fœtus.*

FIGURE VII.

AA. *Les Glandes renales.*

BB. *Les veritables Reins encore diſtinſts par dés glandes , mal deſigués en leur ſituation par l'erreur du Graveur.*

C. *La grande artère , dont il va des rameaux aux capſules & aux reins.*

D. *La veine cave, d'où viennent les émulgentes , & les venules des capſules.*

CHAPITRE XXXI.

Des Membranes qui envelopent le fœtus , & des humeurs qu'elles contiennent.

A Prés le placenta ſuivent immediatement les deux membranes qui envelopent tout le fœtus , & qui l'enferment comme dans un œuf, χόριον & ἄμνιος , leſquelles , parce qu'elles ſont jointes enſemble , ſortent conjointement avec l'alantoïde & le placenta hors de la matrice aprés que l'enfant en eſt ſorti. Les Latins les appellent *Secundæ* & *Secundina* ; les Grecs ὕϛερα & δ̓εύτερα , comme qui diroit , Choſes qui ſortent en ſecond lieu.

Les Secondines.

Le Chorion. Le CHORION eſt la membrane exterieure qui envelope tout le fœtus. Elle eſt épaiſſe , entretiſſuë de pluſieurs fibrilles , en manière de filamens, interieurement tant ſoit peu inégale ou ridée , au déhors parſemée çà & là d'un peu de graiſſe ; & à l'endroit où par le moyen du placenta elle eſt attachée au fond de la matrice , elle a pluſieurs vaiſſeaux qu'elle reçoit , tant de la première caroncule que nous avons décrite *au ch. 29.* que du placenta & des vaiſſeaux ombilicaux. Ceux qui viennent de la caroncule , paroiſſent en grande quantité dans le chorion avant même la formation du fœtus , (ainſi qu'on a vû dans les fœtus abortifs décrits *au chapitre ci-deſſus cité,*) & ceux qui viennent du placenta & du nombril, n'entrent en cette membrane, & ne se mêlent aux vaisseaux précédens, qu'après que le nombril a acquis sa juste longueur ; & ainsi ces vaisseaux étant comme soûtenus & affermis par cette membrane, ils s'avancent jusques au placenta uni & attaché au chorion.

Nicol. Hobokenus outre le chorion décrit encore une autre membrane tres mince, transparente, n'aiant aucun rameau visible de vaisseaux, tres ressemblante à l'amnios, adhérente au chorion, & dont on peut facilement la séparer par les ongles seuls, sans se servir de couteau, mais qui neanmoins environ à l'endroit où le placenta est uni au chorion, lui est fortement attachée. Nehedam a été le premier qui a découvert cette troisiéme membrane située entre le chorion & l'amnios ; il l'a nomme tres à propos MEMBRANE URINALE, & il établit avec raison qu'elle est en place de l'alantoïde des animaux, & que l'urine du fœtus se ramasse entr'elle & le chorion, & s'y garde jusques au tems de l'enfantement. Et ainsi par cette découverte de Nehedam, laquelle est confirmée par les observations de Hobokenus sur les secondines, sont heureusement levés tous les doûtes qui jusques à present avoient tenu en suspens les esprits des Anatomistes sur le sujet de l'alantoïde des femmes, & du lieu où l'urine du fœtus se ramasse & se conserve jusques à l'enfantement. (Nous en traiterons plus amplement un peu ci-après,) Moi-même aiant pour guide Nehedam, je l'ai cherchée & l'ai trouvée, & par ce moyen j'ai dissipé & chassé de mon esprit ces nuages dont il avoit aussi été par ci-devant obscurci sur ce sujet de l'alantoïde des femmes. D'autres qui avoient pareillement vû cette membrane, ont crû qu'elle étoit la partie interieure du chorion ; ce qui leur a fait dire que le chorion est composé d'une double membrane, & plusieurs Anatomistes jusques à present ont suivi leur opinion.

L'amnios est la membrane interieure qui envelope immediatement le fœtus, qui le reçoit mollement, (d'où vient que les Latins l'appellent *Amiculum* & *Indusium* ; *Chemise*,) & qui s'étendant doucement par tout sous le chorion, ne lui est neanmoins attachée qu'en un seul endroit ; sçavoir en sa partie superieure, où est la caroncule que nous avons décrite *au chap. 29.*

Elle est extrêmement déliée, (Aquapendens neanmoins croit qu'elle est double ; sans doute qu'aiant rencontré la membrane urinaire dont on vient de parler, il a crû qu'elle étoit une partie de l'amnios,) molle, polie, & transparente, séparée du fœtus par un assés grand intervale, & munie de vaisseaux tres déliés, & à peine visibles, qui lui viennent de la caroncule dont on a parlé, & des vaisseaux ombilicaux du fœtus. Ces vaisseaux ne paroissent que tres rarement, & à peine l'œil peut-il les discerner à cause de leur extrême petitesse, & c'est

La membrane urinaire.

L'Amnios.

par cette raifon que Hobokenus & quelques autres ont jugé qu'elle
n'avoit du tout point de vaiffeau fanguin ; mais neanmoins mal , &
contre la raifon qui s'y oppofe , puifque la vie , la nourriture , & l'accroiffement 'enfeignent évidemment qu'elle ne peut pas être abfolument privée de vaiffeaux ; puifqu'auffi dans la tunique aranée de l'œil,
& dans la vitrée il n'y a aucun vaiffeau vifible , & neanmoins elles
ne font pas moins nourries par le fang que les autres parties , & qu'enfin ces vaiffeaux font affés manifeftes dans la tunique retine qui entoure
l'humeur vitrée. Nehedam écrit que ces petits vaiffeaux déliés de l'amnios paroiffent évidemment dans un amnios recemment mis déhors &
encore chaud, mais qu'à mefure qu'il fe refroidit, ils s'évanoüiffent. Warthon attribuë outre cela à cette membrane des petits vaiffeaux lymphatiques : neanmoins comme en quelque tems que que ce foit , on ne les
peut abfolument point voir , & qu'il ne femble pas qu'ils puiffent être
d'aucun ufage , je crois qu'on peut avec juftice douter s'il y en a.

La Coëfe. 　Il arrive quelquefois dans l'enfantement qu'une partie de cét amnios
fe rompant elle demeure adhérente à la tête du fœtus qui nait avec
elle , comme avec une coëffe ou cafque ; d'où vient que ces enfans
font appellés *Coëffés*. Les Sages-femmes ont coûtume de préfager à l'enfant qui vient de naître des événemens heureux ou mal-heureux, felon la diverfité de la couleur de cette coëffe , & elles la confervent
avec foin , comme une proye qui leur eft duë , afin de donner plus de
terreur aux parens de l'enfant par leurs fictions & niaiferies , & d'en
tirer plus d'argent en la leur vendant chérement , & leur perfuadant
par plufieurs difcours inutiles & vains , que fi l'enfant n'avale cette
coëffe aprés avoir été mife en poudre , ou que s'il ne la porte perpetuelle-
ment avec foi dans une boëte , il fera infortuné , ou peut-être épilepti-
que , & qu'il verra continuellement devant foi des ombres de morts,
des efprits infernaux , des furies , & autres épouvantables phantômes;
mais que s'il la mange ou la porte avec foi , il fera pour lors accompagné de tout bonheur : & enfin mille autres fornettes dont elles rem-
pliffent l'efprit des parens credules.

L'état des
membranes
dans le fœ-
tus.
　Or il faut remarquer , que lorfqu'une femme a conçû deux jumeaux,
ces deux jumeaux le plus fouvent ne font envelopés que d'un feul
chorion, mais neanmoins que chacun a fon amnios particulier qui contient fon humeur lactée diftincte : en la maniére qu'il a coûtume d'arriver aux châtaignes , & aux amandes , dans lefquelles quoique fouvent
deux noyaux foient enfermés dans une feule écorce , chacun neanmoins a fa membrane particuliére , par laquelle il eft féparé de
l'autre. Que s'il arrive que les differens amnios des jumeaux fe rompent par coup , par contufion , ou par quelqu'autre caufe ; ou que peut-
être ils n'aient pas été bien diftincts dés leur commencement , alors les
fœtus s'uniffent & s'attachent par les parties par lefquelles ils fe tou-

chent, & c'est ainsi que les monstres s'engendrent. Il arrive aussi plusieurs fois que chaque fœtus est enfermé dans des chorions differens.

La cause de ces deux cas a été jusques à present entiérement igno-
rée ; mais du moment que l'histoire des ovaires & des œufs des femmes a été connuë, elle est dévenuë facile à expliquer. En éfet, comme il arrive souvent que dans des œufs de poule on voit deux jaunes
avec leurs blancs séparés par une membrane tres déliée, renfermés
dans une seule dure écorce, & que de tels œufs, quoique rendus féconds par la communication du coq, étant couvés sous la poule, il
ne s'en produit que tres rarement deux poulets distincts, & bien formés,
mais seulement un seul, difforme & monstrueux ; aiant quatre aîles,
quatre pieds, deux têtes, &c. & cela par la raison que les membranes
qui font la séparation se rompant, les deux poulets se joignent si
intimement qu'ils ne s'en forme qu'un seul, mais monstrueux ; De même aussi il peut arriver dans les œufs des femmes, que deux œufs
soient enfermés ensemble dans une seule écorce dure, qui constituë le
chorion : & alors si les membranes des amnios sont assés solides, les
jumeaux demeurent séparés l'un de l'autre, les nombrils qui viennent de chacun d'eux, s'inserent ensemble en un seul placenta adhérent au chorion, (chacun des jumeaux ne peut pas avoir des placenta divers & distincts, parce qu'il ne peut sur un seul chorion naître
qu'un seul placenta,) & ensuite étant arrivés à leur maturité, ils sortent lors de l'enfantement séparément chacun en particulier ; & aprés
la sortie du dernier fœtus suit la seule secondine qui les a contenu
tous deux dans la matrice. Mais si les membranes des amnios se trouvent foibles, & qu'elles se rompent ; alors les jumeaux s'apuyant immediatement l'un sur l'autre, ils s'unissent ensemble intimement à cause
de l'extrême mollesse des corps ; & étant ainsi joints, ils sont lors de
l'enfantement poussé déhors comme monstrueux. Mais s'il arrive que
deux œufs meurs distincts rendus féconds par la semence de l'homme descendent par les trompes de Fallope des ovaires des femmes dans
leur matrice, alors chaque fœtus est enfermé dans des membranes distinctes, c'est à dire dans des chorions & des amnios differens, & chacun a aussi nécessairement son placenta particulier attaché à son propre chorion, pour recevoir leurs nombrils, (ainsi que dans les animaux qui conçoivent plusieurs fœtus, chaque embrion a son placenta particulier & distinct,) & dans l'enfantement ils sortent séparément l'un aprés l'autre, chacun étant suivi de ses secondines propres
& particuliéres, (même il nous est arrivé de voir un des fœtus ne
sortir qu'un ou deux jours aprés l'autre,) à moins peut-être que les
placenta ne soient trop fortement adhérens à la matrice, & qu'enfin
s'en étant dégagés, les deux secondines suivent ensemble aprés que
les deux fœtus ont été mis déhors. Ce qui se passe dans les jumeaux

arrive auſſi tout de même dans les enfantemens de trois ou de quatre
fœtus, qui ſont tres rares en ce païs, mais qui dans l'Ecoſſe ſont tres
frequens. On voit en ce que l'on vient de dire la reſolution du doute
qu'on a coûtume d'exciter touchant le nombre des placenta dans les
jumeaux, (de quoi nous avons parlé *au ch. précédent,*) & il paroît aſſés
évidemment quand c'eſt qu'il ne doit y avoir qu'un placenta, & quand
il y en doit avoir néceſſairement deux ; ſçavoir, un ſeulement quand
les jumeaux ſont enfermés dans un ſeul chorion, & deux quand chacun d'eux eſt contenu en un chorion particulier & diſtinct ; leſquels
deux neanmoins ſont quelquefois ſitués ſi immediatement l'un prés
de l'autre, que ſi on ne les conſidere de bien prés, il ſemble qu'il n'y
en a qu'un ſeul ; car les vaiſſeaux ombilicaux de chaque jumeau paſſant
au travers du chorion & de l'amnios qui leur ſont propres doivent dabord s'inſerer dans le placenta formé dans l'aſperité exterieure de ce même chorion, afin que par ſon entremiſe chaque embrion s'uniſſe à la matrice ; & non pas s'inſerer dans le placenta attaché au chorion de l'autre
fœtus. Et cela par la raiſon que ces vaiſſeaux n'entrent pas immediatement dans ce placenta, ni n'y tendent pas.

L'origine de On croit vulgairement que ces deux membranes, le chorion & l'amnios,
ces membra- ſont des productions des membranes de l'abdomen du fœtus. Dautant
nes. que les vaiſſeaux ombilicaux qui ſortent de l'abdomen du fœtus, ſont
enfermés dans deux membranes ou envelopes qui forment le petit inteſtin : l'interieure deſquelles qui eſt la plus mince, vient, à ce qu'on croit,
du peritoine ; & l'exterieure qui eſt la plus épaiſſe, de la membrane
charneuſe. On dit donc que de ces membranes dilatées ſur la fin du
nombril, & déployées & épanduës tout au tour du fœtus, il en naît ;
de l'interieure l'amnios, & de l'exterieure le chorion. Et c'eſt là l'o-
pinion d'Harvée *au liv. de la génér. des anim. exercit.* 52. *ſur la fin.* Hipocrate
ſemble témoigner la même choſe, lorſqu'*au liv. de la génit.* il dit *Que les membranes ſe forment du nombril allongé.* Il dit auſſi avoir vû dans la géniture d'une joüeuſe de luth une membrane produite du nombril, laquelle
contenoit le germe. Si quelqu'un objecte que ces membranes ſont engendrées avant que les parties du fœtus ſoient ébauchées : On répond
que quoique tous les traits de la premiére délineation des parties ne
paroiſſent pas à nos yeux dans le commencement, ils exiſtent neanmoins tous. Car on voit dans l'œuf de la poule un petit point rouge
qui ſe meut, (on croit que c'eſt le cœur,) lequel ne peut pas battre
s'il ne reçoit par les veines quelque choſe qu'il pouſſe enſuite par les
artères ; neanmoins ni ces artères, ni ces veines ne ſont point viſibles,
quoique la raiſon perſuade qu'elles exiſtent. De même quoique dans
le fœtus humain on ne puiſſe pas découvrir à l'œil tous les premiers
délineamens, ils y ſont neanmoins, & le nombril peut être produit
d'eux auſſi bien que les membranes qui envelopent le fœtus. Que ſi

l'on oppofe que dans l'œuf de la poule les membranes font produites avant la délineation du nombril , même avant que cét œuf ait été mis fous la poule pour être couvé : On répond qu'il a falu que dans l'œuf de la poule il y eut avant la délineation des parties tout ce qui étoit néceffaire pour la production , puifque la mere ne fçauroit fournir dans cette délineation ce que celles qui font leurs petits vivans communi-quent peu à peu dans le tems de la formation ; car pour lors le fœ-tus reçoit de la matrice de la mere tout l'aliment qui lui eft néceffaire pour fon accroiffement ; & c'eft auffi de là que les membranes qui ont été formées de la femence de la femme, reçoivent le leur.

Cette opinion d'Harvée m'a plû pendant quelque tems : mais dé-puis que j'ai vû dans les avortemens décrits *au ch.* 29. que ces membra-nes font déja formées , même qu'elles font déja grandes & folides avant que la formation du fœtus , qui fe fait par la reception ou ramas du germe dans la bulle cryftalline , foit commencée ; que de cette bulle il ne s'en éleve aucun filament qui tende ailleurs ; que même dans ce commencement de l'embrion déja formé , à peine paroît-il quelque leger trait fenfible de nombril , qui forte tant foit peu hors du ventre ; qu'on ne voit pas non plus que du nombril il fe porte au travers de l'humeur feminale vers les membranes le moindre délinea-ment de vaiffeaux , mais au contraire , que l'embrion eft libre en cette humeur dans laquelle il flotte fans être attaché nulle part aux deux membranes qui font déja affés fermes ; que ces membranes font éten-duës tout au tour de cette humeur ; & enfin qu'elles font munies de vaiffeaux manifeftes, j'ai abandonné cette opinion ; puifqu'il n'eft pas poffible que d'un filament invifible (dont Harvée parle) lequel on ne fçauroit s'imaginer, même par fonge , venir de la bulle, il s'en engen-dre des membranes fi fermes & fi folides.

Ces membranes n'ont pas donc leur origine de ce principe là , *Leur veri-* mais elles font engendrées dans les ovaires de la femence même de la *table origine* femme, & elles entourent les œufs, ainfi que nous l'avons amplement expliqué ci-deffus *au ch.* 24. Et ces œufs étant dans la fuite dépofés dans la matrice, leurs membranes exterieures s'enflent, & le chorion devient plus épais, (ainfi qu'il arrive lorfque l'on met le chorion dans de l'eau,) & s'étant beaucoup dilatées, elles conftituent ces deux mem-branes, fçavoir le chorion & l'amnios. Et tout ainfi que dans les pou-les, & dans les autres oifeaux, l'écoree exterieure de l'œuf avant qu'il foit pouffé déhors, eft attachée à l'ovaire par une certaine petite queüe ou petit rameau ; de même auffi dans les femmes ces membranes font par l'entremife d'une certaine caroncule qui eft adhérente au chorion, attachées dabord dés le commencement, (comme il paroît dans les avortons décrits *au ch.* 29.) non pas à l'ovaire, mais à la matrice mê-me, (peut-être en cét endroit par où l'œuf eft defcendu de la tube dans la matrice,) & elles embraſſent toute l'humeur ſeminale avec la petite bulle cryſtalline qui s'y eſt ramaſſée , afin que par ce moyen l'eſprit architectonique reſidant & caché dans cette bulle , ſoit dans leur enceinte par la douce chaleur de la matrice dégagé de ſes embarras , & excité de puiſſance en acte. Quant aux petits vaiſſeaux ſanguins que l'on voit dés le commencement diſperſés par tout le chorion, j'ai obſervé dans les avortons dont nous avons parlé, & je l'ai auſſi fait obſerver dans la deſcription que j'en ai donnée, qu'ils ne venoient pas du fœtus, qui pour lors n'étoit pas encore formé, ni de la bulle cryſtalline, qui n'avoit point encore de ſang, ni non plus des vaiſſeaux ſanguins ; mais de cette petite particule charneuſe, fongueuſe, & entiérement rouge, laquelle étoit adhérente à la partie ſuperieure du chorion, & qui ſembloit être exterieurement déchirée, & avoir été comme arrachée de la matrice, (en ſorte qu'il étoit certain que c'étoit par ſon moyen que ce chorion étoit attaché à la matrice,) des vaiſſeaux de laquelle elle paroiſſoit recevoir par continuation les petits vaiſſeaux dont il eſt ici queſtion, & les envoyer au chorion.

L'Alantoïde. Outre les deux membranes dont on vient de parler, on en trouve encore dans les animaux qui font leurs petits vivans, une troiſiéme en forme de ſac, extrêmement déliée, & n'aiant aucun vaiſſeau ſanguin. Galien & les anciens Medecins l'ont appellée ἀλλαντοειδὴς, d'ἀλλᾶς, _Boudin_, _ſauciſſe_, ou la matiére dont on les fait, qui eſt une eſpece de farce, parce qu'elle reſſemble à cét inteſtin, dont on a coûtume de faire les ſauciſſes : car ſelon Suidas ἀλλᾶς eſt pris pour ὕτερὸς _inteſtin_; d'où vient que les Latins l'ont appellée _Membrana farciminalis_, & ſelon quelques-uns _inteſtinalis_, quoiqu'elle n'ait pas exactement la figure, ni de cette farce, ni de cét inteſtin, mais en pluſieurs d'une bande large.

Ce que c'eſt Or l'alantoïde eſt une membrane tres mince, polie, concave, molle, & neanmoins denſe, qui n'envelope pas tout le fœtus, étenduë dépuis une corne de la matrice juſques à l'autre, grêle en ſes extremités par leſquelles elle communique aux cornes de la matrice, & enfin finiſſant en pointe.

Sen origine. Elle s'éleve par un principe étroit de cét endroit où l'uraque qui lui eſt continu, s'entr'ouvre dans ſa cavité, & immediatement aprés elle ſe dilate.

ſa ſituation, Elle eſt ſituée entre le chorion & l'amnios, deſquels ont peut facilement la ſeparer.

Son uſage. Son uſage eſt de recüeillir l'urine du fœtus qui y découle par l'uraque, & de la conſerver juſques au tems de l'enfantement. D'où vient que Nehedam, dans les animaux qui ont un placenta, l'appelle à raiſon de cét uſage, _Membrane urinaire._

ſa grandeur Sa grandeur & ſa figure varient ſelon la diverſité des animaux ;

car

car en quelques-uns elle a la largeur & la forme d'un inteftin, en d'autres, comme dans les vâches, d'une bande large. Elle eft encore plus large dans les cavalles, dans lefquelles elle eft étenduë par tout fous le chorion, & conjointement avec l'amnios elle enferme prefque tout le fœtus. Nehedam *en fon liv. de la format. du fœtus* décrit exactement, fuivant qu'il l'a obfervé par plufieurs vûës & experiences, la figure & la grandeur qu'elle a dans les truyes, dans les connils, dans les chiennes, & dans plufieurs autres animaux. Il en donne toute l'hiftoire, & le moyen de la trouver dans les brutes.

Mais comme dans les animaux qui font leurs petits vivants, les fœtus qui demeurent long tems dans leur matrice, rendent de l'urine en abondance, laquelle doit être féparée de la veffie, (ainfi qu'on le verra dans la fuite,) & confervée en quelqu'endroit jufques à ce que le fœtus forte de la matrice; on demande: fi en tous ces animaux, & fur tout dans les femmes, on rencontre une membrane alantoïde? Aquapendens dit que les femmes, les chiennes, les châtes, & les autres efpeces d'animaux qui ont des dents dans les deux machoires, n'en ont point, & qu'en eux l'urine ne fe ramaffe en aucun vaiffeau particulier, mais que de l'uraque elle s'écoule entre le chorion & l'amnios, où elle eft rétenuë jufques au tems de la fortie du fœtus. Mais les Anatomiftes d'aujourd'hui, qui ont beaucoup plus de lumiéres que les Anciens, l'ont trouvée en plufieurs animaux en qui l'on nioit autrefois qu'elle fût. Neanmoins entre ceux-ci plufieurs font encore en doute à l'égard de la femme. Harvée qui dans les animaux l'a vûe comme en paffant, nie qu'elle foit dans les femmes: Au contraire, Higmorus ne l'admet pas feulement dans les brutes, mais encore dans les femmes, où il lui attribuë le même ufage que dans les brutes; fçavoir, de recevoir l'urine du fœtus par l'uraque, & de la conferver jufques au tems de l'enfantement; & il dit, fuivant en cela la penfée de Vefal, qu'on la trouve facilement dans la femme groffe fi on commence la diffection par le placenta, qu'autrement elle fe rompt à caufe de fa délicateffe extrême. Mais Nehedam remarque fur ce fujet tres à propos *au liv. cité chap.* 7. que Vefal au tems qu'il écrivoit cela, n'avoit encore diffequé aucune femme groffe, (comme Vefal l'avoüe au même endroit,) qu'ainfi il avoit porté fon jugement touchant la femme fur ce qu'il avoit remarqué dans les fœtus des chiennes, & qu'il avoit dépeint le fœtus humain envelopé dans les fecondines du fœtus d'une chienne: Qu'il changea enfuite d'opinion aprés qu'il eut diffequé des femmes, dans lefquelles il ne reconnut que deux membranes feulement; fçavoir l'amnios, & l'alantoïde, & que par le mot Chorion il n'avoit pas entendu une membrane particuliére, mais tout le germe ou œuf. Quoiqu'il en foit, les Anatomiftes font encore tres incertains fi veritablement il y a dans les femmes une alantoïde, ou quelqu'autre

L'alantoï-de eft dans les femmes.

partie dans laquelle l'urine du fœtus se ramasse. Nehedam a aporté beaucoup de lumiére dans cette grande obscurité *au liv. & au ch. ci-dessus cités*, où il donne la description d'un sac different de l'alantoïde que l'on trouve en plusieurs brutes, dans lequel l'urine se ramasse & se garde jusques à l'enfantement. *il faut, dit il, mettre les secondines aprés que la Sage-femme les a reçuës, autant qu'il est possible, en leur situation naturelle; alors prenés le cordon & le suivés jusques à l'amnios. Cette membrane est attachée au cordon un peu au dessous du placenta; par tout ailleurs elle pend libre. Si vous l'avés toute nouvelle & encore chaude, vous découvrirés pour lors ses petites veines, autrement le sang s'étant écoulé, & la membrane s'étant refroidie, elles s'évanoüissent. Aiant abandonné cette membrane auprés du cordon, avancés jusques à la membrane la plus proche, en laquelle si vous faites exterieurement auprés du placenta une légére incision, ou qu'avec les doigts vous la déchiriés en ses bords, vous verrés qu'elle se divise facilement en deux membranes, dont l'exterieure est poreuse, spongieuse, & pleine de petites veines; l'interieure est tres unie, tres transparente, & n'a ni veines, ni artéres. Je prends celle-là pour le chorion, & celle-ci pour la membrane de l'urine; laquelle on ne peut pas dire être une reduplicature du chorion, parce que sa substance est tres differente: mais soit que nous regardions son lieu, ou sa figure, ou sa substance, elle est toute la même que la membrane urinaire des animaux qui ont un placenta, & que celle de la cavalle; & elle n'a point du tout la forme de l'alantoïde, ni on ne voit point dans la femme de membrane qui lui ressemble.*

Il paroît par ce discours que l'alantoïde dans les femmes n'est pas semblable à celle des brutes; il paroît encore que Nehedam a établi tres à propos, & avec verité, que la membrane qui est immediatement auprés du chorion, est destinée pour l'urine, que dans les femmes elle tient lieu d'alantoïde, que de la vessie du fœtus l'urine s'écoule par l'uraque entre cette membrane & le chorion, & qu'elle y est conservée jusques au tems de l'enfantement. Nicol. Hobokenus, (ainsi que nous avons déja dit ci-dessus *dans l'hist. du chorion*) a trouvé, confirmé & décrit *en son liv. des secondin. humain.* cette découverte de Nehedam.

La liqueur qui est dans l'amnios ou le Colliquamentum d'Harvée.

Il y a dans la capacité de l'amnios, outre l'embrion, une certaine liqueur tres abondante tirant sur la couleur du lait, tres semblable à du lait aqueux, un peu glaireuse, ou huileuse; qu'Harvée appelle *Colliquamentum*, dans laquelle le fœtus nage, qui aprés la naissance reste adhérente par tout sur son corps, & que les Sages-femmes enlevent en le lavant avec de l'eau tiéde, ou avec du vin chaud & du beurre.

Mais je crois qu'il faut necessairement distinguer entre cette liqueur dans laquelle l'embrion nage au commencement de la délineation, & celle dans laquelle il nage dans la suite; car la premiére est le residu seminal de la semence de l'homme & de la femme, (ainsi qu'on a dit

dans les ch. précédens,) & c'est avec raison qu'Harvée, l'a appellée *Colli-*
quamentum ; mais la derniere qui aborde par les vaisseaux ombilicaux
aprés que la premiere est presque toute consumée, & que le nombril est
arrivé au placenta, est un suc purement lactée, quelque peu aqueux,
& à qui on ne peut point attribuer ce nom.

Il faut ici remarquer en passant l'erreur de Fabricius, & de plusieurs
autres, qui ont cru que ces impuretés huileuses dont le corps du fœtus est couvert à sa naissance, est un excrement de la troisiéme coction qui se fait en l'habitude du corps : comme aussi l'erreur de Jean
Claude de la Courvée qui écrit *au liv. de la nourriture du fœtus* que c'est
un excrement qui tombe du cerveau par la bouche & par les narines. Mais la cause de ces erreurs vient de ce que l'on n'a pas connu, ni la nature ni l'usage de la liqueur lactée contenuë dans l'amnios.
Il est donc question maintenant de traitter de cét usage.

Il y a deux differentes opinions des Medecins touchant la liqueur *Qu'elle est*
de l'amnios. Les uns croyent qu'elle est l'urine du fœtus, les autres la *la liqueur de*
sueur ; mais aucune de ces deux opinions ne touche au but. *l'amnios.*

Il est évident que cette humeur n'est pas l'urine du fœtus ; car *Si c'est l'u-*
déja au commencement de la délineation elle est tres-abondante, *rine.*
quoique l'embrion, qui pour lors est tres petit, ne rende encore
point d'urine ; même on en trouve dans l'amnios avant la formation,
bien que neanmoins il ne puisse venir aucune urine de la bulle crystal-
line. Ajoûtez que sa couleur blancheâtre & son onctuosité n'ont aucune
ressemblance à l'urine.

Il paroît aussi qu'elle n'est pas la sueur du fœtus, de ce qu'il ne peut *Si c'est de*
pas sortir une sueur si abondante, si épaisse, & si onctueuse avant la *la sueur.*
formation & la perfection du fœtus, ni même dans les commencemens
de la formation ; par la raison que la quantité de cette humeur est
dix fois plus grande que celle du fœtus, & même plus.

Outre cela, si cette liqueur étoit un excrêment, soit urine, soit *Si c'est un*
sueur, ou quel autre que ce soit ; plus le fœtus croîtroit, plus aussi *excrement.*
cét excrement augmenteroit ; neanmoins l'experience oculaire enseigne
le contraire : car dans les brebis elle diminuë manifestement peu à peu
à mesure que le fœtus croît ; & en telle maniére, qu'à peine au tems
de la sortie du fœtus en reste-t'il tant soit peu ; cependant il y en
avoit grande quantité au commencement. Outre cela, la sueur & l'u-
rine sont des excremens qui ont de l'acrimonie, ainsi il ne seroit pas
possible que l'embrion dont la peau est tres tendre, tres mince, &
tres molle, pût y être contenu pendant sept ou neuf mois, sans en être
incommodé. En la maniére que l'on voit que dans les enfans nés, leur
peau (qui est beaucoup plus dure & plus ferme que la peau du fœtus
enfermés dans la matrice,) est en peu de tems blessée & rongée par

l'acrimonie de l'urine, s'ils demeurent un peu trop long tems envelopés dans des linges qui en foient détrempés.

Si c'eſt des fuliginoſités. Riolan *dans ſon Antropograph. liv. 6. ch. 7.* prend auſſi cette liqueur pour la ſueur du fœtus ; mais *au ch.* 8. il dit qu'elle eſt un amas des fuliginoſités du ſang arteriel pouſſées hors du cœur, & qui enfin ſont converties en cét eau dont le fœtus eſt entouré. Si cela étoit veritable, il faudroit qu'au commencement, qu'il n'y a encore point de ſang, (comme dans la bulle tranſparente avant la formation du fœtus,) ou qu'il eſt en tres petite quantité, il n'y eut auſſi, ou point abſolument, ou peu de cette liqueur, & qu'elle augmentât à meſure que le fœtus croit ; quoique neanmoins tout le contraire arrive ; car au commencement elle eſt tres abondante, enſuite elle diminuë peu à peu, & l'on a déja dit combien dans les brebis il y en a peu ſur la fin de la portée.

Elle eſt un humeur alimentaire. Cette liqueur donc contenuë dans l'amnios, n'eſt pas un excrement, mais une humeur alimentaire, & une matiére capable de nourrir, de laquelle au commencement eſt priſe la nourriture de toutes les parties, tant en général qu'en particulier ; & c'eſt de là que procede leur accroiſſement. En éfet, elle eſt l'aliment immediat dont le fœtus eſt nourri en ſon commencement. Car on voit qu'avant même que le placenta paroiſſe évidemment, le fœtus nage dans cette liqueur, & qu'enſuite à meſure qu'il croît, les vaiſſeaux ombilicaux ſanguins tirent d'elle manifeſtement le ſang. Que ſi le fœtus ne ſe nourriſſoit que de ſang ſeulement, il ſeroit pendant quelque tems au commencement de la délineation abſolument ſans aliment, & ſans aucune matiére pour ſon accroiſſement. Or que cette humeur ſoit alimentaire, & que le fœtus doive la prendre par la bouche ; cela eſt évident de ce qué, ſoit en couleur, ſoit en goût, ſoit en conſiſtence, elle differe peu, ou preſque point, de la liqueur que l'on trouve dans le ventricule.

Quelle liqueur c'eſt. Cette liqueur, dans la première formation du fœtus, n'eſt autre choſe que la ſemence de la femme, enfermée (en la maniére du blanc d'œuf) dans l'œuf, mêlée avec le reſte de la ſemence de l'homme miſe en fuſion. Mais dans la ſuite que les vaiſſeaux ombilicaux ſont crûs juſques à une longueur ſuffiſante, & qu'ils ſont entrés dans le placenta, elle eſt pour lors un ſuc laiteux, qui des petites cellules lactiféres de la matrice (deſquelles nous avons parlé *au chap. précédent*,) eſt apporté en cét endroit-là par ces vaiſſeaux lactées ombilicaux, dont la couleur qui tire un peu ſur le blanc, la ſaveur qui eſt comme douce, & la ſubſtance ne different pas beaucoup de cette liqueur chyleuſe mêlée & détrempée d'un peu de lymphe que l'on trouve dans le conduit thorachique & dans ſon reſervoir ; d'où vient qu'il eſt abſolument vraiſemblable qu'elle eſt un chyle tres pur, rendu tant ſoit peu aqueux par un mêlange de lymphe pur, apporté de la mere dans la capacité dé l'amnios par les voyes qu'on a expliquées *au ch. précédent*, & dont on doit encore dans la suite faire mention, même il est d'un goût agreable & semblable au goût du lait aqueux, ce qu'Harvée prouve encore non seulement par le jugement que chacun en peut faire par son propre goût, mais encore par cela que presque tous les animaux qui engendrent leurs petits vivans, l'avalent incontinent aprés qu'ils ont mis bas, & qu'ils netteient & essuient leurs fœtus dabord aprés leur naissance en les léchant, quoique neanmoins ils ne touchent point à leurs excremens.

Warthon écrit qu'il y a une autre liqueur qui des nerfs s'écoule dans l'amnios : Mais peut-être que trompé par la couleur blanche il a crû que les vaisseaux lactées étoient des nerfs. *Si cette liqueur vient des nerfs.*

Nehedam croit que c'est une liqueur lactée apportée par les artères, tant soit peu délayée par le suc nerveux : nous refutons l'hypothese de cette opinion *au liv. 2. ch. 12.*

Nic. Hobokenus établit aussi que cette liqueur est apportée par les artères, mais d'une manière un peu differente ; car quoique par tout ailleurs *en son liv. des Secondines humaines*, il écrive qu'il n'a pû observer aucun vaisseau sanguin dans l'amnios ; neanmoins *dans son liv. des Secondines des vâches* il dit que dans ces animaux on rencontre en cette tunique une considerable quantité d'artères, lesquelles ont très grande communication avec plusieurs des petites glandes qui sont parsemées, tant par la surface exterieure du cordon, que en tres grand nombre par tout l'interieur de l'amnios ; entant que c'est par leur moyen que le sang arteriel qui est apporté en cét endroit-là, y est affecté, disposé, & préparé de telle maniére que la liqueur dont nous parlons est envoyée de là vers la cavité de l'amnios. Mais il n'ajoûte pas quelle est l'affection que le sang reçoit, & il ne prouve en aucune façon ce commerce qu'il présuppose purement par conjecture. Outre cela, la lymphe en plusieurs autres endroits est par l'entremise des glandes séparée d'avec le sang arteriel, tout ainsi que la bile est pareillement dans le foye, le suc splenique dans la rate, &c. mais on n'a jamais oüi dire qu'un suc laiteux, qui n'est point en ce sang, (ce que nous enseignons tres amplement ci-dessus *au ch.* 30. & plus bas *au liv. 2. ch. 12.*) s'en sépare, ou que le sang arteriel lui même se puisse changer en suc lactée : ce qui est évident par tout ce que nous avons écrit sur ce sujet *au liv. 2. ch. 2.* *Si elle est apportée par les artères.*

Il se presente ici une difficulté à resoudre, sçavoir ; que les petits vaisseaux lactées, tant ceux qui de la mere vont à la matrice, que ceux qui y vont du fœtus, ne se presentent nulle part à la vûë : mais on ne sera point surpris de cela, si l'on considere que généralement tous les vaisseaux chyliferes, même le conduit chylifere thorachique qui est assés grand, & aussi les vaisseaux lymphatiques, disparoissent facile- *Difficulté touchant les vaisseaux de la matrice, & les ombilicaux.*

ment lorſqu'ils ſont vuides, en ſorte qu'on ne peut plus ni les vo ir ni les trouver. De plus, ſi l'on fait reflexion combien ſont inviſibles les conduits par leſquels dans l'aſcite l'humeur ſereuſe de l'abdomen, & dans les fleurs blanches des femmes l'amas extraordinaire des méchantes humeurs qui viennent du foye, du meſentère, & des autres viſcères de l'abdomen, s'évacuent par la matrice ; Car il en eſt de même à l'égard des conduits laƐtées de la matrice, & des ombilicaux, qui ſans doute ſont tres déliés d'eux-mêmes, & qui dans les femmes mortes ſont vuides ; d'où vient que juſques à preſent ils ont été ſi cachés, qu'ils ont échapé à la vûë des Anatomiſtes. Il ſemble neanmoins qu'on en a obſervé il n'y a pas long tems quelques veſtiges, que quelques Anatomiſtes qui ne penſoient point aux laƐtées, ont pris pour des vaiſſeaux lymphatiques, ou pour des petits nerfs. Charleton *dans ſon Oeconom. des animaux* rapporte que Jean Van-Horne celebre Anatomiſte de Leyden a écrit dans une de ſes lettres à Thomas Bartholin, qu'il a obſervé deux rameaux de laƐtées qui deſcendoient vers la divarication de la grande artère auprés des crurales, & qui s'étendoient juſques au ſiége de la matrice. Everardus *l. de ort. animal.* a remarqué quelque choſe de ſemblable dans les connils. En éfet, il dit qu'il a vû dans une femelle de connil pleine certains conduits chylifères qui prenoient leur naiſſance du tronc deſcendant, & qui conjointement avec les vaiſſeaux ſpermatiques alloient aux parties de la génération. Deuſingius *en ſon liv. de la fabr. du corps humain*, part.7.ch.3. fait une deſcription de ces vaiſſeaux plus claire. *Nous avons*, dit-il, *démontré ailleurs par de tres forts argumens qu'il y a des vaiſſeaux laƐtées qui portent à la matrice le ſuc alimentaire pour la nourriture du fœtus, & nous avons obſervé dans le fœtus d'une chienne un nombre innombrable de petits rameaux laƐtées, qui par les ligamens larges alloient aux cornes & à tous le corps de la matrice. Et même en* 1655. *nous remarquâmes en preſence des D D. Eiſſonius, Widmarius, Andreas, & pluſieurs autres, un rameau laƐtée qui avec les vaiſſeaux ombilicaux entroit par le nombril des fœtus d'une chienne contenus dans la matrice.* Il ne faut pas douter que dans les femmes il ne ſe paſſe le même que dans les animaux. Et quoique nous n'ayons pas vû de nos propres yeux ces conduits laƐtées dans la matrice, il ſuffit pour démonſtration de cette verité, qu'ils aient été trouvés par d'autres Anatomiſtes éclairés, & l'on peut ſoûtenir par pluſieurs argumens ſolides, que quoique on ne les rencontre que tres rarement, il faut neanmoins de néceſſité abſoluë qu'il y en ait ; & cela principalement par les trois raiſons ſuivantes. 1. Que le ſuc du reſervoir & du conduit thorachique chylifère, & celui de l'amnios ſe reſſemblent en couleur, en goût, & en ſubſtance. 2. Que quelquefois dans les femmes qui viennent d'enfanter, il s'écoule par leur matrice un ſuc chyleux & laiteux, ainſi qu'il a été obſervé & vû par André Dulaurent *liv. 2. de ſon Anat. q.* 10. par Zacutus Luſitanus *liv.* 2.

de fa praĉt. admir. Obf. 143. & par plusieurs autres, qu'on a rapportés
au chap. précédent. 3. Que les chofes liquides colorées que l'on a prifes
par la bouche, parviennent dabord à la matrice, & elles ne peuvent y
pénétrer ainfi promtement que par des vaiffeaux laĉtées ocultes qui ne
fuivent pas la route des autres. Ainfi J. Heurnius écrit *au liv.* 2. *de fa meth.*
ch. 15. qu'une femme groffe aiant pris un boüillon avec du fafran, avoit
mis au jour un enfant teint de couleur de fafran. De même Henr. de
Heers *Obf. fpad.* 14. dit qu'une certaine femme aiant pris du fafran avoit
demi quart d'heure aprés fait un enfant de couleur de fafran. Veritablement cette couleur ne fçauroit fe communiquer fi promtement à la
matrice & au fœtus fi elle n'y étoit portée conjointement avec le chyle par
quelques vaiffeaux laĉtées, détournés du chemin des autres ; car fi le fafran devoit premiérement être cuit dans le cœur, enfuite être porté avec
le fang à la matrice, & au fœtus, il dévroit perdre fa couleur ; ou fi
l'on convenoit qu'il la gardât encore, cela neanmoins ne pourroit fe
faire qu'il ne fe paffât quelques heures avant que d'y arriver. Voyez
fur ce fujet *le chapitre précédent* 18. où par une tres belle experience
faite par Herdonius en une chienne pleine, ce paffage détourné du fuc
laĉtée vers la matrice paroît évidemment, & il y eft confirmé par plufieurs Obfervations.

Il faut ici remarquer l'erreur de J. Cl. de la Courvée qui dit que dés le
commencement de la formation il fe fait entre le chorion & l'amnios
un amas tres confiderable d'une certaine humeur, laquelle fe filtre au
travers de l'amnios, & pénètre ainfi dans fa capacité interieure, &
qu'ainfi enfermée elle ne differe de l'autre que par la tenuité qu'elle a
reçuë par la filtration. Quoique neanmoins l'humeur que l'on trouve
hors de l'amnios, ne foit pas contenuë fimplement dans le chorion,
mais entre le chorion & la membrane urinaire décrite ci-deffus ; que
même au commencement de la formation il n'y ait point en cét endroit-là d'humeur qui puiffe y être ainfi filtrée ; (Voyez les avortemens
décrits *au ch.* 29.) & qu'au contraire, celle qu'on trouve dans l'amnios y foit dés le commencement en mediocre quantité, & plus épaiffe
& plus vifqueufe que celle qui dans la fuite s'amaffe entre le chorion
& la membrane urinaire. Outre cela, la liqueur laĉtée de l'amnios acquiert en cuifant la confiftence de gélée, ce que celle qui eft hors de
l'amnios, ne fait pas ; car elle ne s'épaiffit par aucune coĉtion que ce
foit. Le premier cas eft conftant par l'experience que Rolfincius a décrite *au liv.* 6. *de fes Differt. anat. ch.* 32. *Nous avons*, dit-il, *fait cuire les hu-*
meurs dans lefquelles le fœtus nage à une douce chaleur, & les parties les plus
fubtiles aiant été enlevées, ce qui refta dans le fond, devint vifqueux comme de la
glû. Ces humeurs, quand on en met fur la langue, ont quelque chofe de doux,
& de même cette glû eft agreable au goût, & n'a rien de lixivieux ou de falin.
Or non feulement elle acquiert une vifcidité gluante par la coĉtion,

Erreur de
J. Claud. de
la Courvée.

Opinion de Vefling touchant l'ufage de ce fuc.

Vefling qui ne voyoit pas, ou qui ne fçavoit pas, que le fœtus fe nourrit par la bouche, attribuë à cette liqueur lactée de l'amnios un ufage de bien petite confideration ; fçavoir, de garantir feulement & défendre les petits vaiffeaux délicats de l'embrion qui nage en lui, contre les fecouffes & mouvemens violens de la mere ; & dans les approches de l'enfantement que les membranes fe rompent, ramollir & rélâcher les parties naturelles par fon écoulement, pour faciliter la fortie du fœtus. Il croit outre cela que cette liqueur eft la partie la plus aqueufe de la femence, ainfi que nous l'avons rapporté de lui *au ch.* 28. *précédent.*

L'humeur qui eft entre le chorion & la membrane urinale.

Ces trois membranes, l'amnios, la membrane urinale, & le chorion font étroitement unies & attachées enfemble l'une à l'autre par une petite particule, fçavoir à la caroncule que nous avons décrite ci-deffus dans les avortons *au ch.* 29. (auquel endroit les vaiffeaux ombilicaux paffent au placenta) mais par tout ailleurs au commencement de la conception elles fe joignent feulement, & fe couchent l'une fur l'autre d'une maniére lâche ; Et quand enfin les vaiffeaux ombilicaux ont traversé ces membranes, alors la membrane urinaire (qui jufques là n'avoit femblé être qu'une portion ou pellicule interieure tres déliée du chorion,) commence peu à peu par l'abord de l'urine qui coule par l'uraque, à s'éloigner du chorion, entre lequel & cette membrane l'humeur fereufe urinale s'augmente de jour en jour, à mefure que le fœtus croît, & elle s'y conferve ; en forte enfin qu'environ au tems de l'enfantement on y en trouve tres grande quantité.

L'opinion de Riolan.

Riolan nie abfolument cette humeur urinacée, & il dit que hors de l'amnios on ne trouve nulle part aucune humeur. Il femble auffi que Vefling ne l'ait jamais obfervée avec attention ; car il dit que pendant la groffeffe il ne fe peut point ramaffer d'humeur entre les membranes du fœtus, à caufe de leur étroite union. Mais l'experience oculaire enfeigne qu'il n'y a pas, ainfi qu'il dit, entre ces membranes une forte & étroite union, mais feulement une fimple jonction ou impofition tres lâche. Toute cette erreur femble ne proceder que de ce que l'on a ignoré que la membrane urinacée, qui contient cette humeur, eft cachée entre le chorion & l'amnios, & qu'elle s'étend & s'éloigne peu à peu du chorion à mefure que l'urine du fœtus aborde. D'où vient que plufieurs ont doûté fi veritablement quelque humeur : peut être contenuë en cét endroit-là : Mais ce petit nuage de doûte a été diffipé par la découverte de la membrane urinacée faite par Nehedam.

Nous avons vû plufieurs fois cette humeur urinacée contenuë entre le chorion & la membrane urinale, manifeftement féparée dans les brutes (dans lefquelles elle fe ramaffe dans l'alantoïde ;) d'avec la liqueur de l'amnios ; & l'on peut facilement dans les chiens faire voir

cette féparation. Car fi vous prenés par la tête un petit chien encore
envelopé de fes membranes, & que vous le regardiés fixément au grand
jour, vous verrés clairement que ces humeurs font féparées l'une de l'autre par l'entremife des deux membranes, l'alantoïde & l'amnios, (Aquapendens s'eft auffi fervi de cette méthode *en fon liv. de la format. du fœt.
part. 1. chap. 8.*) & que la plus fereufe & la plus trouble eft enfermée
dans l'alantoïde ; demeurant ainfi entre le chorion & l'amnios. Si
vous ouvrés pour lors le chorion avec l'alantoïde, dabord cette humeur urineufe exterieure s'écoulera, mais l'autre qui eft comme du
lait reftera dans l'amnios. Et ainfi il eft tres certain que dans l'œuf
du fœtus humain l'humeur fereufe urinacée fe ramaffe & fe conferve entre le chorion & la membrane urinacée qui eft en place de
l'alantoïde des brutes, & l'autre humeur qui eft comme lactée, dans
l'amnios : Ce que nous avons clairement démontré il n'y a pas long
tems dans une femme groffe qui mourut fubitement, prefque fur la
fin de fa groffeffe, d'un catharre qui la fuffoca ; en qui, dans la diffection que nous en fîmes, nous vimes l'humeur aqueufe urineufe contenuë en tres grande abondance entre le chorion & la membrane urinacée, (que nous prîmes pour lors pour l'alantoïde,) & l'autre humeur
lactée, dans l'amnios en quantité beaucoup moindre. Ce fût là le
premier fujet où je crûs voir quelque apparence d'alantoïde, mais
dans la fuite éclairé par la démonftration du tres fçavant & tres experimenté Nehedam, j'ai reconnu qu'il n'y avoit pas dans les femmes d'alantoïde femblable à celle des brutes, mais que la membrane urinale dont nous venons prefentement de parler, en fait la fonction.

Or les Medecins & les Anatomiftes ont été jufques à prefent en   *Ce que c'eft*
grande incertitude touchant la nature de cette humeur fereufe conte- *que cette hu-*
nuë entre le chorion & la membrane urinacée, & cette incertitude a *meur fereufe*
produit deux differentes opinions. *Suivant la premiére*, plufieurs ont crû
qu'elle n'eft pas un excrement, mais une humeur benigne, en forme
de lait écrémé, moins nourriffante que celle qui eft contenuë dans l'amnios ; & que fa partie la plus pure fert à la nourriture du fœtus, auquel
felon l'obfervation d'Harvée elle eft apportée par les fibrilles des vaiffeaux ombilicaux qui s'étendent jufques à lui, & que l'autre partie qui
eft inutile, eft confervée jufques à l'enfantement pour défendre le fœtus par fa molleffe, des injures du déhors, & dans l'enfantement rendre
les parties naturelles humides & gliffantes. *Selon la feconde opinion*, quelques-uns ont crû que cette humeur étoit l'urine du fœtus, laquelle tombant peu à peu par l'uraque entre le chorion & la membrane urinacéo,
s'y ramaffe, & y eft confervée jufques au tems de l'enfantement, afin
que pour lors elle puiffe par fon humidité humecter les parties de la

mere, les ramollir, les rendre plus gliſſantes, & les diſpoſer à donner un plus facile paſſage au fœtus.

Elle eſt l'u- **Nous** nous rangeons à l'opinion de ces derniers, par la raiſon qu'il
rine du fœ- eſt abſolument néceſſaire qu'aprés que toutes les parties du fœtus ſont
tus. formées, les reins faſſent leur fonction, & qu'ils ſéparent du ſang le
ſerum qui par ſon trop d'abondance eſt ſuperflu en lui ; car les alimens du fœtus, ſçavoir le ſang & le ſuc lactée, ſont extrêmement
ſereux, & cela afin qu'étant ainſi liquides & fluïdes ils puiſſent plus
facilement pénétrer juſques au fœtus, & être plus commodément digerés par ſes viſcères encore nouveaux, tendres & délicats: Or il eſt
néceſſaire que ce ſerum ſurabondant ſoit ſéparé d'avec le ſuc utile,
afin que l'accroiſſement du fœtus ſe faſſe mieux, qui ſans cela auroit
été tout ſereux, tout diſtendu de ſeroſité, & enfin rendu hydropique.
C'eſt donc dans les reins que la ſéparation de cét excrement ſereux ſe
fait, d'où par les uretères il tombe enſuite dans la veſſie, en laquelle
dans les fœtus de cinq ou de ſix mois, (où toutes choſes paroiſſent
déja aſſés clairement,) on la trouve en aſſés grande quantité. Or ce
n'eſt pas par l'orifice de la veſſie que cét excrement qui y eſt tombé
en ſort, parce que le ſphincter qui pour lors eſt encore trop étroit &
trop reſſerré, ne lui donne pas paſſage, & cela par une ſage prévoyan-
ce de la nature ; de crainte qu'en s'écoulant par les parties génitales il
ne ſe mêlât avec le ſuc lactée dont le fœtus ſe nourrit par la bouche ;
car ce ſuc en auroit été infecté, corrompu, & rendu abſolument incapable de nourrir. Il a donc une autre ſortie ; ſçavoir par l'uraque,
qui du fond de la veſſie s'éleve vers le nombril, & qui quoique dans
les hommes nés il devienne auſſi bien que la veine ombilicale qui ſort
du foye du fœtus, ſolide, en forme de ligament ; neanmoins tant que
le fœtus eſt enfermé dans la matrice, il eſt toûjours manifeſtement ouvert juſques au nombril (Voyez là deſſus *le chapitre ſuivant*,) pour le
paſſage de l'urine qu'il porte, & qu'il verſe entre le chorion & la membrane urinacée, pour y être, ainſi qu'on a dit, conſervée juſques au
tems de l'enfantement.

L'erreur de **Ceux** qui ne ſont pas de nôtre avis, ont coûtume de dire que dans
Deuſingius. les commencemens mêmes de la formation on trouve entre les membranes du fœtus grande abondance de cette humeur ; & Deuſingius 3.
part. de gen. Microcoſm. Sect. 1. écrit, ſuivant en cela le ſentiment d'Harvée, qu'elle ſurpaſſe peut-être de cent fois la quantité de l'autre humeur contenuë dans l'amnios ; (il fait aſſés voir par là qu'il a coûtume d'écrire des chymères, & qu'il n'a jamais vû cette humeur dans le
commencement de la formation,) & qu'ainſi on ne doit pas la prendre
pour de l'urine ; mais pour une humeur tres-néceſſaire pour la nourriture & pour la défenſe du fœtus, quoique pourtant elle ſoit moins
convenable & moins parfaite que l'autre contenuë dans l'amnios. Mais.

tous ces discours ne sont que pures fictions absolument contraires à l'experience. Car il est constant que dans les commencemens de la formation du fœtus il n'y a du tout point là d'humeur, ainsi qu'il est évident dans les avortons que nous avons décrits *au ch.* 29. mais environ le quatriéme mois elle commence à s'y ramasser en tres petite quantité, & dans la suite elle augmente à proportion que les reins croissent, & qu'ils font mieux leur fonction. L'erreur donc de ces Docteurs vient de ce que lorsqu'ils s'éforcent avec tant de chaleur de soûtenir leur opinion, ils ne font pas la distinction nécessaire de cette humeur-ci sereuse qui n'entre point dans l'amnios, d'avec le suc lactée qui y reste, & qui est séparé de cette humeur sereuse par l'entremise de la membrane urinaire & de la tunique même de l'amnios. Outre cela, ils ne prennent pas garde que le suc lactée est celui qui dés le commencement du fœtus est le plus abondant, qu'il a une odeur & un goût assés agreable, & que dans plusieurs animaux il se consume le plus souvent de telle sorte, qu'il en reste tres peu au tems de l'enfantement ; quoiqu'au contraire, il n'y ait dans ce commencement aucun vestige de cette autre humeur sereuse entre les membranes, (ainsi qu'on vient de le dire,) mais seulement quelque tems aprés, qu'on la trouve premiérement en petite quantité, & ensuite qu'elle augmente peu à peu jusqu'à une tres grande abondance : Ils ne considerent pas non plus que cette humeur sereuse n'a point la couleur de lait ; mais au contraire, qu'elle acquiert toûjours de plus en plus jusques à la fin de la grossesse la couleur, le goût, & l'odeur de l'urine, & qu'enfin dans l'enfantement elle est en plus grande abondance, & souvent de tres méchante odeur en s'écoulant : Ainsi, si le fœtus avoit immediatement nagé dans cette humeur, son petit corps tendrelet & délicat en auroit extrêmement souffert, soit au déhors par son acrimonie, soit encore plus dans l'interieur ; car l'embrion auroit été contraint d'en avaler continuellement.

Un semblable manque de reflexion sur cela a aussi trompé Riolan, *L'erreur de* qui *en son liv. du fœt. hum. ch.* 1. n'a pas remarqué qu'il y a deux sortes *Riolan.* d'humeurs de diverse nature, & entiérement distinctes entr'elles, contenuës entre les membranes ; mais il les a prises toutes deux pour une seule & même humeur, qu'il a crüe rester & être conservée dans la capacité de l'amnios. Cette erreur est manifeste par tout ce qu'on vient de dire.

CHAPITRE XXXII.

Du Nombril, & de ses vaisseaux, & de la nourriture du fœtus.

Le nombril.   **L**ES membranes qui envelopent le fœtus aiant été ouvertes, le Nom-bril se presente dabord à la vûë. Les Latins le nomment *Umbilcus*, qu'ils derivent du mot *Umbo* ; *La bosse ou l'éminence du milieu d'un bouclier*, parce qu'il est situé dans le milieu du ventre inferieur, ou qu'il en est le centre : (Quelques-uns avec Galien ont dit, sans aucun fondement neanmoins, qu'il est le centre de tout le corps ; mais Vesal l'établit avec plus de justice dans la symphise des os du pubis.) Les Grecs l'ap-pellent ὀμφαλὸς, & Aristote ῥίζα γαςρὸς, *la racine du ventre.*

Or le NOMBRIL est un conduit membraneux, tortueux, & iné-gal, s'élevant du milieu de l'abdomen du fœtus jusques au placenta ; de longueur considerable, c'est à dire de trois pieds ou environ dans les fœtus meurs, & de l'épaisseur du doigt ; moins pourtant en quelques-uns. Il a été nécessaire qu'il eut cette longueur & qu'il fut flottant, afin que le fœtus devenu fort dans la matrice ne le rompît pas par ses circonvolutions, & par ses regimbemens ; que lors de l'enfan-tement il pût sortir commodément sans danger de le rompre, & qu'en-fin on pût plus facilement tirer de la matrice les secondines qui y re-stent, ausquelles il est attaché.

Sa situation   Il se reflechit pour l'ordinaire sur la poitrine, & prenant sur le côté gauche, il s'étend depuis l'occiput jusques au front, & de là il s'avance jusques au placenta, auquel il est joint par les vaisseaux & par les membranes qu'il contient. Quelquefois sur le côté droit il monte jusques au col qu'il entoure, & il descend ainsi jusques au placenta. Je l'ai vû quelquefois se reflechir de dessus la poitrine vers le derriére, & le dos, sans aller jusques au col ; car la nature varie extrêmement à l'égard de sa situation. Même je le trouvai, il n'y a pas long tems, roulé & entortillé sur la poitrine & sur la tête, & de là tout au tour du pied gauche. Ce que Schenkius observa en un ac-couchement difficile de son épouse, arrive rarement ; sçavoir, que le nombril entoure le col du fœtus de deux & de trois circonvolutions, & encore plus rarement ce que Hobokenus remarque *au liv. des second. hum. art.* 1. d'un fœtus en qui le nombril faisoit quatre tours au col, dont la tête étoit tres proche du placenta, & qui, les membranes étant rompuës, vint au jour conjointement avec la secondine.

Le nombril est composé de vaisseaux , & du petit tuyau qui les contient , que l'on nomme LE PETIT INTESTIN.

On conte ordinairement quatre vaisseaux ombilicaux qui viennent du fœtus, une Veine, deux Artères, & l'Uraque. Mais il faut néces- *Ses vais-* *seaux.* fairement ajoûter à ceux-là les vaisseaux lactées , par lesquels nous avons dit *au ch.* 30. que la liqueur lactée étoit portée des cellules de la matrice dans la capacité de l'amnios.

La veine est plus ample que les artères , elle prend sa naissance du *La veine* foye du fœtus, de la fissure duquel elle sort auprés de l'origine de la *ombilicale.* veine porte dont elle est un rejetton , & de là passant au travers du nombril , elle va par le petit intestin au placenta, dans lequel elle s'in- sere & s'implante par une infinité de racines. Harvée *au liv. de la Génér. des anim. exercit.* 68. tire du cœur la première origine de cette veine, mais mal , puisqu'elle ne parvient jusques au cœur que par le moyen de la veine cave , & ainsi il faudroit plûtôt tirer son origine de la cave , & celle de la cave du cœur.

L'opinion commune a été jusques à present que c'est par cette veine *Son usage.* que le sang qui vient du placenta, est porté dans le foye du fœtus, où il acquiert par la coction la dernière perfection de sang. Har- vée *dans son exercit. sur le mouvem. du cœur & du sang, ch.* 19. dit au con- traire , que le foye n'est presque d'aucun usage dans l'embrion ; & qu'ainsi cette veine ombilicale passe toute entiére par le foye, & va directement à la veine cave ; ce qui fait que le sang ombilical ne re- çoit aucun changement dans le foye, mais passant directement au tra- vers , il tombe dans la veine cave , & de là il va au cœur, où il est dilaté & rarefié en sang spiritueux. Riolan dit au contraire , que la veine ombilicale se divise en deux dans le foye , & qu'ainsi elle se com- munique également & à la porte & à la cave ; ce qu'il assûre avoir apris par plusieurs experiences. Dominic. de Marchetis *en son Anat.ch.*8. dit avoir vû un jour cette division ; & Fred. Ruisch. *en la* 7. *de ses Obs. anat.* dit aussi l'avoir trouvée & démontrée dans le foye d'un veau nouveau né. Ainsi ce Docteur croît que la moitié du sang ombilical , ou environ la moitié, va au foye du fœtus, & l'autre à la veine cave. Il semble dabord, & la raison semble aussi le persuader, qu'on doit ajoûter beaucoup de foy à Harvée. En éfet, le ferment, qui dans l'homme né doit être fort acre afin de pouvoir dissoudre les alimens durs dont il est nourri , se fait dans le foye & dans la rate ; mais dans le fœtus , où à raison de la mollesse des alimens , ce ferment a dû être beaucoup plus doux, il se fait dans le placenta, (ainsi que nous l'avons amplement enseigné *au ch.* 30. *précédent* ;) en sorte que le foye & la rate , & aussi le poû- mon ne sont d'aucun, ou du moins d'un tres petit usage dans le fœ- tus , & ces viscères croissent pour lors seulement , & sont reservés pour les usages avenir. Ainsi il y a de la vraisemblance que le sang passe directement au travers du foye fans y recevoir un trop notable changement pour entrer dans la veine cave, & de celle-ci au cœur. Gliffon femble encore confirmer cette penfée ; car il décrit dans le foye un certain canal veineux, capable de recevoir une fonde de mediocre épaiffeur, ouvert dans les embrions & dans les nouveaux nés, mais toûjours bouché dans les adultes, lequel tend directement à la veine cave, & a été donné & engendré pour conduire dans la veine cave la grande quantité de fang qui y aborde par la veine ombilicale, & il ajoûte que ce canal exifte avant même la formation du foye ; Ce qui neanmoins ne peut pas être veritable, puifque toutes les parties fpermatiques parmi lefquelles le foye tient un des plus confiderables rangs, font commencées toutes enfemble, & qu'entre tous les vifcères le foye, après le cœur, eft le premier vû, même long tems avant la veine ombilicale, & qu'il croît dans peu de tems, & parvient à une grandeur confiderable qu'on peut facilement voir. Mais quoique toutes ces raifons foient affés plaufibles pour foûtenir l'opinion d'Harvée & de Gliffon ; neanmoins il me fera facile par ma propre obfervation de prouver que le fentiment de Riolan & de Ruifch eft le plus veritable. Car afin de connoître la chofe certainement, voici l'experience que j'en fis un jour fur un fœtus déja grand & meur, mort dans l'enfantement. Aiant ouvert l'abdomen avec le thorax, je fouflai par un tuyau que j'introduifis dans la veine ombilicale auprés du nombril, & je remarquai qu'au même tems le cœur & le poûmon en furent enflés, mais neanmoins en telle forte que le foye recevoit auffi quelque peu de ce vent, fans doute par ce rameau lateral obfervé par Riolan, & par Ruifch ; lequel s'infere au foye, c'eft à dire à la veine porte : Or, quoique ce rameau dans les premiers mois foit fi mince qu'à peine peut-on le voir, il eft neanmoins vraifemblable qu'il croît conjointement & à même tems que les autres parties, & qu'il apporte beaucoup de fang au foye, pour lui procurer à lui-même un prompt accroiffement ; enforte qu'il devienne peu à peu capable de faire les fonctions aufquelles il eft deftiné ; & il commence de les exercer dans la matrice même quelque tems avant l'enfantement, ainfi qu'il paroît par la bile que l'on trouve dans la veffie du fiel, non feulement d'un fœtus meur & nouveau né, mais encore dans les avortons de fix & de fept mois ; & dans les fœtus qui viennent de naître, on la voit déja mêlée avec les excremens du ventre. Car ce n'eft pas aprés la naiffance du fœtus feulement que le foye commence d'exercer, comme par fault, fa fonction de fermenter la bile, mais même dans la matrice il y eft difpofé peu à peu, & veritablement il l'y exerce.

Ses valvules La veine ombilicale donc porte au fœtus le fang qui a été préparé dans le placenta, & elle a plufieurs valvules qui regardent vers le fœtus, lefquelles foûtiennent l'éfort de la chûte de ce fang, & empêchent
qu'il

qu'il ne refluë dans le placenta. On ne peut neanmoins que tres difficilement démontrer ces valvules à caufe de leur petiteffe extrême, mais on peut avec raifon foupçonner qu'il y en a, parce qu'on ne fçauroit en pouffant avec les doigts faire avancer le fang du fœtus vers le placenta, quoiqu'on le pouffe facilement vers le fœtus. Nicol. Hobokenus *au liv. ci-devant cité*, écrit qu'il n'a pû trouver aucune valvule double dans la veine ombilicale, mais qu'il y a remarqué diverfes inégalités finueufes, & auprés du placenta une caroncule, ou plûtôt un replis membraneux de féparation, fitué en telle façon felon la longueur & la profondeur de la veine qu'elle en terminoit la ramification, & fembloit faire la fonction de valvule : Or il appelle cette caroncule ou replis *Analogue de valvule.*

Il faut ici remarquer en paffant l'erreur de J. Claude de la Courvée, qui a crû que par cette veine il ne fe portoit quoique ce foit du placenta au fœtus ; mais au contraire, que le fang couloit de celui-ci en celui-là ; & cela par la raifon que cette veine prend fon origine du fœtus & va au placenta ; donc, dit-il, le fang doit, en premier lieu, couler par l'origine de cette veine, & être porté enfuite vers fa fin qui s'infere dans le placenta. Mais l'erreur de la Courvée eft vifible, non feulement par les valvules dont on vient de parler, mais encore par l'experience que l'on fait par le moyen de la ligature, de laquelle on fera mention dans peu ; Outre cela, la raifon qu'il tire de l'origine ou principe de la veine ombilicale, n'eft d'aucun poids ; car le principe d'une production ne dénote & n'établit pas le principe d'un ufage mais l'aptitude feulement, ou difpofition à un ufage futur quel qu'il foit. Ainfi felon l'obfervation d'Harvée la veine cave eft produite par le cœur, le fang neanmoins ne va pas du cœur dans la veine cave ; mais au contraire, il vient de cette veine dans le cœur. De même les racines des plantes s'étendent de la plante dans la terre, neanmoins l'aliment par leur moyen fe porte de la terre dans les plantes, & non pas de la plante dans la terre. *Erreur de J. Cl. de la Courvée.*

Il femble que la veine ombilicale n'eft pas difpofée de la même manière dans les brutes que dans les hommes ; car Fabricius écrit que dans les chiens & les châts il a remarqué, qu'outre cette veine, il y en a encore deux autres qui vont aux mefenteriques, dans lefquelles elles s'ouvrent, l'une auprés du ventricule, & l'autre auprés des gros inteftins. Higmorus écrit que dans les vâches il a toûjours trouvé la veine ombilicale double. Peût-être que dans les autres animaux il y aura auffi quelque difference. Nous laiffons à la curiofité de chacun de le rechercher. *De la veine ombilicale des brutes.*

Les ARTERES OMBILICALES font deux en nombre, qui prennent leur origine des rameaux iliaques interieurs de la grande artère, dabord dés le commencement de fa divarication ; d'où fe portant en haut vers *Les artères ombilicales.*

les côtés de la veſſie, & aiant rencontré la veine qui doit les accompagner, elles entrent enſemble dans le petit inteſtin ombilical ; lequel
elles traverſent d'un cours plus long, moins droit, & plus en ſerpentant que la veine ; & ainſi ces trois vaiſſeaux tantôt tordus enſemble, légérement neanmoins & par ordre en forme de cordon, tantôt ſeulement
placés directement à l'oppoſite les uns des autres en forme de triangle, paſſent par le milieu de la glû ou gélée lactée contenuë dans le
petit inteſtin, & vont au placenta, où ils s'implantent par un nombre innombrable de racines, & forment en lui cét admirable tiſſu, ou
plexus retiforme, qui fait dire à Bartholin en le conſiderant, que ces
vaiſſeaux s'y uniſſent par une merveilleuſe anaſtomoſe ; ce qui neanmoins n'eſt pas vraiſemblable, & il n'eſt perſonne qui puiſſe le démontrer. Carpus & Fabricius ne font aucune mention d'anaſtomoſe ;
mais ils remarquent ſeulement un tiſſu confus & un groſſier entortille-
ment de ces vaiſſeaux à un pied ou environ d'éloignement du fœtus.
Pour moi m'étant appliqué quelquefois avec ſoin à examiner le nombril, j'y ai trouvé, & j'ai démontré que ces vaiſſeaux étoient tantôt légérement tortillés entr'eux, tantôt non, mais qu'étant placés comme
en triangle, & ſéparés les uns des autres par un entre-deux preſque
égal, ils paſſoient droit par la gélée ou petit inteſtin, ainſi qu'on a dit
ci-devant.

Harvée *au tr. de la génér. des anim. exercit.* 52. dit qu'à peine dans les
premiers mois trouve-t'on ces artères dans l'embrion, & que la veine
ombilicale eſt viſible long tems auparavant elles, ainſi il croit qu'elles
ſont formées plus tard, & quelque tems aprés la veine. Mais il eſt vrai-
ſemblable que ces trois vaiſſeaux ſont formés & croiſſent enſemble,
puiſque le parenchime du placenta ne peut pas être aſſés vivifié ni mis
en diſpoſition d'agir ſans ces artères, & que la veine ombilicale ne
peut être d'aucun uſage, ſi le ſang vital n'eſt en premier lieu porté au
placenta par ces mêmes artères. Quant à ce qu'elles ſont plus tard viſibles que la veine, cela vient de ce qu'elles ſont beaucoup plus petites
& plus déliées, & c'eſt pour cette même raiſon qu'en pluſieurs autres
parties çà & là, les petites artères ne ſont point ſi manifeſtes que les
veines. Nicol. Hobokenus *au liv. qu'on a cité*, a obſervé que la groſſeur de ces veines n'eſt pas par tout égale ; mais qu'auprés des nœuds
du petit inteſtin elle eſt plus étroite, & qu'ainſi elle forme auſſi en
ſoi comme des petits nœuds.

L'uſage des
artères. C'eſt par ces artères que le ſang & l'eſprit vital ſont portés, non
pas de la mere au fœtus, ainſi que pluſieurs l'ont crû juſques à preſent,
ſuivant en cela la penſée de Galien : mais au contraire, du fœtus au
placenta par l'impulſion du cœur du fœtus, afin qu'ils y diſſolvent
encore plus, & d'une maniére ſpecifique le ſang qui y aborde par les
petits vaiſſeaux de la matrice, qu'ainſi ces deux ſangs ſe cuiſent en-

femble ; que par ce moyen la matiére propre pour la nourriture du
fœtus y foit mieux préparée , & qu'étant enfuite portée dans les vifcères du fœtus par la veine ombilicale , elle puiffe être convenablement rarefiée dans le cœur , & y acquerir une nouvelle perfection de
fang.

L'experience oculaire enfeigne clairement ce mouvement là du fang: *Le mouve-*
Car fi on lie le nombril d'un fœtus vivant (ce que l'on peut expe- *ment du fang*
rimenter dans les brutes) par le milieu , & qu'on ouvre enfuite le *par le nom-*
petit inteftin, on voit dabord les artères s'enfler entre le fœtus & la *bril.*
ligature, & s'affaiffer au de là de la ligature ; pendant que tout au
contraire , la veine s'enfle entre la ligature & le placenta , & fe defenfle vers le fœtus. Ce qui eft une marque évidente que le fang arteriel eft pouffé du fœtus vers le placenta ; & le veineux , tout au contraire , du placenta au fœtus. On peut encore experimenter cela par
une autre méthode fans ligature ; fçavoir en pouffant avec les doigts
par la veine le fang du placenta vers le fœtus ; car pour lors il avance
avec facilité , mais il ne fçauroit être répouffé par le chemin contraire à
caufe des valvules qui s'y oppofent. A l'égard des artères , ce n'eft qu'a-
vec difficulté & par violence feulement qu'on fait retourner au fœtus le
fang qu'elles contiennent , fe portant , au contraire , fans peine & de
fon mouvement au placenta.

Les autheurs écrivent differentes chofes touchant les anaftomofes , *Qu'il n'y a*
tant des artères avec les veines , que des veines avec les artères ; mais *là aucune*
ce qu'ils en difent eft contraire à l'experience , puifqu'on ne peut ob- *anaftomofe.*
ferver nulle part dans le placenta aucune de ces anaftomofes. Ce que
Nicol. Hobokenus a tres à propos remarqué *dans fon liv. ci-devant cité* ,
aiant exactement recherché & examiné ce point par de frequentes injections de liqueur.

Il eft queftion maintenant d'examiner ici ce qu'il faut penfer de l'u- *Qu'il n'y a*
nion des veines & des artères ombilicales avec la matrice. Galien *au* *aucune uniõ*
liv. 2. *de la diffection de la matrice* , & Ariftot. *au liv.7. de l'hift.des anim.ch.8.* *entre les*
enfeignent que les orifices des vaiffeaux ombilicaux s'uniffent avec les *vaiff-aux*
fins ou orifices des vaiffeaux de la matrice ; en forte que les racines de la *ombilicaux,*
veine ombilicale attirent le fang des veines de la matrice , comme les *& la matri-*
artères ombilicales attirent des artères de la matrice l'efprit ; à laquelle *e.*
opinion fe font rangés Aquapendens , Sennett , & plufieurs autres tres
éclairés. Il y en a d'autres qui ne font pas de moindre authorité qui
nient abfolument cette union , & nous fommes de leur avis. Car il
y a plufieurs chofes qui font voir qu'il n'y a aucune anaftomofe , ou
union entre les vaiffeaux ombilicaux & ceux de la matrice.

1. Que cette union de vaiffeaux tiendroit le fœtus fi fortement lié à la
matrice , que dans l'enfantement il ne pourroit s'en féparer ; ou s'il en
étoit arraché par les violents éforts de la mere , cela cauferoit tant de

dangereufes playes par l'arrachement & la ruption de chaque vaiffeau uni, que la mere en recevroit bien-tôt la mort par l'abondance du fang qui en couleroit.

2. Que le fang defcend dans le placenta peu à peu par les petits vaiffeaux entr'ouverts de la matrice pour y être préparé & difposé pour la nourriture & l'accroiffement du fœtus, ainfi qu'on a dit *au ch.* 30. Mais il n'y a point eu d'Anatomifte jufques à prefent qui ait pû remarquer aucun allongement ou production des vaiffeaux de la matrice au de là de la matrice même vers ou dans le placenta, ni qu'il y ait aucune union entre ces vaiffeaux & ceux du placenta, ou du nombril ; en forte que s'ils ont écrit quelque chofe fur ce fujet, ce n'a été que fur de fimples conjectures.

3. Que fuppofé cette union ou continuité des vaiffeaux de la matrice avec les ombilicaux, le placenta ne fçauroit être d'aucun ufage : Car le fang paffant au delà à caufe de cette continuité, il ne fçauroit en arriver aucune portion dans la fubftance du placenta, & y être préparé.

4. Que les veines ombilicales ne vont pas jufques à la matrice, mais qu'elles jettent leurs racines par tout dans le placenta, & que c'eft de luï feulement & immediatement ' ꝛ non de la matrice, qu'elles reçoivent le fang alimentaire qu'elles portent au fœtus, en la maniére que les plantes tirent de la terre par leurs racines le fuc alimentaire.

5. Que les artères ombilicales ne tirent rien de la matrice, ni de fes artères, mais qu'elles portent le fang vital du fœtus au placenta, pour être entiérement confumé par les petits rameaux de ce vifcère.

6. Que dans le pouls la mefure & l'ordre des battemens des artères ombilicales eft entiérement diffemblable de celui du pouls des artères de la matrice.

7. Qu'il eft quelquefois arrivé que la mere étant morte, le fœtus lui a furvecu pendant quelque tems dans la matrice, (ainfi qu'on apprend par plufieurs exemples de fœtus qu'on a tirés vivans de la matrice de leurs meres ouvertes quelques heures aprés leur mort ;) ce qui ne fe peut faire fi le fœtus reçoit le fang vital par les artères de la mere ; par la raifon que le pouls de la mere manquant, il faudroit néceffairement que le fœtus mourut auffi, ou avant la mere, ou du moins au même tems.

Les vaif-   On voit de là l'erreur de Vefal & de Colombus, qui, fuivant l'o-
feaux ombi- pinion de Galien, ont crû que les vaiffeaux ombilicaux n'étoient pas
licaux ne feulement unis aux vaiffeaux de la matrice, mais auffi qu'ils prenoient
viennent pas d'eux leur origine par continuation, & qu'ils s'étendoient de la ma-
de ceux de trice jufques au fœtus. Cette erreur eft vifible, tant par tout ce que
la matrice. nous venons de dire, que de ce que dans le fœtus abortif que nous avons vû & décrit parmi plufieurs autres *au chapitr.* 29. le

nombril prenoit son commencement non de la matrice, mais du
fœtus ; & aussi de ce que dans les petits des oiseaux les vaisseaux ombilicaux commencent manifestement au poulet même, & se divisant
en de tres petits rameaux ils s'étendent du poulet jusques au jaune. En
la même maniére absolument que dans les végétaux les racines ne viennent pas de la terre dans les plantes, mais au contraire, des plantes
elles vont dans la terre dont elles tirent leur nourriture. Ce qui est encore plus évident dans les bulbes ou oignons, qui étant suspenduës
hors de la terre poussent d'elles mêmes des racines.

De cette opinion il en est venu une autre tres absurde, qui a enseigné que la veine & les artéres ombilicales étoient engendrées & for- *S'ils sont
mées avant le cœur, le foye, & les autres viscères ; (ce que Bauhin* *formés avât
le cœur.*
s'éforce *en son anat. liv. 1. ch. 2.* d'établir par plusieurs raisons,) comme
si ces viscères ne pouvoient pas être formés sans que le sang qu'on veut
être la matiére de leur formation, ne fût apporté de la matrice : &
comme s'il n'étoit pas constant & hors de tout doute parmi les Philosophes les plus éclairés, qu'ils sont formés du germe même de la
semence, qu'aprés leur formation ces vaisseaux (dont les premiers
traits avoient été déja auparavant ébauchés dans le fœtus avec ceux
des autres parties solides,) reçoivent d'eux leur nourriture pour leur
extension ; & que c'est de là que vient qu'ils croissent ainsi en longueur, & qu'ils s'étendent jusques au placenta.

Mais peut-être qu'on demandera ici : comment est-ce que ces vais- *Comment
seaux aprés que du ventre du fœtus ils sont parvenus à ce point de* *les vaisseaux
traversent
longueur qu'ils touchent les membranes, peuvent au travers de l'am-* *les membra-
nios & du chorion pénétrer jusques au placenta ? Je répons que cel-* *nes.*
la se fait de la même maniére que les racines des herbes, des arbris-
seaux, & des arbres pénétrent dans la terre dure, que même ils entrent
souvent dans des soliveaux épais, dans des murs, & dans des pierres
que l'eau ne sçauroit pénétrer. En éfet, les premiéres pointes tres-déliées
& tres aiguës des vaisseaux ombilicaux s'insinuant insensiblement dans
les pores des membranes (car la configuration de leurs pores est disposée à les admettre,) les traversent peu à peu, quoique les humeurs
qu'elles contiennent ne puissent pas s'écouler au travers ; mais dans la
suite, que ces vaisseaux ainsi adhérens à ces pores croissent plus en
longueur, ces pores qui leur sont déja indissolublement unis, se dilatent
aussi peu à peu à proportion de leur accroissement.

Riolan fait mention, aprés Avicenne & Varolius, de deux vais- *Les racines
seaux capillaires qu'il appelle* Racines dorsales du fœtus, *lesquels avant* *Dorsales.*
la génération des veines & des artéres ombilicales vont des cornes de
la matrice, un de chacune, s'inserer dans la partie superieure & posterieure de la semence coagulée, où ils fournissent le sang nécessaire pour
la formation des parties ; pendant quoi les vaisseaux ombilicaux

s'affermiſſeut ; & enſuite les fondemens des parties étant jettés, ils s'évanoüiſſent. Mais tout cela n'eſt que pure imagination, ainſi qu'il paroît de ce que le fœtus n'eſt pas engendré d'une ſemence coagulée, mais fonduë, & ſeulement de ſa plus ſubtile partie, c'eſt à dire de ſon germe. Outre cela, ces racines dorſales ſeroient inutiles, puiſque la délineation des parties ne ſe fait que de la ſeule ſemence de l'homme, ſans le concours d'aucun ſang, (ainſi qu'on l'a dit *aux ch.* 28. & 29.) & qu'il eſt tres évident dans l'œuf, où, quoiqu'il n'y ait point de ſang, & qu'il n'y en puiſſe venir d'aucun endroit, neanmoins les parties s'y forment, & étant formées elles engendrent de la matiére alimentaire qui ſe preſente, du ſang ; & de ce ſang enſuite toutes les parties qui viennent d'être commencées, ſe nourriſſent, croiſſent, & reçoivent leur perfection.

Les vaiſ-ſeaux lactées   Il ſembleroit néceſſaire, aprés avoir parlé des vaiſſeaux ſanguiferes, de traiter ici des lactées, mais on en a déja dit beaucoup de choſes *au ch.* 30. *vers la fin.* J'ajoûte neanmoins, & je répète, que Nehedam *en ſon liv. de la form. du fœt. ch.* 3. ſemble ne reconnoitre ici aucun vaiſ-ſeau lactée ; car il aſſigne un autre chemin à cette liqueur lactée : En éfet, il dit, qu'aprés qu'elle a été cuite dans le ventricule de la mere, elle ſe mêle au ſang (Il tâche d'inculquer la même choſe plus amplement *au même liv. ch.* 1.) avec lequel elle circule par les vaiſſeaux ſanguins, & que c'eſt par cette voye qu'elle eſt portée à la matrice ; que là elle eſt mêlée au ſang du fœtus, qu'alors cette portion du ſang maternel qui n'a pas beſoin d'une plus grande coction, ou fermentation, eſt dabord changée au ſang du fœtus, & que le reſte du ſuc lactée nutritif qui a beſoin de plus de coction, en eſt ſéparé & renfermé dans l'amnios comme la matiére de la nourriture qui dans l'avenir doit être portée par la bouche dans le ventricule du fœtus, & y être digerée. Mais nous avons amplement refuté cette opinion *au ch.* 30. *que nous venons de citer.*

L'uraque.   L'URAQUE, ou *vaiſſeau urinaire*, eſt le quatriéme des vaiſſeaux ombilicaux. C'eſt un petit corps mince, membraneux, long & rond, aiant une petite ouverture ou paſſage tres étroit, & s'élevant du fond de la veſſie entre l'artère & la veine, juſques au nombril.

Dans la plûpart des animaux de grande ſtature il eſt manifeſtement ouvert pour le paſſage, & ſuivant l'obſervation d'Hobokenus il n'a point de valvules, (dans les petits animaux neanmoins à peine peut-on en lui remarquer aucune ouverture.) Il ſe porte juſques à la membrane urinaire que l'on a décrite ci-deſſus, entre laquelle & le chorion l'urine du fœtus eſt verſée par ſon entremiſe, pour y être conſervée juſques au tems de l'enfantement. Hier. Fabricius *de la form. du fœt. part.* 1. *ch.* 10. écrit que dans la plûpart des animaux ce vaiſſeau, au ſortir de la veſſie, n'eſt qu'un ſeul conduit ou canal, mais qu'étant hors de l'abdomen à mesure qu'il s'avance vers l'alantoïde , il se fend en plusieurs fibres tres minces , ce qui fait que l'urine s'écoule veritablement dans le petit intestin ; mais qu'elle ne se répand pas facilement dans l'uraque, quoique même on tâche de l'y faire entrer. De même aussi Nehedam *de format. fœt. c. 3.* remarque que l'on trouve dans la vessie des grands animaux une liqueur semblable à celle qui est contenuë dans l'alantoïde ; & que si on soufle dans la vessie par un tuyau , le vent passe dans l'alantoïde.

Mais dans l'homme , on ne voit pas que l'uraque s'étende plus loin que le nombril , & il n'est aucun Anatomiste jusques à present qui ait pû démontrer qu'il aille plus loin ; & ainsi plusieurs ont conclu que l'uraque ne s'étend que jusques au nombril , qu'il sert de ligament pour le fond de la vessie , & qu'il n'est point creux. C'est ce que Arantius *au liv. du fœt. hum. chap.* 11. indique par des termes tres clairs. *Selon ma pensée*, dit-il , *ce qui semble dans la vessie avoir en quelque façon la figure de canal, ou de l'uraque , n'est autre chose que le ligament de la vessie, qui étant un peu large en sa base , se diminuë peu à peu en maniére d'alene de cordonnier , en sorte qu'étant parvenu au nombril , il s'évanoüit, & s'aneantit; Il n'a cependant point de cavité ; mais , (ainsi que je m'imagine ,) il n'a été donné que pour attacher la vessie au peritoine , & la soûtenir , afin que lorsqu'elle est pleine d'urine , elle ne s'affaisse pas sur son col , & ne le comprime pas, non plus que les parties qui sont au dessous.* Paré de même écrit qu'il n'a pû en aucune maniére trouver dans l'homme l'ouverture de l'uraque. Même Nehedam rapporte que dans le cordon humain il n'a pû découvrir aucune trace de l'uraque , & beaucoup moins aucune cavité. Mais la raison enseigne qu'il n'est point ici besoin de ligament ; car la vessie etant suffisamment & assés fortement attachée à la region du pubis , elle n'a pas trop besoin d'aucun autre ligament , & qu'ainsi cette partie est destinée à quelqu'autre usage plus noble , qu'Avicenne & Fabricius ab Aquapendente ont mieux connu ; car ils disent que l'uraque ne se termine pas au nombril , mais que conjointement avec la veine & les artères ombilicales , il passe au delà ; sçavoir jusques aux membranes qui envelopent le fœtus , que dans les animaux il s'ouvre dans l'alantoïde (par consequent dans l'homme entre le chorion & la membrane urinaire) & qu'il y porte l'urine depuis la vessie du fœtus.

Or que l'uraque ne soit pas visible hors de l'abdomen , la cause en est , ou de ce que peut-être jusques à present personne ne la recherché & examiné avec assés d'exactitude , ou que à raison de la tenuité & de la transparence de sa substance , il ne peut être vû ; & c'est aussi par cette même raison que les vaisseaux chyliferes & les lymphatiques , lorsqu'ils sont vuides , ne peuvent être découverts ; d'où vient que pendant tant de siécles ils ont échapé à la vûë des plus habiles

Pourquoi il n'est plus visible hors de l'abdom̃.

Anatomiftes, quoique neanmoins prefentement on les trouve affés facilement lorfqu'ils font pleins. Ajoûtez que dans les corps humains morts un vaiffeau fi mince par lequel il ne paffe qu'une humeur fereufe qui ne s'y arrête point, s'affaiffe facilement, qu'ainfi à raifon de fa tranfparence, il ne peut être diftingué des autres parties ; & que dans les vivans, où peut-être on le verroit rempli, il n'eft pas permis de le rechercher.

Obfervation.　Il y a quelque tems qu'examinant un avorton de fept mois, ou d'un peu plus, je pris garde que la veine & les deux artères ombilicales n'étoient pas tortillées entr'elles, mais qu'il y avoit dans le. petit inteftin abondance d'une certaine humeur blanchâtre, (fans doute elle y avoit été apportée par les vaiffeaux laétées ombilicaux, qui des petites cellules laétées de la matrice defquelles on a parlé *au chap.* 30. fe portent au placenta) mediocrement épaiffe en forme de gélée, au travers de laquelle ces trois vaiffeaux fitués comme en triangle paffoient, étant comme foûtenus par cette gélée. Je ne trouvai dans le petit inteftin aucun autre vaiffeau qui fût vifible, mais aiant coupé le cordon de travers, je remarquai que du milieu de ce triangle de vaiffeaux il en fortoit un petit point, ou petite goûte d'une humeur fereufe, dont en preffant un peu fortement le cordon du fœtus en dehors vers fon extremité coupée, il s'exprima fix ou fept autres goûtes. Je me perfuadai que cette liqueur venoit de l'uraque, qui conjointement avec les autres vaiffeaux traverfoit invifiblement cette gélée blanchâtre.

L'urine du fœtus coule par l'uraque　On ne doit pas doûter que l'urine du fœtus ne coule par l'uraque, cela eft évident par les exemples de plufieurs adultes, dans lefquels l'urine n'aiant pû s'évacuër par le conduit ordinaire, le nombril s'étoit ouvert pour lui donner paffage ; dequoi on trouve plufieurs remarquables hiftoires dans Fernel *liv.* 6. *de fa patal. ch.* 13. dans André Dulaurens *liv.* 8. *Anat. q.* 17. dans Cabrolius *Obferv.* 20. dans Hildanus *Cent.*1. *Obf.*47. & *Cent.* 2. *Obf.* 48. dans Higmorus *liv.* 1. *part.* 4. *ch.* 7. & dans plufieurs autres. Que fi cela arrive dans les adultes, dans qui l'uraque eft déja deffeché en ligament, à combien plus forte raifon doit-il arriver dans le fœtus où ce vaiffeau eft plus ouvert, & nullement deffeché. Outre cela on trouve toûjours dans les embrions de cinq ou fix mois rejettés par avortement, leur veffie toûjours gonflée & entiérement pleine d'urine, & il eft hors de doute que leur veffie fe romproit bien-tôt, fi l'urine ne s'évacuoit pas par l'uraque ; car chaque jour dans les reins il fe fépare de la maffe du fang quelque peu de ferum qui tombe dans la veffie, & plus le fœtus devient grand, plus il faut que la féparation qui s'en fait, foit grande.

L'autre opinion.　Ceux qui n'ont pas fait affés ferieufement reflexion à cela, ont fuivi l'ancienne opinion, & ont tâché de la défendre par diverfes raifons.

Bartholin

Bartholin est de ce nombre. Il écrit *dans ses Hist. Anat. rar.* que dans la
dissection qu'il fit d'un fœtus, il ne trouva pas l'uraque ouvert, & ne
pût jamais y introduire une sonde ; d'où il croit que cette experience
seule est suffisante pour prouver que l'uraque n'est pas ouvert. Mais
ceux qui auront bien observé la petitesse de son ouverture dans l'homme, ne s'étonneront pas qu'on n'ait pas pû introduire une sonde dans
un vaisseau si étroit ; & cela d'autant plus qu'à sa sortie de la vessie
qui est entre les membranes, il fait en y passant plusieurs contours, &
si on veut y faire entrer avec force une sonde, quelque petite ou pointuë qu'elle soit, elle ne sçauroit le traverser selon toute sa contenuë,
mais elle le percera dans les côtés par où elle sortira facilement. Outre Bartholin, Harvée écrit aussi *dans son Exercit. des membranes de la mat.*
qu'il n'a jamais vû l'uraque trouée, ou aiant en soi de l'urine. Et
Ant. Everardi rapporte *l. de ort. animal.* que jamais dans aucun fœtus humain, non plus que dans les connils, dans les chiens, ou dans
les liévres, il n'a trouvé l'uraque ouvert, mais toûjours solide, incapable de donner passage, & faisant seulement la fonction de ligament suspensoire. Regius se confiant à ce qu'ils en ont écrit, croit aussi
lui-même *Medic. l.1. c.11.* que l'uraque n'a point d'ouverture. Mais ce
que nous avons dit ci-devant, détruit assés leur opinion, & en fait
voir l'erreur.

Jean Claude de la Courvée faisant reflexion qu'il faut nécessairement *Opinion de*
qu'une partie de la serosité contenuë dans le sang qui se fait dans *la Courvée.*
l'embrion, s'en sépare, voyant qu'elle ne s'écoule pas par les parties
génitales dans le suc lactée contenu dans l'amnios dont le fœtus est
nourri, & croyant avec les autres que l'uraque n'est pas ouvert, explique la chose tout autrement *dans son liv. de la nourrit. du fœt. p.1. ch. 7.* &
il tâche de prouver que pendant tout le tems que l'embrion est enfermé
dans la matrice, il ne s'évacuë quoique ce soit de l'urine par la vessie,
mais qu'elle s'y ramasse toute, & qu'elle peut y être conservée jusques
au tems de l'enfantement. Mais l'erreur de la Courvée est visible de
cela seul, que dans les fœtus poussés hors de la matrice au quatre ou
cinquième mois, on trouve toûjours la vessie gonflée de serosité, & entiérement pleine : Que si dans ces premiers mois elle en est déja toute
remplie, quoique dans ce tems-là il ne se fasse dans l'embrion que tres
peu de sang, à cause de la petitesse extrême & de la foiblesse des viscères, d'où parconsequent il ne doit pas se séparer beaucoup de serosité ; où demeurera la serosité qui dans les derniers mois que les viscères sont plus forts & plus robustes, se sépare sans doute en beaucoup
plus grande quantité ? Est-ce qu'elle se fourrera par force dans l'urine
qui est déja dans la vessie, & qui la remplit ? Certes, en ce cas la
vessie se romproit nécessairement avant que le fœtus parvint au sixiéme mois. Outre cela, le fœtus après la naissance pisse tres souvent ;

La nour-
riture par la
bouche &
par le nom-
bril.

Mais dans la fuite que les viſcères ſont dévénus un peu plus forts, que la matiére ſeminale eſt en partie conſumée, que le placenta eſt arrivé à un état plus parfait, que le nombril eſt étendu juſques à lui, & que le ſuc lactée ſe répand en abondance dans l'amnios, le fœtus pour lors ſe nourrit par la bouche & par le nombril.

Preuve de
la nourritu-
re par appo-
ſition.

On prouve par des raiſons tres fortes ces trois maniéres dont le fœtus eſt nourri.

La nourriture par appoſition qui eſt la premiére de toutes, paroît du prompt accroiſſement des parties, quoique neanmoins les vaiſſeaux ſoient encore ſi tendres & ſi délicats, qu'il leur eſt impoſſible de faire & de fournir autant de ſang qu'il en faut pour un ſi prompt accroiſſement.

La nourriture par la bouche eſt établie par ſix raiſons.

Preuve de
la nourritu-
re par la
bouche.

1. Qu'on ne trouve jamais le ventricule du fœtus vuide, mais qu'on y voit toûjours un ſuc lactée tirant ſur le blanc, (ce que l'on peut experimenter ſur les animaux,) & dans la bouche un ſuc tout ſemblable. La même choſe arrive dans les petits des oiſeaux pendant qu'ils ſont dans l'œuf ; car on voit dans leur bec, dans leur jabot, & dans leur ventricule, une matiére comme du lait coagulé, qui vient du blanc d'œuf qu'ils ont pris par le bec.

2. Qu'il y a des excremens dans les inteſtins du fœtus, (les Philoſophes les appellent MECONIUM,) leſquels aprés qu'il eſt né, il rejette par le fondement : ſans doute que ces excremens ſont le réſidu de quelque aliment reçû par la bouche, puiſque de tels excremens ne peuvent pas provenir du ſeul ſang, ce que neanmoins quelques-uns ont enſeigné, & que Riolan a refuté *au liv. du fœt. hum. ch.7.*

3. Que le ventricule qui immediatement aprés l'enfantement cuit & digère, ne pourroit pas ſi-tôt faire cette fonction, s'il n'y avoit en quelque maniére été accoûtumé dans la matrice.

4. Que le fœtus ne pourroit pas ſans beaucoup d'incommodité ſupporter un changement ſi ſubit de nourriture ; ſçavoir de n'avoir été nourri dans la matrice pendant tant de mois que de ſang nombrical, & enſuite étant né être dabord, & comme par ſault, nourri de lait pris par la bouche, & envoyé dans le ventre.

5. Que l'enfant incontinent aprés qu'il eſt né, ſuce la mammelle, ce qu'il ne ſçauroit faire, ſi auparavant dans la matrice il n'avoit pris quelque aliment par la bouche, ſoit en ſuçant, ou en mâchant.

6. Que pluſieurs enfans immediatement aprés leur naiſſance rejettent par vomiſſement un aliment lactée avant qu'ils ayent ſucé la mammelle, ou qu'ils aient rien pris par la bouche. Or cét aliment ne ſçauroit être dans leurs ventricules, s'ils ne l'avoient pris par la bouche dans la matrice. J'ai vû de cela un exemple manifeſte en Jeanne la

Obſervation.

plus jeune de mes filles, laquelle environ une heure après sa naissance vomit du lait en quantité ; toutes les femmes qui étoient présentes en étant étonnées, dautant que l'enfant n'avoit point encore sucé la mammelle, & qu'on ne lui avoit encore rien donné.

Harvée *en son traité de la génér. des anim. exerc.* 57. prouve cette maniére de nourriture par un argument tiré du sucement même. *Le fœtus,* dit-il, *dabord après qu'il est né, & même avant qu'il soit né, suce, comme s'il avoit déja sucé long tems auparavant. En éfet, nous avons experimenté que dans les enfantemens difficiles où le fœtus demeure quelque tems au passage avant qu'il puisse respirer, ou pousser des cris, si on lui met le doigt à la bouche, il le prend & le suce.*

Cette nutrition est encore confirmée par l'authorité d'Hipocrate, qui *au liv. des chairs,* enseigne qu'elle se fait de cette maniére-là, par des argumens tirés, tant de la nature des excremens que les nouveaux-nés dejettent, que du premier sucement des mammelles.

Si quelqu'un demande : quel est l'aliment dont le fœtus est nourri par la bouche ; il faut répondre, ainsi qu'on a déja suffisamment dit ci-devant, que c'est en premier lieu de la liqueur seminale fonduë, ensuite du suc lactée contenu dans la cavité de l'amnios ; (on a dit *au ch.* 30. *vers la fin* comment il y aborde.) Harvée *en son traité de la générat. des anim. Exercit.* 69. dit avoit trouvé ce suc lactée dans le ventricule d'un fœtus. Olaus Rudbeck donne aussi son observation là dessus. *Aiant dis-séqué,* dit-il, *tous les fœtus d'une châte, je vis dans leur gueule, dans leur esopha-ge, & dans leur ventricule, un mucilage ou viscosité semblable à celui qui dans le corps étoit dans l'amnios.*

Or ce suc est pris peu à peu & avalé par le fœtus en suçant ; car il n'y a pas de l'apparence que ce soit par accident, ou de son propre mouvement, qu'il est poussé, ou qu'il tombe dans la bouche. En éfet, si cela étoit, il s'y porteroit avec tant d'abondance que le fœtus en seroit bien tôt gonflé, & suffoqué. Et il ne faut pas craindre avec Hen-nigius Arniseus *en sa Disp. sur la génér. de l'hom.* que l'enfant fût parcille-ment suffoqué par la liqueur abondante dans laquelle il nage, s'il ouvroit la bouche, parce que comme tant qu'il est dans la matrice il ne respire pas, il n'entre rien dans ses poûmons ; & quand il respire-roit, (ce qui n'est pas,) il ne seroit pas moins en danger d'être suf-foqué aiant la bouche fermée qu'ouverte. Nicol. Hobokenus propose ici une question ; sçavoir si l'on doit dire que le fœtus prend ce premier aliment en le suçant, ou seulement en l'avalant sans l'avoir premiérement sucé ; mais ce doute n'est pas si considerable qu'il faille beaucoup tra-vailler à le resoudre. Car quand on prend quelque chose de liquide par la bouche pour l'avaler, on a coûtume de dire communément qu'on le prend ou en suçant, ou en avalant, quoique neanmoins tres sou-vent ce ne soit ni de l'une ni de l'autre maniére ; mais seulement que

Question.

la liqueur eft versée dans la bouche, enfuite de quoi elle s'écoule par le gofier, & ainfi il ne faut pas douter que dans la matrice la liqueur alimentaire ne tombe de fon mouvement dans la bouche du fœtus, & ne s'écoule ainfi au dedans ; il y a neanmoins de la vraifemblance que le tems de l'enfantement s'approchant, cela fe fait comme en beuvant, c'eft à dire peu à peu, & en avalant : de là vient que le fœtus étant déja accoûtumé à cette forbillation, tâchant au moment qu'il vient de naître de la continuer, apprend bien-tôt & facilement à fucer. Harvée *au liv. de la générat. des anim. exercit.* 57. eft de même fentiment. *Si l'embrion*, dit-il, *flotant en cette humeur ouvre fa bouche, il faut néceffairement qu'il entre en fon gofier de cette eau ; & s'il meut les autres mufcles*, (cela eft conftant par le mouvement de l'enfant dans la matrice que l'on fent au déhors en appliquant les mains,) *pourquoi ne croirons nous pas que l'or-gane du gofier fe meut auffi, & qu'il avale cette liqueur ?* Or afin qu'il décri-ve mieux cét acte ou maniére d'avaler, & qu'il faffe voir qu'il ne fe fait pas en amenant ou attirant la liqueur vers l'interieur de la bou-che, ainfi que nous avons coûtume de faire en beuvant ; il ajoûte auffi la maniére dont l'enfant qui vient de naître commence de fucer. *Car*, dit-il, *l'enfant* (qui vient de naître) *ne fuce pas en comprimant le boût de la mammelle de toutes parts avec les lèvres, ainfi que nous faifons en beuvant ; mais, comme s'il vouloit l'avaler, il l'attire tout prefque jufques en fon gofier, & par le fecours de fa langue & de fon palais il tire le lait comme en mangeant.* En éfet, en s'éforçant comme de manger, il fait la même manié-re de fucement qu'il faifoit dans la matrice. C'eft de cette façon de fucer qu'il faut entendre Hipocrate lorfqu'il dit *au liv. de carn. Sect.* 8. que le fœtus fuce dans la matrice.

Riolan *de fœt. hum. c.* 7. nie affés inconfiderément que le fuc blanchâ-tre qui eft contenu dans le ventricule du fœtus, foit un fuc chileux ; difant au contraire, que c'eft un excrement de la troifiéme coction du ventricule, ou une pituite qui tombe du cerveau. On ne peut dire neanmoins ni l'un ni l'autre : ainfi J. Cl. de la Courvée *p.* 2. *de la nour-rit. du fœtus ch.* 12. le refute tres judicieufement, en ces termes : *Si au troifiéme mois, comme lui même l'a remarqué, cét excrement, quel qu'il foit, eft déja en affés grande quantité, en quelle quantité fera-t'il au fixiéme, au feptiéme, & au neuviéme mois ? & enfin combien grand fera l'amas qui s'en fera ? mais combien plus grand, fera-t'il fi l'humeur mucilagineufe qui eft contenuë dans le ventri-cule eft l'excrement de tous les ventres, comme l'a voulu Fabricius ? il fera fi exceffif que ni le ventricule de l'enfant, ni fes inteftins ne fçauroient le contenir.*

Preuve de la nourritu-re par le nombril. Trois chofes principalement font voir & prouvent la nourriture du fœtus par le nombril.

1. Les infertions des vaiffeaux ombilicaux dans le placenta attaché à la matrice, dans lequel le fang maternel s'écoule de la matrice même par les orifices ouverts des vaiffeaux. Enfuite dequoi après que

ce

ce sang y a été préparé suffisamment , est porté au fœtus par la veine ombilicale.

2. La grande quantité de sang qui remonte au fœtus par la veine ombilicale ; car si aiant lié fortement le nombril dans un animal vivant , on fait une incision à la veine entre la ligature & le placenta , on voit dabord le sang sortir en grande abondance , & il n'en est poussé que tres peu du fœtus vers le placenta par les artères ombilicales qui sont tres petites ; En sorte qu'il en est tiré du placenta par la veine quatre fois plus qu'il n'en est apporté par les artères ombilicales.

3. La nécessité : Car le fœtus a besoin , à mesure qu'il croît , de beaucoup d'aliment ; cependant ses viscères qui sont tendres & délicats , n'en peuvent cuire & préparer qu'une tres petite quantité ; ainsi il lui faut un aliment tres pur , qui ait été préparé déja auparavant , dont il puisse être promtement nourri , & par le mélange duquel l'aliment qu'il prend par la bouche puisse aussi être facilement changé en sang. Outre cela il ne faloit pas que dans l'embrion déja tant soit peu grand , le chyle pris par la bouche arrivât seulement au cœur , mais il étoit nécessaire qu'il fût mêlé au sang veineux , ainsi qu'il arrive dans les hommes nés , dans lesquels il est porté aux souclaviéres , & de là dans la veine cave , où se mêlant au sang veineux il prend quelque impression ou qualité fermentative , & en cét état il arrive au cœur , ainsi qu'on l'a dit *au ch.* 17.

On voit évidemment dans le poulet enfermé dans l'œuf que cette nourriture se fait en la maniére qu'on vient de dire ; car son bec est tourné vers le blanc , auquel il est adhérent , & son nombril (ou les vaisseaux qui le composent ,) entrent bien avant dans le jaune , qui tient lieu de sang maternel préparé dans le placenta. Or plus le poulet croît , plus aussi & à proportion le blanc interieur qui tient ici la place de la semence de la femme , diminuë , le poulet qui y a son bec le consumant peu à peu en l'avalant ; & lorsqu'il est presque consumé , le blanc exterieur (il est évident dans les œufs cuits jusques à dureté , qu'il y a deux sortes de blancs ,) qui tient ici lieu de la liqueur lactée , se consume aussi , & pour lors à même tems le jaune dans lequel s'inferent les vaisseaux ombilicaux dont la veine est un rameau de la porte , se diminuë aussi manifestement. Tout cela est une marque certaine que dans ce commencement le poulet qui est tendrelet , & qui n'a pas besoin de beaucoup d'aliment , se nourrit en premier lieu du seul blanc interieur par apposition ; puis par le bec : mais dans la suite qu'il lui en faut nécessairement davantage , il se nourrit aussi du blanc exterieur par le bec , & à même tems du jaune par le nombril. Il se passe la même chose dans la nourriture du fœtus humain , qui avant la parfaite formation du placenta & des vaisseaux ombilicaux , & pendant que ses parties sont tendres & délicates , n'est

RRr

nourri que de la matiére seminale qui est restée aprés la délineation des parties : Ensuite aiant besoin de plus d'aliment ; le placenta croissant, les vaisseaux ombilicaux étant dévénus parfaits, & les lactées parvenuës jusques au petit intestin & à l'amnios, il se nourrit de la liqueur lactée par la bouche, & du sang par le nombril ; ainsi il joüit pour lors de deux alimens, desquels, mêlés ensemble, il se fait dans le cœur un sang parfait. Car dans le commencement la matiére seminale est suffisante pour le nourrir, comme lui étant tres analogue, & tres conforme à son principe, c'est à dire à la matiére dont il est formé ; & que de plus, se trouvant toute préparée, elle n'a besoin d'aucune coction ; mais dans la suite aprés qu'elle est consumée, il faut que le fœtus se nourrisse du suc lactée, qui lui est moins analogue ; & qui par consequent a besoin de quelque coction dans le ventricule, & dans le cœur ; ainsi il est nécessaire que dans le corps du fœtus il se mêle à ce suc un autre suc nutritif plus solide, & doüé de quelque qualité fermentative ; & comme ce suc ne peut être fourni par le foye du fœtus, qui pour lors est encore trop foible, il faut nécessairement le tirer du placenta par le nombril, ainsi qu'on l'a dit *aux ch. 29. & 30.* Cette nourriture se fait en la maniére de celle des plantes : car, si par exemple on jette une branche de saule dans un étang, elle est au commencement nourrie seulement de ce qu'il y a de viscido dans l'eau, & ensuite elle pousse de sa propre substance des racines à une certaine longueur, lesquelles enfin atteignent la terre, où elles s'insinuent, & tirent d'elle pour lors un suc alimentaire plus solide qui la fait amplement croitre. De même l'embrion en son commencement se nourrit, ainsi qu'on a dit, pendant quelque tems de la matiére seminale, & du suc lactée un peu sereux qu'il prend par la bouche ; ensuite son nombril croit peu à peu, ou plûtôt il pousse les racines des vaisseaux ombilicaux, (dont les premiers traits ont été commencés avec les autres parties dans la première formation,) jusques enfin que ces vaisseaux étant arrivés au placenta, (qui a aussi au même tems pris son accroissement,) auquel ils tendent, & s'étant insinués dans sa substance comme dans une terre, ils en tirent le suc alimentaire plus solide qui y est préparé, & ils le portent au fœtus pour un plus grand & un plus prompt accroissement.

Ce que l'on vient de dire imposera silence à Riolan, qui *en son tr. du fœt. hum. c. 7.* conclud que le fœtus ne se nourrit que par le nombril : *Car, dit-il, comme le fœtus est de toutes parts entouré d'eau, s'il prenoit son aliment par la bouche, il faudroit nécessairement qu'il avalât avec l'aliment son urine propre ; ainsi les Nouveaux ont remarqué que dans le fœtus de quatre mois la bouche & les narines ne sont pas encore ouvertes. Nous ne reconnoissons donc point d'autre chemin pour l'aliment dans le fœtus que la veine ombilicale qui porte le sang au foye.* Mais tant lui que tous les Anciens ont été trompés en cela qu'ils n'ont pas remarqué la différence de lieu & de substance qu'il y a entre le suc lactée qui est enfermé dans l'amnios, & l'urine qui est contenuë hors de l'amnios entre la membrane urinale & le chorion, ainsi que nous avons dit *au ch. 31.* & de ce que sans l'avoir assés examiné, ils ont pris pour veritable une proposition de soi fausse, & fondée sur le rapport seulement d'autrui ; sçavoir que dans les fœtus de quatre mois la bouche n'est pas ouverte.

Tout cela convaint aussi J. Cl. de la Courvée, qui *en son traité de la nourriture du fœt.* tâche de persuader par plusieurs raisons que le fœtus ne se nourrit pas du sang ombilical, mais de l'humeur qui est contenuë dans l'amnios; ceux neanmoins qui auront lû ce traité-ci concevront assés combien la peine qu'il se donne de prouver cette proposition, est inutile.

Mais avant que de quitter l'histoire du nombril, il nous reste à examiner un point qui concerne la pratique de medecine : sçavoir, si comme les hydropiques ascitiques, selon la méthode & les principes d'Hipocrate & des autres Anciens, & suivant l'experience même, sont souvent heureusement gueris par la parascentese, (pourveu qu'on la fasse à tems ;) laquelle on a coûtume de faire sous le nombril, un peu sur le côté droit ou sur le gauche ; on demande si cette operation ne se pourroit pas faire plus seurement dans le nombril même, afin que par ce moyen le serum qui y est renfermé pût s'écouler ? André Dulaurens *en son Anat. liv. 6. ch. 9. q. 9.* & Bauhin qui est absolument de la même opinion *en son Anat. liv. 1. ch. 11.* soûtient avec tant de chaleur l'affirmative, qu'il juge que cette incision du nombril doit sans nulle exception être preferée à toute autre ; & ainsi il écrit que par ce moyen l'eau enfermée peut être tres bien & tres sûrement évacuée par les vaisseaux ombilicaux. Pour confirmer cette opinion, il rapporte quatre histoires de malades ascitiques, dont trois furent parfaitement gueris par l'ouverture spontanée du nombril, & le quatriéme par l'incision ou l'ouverture qu'on y fit par operation manuelle. Il ajoûte ensuite non seulement la maniére de faire cette incision, mais encore les diverses raisons par lesquelles principalement il croit la pouvoir persuader ; dont la plus considerable est : *Qu'il faut évacuer par les voyes que la nature indique, & où elle se porte ; Or elle tente souvent de son propre mouvement cette évacuation par le nombril. Donc* &c. Mais Dulaurens se trompe en cela, qu'il parle de cette ouverture ou incision du nombril aussi généralement que si elle convenoit absolument à tous les ascitiques. En éfet, c'est tres à propos que l'on dit : Là où la nature se porte, &c. (pourveu neanmoins que ce soit par des voyes conformes aux loix de la nature ;) mais comme dans l'ascite la nature se porte rarement vers le nombril, lequel en cette affection ne s'enfle qu'en tres peu de malades seulement ; (car c'est tres mal à propos & contre toute experience qu'il écrit que cela arrive presque en tous ;) il faut conclure que cette

operation ne peut pas convenir généralement en tous, mais seulement en quelques-uns. En éfet, en ceux en qui le nombril ne s'est pas
enflé de son mouvement, cette incision ne seroit pas seulement inutile, mais même fort à condamner ; puisqu'il est tres dangereux de
couper le nombril aprés qu'une fois il s'est consolidé, & que la nature ne tente point d'évacuër ces humeurs sereuses par son moyen ;
ainsi l'on doit attendre de là de tres fortes convulsions, & aussi il y
a lieu de craindre la gangrène, sur tout si le corps est cacochyme
& ascitique. Outre cela, si le nombril avant l'operation ne s'est pas
enflé de son propre mouvement, c'est à dire par un éfort de nature,
il ne sortira aprés l'operation aucune serosité de la cavité du ventre;
par la raison que la nature ne tend pas là ; donc c'est inutilement &
avec peril qu'on tente cette operation. Enfin Dulaurens se trompe extrêmement lorsqu'il juge que le serum qui sort par l'ouverture faite au
nombril, s'écoule par les vaisseaux ombilicaux ; puisque cela est tres
éloigné de la verité. En éfet, le serum contenu dans la cavité de l'abdomen ne peut pas par aucune voye que ce soit entrer dans la vessie de l'urine, & monter ainsi par elle & par l'uraque au nombril ;
(il sortiroit bien plûtôt par l'orifice de la vessie.) Il ne peut pas non
plus entrer dans le cœur, & du cœur être poussé vers cét endroit-là
par les artères iliaques & par les ombilicales. De même il ne peut pas
pénétrer dans le foye, & de là être porté au nombril par la veine
ombilicale ; car le grand nombre de valvules dont elle est munie,
empêchent qu'il ne remonte aucune liqueur du foye vers le nombril. Enfin, il ne peut pas entrer dans les vaisseaux lactées ombilicaux, qui bien-tôt aprés la naissance se dessechent entiérement.
Cette évacuation donc ne se peut faire par aucun des vaisseaux ombilicaux, mais seulement de la cavité même de l'abdomen, de laquelle le
serum qui s'y est ramassé en quelques ascites en tres grande abondance, s'insinuë quelquefois dans le nombril par la pression des muscles
de l'abdomen, détrempant & pénétrant les mêmes endroits par où les
vaisseaux ombilicaux passent par là ; d'où vient qu'alors la peau s'étant
rélâchée dans le nombril, il s'y fait une tumeur aqueuse, laquelle
étant ouverte, le serum aqueux qui est au dedans, s'écoule : cela neanmoins n'arrive pas sans quelque danger pour le malade, puisqu'une
telle subite évacuation est, au sentiment d'Hipocrate, tres dangereuse,
& qu'il est tres difficile en ce cas au Medecin de l'arrêter. Dulaurens
ordonne bien de faire une ligature au nombril, & d'y introduire aprés
l'ouverture une canule d'argent, croyant que par ce moyen le Medecin peut empêcher l'écoulement rapide du serum, & le regler à sa
volonté : Mais ce conseil vient plûtôt d'une theorie ignorante que d'u-
ne pratique experimentée, & soûtenuë par le raisonnement ; parce que
non seulement la raison, mais encore l'experience enseignent suffisam-

ment combien il eſt difficile de ſerrer par ligature le nombril qui s'affeſſe à meſure que l'humeur s'écoule ; & combien auſſi il eſt difficile d'y introduire une canule d'argent, & de l'y retenir : car ſi cela ſe fait par une bande qui entoure les lombes, cette bande incommodera & inquiétera beaucoup le malade ; que ſi c'eſt par un lien qui entoure la canule, (laquelle ainſi que je viens de dire ne peut que tres difficilement être liée en cét endroit-là,) alors cette partie qui eſt liée par le lien, mourra incontinent, & ainſi la ligature ſe reſoudra.

CHAPITRE XXXIII.

Par quelles parties le fœtus enfermé dans la matrice, differe de l'homme adulte.

APrés avoir écrit toute l'hiſtoire du fœtus, il reſte à expliquer par quelles parties le fœtus enfermé dans la matrice differe de l'homme adulte. Or cette diverſité conſiſte dans la diverſité de la grandeur, de la figure, de la ſituation, du nombre, de l'uſage, de la couleur, de la cavité, de la dureté, du mouvement, des excremens, & de la force des parties.

Cette diverſité eſt viſible, ou dans tout le corps, ou dans chaque ventre, ou dans les extremités du corps. *Difference dans le tout.*

Elle eſt tres conſiderable dans tout le corps.

1. La grandeur de toutes les parties eſt petite.

2. La couleur du tout eſt rouge.

3. La molleſſe des os ; dont pluſieurs ſont cartilagineux, & encore flexibles, & cela d'autant plus que le fœtus eſt plus éloigné de ſa maturité.

Dans la tête il ſe preſente beaucoup de differences. *Difference dans la tête.*

1. La tête à proportion du reſte du corps eſt plus groſſe, & la forme du viſage peu proportionnée, & peu juſte.

2. Les os du crane ſont plus mols, & le ſommet de la tête n'eſt pas couvert d'un os, mais ſeulement d'une membrane.

3. L'os du front eſt diviſé, ainſi que celui de la machoire inferieure : L'os coneiforme eſt diviſé en quatre.

4. L'os de l'occiput eſt diſtinct en trois, quatre, ou cinq os.

5. Le cerveau eſt plus mol & plus fluïde, & les nerfs ſont d'une grande molleſſe.

6. La dureté & la grandeur des oſſelets de l'oüye eſt tres conſiderable.

Le renver-
fement de
l'enfant.

Souvent une, deux, ou trois femaines avant l'enfantement le fœtus change de pofture, & fait la culebute ; aiant la tête en bas & les pieds en haut, (comme Ariftote l'a obfervé,) & il fe porte beaucoup plus vers le bas, fe difpofant ainfi à fortir. Ce renverfement fe fait à la verité en peu de tems, mais non pas fans quelque incommodité ou tranchées de la mere, qui juge de là, comme d'un figne certain, qu'elle mettra bien-tôt fon enfant au jour.

Le change-
ment de fi-
tuation.

L'enfantement étant proche le fœtus change fouvent de fituation, lorfqu'en regimbant, & fe mouvant çà & là, il cherche à fortir. C'eft de là, à ce que je crois, d'où vient que plufieurs habiles Anatomiftes, qui peut-être avoient vû des tels fœtus dans des meres mortes en ce tems-là, ne conviennent pas dans les defcriptions qu'ils ont faites de la fituation du fœtus dans la matrice, lorfqu'ils difent qu'ils ont trouvé, dans les uns les jambes, dans les autres les bras, dans les autres les autres parties tellement ou tellement fituées, & en tel ou tel endroit.

L'opinion
de Fernel.

Fernel dit que la fituation des mâles eft differente de celle des femelles ; les mâles étant fitués la face tournée vers l'abdomen, c'eft à dire vers le devant, & le dos vers le dos de la mere ; & les femelles tout au contraire. De là vient, dit-il, que les cadavres des femelles flotent fur l'eau couchés fur le ventre, & ceux des mâles fur le dos. Riolan fe moque de cette opinion, comme étant ridicule, ce qui n'eft pas fans quelque raifon.

La fitua-
tion des ju-
meaux.

C. Stephanus dit que les jumeaux ont une fituation entr'eux contraire ; l'un regardant la partie de devant, l'autre celle de derriére. Mais cette regle eft incertaine, ainfi qu'il paroît de ce que fouvent les jumeaux naiffent l'abdomen, le thorax, & le front tournés l'un contre l'autre, ce qui ne pourroit arriver s'ils étoient toûjours fitués dos contre dos.

Explication

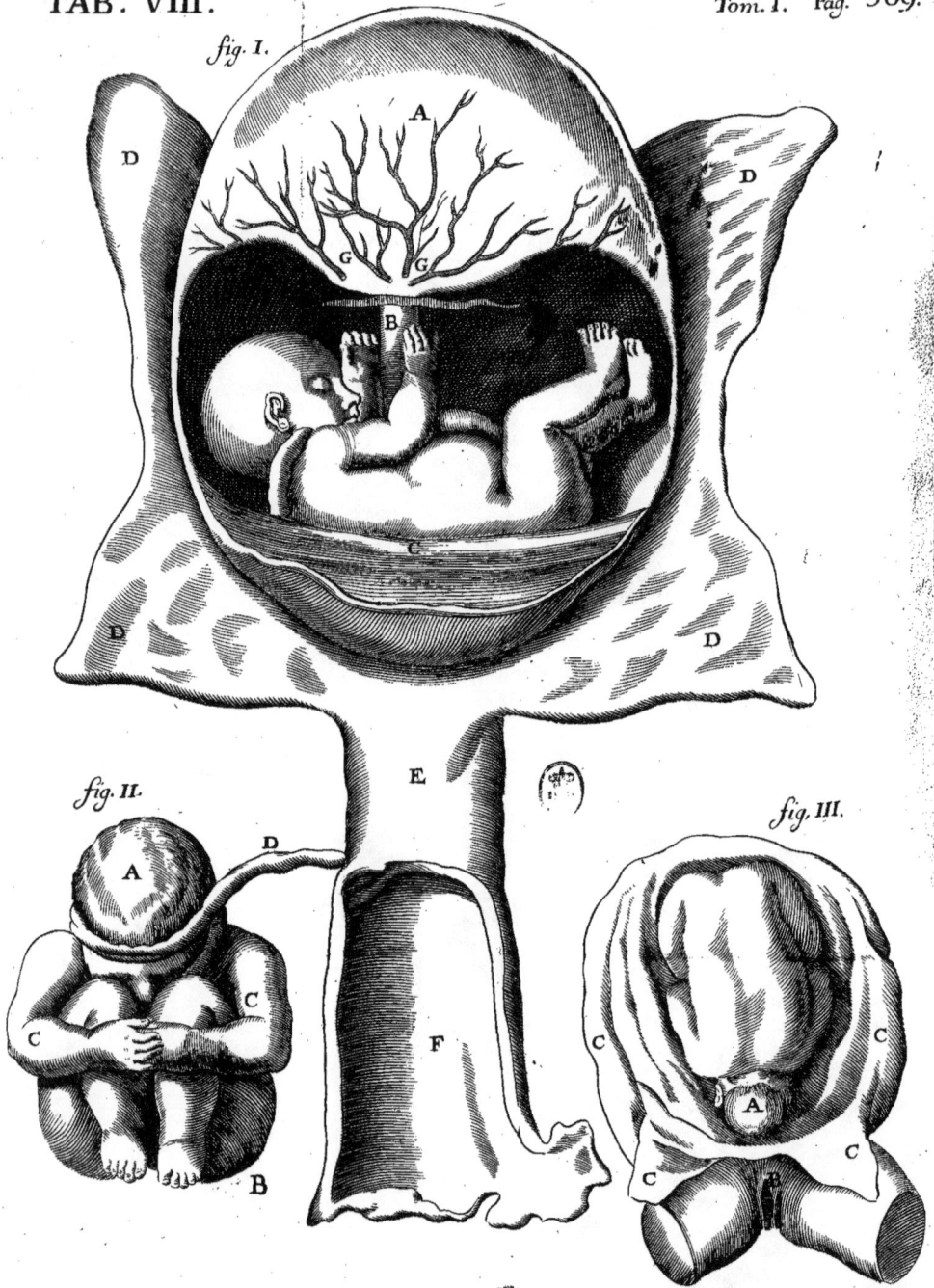

TAB. VIII.

Tom. I. Pag. 509.

fig. I.

fig. II.

fig. III.

EXPLICATION DE LA TABLE VIII.

Cette Table représente la situation du fœtus dans la matrice selon la description de Fabric. ab Aquapendente, & de Gasp. Bartholin.

FIGURE I.

Elle représente la situation du fœtus nageant dans la sueur, & le placenta avec le chorion qui lui est adhérent.

A. LE Placenta auquel le chorion est attaché.
B. Les vaisseaux ombilicaux.
C. La sueur dans laquelle le fœtus flotte.
D D D D. Les quatre parties de la matrice.
E. Le col de la matrice.
F. Le vagina ouvert.
G. Les troncs les plus considerables des vaisseaux du chorion.

FIGURE II.

Elle démontre la situation du fœtus dans la matrice, laquelle neanmoins varie en plusieurs.

A. La tête panchante, en sorte que le nez est entre les deux genoux.
BB. Les fesses, contre lesquelles les talons sont appliqués.
CC. Les bras.
D. Le Cordon passant autour du col, se reflechissant ensuite sur le front & se portant jusques au placenta avec lequel il se continuë.

FIGURE III.

Représentant le fœtus au tems qu'il tâche, ou qu'il est prêt de sortir de la matrice.

A. La tête de l'enfant.
B. La Vulve.
C C C C. Les parties superieures de l'abdomen coupées avec un couteau, & enlevées.

CHAPITRE XXXV.

De l'Enfantement.

Digreſſion.

Combien de tems le fœtus doit demeurer dans la matrice.

LE fœtus conçû & formé dans la matrice, demeure dans ce domicile obſcur juſques à ce qu'il ſoit parvenu à ſa maturité; c'eſt à dire, juſques à ce qu'il ait acquis aſſés de forces pour pouvoir ſupporter étant ſorti de ce lieu ſombre l'action de l'air, & le changement de nourriture. Or il y a encore de la diſpute entre les Autheurs touchant le tems auquel il acquiert cette maturité, & qu'il doit être mis au jour par l'enfantement. Chacun ſçait que ce tems a été limité dans les brutes par la nature, mais toute la difficulté eſt à l'égard de l'homme.

Hipocrate & Ariſtote ſemblent ne point déterminer le tems de la naiſſance de l'homme; car ils diſent que dépuis le ſeptiéme mois juſqu'au onziéme l'enfantement doit être ſenſé legitime, & le plus grand nombre des Medecins eſt en cela de leur opinion. Dans l'ordinaire neanmoins le fœtus eſt retenu neuf mois entiers dans la matrice avant qu'il arrive à une juſte maturité; laquelle pourtant eſt quelquefois parfaite au ſeptiéme, & en ce tems-là l'enfantement peut être heureux, & ſans danger. Ceux qui naiſſent avant le ſeptiéme ne ſont pas meurs, & rarement l'enfant peut-il vivre long tems, à cauſe qu'il ne peut ſupporter la force de l'air, & le changement des alimens. C'eſt ce qui fait dire à Ariſtote *au liv. 7. de l'hiſt. des anim. chap. 4.* que *le fœtus qui nait plûtôt qu'au ſeptiéme mois, ne peut en aucune maniére vivre.* Mais comme cette regle d'Ariſtote a eu quelquefois des exceptions, je crois qu'au lieu d'*en aucune maniére*, il faut écrire *rarement.* Car les obſervations des Medecins font voir que des enfans nés avant le ſeptiéme mois ſont reſtés vivans. Avicenne *au liv. 9. de l'Anat. des animaux chap. dernier*, rapporte qu'il a vû un enfant né au ſixiéme mois qui vequit. Cardan écrit que la fille de P. Soranus née au ſixiéme mois devint grande. Adrien Spigelius *dans ſon Epiſt. de l'incertit. du tems de l'enfant*, écrit qu'il a connu un homme faiſant dans la Zelande l'emploi de meſſager, qui montroit par un témoignage autentique de la ville de ſa naiſſance qu'il étoit né au commencement du ſixiéme mois, qu'à ſa naiſſance il étoit ſi petit de corps, & ſi foible qu'on ne pouvoit l'envelopper dans des langes, ni le lier avec des bandes; mais qu'il falut le tenir dans du coton pour le garantir du froid. Nous mêmes nous avons connu une fille née au ſixiéme mois, dont la tête quand elle naquit, n'étoit que de

Des enfans nés au ſixiéme mou.

la groſſeur d'une groſſe pomme , & dont le corps étoit ſi petit , qu'à peine ſa nourriſſe la pouvoit-elle manier pour l'emmailloter , laquelle pourtant eſt devenuë adulte & a acquis une grandeur raiſonnable ; étant
vivante maintenant même que j'écris ceci , en ſa dix-huitiéme année,
ou environ.

Montuus écrit qu'il a connu l'Echançon d'Henri Roy de France, *Au cinquié-*
qui quoiqu'il fut né au cinquiéme mois, étoit neanmoins arrivé juſ- *me.*
ques à un âge floriſſant. Franc. Valleſius rapporte que de ſon tems
une fille née au cinquiéme mois étoit entrée en ſa douziéme année. De même Ferdinand Mena fait mention de deux nés au cinquiéme mois ; mais ſans doute il faut ici entendre la fin du cinquiéme. Ainſi toutes ces choſes étant rapportées par des Autheurs di-
gnés de foi , & confirmées par leurs témoignages , font aſſés voir
que quelquefois le fœtus étant mis au jour avant ſa parfaite maturité , peut par art & avec de grands ſoins être élevé & conſervé
en vie. Mais tout cela doit être mis au rang des cas extraordinaires , deſquels on ne peut tirer ni une concluſion , ni une regle certaine.
Car il eſt ſurprenant qu'un fœtus qui a acquis ſi peu de perfection
& de maturité , qui eſt ſi tendre & ſi foible , puiſſe demeurer en vie , &
devenir grand.

Hipocrate *au liv. des chairs* dit que même les fœtus nés au huitiéme *Si les fœ-*
mois ne peuvent pas vivre ; peut-être qu'il a obſervé que cela arri- *tus de huit*
voit ainſi en Grece ; la raiſon ſelon Regius *Médic. lib. 1. c. 11.* eſt *mois peuvent*
que comme l'enfantement eſt une eſpece d'évacuation critique , elle *vivre.*
ne ſe peut faire ni ſeurement , ni ſalutairement qu'en un mois critique , tel qu'eſt le ſeptiéme : que ſi cette criſe d'enfantement arrive
au huitiéme , il faut qu'alors il ſoit ſurvenu quelque cauſe violente
extraordinaire , qui ait ſi dangereuſement alteré & affecté le fœtus,
qu'il ne puiſſe pas demeurer long tems en vie. Mais s'il n'y a que le
ſeptiéme mois , le quatorziéme , &c. qu'on doive ſeuls regarder &
établir comme critiques , que dirons-nous de l'enfantement au neuviéme , qui n'eſt pas critique , & qui cependant eſt le plus ordinaire & le plus ſeur ? Que dirons-nous du dixiéme ? Veritablement il ne ſe fait pas éverveſcence du corps du fœtus comme des
humeurs , leſquelles boüillonnant par éverveſcence ſe meuvent en tems
reglés , (ainſi qu'on voit dans les fiévres ,) & ſe jettent avec violence critiquement hors de leurs lieux ; c'eſt pourquoi dautant qu'il
ne ſe fait aucune éverveſcence dans les parties ſolides du fœtus , ce
n'eſt pas ici le lieu comme dans les maladies aiguës , d'avoir égard
au tems heureux ou mal-heureux des évacuations critiques ; & c'eſt
ſans aucun fondement que l'on dit que les enfans nés au huitiéme
mois ſont moins capables de vivre que ceux du ſeptiéme , puiſqu'on
voit chaque jour en ces païs-ci par experience que ceux du huitié-

me ne font pas moins vivans que ceux du feptiéme : Et il n'y a point de raifon capable de détruire cette experience. Car fi ceux qui font nés au feptiéme, font, ou ont pû être meurs, pourquoi ceux qui font nés au huitiéme n'auront-ils pû l'être ? Et pourquoi ne fupporteront-ils pas auffi facilement les impreffions de l'air, & le changement d'alimens ; même pourquoi non mieux, puifqu'ils font plus grands ? En vain quelques-uns font-ils ici mention de certains grands eforts, par lefquels ils veulent que le fœtus s'agite plus au feptiéme mois qu'aux autres tems, & qui font qu'il fe laffe & s'affoiblit de telle forte qu'il ne peut fupporter l'expulfion au huitiéme mois : Car tout cela n'eft qu'imagination, & purs fonges, refutés par les femmes mêmes, qui témoignent toutes qu'elles ne fentent pas plus ce mouvement extraordinaire, au feptiéme qu'au fixiéme, où au huitiéme mois. En vain auffi d'autres ont-ils recours à certain nombre de jours, d'heures, & de minutes, & attachent-ils la fortie du fœtus à ces certains nombres, puifque l'incertitude des jours de l'enfantement fe mocque de ces nombres. En vain enfin les Aftrologues tâchent-ils d'expliquer ce fait par les afpects malheureux de Saturne ; comme fi l'empire de Saturne étoit perpetuel, ou qu'il ne fe fît d'enfantement au huitiéme mois que lui étant en domination ; En éfet, il s'en fait fouvent fous la domination des planetes benignes, lefquelles pour lors doivent les mettre à couvert par leur benignité, & par leur clemence des injures de Saturne. Outre cela, on voit par tout par les écrits & les jugemens incertains contraires entr'eux & trompeurs des Aftrologues, combien les forces des Aftres font inconnuës & conjecturales ; & la pratique enfeigne évidemment combien elles ont peu d'éfet, en forte que plufieurs doutent, & non fans fondement, s'ils agiffent fur les chofes inferieures ; dequoi nous avons traité amplement *en nôtre traité de la pefte liv. 1. ch. 8. dans les Annot.* Ainfi quoique plufieurs ayent beaucoup travaillé à expliquer la pensée d'Hipocrate *touchant les enfans nés au huitiéme mois, qu'il declare ne pouvoir vivre longtems*, & qu'ils fe foient étudiés à orner & foûtenir ce dogme par plufieurs inventions d'efprit veritables en apparence, cette doctrine neanmoins eft entiérement renversée, du moins hors de la Grece, non feulement par les frequentes obfervations qui fe font chaque jour, mais encore par l'authorité & l'experience tant des Anciens que des Nouveaux. Car Galien *com. in 6. Epid. tex. 2.* dit que ceux-là fe trompent lourdement qui ne reconnoiffent pas le huitiéme mois pour un tems legitime & naturel de l'enfantement. Ainfi auffi Ariftote *au liv. 7. hift. anim. chap. 4.* écrit qu'en Egypte ceux qui font nés au huitiéme mois, vivent & deviennent grands ; il ajoûte neanmoins, afin que les paroles d'Hipocrate s'expliquent en meilleure part, *mais dans la Grece plufieurs meurent, & il*

n'en a que tres peu qui échapent. Ce qui fait que si quelqu'un est conser-
vé, on ne croit pas qu'il soit né au huitiéme mois, mais que la mere a ignoré
le commencement d'où elle a du calculer. Pline *liv.* 7. *chap.* 5. écrit qu'en
Egypte & en Italie ceux qui naissent au huitiéme mois, vivent; contre l'opinion de tous les Anciens; & que Vastilia enfanta au huitiéme mois Cesonia, qui fut ensuite la femme du Prince Caius. Entre les Nouveaux, Bonaventura dit en avoir vû trois nés au huitiéme mois se portant bien. Ainsi aussi on rapporte que le docte
Vincent Pinellus conjointement avec sa sœur jumelle, le Cardinal
Sfondrate & ses deux fils étoient nés au huitiéme mois. Cardan *au*
liv. 1. *trait.* 3. *contrad.* 8. & *en son comm. sur Hip. de septim. part.* apporte cinq exemples de gens de qualité nés au huitiéme mois qui
ont vécu, & il écrit qu'en Egypte généralement tous ceux qui naissent au huitiéme, vivent. Si cela est arrivé à tant de personnes de
marque, on doit conclure que cela arrive à beaucoup plus de gens du
commun, parmi lesquels on n'a pas coûtume d'observer avec tant
d'exactitude le tems de l'enfantement. Riolan *chap.* 11. *sur Fernel. liv. de*
hom. procreat. rapporte que dans l'Isle de Naxe les enfantemens au
huitiéme mois ne sont accompagnés d'aucun danger, & sont tres heureux, & qu'Avicenne écrit qu'ils le sont aussi assés en Espagne. Nous
venons de dire que dans nos Païs-Bas ils réüssissent assés bien, qu'ils
sont capables de vivre long tems, & que cela est si connu qu'on
n'en doit point doûter. Il semble aussi qu'il en soit de même en
France, en Angleterre, & dans les Païs Septentrionnaux; car on
n'entend point dire qu'en ces lieux-là ces enfantemens soient suivis d'aucune incommodité.

Or que quelque-uns naissent au septiéme mois, d'autres au hui- *Les causes*
tiéme, & d'autres au neuviéme, cela doit être attribué à la diver- *de la diver-*
sité des regions, des tems, de la diéte, des passions de l'ame, & *sité des tems*
au temperament de la mere, de la semence, & de la matrice, à *de l'enfante-*
raison dequoi la chaleur croît plus ou moins promtement dans le fœ- *ment.*
tus: Ce qui fait qu'il a besoin de recevoir de l'air, tantôt plûtôt,
tantôt plus tard.

Paul Zachias *au liv.* 1. *de ses quest. med. legal. quest.* 1. semble taxer *L'opinion de*
d'erreur Hipocrate & Aristote, qui établissent des mois incertains *Zachias.*
pour le terme certain de l'enfantement naturel, & il croit, & même
il tâche de le prouver par plusieurs raisons, qu'en l'homme aussi
bien que dans les brutes le tems de l'enfantement est certain, &
prescript par la nature; sçavoir, la fin du neuviéme mois, ou le
commencement du dixiéme, & que tous les enfantemens qui arrivent avant ce tems, ou au delà, sont des enfantemens conre nature, causés par quelque cause morbifique; d'où vient que tous les
enfans qui sont nés en ces tems là sont foibles ou maladifs. Mais si

la chofe étoit ainfi en ceux qui naiffent avant le neuviéme mois, certes ou la mere, ou l'enfant feroient avant ou aprés l'enfantement affectés par cette même caufe morbifique quelle qu'elle foit ; quoique neanmoins dans l'enfantement à fept mois, qui eft affés ordinaire, rarement voye-t'on cette affection vicieufe, & la mere fe porte auffi bien, & l'enfant demeure auffi bien vivant que s'il étoit né à la fin du neuviéme, & qu'il ne foit pas plus maladif ni plus foible que les autres enfans nés au neuviéme mois ont coûtume d'être, qui en éfet font eux-mêmes tres fouvent foibles & délicats, & auffi fujets aux maladies que ceux qui font nés au feptiéme. A l'égard de ceux qu'il dit qui naiffent au de là de ce terme ; veritablement plufieurs jufques à prefent ont douté avec apparence de raifon fi cela arrive jamais, & fi la femme peut enfanter long tems aprés ce terme. Cependant, nonobftant ce doute, plufieurs établiffent aujourd'hui comme une regle certaine, appuyée de quelques raifons de vraifemblance, & confirmée par les authorités de quelques grands hommes, que certains fœtus peuvent naître au onziéme, douziéme, treziéme ou quatorziéme mois, & que ces enfantemens font legitimes, & cela à caufe ou de l'imbecilité du fœtus même, ou de la froideur de la matrice de la mere, ou du peu d'aliment, ou enfin pour quelqu'autre femblable caufe, pour raifon de laquelle plufieurs Philofophes tres-éclairés fe font perfuadés, & ont tâché de le perfuader aux autres, que le tems de l'enfantement fixé par la nature peut être differé ou étendu. Hipocrate *au liv. de Octimeft. part.* dit en termes exprés qu'il nait du fœtus au onziéme mois. Ariftote *au lieu ci-deffus cité,* admet auffi le onziéme mois, mais non au de là. *Ceux,* dit-il, *qui naiffent au de là du onziéme mois, font eftimés cachés,* c'eft à dire, que le tems de leur conception, (ainfi qu'on l'a deja dit,) eft caché à leur mere. Pierre d'Apone, autrement dit le Conciliateur, écrit au rapport de Cardan, qu'il eft lui-même né au onziéme mois, comme s'il eut pû dans la matrice connoître exactement le calcul de fa mere, & le moment de fa conception. Homere Odyff. Λ. parle d'un douziéme mois. Pline *liv. 7. ch. 5.* dit qu'une certaine femme enfanta au treziéme. Avicenne *liv. de anim. & l. 3. fen. 21.* écrit qu'un enfant fut enfanté même au quatorziéme. On trouve un exemple de la même chofe chés Alexand. Benedictus *au liv. 25. de la guérif. des maux,* chap. 23. Je paffe ici fous filence des fœtus portés pendant vingt-trois mois, même pendant deux, trois, ou quatre années, dont Schenckius *Obferv. l. 4.* rapporte les hiftoires, (vaines à la verité, & feintes,) tirées de plufieurs autheurs.

Mais tout cela eft tres frivole, nullement fondé fur de folides raifons, ni prouvé par de veritables experiences, aiant été écrit feulement fur le rapport des petites femmes que quelques Docteurs trop credules ont authorisées & soûtenuës par leurs raisonnemens. Car je crois comme tres certain qu'il peut arriver que pour de certaines causes l'enfantement peut être differé quelques jours au de là du terme de neuf mois ; de même aussi j'estime absolument incroyable qu'il puisse l'être à un mois entier, beaucoup moins à plusieurs : puisqu'en quelque constitution que soit la femme, l'augmentation de la chaleur (de laquelle on parlera bien-tôt ci-après) ne se fait pendant neuf mois dans le fœtus, qu'afin qu'il ait besoin de recevoir l'air par respiration ; & c'est pour cette raison seule qu'il lui faut nécessairement sortir du lieu étroit de la matrice. Et ainsi il paroît manifestement que ces graves défenseurs de cette opinion ont établi trop facilement & trop précipitamment leur conclusion sur le rapport des petites femmes. Car si l'on considere la chose avec attention, on y trouvera ou de la fraude & du mensonge de la part de la femme, ou simplement de l'erreur dans son calcul. De la fraude ; si la femme n'aiant point d'enfant, & son mari étant mort, & voulant neanmoins joüir de ses biens, a communication avec un autre homme, & en devient grosse, & ainsi l'enfant naissant au onziéme, douziéme, treiziéme, & quatorziéme mois après la mort de son mari, elle le lui attribuë ; & cette fraude est si frequente, qu'elle éclate & fait grand bruit par tout dans les Tribunaux de Justice, & c'est aussi là la cause qui fait que l'on ne voit presque jamais arriver de ces enfantemens tardifs, qu'à de telles veuves, & rarement aux femmes qui vivent avec leurs maris. Il peut aussi y avoir simplement erreur de calcul, parce que les femmes content pour l'ordinaire le commencement de leur grossesse depuis la premiere suppression de leurs mois ; Or il peut arriver que pour d'autres causes leurs mois aient été supprimés deux & trois mois avant la conception ; alors si la femme conte depuis le premier tems de suppression, elle se trompera infailliblement, & ainsi par une erreur innocente l'enfant sera crû né au onzième ou douziéme mois, qui neanmoins est né à la fin du neuvième, comme les autres. Aristote *au lieu ci-dessus cité*, croit que cette erreur peut aussi arriver à raison d'une enflûre de la matrice. *Le commencement de la conception*, dit-il ; *est caché à la femme, si ainsi qu'il arrive souvent, aiant déja depuis quelque tems sa matrice enflée, elle a communication avec l'homme, & qu'elle en conçoive; car elle croit que le commencement de la conception est depuis le tems de l'enflûre, dont les signes sont semblables.*

Resolution de ce doute.

C'est aussi à cause de cette même erreur de suputation à l'égard du tems de la conception, que quelquefois les enfans sont crus nés au cinq ou au sixième mois, qui neanmoins n'ont vû le jour qu'au neuvième ; par la raison qu'il est arrivé en quelques femmes que leurs mois n'ont pas cessé de couler les deux & trois premiers mois

L'enfantement au sixième mois.

de leur grosseste, & qu'ensuite ils se sont arrêtés ; car si elles commencent à conter seulement depuis le tems de cette suppression, elles se trompent, & prennent le troisiéme ou quatriéme mois de leur grosseste pour le premier ; ainsi l'enfant est facilement crû être né au sixiéme mois, qui neanmoins est né au neuviéme ; & l'on reconnoit manifestement cette erreur par la grandeur & les forces du fœtus.

Ce qui arrive au tems de l'enfantement. Le temps de l'enfantement s'approchant le fœtus fait la culebute, & penchant ou abaissant sa tête, il la presente aux parties naturelles ; le reste du corps demeurant élevé & étendu vers le haut ; mais cette inversion se fait aussi quelquefois, ainsi qu'on a déja dit ci-devant, une & deux semaines avant l'enfantement. Alors, l'orifice de la matrice, en la maniere d'une rose meure prête à s'épanouïr, commence à s'entr'ouvrir, à se dilater, & à préparer le passage au fœtus qui doit sortir. Outre cela, l'enfant en regimbant & s'agittant çà & là avec force romp les membranes dont il est envelopé, & ainsi les humeurs qu'elles contenoient s'écoulant au dehors ; relâchent les parties naturelles, ramollissent & rendent glissantes les voyes & procurent ainsi une facile sortie du fœtus qui doit y passer. Il arrive rarement que le fœtus soit poussé déhors avec les membranes entieres ; il m'est neanmoins arrivé une fois de le voir en un fœtus tres foible.

La cause de l'expulsiō du fœtus. Les agitations & regimbemens de l'enfant causent à la matrice des douleurs, qui étant communiquées à l'ame dans le cerveau, elle envoye d'abord par les nerfs grande quantité d'esprits animaux aux fibres resserrantes de la matrice, & aux muscles de l'abdomen, lesquels se resserrent aussi à même tems, & c'est par leur contraction que se fait la violente & forte expulsion du fœtus.

L'enfantement naturel. Or si l'enfantement est naturel, le fœtus sort la tête la premiére, ainsi qu'Hipocrate a dit *au liv. de nat. puer.* & *au liv. de l'enfantem. au huitiéme mois.*

L'enfantement non naturel & difficile. Que si l'enfant se presente pour sortir de quelqu'autre maniére, quelle qu'elle soit, l'enfantement n'est pas naturel ; & il est d'autant plus dangereux, que la posture en laquelle il vient est plus irreguliére. Car s'il presente en premier lieu la jambe ou le bras, l'enfantement ne peut se faire que ces parties n'aient été repoussées au dedans, & le fœtus tourné. Si les deux jambes se presentent ensemble, l'enfantement peut se faire, mais avec peine. Si les fesses se presentent, souvent il arrive que l'enfantement ne peut se faire, quelquefois neanmoins il sort double, & avec de tres grandes difficultés ; enfin si les côtes ou le ventre se presentent, l'enfantement est impossible.

Le passage De sçavoir comment le fœtus devenu meur & grand, peut passer

par

par l'espace étroit des os du bassin plein de muscles , & d'autres parties;
c'est ce que Galien admire mais qu'il n'ose expliquer. Cela se fait parce que les os du pubis , le sacré , & l'ischion s'écartent un peu
les uns des autres par le rélâchement de leurs cartilages ; ainsi que
nous l'expliquerons amplement plus bas *au liv.* 9. *chap.* 16.

Quoiqu'il en soit , la nature , en quelque tems que se fasse l'enfantement , pousse le fœtus de la matrice au déhors par le vagina ,
ou du moins elle fait éfort pour le pousser ; & il n'y a que cette
seule voye naturelle qui soit destinée pour le mettre déhors. Je dis, *ou
fait éfort pour le pousser* , parce qu'il arrive quelquefois que ce passage
étant par quelque cause que ce soit empêché , le fœtus ne peut pas être
mis déhors par le mouvement de la nature, mais qu'il faut le tirer par
operation manuelle, sçavoir, *ou*, ainsi que nous venons de dire , par le
secours de la main de la Sage-femme, ou du Chirurgien , ou aussi
par le moyen des crochets (Nous avons nous-même tenté cette
operation en plusieurs femmes avec heureux succés ,) *ou* par une
autre voye contraire à la naturelle, comme par incision faite à l'abdomen, & à la matrice ; ce que l'on appelle vulgairement l'*accouchement Cesarien* , dequoi Franc. Rousset a composé un tres beau traité.
Or il est arrivé tres rarement que l'on ait vû que la nature ait tenté de son propre mouvement de pousser le fœtus déhors par une autre voye étrangére : Bartholin neanmoins rapporte sur ce sujet *en son
liv. de insolit. part. viis* , l'histoire memorable d'une femme qui rejetta,
premiérement par le nombril enflé & coupé , ensuite par une apo-
stème qui s'ouvrit , & enfin par un ulcère qui lui survint en l'isle
gauche, plusieurs petits os humains, non pas tous ensemble, & en
une seule fois ; mais (ce qui cause plus d'étonnement) à diverses
fois, même à diverses années tres éloignées entr'elles ; & ces os
étoient en si grande quantité qu'ils auroient pû suffire pour deux
jumeaux. Il ajoûte *au même endroit* à cette histoire une tres longue
& tres pompeuse explication du fait ; & ensuite il rapporte aprés
plusieurs autres Medecins , quantité d'exemples de fœtus pourris ,
mis déhors par le nombril , par les hipocondres , par les îles ouvertes , par l'anus , & par d'autres voyes non accoûtumées. Nous ne
rapporterons pas ici toutes ces histoires parce qu'elles nous écarte-
roient trop , & que nous renvoyons ceux qui souhaittent de les sçavoir , au livre de Bartholin que nous avons cité. Cependant ce sont-là
des operations merveilleuses & surprenantes de la nature ; car il a
falu nécessairement en ce cas , en premier lieu , que le fœtus soit
tombé dans la capacité de l'abdomen , ou par rupture , ou par ulcère de la matrice , ou par quelqu'autre manière que ce soit que
la matrice ait été déchirée ; ou peut-être qu'aiant été conçû dans
une des trompes (Nous avons parlé de cette conception *au ch.* 24.

proche la fin,) il y foit roulé par quelqu'ouverture de cette partie même causée par la délicateffe de fa membrane, avant que par fa pourriture & par fa corruption il ait pû exciter ces ulcères dans les parties de l'abdomen : Mais parce que plufieurs de ces femblables femmes ont été rétablies en leur première fanté, ce qui eft le plus furprenant, c'eft que ces ulcères interieurs, & ces plaïes de la matrice & des trompes fe foient gueris d'eux-mêmes, & auffi que le fœtus en pourriffant en ces endroits, n'ait pas entiérement corrompu les inteftins, la veffie, le mefentère, & les autres vifcères de l'abdomen, & qu'ainfi il n'ait pas plûtôt causé la mort à ces femmes infortunées, qu'un accouchement fi extraordinaire.

Aprés avoir connu le tems auquel l'enfantement fe doit faire, le chemin par où il fort naturellement, & les voyes extraordinaires par lefquelles plus rarement & contre nature, ou on l'arrache tout entier de la matrice, ou il en eft chaffé tout pourri par le mouvement propre de la nature, il faut retourner aux veritables caufes de l'enfantement, entre lefquelles la premiere, ainfi que je viens de dire, eft la commotion ou agitation véhémente, & les regimbemens du fœtus. Mais il femble qu'il foit maintenant néceffaire d'examiner quelle eft la caufe qui excite le fœtus à ces regimbemens.

Caufe des regimbemens du fœtus. On a coûtume communément d'attribuër cela à trois caufes ; fçavoir à la petiteffe du lieu, à la dépravation ou corruption de l'aliment, & au manque abfolu de ce même aliment : aucune neanmoins des trois ne peut être la caufe de ce mouvement, ni par confequent celle de l'enfantement.

Que ce n'eft pas la petiteffe du lieu La petiteffe du lieu ne fait rien ici ; car il y a plufieurs femmes, qui aprés avoir enfanté de grands enfans, en enfantant enfuite de petits, & puis encore de grands : or il y a apparence que la capacité du lieu auroit dû être fuffifante & capable de contenir plus long tems dans la matrice ce petit fœtus, & lui laiffer le tems de devenir plus grand, puifqu'auparavant il y en avoit logé un de plus grande taille, & qu'aprés lui un autre pareillement grand a pû y être contenu. A quoi il faut ajoûter, que la matrice qui eft le domicile du fœtus, croît à proportion qu'il croît lui même, ainfi que nous avons déja dit *au chap.* 29. que fi, par quelque caufe extraordinaire, cela n'arrive pas, alors l'enfant meurt long tems avant fa matutité, & il eft pouffé hors la matrice, non pas par enfantement naturel, mais par avortement.

Que ce n'eft pas par la corruption de l'aliment. On ne peut rien non plus prouver par ce que l'on dit de la corruption de l'aliment, puifqu'il ne s'en corrompt point, & qu'il eft auffi bon à la fin de la groffeffe qu'au commencement. Que fi quelqu'un dit que l'urine du fœtus s'y mêle, nous le renvoirons *aux ch.* 30. 31.

& 32. *précédens* , où j'ai fuffifamment démontré que l'urine ne fe mêle pas à la liqueur alimentaire , mais qu'elle eft confervée feule , &
féparée entre le chorion & la membrane urinaire décrite *au chap.* 31.
Outre cela , fi l'aliment fe corrompoit , le fœtus n'en feroit pas affés
vigoureux pour s'agiter & pour regimber : Il deviendroit au contraire ,
languiffant & foible , & loin de regimber il tomberoit en défaillance. Il y en a qui difent avec Regius que l'aliment par fa dépravation devient defagreable au fœtus , ce qui fait qu'il le rejette , &
qu'en s'agitant & regimbant avec force il cherche à fortir. Mais
nous avons déja démontré qu'il n'y a ici aucune dépravation d'aliment. Outre cela , cette opinion préfuppofe dans le fœtus un jugement parfait , par lequel il peut juger du bon ou du mauvais aliment , & de fon goût agreable ou défagreable ; je laiffe à juger à
chacun fi dans le fœtus fi tendre il peut y avoir un difcerne-
ment fi parfait. Je vois que les enfans nouveau-nés prennent &
avalent indifferemment le vin d'Efpagne , le lait , l'huile d'amandes douces , les fyrops , la biére , la poudre de bezoard , (car
c'eft la coûtume de certaines femmes de donner à l'enfant dabord
après fa naiffance quelque chofe par la bouche , par quoi elles croyent
prévénir de certains maux ,) & plufieurs autres chofes fans aucun
jugement , diftinction , ou choix , & qu'il ne rejettent pas l'une plûtôt que l'autre : En forte qu'il femble que pendant que le fœtus eft
dans la matrice , il n'eft pas capable de juger du goût agreable ou défagreable de l'aliment.

Le manque total d'aliment , ou feulement fon peu d'abondance *Que ce n'eft*
ne peut pas être la caufe de l'agitation & des regimbemens du fœ- *pas le man-*
tus. En éfet , il en tomberoit bien plûtôt dans la langueur & dans *que d'alimēs*
l'immobilité ; car tout corps vivant languit lorfque l'aliment lui manque , & fon mouvement en eft moindre & plus foible , jufques enfin que la défaillance s'en enfuit , & qu'il meurt , bien éloigné qu'il s'en
meuve plus vigoureufement. On voit , outre cela , que plufieurs
enfans nouveau - nés font affés forts & vigoureux , qui quelquefois
dans les deux ou trois premiers jours ne prennent que tres peu ou
point du tout d'aliment , que s'ils en avoient manqué dans la matrice , ils ne feroient pas forts ; mais au contraire , ils feroient lan-
guiffans & foibles , & après leur naiffance ils prendroient avec avidité les alimens convenables qu'on leur offre. Ajoûtez que dans les
femmes groffes , à qui les alimens manquent par pauvreté , ou par
autre caufe , non feulement les fœtus ne regimbent pas , mais au
contraire ils font dans la langueur ; en telle forte qu'on ne peut
même fentir en aucune maniére leur mouvement dans la matrice ; que fi on offre plus d'alimens à la mere le fœtus réprend de nouveau des forces , & fe meut vigoureufement dans la

matrice. C'eſt donc là un témoignage certain que le grand mouvement duſœtus ſe fait par une ſuffiſante quantité d'aliment, & non
pas par ſon défaut : En éfet, il apporteroit plûtôt la langueur, &
loin d'avancer l'enfantement, il le retarderoit ou l'empêcheroit entiérement.

Si c'eſt l'a
bondance des
excremens. Claud. la Courvée conſiderant que tout cela n'étoit pas la veritable
cauſe de l'enfantement, en a imaginé une autre ; ſçavoir la trop grande abondance d'excremens qu'il dit s'augmenter ſi fort dans le fœtus, que preſſé de la néceſſité de ſe deſemplir & de les rejetter, il
s'agite & regimbe juſques à ce qu'il ſoit lui-même pouſſé déhors : ce
qu'il croît être évident de cela que l'enfant incontinent aprés qu'il eſt
né, rejette de l'urine & des excremens long tems avant que d'avoir
pris de l'aliment. Mais la raiſon & l'experience détruiſent entiérement l'imagination de cet autheur. *La raiſon* ; parce qu'elle enſeigne
qu'il n'eſt rien qui empêche au fœtus de ſe décharger dans la matrice, de ſes excremens. Car nous avons ſuffiſamment démontré *au*
chap. 31. que l'urine ſe dépoſe entre le chorion & la membrane urinaire. Et à l'égard des gros excremens, il eſt conſtant qu'il n'y en a
pas beaucoup dans le fœtus, parce que dans la matrice il n'uſe d'aucun aliment ſolide, ou du moins de tres peu. *L'experience* ; parce qu'il
eſt certain que l'enfant demeure ſouvent aprés être né tout un jour
ſans uriner, & trois jours ſans décharger ſon ventre : ce que neanmoins
il devroit faire ſans manquer incontinent aprés qu'il eſt ſorti de la matrice, ſi l'opinion de la Courvée étoit veritable.

La verita-
ble cauſe des
regimbemens
& de l'en
fantement. Il y a donc une autre cauſe de ces regimbemens, & de l'enfantement qui les ſuit ; ſçavoir, la néceſſité de ſe rafraichir, & de
reſpirer.

Dans le commencement la chaleur de l'embrion eſt tres petite : &
ſemble n'être que comme une légére étincelle qui commence ſeulement de réluire, & qui n'a pas beſoin de rafraichiſſement, mais de
s'augmenter. Cette chaleur enſuite s'augmentant peu à peu, les agitations & les mouvemens du fœtus croiſſent auſſi pareillement peu
à peu ; enfin elle croît ſi fort que le fœtus a beſoin de recevoir
de l'air & du rafraichiſſement : ce que ne pouvant obtenir dans la
matrice, il commence par l'excés de la chaleur de s'inquieter peu à
peu, & de plus en plus, & à raiſon de cette inquietude de s'agiter violemment, & regimber ; enſuite par ces violentes agitations &
regimbemens à exciter les humeurs de la matrice à une forte éferveſcence incommode par ſon irritation, & enfin à ſe chercher à ſoi-
même les moyens de ſortir, & de jouir d'un air libre. Or cette augmentation de chaleur arrive auſſi bien dans un petit fœtus qui a de-
demeuré aſſés du tems dans la matrice, que dans un grand ; &
ainſi dans tous les fœtus meurs, ſoit grands, ſoit petits, c'eſt toû-

jours la même cause qui excite en eux ces violentes agitations ou regimbemens, & enfin qui cause l'enfantement.

La chose se passe à peu prés de même que si dans un tems d'hi- *Similitude.* ver tres rigoureux, quelque homme extrêmement refroidi, & enroidi de froid, & qui seroit dans l'impuissance générale de tous ses membres, étoit enfermé prisonnier dans une chambre étroite, bouchée de toutes parts, & qu'en cette chambre on alumât un grand feu. Premiérement la chaleur de ce lieu reveilleroit & augmenteroit le peu de chaleur qui seroit restée dans le corps de ce prisonnier. Ensuite il reviendroit peu à peu à soi, & commenceroit à se sentir soi-même, & cette chaleur le rétabliroit merveilleusement, le recréeroit, & rendroit peu à peu ses membres qui étoient dévénus roides & immobiles par le froid, agiles, capables de mouvement, & toute sa personne enfin gaye, & disposée à marcher & à manger; mais cette chaleur croissant toûjours, quoique peu à peu, & se portant au delà de la mediocrité requise, cét homme, bien qu'il eut de bons alimens, & en suffisante quantité pour se nourrir, commenceroit neanmoins à sentir de l'inquietude, & à suer par l'excés de la chaleur & du chagrin. Ensuite l'inquietude s'augmentant en lui par cét excés de la chaleur, & aiant grand besoin de rafraichissement, il s'agiteroit & se tourneroit de toute part avec véhémence, & enfin il tâcheroit par tous éforts de rompre la porte, & de se faire un passage pour sortir, afin de joüir d'un air libre, & du rafraichissement dont il a tant de besoin.

De même aussi dans le fœtus la nécessité de rafraichissement & de respiration est l'unique & veritable cause des grands regimbemens, (par lesquels les membranes sont rompuës, & la matrice irritée à l'expulsion,) & enfin de l'enfantement. Car comme la chaleur du cœur s'est augmentée peu à peu, & jusques au point que d'engendrer un sang beaucoup plus chaud, & qui doit être deux fois dilaté, (sçavoir dans chaque ventricule une fois,) il faut nécessairement qu'il soit rafrachi dans le poûmon par la respiration; que si l'enfant demeure long tems sans l'obtenir, il est suffoqué, ainsi qu'il arrive plusieurs fois lorsque dans un enfantement difficile il demeure long tems avant qu'il puisse être poussé déhors. Or que la nécessité de respirer incite le fœtus aux regimbemens, cela est évident de ce qu'incontinent aprés qu'il est né, & qu'il joüit d'un air plus libre, il respire dabord & pousse des cris; & ce n'est pas l'air qui l'environne qui le contraint de respirer, mais la seule nécessité de se rafraichir; car il n'y a point d'autre cause qui l'y contraigne; ni même on n'en peut point imaginer d'autre.

Harvée en *son liv. de l'enfantem.* ne croit pas que cette nécessité de ra- *L'opinion* fraichissement soit la cause du regimbement & de l'enfantement; & *d'Harvée, & plusieurs autres questiôs.*

afin de le prouver, il fait deux queſtions (par leſquelles il croit montrer le contraire,) qu'il propoſe aux doctes pour les reſoudre. La première : *Comment*, dit-il, *l'embrion peut-il demeurer dans la matrice après le ſeptiéme mois ; puiſque ſi dans ce tems-là le fœtus eſt pouſſé déhors il reſpire dabord, que même ſans la reſpiration il ne pourroit vivre une heure, & neanmoins demeurant dans la matrice juſques au neuviéme mois, & au de là, il y reſte vivant & ſain ſans le ſecours de la reſpiration ?* Pour reſoudre cette queſtion, je dis la même choſe que j'ai déja ditte ci-devant ; ſçavoir, que ſelon la diverſité du temperament de la femme, de la ſemence, de la matrice, & de l'aliment, la chaleur (le terme de l'accroiſſement de cette chaleur dans la matrice eſt la fin du neuviéme mois,) croît en certains fœtus plûtôt, & en d'autres plus tard ; ainſi ſi au ſeptiéme mois elle eſt arrivée juſques au point qu'elle ait beſoin d'être rafraichie par reſpiration, le fœtus ſe dégage en s'agittant & en regimbant, s'élance & ſort déhors ; & un tel fœtus n'auroit pû demeurer vivant dans la matrice juſques au huitiéme & au neuviéme mois, (quoiqu'Harvée croye que cela ſe pourroit ;) car il eſt certain que quand un fœtus reſte dans la matrice juſques au neuviéme, ſa chaleur au ſeptiéme & au huitiéme n'eſt pas encore montée juſques à ce degré qu'elle ait beſoin de rafraichiſſement. La *ſeconde* queſtion d'Harvée eſt celle-ci ; *D'où vient*, dit-il, *que le fœtus mis hors de la matrice, encore envelopé de ſes membranes entiéres, & nageant auſſi dans ſon eau, peut bien demeurer vivant pendant quelques heures ſans danger d'être ſuffoqué ; & neanmoins s'il eſt dépoüillé de ſes membranes, & qu'il ait attiré l'air en ſes poûmons une ſeule fois, il ne peut plus demeurer un ſeul moment ſans reſpirer, mais qu'il meurt ſur le champ ?* Je répons à cette queſtion qui a deux parties ; que la première peut être veritable à l'égard d'un fœtus qui eſt rejetté par avortement n'étant pas encore arrivé à ſa maturité, & cela à cauſe du peu de chaleur qu'il a, laquelle ne demande pas du rafraichiſſement ; mais qu'elle ne ſçauroit l'être à l'égard d'un fœtus arrivé à ſa maturité, & dans lequel la chaleur eſt déja arrivée à cét excés auquel il faut neceſſairement qu'elle ſoit rafraichie par reſpiration ; & ainſi ce fœtus-ci ne peut pas étant ainſi enfermé dans ces membranes y reſter vivant, non ſeulement pendant quelques heures, (comme Harvée ſuppoſe contre la verité) mais même pendant demi-heure, ou pendant un quart d'heure, ou moins. Nos païſans ſçavent cela par experience ; ſçavoir que les petits des cavalles ou des vâches ſont incontinant ſuffoqués s'ils reſtent enfermés dans leurs membranes, non pas ſeulement pendant demi-heure, mais même pendant un demi-quart d'heure, ou moins ; & ainſi pour éviter ce danger, ils ſe tiennent auprés de la cavalle ou de la vâche au moment qu'elle doit mettre bas, afin de rompre les membranes du fœtus à l'inſtant qu'il paroît ; & souvent la mere même les déchire avec les dents, (ainsi que font ordinairement les autres meres parmi la plûpart des animaux qui font leurs petits vivans,) afin que par ce moyen elle délivre son fœtus du danger de suffocation. En éfet , si elle ne fait pas cela le fœtus est suffoqué. Outre cela , quand on accorderoit, (dequoi neanmoins on ne convient pas ,) que le fœtus pût vivre pendant une heure , ou pendant demie , étant enfermé dans les membranes , cela ne détruiroit pas nôtre opinion : car l'air exterieur rafraichit dabord l'air qui est enfermé dans ces membranes ; & cét air étant ainsi rafraichi, le fœtus pourroit peut-être user d'une légére respiration pendant quelque tems, non pas neanmoins pendant long tems , parce que l'air chaud qui sort des poûmons par expiration , mêlé avec les exhalaisons vaporeuses, rempliroit bien-tôt toute la capacité des membranes , & ainsi il faudroit que le fœtus fût nécessairement suffoqué , faute d'air froid dont il a besoin. A l'égard de la derniere partie de la question d'Harvée , je répons que tant qu'il n'est entré aucun air dans les poûmons, le fœtus peut bien encore pendant quelque tems vivre sans respiration ; par la raison que du ventricule droit du cœur il peut être poussé dans les poûmons encore compactes & denses quelque peu du sang qui vient d'être dilaté dans le ventricule droit; & ainsi le sang dilaté dans ce ventricule n'est pas porté dans le gauche ; mais par le canal par lequel dans le fœtus l'artère pulmonaire est jointe à l'aorte (touchant lequel voyez *le ch.* 10. *du liv.* 2.) il passe directement dans l'aorte même , dans laquelle étant pour lors moins chaud & moins spiritueux, il peut pendant quelque tems couler sans être rafraichi , par la raison qu'en cette artère-là il ne reçoit pas une nouvelle rarefaction ; mais du moment que la substance du poûmon a été une fois dilatée , & comme deployée par l'inspiration de l'air, & que ses petites vesicules en ont été remplies , alors la compression des petits vaisseaux cessant, le sang spiritueux est poussé librement & en abondance du ventricule droit du cœur dans tous les petits vaisseaux ouverts du poûmon ; & si ce sang pour lors n'étoit pas sur le champ tant soit peu condensé par l'inspiration d'un air froid, il ne pourroit pas s'écouler dans le ventricule gauche , pour y être de nouveau dilaté ; mais il rempliroit tout le poûmon , (Voyez les causes de cela *au liv.* 2. *chap.* 13.) ce qui suffoqueroit l'animal ; & voila la veritable raison pour laquelle l'animal, quand il a une fois respiré , ne peut plus vivre même pendant seulement tres peu de tems, s'il ne continuë de respirer incessamment. C'est pourquoi il faut desaprouver & rejetter absolument ce que Bauschius, l'autheur du Journal de Medecine & de Physique d'Allemagne , rapporte aprés J. Patersonius Hayn, lequel dit l'avoir apris d'un certain Gerges Ministre Hongrois , qui lui en fit communication dans les termes suivans. *Une femme , dit-il,* d'Hongrie étant en 1669 proche de son terme commença d'enfanter son fœtus ; en sorte qu'il avoit déja toute la tête hors de la matrice, mais aiant fait deux ou trois cris, il fut retiré au dedans, & il y demeura encore pendant deux semaines ; ensuite il fut mis déhors par un accouchement naturel. Un aveugle verroit que cette histoire est entiérement contraire à la verité ; car lorsque le fœtus a poussé sa tête hors de la matrice, s'il n'en sort pas incontinent tout entier par le propre éfort de la matrice, où qu'il n'en soit pas tiré par les mains de la Sage-femme, dabord l'orifice de la vulve ou du vagina se resserre si fort au tour de son col, qu'il en est tres promtement suffoqué ; & il est impossible qu'il rentre jamais dans l'interieur de la matrice à cause de son étroite capacité, sur tout aiant déja jetté des cris : Les ignorans peuvent donner à cela leur croyance, & le Ministre Gerges, & Patersonius Hayn le peuvent aussi croire autant qu'il leur plaira, eux qui se sont laissé persuader une fable par quelque femmelette, & qui ont aussi osé la décrire comme veritable.

Objection.

Enfin on objectera ici sans doute ; qu'il n'y a pas de la vraisemblance que la nécessité de la respiration soit la seule cause qui pousse le fœtus à ces grandes agitations & regimbemens ; puisque le fœtus respire suffisamment dans la matrice selon le degré de sa chaleur. Car Vesling meu par l'authorité d'Hipocrate *au liv. des princip. & au liv. de nat. puer.* écrit que les poûmons du fœtus enfermé dans la matrice attirent par une douce dilatation tant soit peu d'air, dequoi les cris qu'on a souvent entendus dans la matrice, sont une marque certaine.

Plusieurs exemples des cris des fœtus dans la matrice.

On voit plusieurs exemples & plusieurs histoires de ces cris dans Albert le grand *l. 10. des anim.* dans Libavius *l. de vagit. uter.* dans Solin *c. 3.* dans Camerarius *Memorab. medic. cent.* 11. 16. & 17. dans Sennert *l. 4. prax. part. 2. Sect. 5. chap.* 8. dans Bartholin *hist. anatom. rar. cent.* 1. *hist.* 1. & dans Deusing. *p. 3. genes. microcosm. Sect.* 1. Le docte Velthusius *en son tr. de la génér. ch.* 4. croit aussi qu'en ce cas l'air pénétre dans les lieux où est l'enfant, & qu'il l'attire en respirant. Même Robert Boyle *en ses Exper. physico-mathem. Exercit.* 41. semble confirmer ces cris par un exemple qui lui étoit familier. *J'ai connu*, dit-il, *une Dame laquelle étant grosse, il y a quelques années, avoit été, ainsi que plusieurs de ses amis me l'ont rapporté, tres souvent épouvantée par les cris de l'enfant qu'elle portoit.* Mais tout ceux qui ont écrit de la respiration, & des cris du fœtus, se sont trompés. Car *en premier lieu*, les histoires qu'on en debite n'ont été pour la plûpart écrites que sur le rapport de petites femmes, ou de certains hommes ignorans, qui ont formé en leur idée ces chimeres, ou qui mettent leurs soins à persuader aux autres des choses fausses ; & cela ou afin qu'ils puissent exciter à compassion les personnes riches ; (car on remarque que ces cris n'ont le plus souvent été entendus que dans des petites femmes pauvres & miserables, lesquelles ont besoin du secours des aisés ;) ou afin qu'ils prédisent par là des choses

extraordinaires

extraordinaires qu'ils prétendent devoir arriver, & qu'ainsi ils s'acquiérent parmi le peuple la reputation de Devins & de Prophetes. En éfet, à peine avons nous lû qu'il y ait eu un homme digne de foi & sçavant qui ait écoûté avec attention & entendu ces sortes de cris. En *second lieu.* Il est certain que ni la respiration, ni les cris ne se peuvent faire dans la matrice sans que l'air y soit present, mais, je vous prie, par quelles voyes y pénètrera-t'il ? Car l'orifice de la matrice, au témoignage d'Hipocrate & de Galien, est si exactement fermé dans les femmes grosses, qu'il ne sçauroit recevoir la pointe d'une sonde, ni donner entrée au moindre air, ni à la moindre goûte d'eau (dans le bain.) Et quoique quelques-uns aient revoqué cela en doute, & l'aient expliqué seulement d'une simple jonction ; neanmoins nous l'avons veritablement observé en l'année 1649. où par l'ordonnance des Magistrats de la Justice d'Utrech nous ouvrîmes dans le Bourg nommé Wouwen-Berch, & examinâmes en presence de Mr. Vermeërten Juge du lieu, de plusieurs Chirurgiens, & de plusieurs autres, le corps d'une servante morte de poison. Nous trouvâmes entr'autres choses, un fœtus de la longueur d'une main dans sa matrice, dont l'orifice n'étoit pas seulement exactement resserré, mais entierement bouché par une humeur pituiteuse si gluante & si tenace, qu'il fut impossible d'y introduire une sonde autrement qu'en la poussant avec grande force au travers de cette glu. Nous avons aussi vû la même chose, & nous en avons fait la demonstration aux Etudians en Medecine, dans une autre femme morte subitement en Novembre 1665. au septiéme mois de sa grossesse. Il faut ajoûter à cela qu'outre cette clôture de l'orifice de la matrice, le fœtus est aüssi si exactement fermé dans ses membranes, que ni la liqueur qui est dedans n'en peut distiller, ni l'air exterieur y pénétrer. Gualt. Nehedham voyant cette difficulté, aprés qu'il a décrit l'histoire qu'on lui avoit racontée des cris poussés par un fœtus dans la matrice d'une femme de qualité, dit *en son tr. de la form. du fœt.* qu'à la verité l'air ne peut pas arriver dù déhors jusques au fœtus, mais que ces cris sont causés par la fermentation des humeurs qui sont au dedans, en la maniére des vents qui s'engendrent dans le ventricule, dans les intestins, & dans les autres parties. Mais quand on lui accorderoit ce qu'il avance, comment, je vous prie, le fœtus qui doit jetter ce cri, (lequel ne peut se faire sans air) recevra-t'il cét air par la bouche, puisqu'il nage dans la liqueur lactée de l'amnios, & qu'il en a la bouche continuellement remplie ? Car s'il inspire, il suffoquera, parce que cette liqueur, qui est toûjours presente à la bouche, tombera nécessairement avec cét air par la trachée-artère dans le poûmon, & remplira incontinent ses bronches. A la verité il est surprenant que les Docteurs qui ont écrit de ces cris dans la matrice, n'aient pas fait reflexion que ces sons que l'on entend dans le ventre de la

femme groſſe, & que peut-être les aſſiſtans ont pris pour des cris du
fœtus, ſont des bruits excités par des vents renfermés dans les inteſtins
mêmes de la mere alors comprimés & reſſerrés par le poids du fœtus : en la maniére que l'on entend ſouvent des ſons ou ſiſlemens admirables, causés par le vent qui paſſe avec impetuoſité par des fentes
ou petits trous étroits des fenêtres ; tels qu'il me ſouvient d'en avoir
avec pluſieurs autres aſſiſtans entendus, qui repreſentoient parfaitement
les hauts ſoûpirs & les gemiſſemens d'une perſonne extrêmement tri-
ſte, ou qui eſt expoſée à quelque grand danger, ou qui ſoufre de
grandes douleurs ; en ſorte que tant que nous étions nous en fumes
épouvantés, & croyons qu'il y avoit-là des eſprits ou des demons qui
faiſoient ces gemiſſemens pour nous preſager quelque mal'heur ; juſques enfin qu'aiant cherché pendant demie heure, je découvris un petit trou tortueux, par lequel le vent en paſſant au travers formoit ſe
ſon plaintif & pleurant, qui ceſſoit au moment qu'on boucheoit ce
trou. Ainſi on ne doit pas être ſurpris ſi des vents enfermés dans les
eſpaces étroits des inteſtins, preſſés & reſſerrés par le poids du fœtus,
excitent quelquefois des ſons qui repreſentent les cris des enfans, &
tels qu'il n'eſt perſonne qui n'en ait quelquefois oüi d'abſolument ſemblables, ou au cri des grenoüilles, ou au ſiſlement des ſerpens, &
autres. C'eſt donc tres à propos & conformément à la verité, qu'A-
riſtote enſeigne *au liv. de l'hiſt. des anim. ch.*10. que le fœtus ne pouſſe aucun cri avant qu'il ſoit ſorti de la matrice.

Les cauſes
de l'avorte-
ment, & de
l'enfantemē
du fœtus
mort.

Quelqu'un peut-être formera ici un doute, ſçavoir ; que s'il eſt vrai que
l'enfantement ſoit procuré par l'agitation extraordinaire, & par les regimbemens violens du fœtus lorſqu'il a beſoin de reſpirer, & qu'ainſi la
nature ſoit par ces mouvemens irritée & excitée à le pouſſer déhors : d'où
vient 1. Que quelquefois le fœtus étant tres foible, aiant à peine la force
de regimber, & n'aiant aucun beſoin de reſpiration, eſt pouſſé hors de
la matrice, au cinquiéme mois, au ſixiéme mois, (nous en avons rapporté des exemples, & on en voit chaque jour) ou au ſeptiéme, (auquel
mois, quoiqu'il ſoit vrai que pluſieurs naiſſent, à la verité, meurs,
aſſés forts, capables de vivre, & aiant beſoin de reſpiration, neanmoins
il arrive tres ſouvent qu'il en nait pluſieurs en ce mois qui n'ont pas
encore acquis leur maturité, qui ſont foibles & qui ne ſçauroient ſuporter le changement d'air & d'aliment.) 2. Que le fœtus mort dans la
matrice, & qui par conſequent n'a pas beſoin de reſpiration, eſt pouſſé
déhors par enfantement ; quoique neanmoins dans l'un & l'autre de ces
cas, aucune néceſſité de reſpiration ne puiſſe l'exciter à ces grands regimbemens, qui irritent la matrice à le pouſſer déhors. Je répons au *pre-*
mier. Que quelquefois le fœtus peut être ſain dans la matrice, eu égard
au tems qu'il y a qu'il eſt formé, quoiqu'il n'ait pas encore acquis toute ſa maturité, c'eſt à dire qu'il ſoit ſi foible qu'il ne peut pas ſuporter

le changement d'air & d'alimens, & qu'un tel fœtus est quelquefois mis déhors par avortement ; mais cela n'arrive pas par nécessité de respiration, ou par de grandes agitations & de grands regimbemens, (qui sont les causes de l'enfantement naturel) mais par d'autres causes bien differentes ; sçavoir, que, ou à cause d'une affluence extraordinaire de pituite, (suivant Hipocrate 5. *Aphor.* 45.) ou d'une grande agitation ou secousse de la femme, ou d'une commotion extraordinaire, confuse, & tres violente des esprits & des humeurs, (comme dans la colere, & dans une grande peur,) ou enfin de quelque maladie, le placenta se détache & se sépare de la matrice, & le fœtus est étouffé, ce qui fait qu'alors il devient par son poids fâcheux & incommode à la matrice, & qu'il l'irrite & l'excite à l'expulsion, en sorte que pour être délivré de cette inquiétude, il se fait dabord un transport des esprits qui du cerveau viennent en abondance aux fibres resserrantes & constrictives de la matrice, & aux muscles de l'abdomen ; & qui en les resserrant & racourcissant poussent déhors le fœtus. A la *seconde* ; Je dis que lorsqu'il arrive que le fœtus meurt dans la matrice, les travaux de la mere cessent pour l'ordinaire pendant quelque tems, parce que les regimbemens & les agitations du fœtus cessent aussi, & ces travaux ne reviennent pas, à moins que ou par des medicamens on ne reéxite une forte fermentation dans les humeurs de la matrice, en telle sorte que ces humeurs en soient fortement émûes ; ou que le fœtus se corrompant, ou le placenta se séparant, ou les purgations étant retenuës, les humeurs acres qui s'en engendrent ne s'échaufent avec excés, ou enfin que le poids & la corruption du fœtus ne causent à la matrice une inquiétude particuliére, & qu'ainsi par le moyen des esprits animaux qui y accourent en abondance, la matrice ne soit excitée de nouveau aux travaux de l'enfantement, & à faire un violent & vigoureux éfort pour pousser le fœtus déhors.

Nous avons parlé amplement *au ch.* 24. *vers la fin*, de l'enfantement qui arrive quelquefois aprés la mort des meres.

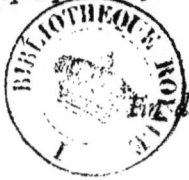

Fin du premier Tome.

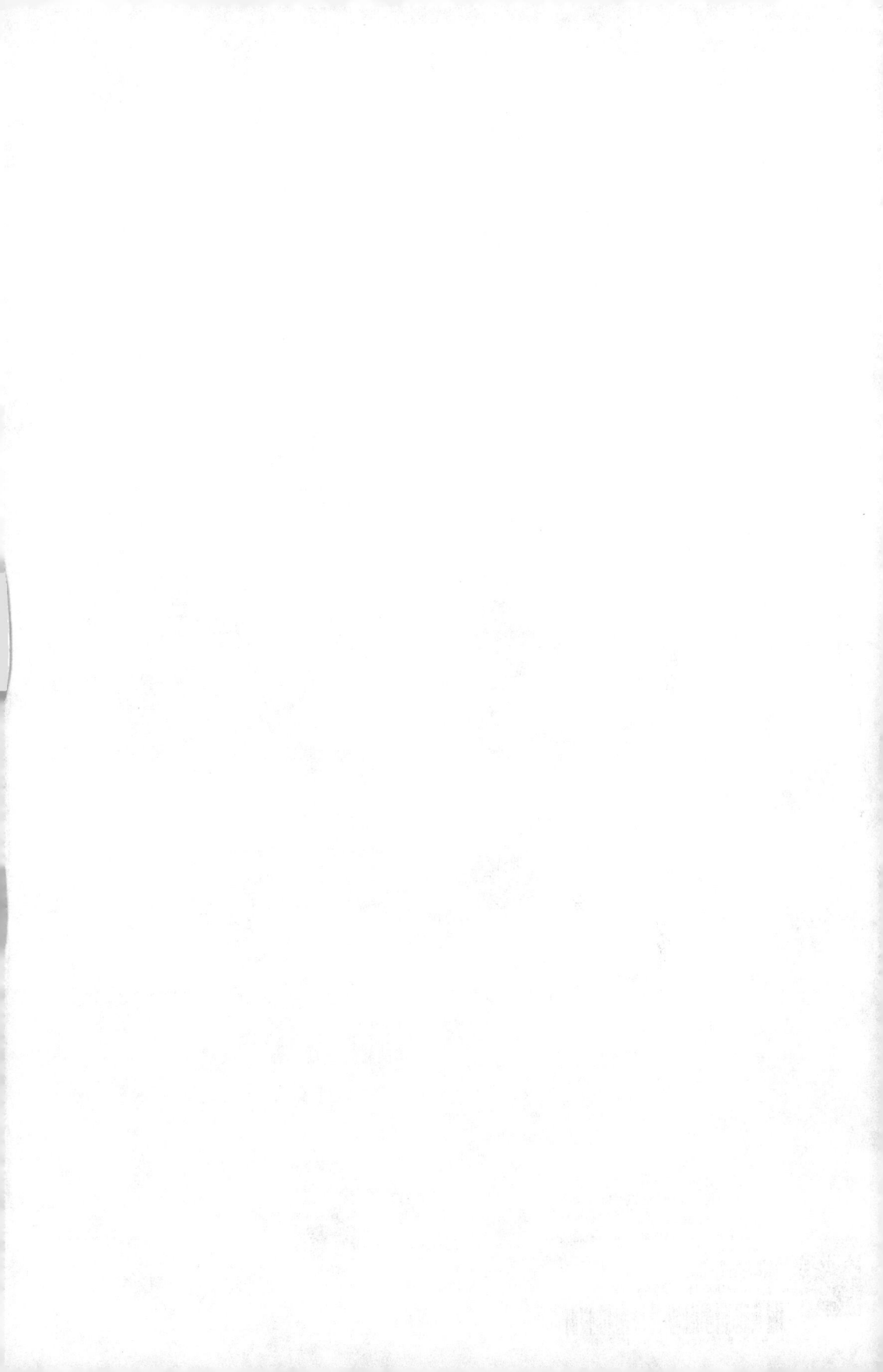

www.ingramcontent.com/pod-product-compliance
Lightning Source LLC
Chambersburg PA
CBHW031731210326
41599CB00018B/2563